Academia Marburgensis

Beiträge zur Geschichte der Philipps-Universität Marburg

Begründet von Walter Heinemeyer, Thomas Klein, Hellmut Seier

Herausgegeben von der Philipps-Universität Marburg

Redaktion:
Theo Schiller
Gerhard Aumüller, Jochen-Christoph Kaiser, Wilhelm E. Winterhager

Band 8

Die Marburger Medizinische Fakultät im „Dritten Reich“

Herausgegeben von
Gerhard Aumüller, Kornelia Grundmann, Esther Krähwinkel,
Hans H. Lauer, Helmut Remschmidt

K · G · Saur München 2001

Gedruckt mit Unterstützung von:
Philipps-Universität Marburg
Klinikum der Philipps-Universität Marburg
Hoechst Foundation/Frankfurt am Main
Sparkasse Marburg-Biedenkopf

Die Deutsche Bibliothek - CIP-Einheitsaufnahme
Die Marburger Medizinische Fakultät im „Dritten Reich"
/ hrsg. von Gerhard Aumüller .... - München : Saur, 2001
(Academia Marburgensis ; Bd. 8)
ISBN 3-598-24570-X

Foto auf dem Umschlag: Habilitation des Anatomen Ernst Rolshoven 1939;
Dekan Prof. Becher betritt den Hörsaal des Anatomischen Instituts mit dem „Hitler-Gruß"
(rechts ein „Muskelmann"; Original: Dr. H. Fischer, Bad Wildungen).

♾

Gedruckt auf säurefreiem Papier

Satz: Dieter Mayer-Gürr, Marburg
Druck & Bindung: Strauss Offsetdruck, Mörlenbach
Printed in Germany

ISBN 3-598-24570-X

Inhalt

Anhang

Geleitwort des Dekans des Fachbereichs Medizin

Die Geschichte der Medizin in Marburg begann mit der Errichtung des Franziskus-Hospitals durch die Heilige Elisabeth und reicht damit noch vor die Gründung der Universität bis in das 13. Jahrhundert zurück. Im kommenden Jahr feiert die Medizinische Fakultät mit der gesamten Universität ihren 475. Geburtstag und kann mit einer langen Reihe bedeutender Gelehrter aufwarten. Euricius Cordus, ihrem ersten Fachvertreter, der als Humanist auch gleichzeitig ein nicht unbedeutender sozialkritischer Epigrammatiker war, folgten der bedeutende Gynäkologe und Geburtshelfer Georg Wilhelm Stein der Ältere, der Internist Carl Friedrich Heusinger, der Chirurg Wilhelm Roser, der Hygieniker Max Rubner und die beiden Nobelpreisträger Emil von Behring und Albrecht Kossel, um nur einige Beispiele zu nennen. Zahlreiche weitere Mediziner, die in Marburg forschten und lehrten, etwa Ferdinand Sauerbruch, Ludwig Aschoff, Ernst Freudenberg und Alfred Benninghoff gehörten zu den maßgeblichen Vertretern verschiedener Fachrichtungen ihrer Zeit. Neben solchen Glanzpunkten der medizinischen Wissenschaften dürfen aber die Schattenseiten der Entwicklung mit all ihren Problemen und Kämpfen nicht verschwiegen werden, wie inbesondere die Zeit des Nationalsozialismus, der das vorliegende Buch gewidmet ist.

Die Herausgeber haben sich das Anliegen des Fachbereichs zu eigen gemacht, sozusagen von innen heraus, als Fachvertreter und Mitglieder des Fachbereichs bzw. der Universität, den Verwerfungen, Problemen, Brüchen und Spielarten universitärer Forschung und Lehre und den Forderungen und Bedingungen der Krankenversorgung und des Gesundheitswesens an der Philipps-Universität während der Zeit des Dritten Reiches nachzugehen, detailliert zu recherchieren und die Ergebnisse der öffentlichen Diskussion zugänglich zu machen. Der Fachbereich hat dieses, so weit ich sehe, für eine hessische Medizinische Fakultät erstmalig durchgeführte Projekt nach Kräften unterstützt, sowohl in der Initialphase als auch während der Drucklegung, um damit sein Interesse und seine Verantwortung für die Auseinandersetzung mit der eigenen Geschichte zu dokumentieren.

Als Dekan bin ich den Herausgebern für die geleistete Arbeit dankbar. Ich hoffe, dass dieses Buch, das zugleich auch einen Beitrag zur Universitäts- und Wissenschaftsgeschichte, aber auch zur Stadt- und Regionalgeschichte darstellt, auf eine große Zahl interessierter Leser trifft und unseren Studierenden, Patienten und Kollegen hilft, sich mit den historischen und aktuellen Problemen der Medizin und ihrer Entwicklung kritisch auseinanderzusetzen, denn, um es mit R. v. Weizsäcker zu sagen: „Wer vor der Vergangenheit die Augen verschließt, wird blind für die Gegenwart“.

Prof. Dr. med. Rudolf Arnold
Dekan des Fachbereichs Medizin der Philipps-Universität Marburg

Vorwort

Wenn im Jahr 2002 der 475. Geburtstag der Philipps-Universität Marburg begangen wird, steht ein Thema sicher im Vordergrund, das anläßlich der 450-Jahrfeier im Jahr 1977 auffällig ausgespart wurde, nämlich die Rolle der Universität in der Zeit des Nationalsozialismus. Eine zentrale Frage, die die heutige „corporate identity" unserer Universität prägt, ist u. a. die nach den Positionen, Strukturen und Manifestationen, die der Nationalsozialismus an der Universität eingenommen und erzeugt hat, ist doch damit nicht nur eine wissenschaftshistorische, sondern auch eine wissenschaftsethische Dimension der Geschichte unserer Universität angeschnitten.

Die Gründe für die so spät einsetzende Beschäftigung der deutschen Medizin im allgemeinen mit ihrer jüngsten Vergangenheit sind vielschichtig und werden nach wie vor äußerst kontrovers diskutiert. Offenbar angeregt von der öffentlichen Diskussion um die Rolle einzelner Professoren während des „Dritten Reichs" und einer Diskussionsveranstaltung zum fünfzigsten Jahrestag der „Reichsprogromnacht" 1988, wurde das Thema „Medizin und Nationalsozialismus" durch alle Gruppen des Fachbereichs Medizin in Marburg erst zu Beginn der neunziger Jahre von verschiedenen Positionen aus problematisiert.

„Bis der lang ersehnte Umschwung kam" hieß eine von der Marburger Fachschaft Medizin 1989 organisierte Ringvorlesung, die sich aus Anlaß des 50. Jahrestages des Ausbruchs des Zweiten Weltkrieges mit der Medizin im Nationalsozialismus auseinandersetzte und in der erstmals auch verschiedene Aspekte der Geschichte der Marburger Medizinischen Fakultät im „Dritten Reich" thematisiert wurden. Naturgemäß konnten die in der publizierten Monographie eher zufällig zusammengefügten Aufsätze[1] den Ansprüchen einer professionellen wissenschaftlichen Bearbeitung dieses Themas nur ansatzweise gerecht werden (und wurden auch entsprechend rezipiert[2]), sie waren aber der Anlaß dafür, daß das Thema nun verstärkt öffentlich diskutiert wurde.

Am Fachbereich Medizin der Philipps-Universität hat 1994 eine Arbeitsgruppe unter Leitung des Unterzeichners begonnen, Vorarbeiten für die Aufarbeitung der Geschichte der Marburger Medizinischen Fakultät zur Zeit des Nationalsozialismus aufzunehmen, die im wesentlichen in der Sichtung und Erschließung der im Dekanats-Archiv vorhandenen Akten bzw. Krankengeschichten verschiedener Kliniken bestanden. Diese wissenschaftlichen Vorarbeiten wurden von der Historikerin Esther Krähwinkel, M.A., durchgeführt, für die vom Fachbereichsrat befristet eine wissenschaftliche Hilfskraftstelle bereitgestellt worden war. Zusammen mit Frau Dr. Kornelia Grundmann (die sich zu diesem Zeitpunkt noch mit medizinhistorischen Arbeiten im Museum anatomicum des Instituts für Anatomie und Zellbiologie befaßte), wurde ein Antrag bei der Deutschen Forschungsgemeinschaft ausgearbeitet, der dankenswerterweise 1995 auch bewilligt

1 Fachschaft Medizin 1991.
2 Vgl. Kater 1993.

und 1997 durch einen Folgeantrag verlängert wurde. Ohne die Unterstützung der Deutschen Forschungsgemeinschaft hätte dieses Projekt nicht durchgeführt werden können.

Wichtige Impulse für die Durchführung der Forschungen erhielten wir durch die Korrespondenz mit Prof. Dr. Michael Kater, Toronto, dessen grundlegendes Werk „Doctors under Hitler“ die entscheidenden methodischen Anstöße vermittelte. Eine deutsche Übersetzung des Buches, die im Rahmen des Projektes 1995 bis etwa zur Hälfte des Textes durchgeführt wurde, ließ sich leider wegen schwieriger Verlagsverhandlungen nicht zu Ende bringen.[3]

Weitere Unterstützung erhielt die Projektgruppe, an der sich der Medizinhistoriker Prof. H. H. Lauer und der Kinder- und Jugendpsychiater Prof. H. Remschmidt beteiligten, durch eine interdisziplinäre Arbeitsgruppe zur Geschichte der Philipps-Universität im „Dritten Reich“, die 1996 vom Vizepräsidenten der Philipps-Universität, Prof. Dr. Theo Schiller, ins Leben gerufen wurde und in regelmäßigen Sitzungen den Fortschritt der Arbeiten kritisch begleitete.

Neben den beiden Wissenschaftlerinnen-Stellen für Frau Dr. K. Grundmann und Frau E. Krähwinkel, M.A., war dem Projekt auch eine Dokumentarinnen-Stelle bewilligt worden, die Frau Margret Morneweg einnahm. Sie war für die EDV-Erfassung von Patienten-Daten, der Studentenkartei und die Dokumentation zuständig. Die dafür notwendigen Computer wurden dankenswerterweise vom Fachbereich Humanmedizin bereitgestellt. Die umfangreichen Erschließungsarbeiten der Studentenkartei im Hessischen Staatsarchiv Marburg hat Herr Wolfgang Sarges, M.A., übernommen, dem dafür vom Fachbereich Humanmedizin eine wissenschaftliche Hilfskraftstelle zur Verfügung gestellt worden war. Eine weitere wissenschaftliche Hilfskraftstelle erhielt in der zweiten Förderperiode des DFG-Projekts Frau cand. med. Annette Franck, M.A., die das Manuskript dieses Buches lektoriert hat. Durch die Recherchen für seine Doktorarbeit hatte cand. med. Nick Brockmeier wesentlichen Anteil an der Bearbeitung des Kapitels über die Medizinstudentenschaft.

Zwischenergebnisse der Arbeitsgruppe wurden in mehreren Publikationen und einigen Dissertationen vorgelegt.[4] Hierzu gehört auch die Publikation der meisten Vorträge, die auf dem Symposium „Kontinuität und Neuanfang in der Hochschulmedizin nach 1945“ im Sommer 1996 gehalten wurden, dessen Durchführung durch die finanzielle Unterstützung der Hessischen Landeszentrale für Politische Bildung (damal. Direktor Dr. K. Schacht, Frau Reg. Dir. R. Janssen) ermöglicht wurde.[5]

Als Projektleiter bleibt mir die angenehme Pflicht, verschiedenen Institutionen und Personen den Dank für ihre Unterstützung auszusprechen. An erster Stelle sind hier Frau Dr. K. Grundmann und Frau E. Krähwinkel, M.A., zu nennen, ohne deren Engagement, Fleiß, Kenntnisreichtum und Umsicht dieses Buch nicht hätte entstehen können. Sie haben weit über ihre vertragliche Arbeitszeit hinaus für dieses Pro-

---

3 Inzwischen ist eine deutsche Übersetzung erschienen, vgl. Kater 2000.

4 Grundmann; Aumüller 1996; Lauer 1997; Hilder 1996; Krähwinkel 1999; Bernhard 2000; Grundmann 2001; Aumüller 2001; Brockmeier 2001; Steinmetz 2001; Peppas 2001.

5 Aumüller; Lauer; Remschmidt 1997.

jekt bereits in der Vorbereitungsphase, bei der Konzeption des DFG-Antrags, der Struktur der Monographie und dem Konzept und der Organisation des Symposiums mitgearbeitet und die Schlußredaktion des Buches vorgenommen.

Erst die finanzielle Unterstützung der Deutschen Forschungsgemeinschaft, des Fachbereichs Humanmedizin, des Präsidenten und Vizepräsidenten der Philipps-Universität, des Universitätsbundes Marburg, der Hoechst-Foundation und der Pressestelle der Stadt Marburg haben das Erscheinen der vorliegenden Monographie ermöglicht, ihnen allen gebührt daher unser Dank.

Bei der schwierigen Bearbeitung der Diagnosen in den Eingangsbüchern der Nervenklinik zwischen 1933-1945 war die Klassifizierung nach dem ICD 10-System durch Herrn OA PD Dr. M. Schäfer und Herrn Dr. P. Wehmeier, Medizinisches Zentrum für Nervenheilkunde, die sie in mühsamer Detailarbeit für uns dankenswerterweise durchgeführt haben, eine unschätzbare Hilfe. Zu großem Dank sind wir auch Herrn Dr. Gutenbrunner, ehemals Klinik für Kinder- und Jugendpsychiatrie im Med. Zentrum für Nervenheilkunde, verpflichtet, der die deskriptive Statistik der Belegung der Nervenklinik in den Kriegsjahren ausgearbeitet hat.

Eine Fülle von Informationen verdanken wir Zeitzeugen, die wir befragen durften und die uns bereitwillig Auskunft gaben, uns Bilder überließen und Kontakte vermittelten. Besonders zu erwähnen sind hier Frau Fischer, Bad Wildungen, Frau Dr. Friess, Marburg, Frau Kornemann, Marburg, Frau Dr. Rambeau, Marburg, Frau Dr. Seemann (†), Marburg, Frau Prof. Dr. Veit, Herr Prof. Dr. Klapp, Marburg, Herr Prof. Dr. Pfannenstiel, Wiesbaden, Herr Prof. Dr. Rosemann, Marburg, und Herr Dr. Schumacher, Büren.

Zahlreiche Bilder, die nicht alle in dieses Buch aufgenommen werden konnten, sondern zum großen Teil für eine Dokumentation gesondert bearbeitet werden sollen, verdanken wir dem Präsidialamt der Philipps-Universität (Fotoalben des Rektorats), dem Bild-Archiv Foto Marburg und dem Hessischen Staatsarchiv Marburg. Frau I. Dammshäuser führte in bewährter Weise die Fotoarbeiten durch. Ihnen allen gilt unser herzlicher Dank.

Dem Verlag und den Mitarbeiterinnen und Mitarbeitern aller Archive (in Marburg, Wiesbaden, Koblenz, Freiburg, Potsdam, Berlin und vielen anderen) danken wir für ihre Kooperationsbereitschaft und ihre Hilfe bei langwierigen Recherchen. Zahlreichen Kollegen, allen voran Dr. Anne Nagel, PD Dr. Ulrich Sieg, Dipl. Pol. Wolfgang Form und Wolfram Schäfer, sind wir für ihren Rat und ihre Hilfe bei Detailfragen zu Dank verpflichtet.

Herrn D. Mayer-Gürr und Mitarbeitern, Jonas-Verlag Marburg, und Frau B. Fischer und Herrn M. Link, Saur-Verlag München, danken wir für die effektive und verständnisvolle Zusammenarbeit.

Marburg im Oktober 2000
Gerhard Aumüller

Vorbemerkung der Verfasser zu Gegenstand, Forschungslage und Methode

Die von den verschiedenen Gruppierungen im Fachbereich Humanmedizin immer wieder vorgetragene Forderung nach einer monographischen Darstellung der Fakultätsgeschichte zur Zeit des „Dritten Reiches“ wurde 1993 vom Fachbereichsrat aufgegriffen und führte zur Bildung einer Arbeitsgruppe unter dem Projektleiter als damaligem Studiendekan. Einig war man sich darin, daß die Bearbeitung der Thematik von innen heraus, also durch die Mitglieder des Fachbereichs erfolgen sollte. Dabei ging es primär nicht um das Ziel, die ausgewiesenen Nationalsozialisten in der Fakultät – sie waren ohnehin bekannt – zu identifizieren und zu brandmarken, sondern um die schwierigen Fragen nach den charakteristischen Verhaltensmerkmalen der Fakultät und ihrer Mitglieder insgesamt, den subtilen Übergängen zwischen Anpassung und Unterwerfung, zwischen Zurückhaltung und Engagement, wobei wissenschaftliches Können und Karrierebewußtsein gleichermaßen eine Rolle spielten. Die vielschichtige Verflechtung von Krankenbehandlung und -pflege, Lehre und Forschung im größeren Kontext der Universität, die Beziehungen zur Gesundheitspolitik der Stadt und des Staates mit der sie beherrschenden rassistischen Ideologie und das Wechselspiel zwischen Universitätsleitung, Fakultät, Organen des Staates und der Partei sollte auf der Ebene der Marburger Szenerie untersucht werden.

Natürlich konnten die Verfasser auf detaillierte zeitgeschichtliche Untersuchungen von Fachhistorikern wie Michael Kater, Hans Mommsen, Eberhard Jäckle, Ulrich Herbert oder Robert J. Lifton und vielen anderen zurückgreifen, um die Konturen und wesentlichen Strukturen der Medizin in der Hitler-Ära herauszuarbeiten. Grundlegend war hier die Beschäftigung mit Michael Katers umfassender Studie „Doctors under Hitler“, der in seine Betrachtungen sowohl das Verhalten der niedergelassenen Ärzte als auch die Universitätsmedizin mit einbezieht. Mit der NS-Geschichte einzelner Medizinischer Fakultäten hatten sich bis Anfang der neunziger Jahre nur wenige Autoren befaßt. So lag es nahe, mit unserer Studie nicht nur die Aufarbeitung der Marburger Universitätsgeschichte voranzutreiben, sondern auch die Forschungslücke der Universitätsmedizin im „Dritten Reich“ wenigstens ansatzweise zu schließen. Dabei half uns die herausragende Untersuchung von Hendrik van den Bussche über die Medizinische Fakultät Hamburg,[1] die uns wichtige Impulse für die Konzeption unseres Buches gab. Hier wurden erstmals die vielschichtigen Einflüsse der nationalsozialistischen Doktrin auf Forschung, Lehre und Krankenversorgung behandelt. Van den Bussche scheute beispielsweise nicht vor einer detaillierten Beschreibung aller Berufungsverfahren zurück, um Rückschlüsse auf die Einflußmöglichkeiten von Fakultät und Ministerium unter nationalsozialis-

1 Van den Bussche 1989 und 1989a.

tischer Herrschaft ziehen zu können. Diese Vorgehensweise ebenso wie die Auswertung der Statistiken der Mitgliedschaften bei NS-Organisationen diente uns als Vorbild bei der Analyse der Marburger Verhältnisse. Im Laufe des Bearbeitungszeitraums sind noch einige weitere Studien über die Medizinischen Fakultäten der Universitäten Freiburg[2], Göttingen[3], Jena[4] und Leipzig[5] erschienen, die von uns ebenfalls häufig zum Vergleich und zur Einschätzung der Gegebenheiten herangezogen wurden, ebenso wie uns einige Studien über ganze Universitäten im „Dritten Reich" von Nutzen waren, wobei besonders diejenigen über Marburgs Nachbaruniversitäten Gießen und Frankfurt am Main hervorzuheben sind.[6] Wir haben uns darum bemüht, bereits vorhandene Forschungsergebnisse aus anderen Universitäten, soweit sie zugänglich waren, zu berücksichtigen, um die vorliegenden Marburger Ergebnisse im Gesamtzusammenhang der Entwicklung der Universitäten im „Dritten Reich" beurteilen zu können.

Wir sahen uns in der glücklichen Lage, neben der inzwischen stark angewachsenen Literatur zur Medizin im Nationalsozialismus auf das Universitätsarchiv der Philipps-Universität Marburg zurückgreifen zu können, das im Hessischen Staatsarchiv Marburg untergebracht ist und dessen Bestände durch Kriegsverluste nur unwesentlich dezimiert wurden. Personal- und Berufungsakten der Medizinischen Fakultät sowie die Akten des Kurators und des Rektors konnten ebenso wie Akten zu anderen, spezielleren Themen herangezogen werden. Daneben war es durch die finanzielle Unterstützung der DFG möglich, auswärtige Archive in Berlin (Bundesarchiv Berlin, Geheimes Staatsarchiv Preußischer Kulturbesitz, Berlin Document Center), Potsdam (bis 1996, Teil des heutigen BA Berlin), Koblenz (Bundesarchiv), Wiesbaden (Hessisches Hauptstaatsarchiv) und Freiburg (Militärarchiv) zu besuchen und für die Marburger Medizinische Fakultät relevante Akten vor Ort zu recherchieren. In vielen kleineren Archiven wurde weiteres Material zusammengetragen,[7] und durch zeitgenössische Veröffentlichungen und Dissertationen der Fakultätsmitglieder, Vorlesungsverzeichnisse und Chroniken komplettiert. Das Studium der zeitgenössischen Presse, einiger Nachlässe und Interviews mit Zeitzeugen erbrachten weitere wichtige Erkenntnisse. Insgesamt gesehen mangelte es also nicht an Quellen und es ergab sich bei der Erarbeitung der verschiedenen Kapitel eher das Problem, alle vorhandenen Erkenntnisse zu berücksichtigen.

Als Leser unserer Monographie wünschen wir uns nicht nur mit der Geschichte des „Dritten Reiches" – und hier speziell der Universitätsgeschichte – vertraute Historiker und Medizinhistoriker. Wir hoffen, die Konzeption des Buches so angelegt zu haben, daß auch alle an der Geschichte Marburgs und seiner Universität Interes-

---

2 Seidler 1991.
3 Beushausen; Dahms; Koch; Massing; Obermann 1998.
4 Zimmermann 2000.
5 Thom 1990.
6 Chroust 1994. Hammerstein 1989.
7 Vgl. das Quellen-Verzeichnis im Anhang.

sierten ebenso wie an wissenschaftshistorischen Hintergründen ihres Fachs interessierte Mediziner angesprochen werden. Um dies zu gewährleisten, werden der Monographie zwei einleitende Kapitel vorangestellt. Einführend wird in Kürze auf die personelle und bauliche Entwicklung der Fakultät in der Weimarer Republik bis zum Machtantritt Hitlers 1933 eingegangen, um den geschichtlichen Zusammenhang herzustellen und die Marburger Verhältnisse in die preußische Universitätslandschaft einordnen zu können (Kap. I). In einem weiteren Einleitungskapitel (Kap. II) kommen die Rahmenbedingungen wie Hochschul- und Gesundheitspolitik, aber auch die lokalen Einflüsse durch die Universitätsleitung und die Stadt Marburg zur Sprache.

Daran anschließend wird die Entwicklung der Fakultät im „Dritten Reich" in zwei Phasen (Kap. III: Vorkriegszeit 1933-1939; Kap. IV: Zweiter Weltkrieg 1939-1945) betrachtet, um die kurz vor und mit dem Krieg einsetzenden einschneidenden Veränderungen auch in der Konzeption besonders herauszustellen. Abschließend wird in einem kurzen Ausblick auf den „Neuanfang" nach 1945 eingegangen (Kap. V).

Im folgenden sollen die wichtigsten Ergebnisse der Studie kurz zusammengefaßt werden, um den Leser zum weiteren Studium des Buches anzuregen:

Auf dem Boden einer ländlich-rechtskonservativen Grundhaltung der Bevölkerung und einem seit kurhessischen Zeiten virulenten Antisemitismus war an der Medizinischen Fakultät der Universität Marburg die Zahl jüdischer Professoren und Studierender deutlich geringer als anderswo. Die bis 1933 neuberufenen Professoren waren teils ältere, monarchistisch bis konservativ eingestellte Wissenschaftler, die den Zenit ihrer wissenschaftlichen Produktivität bereits überschritten hatten, teils waren es jüngere modernistisch-technokratisch eingestellte Forscher, die sich bewußt als Repräsentanten einer neuen Zeit verstanden und sich karriereorientiert in den Dienst der „Bewegung" stellten.

Die administrative Gleichschaltung verlief dementsprechend sowohl in der Universitätsleitung als auch in der Fakultät ohne erkennbaren Widerstand. Eine herausragende Rolle spielte dabei der Pharmakologe Max Baur, der als erster nationalsozialistischer Rektor die Universität im Sinne der neuen Weltanschauung führte. Als ebenso gelungen kann die parteiliche Disziplinierung der Hochschullehrer durch die Einführung von Vertrauensdozenten und Dozentenbund bezeichnet werden. Besonders empfänglich für die Ideologie des Nationalsozialismus waren die jüngeren Oberärzte und Dozenten, die – im Gegensatz zu den meisten Ordinarien – oft schon seit 1933 eingeschriebene Parteimitglieder waren bzw. weiteren parteiabhängigen Organisationen wie der SS oder der SA angehörten.

Das politische Organisationsverhalten aller Hochschullehrer wurde in einer umfassenden statistischen Studie bearbeitet und führte zu der Überlegung, ob das reine Zahlenmaterial aussagekräftig genug sei. Um ein unverfälschteres Bild zu gewährleisten, wurde die Statistik durch die Untersuchung des Verhaltens einzelner Protagonisten des Regimes komplettiert. Dezidierten Parteirepräsentanten wie dem Zahnmediziner Fliege oder dem Hygieniker Pfannenstiel standen eine Reihe von

Funktionären wie der Pädiater Becker, der Gynäkologe Bach, der Pharmakologe Baur und der Anatom Becher zur Seite. Sie stellten sich kritiklos und karriereorientiert in den Dienst des Systems und versuchten, in Forschung und Lehre der traditionsbewußten Fakultät einen Nazi-Charakter anfzuzwingen. Ihnen standen die teils angepaßten, teils desinterressierten Klinikchefs gegenüber.

Die Untersuchung der Durchführung der rassischen und politischen Verfolgung von Fakultätsmitgliedern, Studenten und Patienten ergab, daß es an der Fakultät nur wenige Betroffene gab, die geforderte Säuberung jedoch ohne Zögern im Sinne der neuen Gesetze umgesetzt wurde. Hier ist insbesondere das Schicksal des Pädiaters Freudenberg zu nennen, aber auch das der jüdischen Assistenten und Studenten. Einige wenige Hochschullehrer standen in Opposition zu Partei und Ideologie, brachten ihre Distanz aber nur indirekt zur Geltung, offen oppositionelle Bestrebungen gab es kaum. Direkte Kritik äußerte nur der weltbekannte Psychiater Kretschmer und auch dies nur in den letzten Kriegsjahren in seiner Funktion als Dekan. Eine nähere Betrachtung der Person Kretschmers macht deutlich, daß es Brüche in der Akzeptanz des Regimes und seiner Gesetze gab, denn dieser fungierte in den dreißiger Jahren als Gutachter am „Erbgesundheits-Obergericht" in Kassel.

Die Einflußnahme der nationalsozialistischen Machthaber auf die Personalsitutation an der Fakultät wurde bei der Analyse der Berufungsverfahren besonders herausgearbeitet. Die Ergebnisse fügen sich in das Gesamtbild der zunehmenden Infiltration aller Bereiche universitären Lebens und ärztlicher Tätigkeit durch die Partei und ihre Ideologie ein und demonstrieren die Bereitschaft der Fakultät, ihre Positionen dieser weitgehend unterzuordnen, dabei aber die Rivalitäten von Partei, Staat und Ministerialbürokratie in wichtigen Bereichen gegeneinander auszuspielen.

Die Marburger Medizinstudentenschaft erwies sich nach Auswertung der Studentenkartei und weiteren Aktenmaterials als politisch nur mäßig interessiert. Viele waren zwar in irgendeiner Form politisch organisiert, ließen aber den geforderten Aktionismus vermissen. Das Lehrangebot veränderte sich in den dreißiger Jahren ähnlich wie an anderen Universitäten, kriegsvorbereitend wurden wehrmedizinische Fächer in das Curriculum aufgenommen und auch die Einführung von der nationalsozialistischen Ideologie verpflichteten Fächern (Rassenhygiene, Erbgesundheitspflege) wurde von der Fakultät ohne Verzögerung umgesetzt.

Obwohl es aus Platzgründen nicht möglich war, die Forschungsaktivitäten an der Marburger Medizinischen Fakultät bis ins Detail zu beleuchten, geben die selektiv vorgestellten Forscherpersönlichkeiten und wissenschaftlichen Projekte doch ein relativ umfassendes Bild von der damaligen Forschungslandschaft. Neben Projekten der klinischen und der Grundlagenforschung, die kontinuierlich weiter verfolgt wurden, blieb die Beeinflussung der Forschungsarbeiten durch die NS-Ideologie nicht aus, der sich die Marburger Wissenschaftler nicht entziehen konnten und die sie teilweise auch aktiv unterstützten.

Bei den Untersuchungen zu Fragen der Krankenversorgung kristallisierte sich heraus, daß die Versorgung der Kliniken mit Pflegepersonal unter dem reichsweiten Standard lag. Eine Studie zur Umsetzung des „Gesetzes zur Verhütung erbkranken

Nachwuchses" ergab, daß die Fakultät durch ihre enge personelle Verbindung mit dem Marburger Gesundheitswesen hier umfassend eingebunden war.

Der Einfluß des Krieges auf die Medizinische Fakultät wurde zunächst am Beispiel der Studentenschaft untersucht. Die näheren Umstände der Schließung und Wiedereröffnung der Fakultät im Herbst 1939 hatten immense Auswirkungen auf die Studentenzahlen und die Zusammensetzung der Studentenschaft. Wie sich der Studienalltag der sehr heterogenen Kriegs-Studentenschaft gestaltete, wie sich Studienbedingungen und Leistungsniveau verschlechterten sowie die rapide Abnahme des Interesses der Medizinstudentenschaft an politischen Fragen sind Gegenstand des ersten Kriegskapitels.

In den Kriegsjahren wechselte die Führung der Fakultät relativ häufig, und es gab diverse Querelen bei der Wiederbesetzung von vakanten Lehrstühlen. Die Kriegssituation der Fakultät war durch große personelle Fluktuation geprägt, was Auswirkungen auf die Lehre und die Krankenversorgung hatte. Durch den Status Marburgs als Lazarettstadt wurden viele Kliniker vor Ort als Militärärzte eingesetzt, der fortschreitende Personalmangel hatte jedoch immense Auswirkungen auf die Versorgung der Zivilbevölkerung. Der Lehrbetrieb und die Verwaltung der Institute lastete auf den Ordinarien, die für die Front zu alt waren.

Auch das Sozialgefüge der an den Kliniken versorgten Patienten änderte sich in den Kriegsjahren: neben den nach Marburg verlegten Lazarettinsassen wurden auch Zwangsarbeiter und Kriegsgefangene aus den umliegenden Lagern als Patienten aufgenommen. Eine weitere Studie widmet sich der Situation der Psychiatrischen Klinik in den Kriegsjahren und wird durch die Auswertung von Patientenakten aus den Jahren 1940-1945 ergänzt.

Der abschließende Überblick über die kriegswichtige Forschung zeigt die Politisierung und Militarisierung der vom Reichsforschungsrat geförderten medizinischen Forschungsthemen auf. Nur diese waren noch durchführbar, da sonstige Forschungsaktivitäten aus personellen und finanziellen Gründen stark zurückgeschraubt werden mußten. Da einige Vorhaben der Geheimhaltung unterlagen, war die Quellenlage hier oftmals unzureichend.

Ein kurzes abschließendes Kapitel ist der Nachkriegszeit gewidmet. Bei der Durchsicht des Quellenmaterials ergab sich, daß diese Jahre viele interessante Aspekte bieten, die es aufzuarbeiten lohnt. Es wurde deshalb bereits damit begonnen, die Hochschulmedizin nach 1945 in einem gesonderten Projekt zu bearbeiten.

Nicht alle Fragen konnten beantwortet werden, etwa die, ob auch aus der von dem angesehenen Psychiater Kretschmer geleiteten Nervenklinik Patienten dem „Euthanasie-Programm" der Nationalsozialisten zum Opfer gefallen sind – es spricht einiges dagegen. Auch das Schicksal der vertriebenen jüdischen Assistenten und Studenten ließ sich trotz intensiver Nachforschungen nicht klären.

Probleme ergaben sich nach intensiven Vorarbeiten unserer Dokumentarin mit der Aufnahme und Auswertung der in der Psychiatrischen Klinik vorhandenen Krankenakten. Die geplante Aufnahme sämtlicher Daten des Zeitraums 1933-1945 erwies sich im von der DFG vorgebenen Bearbeitungszeitraum als nicht durchführbar. Die statistische Aufbereitung (Diagnoseverschlüsselung) war, wie sich bei der Bearbeitung herausstellte, zu umfangreich, als daß sie in dieses Forschungsprojekt integriert werden konnte. So mußten wir auf punktuelle Ergebnisse zurückgreifen, die in den Kapiteln über die Krankenversorgung zur Sprache kommen.

Die Mitarbeiter des Projekts hatten insbesondere bei der Nutzung des Hessischen Staatsarchivs Marburg zunächst Schwierigkeiten mit dem Zugang zu personenbezogenen Akten, weil die nach dem Archivgesetz erforderliche Erteilung der Ausnahme-Genehmigung zur Akteneinsicht durch das Hessische Ministerium für Wissenschaft und Kunst erst nach sehr langer Bearbeitungsdauer erteilt wurde. Da bislang auch keine Nutzungsordnung für die Registraturen bzw. das Krankenblatt-Archiv des Klinikums vorlag und der Zugang nicht-ärztlicher Nutzer zu Krankenakten wegen der ärztlichen Schweigepflicht nicht eindeutig geklärt war, wurde eine solche Nutzungsordnung ausgearbeitet, die auch von Fachbereichsrat verabschiedet, aber wegen der fehlenden strukturellen Rahmenbedingungen für die Krankenblattarchive der Hessischen Universitätsklinika vom Hessischen Datenschutzbeauftragen als nicht umsetzbar erklärt wurde.

Eine weitere Schwierigkeit ergab sich durch die Umstrukturierung des Berliner Bundesarchivs und die Eingliederung des Berlin Document Center, die die Recherche nach verschiedenen Akten erschwerte, aber letztlich doch zum Erfolg führte. Durch den Krieg vernichtete Bestände wie z. B. der des NS-Ärztebundes in Kassel, Bestände der Heeressanitätsinspektion des Wehrkreises IX (Kassel) und Teile der Akten des RMWEV in Berlin fehlten an verschiedenen Punkten, um die Vorgänge bis ins Detail nachzuvollziehen. Wir haben uns dennoch bemüht, anhand der erreichbaren Quellen zu schlüssigen Ergebnissen zu kommen.

Die Interpretation der vorhandenen Quellen erwies sich als nicht immer einfach, besonders bewußt wurde uns dies bei der Durchsicht der Spruchkammerakten. Die Angaben in den von den Beschuldigten beigebrachten positiven Gutachten – den sogenannten „Persilscheinen" – , die deren Stellung zum NS-Staat glaubhaft machen sollten, waren mit Vorsicht zu interpretieren. Es war sogar möglich, einige Falschaussagen z.B. zur Parteizugehörigkeit mit Hilfe älterer Akten nachzuweisen. Der Umgang mit Akten aus einem diktatorischen System erforderte außerdem manchmal, quasi zwischen den Zeilen zu lesen, da die eigene Meinung bewußt verschlüsselt wiedergegeben wurde.

Wie alle Autoren, die über Vorgänge im nationalsozialistischen Deutschland schreiben, standen auch wir vor dem Problem des Sprachgebrauchs. Es war nicht möglich, die Terminologie des „Dritten Reichs" durchgängig zu vermeiden. Wenn es unumgänglich war, im Nationalsozialismus geprägte Begriffe zu benutzen, so haben wir diese gekennzeichnet und hoffen, dabei konsequent vorgegangen zu sein.

In der Darstellung haben wir uns um eine detaillierte, ausgewogene und auf polemische Formulierungen verzichtende Präsentation der Befunde bemüht – manchem wird dies vielleicht als mangelnde Kritik oder Verzicht, Stellung zu beziehen, mißfallen. Es war unser Anliegen, die Bedingungen für die Entwicklung der Medizinischen Fakultät Marburg im „Dritten Reich" offenzulegen, die Strukturen transparent zu machen, sie in den Kontext der deutschen Hochschullandschaft zu stellen sowie Hinweise auf Mechanismen der Verführung und der Verführbarkeit zu geben. Es hat sich herausgestellt, daß auch an der Marburger Fakultät in vielen Fällen die Grundziele der Medizin, nämlich Helfen und Heilen, außer acht gelassen wurden. Das sollte uns gerade heute wieder zu denken geben.

K. Grundmann, E. Krähwinkel, G. Aumüller

Bisherige Bände der Reihe "Academia Marburgensis":

Band 1:
Academia Marburgensis. Beiträge zur Geschichte der Philipps-Universität Marburg. Für den Fachbereich Geschichtswissenschaften hrsg. von *W. Heinemeyer, Th. Klein, H. Seier* (1977).

Band 2:
G. Wirth: Die Entwicklung der Alten Geschichte an der Philipps-Universität Marburg. Eine Untersuchung zu Entstehung, Inhalten und Funktion einer historischen Disziplin (1977).

Band 3:
Ch. Meinel: Die Chemie an der Universität Marburg seit Beginn de 19. Jahrhunderts. Ein Beitrag zu ihrer Entwicklung als Hochschulfach (1978).

Band 4:
G. Schormann: Academia Ernestina. Die schaumburgische Universität zu Rinteln an der Weser (1610/21-1810) (1982).

Band 5:
I. Kräling: Marburger Neuhistoriker 1845-1930. Ein Beitrag zu Historiographie und Studium an der Philippina (1985).

Band 6:
Th. Schlich: Marburger jüdische Medizin- und Chirurgiestudenten 1800-1832. Herkunft - Berufsweg - Stellung in der Gesellschaft (1990).

Band 7:
A. C. Nagel (Hrsg.): Die Philipps-Universität Marburg im Nationalsozialismus. Dokumente zu ihrer Geschichte (2000, zugleich Pallas Athene, Bd. 1).

Band 1-6: Kommissionsverlag N. G. Elwert, Marburg/L.;
Band 7: F. Steiner Verlag, Stuttgart.

I. Die Marburger Medizinische Fakultät in der Weimarer Republik bis zum Machtantritt Hitlers 1933

Hans H. Lauer und Gerhard Aumüller

I.1 Die Situation der Universität Marburg und ihrer Medizinischen Fakultät nach Kriegsende

Gerhard Aumüller

Mit dem Zusammenbruch des Kaiserreichs im Ersten Weltkrieg, der deutschen Niederlage, dem von großen Teilen der Bevölkerung als Erniedrigung erlebten Versailler Vertrag und den demokratischen Umwälzungen hin zur Weimarer Republik gingen auch die politischen Rahmenbedingungen verloren,[1] die der „Königlich Preußischen Universität Marburg" nahezu zwei Jahrzehnte zu Beginn des 20. Jahrhunderts eine beträchtliche Blüte beschert hatten.[2] Während die seismischen Ausschläge des politischen Umbruchs im südhessischen Bereich, betroffen von den territorialen Fluktuationen der Gründung einer Rheinischen Republik und einer besonderen Sozialstruktur, erheblich waren, verliefen im ländlich-rückständigen althessischen Bereich zwischen Kassel und Marburg die politischen Veränderungen eher moderat und nur durch einzelne heftigere Aktionen unterbrochen. Die Lage stabilisierte sich in der preußischen Provinz Hessen-Nassau, zu der auch die Universitätsstadt Marburg gehörte, bald.[3]

Die politischen Verhältnisse in der Stadt Marburg

Das alles überragende Landgrafenschloß als Symbol jahrhundertealter landesherrlicher Macht, die Elisabethkirche des Deutschen Ordens mit ihrem Heiligengrab, die christliche Innerlichkeit und kirchliche Militanz gleichermaßen beschwor, und die Universität mit ihren Professoren in Talaren und den farbentragenden Studenten waren die dominante, auch baulich manifestierte Trias, die das Bewußtsein der Stadt und ihrer Bevölkerung bestimmte und sie vom bäuerlichen Umland und den benachbarten Landstädtchen abhob. Ähnlich charakteristisch wie das historisch-kulturelle Umfeld war auch die Sozialstruktur der Stadt: sie hatte kaum Industrie und damit nahezu kein Fabrikproletariat und wies als Kreismittelpunkt und Garnisonsstadt sowie mit der fluktuierenden Studentenschaft ein Sozialprofil auf, das durch eine hohe Zahl von Menschen mit geringen Einkommen und ohne mehrwertschaffende Berufsausübung bestimmt war.[4] Das kleinbürgerliche Ideal vieler Einwohner war nach einem karikierenden Bonmot „ein Häuschen, ein Gärtchen, ein Schweinchen und

---

1 Zur territorialen Entwicklung Hessens nach dem Ersten Weltkrieg vgl. Demandt 1980, S. 588-596. Paradigmatisch für den Zusammenhang zwischen Politik und Individualentwicklung insbesondere Herbert 1996, S. 29-41. Die heute übliche Bezeichnung als „Philipps-Universität" tritt erstmals im WiSe 1917/18 auf und ist als Rückgriff auf die regionale Historie zur Entwicklung einer eigenen Identität zu verstehen.

2 Ausführlich dazu vom Brocke 1980, S. 367-540, hier besonders S. 514-520. Die Bandbreite der heimatgeschichtlichen Sichtweise spiegelt sich wider bei Schnack 1974 und Schnack 1985.

3 Vgl. Winter 1993, S. 13. Ferner typisierend für den ländlichen nordhessischen Raum Steiner 1990, S. 19-42.

4 Die vorliegende Darstellung orientiert sich weitgehend an Seier 1980, S. 559-592.

ein Studentchen", und so nimmt es nicht Wunder, daß die Änderungen der Lebenswelt nach dem Zusammenbruch mit neuen Einrichtungen wie dem Autoverkehr auf asphaltierten Straßen, Neubauvierteln und großzügigeren Wohnungen mit Zentralheizung, Kinos, Schwimmbädern und zahlreichen kommunalen Gebäuden mit Stolz, mehr aber noch mit Zurückhaltung und Einschüchterung aufgenommen wurden. Die soziale Verunsicherung vor allem im kleinbürgerlich-handwerklichen, aber auch im studentischen Bereich spiegelt sich in einem überwiegend republikskeptischen, demokratiefeindlichen und nach rechts tendierenden politischen Verhalten wider, an dem auch die großbürgerlich geprägten, urban-weltoffenen Professoren, vor allem der Theologischen und der Philosophischen Fakultät mit ihrer eher sozialliberalen Einstellung, wenig ändern konnten. Die vorwiegend rechte Einstellung der Marburger Bevölkerung läßt sich an ihrer antisemitischen Tradition nachweisen: bereits 1887 wählte sie mit dem Marburger Universitätsbibliothekar Otto Böckel den ersten antisemitischen Reichstagsabgeordneten.

Auch in den Jahren 1918-1933 stand Marburg rechts. Die Weimarer Koalition kam bei den Wahlen nur auf wenige Prozentpunkte, und die Stimmenanteile für die seit 1926 in der Stadt virulente NSDAP lagen deutlich über dem Reichsdurchschnitt. Bereits 1930 erreichte die NSDAP bei Reichstagswahlen die relative Mehrheit (28,8%, reichsweit 18,3%) und 1932 die absolute Mehrheit (53,3%, reichsweit 37,4%). Dennoch übten auch und gerade die deutschnationalen und völkischen Parteien eine große Anziehungskraft auf die Marburger Wählerschaft aus. So konnte Hitler bei der Reichspräsidentenwahl 1932 zwar die absolute Mehrheit erringen (52%), kam jedoch bei weitem nicht an das Resultat Hindenburgs bei dessen Wahl zum Reichspräsidenten 1925 (72%) heran. Seier stellt fest, daß „eine vom lokalen Erfahrungshorizont mitgesteuerte, selbstbewußte apolitische, bürgerlich-nationale Orientierung nach rechts überwog."[5] Dieses Klima nahm die „Machtergreifung" zwar beinahe vorweg, enthielt jedoch gleichzeitig ortsspezifische Elemente der Stadt- und Universitätsgeschichte. Die politische Radikalität der Marburger Bevölkerung ging über die vergleichbarer Städte deutlich hinaus, was nicht zuletzt auf den starken Einfluß der Studentenschaft auf die politische Meinungsbildung zurückzuführen ist.[6]

Wirtschaftlich war die gewerbeschwache, mit wenig belastbaren Kleinbetrieben ausgestattete Stadt trotz der relativ einkommensstabilen Finanzlage deutlich von der Situation der Universität abhängig: jeder Rückgang der Studentenzahlen, jeder auswärtige Ruf eines bedeutenden Professors, jedes größere Bauvorhaben wirkte sich direkt auf die Stadt und ihre wirtschaftliche Situation aus. Die Anstrengungen der Oberbürgermeister und des Magistrats um eine Verbesserung der Dienstleistungssituation, vor allem auf kulturellem und sozialem Gebiet, waren erheblich und wurden mit der durchaus nicht ironisch gemeinten Rede vom „Lahn-Athen" belohnt.

---

5 Seier 1980, S. 560, vgl. auch Seier 1988.
6 Vgl. Mann 1972, S. 258.

Strukturen und Tendenzen an der Universität

Mit dem Höhepunkt der Vierhundertjahrfeier im Jahre 1927 befand sich die Universität in der Weimarer Zeit in einem von nur wenigen Rückschlägen unterbrochenen Aufwärtstrend, der sich von den Beeinträchtigungen der Entwicklung zur Massenuniversität der Großstadt-Universitäten erfreulich abhob. Ein wichtiger Aspekt ist dabei das enge Verhältnis zwischen den Studenten und der Stadt, aber auch die Bemühungen der Professorenschaft um ihre Studenten. Dies ist um so verständlicher, als ein großer Teil der Bevölkerung, gerade auch Rentner und Pensionäre, ihr Geld mit der Vermietung von Studentenzimmern verdienten und auch die Zahl der studentischen Hörer in einem direkten Zusammenhang mit den Einkünften der Professoren durch die Hörgelder stand.

Zu Beginn bzw. während der zwanziger Jahre lehrten berühmte Professoren wie der Philosoph Martin Heidegger, der Theologe Rudolf Bultmann und der Geograph Alfred Wegener in Marburg und machten die Universität zu einem Zentrum geisteswissenschaftlicher Aktivitäten, das eine enorme Anziehungskraft entwickelte.

So verdoppelte sich die Zahl der Marburger Studenten zwischen 1924 und 1931 von etwa 2000 im SoSe 1924 auf über 4000 im SoSe 1931. Das war überdurchschnittlich, denn reichsweit vergrößerte sich die Zahl der Studierenden nur um den

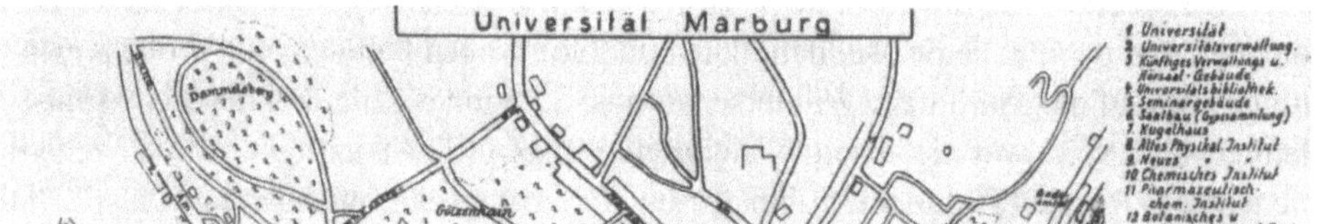

Abb. 1: Stadtplan Marburgs im Vorlesungsverzeichnis SoSe 1918 mit eingezeichneten Instituten und Kliniken; markante Gebäude wie das Schloß, die Elisabeth-Kirche und die Universität sind räumlich dargestellt. Die Straßennamen im Südviertel erinnern an den Krieg von 1870/71. Im Gegensatz zum vorherigen Vorlesungsverzeichnis führt die Universität nicht den Namen Philipps, sondern heißt schlicht „Universität Marburg".

Faktor 1,66. Auch die Zahl der Medizinstudenten stieg überproportional an: von 339 im SoSe 1925 auf 1225 im SoSe 1932 (Faktor 3,5). Dieser Anstieg war ebenfalls größer als an den übrigen Hochschulen (Faktor 3,19). Der Anteil der Marburger Medizinstudenten an der Gesamtstudentenzahl der Universität Marburg stieg von 15% im SoSe 1925 auf 31,2% im SoSe 1931.[7] Nie zuvor war die Universität so gut besucht gewesen. Der rasch vorangetriebene Ausbau der Medizinischen Fakultät (s.u.), ablesbar auch an den Veränderungen der Studentenzahlen, durch die Errichtung neuer Kliniken und Institute, ging vor allem auf die Initiative des Universitätskurators Ernst von Hülsen zurück.

In jährlich wiederkehrenden Akademischen Feiern zur Universitätsgründung, zum Verfassungstag und zu anderen Anlässen, die mit Aufmärschen, Fackelzügen und großem Pomp in der alten Aula unter dem Bild des Landgrafen Philipp („des Großmütigen")[8] gefeiert wurden, erreichte die konservative Professorenschaft Gemeinschaftsgefühl und Solidarität mit ihrer mehrheitlich rechten und zumeist korporierten Studentenschaft. Die Einheit der Universität wurde durch Harmonie mit den Studenten, einen Führungsanspruch der Professoren und die Verhinderung von interessenpolitischen Gruppenbildungen demonstriert.

Den Höhepunkt der Maßnahmen zur Bildung einer – modern gesprochen – „corporate identity" bildeten zweifellos die langfristig vorbereiteten und aufwendig durchgeführten Feiern aus Anlaß des 400. Gründungstages der Universität im Jahre 1927. Im Zuge dieser Feierlichkeiten wurden umfangreiche Bau- und Renovierungsarbeiten vorgenommen: die Universitätskirche erhielt eine eindrucksvolle neue Innenausstattung, ebenso die alte Aula; das Schloß wurde gründlich restauriert und gegenüber der alten Aula ein Schwimmbad (Luisa-Bad) errichtet. Die bereits 1922 bzw. 1925 begonnenen Bauten wie der „Jubiläumsbau" mit umfangreichen Kunstsammlungen und einem großen Konzertsaal (Ernst von Hülsen-Haus/Universitätsmuseum), die Hals-Nasen-Ohrenklinik und die durch eine äußerst großzügige Spende der amerikanischen Quäkerfamilie Horst finanzierte zeitgemäß eingerichtete Kinderklinik am Firmaneiplatz wurden vollendet.[9] Die Medizinische Fakultät stellte sich mit mehreren Beiträgen in einer im wesentlichen von dem Privatdozenten der Inneren Medizin, Gerhard Denecke, verfaßten Abhandlung in der großen von Hermelink und Kaehler[10] herausgegebenen Fest-

7 Vgl. die Graphiken in Kap. III.6.2. und Brockmeier 2001.

8 Philipp (1504-1567) hatte am 30. Mai 1527 die Marburger Universität als erste protestantische Hochschule Deutschlands gegründet und mit den Einkünften aus säkularisiertem Kirchengut finanziert. Trotz seiner politischen Fähigkeiten und der zunächst glänzenden innenpolitischen Erfolge hat er durch seine unkluge Bündnispolitik, seine zweite Ehe mit Margarete von Saale (die infolge einer Täuschung von Luther gebilligt worden war) und insbesondere durch die katastrophale Erbteilung entscheidend zu der nachfolgenden Schwächung Hessens beigetragen; vgl. Demandt 1980, S. 226-237. Das Epitheton „der Großmütige" ist daher allenfalls aus der Sicht der protestantischen Kirche gerechtfertigt.

9 Busch 1928. Zur Bautätigkeit dieser Jahre vgl. Großmann 1980, S. 861-863. Vgl. auch Kap. I.6.

10 Hermelink; Kaehler 1927.

schrift eindrucksvoll dar. Eine mehrtägige akademische Festveranstaltung mit Umzügen der Dekane und Rektoren aller bedeutenden europäischen Universitäten im Talar durch die Stadt, mit Studentenaufmärschen und Gedächtnisreden bildeten den Höhepunkt der Geburtstagsfeier der Universität. Aller Glanz der akademischen Tradition konnte dennoch nicht verbergen, daß auch in seinem Schatten die Bedrohung der Demokratie mitwuchs, die sich bereits 1920 in der Beteiligung Marburger Studenten am Mord von Mechterstädt angekündigt hatte[11] und die sich unter dem Eindruck der Weltwirtschaftskrise ab 1929 flächenbrandartig ausbreitete.

Antisemitismus an der Marburger Universität

Die Ausgrenzung der (ungetauften) Juden vom Studium und von akademischen Lehrämtern war bereits im 18. Jahrhundert an allen deutschen Universitäten gang und gäbe, allerdings gehörten die Universitäten Gießen und Marburg zusammen mit Frankfurt/Oder zu den ersten, die Anfang des 18. Jahrhunderts Juden zum Medizinstudium zuließen.[12] Während der gesamten landgräflich-hessischen Zeit wurde jedoch kein Jude zum Professor an der Marburger Universität ernannt.[13] Im 18. Jahrhundert sind lediglich zehn jüdische Medizinstudenten in Marburg nachweisbar, von denen einige in einer zu diesem Zweck modifizierten akademischen Zeremonie promoviert wurden.[14] Zwischen 1800 und 1832 stieg dann unter dem Einfluß der napoleonischen Gesetzgebung die Zahl der jüdischen Medizinstudenten auf etwa 32 an; rund ein Fünftel von diesen ließ sich später taufen und gelangte in höhere Staatsstellen. Die übrigen waren mehr oder weniger ausgeprägten antisemitisch motivierten beruflichen Erschwernissen ausgesetzt.[15] Trotz einer Vielzahl von wissenschaftlichen Entdeckungen wurde z. B. der aus der Kirchhainer Familie Levi stammende bedeutende Neuroanatom Benedikt Stilling nie für eine Professur in Marburg berücksichtigt, sondern wirkte als praktischer Arzt in Kassel.[16] Der Mediziner Leopold Eichelberg blieb zeitlebens Privatdozent und war – allerdings vorzugsweise wegen seiner freiheitlich-politischen Aktivitäten – das Opfer der Pressionen verschiedenster Stellen.[17]

Die Gesamtzahl der jüdischen Medizinstudenten an der Marburger Universität im 19. Jahrhundert ist bisher nicht ermittelt worden; sie dürfte aber kaum wesentlich

11 Unter den 14 Marburger Studenten, die am 24. März 1920 bei dem thüringischen Ort Mechterstädt 15 unbewaffnete, angeblich spartakistische Arbeiter ermordet hatten, befanden sich neun Studenten der Medizin. Vgl. Bensch 1977, S. 203. Seier 1977, S. 313 sowie Krüger; Nagel 1997.

12 Grundlegend dazu Richarz 1974. Zur Tradition antisemitischer Tendenzen in Deutschland s. Graml 1995.

13 Insbesondere unter dem massiv antisemitisch eingestellten Minister Hassenpflug und dem ebenfalls antisemitischen Landgrafen Wilhelm, vgl. Demandt 1980, S. 552.

14 Schlich 1990, S. 15 -19.

15 Ebd., S. 215 -221.

16 Aumüller 1984, S. 53-69.

17 Schlich 1990, S. 90-100. Zu Eichelberg vgl. auch Rehmann 1955.

über 100 liegen. Erst mit dem Anschluß Kurhessens an Preußen 1866 wurden auch Juden als Professoren an die Marburger Universität berufen, und einige gelangten hier zu Weltruhm, wie etwa der Philosoph Hermann Cohen.[18]

Gleichzeitig konsolidierte sich die soziale Situation der jüdischen Gemeinde in Marburg, die etwa 0,8% der Gesamtbevölkerung ausmachte,[19] während der Bevölkerungsanteil von Juden im agrarischen Umland bei etwa 1,2% lag.[20] Als Besonderheit für Marburg wurde neben dem Bau einer Synagoge, der Einrichtung des Provinzialrabbinats, der Gründung eines „Israelitischen Schüler- und Lehrlingsheims" (bei dessen Trägerverein der Philosoph Cohen zeitweise als Vorsitzender fungierte)[21] und einer jüdischen Schule 1927 das "Israelitische Heilerziehungsheim in Marburg/Lahn" für psychisch gestörte, aus zerrütteten Ehen stammende jüdische Kinder eingerichtet, das unter der Leitung des Frankfurter Rabbiners Dr. Jacob Horwitz stand und als dessen Berater ab Mitte der zwanziger Jahre der Psychiater Prof. Ernst Kretschmer wirkte.[22]

Parallel zu diesen Entwicklungen nahm ab der Jahrhundertwende die Zahl der jüdischen Schüler und Schülerinnen an den Marburger Gymnasien etwas zu[23] und lag z. B. in der Elisabethschule durchschnittlich bei drei Schülerinnen pro Jahrgang. Gleichwohl blieb der akademische Bereich und auch das stark agrarisch strukturierte Umfeld von antisemitischen Strömungen – etwa den „Radau-Antisemiten" des Universitäts-Bibliothekars Otto Böckel – durchsetzt.[24]

Da die Verbindungen, die häufig mehr oder weniger antisemitisch eingestellten waren, aber gleichzeitig eine Attraktion für rechtskonservative Kreise darstellten und damit wesentlich zum Anstieg der Studentenzahlen beitrugen,[25] im studentischen Leben Marburgs nach der Jahrhundertwende eine bedeutende Rolle spielten,[26] war die Situation für jüdische Studenten und Professoren keineswegs leicht.[27]

In der Medizinischen Fakultät waren während der Weimarer Zeit im Gegensatz etwa zur Frankfurter oder Berliner Fakultät kaum jüdische Professoren tätig. Aus-

18 Zusammenfassend dazu mit umfangreichen Literaturangaben Sieg 1997 sowie Sieg 1996.

19 Zahl unter Vorbehalt übernommen aus der antisemitischen Dissertation von Euler 1935, S. 3, Abb. 1 und S. 4. Dieser Wert liegt deutlich unter den Angaben bei Rehme; Haase 1982, S. 11, die 1,18% anführen.

20 Euler 1935, S. 4. Nach Klein 1986, S. 613, lag der Prozentsatz für Hessen-Nassau bei 2.6%.

21 Sieg 1997, S. 253. Zum Hintergrund vgl. Sieg 1994, S. 257-259.

22 Rehme; Haase 1982, S. 10.

23 Westphal 1990, S. 8. Nach diesen Angaben betrug die Gesamtzahl der jüdischen Schülerinnen der Elisabethschule Marburg von 1878 bis 1938 179; davon entfallen auf die ersten 40 Jahre (1878-1918) 141, d.h. 78,8%; 1933-38 sind nur noch zwölf jüdische Schülerinnen nachgewiesen.

24 Weidemann 1993. Zum Antisemitismus in Hessen und der Rolle Böckels vgl. Schön 1972, S. 8-15 sowie Hennig 1983.

25 Seier 1980, S. 584.

26 Ebd., S. 588-590.

27 Dickinson 1967, S. 27-31, 49, 74-75.

nahmen waren der von 1912 bis 1923 tätige Augenkliniker Alfred Bielschowsky[28] und von 1909 bis 1925 der Prosektor der Anatomie, Otto Veit, der einer jüdischen Familie entstammte.[29] Trotz gegenteiliger (Schutz-)Behauptungen in einem Entnazifizierungsverfahren nach 1945 war jedoch der 1934 in allen Ehren emeritierte Anatom Ernst Göppert kein konvertierter Jude.[30]

Unter den 1413 Medizinstudenten der Präparierkurse („Muskelkurse") in den Wintersemestern zwischen 1915 und 1929 finden sich an der Marburger Medizinischen Fakultät insgesamt nur 24 jüdische Studierende.[31] In den darauffolgenden Jahren ist die Zahl jüdischer Medizinstudenten nicht eindeutig zu ermitteln, dürfte aber eher unter als über 1% gelegen haben und unterschreitet den Reichsdurchschnitt von 7,8 % damit bei weitem.[32]

Während zu Beginn des 19. Jahrhunderts jüdische Studenten ohne weiteres in Burschenschaften eintreten konnten,[33] gab es 100 Jahre später eine dezidierte Frontstellung der meisten Verbindungen gegen ihre jüdischen Kommilitonen,[34] und auch die an der Philipps-Universität Mitte der zwanziger Jahre auftretenden militaristischen Studentenbünde waren rigoros antisemitisch orientiert.[35] Die Klinikerschaft, d. h. die Studentenvertretung der Marburger Medizinstudenten der klinischen Semester, forderte bereits 1919 in einem Manifest, keine Studienplätze an „rassefremde und deutschfeindliche Elemente" zu vergeben.[36] Der spätere Ordinarius für Chi-

---

28 Zu Bielschowsky s. Auerbach 1979, S. 200; ferner Norpoth 1977.

29 Zu Veit, dessen Vater einer alten Berliner jüdischen Familie entstammte, vgl. Auerbach 1979, S. 406. Ferner Ortmann 1986, S. 6-7 und S. 16 (Entlassung Veits 1937) sowie Grundmann; Aumüller 1996, S. 330.

30 Nachlaß Benninghoff. In mehreren Schreiben Benninghoffs anläßlich seines Entnazifizierungsverfahrens bezeichnet er seinen ehemaligen Lehrer Göppert als Juden. Ihm war offenbar bekannt, daß Göpperts Mutter einer jüdischen Familie entstammte. Göppert blieb während der Nazizeit jedoch völlig unbehelligt und starb 1945 in Marburg.

31 Diese Zahlen basieren auf den komplett erhaltenen Kurslisten der Präparierkurse im Anatomischen Institut zwischen WiSe 1915/16 und WiSe 1928/29, die wegen der 1919 durchgeführten Zusatzkurse insgesamt 14 Kurse umfassten. Die Kursgrößen schwankten erheblich: von 40 Teilnehmern im WiSe 1917/18 bis zu 220 Teilnehmern im „Osterkurs" 1919. Der Anteil der anhand der jüdischen Namen identifizierten jüdischen Studenten liegt zwischen 0% (WiSe 1922/23 und 1923/24) und 5,4% (WiSe 1924/25: z.B. Blumberg, Elias, Spier), und ergibt einen Durchschnittswert von rund 1,7%, also etwa zwei Studenten bei einer Teilnehmerzahl von rund 100 pro Kurs, wobei von 1915 bis in die unmittelbare Nachkriegszeit um 1919 etwas höhere Werte vorherrschen. Teilnehmerzahlen der Präparierkurse bei Grundmann; Aumüller 1996, S. 328, Abb. 1.

32 Kater 1989, S. 169.

33 So waren B. Stilling und sein ebenfalls jüdischer Kollege Budge Mitglieder im Corps Westphalia; vgl. Ottermann 1984.

34 Ströhler-Bühler 1992, S. 38-45. Vgl. auch Nissen 1969, S. 24 und S. 42.

35 Bereits im Sommersemester 1931 forderten Studentenvertreter zusammen mit dem „Stahlhelm" vom Rektor die Einrichtung eines Lehrstuhls für Wehrwissenschaften. StAM 305a, Acc. 1975/79 und 1976/19, Nr. 659. Antrag der Allg. Marburger Studentenschaft auf Errichtung eines Lehrstuhls für Wehrwissenschaften und Kriegsgeschichte, 14.6.31. OZ 8.6.1932, S. 4.

36 Zwischenarchiv im Lichtbildarchiv der Philipps-Universität Marburg. Ordner I A 5 (Universitätsreform). Schreiben des Kurators an die Direktoren der Kliniken, 13.3.1919.

rurgie in Basel, Rudolf Nissen, der 1919 in Marburg studierte, hat die Verstärkung der antisemitischen Tendenzen unter den Marburger Studenten damals bereits deutlich wahrgenommen.[37] Bezeichnend für die Geisteshaltung dieser Studenten dürften z. B. Verse aus dem „Marburger Klinicisten-Lied“ von 1911 sein, dessen Sprachform, autoritätsgläubige Angepaßtheit und bierselige Witzelsucht Bände spricht.[38]

Bezugnehmend auf ein Beschwerdeschreiben des Zentralvereins deutscher Staatsbürger jüdischen Glaubens an das PrMWKV über den Beschluß der Marburger Klinikerschaft, jüdische Studierende auszuschließen, bedauert der Kurator den Vorgang und bittet um Stellungnahme der Direktoren. Im Antwortschreiben des Dekans Zangemeister vom 15.3.1919 wird der Klinikerschaft, die als nicht für die Fakultät repräsentativ angesehen wird, dringend die Aussetzung des Beschlusses angeraten. Vgl. auch Seier 1977, S. 341.

37 Einzelheiten bei Kümmel 1992, S. 59.

38 Zwischenarchiv im Lichtbildarchiv der Philipps-Universität Marburg. Akten des Anatomischen Instituts. Zwei Beispiele: „1. Vers: (stehend mit erhobenem Schoppen) Gaudeamus igitur, Clinicisti sumus! Stolz und schneidig schreiten wir über Marburgs humus! Wer in Marburg Klinicist, ille eo ipso eine ganz besond'‘re Nummer ist! (Selbstachtungsschluck). [...] 4. Vers: Physio- und Anatomie sind uns längst entschwunden – Das Normale hat noch nie uns so ganz entzunden. Schwang‘res Weib und lahmer Mann – Da fängt erst das Leben an für den Klinicisten!“

I.2 Strukturwandel der medizinischen Disziplinen

Gerhard Aumüller

Gesundheitspolitisches Umfeld und Veränderungen im Versorgungsauftrag der Ärzte und Kliniken

Während der zwanziger Jahre begann eine Reihe neuer Entwicklungen im Gesundheitswesen, die, aufbauend auf den Erfolgen der naturwissenschaftlich orientierten Forschung der Medizin ab der zweiten Hälfte des 19. Jahrhunderts einerseits und den gewandelten gesellschaftlichen Anforderungen andererseits, das überkommene Bild ärztlicher Tätigkeit, aber auch die Krankenhausstruktur tiefgreifend beeinflußten. Gleichzeitig änderte sich durch den soziologischen Wandel einer primär agrarischen in eine urbane Industriegesellschaft das Profil der Leistungsanforderungen an die Medizin. Labisch hat die Entwicklung von Gesundheit als soziales Gut während dieser Periode umfassend dargestellt und sie unter den Oberbegriffen der „Konditionalhygiene“ und der „Auslösungshygiene“ als den eher naturwissenschaftlichen Komponenten mit der „Sozialhygiene“, „Konstitutionshygiene“ und der „Rassenhygiene“ als den soziopolitischen Elementen konfrontiert.[39] Der von Alfred Grotjahn inaugurierten Sozialhygiene[40] kam dabei die generelle Bedeutung einer Leitwissenschaft zu,[41] die über staatliche Maßnahmen der Medizinalgesetzgebung, öffentliches Gesundheitswesen und Sozialversicherung das medizinisch-wissenschaftliche Konstrukt „Gesundheit“ zu einem allgemein anerkannten sozialen Konstrukt erweitern wollte.[42]

Die strukturellen Schwächen der Sozialversicherungsgesetzgebung brachten es jedoch mit sich, daß breite Teile der Bevölkerung minderversorgt waren, so die Frauen, die Arbeiter und andere einkommensschwache Kreise. Es entwickelte sich daraufhin ein breit gefächertes Instrumentarium von kommunalen, kirchlichen oder auf Vereinsbasis wirkenden Versorgungs-, Betreuungs- und Kontrollinstitutionen, die die Absicherung der Versorgung im Krankheitsfall in ihrer ganzen sozialen Breite vorsahen. Die Einrichtung von Vorsorge- und Beratungsstellen, von Spezialambulanzen sowie die sich entwickelnde Gewerbe- und Schulhygiene und die Erholungsheime gehören in diesen Bereich der aufblühenden Sozialmedizin.[43]

Die geänderten Leistungsanforderungen an die Medizin und der wissenschaftlich-medizinische Fortschritt machten eine strukturelle Veränderung der Organisation und Einrichtung der Krankenhäuser nötig, z. B. die Anschaffung von Röntgengeräten u. a. im Zusammenhang mit der Tuberkulose-Fürsorge und der Unfallheilkunde, den apparativen Ausbau der klinisch-chemischen und der physikalischen Diag-

39 Labisch 1992, S. 142-187.
40 Grotjahn 1920.
41 Vgl. Eckart 1998, S. 322.
42 Labisch 1992, S. 149.
43 Ausführlich dazu Labisch 1988.

nostik und der Therapie, aber auch die technische Verbesserung der Versorgungseinheiten wie Küche, Wäscherei, Zentralsterilisation, Transport- und Kommunikationswesen sowie Sanitär- und Elektrotechnik. Dies hatte seinerseits Anforderungen an die Standardisierung und Qualitätssicherung zur Folge und schlug bis in die architektonische Gestaltung (Hochhaus / Pavillonbauweise) der Krankenhäuser und die Abfolge der Arbeitsorganisation (Zentralisation / Dezentralisation) durch.[44] Unter dem Einfluß der Taylorschen Betriebswirtschaftslehre wurden Arbeitsteilung, Standardisierung der Organisationsstrukturen und der ärztlichen Leistungen und eine Verbesserung und Professionalisierung der Krankenhausverwaltung eingeführt, die insgesamt die Rentabilität der Krankenhäuser und die technische Effizienz steigern sollten. Überregionale Vereinbarungen wie der Fachnormen-Ausschuß Krankenhaus und der von dem besten Kenner der Krankenhausorganisation, Wilhelm Alter (Düsseldorf), inaugurierte Gutachterausschuß für das öffentliche Krankenhauswesen legten viele Details der ärztlichen Rahmenbedingungen fest, die nicht nur als Arbeitserleichterung, sondern natürlich auch als bürokratische Erschwernis wahrgenommen wurden.

Angesichts der während der Prosperitätsphase der Weimarer Republik um die Mitte der zwanziger Jahre einsetzenden verstärkten Bautätigkeit neuer Kliniken und der weiteren Differenzierung insbesondere der großen klinischen Fächer ist zu untersuchen, inwieweit diese in den großstädtischen Kliniken einsetzenden Trends in Marburg aufgenommen und umgesetzt wurden. Es stellt sich damit die grundsätzliche Frage nach der Modernität der Fakultät, ihrer Konzepte ärztlicher Tätigkeit, aber auch der Forschung und der Lehre unter den geänderten Rahmenbedingungen.

Forschungsrichtungen und Medizinkonzepte der zwanziger Jahre

Die Lehrbuchdarstellungen der Medizingeschichte beschreiben für die beiden ersten Jahrzehnte des zwanzigsten Jahrhunderts neben der Bakteriologie die Emanzipation zweier neuer richtungsweisender Leitströme der Medizin, die sich dem breiteren Kontext der Hygiene zuordnen lassen: die Sozialhygiene konnte den Anspruch an eine neue Leitwissenschaft erfüllen, während die Rassenhygiene vom heutigen Standpunkt aus bestenfalls als eine Leitideologie der Medizin zu betrachten ist.[45] Daneben kommt den technischen und naturwissenschaftlichen Errungenschaften in der Diagnostik (radiologische Kontrastmitteltechnik, Elektroenzephalographie, Kolposkopie, Zytodiagnostik, Endoskopie), der Etablierung neuer klinischer Fächer (Endokrinologie und Onkologie) und Grundlagenfächer (z.B. Physiologische Chemie) und den neuen therapeutischen Möglichkeiten (Hirn- und Herzchirurgie, plastische, prothetische und Transplantationschirurgie, Strahlentherapie, Transfusionsmedizin) eine besondere Bedeutung zu. Im Bereich der Neuropsychiatrie ent-

44 Vgl. dazu Berger 1994.
45 Eckart 1998, S. 394.

standen neue Konzepte wie die Konstitutionslehre, die Psychoanalyse und Psychotherapie und erste Erkenntnisse über die Bedeutung der Neurotransmitter, die die Spaltung in eine psychodynamische und eine biologische Psychiatrie bereits andeuten.[46] Die Fülle der Kenntnisse, der praktischen Fertigkeiten und individuellen Erfahrungen stieg enorm an und forderte eine weitgehende Spezialisierung, der sich die einzelnen Fächer, aber auch ganze Fakultäten in unterschiedlicher Weise stellten.[47]

Hubenstorf hat bei einem Vergleich der Lebensläufe aller habilitierten Hochschullehrer der Berliner und der Wiener Medizinischen Fakultät zu Beginn der dreißiger Jahre festgestellt, daß im preußischen Berlin eine stärkere Dominanz von zentralen Fächern wie der Chirurgie, der Inneren Medizin usw. gegeben war, während in Wien die Fächergliederung differenzierter und moderner war und die Subspezialitäten im wesentlichen die Domäne jüdischer Wissenschaftler darstellten.[48] Unzweifelhaft läßt sich der Berliner Traditionsstrang auch an der Marburger Medizinischen Fakultät feststellen und äußert sich in der relativ späten und zögerlichen Ausgliederung von Fächern wie der Kinderheilkunde, der Dermatologie, der Neurologie und der Radiologie, vorzugsweise aus der Inneren Medizin. Die Chirurgie unter Rudolf Klapp zeigte sich Aufweichungstendenzen gegenüber lange Zeit resistent und gab allenfalls der Spezialisierung auf der Ebene der Oberärzte Raum, wie es z. B. der Urologe Boeminghaus, später der Unfallchirurg Mondry zeigen.

Neben diesen naturwissenschaftlich begründbaren, verifizierbaren Erkenntnissen und Praktiken entwickelte sich in Deutschland gleichzeitig im Kontext des Sozialdarwinismus die durch ideologische Fixierung, Vorurteile und unausgesprochene Dekadenz-, Degenerations- und Untergangsängste angetriebene Rassenhygiene mit ihrer Propaganda für die Beseitigung des "lebensunwerten Lebens" und die „Leistungsmedizin“, die das Wohl des „Volkskörpers“ dem Leiden des Individuums überordnete. Als Kehrseite der Medaille des sozialmedizinischen Fortschritts bildete sich im Binnenraum der Sozialmedizin eine „eugenische“ Bewegung, die bereits am Ende des 19. Jahrhunderts von sozialdarwinistisch orientierten Ärzten wie Wilhelm Schallmayer und Alfred Ploetz entwickelt worden war.[49] Eine fatale Sprengkraft erhielt der Ansatz durch die Verknüpfung eugenischer Ideen mit dem auf Gobineau fußenden Rassegedanken, der hochwertige von „minderwertigen“ Rassen unterschied. Die Einbeziehung volkswirtschaftlich-statistischer bzw. gesundheitsökonomischer Aspekte und wertender psychopathologischer Elemente führte zu den katastrophalen Konzepten der „Freigabe der Vernichtung lebensunwerten Lebens“,[50] die die ideologische Basis für die „Euthanasie“ lieferten.[51]

46 Winau 1993.
47 Einzelheiten bei Eulner 1970.
48 Hubenstorf 1994a, S. 40.
49 Vgl. Eckart 1998, S. 345.
50 Binding; Hoche 1920.
51 Vgl. Labisch 1992, S. 192-205.

Diese ideologischen Tendenzen fielen in dem mit rechtem Gedankengut vertrauten Marburger Umfeld auf fruchbaren Boden, wenn dies auch nur in Einzelfällen offen zutage trat. Oskar Wagener, der zwischen 1917 und 1921 in Marburg die HNO-Heilkunde vertrat, wurde 1942 von seinem Kollegen W. Tonndorf[52] in einer Gedenkrede als „deutscher Mann" gerühmt: Wagener habe „von jeher mit sicherem Instinkt jeden Mitarbeiter abgelehnt, an dessen Rassenzugehörigkeit der leiseste Zweifel bestand", – er habe „sich 1933 keine Vorwürfe zu machen" brauchen.[53] Wie bereit der Boden war, zeigt auch der Zuspruch, den die Vorlesung über Rassehygiene fand, die der Ordinarius für Hygiene, Wilhelm Pfannenstiel, bereits 1931 in seinem ersten Marburger Semester anbot.[54]

52 Woldemar Tonndorf (1887-1957) war 1951-1957 Ordinarius für HNO-Heilkunde in Leipzig.

53 Was Tonndorf von Wagener berichtet, ist bezeichnend für die Geisteshaltung vieler Professoren der Weimarer Zeit: „Wagener liebte sein deutsches Vaterland, dem er im Weltkrieg 4 Jahre lang als Arzt gedient hatte, aus heißem Herzen. Wie tief hat er den Zusammenbruch des Bismarckreiches beklagt, wie stark die Mißwirtschaft der Republik empfunden, und wie glücklich hat er aufgeatmet, als endlich der Tag von Potsdam sichtbar den Umbruch brachte. Als 1925 die Entwaffnung durchgeführt wurde, hat Wagener seine Pistolen aus dem Weltkrieg an Adolf Hitler geschickt in dem festen Vertrauen, daß er der Träger der deutschen Zukunft sei [...]" (Tonndorf 1942, S. 2).

54 Vgl. Lauer 1991a, S. 151 und Kap. III.5.2.

I.3 Der Lehrkörper der Fakultät (1918 bis 1933)

Hans H. Lauer

Entsprechend der stürmischen Entwicklung in der Medizin und in den Naturwissenschaften um die Jahrhundertwende erlebte auch die Marburger Medizinische Fakultät in diesem Zeitraum ihren wissenschaftlichen Höhepunkt. Emil von Behring, dem 1901 der neu geschaffene Nobelpreis für Medizin verliehen wurde, übernahm 1895 in Marburg das Ordinariat für Hygiene. Der Marburger Pharmakologe Otto Loewi konnte als erster die chemischen Überträgerstoffe im Nervensystem nachweisen; der Physiologe Albrecht Kossel arbeitete hier über die Biochemie der Nukleinsäuren, der Biochemiker Hans Fischer bekam später für seine Arbeiten über das Hämoglobin den Nobelpreis. In der Pathologie machte sich Ludwig Aschoff zusammen mit seinem japanischen Schüler Sunao Tawara durch grundlegende Forschungen über das Erregungsleitungssystem des Herzens einen Namen, und Ferdinand Sauerbruch legte während seiner Marburger Zeit das Fundament für die Lungen- und Thoraxchirurgie.[55]

Nach den glanzvollen Jahren, die die Fakultät zu Beginn des Jahrhunderts erlebt hatte, bedeutete der Weltkrieg einen tiefen Einschnitt. Unterricht und wissenschaft-

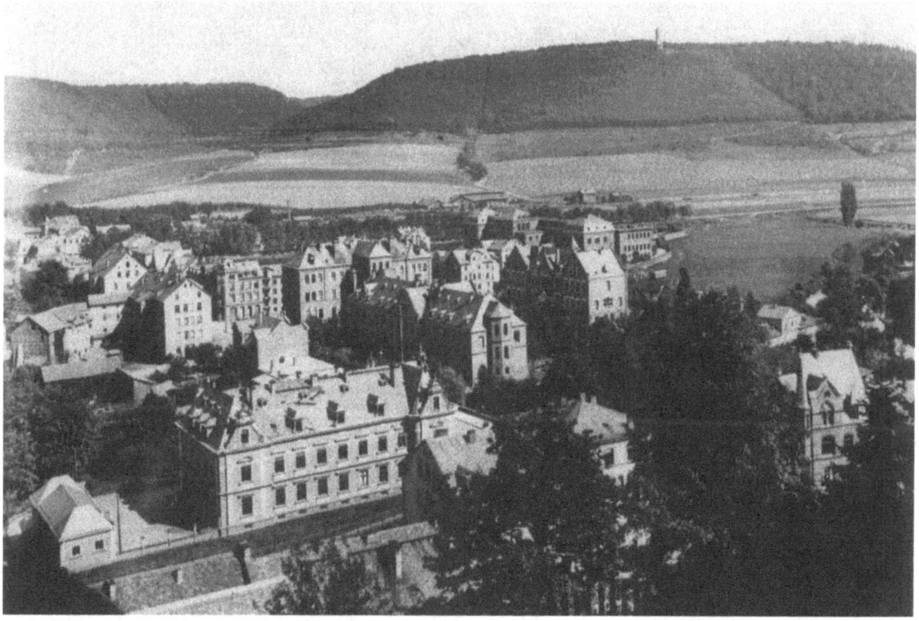

Abb. 2: Das Kliniksviertel vor 1900; Blick von der "Augustenruhe" über das Lahntal zum "Spiegelslust-Turm". Das Biegenviertel und der gesamte Ortenberg sind noch unbebaut. In der Bildmitte das Chemische Institut, dahinter die Augenklinik, das Pathologische Institut und die Medizinische Klinik. Das Anatomische Institut ist noch nicht erbaut (Original: Bildarchiv Foto Marburg, Nr.810.466).

---

55 Grundmann; Aumüller 1992, S. 9.

liche Forschung kamen fast zum Erliegen. Viele Institute, darunter auch der Präpariersaal der Anatomie, und Kliniken wurden als Lazarette benutzt. Die meisten Dozenten und Assistenten waren im Sanitätsdienst in der Heimat oder an der Front eingesetzt. Von den im Sommersemester 1914 insgesamt 653 immatrikulierten Studierenden der Medizin und Zahnmedizin wurde ein großer Teil zu Soldaten; insgesamt 92 von ihnen starben, 50 bereits im ersten Kriegsjahr. Auch unter den Hochschullehrern waren mehrere Tote zu beklagen.[56]

Der Zustrom von Studenten, vor allem der Kriegsteilnehmer nach Beendigung des Krieges, erforderte ein großes Mehrangebot in der Lehre, das alle verfügbaren Kräfte in Anspruch nahm. Die politische und wirtschaftliche Unsicherheit jener Tage erschwerte zudem auf extreme Weise Lehre und Forschung. Inflation und allgemeine Verarmung wirkten sich auch auf die Arbeit der Institute und Kliniken aus. Die Notgemeinschaft der deutschen Wissenschaft, die Rockefeller-Foundation sowie private Förderer der Universität konnten zwar z. T. nicht unbeträchtliche Hilfe bieten. Dennoch reichten die Etats der einzelnen Einrichtungen zunächst nicht aus, die überall notwendigen Neuanschaffungen und Reparaturen zu finanzieren. Um so erstaunlicher erscheint es, wie zügig die Fakultät, trotz dieser Widrigkeiten, ihren Wiederaufbau in personeller und sachlicher Hinsicht betreiben konnte.[57]

Der Lehrkörper der Marburger Medizinischen Fakultät

Die im 19. Jahrhundert einsetzende individuelle Professionalisierung der Gelehrten, erzwungen gleichermaßen durch die Spezialisierung der Wissenschaften wie durch die Erweiterung der Hochschulen zum wissenschaftlichen Großbetrieb, die mit der zunehmenden Rekrutierung der Hochschullehrer aus der sozialen Oberschicht einherging, hatte zu einem enormen Statusgewinn geführt, der den Hochschullehrern vor 1914 die Selbstgewißheit lieferte, die Leistungselite der Nation zu sein.[58] Auch nach dem Zusammenbruch des Kaiserreichs und der militärischen Niederlage blieb dieses Selbstbewußtsein der Hochschullehrer weitgehend erhalten, führte aber gleichzeitig zu einer gewissen Distanzierung von der neuen politisch-demokratischen Elite. Das Spektrum der politischen Einstellungen der Professoren als Gruppe reichte – vereinfachend gesagt – von den „Vernunftrepublikanern" bis zur großen Mehrheit derer, die konservativ-patriotischen bis reaktionär-monarchistischen Denkmustern ohne eigentliches politisches Verständnis verhaftet blieben und weiterhin ihr Nischendasein als „Geistesaristokratie" pflegten.

Ähnlich wie in der damals kleineren Nachbaruniversität Gießen war in Marburg die Sozialstruktur der Hochschullehrer durch ein fluktuierendes Verhältnis zwischen einem starren „Überbau" von Ordinarien und einem kontinuierlich wachsen-

56 Vgl. die Ehrentafel im 178. Namensverzeichnis der Philipps-Universität Marburg, Winterhalbjahr 1919/20 (Personalverzeichnis).

57 Denecke 1927, S. 621-627.

58 Die Darstellung orientiert sich an Seidler 1995.

den Sockel von Nichtordinarien gekennzeichnet,[59] deren soziale Situation durch Abhängigkeit, Loyalitätsprobleme und erzwungene hohe Mobilität belastet war. Mit der zunehmenden Spezialisierung der großen Fächer, insbesondere der Chirurgie, und der Erweiterung des Fächerspektrums vermehrte sich daher der teils als „persönliche ordentlichen Professoren" und Abteilungsleiter, teils als „nichtbeamtete außerordentliche Professoren" bezeichnete Anteil von Nichtordinarien während der Weimarer Zeit erheblich und stellte zusammen mit den jüngeren habilitierten Privatdozenten ein zunehmendes Reibungspotential in der Konfrontation mit den preußischen Geheimräten und Ordinarien als den Leitern der einzelnen Institute und Kliniken dar.

Im Jahre 1918 umfaßte die Medizinische Fakultät die folgenden Institute und Kliniken, die größtenteils in der Marburger Nordstadt rund um die Elisabethkirche angesiedelt waren (vgl. Abb.1):

Tab. 1: Übersicht über den Personalbestand der Marburger Institute und Kliniken 1918[60]:

Institut/ Klinik für	Ordinarius, Abteilungsleiter	nbao. Professoren, PD	Assistenten, Hilfsassistenten	Technisches Personal
Anatomie	Emil Gasser	Otto Veit, Walter Voigt	2 Ass., 1 Hilfsass.	1 Institutsdiener
Physiologie	Franz Hofmann, Friedr. Kutscher (ao. Prof.)	Alfred Lohmann	Ass.: Berlin 2 Hilfsass.	1 Institutsdiener
Pathologie	Max Löhlein	Walter Berblinger (berulaubt)	Martha Schmidtmann	1 Institutsdiener
Pharmakologie	August Gürber	Ernst Frey	Hennig	Mechaniker Stock
Hygiene	Heinrich Bonhoff (Hon. Prof.)	Schloßberger (beurlaubt)	unbesetzt	
Med. Klinik/Polyklinik	Gustav von Bergmann, Eduard Müller (ao. Prof.)	Gerhard Katsch, Fritz Löhning Hautstation: Alfred Ruete Kinderstation: Paul Rohmer	Pongs, von Schubert, Benter Hautstation: unbesetzt	1 Inspektor
Chirurgie	Friedrich König	Richard Hagemann, Georg Magnus	Kehl, Wiemann	Inspektor Kuß, Röntgenassistent Kuß

59 Chroust 1993, S. 123.

60 175. Namensverzeichnis der Philipps-Universität, Sommerhalbjahr 1918 (Personalverzeichnis).

Institut/ Klinik für	Ordinarius, Abteilungsleiter	nbao. Professoren, PD	Assistenten, Hilfsassistenten	Technisches Personal
Augenheilkunde	Alfred Bielschowsky	Wilhelm Grüter	Eppenstein, Engels	Verwalter Kaiser
Frauenheilkunde	Wilhelm Zangemeister	August Rieländer, Peter Esch, Friedrich Kirstein	Rick, Wiegand, Henschke, Reeder	Verwalter Grünig
Psychiatrie („ständ. Landesheilanstalt")	unbesetzt	Max Jahrmärker		
HNO-Krankheiten		Oskar Wagener	unbesetzt	
Zahnheilkunde		Guido Fischer	Hild, Finis, van der Wall, Schulze	Institutsdiener Schirrmeister
Gesamtzahl der Stellen	11	19	25	10

Im 175. Personalverzeichnis der sich seit 1916 als solche bezeichnenden „Philipps-Universität" sind in der Medizinischen Fakultät außerdem die emeritierten ordentlichen Professoren und Geheimen Medizinalräte Friedrich Ahlfeld (Gynäkologie), Ernst Küster (Chirurgie), Franz Tuczek (Psychiatrie) sowie der o. Honorarprofessor Paul Ostmann (Hals-Nasen-Ohrenheilkunde) aufgeführt.

Leider sind den Personalverzeichnissen keine Angaben über die Zahl der Pfleger und Schwestern zu entnehmen, und auch die Stationsaufteilung und die Bettenzahlen sind nur teilweise bekannt, so daß über die innere Struktur der Kliniken wenig ausgesagt werden kann.

Die Lehrstühle während der frühen zwanziger Jahre

Überblickt man die Entwicklung in den zwanziger Jahren, so fällt eine grundlegende Neuorientierung der Marburger Medizinischen Fakultät, nach Berlin und Bonn der drittgrößten in Preußen, auf. Es erfolgte innerhalb kurzer Zeit eine Reihe von Berufungen bzw. die Einrichtung von Ordinariaten und Extraordinariaten, die nicht nur das wissenschaftliche Leben der Fakultät befruchteten und förderten, sondern auch der Erweiterung des Fächerkatalogs dienten. Hier hatte der Staat ein besonderes Interesse, die im Rahmen seiner Studienreform hinzugekommenen Prüfungsfächer wie Kinderheilkunde, Dermatologie, Hals-Nasen-Ohrenheilkunde und Gerichtsmedizin besonders zu fördern. Die frühen zwanziger Jahre brachten so eine grundlegende Neustrukturierung der Fakultät mit sich: insgesamt zwölf Ordinariate waren von einem zum Teil mehrfachen Führungswechsel betroffen oder wurden im

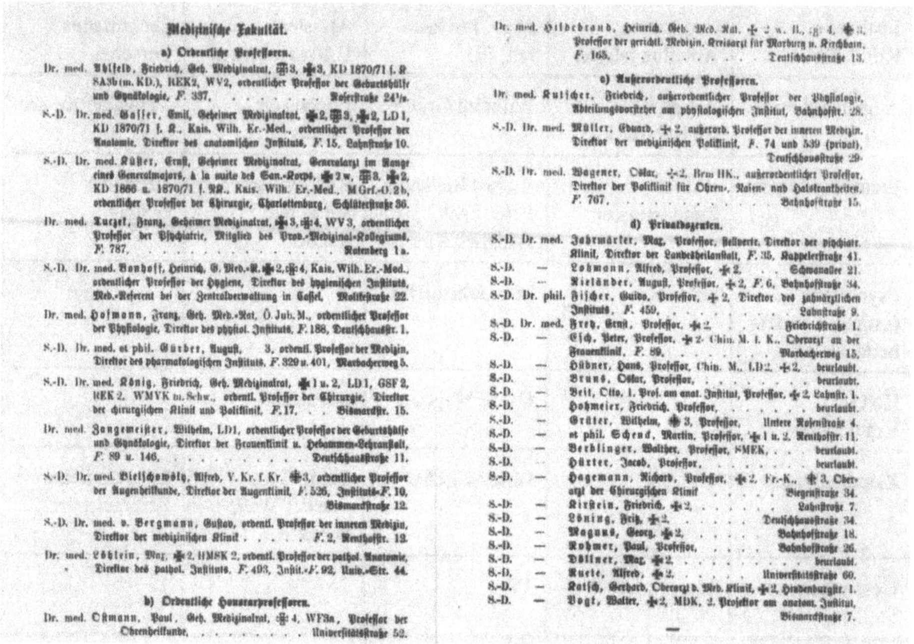

Medizinische Fakultät.

a) Ordentliche Professoren.

Dr. med. Ahlfeld, Friedrich, Geh. Medizinalrat, ✠3, ✠3, KD 1870/71 f. K. SA3b (m. KD.), REK2, WV2, ordentlicher Professor der Geburtshülfe und Gynäkologie, F. 337, ... Roserstraße 24½.

S.-D. Dr. med. Gasser, Emil, Geheimer Medizinalrat, ✠2, ✠3, ✠2, LD1, KD 1870/71 f. K., Kais. Wilh. Er.-Med., ordentlicher Professor der Anatomie, Direktor des anatomischen Instituts, F. 15, Lahnstraße 10.

S.-D. Dr. med. Küster, Ernst, Geheimer Medizinalrat, Generalarzt im Range eines Generalmajors, à la suite des San.-Korps, ✠2w, ✠3, ✠2, KD 1866 u. 1870/71 f. KK., Kais. Wilh. Er.-Med., MGrf.-O. 2b, ordentlicher Professor der Chirurgie, Charlottenburg, Schlüterstraße 36.

Dr. med. Tuczek, Franz, Geheimer Medizinalrat, ✠3, ✠4, WV3, ordentlicher Professor der Psychiatrie, Mitglied des Prov.-Medizinal-Kollegiums, F. 787, ... Rotenberg 1a.

S.-D. Dr. med. Bonhoff, Heinrich, G. Med.-R. ✠2, ✠4, Kais. Wilh. Er.-Med., ordentlicher Professor der Hygiene, Direktor des hygienischen Instituts, Med.-Referent bei der Zentralverwaltung in Cassel, Moltkestraße 22.

Dr. med. Hofmann, Franz, Geh. Med.-Rat, Ö. Jub. M., ordentlicher Professor der Physiologie, Direktor des physiol. Instituts, F. 188, Deutschhausstr. 1.

S.-D. Dr. med. et phil. Gürber, August, 3, ordentl. Professor der Medizin, Direktor des pharmakologischen Instituts, F. 329 u. 401, Marbacherweg 5.

S.-D. Dr. med. König, Friedrich, Geh. Medizinalrat, ✠1 u. 2, LD1, GSF2, REK2, WMVK m. Schw., ordentl. Professor der Chirurgie, Direktor der chirurgischen Klinik und Poliklinik, F. 17, . . . Bismarckstr. 15.

Dr. med. Zangemeister, Wilhelm, LD1, ordentlicher Professor der Geburtshülfe und Gynäkologie, Direktor der Frauenklinik u. Hebammen-Lehranstalt, F. 89 u. 146, ... Deutschhausstraße 11.

S.-D. Dr. med. Bielschowsky, Alfred, V. Kr. f. Kr. ✠3, ordentlicher Professor der Augenheilkunde, Direktor der Augenklinik, F. 526, Instituts-F. 10, Bismarckstraße 12.

S.-D. Dr. med. v. Bergmann, Gustav, ordentl. Professor der inneren Medizin, Direktor der medizinischen Klinik . . . . . . F. 2, Renthofstr. 12.

Dr. med. Löhlein, Max, ✠2, HMSK 2, ordentl. Professor der pathol. Anatomie, Direktor des pathol. Instituts, F. 493, Instit.-F. 92, Univ.-Str. 44.

b) Ordentliche Honorarprofessoren.

Dr. med. Ostmann, Paul, Geh. Medizinalrat, ✠4, WF3a, Professor der Ohrenheilkunde, ... Universitätsstraße 52.

Dr. med. Hildebrand, Heinrich, Geb. Med. Rat, ✠2 w. B., ✠4, ✠3, Professor der gerichtl. Medizin, Kreisarzt für Marburg u. Kirchhain, F. 165, ... Deutschhausstraße 13.

c) Außerordentliche Professoren.

Dr. med. Kutscher, Friedrich, außerordentlicher Professor der Physiologie, Abteilungsvorsteher am physiologischen Institut, Bahnhofstr. 28.

S.-D. Dr. med. Müller, Eduard, ✠2, außerord. Professor der inneren Medizin, Direktor der medizinischen Poliklinik, F. 74 und 539 (privat), Deutschhausstraße 29.

S.-D. Dr. med. Wagener, Oskar, ✠2, Brm HK., außerordentlicher Professor, Direktor der Poliklinik für Ohren-, Nasen- und Halskrankheiten, F. 767, ... Bahnhofstraße 15.

d) Privatdozenten.

S.-D. Dr. med. Jahrmärker, Max, Professor, stellvertr. Direktor der psychiatr. Klinik, Direktor der Landesheilanstalt, F. 35, Kappelerstraße 41.
S.-D. — Lohmann, Alfred, Professor, ✠2. . . . Schwanallee 21.
S.-D. — Rieländer, August, Professor, ✠2, F. 6, Bahnhofstraße 34.
S.-D. Dr. phil. Fischer, Guido, Professor, ✠2, Direktor des zahnärztlichen Instituts, F. 459, ... Lahnstraße 9.
S.-D. Dr. med. Fred, Ernst, Professor, ✠2. . . . . . Friedrichstraße 1.
S.-D. — Esch, Peter, Professor, ✠2, Chin. M. f. K., Oberarzt an der Frauenklinik, F. 89, ... Marbacherweg 15.
S.-D. — Hübner, Hans, Professor, Chin. M., LD2, ✠2, beurlaubt.
S.-D. — Bruns, Oskar, Professor, ... beurlaubt.
S.-D. — Veit, Otto, 1. Prof. am anat. Institut, Professor, ✠2, Lahnstr. 1.
S.-D. — Hohmeier, Friedrich, Professor, ... beurlaubt.
S.-D. — Grüter, Wilhelm, ✠3, Professor, Untere Rosenstraße 4.
S.-D. — et phil. Schenck, Martin, Professor, ✠1 u. 2, Renthofstr. 11.
S.-D. — Berblinger, Walther, Professor, SMEK, . . . beurlaubt.
S.-D. — Hürter, Jacob, Professor, ... beurlaubt.
S.-D. — Hagemann, Richard, Professor, ✠2, Fr.-K., ✠3, Oberarzt der Chirurgischen Klinik . . . . . . Biegenstraße 34.
S.-D. — Kirstein, Friedrich, ✠2, ... Lahnstraße 7.
S.-D. — Löning, Fritz, ✠2, ... Deutschhausstraße 34.
S.-D. — Magnus, Georg, ✠2, ... Bahnhofstraße 18.
S.-D. — Rohmer, Paul, Professor, ... Bahnhofstraße 26.
S.-D. — Döllner, Max, ✠2, ... beurlaubt.
S.-D. — Ruete, Alfred, ✠2, ... Universitätsstraße 60.
S.-D. — Katsch, Gerhard, Oberarzt d. Med. Klinik, ✠2, Hindenburgstr. 1.
S.-D. — Vogt, Walter, ✠2, MDK, 2. Prosektor am anatom. Institut, Bismarckstraße 7.

Abb. 3: Die Professoren der Medizinischen Fakultät im 175. Namensverzeichnis vom Sommerhalbjahr 1918; außer den akademischen Graden und Beamtenstatus (Geh. Medizinalrat, Sanitäts-Direktor) sind auch die Adressen und die militärischen Ränge, Orden und Ehrenzeichen aufgeführt.

Rahmen zunehmender Spezialisierung neu eingerichtet. Von den etablierten Disziplinen waren dies im Zuge von Wiederbesetzungen, zeitlich geordnet, die Chirurgie (1918 Guleke, 1919 Läwen), die Pathologie (1918 Löhlein, 1923 Versé), die Anatomie (1919 Göppert), die Psychiatrie (1919 Wollenberg, 1921 Stertz), die Medizinische Klinik (1920 Schwenkenbecher), die Physiologie (1922 Dittler) und die Augenheilkunde (1923 Stargardt). Neu eingerichtet im Rang von (z. T. persönlichen) Ordinariaten und Extraordinariaten wurden Lehrstühle für Kinderheilkunde (1920 Bessau, 1922 Freudenberg), Physiologische Chemie (1921 Kutscher), Hals-Nasen-Ohrenheilkunde (1921 Wagener, 1922 Uffenorde), Gerichtsmedizin (1921 Hildebrand) und Dermatologie (1922 Ruete).

Die meisten Veränderungen in personeller und struktureller Hinsicht fanden unmittelbar nach dem Kriege und in den frühen zwanziger Jahren statt. Nur wenige Fächer hatten während dieser Zeit keinen Wandel ihrer Ordinariate und Extraordinariate zu verzeichnen (Hygiene: Heinrich Bonhoff bis 1931, Gerichtsmedizin: Otto Heinrich Hildebrand bis 1934, Medizin. Poliklinik: Eduard Müller bis 1928, Pharmakologie: August Gürber bis 1931, Frauenheilkunde: Wilhelm Zangemeister bis 1925).

Von den nach dem Ersten Weltkrieg Neuberufenen dagegen ist als erster Max Löhlein (1877-1921) zu nennen, der 1918, noch vor Kriegsende, von Leonhard Jores

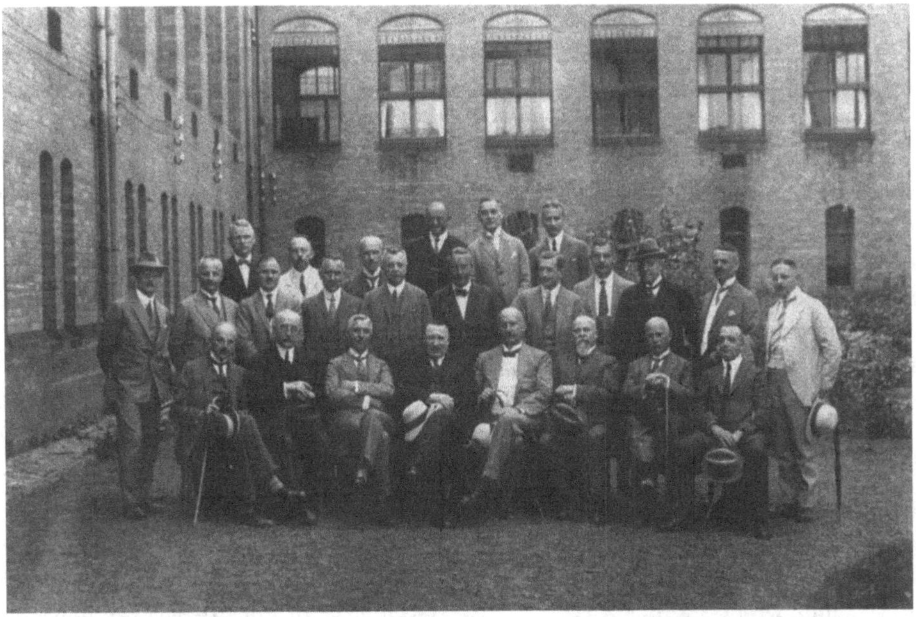

Abb. 4: Gruppenfoto der Medizinischen Fakultät im Innenhof des Anatomischen Instituts im Sommersemester 1926. Die einzelnen Personen sind (von links nach rechts) in der Vorderreihe sitzend: Göppert (Anatomie), Gürber (Pharmakologie), Versé (Pathologie), E. Müller (Med. Poliklinik), Hildebrand (Gerichtsmedizin), Kehrer (Frauenheilkunde), Läwen, (Chirurgie), Kutscher (Physiolog. Chemie); in der mittleren Reihe stehend: Dold (Hygiene), Jacobshagen (Anatomie), Moog (Innere Medizin), Dittler (Physiologie), Schwenkenbecher (Innere Medizin), Ruete (Dermatologie), Seidel (Zahnheilkunde), Burkhardt (Chirurgie), Stargardt (Augenheilkunde), Uffenorde (Hals-Nasen-Ohrenheilkunde), Kretschmer (Nervenheilkunde); in der hinteren Reihe stehend: Denecke (Innere Medizin), Scharnke (Psychiatrie), Wiedhopf (Chirurgie), W. Müller (Chirurgie/Orthopädie), Schenck (Med. Poliklinik), Nauck (Anatomie). Auf dem Bild fehlen der Pädiater Freudenberg und der Hygieniker Bonhoff. (Original: Bildarchiv der Emil von Behring-Bibliothek für Geschichte und Ethik der Medizin).

(1866-1935) den Lehrstuhl für Pathologie und pathologische Anatomie übernahm. Er erlag jedoch schon 1921 einer schweren Leicheninfektion.[61] Nach einer kurzen Vertretungsphase durch den Kieler Pathologen Walther Berblinger (1882-1966), der Ende 1922 nach Jena berufen wurde,[62] erhielt Max Versé (1877-1947) den Ruf von Berlin nach Marburg, dem er im April 1923 folgte. Bis zu seinem Tode im Jahre 1947 engagierte sich Versé besonders in der Hochschulpolitik: Seit 1924 Mitglied des Senats, war er 1930/31 Rektor der Universität und 1932/33 Dekan der Medizinischen Fakultät, ein Amt, das er auch nach dem Zweiten Weltkrieg noch zweimal bekleidete (1945/46, 1946/47). Von 1928 bis 1930 führte er den Vorsitz der Marburger Gesellschaft zur Förderung der gesamten Naturwissenschaften. Seine Aktivitäten und umfassenden Interessen kamen nicht zuletzt auch darin zum Ausdruck, daß er zwischen 1932 und 1936 Vorsitzender der Westdeutschen Philologenvereinigung war.[63]

61 Fischer 1962, S. 93-94. Auerbach 1979, S. 306.
62 Fischer 1962, S. 98-99. Auerbach 1979, S. 196.
63 Auerbach 1979, S. 407.

Ein anderer neu zu besetzender Lehrstuhl unmittelbar nach dem Kriege war der von Emil Gasser (1847-1919), nachdem dieser nach 32jähriger Leitung des Anatomischen Institutes an den Folgen eines Schlaganfalls verstorben war.[64] Hier entschied man sich für Ernst Göppert (1866-1945), damals Ordinarius und Direktor der Senckenbergischen Anatomie in Frankfurt. Göppert, der im Oktober 1919 sein Amt antrat, schien insofern besonders geeignet, die Traditionen des Marburger Institutes im Bereich der vergleichenden Embryologie fortzuführen, als er hier bei Gasser bereits zwischen 1912 und 1914 Abteilungsvorsteher gewesen war und die Verhältnisse des Hauses und den hier spezifisch entwickelten Unterrichtsstil kannte.[65] Seine eher konservative, in der Nachfolge der Heidelberger Gegenbaur-Schule stehende Einstellung zum anatomischen Unterricht versuchte er auf der 1921 in Marburg abgehaltenen Versammlung der Anatomischen Gesellschaft zu verbreiten, was ihm jedoch nicht gelang.[66] Aus Gassers und Göpperts Schule ist eine Reihe bedeutender Anatomen wie u.a. Wilhelm von Möllendorff, Walther Voigt und Alfred Benninghoff hervorgegangen.[67]

Auch in der Physiologie vollzog sich mit Kriegsende ein Wandel: als Friedrich Schenck (1862-1916) den Folgen eines Kriegsleidens erlegen war[68], berief man 1916 Franz Bruno Hofmann (1869-1926), Ordinarius in Innsbruck, Prag und Königsberg, nach Marburg. Bereits 1922 folgte Hofmann, der von den Marburger Studenten und Mitarbeitern allgemein geschätzt wurde, jedoch einem Ruf auf den Bonner Lehrstuhl.[69] In seine Nachfolge trat im Oktober 1922 Rudolf Dittler (1881-1959), der das Institut über seine Emeritierung im Jahre 1949 hinaus bis 1950 leitete.[70]

Noch unter der Amtszeit Hofmanns kam eine Entwicklung zum Abschluß, die sich lange vorbereitet hatte: die Verselbständigung der Physiologischen Chemie. Wie andernorts so lassen sich auch in der Geschichte der Marburger Physiologie zwei Linien ausmachen, die einer physikalischen und die einer biochemisch orientierten Richtung der experimentellen Physiologie. Während Dittler die klassische Elekrophysiologie vertrat, betrieb Friedrich Kutscher (1866-1942) seit 1907 als ao. Professor und Vorsteher einer eigenen Institutsabteilung intensive biochemische Forschung vor allem zur Natur und Funktion stickstoffhaltiger Basen. 1921 wurde

64 Enderlen 1919, S. 663. Göppert 1921. Fischer 1962, S. 482. Auerbach 1979, S. 237-238. Ausführliche Darstellung bei Krug 1992.

65 Göppert 1921.

66 Benninghoff 1951/52. Auerbach 1979, S. 241-243.

67 Vgl. Grundmann; Aumüller 1996, S. 326-327. Göppert veranlaßte in diesem Zusammenhang auch eine Untersuchung zur Geschichte des anatomischen Unterrichts in Marburg, eine der frühesten universitätsgeschichtlichen Studien überhaupt zu diesem Thema. Vgl. Jaensch 1924.

68 Hofmann 1916, S. 6-8. Gundlach 1927, S. 246. Fischer 1962, Bd.2, S. 1380.

69 Mangold 1927, S. 281-299. Fischer 1962, Bd.1, S. 649. Auerbach 1979, S. 269.

70 Fischer 1962, Bd.1, S. 3-4. Auerbach 1979, S. 219.

Kutscher zum ordentlichen Professor und persönlichen Ordinarius ernannt.[71] Eine endgültige Institutionalisierung des Faches Physiologische Chemie erfolgte allerdings erst 1938 unter Kutschers Nachfolger Theodor Bersin (1902-1967).[72]

Im Bereich der großen klinischen Fächer waren es die Medizinische Klinik, die Medizinische Poliklinik und die Chirurgie, in denen sich fast gleichzeitig personelle und strukturelle Veränderungen vollzogen: Den Internisten Gustav von Bergmann (1878-1955), der in Marburg seit 1916 der Medizinischen Klinik vorstand, zog es auf ein größeres Wirkungsfeld.[73] Alfred Schwenkenbecher (1875-1963), damals Direktor der Medizinischen Klinik der Universität Frankfurt, wollte zurück an ein kleineres Haus, zumal er die Marburger Verhältnisse aus seiner Zeit als Leiter der Medizinischen Poliklinik zwischen 1907 und 1909 kannte. Nach schneller Einigung mit dem Preußischen Kultusministerium wurde im April 1920 der Stellentausch vollzogen. Schwenkenbecher blieb bis zu seiner Emeritierung 1949 an der Marburger Klinik. Er war 1921/22 Dekan der Medizinischen Fakultät und von 1922/23 bis 1923/24 Rektor der Universität Marburg.[74] Die Medizinische Poliklinik, zwischenzeitlich der Oberleitung des Direktors der Medizinischen Klinik unterstellt, war seit Kriegsende wieder selbständig geworden, und ihr damaliger Leiter Eduard Müller (1876-1928) wurde 1921 zum persönlichen Ordinarius ernannt.[75]

Unruhe kam 1918 in die Chirurgie, als Fritz König (1866-1952) nach Würzburg berufen wurde.[76] Sein Nachfolger Nicolai Guleke (1878-1958), im Oktober 1918 zum Leiter der Klinik ernannt, verließ Marburg zum Wintersemester 1919/20 bereits wieder, um ein Ordinariat in Jena zu übernehmen.[77] Statt seiner wurde im November 1919 Arthur Läwen (1876-1958) in das Amt des Klinikchefs eingeführt, das er bis zu seinem Wechsel nach Königsberg 1928 innehatte.

In der Augenheilkunde trat 1923 ein Wechsel der Ordinarien ein, als Alfred Bielschowsky (1871-1940) nach Breslau berufen wurde, dessen Name mit der Begründung der Marburger Blindenstudienanstalt im Jahre 1916 verknüpft ist.[78] Dieses segensreiche Unternehmen sollte Kriegs- und Zivilblinden die Eingliederung ins Berufsleben erleichtern und sehbehinderte Schüler zum Abitur führen.[79] Bielschowskys Nachfolger, Karl Stargardt (1875-1926), erkrankte kurz nach Übernah-

71 Zu Kutscher vgl. Ackermann 1936, S. 1151. Dankwart Ackermann (1878-1965), der von 1908 bis 1952 in Würzburg lehrte, zählt die Jahre bei Kutscher in Marburg „zu den glücklichsten" seines Lebens; vgl. Ackermann 1963, S. 288.

72 Auerbach 1979, S. 774-775. Vgl. zur Institutionalisierung der Physiologischen Chemie Kap. III.4.2.

73 Vgl. von Bergmann 1963, S. 157. Fischer 1962, Bd.1, S. 99. Auerbach 1979, S. 197.

74 Fischer 1962, Bd.2, S. 1429. Auerbach 1979, S. 383-384.

75 Fischer 1962, Bd.2, S. 108-109. Auerbach 1979, S. 323. Nachruf vgl. Kolle 1970, S. 279. Zur Wiederverselbständigung der Med. Poliklinik vgl. Lauer 1994, S. 25, Anm. 70.

76 Fischer 1962, Bd.1, S. 791. Auerbach 1979, S. 291. Koerner 1980. Buelthoff 1981.

77 Fischer 1962, Bd.1, S. 552. Auerbach 1979, S. 248.

78 Kyrieleis 1958, S. 23-26. Norpoth 1977, S. 227. Auerbach 1979, S. 200.

79 Dazu Strehl 1927 sowie Strehl 1957.

me des Amtes im März 1923 schwer an einem Nierenleiden, das seiner Wirksamkeit in Marburg enge Grenzen zog und dem er bereits 1926 erlag.[80]

Wie die Chirurgie, so war nach Kriegsende auch die Psychiatrie von schnellen Veränderungen betroffen: Noch Franz Tuczek (1852-1925) hatte seit 1894 sowohl als Direktor der Landesheilanstalt wie auch als Ordinarius für Psychiatrie fungiert.[81] Tuczek hatte wegen der damit verbundenen organisatorischen Probleme seit 1904 gezielt auf die Trennung der beiden Institutionen hingearbeitet, indem er Sprechstunden und Unterricht in die Räume der Medizinischen Poliklinik verlegte und energisch den Neubau einer eigenen Universitätsklinik propagierte.[82] Schon im Jahre 1914, mit Emeritierung Tuczeks und Fertigstellung eines Klinikneubaus am Ortenberg, war die Trennung der Landesheilanstalt vom akademischen Unterricht aktuell geworden. Anstaltsdirektor wurde 1915 Maximilian Jahrmärker (1872-1943), langjähriger Oberarzt bei Tuczek.[83] Die Lehre führte Tuczek vorerst weiter, bis die neue Klinik, die 1914 sofort als Lazarett beschlagnahmt worden war, 1919 endlich bezogen werden konnte und Franz Robert Wollenberg (1862-1942) als neuer Ordinarius „für Psychiatrie und Nervenkrankheiten" berufen wurde.[84] Der Zusatz „Nervenkrankheiten", der nun in der fachlichen Definition des Marburger Ordinariats auftauchte, erfolgte nicht von ungefähr und entsprach der allgemeinen Tendenz der Psychiater, die Neurologie von den Internisten zu übernehmen. Dies mußte der Internist und Polikliniker Eduard Müller (1876-1928), der bisher auch über Nervenkrankheiten gelesen hatte, besonders bedauern, und er traf mit Wollenberg eine regelrechte „Abmachung", daß ihm ein bestimmtes „Nervenmaterial" aus der Pädiatrie, wie Kinderlähmung oder Little'sche Erkrankung, womit er sich besonders befaßte, weiterhin erhalten blieb.[85] Wollenberg verließ Marburg schon 1921 wieder, um einem Ruf nach Breslau zu folgen. Als Nachfolger wählte man Georg Stertz (1878-1959), der wie Wollenberg ebenfalls neurologisch orientiert war.[86]

Ausgliederung von Fächern aus der Inneren Medizin

Es war nicht nur die Neurologie, die sich damals aus dem Verband der Inneren Medizin löste. Auch Laryngologie, Venerologie und Kinderheilkunde verselbständigten sich im Verlauf zunehmender Spezialisierung. Die Bedenken Eduard Müllers gegenüber diesem „Schrumpfungsprozeß" seines Faches, die sich damals in erster Linie gegen die Verselbständigung der Kinderheilkunde von der Medizi-

---

80 Kyrieleis 1958, S. 26. Auerbach 1979, S. 392-393.

81 Jahrmärker 1955. Fischer 1962, Bd.2, S. 1590.

82 Vgl. hierzu Jahrmärker 1931 sowie Pause 1989.

83 Gundlach 1927, S. 269. Auerbach 1979, S. 277.

84 Auerbach 1979, S. 420. Vgl auch Wollenberg 1931.

85 StAM 307c, Acc 1950/10, Nr.21. Schreiben Müllers an den Dekan vom 14. Juni 1919. Vgl. dazu Lauer 1994, S. 25-26. Anm. 70-76.

86 Fischer 1962, Bd.2, S. 1507. Auerbach 1979, S. 394-395. Laudationes und Nachrufe s. Kolle 1970, S. 282.

nischen Poliklinik wandten, schienen berechtigt, zumal sich diese verselbständigten Fächer die in Marburg ohnehin knapp bemessenen Studenten streitig machten. Müller schrieb 1919 erbittert an den Dekan, er „halte es an der Zeit [...], daß dem Abbröckelungsprozeß an der ‚Muttermedizin' der Inneren Medizin, der allmählich ungesunde Formen angenommen" habe, „endlich Einhalt geboten" werde.[87] Andererseits erforderten neue Prüfungsvorschriften, die seit 1918 die Studienordnung von 1901 ergänzen sollten, eine bessere Verankerung der kleinen Spezialfächer in der Fakultätsstruktur. So waren 1918 bereits Pädiatrie sowie Dermatologie und Venerologie zu Prüfungsfächern avanciert. 1920 kam die Oto-Rhino-Laryngologie hinzu (als selbständiger Prüfungsabschnitt 1924) und 1924 die Gerichtsmedizin. An diesen Verbesserungen und den damit verbundenen Diskussionen hatte ein 1920 auf dem Fakultätentag gegründeter Ausschuß von fünf Fakultäten mitgewirkt, dem auch Marburg angehörte und der in Frankfurt tagte. Der Marburger Delegation gehörten damals Bielschowsky, Bonhoff und Schwenkenbecher an.[88]

Erste Bemühungen um die Errichtung eines Lehrstuhl für Kinderheilkunde hatte es in Marburg schon 1914 gegeben, als Max Matthes (1865-1930), damals Direktor der Medizinischen Klinik[89], den Antrag stellte, dem Privatdozenten Paul Rohmer (1876- ?) die spezielle Lehrbefugnis für Kinderheilkunde zu erteilen, die dieser aber kriegsbedingt nicht wahrnahm.[90] In Bruno Salge (1872-1924), der 1918 wie Wollenberg seinen Lehrstuhl in Straßburg verlassen mußte, glaubte die Fakultät einen geeigneten und erfahrenen Lehrer für Pädiatrie gefunden zu haben, galt es doch, die Einführung der neuen Prüfungsordnung sicherzustellen.[91] Salge hatte von Anfang an mit dem Widerstand des Poliklinikers Müller zu kämpfen, der die Abwanderung jugendlicher Patienten befürchtete und der sich entschieden gegen die Abtrennung der Pädiatrie von der Medizinischen Klinik sträubte.[92] Gustav von Bergmann, als Direktor der Klinik, trat dagegen für Salge ein: Der Verlust für die Medizinische Poliklinik sei zwar „sehr hart." Dennoch: „Wir werden um eine radikale Abtrennung nicht herumkommen."[93] Als es das Ministerium jedoch ablehnte, für Salge ein Ordinariat in Marburg einzurichten, verließ dieser Marburg schon im Januar 1920 wieder und übernahm den Lehrstuhl in Bonn. In seiner noch in Marburg verfaßten Schrift „Über die Entwicklung der Kinderheilkunde auf den deutschen Universitäten" bringt Salge seine Verbitterung über die Schwierigkeiten und Rückschläge zum Ausdruck, die er als Pädiater an deutschen Hochschulen, in besonders krasser Form

87 Lauer 1994, S. 26.
88 Denecke 1927, S. 623-624.
89 Fischer 1962, Bd. 1, S. 1003; Auerbach 1979, S. 315-316.
90 Auerbach 1979, S. 350. Pflanzl 1982, S. 125-126.
91 Auerbach 1979, S. 354. Pflanzl 1982, S. 126-139.
92 Vgl. Lauer 1994, S. 26. Pflanzl 1982, S. 133-135.
93 StAM 307c, Acc 1950/10, Nr.21. Schreiben v. Bergmanns an den Kurator, 29.6.1919. Vgl. auch Pflanzl 1982, S. 135.

aber in Marburg, erleben mußte.[94] Auch Georg Bessau (1884-1944), zuvor erster Assistent der Universitäts-Kinderklinik in Breslau, der nach Zusicherung eines Extraordinariates Anfang Februar 1920 nach Marburg kam,[95] fühlte sich hier seinen eigenen Worten nach „wie im Exil", zu schlecht waren die Verhältnisse, die er vorfand. Auch seine Ernennung zum beamteten ao. Professor konnte nicht verhindern, daß er 1922 den Ruf auf ein Ordinariat für Kinderheilkunde in Leipzig annahm. Immerhin gelang es ihm, während seiner zweijährigen Tätigkeit in Marburg durch unermüdlichen Schriftwechsel auf die untragbaren Zustände in der hiesigen Pädiatrie hinzuweisen und damit den Neubau einer Klinik vorzubereiten. Sein Nachfolger war Ernst Freudenberg (1884-1967), zuvor Oberarzt und Privatdozent in Heidelberg. Er hatte mit Hans Vogt (1874-1963), dem späteren Lehrstuhlinhaber von Münster, in Listenkonkurrenz gestanden. Man kann die folgende Amtszeit Freudenbergs als Blütezeit der Marburger Pädiatrie bezeichnen.[96]

Wie die Pädiatrie, so waren auch Dermatologie und Venerologie 1918 in die Prüfungsordnung aufgenommen worden; eine Institutionalisierung erwies sich auch hier als notwendig. Schon vor dem Krieg hatte der Internist Matthes für die Dermatologie die etatmäßige Einrichtung einer eigenen Klinikabteilung gefordert. So wurde der Privatdozent Hans Hübner (1877- ?) zum Titularprofessor ernannt und mit der Abhaltung von dermatologischen Vorlesungen beauftragt.[97] Die Bemühungen von Matthes und Hübner um ein Extraordinariat blieben jedoch zunächst vergeblich. 1916 war auch der Privatdozent Alfred Ruete (1882-1951) lediglich mit der Abhaltung von Vorlesungen und poliklinischen Sprechstunden beauftragt worden. Erst am 1.10.1920 wurde Ruete von der Regierung in ein planmäßiges Extraordinariat eingesetzt, das 1922 schließlich Ordinariat wurde.[98]

Die Oto-Rhino-Laryngologie, die ihre Wurzeln sowohl in der Chirurgie wie in der Inneren Medizin hat, fand im Vergleich zu anderen Universitäten in Marburg schon relativ früh ihre Einheit, als die Fakultät 1889 eine außerordentliche Professur für diese Fächerkombination beantragte. Auch als 1917, nach der Emeritierung von Paul Ostmann (1859-1945),[99] das Extraordinariat neu ausgeschrieben werden mußte, hielt die Fakultät die Vereinigung dieser drei Spezialitäten in einer Hand für unverzichtbar. Für den zu Berufenden stellte sie die Ernennung zum persönlichen Ordinarius in Aussicht. Wie so oft ernannte das Ministerium mit Oskar Wagener (1878-1942) den tertio loco genannten Kandidaten. Bei seiner Berufung

94 Offensichtlich bezieht sich Salge bei seiner Kritik auch auf die Verhältnisse in der Marburger Medizinischen Klinik: „Zweimal habe ich erlebt, daß die Kinder [...] in Räumen untergebracht waren, in die kein Sonnenstrahl, nicht mal im Hochsommer gelangen konnte." Vgl. Salge 1920, S. 193. Zur Frühzeit der Klinik vgl. auch Kleinschmidt 1965/66.

95 Fischer 1962, S. 108. Auerbach 1979, S. 198. Pflanzl 1982, S. 139-152.

96 Hensel 1965/66. Buchs 1977. Auerbach 1979, S. 235. Zu Freudenberg vgl. Kap. III.3.1, zu seiner Forschungstätigkeit Kap. III.7.3.

97 Auerbach 1979, S. 273. Meister 1970, S. 36-42.

98 Auerbach 1979, S. 353. Meister 1970, S. 45-51.

99 Auerbach 1979, S. 334-335. Ingenhoff 1990, S. 65-101.

wurde Wagener zum ao. Professor bestellt; die versprochene Ernennung zum persönlichen Ordinarius sollte noch bis 1921 auf sich warten lassen. Ein Jahr darauf nahm Wagener jedoch einen Ruf auf das bereits seit 1919 eingerichtete planmäßige Ordinariat in Göttingen an.[100] So trat 1922 Walter Uffenorde (1879-1947) als ordentlicher Professor und Direktor der Poliklinik für Hals-Nasen-Ohrenkrankheiten die Nachfolge an. Uffenorde betrieb sein Fach in Zusammenarbeit mit anderen Disziplinen bewußt im ganzheitlich-umfassenden Sinne. Er wies u.a. auf die verschiedenen operativen Konsequenzen bei hämatogenen und lymphogenen Infekten hin.[101] Alle diese Erfahrungen sollten schließlich in seine 1942 erschienene Operationslehre münden, die er selbst als "operatives Glaubensbekenntnis" bezeichnete.[102]

Auch für die Zahnheilkunde in Marburg brachte das Kriegsende eine Wende und Aufwertung: hatte man ihrem Repräsentanten Guido Fischer (1877-1959) die Position eines planmäßigen Extraordinariates noch nicht zugebilligt[103], so sollte unter seinem Nachfolger Hans Seidel (1886-1933) die endgültige akademische Etablierung der Zahnheilkunde im Rahmen der Medizinischen Fakultät erfolgen. Seidel wurde bei seiner Einstellung 1920 zum planmäßigen außerordentlichen Professor, und bereits ein Jahr später zum persönlichen Ordinarius ernannt. Seidel besaß, wie viele seiner zahnärztlichen Kollegen, keinen Doktortitel. Für das Ordinariat war jedoch die Promotion unabdingbar. So wurde Hans Seidel auf vielseitigen Antrag und in Anbetracht seiner wissenschaftlichen Leistungen im Dezember 1920 ehrenhalber zum soeben neu eingeführten „Doctor medicinae dentariae“ ernannt. Erst darauf erfolgte im April 1921 seine Beförderung zum persönlichen Ordinarius. 1931 konnte er so auch als erster Marburger Zahnmediziner das Amt des Dekans der Medizinischen Fakultät bekleiden.[104]

Neuberufungen ab Mitte der zwanziger Jahre

Der ersten „Welle“ von Berufungen in den frühen zwanziger Jahren folgte eine weitere in der zweiten Hälfte des Jahrzehnts: Die Amtszeit dieser Vertreter einer von den neuen Entwicklungen der Medizin geprägten Auffassung ärztlicher Tätigkeit sollte ausnahmslos hineinführen in die Ära politischer Umwälzungen mit allen Konsequenzen für die Medizin.[105]

Im April 1925 war der Gynäkologe Wilhelm Zangemeister einem Ruf nach Königsberg gefolgt: Fünfzehn Jahre lang hatte er seine reichen Erfahrungen in die Marburger Geburtshilfe eingebracht und sich nicht zuletzt um die Ausbildung der Heb-

100 Fischer 1962, Bd.2, S. 1631. Ingenhoff 1990, S. 102-109.
101 Fischer 1962, Bd.2, S. 1594. Falk 1977. Auerbach 1979, S. 405.
102 Ingenhoff 1990, S. 124.
103 Petersen 1937. Michel 1959. Müller 1972. Auerbach 1979, S. 231-232. Wolf 1981. Lauer 1991, S. 162-173.
104 Auerbach 1979, S. 386. Nonnweiler 1987.
105 Als zeitgenössische Selbstdarstellung vgl. Denecke 1927.

ammen verdient gemacht.[106] Auf die Dringlichkeit einer raschen Neubesetzung wies der Kurator in einem Schreiben an den Minister vom 25.2.1925 ausdrücklich hin: „Eine Vakanz wäre nach Lage der hiesigen Verhältnisse unerträglich und würde zum Ruin der Universitätsfrauenklinik führen. Die Beschaffung des für den Unterricht und die wissenschaftliche Forschung erforderlichen Krankenmaterials begegnet schon seit Jahren größten Schwierigkeiten. Die umliegenden, zum Teil neu entstandenen Krankenhäuser von Hephata in Treysa und zu Berleburg machen fortgesetzt große Anstrengungen, der hiesigen Frauenklinik das Krankenmaterial zu entziehen, wie auch gleiche Bestrebungen von dem unmittelbar vor den Toren von Marburg gelegenen Diakonissenkrankenhaus Hebron zu Wehrda in Ansehung der Schwangeren ausgehen. Dazu kommt die Konkurrenz des großen Gießen.“[107] Die folgenden Verhandlungen waren beispielhaft dafür, wie es das Ministerium immer wieder verstand, seine Interessen der Fakultät gegenüber durchzusetzen: Der Vorschlagsliste der Fakultät (1. Eymer, Innsbruck, 2. Kirstein, Bremen, 3. Hinselmann u. Martius, Bonn) stellte das Ministerium zwei eigene Kandidaten entgegen: Erwin Kehrer (1874-1959), Direktor der Staatlichen Frauenklinik in Dresden und Kurt Warnekros (1882 – ?), damals Oberarzt bei Ernst Bumm in Berlin.[108] Die Fakultät entschied sich, wenn auch widerstrebend, für Kehrer, nachdem Walter Stoeckel (1871-1961) als früheres Marburger Fakultätsmitglied von Leipzig aus zugunsten Kehrers in die Debatte eingegriffen und Warnekros auf die freiwerdende Position Kehrers an der Dresdner Frauenklinik vermittelt hatte.[109] Im November 1925 trat Kehrer sein Amt als Direktor der Marburger Frauenklinik an. Zu seinem Oberarzt bestimmt er Hans Naujoks (1892-1959), der sich in Königsberg bei Zangemeister soeben habilitiert hatte.

In der Marburger Psychiatrie vollzog sich 1926 ein neuer Wechsel, als Ernst Kretschmer (1888-1964) von dem nach Kiel berufenen Georg Stertz den Lehrstuhl übernahm. Kretschmer hatte seine internationale Bekanntheit bereits durch eine Reihe von Werken begründet.[110] Die geringe Größe der Marburger Klinik mit etwa 150 Betten entsprach seiner Neigung zu Konzentration und ruhiger Arbeit. Als habilitierte Oberärzte standen ihm Friedrich Mauz und Werner Enke zur Seite. Von Marburg aus organisierte und leitete Kretschmer auch die „Allgemeine ärztliche Gesellschaft für Psychotherapie“.[111]

Die Leitung der Augenklinik wurde nach dem Tode von Stargardt 1927 Wilhelm Grüter (1882-1963) übertragen. Schon während seiner Studienzeit in Marburg hatte Grüter, unter dem Einfluß der Entdeckungen Behrings, ein besonderes Interesse für

106 Vgl. Schröter 1969.
107 Zitat n. Schröter 1969, S. 175-176.
108 Die Verhandlungen finden sich in StAM 310, Acc.1951/6, Nr.297. Vgl. Schröter 1969, S. 176.
109 Stoeckel 1966, S. 283-284.
110 Auerbach 1979, S. 294. Winkler 1977. Vgl. zu Kretschmers Forschungstätigkeit in Marburg Kap. III.7.3.
111 Über seine Marburger Zeit bis 1933 vgl. Kretschmer 1963, S. 123-136.

die Bakteriologie entwickelt.[112] Zunächst bei dem Bakteriologen unter den damaligen augenärztlichen Ordinarien, Paul Römer (1873-1937) in Greifswald als Assistent tätig, übersiedelte er 1911 nach Marburg und habilitierte sich unter Ludwig Bach (1865-1912). 1923 kehrte er noch einmal zu Römer zurück, der inzwischen die Bonner Klinik übernommen hatte und blieb dort als Oberarzt bis zu seiner Berufung auf das Marburger Ordinariat.

Auch für eines der großen Hauptfächer, die Chirurgie, erfolgte eine wichtige Neubesetzung, als 1928 Rudolf Klapp (1873-1949) die Nachfolge des nach Königsberg wechselnden Läwen antrat. Seine wichtigsten Arbeiten, die Drahtextensionsmethode bei Frakturen und das sog. Klappsche Kriechverfahren zur Stärkung der Rückenmuskulatur hatte er bereits in Berlin unter August Bier entwickelt.[113] In Marburg wurde er Begründer der bekannten und später nach ihm benannten Gymnastikschule; dort förderte er auch die Entwicklung des Spezialfaches Urologie, als deren Repräsentant sein Oberarzt Hans Boeminghaus (1893 – ?) an der Klinik eine eigene Abteilung aufbaute.

Die Medizinische Poliklinik erhielt nach dem Tode von Eduard Müller in Felix Klewitz (1884-1963) 1929 einen neuen Direktor. Klewitz hatte als ao. Professor in Königsberg bereits 1925 ein „Lehrbuch der Ernährungstherapie für innere Krankheiten" verfaßt. In Marburg widmete er sich besonders der Erforschung der Herz- und Lungenkrankheiten, der Allergologie und der Asthmatikerbetreuung.[114]

Das Jahr 1931 schließlich brachte zwei Neuberufungen, die auch im politischen Sinne nicht unerheblich sein sollten, handelte es sich doch um Repräsentanten eines neuen Geistes, die unmittelbar hineinführten in die Ära nationalsozialistischer Machtentfaltung: Zum einen war dies Max Baur (1893-1936), der den langjährigen Ordinarius für Pharmakologie Gürber ablöste und 1933 als „erster nationalsozialistischer Rektor der Philipps-Universität" in Erscheinung treten sollte;[115] zum anderen war es Wilhelm Pfannenstiel (1890-1982), der bereits seit dem Sommersemester 1930 in der Nachfolge Bonhoffs mit der Vertretung des Lehrstuhls für Hygiene beauftragt war und von diesem Zeitpunkt an für Hörer aller Fakultäten Vorlesungen über „Rassen- und Fortpflanzungshygiene (Eugenik)" ankündigte.[116] Bei der Berufung Pfannenstiels tauchten in den angeforderten Gutachten Argumente ganz neuer Art auf: So gab der Leipziger Hygieniker Walther Kruse (1864-1943) seinen Besetzungsvorschlägen für Marburg eine sehr eindeutige Einleitung: „Grundsätzlich schalten für mich folgende Kategorien von Bewerbern aus: Juden und jüdisch versippte Herren. Dreißig Prozent von solchen haben schon hygienische Lehrstühle

112 Neubauer 1977. Zu Grüters Forschungstätigkeit vgl. Kap. III.7.3.

113 Bier 1943. Lauber 1949. Rohde; Pelzl; Troidl 1971, S. 30. Klapp 1977, S. 259-270. Zu Klapps Forschungen vgl. Kap. III.7.3.

114 Fischer 1962, S. 774. Auerbach 1979, S. 289-280. Lauer 1994, S. 26.

115 Lauer 1992, S. 59.

116 Z.B. im Marburger Vorlesungsverzeichnis SoSe 1932, S. 25, Nr. 93, und S. 41. Vgl. auch Lauer 1986, S. 10 und Lauer 1991a, S. 151. Zum weltanschaulichen „Programm" Pfannenstiels vgl. Kap. III.2.1, III.5.2, III.7.4 und Kap. III.8.3.

inne. Das ist wohl mehr als genug."[117] Kruse hatte schon 1929 wegen der antisemitischen Tendenzen seines Buches „Die Deutschen und ihre Nachbarvölker" Kritik erfahren. Immerhin war es seinem Einfluß zuzuschreiben, daß die Leipziger Medizinische Fakultät schon vor 1933 im wesentlichen „judenrein" war,[118] ebenso wie der Marburger medizinische Lehrkörper.

Wie die Rückschau zeigt, hatte sich mit dieser „zweiten Welle" von Neuberufungen, die um die Mitte des Jahrzehnts einsetzte, innerhalb von 15 Jahren die gesamte Fakultät erneuert. Die Berufenen waren meist junge und aktive Persönlichkeiten auf der Höhe ihrer wissenschaftlichen Produktivität. Bis auf wenige Ausnahmen wie Göppert, Schwenkenbecher und Kehrer hatten die 1933 im Amt befindlichen Fachvertreter zuvor andernorts kein Ordinariat bekleidet.

117 StAM 307c, Acc. 1969/33, Nr.174.
118 Hahn 1990, S. 147-149.

I.4 Die Medizinstudenten

Gerhard Aumüller und Nick Brockmeier

Nach dem Ersten Weltkrieg kehrten viele Studenten von der Front an die Universitäten zurück und prägten als „Kriegsteilnehmergeneration" nachdrücklich das Bild der Studentenschaft in den ersten Jahren der Republik.[119] Die von Kriegserlebnissen und traditionellen Einstellungen geprägte Skepsis wandelte sich in eine vorsichtige Neuorientierung gegenüber dem demokratischen System und äußerte sich in der Gründung von Allgemeinen Studentenausschüssen an allen Universitäten im Frühjahr 1919. Aus ihrer Mitte wurde im Sommer 1919 in Würzburg eine Dachorganisation gegründet, die „Deutsche Studentenschaft" (DSt), die sich als gemeinsame Organisation aller Studenten „deutsche[r] Abstammung und Muttersprache der Hochschulen des deutschen Sprachgebietes"[120] verstand. War dieses demokratisch-parlamentarische Gremium als Annäherung an die Strukturen des Weimarer Staates zu verstehen, so deutete seine großdeutsche Ausrichtung dennoch auf die weitgehend nationalistischen Vorstellungen der Studentenschaft.

Von den Kriegsheimkehrern geprägte, rechtsgerichtete Verbände, die ihren Halt in korporativen Traditionen und den monarchistischen Ideologien des Nationalismus, Militarismus und des (insbesondere in Österreich virulenten)[121] Antisemitismus suchten, produzierten eine völkische Ideologie, die mit der „Dolchstoßlegende" und „Blut und Boden"-Vorstellungen eine erhebliche Sprengkraft entwickelten. Diese völkischen Gruppierungen schlossen sich 1922 im Deutschen Hochschulring (DHR) zusammen, der sich als Vereinigung aller völkisch-vaterländisch denkenden Studenten verstand und sich vom DSt durch seine gezielte politische Einflußnahme und Meinungsbildung abhob.[122]

Statistik der Studenten und ihre soziopolitische Situation

Das hochschulpolitische Programm der studentischen Gruppen stand vor allem im Zusammenhang mit der Veränderung der Sozialstruktur der Universitäten in der Weimarer Republik. Die Zahl der Studenten stieg gegenüber den Vorkriegsjahren um über 40%, fiel Mitte der zwanziger Jahre wieder ab und stabilisierte sich zu Beginn der dreißiger Jahre dann auf hohem Niveau. Der erste Anstieg der Studentenzahlen lag in der Rückkehr der Kriegsteilnehmer an die Universitäten begründet, ebenso hängt der zwischenzeitliche Rückgang der Zahlen mit der Kriegsteilnahme zusammen. Der zweite Gipfel erklärt sich aus den steigenden Abiturientenzahlen, vor allem der Abgänger aus Oberrealschulen und Realgymnasien.

119 Schwarz 1970, S. 406.
120 Jarausch 1984, S 120.
121 Faust 1973, Bd.1, S. 23.
122 Schwarz 1970, S. 402.

Gleichzeitig stieg der Frauenanteil von 6,7% nach Kriegsende über 10,3% im Jahre 1923 auf 18,7% 1932/33. Auch der Anteil der Arbeiterkinder nahm leicht zu. Die Hochschulen begannen, sich breiteren Schichten zu öffnen. Dabei sank jedoch der Anteil der ausländischen Studierenden auf fast die Hälfte. Nach Jarausch waren die typischen Weimarer Studenten „also, kurz gesagt, älter, eher deutsch, urbaner, moderner, vorgebildet und eher weiblich."[123]

Die Öffnung der Universitäten für breitere Schichten hatte auf die soziale Herkunft der Medizinstudenten einen geringeren Einfluß als auf die anderer Fakultäten. Der Akademikeranteil der Familien blieb mit 25-26% stabil, der Anteil der aus Freiberufler-Familien stammenden war hierbei am größten (11-12%). Die Berufsvererbung spielte bei etablierten Medizinern und ihren studierenden Söhnen eine große Rolle. Kater bezeichnet die Berufsvererbung (Selbstrekrutierung) als „Instrument der sozialen Beharrung."[124] Jedoch waren die traditionellen Schichten Bürgertum und Mittelstand weniger vertreten und fielen von 17,7% auf 6,1% bzw. von 32% auf 24,4%. Der neu formierte Mittelstand war nun mit 42,4% die stärkste Gruppe, die Medizinstudenten stellte.

Die Verschlechterung der wirtschaftlichen Lage der Weimarer Republik hatte erhebliche Auswirkungen auf die materielle Situation der Studenten.[125] Mehr als die Hälfte der Studierenden lebte von Bezügen, die unter dem Existenzminimum lagen. Eine fast chronische Unterernährung der deutschen Studenten war die Folge, Krankheiten wie Tuberkulose breiteten sich aus. Da staatliche Hilfen nur spärlich vorhanden waren oder die Not nur unwesentlich linderten, blieb vielen Studenten nichts anderes übrig, als durch Arbeit ihr nacktes Überleben zu sichern. Es bildete sich der Typus des sog. „Werkstudenten" heraus. Etwa zwei Drittel verdienten ihren Lebensunterhalt, indem sie während des Semesters in Fabriken und Betrieben arbeiteten. An ein geregeltes Studium war unter solchen Bedingungen nicht zu denken. Dennoch gab es Unterschiede zwischen den Fakultäten, die in der familiären Situation begründet gewesen sein dürften. So gab es in der sozial stärker gegliederten Philosophischen Fakultät dreimal so viele Werkstudenten wie bei den wohlhabenderen Medizinstudenten.[126] Die 1929/30 auch über Deutschland hereinbrechende Weltwirtschaftskrise führte noch einmal zu einer Verschärfung der Situation, da Arbeitsmöglichkeiten für Studenten nun kaum mehr vorhanden waren. Die Verelendung der studentischen Massen, ihre existentiellen Nöte und ihre Enttäuschung über die Bemühungen des Weimarer Staates – Mensaessen und Studentenheime waren für die wirklich Armen unter den Studenten einfach nicht erschwinglich – verstärkten die grundsätzliche Abwendung von den republikanischen Zielsetzungen und förderten die Bereitschaft zur Teilnahme an sich sozialrevolutionär gebenden Bewegungen.[127]

123 Jarausch 1984, S. 133.
124 Kater 1975, S. 62.
125 Ausführlich dazu ebd., S. 43.
126 Jarausch 1984, S. 144.
127 Ebd., S. 159.

Politische Hochschulgruppen in Marburg

Die Studierenden in der Weimarer Republik und unter diesen insbesondere die Korporationsverbände widmeten sich in besonderem Maße dem Wehrsport. Um die im Versailler Vertrag festgelegten Beschränkungen des Militärs wie die Abschaffung der Wehrpflicht zu umgehen, gründete man Wehrsportgruppen und führte freiwillige Wehrsport-Lagerübungen durch.[128] In Marburg organisierte insbesondere der nach dem „Führerprinzip" strukturierte „Hochschulring Deutscher Art" (HDA),[129] ein Zusammenschluß nahezu aller Corps und Burschenschaften, ab 1927 solche Wehrsportlager. Er hielt enge Verbindungen zum „Stahlhelm" (StHm), dem 1918 gegründeten „Bund der Frontsoldaten", aufrecht. Ab 1927 baute der „Stahlhelm" einen als Sammelbecken für rechtsgerichtete militante Akademiker geplanten Dachverband auf, den „Stahlhelm-Studentenring-Langemarck",[130] von dem mit der Langemarck-Legende, nach der 1914 deutsche Studenten das Deutschland-Lied singend sich in das feindliche Gewehrfeuer gestürzt haben sollen, eine Ideologie der Kampf- und Opferbereitschaft geliefert wurde. Die Zahl der Mitglieder des Marburger "Stahlhelm" stieg bis zum Sommersemester 1930 bis auf 40, nahm im folgenden Semester aber wieder auf 25 Personen ab und erreichte im Wintersemester 1932/33 sogar einen Stand von 53 Mitgliedern. Der Anteil der Medizinstudenten an diesen betrug dabei zwischen sechs und neun Studenten. Insgesamt gehörte der „Stahlhelm-Studentenring-Langemarck" damit zu den mitgliedersstärksten Studentengruppen an der Marburger Universität und besaß im Sommersemester 1930 mehr Mitglieder als der später dominierende NSDStB. So war das Verhältnis der Stahlhelm-Studentengruppe zum NSDStB auch eher ambivalent. Der Einladung zur ersten öffentlichen Veranstaltung des NSDStB in Marburg, einem Vortrag über die „Bolschewisierung der deutschen Kultur" im Januar 1929, folgte man nicht.[131] Bei den jährlichen Sonnenwendfeiern, die zu antirepublikanischen Kundgebungen genutzt wurden, stimmte man jedoch das Vorgehen gemeinsam mit dem NSDStB ab.

Neben der Stahlhelm-Studentengruppe und dem NSDStB spielten andere rechtsgerichtete Gruppierungen der Studenten eine eher untergeordnete Rolle, so die „Deutschnationale Studentengruppe", in der auch Frauen vertreten waren, und die „Studentengruppe Hindenburg", die der Deutschen Volkspartei nahestand.

Noch weniger ins Gewicht fielen linke Studentengruppierungen, was bei der bereits dargestellten spezifischen politischen Ausrichtung der Marburger Studentenschaft keineswegs verwundert. Die 1926 gegründete „Sozialistische Studentengruppe", die der SPD nahestand, hatte eine durchschnittliche Mitgliederzahl von

128 Vgl. Grüttner 1995, S. 38-42.
129 Zum Deutschen Hochschulring ausführlich Herbert 1996, S. 52-87.
130 Vgl. Matheis 1985, S. 11.
131 Ebd., S. 39.

zehn Personen, darunter höchstens drei Medizinstudenten.[132] Kaum ins Gewicht fielen, wenn auch teilweise politisch sehr aktiv, die „Demokratische Studentengruppe“ und die kommunistische „Gemeinschaft freisozialistischer Studenten“, die sich immer wieder Gewaltakten und Angriffen rechtsorientierter Kommilitonen ausgesetzt sahen.[133]

Der Chauvinismus insbesondere der rechten Gruppierungen führte dazu, daß studierende Frauen sich immer weniger von den männlich dominierten Vereinigungen vertreten fühlten und ihre Positionen selbst verteidigen wollten. So entstanden zwei, dem rechten Spektrum der Studentenschaft zuzuordnende weibliche politische Hochschulgruppen, der „Deutsch-Akademische Frauenbund“, der 1927 gegründet wurde, und die „Arbeitsgemeinschaft Nationalsozialistischer Studentinnen“ (ANSt), die unter der Führung des NSDStB-Führers Baldur von Schirach im August 1930 als Parallelorganisation zum NSDStB gegründet wurde.[134] Trotz eines Mitgliederstandes von 2,6% der Studierenden, der noch über dem Reichsdurchschnitt von 2,3% lag, war die Gruppe relativ bedeutungslos und trat hinter dem NSDStB deutlich in den Hintergrund.[135]

Der im Juni 1926 in Marburg gegründete Ortsverband des NSDStB bestand zunächst aus neun Gründungsmitgliedern, darunter zwei Medizinstudenten, und war dem „sozialrevolutionären“ Flügel der NSDAP zuzurechnen.[136] Trotz der betont antibourgeoisen Einstellung der Gruppe gehörten Nationalismus und Antisemitismus zu den entscheidenden ideologischen Grundlagen des NSDStB, die dieser auch in Marburg offensiv vertrat. Dennoch entwickelt sich die Mitgliederzahl nur langsam und erreichte erst im Sommersemester 1929 eine Zahl von zwanzig Personen. Durch die enge Zusammenarbeit mit dem Marburger Ortsgruppenführer der NSDAP, dem Jurastudenten Hans Krawielitzky, und gute Kontakte zur SA war der NSDStB auch stärker als anderswo in außeruniversitäre Aktivitäten eingebunden.[137] Dadurch und durch die häufig in Krawallen und Schlägereien endenden Aufmärsche und Vortragsveranstaltungen zog die vergleichsweise kleine Gruppierung das Interesse zahlreicher Studenten auf sich. Zum einen kann von großem Rückhalt der meisten inhaltlichen Positionen der Nationalsozialisten in der Marburger Studentenschaft ausgegangen werden, zum anderen wird aber auch eine gewisse Skepsis vor allem der Korporationsstudenten gegenüber dem volksnahen Auftreten des NSDStB, das sich explizit an die Arbeiter wandte („Vereinigung der Arbeiter der Stirn und der Faust“), deutlich.

---

132 StAM 305a, Acc. 1954/16, Nr. 12.
133 Vgl. Abendroth 1965, S. 5.
134 Vgl. Manns 1997, S. 159.
135 Grüttner 1995, S. 500. Vgl. zur Marburger ANSt im „Dritten Reich“ auch Kap. III.6.3.
136 Ausführliche Darstellung bei Matheis 1985, passim, und Seier 1977, S. 345.
137 Koshar 1986, S. 189.

Bezüglich der Fakultätsverteilung der Marburger NSDStB-Mitglieder gibt es unterschiedliche Angaben, auf die bereits Seier hingewiesen hat.[138] Nach genauer Auswertung der verfügbaren Mitgliederlisten ergibt sich folgendes Bild:[139] Die führenden Positionen der Gruppe wurden häufig von Jurastudenten bekleidet (Glauning, von Eltz, Krawielitzky), aber die Studierenden der Philosophischen Fakultät stellten bis auf das Sommersemester 1931 die Mehrheit der Mitglieder des NSDStB. Was den Anteil der Mediziner angeht, so läßt sich feststellen, daß sie bis zum Sommersemester 1932 stets den dritten Rang der vier Fakultäten vor der Theologischen Fakultät einnahmen. Die Medizinstudenten repräsentierten in der Weimarer Zeit einen relativ konstanten Prozentsatz von etwa 20%, d.h. der von Kater angegebene überproportionale Medizineranteil im NSDStB trifft für Marburg nicht zu.[140] Trotz des relativ konstanten Anteils der Studenten einzelner Fakultäten am NSDStB war die Fluktuation der Mitglieder sehr groß, was eine gewisse Unschärfe des Bildes erklären könnte.

Die Medizinerfachschaft

In der Weimarer Republik war die Organisationsstruktur der Medizinstudenten durch zwei Institutionen repräsentiert: durch die der Deutschen Studentenschaft (DSt) angeschlossene Fachschaft und durch den Verband Deutscher Medizinerschaften (VDM) mit Sitz in Leipzig.

Der VDM, der mit einem rein fachlich betonten und unpolitischen Programm antrat, hatte Probleme der Studienreform und die Sicherung der finanziellen Lage der Studierenden, aber auch die Abwehr des Kurpfuschertums im Auge. Seine Publikationsorgane waren das „Medizinische Studentenblatt“ und ab Juli 1921 der „Praemedicus“, eine Beilage der „Deutschen Medizinischen Wochenschrift“ (DMW), die sich zwar unpolitisch gab, aber gleichwohl ideologisch tendenziöse Artikel zur Rassenhygiene verbreitete.[141]

Die medizinischen Fachschaften der DSt waren 1924 in Innsbruck gegründet worden und wurden über den AStA finanziert. Absprachen zwischen VDM und Fachschaften führten 1925 dazu, daß trotz erheblicher Konflikte beider Gruppierungen jeder Medizinstudent und Medizinalpraktikant im Reich zwangsweise Mitglied der Fachschaft seiner Hochschule war und darüber hinaus freiwilliges Mitglied des VDM werden konnte.

Die Gründung der „Allgemeinen Marburger Studentenschaft“ (AMSt) im Jahre 1927 brachte einen grundlegenden Wandel der medizinischen Fachschaft mit sich. Das Prinzip der Fachschaften als Vertretung aller Studierenden einer Fakultät wurde

---

138 Seier 1977, Anmerkung 239, S. 346.

139 StAM 305a, Acc. 1954/16, Nr.1 sowie StAWü, RSF II 16. Insgesamt liegen sieben nach Fakultäten aufgeschlüsselte Mitgliederlisten zwischen 1928 und 1933 vor. Vgl. auch Brockmeier 2001.

140 Vgl. zur Repräsentanz der Medizinstudenten im NSDStB in den Jahren 1933 und später Kap. III.1.4 und Kap. III.6.3.

141 Dazu im Detail Vieten 1982, S. 171-175.

aufgegeben. Statt dessen gründeten sich sogenannte AMSt-Fachgemeinschaften, die sich nur noch aus freiwilligen Mitgliedern der Marburger Studentenschaft zusammensetzten, wobei „reichsdeutsche" Medizinstudenten automatisch, „auslandsdeutsche" nur nach Prüfung der „Eignung" eintreten konnten. Ausländer konnten laut Satzung keine Mitgliedschaft erwerben.[142]

An der Allgemeinen Marburger Studentenschaft beteiligten sich Studenten aller vier Fakultäten. Die folgende Liste zeigt die Zusammenstellung der Kandidaten verschiedener Gruppierungen getrennt nach Fakultäten für die Wahlen 1931 und 1932.

Tab.2 : Kandidatenliste für die AMSt-Wahlen 1931 und 1932 nach Fakultäten[143]:

Liste / Fa-kult.	Nationaler Block		Dt.-Akadem. Ring		NSDStB		Kathol. Fraktion		Ring dt. St.innen		Summe	
	1931	1932	1931	1932	1931	1932	1931	1932	1931	1932	1931	1932
Med.	2	7	2		9	10	3	1	1	0	17	18
Jur.	9	10	1		8	12	1	2	0	0	19	24
Theol.	2	1	4		8	5	0	0	0	1	14	7
Phil.	8	3	3		15	11	2	3	2	4	30	21
Gesamt	21	21	10		40	38	6	6	3	5	80	70

Vergleicht man die Analysen beider Jahre, so stellt sich heraus, daß der Anteil der Mediziner an den wählbaren Kandidaten von prozentual 22% auf 25% anstieg, sich aber bezogen auf die Gesamtzahl der Kandidaten 1932 verringert hatte. Die Jurastudenten als stärkste Gruppe überhaupt waren 1932 noch stärker vertreten als 1931, während der Anteil der 1931 noch stark präsenten Theologiestudenten 1932 ebenso wie der der Studenten der Philosophischen Fakultät deutlich abnahm. Daraus läßt sich folgern, daß die Jurastudenten diejenige Gruppe unter den Marburger Studenten war, die sich am stärksten politisch engagierte. Sie kandidierten vor allem für die Listen des Nationalen Blocks und des NSDStB.

Die Stimmengewinne des rechtsextremen Lagers bei der AMSt-Wahl 1932 kamen hauptsächlich den Vertretern der Juristischen Fakultät zugute. Die relative Dominanz der Theologiestudenten im NSDStB in der Liste von 1931 verhält sich analog zur Situation an anderen Universitäten. Wie andernorts auch waren die aktiven Mediziner, bezogen auf die Zahl der immatrikulierten Medizinstudenten, eher unterrepräsentiert.[144] Die Marburger Medizinstudenten partizipierten demnach eher verhalten an den Tendenzen der AMSt, was auf eine gewisse Skepsis gegenüber der

142 Praemedicus Nr. 7, in: DMW 54 (1928), S. 595.
143 Zusammenstellung von Nick Brockmeier, vgl. Brockmeier 2001.
144 Jarausch 1984, S. 156.

Politik der AMSt wie auch jeder Form parteipolitischen Engagements im allgemeinen schließen läßt.

Innerhalb der medizinischen Fachschaft Marburgs gab es zwei selbständige Gruppen: die Vorklinikerschaft und den Klinikerverband. Beide hatten einen gemeinschaftlichen geschäftsführenden Ausschuß, der sich aus fünf Personen, zwei Studenten der vorklinischen Semester und drei der klinischen Semester, zusammensetzte. Die inhaltlichen Schwerpunkte der Fachschaftsarbeit lagen vor allem in der Verbesserung der Studienbedingungen und der Organisation von Festen, Vorträgen und Studienreisen.[145] Insgesamt war die Fachschaftsarbeit in Marburg weitaus besser organisiert und finanziert als in den meisten anderen deutschen und vor allem preußischen Universitäten. Im Sommersemester 1930 hatte die Klinikerschaft etwa 80 Mitglieder bei einer Gesamtzahl von 1122 Medizinstudenten.[146]

Im Jahr 1932 rückte die stetig steigende Überfüllung der Hochschulen zunehmend in den Mittelpunkt der Fachschaftspolitik. An der Medizinischen Fakultät Marburg war davon zunächst die Vorklinik betroffen, während in der Klinik die Räumlichkeiten gerade noch ausreichten. Die vorklinischen Vorlesungen waren hoffnungslos überfüllt, so daß verboten wurde, Plätze vor Beginn der Vorlesung zu reservieren. Die Vorlesungen der Chemie und der Physiologie mußten doppelt gelesen werden.[147]

---

145 Praemedicus Nr. 16, in: DMW 54 (1928), S. 1361.

146 Praemedicus Nr. 27, in: DMW 56 (1930). S. 1722.

147 Praemedicus Nr. 16, in: DMW 58 (1932), S. 644. Praemedicus Nr. 31, in: DMW 58 (1932), S. 1233.

I.5 Die Situation der medizinischen Ausbildung

Gerhard Aumüller

Die Ausbildung zum Arzt war im Deutschen Reich seit der Einführung der Gewerbeordnung 1869 durch die Prüfungsordnung für Ärzte (POÄ) geregelt und sah bis 1932 ein elf Semester umfassendes Universitätsstudium vor, das aus fünf vorklinischen und sechs klinischen Semestern bestand. Daran schloß sich ein Praktisches Jahr an, nach dem die Approbation erteilt wurde.[148] In den fünf Semestern der Vorklinik wurden Grundkenntnisse in den naturwissenschaftlichen Fächern und den theoretisch-medizinischen Fächern vermittelt. Der klinische Ausbildungsteil umfaßte die klinisch-theoretischen und die klinisch-praktischen Fächer.

Mit dem drastischen Ansteigen der Zahl der Medizinstudierenden Ende der zwanziger Jahre (um 220% zwischen 1925 und 1932)[149] wurde 1932 unter dem Druck der Ärztelobby eine Beschränkung der Studentenzahlen durch die Einführung der Naturwissenschaftlichen Vorprüfung („Vorphysikum")[150] versucht, die nach dem zweiten Semester abzulegen war. Die klinische Ausbildung war geringfügig verlängert worden. Insgesamt hatte sich durch diese Maßnahme die bereits früher beklagte Theorielastigkeit der Mediziner-Ausbildung vor allem auch durch die hartnäckig als Kernstück der Lehre beibehaltene „Hauptvorlesung" verschärft. Die Situation war durch zahlreiche widerstreitende Interessen der verschiedenen Berufsgruppen gekennzeichnet: den Hochschullehrern, die einen Numerus clausus wegen der zu erwartenden Minderung der Hörgeld-Einnahmen ablehnten,[151] standen die Ärzteverbände gegenüber, die eine verstärkte Konkurrenzsituation durch eine Erhöhung der Ärztezahl – insbesondere von Ärztinnen – befürchteten. Diese Verteilungskonflikte vermischten sich mit vorzugsweise durch die Studierenden getragenen politischen Tendenzen wie dem antisemitisch motivierten Versuch, selektive Zulassungsbeschränkungen für Juden einzuführen.[152] Eine weitere Komponente der Auseinandersetzung war der berufsständische Kampf der universitären Mediziner gegen die Heilpraktiker, der schließlich mit dem „Heilpraktiker-Gesetz" beendet wurde.[153] Die heftigen Verteilungskämpfe um ärztliche Berufsfelder wurden durch Kompetenzstreitigkeiten zwischen dem für Prüfungsfragen, Struktur- und Berufungsangelegenheiten zuständigen Preußischen Ministerium für Wissenschaft, Kunst und Volksbildung (PrMWKV) und dem für die Ertei-

148 Umfassende Darstellung in: Van den Bussche 1989a. Weitere Quellen: Mersmann 1978 und Grüttner 1995.

149 Van den Bussche 1989a, S. 28.

150 Ebd. S. 15.

151 Ebd. S. 31.

152 Ebd. S. 30. Die Marburger Klinikerschaft hatte sich bereits 1919 massiv gegen die Zulassung von Juden ausgesprochen.

153 Ebd. S. 193.

lung der Approbation zuständigen Preußischen Ministerium des Innern (PrMdI) überlagert.[154]

Seit der von 1887 bis 1919 dauernden Amtszeit des Anatomen Emil Gasser (1847-1919) war die Anatomie in der Marburger Medizinischen Fakultät das lehrintensivste Fach, in dem der Präparierkurs im WiSe mit 30 Stunden pro Woche (!) dominierte.[155] Er war zweimal zu absolvieren: im ersten Semester als sog. „Muskelkurs", bei dem das Schwergewicht auf dem Bewegungsapparat lag, und im dritten Semester als sog. „Nervenkurs", in dem die Neuroanatomie, die peripheren Leitungsbahnen und die Eingeweide im Vordergrund standen.[156] Alle Veranstaltungen wurden vom Institutsdirektor Göppert und dem Prosektor Nauck bestritten. Die etwas kürzeren Vorlesungen und Kurse für die Zahnmediziner wurden von dem Abteilungsleiter Prof. Jacobshagen gehalten. Erst zu Beginn der dreißiger Jahre wurde das Lehrangebot trotz der Klagen des Prosektors Nauck über einen drohenden Niveauverlust etwas reduziert. Neben diesem immensen Lehrpensum der Anatomen, das erhebliche Einkünfte durch Hörgelder erbrachte, fielen die Lehrleistungen der übrigen Fächer deutlich zurück. Kernstück aller großen Fächer (Physiologie, Pathologie, Chirurgie, Innere Medizin, Nervenheilkunde) bis in die dreißiger Jahre hinein war die „große" Vorlesung, die zumeist fünfstündig vom Instituts- oder Kliniksdirektor gehalten wurde. Die kleineren Fächer boten in der Regel zwei oder dreistündige Vorlesungen an, zu denen einzelne Spezialvorlesungen, Kurse und Praktika hinzukamen. Insbesondere die Chirurgie, die auch die Fächer Traumatologie, Neurochirurgie, Orthopädie und Urologie umfaßte, bot zahlreiche Sonderveranstaltungen an.[157]

Mit dieser deutlichen Fokussierung auf die Anatomie einerseits und die Chirurgie andererseits stand die Marburger Mediziner-Ausbildung noch weitgehend im Bann der preußisch-militärärztlichen Tradition, die auf eine sichere chirurgisch-topographische Orientierung und operative Technik abzielte. Die übrigen klinischen Fächer dienten vor allem der poliklinischen Versorgung der regionalen Bevölkerung, und die Betonung der großen Grundlagenfächer war als Beitrag zur wissenschaftlichen Ausbildung zu verstehen. Ein plastisches Bild der Verhältnisse an der Marburger

---

154 Ebd. S. 19, Übersicht 3.

155 Zu sämtlichen Angaben über Marburger Lehrveranstaltungen vgl. die Vorlesungsverzeichnisse ab WiSe 1928/29 bis WiSe 1945/46. StAM 310, Acc. 1983/15, Nr. 4370-72. StAM 307c, Acc. 1969/33 Nr. 674.

156 Zusätzlich fand im WiSe eine sechsstündige Begleitvorlesung statt. Im SoSe (z.B. SoSe 1928) wurde eine viermal dreistündige und einmal zweistündige d.h. insgesamt vierzehnstündige (!) Anatomie-Vorlesung über das Nervensystem gehalten. Hinzu kam eine dreistündige Vorlesung über Topographische Anatomie, eine fünfstündige Vorlesung über das Skelettsystem und die Gewebe, eine dreistündige Vorlesung über Entwicklungsgeschichte, der Histologische Kurs von viermal zwei Stunden und ein vierstündiger Kurs der Entwicklungsgeschichte.

157 Allgemeine Chirurgie dreistündig, Orthopädie einstündig, Traumatologie zweistündig, Röntgendiagnostik zweistündig, Spezielle Chirurgie zweistündig, Propädeutischer Kurs zweistündig, Operationskurs an der Leiche vierstündig und Cystoskopie-Kurs einstündig.

Fakultät um 1920 mit ihrer kleinräumigen Geschäftigkeit und der markanten Figur des Pharmakologen Gürber zeichnet der spätere Baseler Ordinarius für Chirurgie, Rudolf Nissen, in seiner Autobiographie.[158]

Noch nach seiner Emeritierung Ende der zwanziger Jahre hielt Gürber als Marburger Spezifikum regelmäßig eine Vorlesung über „Geschichte der Medizin und Einführung in die Medizin" im SoSe und im WiSe eine einstündige Vorlesung über „Ärztliche Pflichtenlehre". Mit Beginn der dreißiger Jahre wurden dann vermehrt Sonder-Vorlesungen durch habilitierte Oberassistenten und neuberufene außerplanmäßige Professoren angeboten, die ihren Spezial- oder Interessensgebieten entsprachen, aber natürlich keine Pflichtvorlesungen waren.[159]

Im WiSe 1931/32 bot der soeben berufene Pharmakologe Max Baur, zusätzlich zu der nunmehr vierstündigen Hauptvorlesung bereits eine Vorlesung „Über Kampfgase, auch für Hörer anderer Fakultäten" als einstündige Veranstaltung an. Ebenfalls an Hörer aller Fakultäten wandten sich die Vorlesung des Dermatologen Ruete „Über die Geschlechtskrankheiten", die des Psychiaters Enke über „Experimentelle Begabungsforschung und Berufsberatung bei Gesunden und Kranken" und die des Hygienikers Pfannenstiel über die „Hygiene des schulpflichtigen Alters und Schulhygiene mit Demonstrationen" sowie über „Rassenhygiene mit besonderer Berücksichtigung der Erblichkeitslehre".[160]

158 Nissen 1969, S. 41-42.

159 So hielt ab 1930 der Chirurg Boeminghaus eine Vorlesung über Urologie, der Gynäkologe Naujoks eine Vorlesung über „Die Röntgenstrahlen in der Geburtshilfe und Gynäkologie", der Psychiater Mauz eine Vorlesung über „Psychotherapie", der Neuro-Psychiater Enke eine Vorlesung über „Medizinische Psychologie und praktische Psychotherapie" und anstelle der von dem früheren Polikliniker Müller gehaltenen Vorlesung über „Kurpfuscher und Homöopathie" hielt der neuberufene Leiter der Medizinischen Poliklinik, Prof. Klewitz, eine Vorlesung über „Die Ernährung des gesunden und kranken Menschen".

160 Zu den Vorlesungen über Kampfstoffe und Rassenhygiene vgl. Kap. III.5.2.

I.6 Neue Institute und Kliniken

Hans H. Lauer

Die Dynamik und Beweglichkeit der Marburger Fakultät in der zweiten Hälfte der zwanziger Jahre fand ihren Ausdruck nicht nur in der personellen Neu- und Umstrukturierung. Geradezu erstaunlich bei der herrschenden Depression und Finanznot war die rege Bautätigkeit, die vor allem den Ansprüchen der neu etablierten Fächer Rechnung zu tragen suchte.

In Steinwurfweite vom Platz des alten Elisabeth-Hospitals, des späteren Akademischen Krankenhauses, das 1858 dem Neubau der Chirurgischen Klinik am Pilgrimstein hatte weichen müssen und in dem nun das Hygiene-Institut untergebracht war,[161] entstanden in einer großzügigen städtebaulichen Konzeption die neuen Kliniken, die ein stilistisch einheitliches Bauensemble mit Elementen der Neuen Sachlichkeit, des Expressionismus und des Neubarock bildeten. Abgetrennt von dieser Gruppe entstand bereits ab 1913, am jenseitigen Lahnufer des Ortenberges gelegen, die neue Nervenklinik, in der zeitweise eine Station des von der Chirurgie betreuten benachbarten „Krüppelheims Bethanien" des Hessischen Diakonissenhauses Kassel untergebracht war.[162]

Die Nervenklinik

Als eine der ersten Maßnahmen wurde nach Ende des Ersten Weltkrieges die seit 1914 im Rohbau fertiggestellte Nervenklinik ausgebaut und für den Klinikbetrieb eingerichtet. Als der Psychiater Wollenberg 1919 aus dem Elsaß nach Marburg kam, hatte er von den hiesigen Verhältnissen „einen niederschmetternden Eindruck". Nur mit Mühe konnte die Militärbehörde veranlaßt werden, die seit 1914 als Reservelazarett genutzten Räumlichkeiten freizugeben. Nur dem energischen Widerspruch des Kurators Ernst von Hülsen gegen das Ministerium war es zu verdanken, daß die Gebäude ihrem Bestimmungszweck zugeführt werden konnten. Unter anderem argumentierte von Hülsen mit der Notwendigkeit einer von der Landesheilanstalt unabhängigen Einrichtung für den akademischen Unterricht.[163] Auch von dem Internisten Gustav von Bergmann erfuhr Wollenberg zwischenzeitlich Unterstützung durch Bereitstellung von neurologischen Patienten und Räumlichkeiten für den Unterricht,[164] bis endlich im Juni 1920 der erste Kranke in die neue, für 70 Betten vorgesehene Klinik aufgenommen werden konnte.[165]

161 Lauer 1986, S. 5-14.
162 Denecke 1927, S. 661.
163 StAM 310, Acc. 1983/15, Nr.4254. Briefwechsel zwischen Minister und Kurator, 15.5.1919.
164 Wollenberg 1931, S. 151-152.
165 Denecke 1927, S. 660-662; vgl. auch Pause 1989.

Die Zahnklinik

Baumaßnahmen aufwendiger Art wurden unmittelbar nach dem Krieg auch wegen der unhaltbar gewordenen Zustände am Zahnärztlichen Institut erforderlich: Bevor Hans Seidel 1920 dem Ruf auf das neu eingerichtete Ordinariat folgte, schilderte er dem Ministerium eindringlich die Situation in Marburg, wobei ihm nicht nur die Verbesserung seiner eigenen Arbeitsbedingungen, sondern vor allem die der Studierenden am Herzen lag: „Aus dem vor kurzem in der Deutschen zahnärztlichen Wochenschrift veröffentlichten Notschrei der Studierenden der Zahnheilkunde in Marburg ergibt sich u.a., daß infolge des Mangels an Arbeitsplätzen bei etwa 180 Klinikern bereits ca. 50 Kliniker mit 5-7 Semestern Kriegsverlust gezwungen sind, ohne ihr Verschulden ein Semester zuzusetzen. Dadurch, daß auch im Sommersemester die nötige Erweiterung gefehlt hat, werden sich im Wintersemester, falls die geplanten Erweiterungen noch nicht gänzlich durchgeführt sind, Verhältnisse ergeben, die schlimmer sind als alle früheren, und die den zahlungskräftigsten Institutsdirektor aufreiben müssen.“[166] Seidel machte die Annahme des Rufes von einer Verbesserung der Arbeitsbedingungen abhängig.[167] Die Fakultät, die an der Berufung Seidels interessiert war, begann sofort, teilweise nach Seidels Plänen, mit Baumaßnahmen, nachdem das Ministerium umfangreiche Mittel außerplanmäßig zur Verfügung gestellt hatte: Noch im Sommer 1920 wurde das ehemalige Physikalische Institut am Renthof für die Neuen Zwecke umgebaut und übernahm die Funktion des alten Institutes in der „Ketzerbachschule“. Dort verblieben nur die Poliklinik, die Röntgenabteilung und verschiedene Sammlungen. Anfang des SoSe 1921 wurde das erweiterte Institut anläßlich einer Tagung des Vereins hessischer Zahnärzte in Marburg feierlich eingeweiht: Es umfaßte nun insgesamt 31 Räume mit 100 Laborplätzen und 33 Behandlungsstühlen und beherbergte die Poliklinik für Zahn- und Mundkrankheiten, eine Röntgenabteilung, eine Materialprüfungsabteilung, eine Mikroskopier- und Lichtbildabteilung, die Abteilung für Zahn- und Kieferersatz sowie Orthodontie, die Abteilung für Zahnerhaltung und die Propädeutik. Für die Vorlesungen standen zwei Hörsäle mit 50 und 215 Plätzen, für die Forschung eine Bibliothek mit über 1.000 Bänden zur Verfügung.[168]

Die Hautklinik

Eines der größeren Projekte, das die Fakultät in den frühen zwanziger Jahren in Angriff nahm, war der Neubau einer Hautklinik, eine Maßnahme, die eng mit der Emanzipation der Dermatologie und Venerologie zum klinischen Spezialfach zusammenhing. Als Alfred Ruete 1918 nach Marburg kam, konnte man auch hier die Verhältnisse als alles andere als günstig bezeichnen: Die Abteilung für Haut- und Geschlechtskrankheiten war mit einer Männer- und Frauenstation von insgesamt 15 bis 20 Betten in die Medizinische Klinik integriert. 1919/20 wurden die räumlichen

---

166 StAM 307c Acc.1969/33 Nr. 188. Seidel an den Geh.Reg.-Rat Wende, 3.6.1920.

167 Nonnweiler 1987, S. 13.

168 Seidel 1927, S. 675-676. Ruthsatz 1933. Michel 1959. Lauer 1991, S. 171.

Verhältnisse hier derart untragbar, daß Ruete die Sprechstunden im ehemaligen Versuchstierstall von Behring durchführen mußte. Mit allen Kräften setzte sich Ruete, inzwischen zum planmäßigen Extraordinarius ernannt, für die Errichtung einer eigenen Klinik ein und erarbeitete Pläne für einen Neubau. Großzügige Förderung und Fürsprache beim Ministerium fand auch dieses Projekt durch den Kurator der Universität von Hülsen. Bedenkt man, daß man sich mitten in der Inflation befand und daß der erste Kostenvoranschlag von 1920 durch die Geldentwertung 1923 bereits um das sechzigfache überschritten wurde, erscheint es fast wie ein Wunder, daß die Poliklinik bereits im Frühjahr 1923 und die stationäre Abteilung im Sommer desselben Jahren in Betrieb genommen werden konnten. Die Klinik, Anfang 1924 feierlich eingeweiht, verfügte über 62 Betten. Zur Bekämpfung der Hauttuberkulose dienten vier große, nach Süden gelegene Liegehallen. Die mit dem Haupthaus verbundene Poliklinik enthielt ein geräumiges Laboratorium, verschiedene Therapieeinrichtungen, eine Isolierabteilung und einen Operationsraum. Hörsaal, Bibliothek und Direktion befanden sich im Obergeschoß. 1925 wurde der Klinik eine Beratungsstelle für Geschlechtskranke der Landes-Versicherungsanstalt Hessen und Nassau angegliedert.[169]

Die Hals-Nasen-Ohrenklinik

Erst Uffenorde konnte in der Hals-Nasen-Ohrenheilkunde ernten, was seine Vorgänger Barth, Ostmann und Wagener mühsam vorbereitet hatten. Sein erster großer Erfolg war, daß die bisher nur subventionierte Poliklinik Anfang November 1922 verstaatlicht wurde. Das hatte Anerkennung und Finanzierung zur Folge. Der nächste Schritt war nun der Bau einer völlig neuen Klinik, die sowohl den Ansprüchen der Krankenversorgung wie auch der Lehre gerecht wurde. Nachdem 1924 die Hautklinik einen Neubau erhalten hatte, waren nur noch Kinderheilkunde und Hals-Nasen-Ohrenheilkunde ohne eine eigene Klinik. Im Zuge der Vorbereitungen zur 400-Jahr-Feier der Universität arbeitete Uffenorde bei der Ausarbeitung und Durchführung der Baupläne eng mit dem Architekten und Bauleiter Spielberg zusammen. Die Baukosten beliefen sich damals auf rund 680000 Mark. Der Bau trug den damals modernsten Anforderungen von Klinik, Forschung und Unterricht Rechnung. Er setzte sich zusammen aus der stationären Klinik mit 50 Betten, Poliklinik, zwei Operationsräumen, Isolierhaus, Röntgenabteilung, Inhalatorium, Abteilung für Sprach- und Stimmstörungen, Hör- und Kurssaal, Laboratorien sowie Küche und Nebenräumen. Das gesamte Personal bis auf Oberarzt und Volontärarzt fand im Hause Wohnung. Auf einem Raum hatte Uffenorde bei der Planung ganz besonders bestanden: dem für die allgemeine Untersuchung des Patienten. Auch der Facharzt sollte seiner Meinung nach in erster Linie Arzt sein und den ganzen Menschen kritisch ins Auge fassen, bevor er die Konsilien anderer Fachrichtungen in Anspruch nahm. Darauf wies Uffenorde in seiner Eröffnungsrede eindringlich

169 Meister 1970, S. 48-59.

hin: „Nicht die Erweiterung unseres Faches erscheint mir glücklich und erstrebenswert, sondern die Vertiefung und möglichst innige Verknüpfung und Durchdringung der Belange des Sonderfaches mit den Erkenntnissen der Allgemeinmedizin.“[170]

Die Kinderklinik

Ebenfalls im Jahre 1927 konnte der Pädiater Ernst Freudenberg seine Klinik offiziell in Betrieb nehmen. Die Vorgeschichte dieses Bauprojektes reichte bereits weit zurück in die Amtszeit seines Vorgängers Georg Bessau, der seit Übernahme seines pädiatrischen Extraordinariates im Jahre 1920 für die Errichtung einer Kinderklinik gekämpft hatte. Bezeichnend für dieses intensive Bemühen Bessaus ist sein Briefwechsel mit den verschiedensten Repräsentanten und Behörden, in dem er drastische Schilderungen gibt vom schlechten Gesundheitszustand der Kinder nach dem Krieg, von ihrer mangelhaften Versorgung, der allgemeinen Unterernährung, den ungünstigen hygienischen Verhältnissen, der umweltbedingten Verbreitung von Tuberkulose, Rachitis und Syphilis. Völlig unzureichend waren auch die der Medizinischen Klinik angeschlossenen Hilfseinrichtungen wie Poliklinik, Säuglingsheim und Milchküche ausgestattet.[171] Ein Ausweg aus dieser Situation bot sich, als Geor-

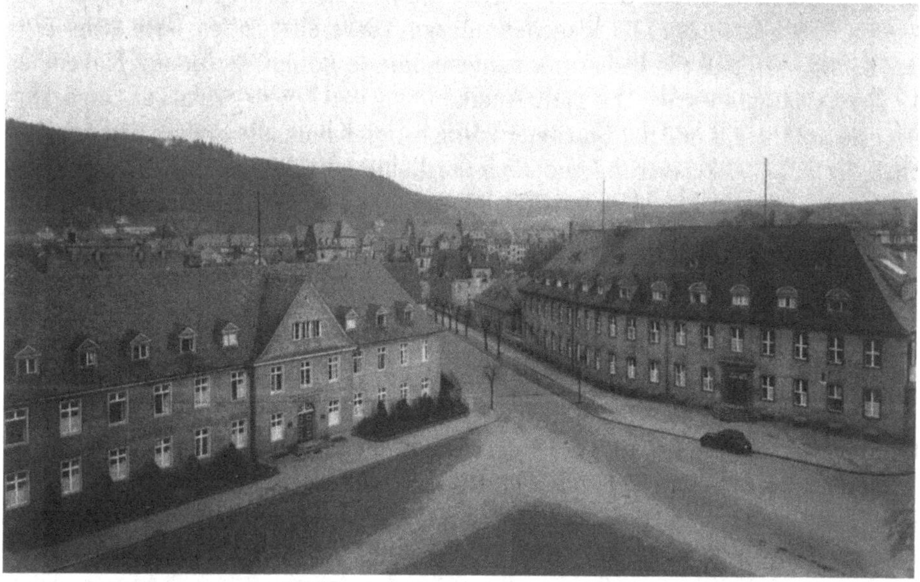

Abb. 5: Der Firmaneiplatz um 1930 von der Elisabethkirche aus gesehen mit den Neubauten der Kinderklinik (links) und der HNO-Klinik (rechts; Original: Bildarchiv Foto Marburg Nr. 76.045)

---

170 Uffenorde 1927, S. 1297. Zur Baugeschichte auch Rieke 1927, S. 673-674. Ingenhoff 1990, S. 114-119.

171 Auszüge aus dem für die Zeitumstände aufschlußreichen Schriftwechsel Bessaus zitiert Pflanzl 1982, S. 140-144.

ge D. Horst, ein deutschstämmiger Amerikaner aus Reading/Pennsylvania, eine Million Mark für den Neubau einer Klinik stiftete. Horst war Mitglied der „Kinderhilfsmission der Religiösen Gesellschaft der Freunde (Quäker) von Amerika“. Diese Hilfsorganisation leistete im Nachkriegsdeutschland einen wichtigen Beitrag zur Linderung von Hunger und Not unter den Kindern. Unter anderem ging auch die sogenannte „Quäkerspeisung“, an der damals täglich 500000 Kinder teilnahmen, auf die Spenden dieser Kinderhilfsmission zurück. Auch wenn die von Horst gestiftete Summe bei weitem nicht ausreichte, konnte man doch im Sommer 1922 mit dem Bau der Klinik beginnen. Inzwischen hatte Bessau Marburg verlassen, und Ernst Freudenberg war als erster Ordinarius für Pädiatrie in Marburg an seine Stelle getreten. Trotz wiederholter Stagnation trieb Freudenberg das Projekt, den Plänen Bessaus folgend, voran. Als Bauplatz hatte die Stadt von den Erben Emil von Behrings ein Grundstück neben der Elisabethkirche angekauft. Der erste Bauabschnitt konnte im Januar 1924 in Betrieb genommen und alle Kinder, die bis dahin in der Medizinischen Klinik untergebracht waren, dorthin verlegt werden. Der zweite und dritte Bauabschnitt, im Juli 1925 abgeschlossen, umfaßte die Kinderpoliklinik, Unterrichtsräume, die Röntgenabteilung, die Bibliothek sowie Wohnungen für Ärzte und Schwestern. Weitere Stiftungen Horsts ermöglichten schließlich auch die Fertigstellung des vierten Bauabschnittes, der eine Einzelzimmerstation, eine Tuberkulosestation und Wirtschaftsräume umfaßte. Rechtzeitig zum Universitätsjubiläum am 30. Juli 1927 konnte so in Gegenwart des Stifterehepaares Horst die Kinderklinik eingeweiht werden. Planmäßig standen nun insgesamt 60 Betten zur Verfügung, davon 30 Säuglingsbetten. Im Notfall konnten bis zu 90 Kinder aufgenommen werden. Die Aufteilung in Einzelzimmer diente, wie Freudenberg schrieb, nicht nur der Infektionsverhütung: „Der Krankensaal mit seiner düsteren Atmosphäre ist verschwunden. Das schwerkranke Kind findet Einzelpflege, die Genesenden und leichteren Kranken bilden kleine Wohn- und Spielgemeinschaften, Freiluftbehandlung und Sonne finden die ihnen gebührende Beachtung. Die Verhältnisse werden denen der Familie ähnlicher. Die psychischen Faktoren treten mehr in den Vordergrund.“[172]

Die Medizinische Poliklinik

Unter den größeren Baumaßnahmen der Fakultät während der zwanziger Jahre nahm der Erweiterungsbau der Medizinischen Poliklinik einen besonderen Raum ein. Schon 1926 hatte der Kliniksdirektor Eduard Müller mit der ihm eigenen Emphase gefordert, die „Beengung des der Wissenschaft und zugleich im höchsten Sinne der Menschheit dienenden Klinikzweiges“ und der „jetzt völlig unzureichenden und dem heutigen Kulturzustande nicht genügenden Raum- und Verkehrsverhältnisse“ zu beheben, und legte einen Entwurf für den Umbau der Klinik vor, der „lediglich“ versuchte, „im Rahmen bescheidenster architektonischer Mittel freundli-

172 Freudenberg 1927a, S. 73-74. Freudenberg 1927, S. 1294-1295. Pflanzl 1982, S. 153-157.

cher und würdiger zu stimmen, als es für heutiges Empfinden der alte und wohl nur behelfsmäßig gedachte Bau vermag oder wollte."[173] Müller sollte freilich den Erfolg seiner Initiative nicht mehr erleben, als unter Ernst Klewitz im November 1929 die offizielle Einweihungsfeier der um ein Stockwerk erweiterten Poliklinik stattfand. Dabei wurde der Klinik die Tuberkuloseberatungsstelle der Provinz Hessen-Nassau angegliedert und dem Direktor der Klinik unterstellt.[174]

Die Frauenklinik

Noch um die Mitte des Jahrzehnts schließlich finden sich die ersten Ansätze zum Neubau der Frauenklinik, an der Erwin Kehrer 1925 die Direktion übernahm. Gegen immer größer werdende bauliche Mißstände hatte schon sein Vorgänger Zangemeister protestiert, Verbesserungen konnten jedoch wegen der gespannten Finanzlage nicht durchgeführt werden. Auch Kehrer wies immer wieder auf die Enge, den Mangel an hygienischen und operativen Einrichtungen und die Brandgefahr hin. 1927 mußten Schwangere und Wöchnerinnen auf Ledersofas im Saal der poliklinischen Sprechstunde schlafen.

Immerhin hatte das Hochbauamt den Plan für einen viergeschossigen Neubau in Angrenzung an den botanischen Garten eingereicht, die Diskussion darüber zog sich jedoch noch ein Jahr lang hin. Schließlich einigte man sich auf die Anzahl von 112 Betten. Während der Tierstall 1929 fertiggestellt wurde, begann man mit den Arbeiten zum Erweiterungsbau erst 1930. Als ein Brand 1932 den Dachstuhl und ein Stockwerk des Altbaus zerstörte, suchte man die Arbeiten zu beschleunigen. Im Rechnungsjahr 1933/34 konnte der Erweiterungsbau bezogen werden und im Februar 1935, nach fünfjähriger Bauzeit, übergab der Kurator den Neubau feierlich dem Kliniksdirektor. In seiner Ansprache rühmte von Hülsen die Marburger Frauenklinik aufgrund ihrer jetzigen Einrichtung und instrumentellen Ausstattung als die wohl modernste Deutschlands.[175]

173 StAM 190a, Acc 1962/50, Nr.443. "Erläuterungsbericht" Müllers, 12.6.1926. Vgl. auch Lauer 1994, S. 26.

174 Chronik der Preussischen Universität Marburg 1929, S. 41.

175 Einzelheiten zur Baugeschichte bei Schröter 1969, S. 183-186.

I.7 Die Struktur der Fakultät vor der Machtübernahme der Nationalsozialisten 1933

Gerhard Aumüller

Im Wintersemester 1932/33 führt das Personalverzeichnis der Philipps-Universität zu Marburg die folgenden Institutionen und Fakultätsmitglieder der Medizinischen Fakultät, darunter noch einige Geheime Medizinalräte (GMR), auf:

Tab. 3: Personalbestand der Medizinischen Fakultät 1932:

Institut/ Klinik	Direktor, Abteilungsleiter	ao. Professor, PD	Assistent, Hilfsassistent	Nichtwiss. Mitarbeiter
Anatomisches Institut	Ernst Göppert, Eduard Jacobshagen		A. Dabelow, C. Niessing	Laborant Pfister, techn. Gehilfe Funk
Physiologisches Institut	Rudolf Dittler, Friedr. Kutscher		H.-U. Rosemann, W. Spar, F. Heimsoth	Laborant Homann, Materialverwalter Henning
Pathologisches Institut	Max Versé	Erich Rix	E. Müller, H. Niemeyer	Laborant Langbein
Pharmakolog. Institut	Max Baur	Otto Geßner		Laborant Reidt
Hygiene-Institut, Medizinal-Untersuchungsamt	Wilhelm Pfannenstiel		H. Jusatz, A. Beck	Laborant Wilhelm
Gerichtsärztl. Institut	GMR Heinrich Hildebrand			
Medizinische Klinik	Alfred Schwenkenbecher	Karl Eimer	R. Schumann, E. Kestermann, A. Peipers, Röntgenarzt Henrich	Verwaltungsinspektor Kröger, Hausmeister
Med. Polyklinik / Tuberkulose-Fürsorgestelle	Felix Klewitz		K. Bettenhäuser, H. Habs, Mia von Büngener, E.-H. Michalowsky	Institutsgehilfe Schülke
Kinderklinik	Ernst Freudenberg	Joachim Brock	H. Brühl, K. G. Heymann	Verwaltungssekretär Becker
Klinik für Haut- und Geschlechtskrankheiten	Alfred Ruete	Martin Schubert	R. Förster, F. Gerhards	Verwaltungssekretär Behnke

Institut/ Klinik	Direktor, Abteilungsleiter	ao. Professor, PD	Assistent, Hilfsassistent	Nichtwiss. Mitarbeiter
Chirurgische Klinik und Poliklinik	Rudolf Klapp	Oskar Wiedhopf, Hans Boeminghaus	C. Hempel, F.Mondry, J. Baumann, E.Bengen, Röntgenärzte: W.Rückert, H.Schupp	Verwaltungs-inspektor Domning
Augenklinik	Wilhelm Grüter		Rudolf Hoffmann, Th. Schornstein, F. Wulkow	Verwaltungs-sekretär unbesetzt
Frauenklinik und Hebammenanstalt	GMR Erwin Kehrer	Hans Naujoks, Hans-Otto Neumann, Friedrich Wahl	Ohlsen, H. Kretschmar, H. Hoffmann	Verwaltungs-sekretär Euler
Psychiatrische und Nervenklinik	Ernst Kretschmer	Friedrich Mauz, Willy Enke	K. Westphal, H. Amsel, E. von Rutkowski	Verwaltungs-inspektor Theile, Oberpfleger Bell
Hals-Nasen-Ohrenklinik	Walther Uffenorde	Helmut Loebell	Otten, Trübs-bach, Schröder	Verwaltungs-sekretär Fischer
Zahnärztliches Institut	Hans Seidel	Hans Fliege, Joa-chim von Reckow	W. Kunzendorf, E. Maren, R.Mügge, G.Apel, H.H. Ruthsatz, P. Möllenhoff, H. Seyppel	
Gesamtzahl	18	15	46	18

Gegenüber der unmittelbaren Nachkriegssituation 1918 waren damit erhebliche strukturelle Veränderungen eingetreten, die eine Verdopplung der Zahl der Ordinarien (von neun – ohne die beiden Abteilungsleiter/ao. Professoren – auf 18) bei gleichzeitig absoluter Verringerung der Zahlen des Mittelbaus (von 19 nbao. Professoren und Privatdozenten auf 15) und eine ebenfalls nahezu das Doppelte erreichende Zahl von Assistenten (von 25 auf 46) bedeutete. Der technische und Verwaltungsdienst war ebenfalls von 10 auf 18 und damit auf fast das Doppelte angewachsen.

Durch die Aufwertung einiger Spezialfächer gab es an der Marburger Fakultät also sehr viel mehr Ordinarien als zuvor, die mit Beamtenstatus fest im Sattel saßen, gegenüber einer kleineren Gruppe von Oberassistenten und Oberärzten mit Privatdozentenstatus, die in sozialer und mentaler Abhängigkeit von ihren Chefs fungierten.[176] Diese sahen sich außerdem zunehmend dem Druck der jüngeren, in ihre Positionen nachdrängenden Assistenten ausgesetzt. Damit fand sich ein Potential von mehr oder weniger unzufriedenen und sozial schlecht abgesicherten jüngeren Ärzten an der Fakultät vor, dem durch das während der Weimarer Republik geänderten Niederlassungsprofil auch die Niederlassung weitgehend erschwert wurde. Diese Gruppe versuchte, jede sich bietende Gelegenheit des sozialen Aufstiegs zu nutzen, und war damit besonders bereit, sich der „nationalsozialistischen Bewegung" zu öffnen.[177]

176 Vgl. Busch 1959, umfassend dazu weiterhin von Ferber, 1956. Zeitgenössische Darstellung bei Schairer o. Jg. (vermutlich 1932).

177 Vgl. Kater 1989, S. 25, ferner Chroust 1993, S. 123.

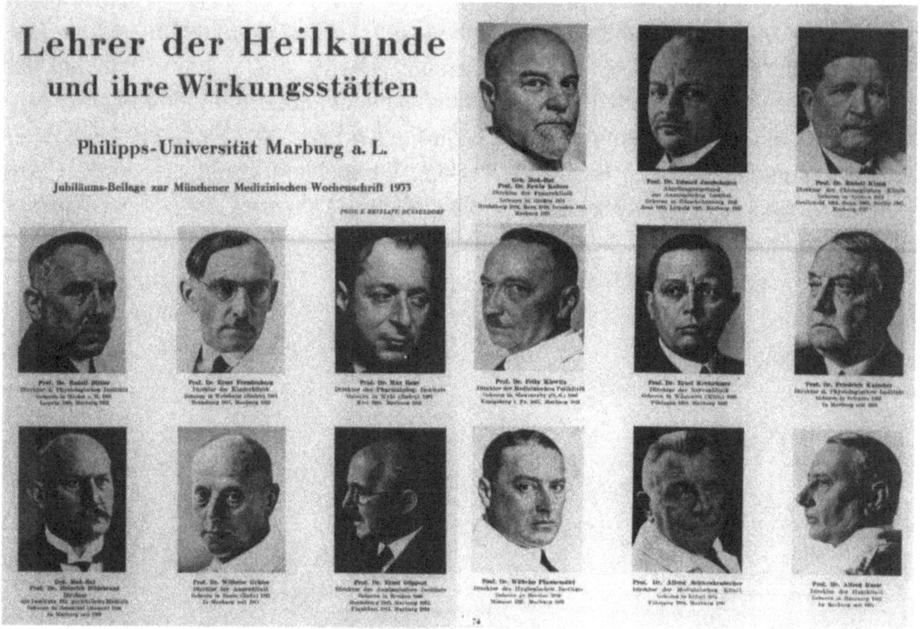

Lehrer der Heilkunde
und ihre Wirkungsstätten

Philipps-Universität Marburg a. L.

Jubiläums-Beilage zur Münchener Medizinischen Wochenschrift 1933

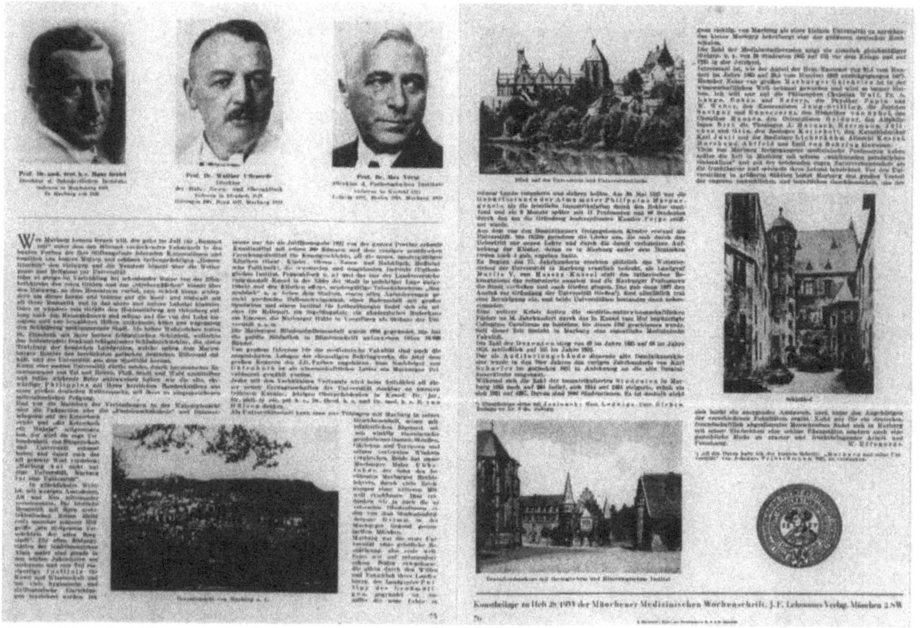

Abb. 6: Selbstdarstellung der Medizinischen Fakultät Marburg und ihrer Mitglieder in einer Sonderbeilage der Münchener Medizinischen Wochenschrift 1933.
Fotos der Ordinarien von links nach rechts: Kehrer, Jacobshagen, Klapp, Dittler, Freudenberg, Baur, Klewitz, Kretschmer, Kutscher, Hildebrand, Grüter, Göppert, Pfannenstiel, Schwenkenbecher, Ruete, Seidel, Uffenorde, Versé.

II. Veränderung der Rahmenbedingungen im „Dritten Reich“

Kornelia Grundmann und Esther Krähwinkel

Der Politologe und Jurist Franz Neumann hat schon 1942 versucht, das Phänomen Nationalsozialismus zu charakterisieren: er beschreibt den nationalsozialistischen Staat als das Zusammenspiel der vier Systeme Beamtentum, Wehrmacht, Partei und Industrie.[1] Von diesen vier Instanzen ist auch in diesem Buch häufig die Rede, da sie sämtlich in die Entwicklung der Marburger Medizinischen Fakultät im „Dritten Reich" involviert waren: die Erlasse des Reichswissenschaftsministeriums waren bindend für die Hochschulverwaltung, die Wehrmacht spielte ein große Rolle bei der Gestaltung des Medizinstudiums im Kriege, die Parteiinstanzen – besonders SA, Nationalsozialistischer Deutscher Studentenbund (NSDStB) und Nationalsozialistischer Deutscher Dozentenbund (NSD) – waren in der Hochschule mit ihrem Einfluß auf die politische Schulung präsent und die Industrie – die Behringwerke – arbeitete eng mit der Medizinischen Fakultät zusammen.

Um die einzelnen Vorgänge und Entwicklungen der Medizinischen Fakultät in der nationalsozialistischen Zeit einordnen zu können, ist es notwendig, den politischen, ökonomischen und gesellschaftlichen Rahmen abzustecken, in dem diese Entwicklungen erfolgten. Im Rahmen dieses Buches können jedoch die allgemeinen politischen Vorgänge, die das nationalsozialistische Regime möglich werden und die es letztendlich scheitern ließen, nicht näher beleuchtet werden, sie würden den Umfang des Buches sprengen. Für den interessierten Leser sei hier auf weiterführende Literatur zum Thema „Deutschland zur Zeit des Nationalsozialismus" verwiesen.[2]

Einige Teilaspekte, die unser Thema direkt betreffen, sollen jedoch in diesem Kapitel näher ausgeführt werden. Wichtig für das Verständnis der Vorgänge an der Marburger Medizinischen Fakultät im „Dritten Reich" ist besonders die Gesundheits- und Hochschulpolitik in diesen Jahren. Eine kurze Zusammenfassung der Entwicklung, der neuen gesetzlichen Regelungen und Erlasse in diesen Bereichen soll deshalb die Einordnung der Vorgänge an der Marburger Fakultät erleichtern. Die Medizinische war nur eine von vier Fakultäten der Universität, deshalb erscheint ein Überblick über die Geschichte der Universität Marburg im Nationalsozialismus und ihre Verwaltungsstrukturen notwendig. Vielfältige Verbindungen, die über die reine Krankenversorgung hinausgingen, gab es zwischen der Fakultät und der Stadt Marburg, so daß eine kurze Darstellung der Stadtgeschichte und des Marburger Gesundheitswesens den Abschluß des Kapitels bildet.

---

1 Neumann 1993, Übersetzung der ersten Auflage von 1942. Franz Neumann, geb. 1900 in Kattowitz, trat bereits 1918 der SPD bei und betätigte sich nach seinem Jurastudium als Gewerkschaftsanwalt. Er wurde 1933 verhaftet und emigrierte kurz darauf zuerst nach London, dann in die USA. Dort entstand das Buch „Behemoth".

2 Buchheim 1955. Bracher 1976. Erdmann 1980. Hildebrand 1987. Broszat; Frei 1989. Bracher; Funke; Jacobsen 1992. Benz; Buchheim; Mommsen 1993. Wendt 1995.

II.1 Hochschulpolitik

Kornelia Grundmann

Die Eingliederung der Universitäten in das nationalsozialistische Herrschaftssystem vollzog sich nahezu ohne Widerstand der Akademikerschaft. Vorausgegangen war eine am Ende der Weimarer Republik eskalierende Krise der Universitäten, die sich im antidemokratisch politischen Klima an den Universitäten, im Generationskonflikt zwischen Studenten und Lehrenden, in Bildungsinflation und Überfüllungsproblem, d.h. in einer Identitätskrise der Akademiker manifestierte.[3] Aus der latenten nationalen Politisierung der Hochschullehrerschaft wurde nun eine offene temporäre Allianz mit dem Nationalsozialismus. Dementsprechend problemlos und unter Zustimmung[4] erfolgte 1933 die Selbstgleichschaltung des Hochschulwesens, die Universitäten betrieben sie beflissener, als es die Partei verlangt hatte.

Nach der Machtübernahme der Nationalsozialisten wurde die akademische Selbstverwaltung durch das Führerprinzip abgelöst, ließen sich Studenten und Lehrkörper zwangsorganisieren, sorgte eine rigorose Personalpolitik für die Ausschaltung politisch Andersdenkender und „Nichtarier".[5] Die Gleichschaltung der Hochschulen erfolgte auf zwei Wegen, zum einen durch administrative Gleichschaltung von Staats- und Parteiseite; zum anderen war es der „Druck von unten", der durch Tumulte, Störungen und Denunziationen der Studentenschaft und in geringerem Maße auch der Dozentenschaft den Weg für die nationalsozialistische Hochschule ebnete. Hinter diesen Aktionen standen der NSDStB und die SA, die die Studenten gegen jüdische und republiktreue, linke Professoren aufwiegelten. Mit der „Aktion wider den undeutschen Geist" im Mai 1933 erreichten die Übergriffe ihren Höhepunkt, während in fast allen Hochschulorten die Bücher unerwünschter Autoren auf großen Scheiterhaufen verbrannt wurden.[6]

Der staatliche Eingriff in die Hochschulpolitik begann im April 1933 mit der Verabschiedung eines Gesetzes mit dem zynischen Namen „Gesetz zur Wiederherstellung des Berufsbeamtentums", mit dem man eine gesetzliche Handhabe für die „Säuberung der Hochschullehrerschaft von rassisch und politisch mißliebigen Elementen" schuf.[7] Bis April 1936 wurden 1615 Professoren aus ihren Ämtern entlassen, davon waren allein 20 Nobelpreisträger und 423 Mediziner.[8] Von Seiten der Professorenschaft wurde kaum ein Protest gegen die Verdrängung so vieler verdien-

---

3 Vgl. Kap. I.

4 Kelly 1980, hier S.62, Anm.3. Würzburger Erklärung des Verbandes der Deutschen Hochschulen, 22.4.1933.

5 Beiträge zum Thema Hochschulpolitik im „Dritten Reich": Titze 1989. Seier 1984. Seier 1990. Kleinberger 1980. Giles 1980. Chroust Bd.I 1994, hier S. 48-85. Thom 1993. Böhm 1995, hier S. 85-205.

6 Strätz 1968.

7 RGBl I 1933, S. 175, Gesetz vom 7.3.1933.

8 Hartshorne 1937, S. 87. Titze 1989, S. 226.

ter Wissenschaftler laut, der harte Konkurrenzkampf auf dem Arbeitsmarkt hatte das Solidaritätsgefühl der Hochschullehrer anscheinend untergraben – die Idee der freien Universität wurde zugunsten der Pensionsberechtigung verraten.[9]

Die „Säuberungsaktionen" machten auch vor der Studentenschaft nicht halt: durch das „Gesetz gegen die Überfüllung deutscher Schulen und Hochschulen"[10] wurden die Kontingente der neu zu Immatrikulierenden festgesetzt, was den Anteil der jüdischen Erstsemester auf unter 1,5% und der bereits immatrikulierten Juden reichsweit auf 5% senken sollte. Innerhalb eines Jahres ging der Anteil an jüdischen Studenten in allen Fakultäten dramatisch zurück und fiel weit unter den festgelegten Höchstwert (WiSe 1934/35: 0,64% jüdische Studenten).[11] Die Studienmöglichkeiten für Juden wurden mehr und mehr eingeschränkt, und ab 1938 war die Neueinschreibung für „Volljuden" dann endgültig verboten. Daneben wurde kommunistischen und pazifistischen Studenten als politischen Gegnern des Regimes das Studium untersagt.

Eine der Hauptforderungen der nationalsozialistischen Studentenschaft war das Mitspracherecht in der Hochschulselbstverwaltung und die Anerkennung als Körperschaft der Hochschule. Mit dem „Reichsgesetz über die Bildung von Studentenschaften" vom 22.4.1933[12] wurde die Deutsche Studentenschaft als Vertretung aller Studenten neu etabliert. Das Regime anerkannte damit deren Rolle als Vorkämpfer der „Hochschulrevolution" und billigte ihr mehr Rechte zu als in der Weimarer Zeit, was die durch die studentischen Übergriffe verunsicherte Hochschullehrerschaft hinnehmen mußte.

Die Neuorganisation des Hochschulwesens wurde bereits im Oktober 1933 durch das Preußische Ministerium für Wissenschaft, Kunst und Volksbildung (PrMWKV) mit den „Vorläufige[n] Maßnahmen zur Vereinfachung der Hochschulverwaltung" in die Wege geleitet. Diese Maßnahmen wurden Anfang April 1935 durch das nach der Gleichschaltung der Länder errichtete Reichsministerium für Wissenschaft, Erziehung und Volksbildung (RMWEV[13], seit 1.5.1934) in den „Richtlinien zur Vereinheitlichung der Hochschulverwaltung" festgeschrieben.[14] Diese Richtlinien brachen mit der Tradition des über Jahrhunderte entwickelten Systems der akademischen Selbstverwaltung, sie führten an den Hochschulen das „Führerprinzip" ein und vergrößerten die Machtfülle des Rektors, vorher primus inter pares, beträchtlich. Führer der Hochschule war nun der Rektor, er war dem RMWEV direkt unterstellt und allein verantwortlich. Die Gefolgschaft der Hochschule gliederte sich in

9 Gumbel 1938, S. 27.
10 RGBl I 1933, S. 225, Gesetz vom 25.4.1933.
11 Titze 1989, S. 227.
12 RGBl I 1933, S. 215. Grüttner 1995, S. 63.
13 Über den Aufbau und die Aufgaben des RMWEV vgl. Rantzau 1939.
14 Kasper; Huber; Kaebsch; Senger 1942, S. 33. Erlaß PrMWKV UI 1926 vom 28.10.1933, Vorläufige Maßnahmen zur Vereinheitlichung der Hochschulverwaltung. Ebd., S. 34-35 Erlaß WIa 860 RMWEV vom 3.4.1935, Richtlinien zur Vereinheitlichung der Hochschulverwaltung.

Dozentenschaft und Studentenschaft, die Führung dieser Körperschaften übernahmen die vom RMWEV ernannten Dozentenschafts- und Studentenschaftsführer. Der Senat der Hochschulen hatte nur noch beratende Funktion, und die auf Vorschlag des Rektors vom RMWEV ernannten Dekane führten die erhalten gebliebenen Fakultäten.

Mit der Zentralisierung der Hochschulverwaltung in einem neuen Reichswissenschafts-ministerium, geleitet von Bernhard Rust, wurde das staatliche Instrument für die Durchführung der nationalsozialistischen Hochschulpolitik geschaffen. Den direkten Kontakt mit den Hochschulen hielten die wechselnden Chefs des Amtes Wissenschaft dieses Ministeriums und ihre Referenten, zuerst Ministerialdirektor Vahlen, ab 1936 Staatsminister a.D. Wacker und im Krieg Ministerialdirektor Mentzel, der gleichzeitig der Deutschen Forschungsgemeinschaft vorstand und damit die Verknüpfung der Interessen von Wissenschaft und Forschung gewährleistete.

Auch die Partei hatte Einflußmöglichkeiten auf den Hochschulbetrieb: die SA war in den ersten Jahren durch ein Hochschulamt präsent, zuständig für die körperliche Ertüchtigung der Studenten. Der NSDStB[15] hatte nach der Reorganisation und Zusammenfassung mit der Deutschen Studentenschaft zur Reichsstudentenführung (1936) die Aufgabe, die Studenten politisch-ideologisch und für Kameradschaftsarbeit, Arbeitsdienst, Sport und Fachschaftsarbeit zu erfassen sowie die außeruniversitären Einsätze zum Landdienst und Ernteeinsatz während der Semesterferien zu organisieren.[16] Rudolf Heß als Stellvertreter des Führers gründete im Juli 1934 eine Hochschulkommission, der u.a. Alfred Rosenberg, Walter Frank und Gerhard Wagner angehörten, um mehr Einfluß auf Berufungsfragen nehmen zu können. Den Medizinischen Fakultäten wurde auf Anraten des Leiters des Nationalsozialistischen Ärztebundes (NSÄB) Wagner je ein Vertrauensmann der NSDAP[17] beigegeben, um die Personalpolitik zu kontrollieren, was zu massiven Kompetenzstreitigkeiten mit dem RMWEV führte.[18] Eine eigenständige Parteiorganisation der nationalsozialistischen Professoren wurde 1935 ins Leben gerufen. Der NSD[19] war ein Zusammenschluß aller Aktivisten in der Hochschullehrerschaft und zuständig für deren parteipolitische Schulung und Kontrolle sowie für die parteiliche Begutachtung bei Berufungsverfahren.[20] Besonders letzteres führte wie auf vielen anderen Gebieten zum Führungsdualismus von Partei und staatlicher Verwaltung und hatte an einigen Universitäten eine „Doppelregierung“ von Rektor und Dozentenbundsführer zur Folge. Außerdem gab es vielfältige Einflußnahmen sowohl von regionalen Parteifunktionären als auch aus der Führungsspitze der Partei, die durch Finanzentscheidungen und Zugang zu Hitler selbst an den die Universitäten betreffenden Entscheidungs-

15 Zum Aufstieg des NSDStB vgl. Grüttner 1995, S. 19-61.
16 Vgl. Kap. III.6.
17 Van den Bussche 1989, S. 65-72. Kelly 1980, S. 64-65.
18 Vgl. Kap. III.1.
19 Kelly 1980, S. 66-70.
20 Vgl. Kap. III.2.3.

prozessen Anteil hatten. Insgesamt sah sich die staatliche Hochschulpolitik des Ministeriums Rust dem Mißtrauen der Partei ausgesetzt, die ein generelles Mitspracherecht bei hochschulpolitischen Maßnahmen beanspruchte.

Diskrepanzen gab es zwischen der formalen Gleichschaltung und einer wirklichen Erneuerung der Universitäten. Die Umsetzung der nationalsozialistischen Ziele in der Hochschulpolitik ließ zu wünschen übrig, wie auch Hans Huber, Referent im RMWEV, in einer Rede vor Universitätsbeamten der Verwaltungsakademie im Jahre 1939 zugeben mußte.[21]

Vor allem die Studentenschaft verkörperte die nationalsozialistische „Bewegung". Es gilt als gesichert, daß zum Zeitpunkt der Machtübernahme Hitlers weit über die Hälfte aller deutschen Studenten, möglicherweise bis zu zwei Drittel, ihrer Gesinnung nach den Nationalsozialisten nahestand.[22] Die Studenten erhofften sich einiges von den neuen Machthabern: eine Verbesserung der Studienbedingungen durch Senkung der Studentenzahlen sowie eine bessere Zukunftsperspektive durch Abbau der akademischen Arbeitslosigkeit. Die Verringerung der Studentenzahlen wurde sofort in Angriff genommen, das Überfüllungsgesetz drosselte die Zahl der jüdischen Studierenden und auch den Zugang von Frauen zum Universitätsstudium: nur 10% Frauen wurden 1933-35 zugelassen. Die Einführung von Arbeits- und Wehrdienstpflicht hielt die männlichen Studenten in der Mitte der dreißiger Jahre vom Studium fern, so daß sich ab 1937 die Situation in einen Studentenmangel umkehrte und wieder für das Hochschulstudium geworben werden mußte. Die vielfältige Vereinnahmung durch den neuen Staat, die Einengung der studentischen Freiräume durch SA-Dienst, Verbot der Korporationen, Räumung der Verbindungshäuser zugunsten der NS-Kameradschaften und verpflichtende Ferieneinsätze ernüchterte viele angehende Studenten und ließ sie außeruniversitäre Berufsperspektiven suchen, wo sie sich geringerem politischen Druck ausgesetzt sahen. Die Einschränkung der Freizügigkeit ging so weit, daß in den ersten drei Semestern an derselben Hochschule studiert werden mußte und Kontingentierungsmaßnahmen den Studentenstrom in die Kleinstadtuniversitäten lenken sollten, an denen Studenten fehlten und man die Studierenden ideologisch besser unter Kontrolle hatte. Im Zuge des Vierjahresplans wurden die Absolventen der Hochschulen als Fachkräfte dringend gebraucht, so daß man schon vor dem Krieg die Beurteilung der politischen Gesinnung lockerte und die ideologische Abstinenz vieler Studenten mehr oder weniger toleriert wurde.

Dies galt nicht nur für die Studenten, sondern auch für den wissenschaftlichen Nachwuchs. Dozenten und Assistenten wurden anfangs von den Machthabern umworben, da man dem Hochschullehrernachwuchs eine Erneuerung der Hochschulen eher zutraute als dem etablierten Lehrkörper. Durch die Reichshabilitationsordnung von 1934,[23] die Gemeinschaftslager und Dozentenakademie mit ideologischer

---

21 Huber 1939.

22 Kater 1984, hier S. 33.

23 Kasper; Huber; Kaebsch; Senger 1943, S. 18-32. Erlaß RMWEV R U I 730.1 vom 13.12.1934.

Schulung für die Dozentur zwingend vorschrieb, sollte der Professor neuen Typs selektiert werden, kein volksfremder Stubengelehrter und unpolitischer Intellektueller, sondern der fachkompetente und von der Partei akzeptierte Nationalsozialist. Die neuen Ansprüche an den akademischen Nachwuchs schreckten viele angehende Professoren ab, eine Hochschullaufbahn anzustreben, sie gingen lieber in die Industrie, wo außerdem bessere Gehälter gezahlt wurden. So wurde auch hier aus dem Jungakademikerüberschuß in den letzten Jahren der Weimarer Republik ein gravierender Nachwuchsmangel, der es mit sich brachte, daß das Umerziehungskonzept Schritt für Schritt zurückgenommen wurde. Die Verbeamtung der außerplanmäßigen Professoren,[24] die 1939 erlassene Reichsassistentenordnung,[25] die den Assistenten erstmals einen Sitz im akademischen Senat zusicherte, und das Gesetz über die Besoldung der Hochschullehrer,[26] das das Gehalt reichseinheitlich regelte, kamen jedoch zu spät, um den Nachwuchsmangel vor Kriegsbeginn noch auszugleichen.

Auch das Verfahren bei der Besetzung von Lehrstühlen wurde nationalsozialistischen Belangen angepaßt: nach dem Machtwechsel war die Entscheidung bei Berufungen Sache des RMWEV, die Fakultäten behielten ein Vorschlagsrecht. Der Vorschlag wurde dem Ministerium zugeleitet und weitere politische Gutachten vom Dozentenbundsführer eingeholt. Die Rektoren beklagten auf der Rektorenkonferenz in Marburg im Dezember 1937,[27] daß sie dadurch bei der Personalpolitik praktisch ausgeschaltet seien, und wurden vom RMWEV in dieser Ansicht unterstützt, da das Ministerium sein Entscheidungsrecht in Gefahr sah. Man einigte sich auf eine strikte Trennung von fachlichen (universitären) und politischen Gutachten (des NSD, des Hauptamtes Wissenschaft in der Dienstelle Rosenberg oder anderer Parteidienststellen). Die geringe Zahl der Untersuchungen über die Berufungspolitik an einzelnen Universitäten läßt bisher den Schluß zu, daß auf Seiten der Fakultäten in erster Linie fachliche Kriterien vor den politischen für die Berufungen ausschlaggebend, Eingriffe in die Stellenpolitik von Parteiseite jedoch an der Tagesordnung waren, wenn auch eine Parteimitgliedschaft als Berufungsvoraussetzung nicht zwingend notwendig schien.[28] Die Personalpolitik war dementsprechend an den meisten Universitäten von Kontinuität geprägt, der überwiegende Teil der Professoren versuchte bei angepaßter Grundhaltung dem Regime gegenüber das Leistungsniveau und den Forschungsstandard der Fachrichtung zu halten.

Die nationalsozialistische Ideologie verfügte über kein präzises Wissenschaftsprogramm, die Debatte darüber war von persönlichen Feindschaften geprägt und führte nicht zur Durchsetzung in der realen Hochschulpolitik. Die offizielle Wissen-

24 StAM 307c, Acc. 1969/33, Nr.670. Erlaß RMWEV WA 1290 vom 11.5.1939.
25 Kasper; Huber; Kaebsch; Senger 1943, S. 117-120.
26 RGBl I 1939, S. 252, Gesetz vom 17.2.39.
27 BA Berlin R 4901, Nr.708. Rede Zimmerl über Stellung und Aufgabe des Rektors, Bl.34-42.
28 Vgl. Kap. III.4.2 sowie Van den Bussche 1989, S. 106-110. Chroust Bd.I 1994, S. 181. Zimmermann 2000, S. 62-64.

schaftspolitik orientierte sich an den Bedürfnissen von „Staat, Volk und Rasse", sie sollte nicht mehr zweckfrei sein und um der objektiven Erkenntnis willen betrieben werden. Die „nationale" Wissenschaft war „Dienst im Sinne der Volksgemeinschaft" als Mittel der politischen Erziehung und Indoktrination.[29] Diese Begrenzung auf den nationalen Nutzen führte auf vielen Gebieten zu einer Abkopplung von der Wissenschaft anderer Länder und letztendlich zu einem Niveauverlust. Programmatische Vorschläge zur Durchsetzung des nationalsozialistischen Wissenschaftsprogramms an den Hochschulen wurden von verschiedenen Seiten gemacht. Die konservative Richtung mit ihrem Hauptprotagonisten Adolf Rein wollte die traditionellen Universitätsstrukturen sowie die Freiheit der Lehre nicht vollständig aufgeben, die Selbsterneuerung der Hochschule sollte mit einer politischen Fakultät institutionalisiert werden. Der idealistische Ernst Krieck, Rektor der Universität Frankfurt, strebte eine Gesamthochschule mit nationalsozialistischem Erziehungsauftrag an und wollte die Ordinarienuniversität abschaffen. Der radikale Parteiideologe Alfred Rosenberg hielt den Lehrkörper für nicht umerziehbar und wollte deshalb keine Reformen, sondern eine Alternativuniversität nationalsozialistischer Prägung durchsetzen. Da Rosenberg keine starke Stellung in der Parteihierarchie hatte, kam sein Projekt, die „Hohe Schule", über die Anfänge in München und zwei anderen Großstädten nicht hinaus.[30]

Die nationalsozialistische Weltanschauung bot kaum Anhaltspunkte für eine Integration in die meisten Forschungsdisziplinen; über ein fehlendes Konzept in der Forschungspolitik konnte auch die vielzitierte Formel von der „völkischen Wissenschaft" nicht hinwegtäuschen. Ansätze originaler „nationalsozialistischer Forschung" gab es eher außerhalb der Universitäten (z.B. im Reichsinstitut zur Geschichte des neuen Deutschland), an den Hochschulen konnten sich in einigen Fächern auch Inseln freier Forschung halten, die wenig von der NS-Indoktrination beeinflußt waren. Natürlich wurden die leitenden Positionen in der Forschungsverwaltung, von der viele Forschungsvorhaben an den Universitäten finanziell abhängig waren, mit Parteigängern besetzt. Die Notgemeinschaft der Deutschen Wissenschaft, seit 1935 Deutsche Forschungsgemeinschaft (DFG),[31] wurde ab 1934 von Johannes Stark geführt, an der Spitze der Kaiser-Wilhelm-Gesellschaft[32] stand bis 1936 noch Max Planck, sein Nachfolger wurde Carl Bosch, Generaldirektor bei IG Farben. Der DFG stand 1936-1945 Rudolf Mentzel vor, der eng mit der Forschungsabteilung des Heereswaffenamtes zusammenarbeitete. Die Ziele des kriegsvorbereitenden Vierjahresplans sollten durch die Gründung eines Reichsforschungsrats (RFR, 1937), gedacht als staatlicher Überbau zur Unterstützung der Naturwissenschaft und Technik, erreicht werden.[33] Namhafte Vertreter verschiedener For-

29 Möller 1984, hier S. 68-69.
30 Seier 1984, S. 149-152. Bollmus 1980. Losemann 1994.
31 Zierold 1968. Hammerstein 1999.
32 Albrecht; Hermann 1990.
33 Kasper; Huber; Kaebsch; Senger 1942, S. 22-23. RMWEV RdErl.WN 612 vom 16.3.1937.

schungsrichtungen wurden als Fachgruppenleiter bestellt (für die Medizin Ferdinand Sauerbruch) und sollten die Anträge auf finanzielle Unterstützung von Forschungsvorhaben beurteilen. Der Reichsforschungsrat erfüllte die in ihn gesetzten Erwartungen nicht, unter anderem, weil die finanziellen Mittel zur Forschungsförderung begrenzt waren und eine Koordination fehlte. Er wurde 1942 reorganisiert, der Führung Görings unterstellt und bekam für besondere Kriegsaufgaben mehr Geld, arbeitete aber wegen fehlenden Informationsaustauschs und der absoluten Priorität der kriegswichtigen Forschung weiterhin unzulänglich.

Eine innere Reform der Hochschule, die Schaffung eines neuen Studenten- und Hochschullehrertyps und die Gestaltung eines neuen Begriffs der Wissenschaft, blieb also im Endeffekt aus. Weder gab es eine verbindliche Wissenschaftstheorie, noch konnten die Interessen der Partei an den Hochschulen optimal durchgesetzt werden. Eine erfolgreiche NS-Hochschulpolitik zeigte sich nur im Niederreißen und Zerstören der alten Hochschulstrukturen und der gewaltsamen Indoktrination der nationalsozialistischen Weltanschauung.[34] Durch das nachlassende Interesse der Nationalsozialisten an Wissenschaft und Hochschule ab Kriegsbeginn konnten die Universitäten wieder mehr innere Autonomie zurückgewinnen, so daß die örtlichen Rektoren und Dekane manches selbständig regeln und auch verhindern konnten. Bei Kriegsende war die „Nationalsozialistische Universität“ in weiterer Ferne denn je – sie blieb ein Widerspruch in sich selbst.

---

34 Maier 1966, S. 76.

II.2 Rassen- und Gesundheitspolitik

Esther Krähwinkel

Die nationalsozialistische Gesundheitspolitik und darüber hinaus die Sozialpolitik des „Dritten Reiches" allgemein basierte maßgeblich auf biologistischen Kategorien. Die damit einhergehende Vorstellung vom weltgeschichtlichen Prinzip des „Rassenkampfes" begründete das Ziel eines „rassenreinen", gesunden und „arischen" Volkskörpers als Voraussetzung für den Sieg im „Kampf um Lebensraum". Im Rahmen dieses Weltbildes war Gesundheit mit ihren spezifisch rassenideologischen Komponenten ein konstitutives Element nationalsozialistischer Politik insgesamt: die Bezugspunkte wurden dabei nicht mehr durch das Individuum und die Gegenwart gesetzt, sondern durch das Kollektiv und die Zukunft.

Erbpflege im Sinne der Eugenik und Rassenpflege im Sinne anthropologischer Rassenkunde bestimmten als sich ergänzende Leitlinien die praktische Umsetzung der NS-Ideologie.[35] Der ethnische Rassismus bezog sich dabei auf die vorgeblich unterschiedliche Wertigkeit verschiedener Rassen. Nach der gängigen Rassenlehre galt es, die Angehörigen der nordischen Rasse insbesondere vor den „minderwertigen Juden" zu schützen bzw. das deutsche Volk durch „Rassenentmischung" und Verhinderung von „Rassenvermischung" zu „heilen".[36]

Zur Durchsetzung des ethnischen Rassismus in der nationalsozialistischen Gesundheitspolitik und im Gesundheitswesen wurde ein breites Instrumentarium an Gesetzen und Verordnungen erlassen.[37] Das erste dezidiert antisemitische Gesetz, das Jüdinnen und Juden rassistisch „definierte", war das „Gesetz zur Wiederherstellung des Berufsbeamtentums"[38] vom 7. April 1933. Der §3 schloß den Beamtenstatus für „Nichtarier" und damit für Juden aus. Ebenfalls im April 1933 wurde auf dem Verordnungswege den jüdischen Ärzten ihre Krankenkassenzulassung und damit ein wichtiger Teil ihrer Existenzsicherung entzogen.[39] Die Nürnberger Gesetze vom 15. September 1935 bestimmten über das darin enthaltene „Reichsbürgerge-

35 Grundlegend: Schmuhl 1987; Bock 1986. Die Grundlagen von Hitlers Rassismus zusammengefaßt bei Labisch 1997. Zur internationalen Diskussion über Eugenik und zu ihren institutionellen Verflechtungen vgl. Kühl 1997. Insgesamt für die Entwicklung des NS-Wohlfahrtsstaates Sachße; Tennstedt 1992.

36 Für Kater ist die Gleichsetzung von Juden mit Krankheit schlechthin ein Aspekt der von ihm so bezeichneten „Medikalisierung der Juden". Kater 1989, S. 177-183, oder kurz: Kater 1998, S. 70.

37 Zu den Schikanen gegenüber jüdischen Ärzten vgl. Kater 1998, S. 68-77.

38 RGBl I 1933, S. 175. Vgl. Kap. III.3.1.

39 RGBl I 1933, S. 222, Verordnung über die Zulassung von Ärzten zur Tätigkeit bei Krankenkassen vom 22. April 1933. Die Ausgrenzung aus dem gesellschaftlichen Leben und der Entzug der Existenzgrundlage betraf natürlich nicht nur jüdische Ärzte. Sie sind hier wegen des allgemeinen Themas aber in den Mittelpunkt der Ausführungen gestellt. Zur allgemeinen Einführung vgl. Plum 1988, S. 268-313.

setz"[40] und das „Gesetz zum Schutze des deutschen Blutes und der deutschen Ehre"[41], daß nur Angehörige „deutschen oder artverwandten Blutes" Staatsbürger sein konnten, und verboten Ehen und Geschlechtsverkehr zwischen Juden und Deutschen. Die zweite Verordnung vom 21. Dezember 1935 zum „Reichsbürgergesetz" schrieb vor, daß leitende Krankenhaus- und Vertrauensärzte nur noch arischer Abstammung sein durften.[42]

Die Ausgrenzung jüdischer Ärzte aus dem gesellschaftlichen und wirtschaftlichen Leben schritt weiter fort mit der Bestimmung vom 25. Juli 1938, die allen jüdischen Ärzten die Approbation entzog. Sie durften sich fortan nur noch „Krankenbehandler" nennen und allein jüdische Patientinnen und Patienten behandeln.[43]

Nachdem mit Hilfe der genannten Gesetze Angehörige „minderwertiger Rassen" erst allgemein definiert und immer weiter ausgegrenzt worden waren, folgte ab 1941 der staatlich durchgeführte Massenmord. Er bedeutete für Hunderttausende von Juden, Sinti und Roma sowie für Angehörige der sogenannten „Ostvölker" die Tötung durch Gas, Massenerschießungen oder Zwangsarbeit.[44]

Nach der biologistischen Gesundheitsauffassung drohten dem Volkskörper aber nicht nur Gefahren von außen, sondern durch „Entartung" und „Degeneration" infolge von Erbkrankheiten ebenfalls von innen. Nach den Zielsetzungen des hygienischen Rassismus galt es einerseits, krankes oder „minderwertiges" Erbgut auszuschließen, sowie andererseits, erbgesunden „arischen" Nachwuchs zu fördern. Auch dies wurde bis zum Beginn des Krieges durch eine Reihe gesetzlicher Maßnahmen geregelt.

An erster Stelle der negativen rassenhygienischen Maßnahmen stand das GzVeN[45] vom 14. Juli 1933. Nach diesem war Menschen mit angeblich erblichen Erkrankungen die eigenständige Entscheidung über ihre Fruchtbarkeit untersagt, indem ihre Zwangssterilisation bestimmt wurde.[46] Die Änderungsbestimmung vom 26. Juni 1935 verankerte zudem die Zwangsabtreibung aus eugenischen Gründen.[47] Das „Gesetz zum Schutze der Erbgesundheit des deutschen Volkes"[48] (Ehegesund-

---

40 RGBl I 1935, S. 1146.

41 Ebd.

42 Ebd., S. 524.

43 RGBl I 1938, S. 969.

44 Trotz aller Zielstrebigkeit ist aber nicht zu übersehen, daß der Mordprozeß zu Anfang wenig einheitlich und planmäßig war. Zu den Fragen, wann, wo und von wem der Entschluß zur „Massenvernichtung" ausging, vgl. Jäckel; Rohwer 1985. Einen guten Überblick über die Positionen der „Intentionalisten" und der „Strukturalisten" bei Kershaw 1994, S. 149-194. Zum Massenmord an den europäischen Juden vgl. Hilberg 1982. Ders. 1992. Während Hilberg seinen Fokus eher auf die Rolle der Bürokratie in der Judenvernichtung legt, betrachtet Aly den Holocaust unter dem Blickwinkel der nationalsozialistischen Lebensraumpolitik. Aly 1996. Zu Sinti und Roma vgl. Zimmermann 1996.

45 RGBl I 1933, S. 529. Vgl. Gütt; Rüdin; Ruttke 1934, 1936.

46 Im Verlauf des „Dritten Reichs" wurden nach bisherigen Kenntnissen etwa 350 000 bis 400 000 Menschen zwangssterilisiert. Vgl. Bock 1986, S. 8. Vgl. Kap. III.8.3.

47 RGBl I 1935, S. 773.

48 Ebd., S. 1246.

heitsgesetz) vom 18. Oktober 1935 sah im Hinblick auf die angestrebte „Erbgutverbesserung" des deutschen Volkes eine Reihe von Eheverboten vor. Es untersagte allen unter das GzVeN fallenden „Trägern von Erbkrankheiten" sowie „Geschlechtskranken, Tuberkulösen, Geistesschwachen und Psychopathen" gleichermaßen wie „verbrecherisch oder gemeingefährlich veranlagten Personen" zu heiraten. Ebenso verboten war die Ehe zwischen gesunden und nicht fortpflanzungsfähigen Partnern.[49]

Charakteristisch für die Durchführung der nationalsozialistischen Erb- und Rassenpolitik war zudem eine permanent fortschreitende Erweiterung der Ausgrenzungskategorien. Die darauf basierenden Maßnahmen erfaßten die Abweichungen vom Typus des rassisch reinen, sozial und politisch konformen Volksgenossen, wie sie beispielsweise in der sozialen Stigmatisierung des „Arbeitsscheuen" und „Asozialen" kumulierten, zunehmend.[50] Am Ende der im Namen der Rassenpflege erfolgten „ausmerzenden" Maßnahmen stand die nach der damaligen Berliner Zentrale in der Tiergartenstraße 4 benannte „Euthanasieaktion T4". Hinter diesem Kürzel versteckte sich die planvolle Ermordung von über 200000 Psychiatriepatientinnen und -patienten in eigens dafür vorgesehenen psychiatrischen Tötungsanstalten.[51] Die „Vernichtungsmaßnahmen" wurden nach 1941 in der sogenannten „Sonderbehandlung 14f13" auch auf KZ-Häftlinge ausgedehnt. „Sonderbehandlung" stand dabei als Synonym für „Töten", das Aktenzeichen 14f13 bezeichnete verwaltungssprachlich die Tötung von KZ-Häftlingen in den Vernichtungszentren der „T4-Aktion".[52] Nach Meinung vieler Historikerinnen und Historiker liegt gerade in diesem Transfer der Tötungsmethode der Übergang von Patientenmord zur Vernichtung der europäischen Juden.[53]

Den negativen eugenischen Maßnahmen gegenüber standen die positiven, die sich als Volkspflege nur auf erbgesunde deutsche Volksgenossen bezogen. Ihren

---

49 Vgl. Czarnowski 1991.

50 Sachße; Tennstedt 1992, S. 261-272.

51 Vgl. Aly 1989, insbesondere das Kapitel von Aly selbst, S. 11-20. Inzwischen liegen eine ganze Reihe von Untersuchungen über die Anstaltspsychiatrie vor, die die einzelnen Strukturen und Phasen im Rahmen der Euthanasie herausgearbeitet haben. Hier nur eine kleine Auswahl: Müller; Siemen 1991 und zweite Auflage 1992; Wunder 1992; Faulstich 1993; Kersting 1996; Walter 1996. Zu der Beziehung zwischen Eugenik und Euthanasie vgl. die These von Schmuhl, 1987, für den die Euthanasie bereits als inhärentes Radikalisierungsmoment in der Eugenik der Weimarer Republik angelegt ist. Gegen Schmuhls These vom Übergang zwischen Eugenik und Euthanasie bezieht Schwartz Stellung, der zwischen Eugenik und Euthanasie keinen automatischen Übergang, sondern eine Grenzlinie sieht. Vgl. Schwartz 1996, S. 604-622. Zur Antwort Schmuhls vgl. Schmuhl 1997, S. 757-762.

52 Friedländer 1997, S. 237.

53 So geht z.B. Friedländer, 1997, davon aus, daß die „T4-Aktion" als Modell für die Endlösung diente. Nach ihm überzeugte „der Erfolg der Euthanasiepolitik [...] die NS-Führung davon, daß Massenmord technisch möglich war, daß normale Männer und Frauen bereit waren, zahllose unschuldige Menschen zu töten, und daß die Bürokratie bei einem so beispiellosen Unternehmen mitwirken würde." (S. 450). Zu der umfassenden Diskussion, die hier nicht auch nur annähernd wiedergegeben werden kann, vgl. Bock 1991, S. 285-306. Bock gibt einen Überblick über die Diskussionslinien bis 1991.

administrativen Niederschlag fanden sie beispielsweise in Ehestandsdarlehen,[54] die im Zusammenhang mit anderen Maßnahmen, wie der Wirtschaftsförderung und der Bekämpfung der Arbeitslosigkeit,[55] die Zahl der Eheschließungen erhöhen sollten. Des weiteren wurde versucht, über steuerliche Ermäßigungen und Kinderbeihilfen die Geburtenhäufigkeit zu steigern. Um die genannten Leistungen zu erhalten, mußten sich die Antragsteller aber immer einer Untersuchung unterziehen, ob sie die festgesetzten erb- und rassenbiologischen Vorgaben erfüllten. Damit waren die positiven Maßnahmen zugleich selektierende Maßnahmen: Jene, die nach erfolgter Prüfung aus dem unterstützenswerten Kreis deutscher Volksgenossen herausfielen, waren potentiell gefährdet, in den Bannkreis der Ausmerzungspolitik zu geraten.

Die staatlich institutionalisierte Rassen- und Gesundheitsideologie änderte die Gesundheits- und Wohlfahrtspolitik im Nationalsozialismus umfassend. War vor 1933 die wohlfahrtsstaatliche Intention prinzipiell auf den Ausgleich unterschiedlicher Lebenslagen gerichtet, zementierte der nationalsozialistische Wohlfahrtsstaat die (von ihm definierte) Ungleichheit seiner Mitglieder. Soziale Leistungen hatten in diesem System ausschließlich die Aufgabe, völkisches und politisches Wohlverhalten zu honorieren.[56]

Kennzeichnend für die Umsetzung nationalsozialistischer Gesundheitspolitik war bis zum Beginn der „Kindereuthanasie" Ende 1938 insbesondere deren gesetzliche Gestaltung. Zudem zeichnete sie sich durch einen deutlich gewachsenen Einfluß der Ministerialbürokratie sowie durch die zunehmende Bedeutung des Reiches auf den Gebieten der öffentlichen Gesundheitsfürsorge und der Familien- und Bevölkerungspolitik aus.[57]

---

54 RGBl I 1933, S. 377, Durchführungsverordnung über die Gewährung von Ehestandsdarlehen vom 20. Juni 1933. Das Ehestandsdarlehen konnte bei einer Eheschließung dann beantragt werden, wenn die zukünftige Ehefrau nach der Heirat aus dem Berufsleben ausschied. Die Schuld aus dem Darlehen konnte „abgekindert" werden, d.h. mit der Geburt eines jeden Kindes verringerte sich die Schuld um ein Viertel des ursprünglichen Betrages. Vgl. Sachße; Tennstedt 1992, S. 177-182.

55 RGBl I 1933, S. 323, Gesetz zur Verminderung der Arbeitslosigkeit vom 1. Juni 1933.

56 In ihren Anfängen zeigte sich diese tiefgreifende Änderung im Grundverständnis sozialer Sicherung bereits deutlich in einem Schwenk der Wohlfahrtspolitik unter dem Druck der Weltwirtschaftskrise seit 1930. Kennzeichnend für diese Entwicklung waren vermehrter Leistungsabbau und die Beschränkung individueller Rechte. Am deutlichsten wurde dieser Wandel in der sogenannten „Lex Schopohl". In dem nach dem Ministerialdirektor der Medizinalabteilung im Preußischen Ministerium für Volkswohlfahrt Heinrich Schopohl (Zentrum) benannten Gesetzesentwurf sollte 1932 die freiwillige Sterilisation aus unverkennbar rassenhygienischen Gründen erlaubt sein. Das Gesetz wurde jedoch aufgrund der Auflösung Preußens nach dem sogenannten „Preußenschlag" des Reiches vom 20. Juli 1932 nie verabschiedet. Vgl. Sachße; Tennstedt 1992, S. 100-101, oder Labisch; Tennstedt 1985, Teil 1, S. 197-200.

57 Sachße und Tennstedt betrachten diese erste Phase eher unter dem Gesichtspunkt der Kontinuität denn der Diskontinuität und bezeichnen sie daher auch als Phase „autoritärer Staatlichkeit", die vor allen Dingen unter dem Einfluß von bereits vor 1933 entwickelten Konzepten verblieb. Sachße; Tennstedt 1992, S. 12-13 und 84-110.

Die Organisation des staatlichen Gesundheitswesens regelte das am 3. Juli 1934 erlassene „Gesetz über die Vereinheitlichung des Gesundheitswesens“ (GVG).[58] Ausgearbeitet unter der Federführung von Arthur Gütt, Ministerialdirektor im Reichsministerium des Innern, Abteilung Volksgesundheit, sah das Gesetz ab 1935 den flächendeckenden Auf- und Ausbau eines Netzes staatlicher Gesundheitsämter vor. Die Aufgabenbeschreibung für die sie leitenden Amtsärzte vereinigte die traditionell staatliche Medizinialaufsicht mit der kommunalen Gesundheitsfürsorge, ergänzt um den neuen Tätigkeitsbereich der Erb- und Rassenpflege. Die tägliche Arbeit umfaßte die Umsetzung des GzVeN und des „Blutschutzgesetzes“, Seuchenabwehr, gesundheitliche Volksbelehrung, Schulgesundheitspflege, Mutter-und-Kind-Beratung, Tuberkulose- und Geschlechtskrankenfürsorge ebenso wie die für Behinderte und Süchtige und schließlich die Eheberatung. Die Erb- und Rassenpflege war dabei sowohl eigenständiges Aufgabengebiet als auch allgemeiner, gleichsam den anderen Aufgaben vorgeschalteter Arbeitsbereich. Nur bei Übereinstimmung von individueller und staatlich bestimmter Gesundheitsnorm wurden materielle Leistungen vom Staat oder der Partei gewährt, beispielsweise in Form besonderer Zuwendungen im Rahmen der Mutter-und-Kind Fürsorge oder von Kuraufenthalten bei bestehender Tuberkulose. Da das GVG ein allgemeines Organisationsgesetz war, das die Aufgaben der Gesundheitsämter in erster Linie summarisch bestimmte, ergab sich seine tatsächliche Funktion erst im Zusammenhang mit den hier angeführten nationalsozialistischen Rassengesetzen und deren inhaltlichen Vorgaben. So oblag den Amtsärzten beispielsweise an zentraler Stelle die Durchführung der Zwangssterilisationen sowie die Begutachtung der Ehetauglichkeit nach erbbiologischen Gesichtspunkten.[59]

Ab 1935 war es zudem Aufgabe der Gesundheitsämter, alle bei ihnen anfallenden Informationen für eine detailliert vorgeschriebene Erbbestandsaufnahme zu verwenden. Grundsätzlich war das ganze deutsche Volk damit anvisiert, in erster Linie jedoch Personen, die selbst schon in die Maschinerie erbbiologischer Maßnahmen geraten waren oder noch geraten sollten, und ihre Verwandten.

Das GVG und die in ihm vorgesehene Organisation des staatlichen Gesundheitswesens waren nicht unumstritten. Neben dem Reichsfinanzministerium und den Kommunen kritisierten insbesondere auch Parteistellen das neue Gesetz und traten in Konkurrenz zum öffentlichen Gesundheitsdienst. Vornehmlich die NSV versuchte, ihren Anspruch auf die „Gesundheitsführung“ des deutschen Volkes durchzusetzen.[60] Entsprechend ihrem Adressatenkreis der „erbgesunden, rassereinen“ deutschen Familie bezog sich das Konkurrenzinteresse der NSV allerdings allein auf die positiven Maßnahmen, so daß sich in der Praxis schließlich eine Aufgabenteilung etablierte. Der öffentliche Gesundheitsdienst war eher für die selektiven Maßnahmen zuständig, d.h. er entschied, wer die nationalsozialistischen Gesundheitsnor-

58 RGBl I 1934, S. 529. Vgl. Labisch; Tennstedt 1985.
59 Labisch; Tennstedt 1985, Teil 2, S. 325-326.
60 Vgl. Hansen 1991, S. 86-87.

men erfüllte, und die NSV übernahm dann für den positiv begutachteten Teil die materiellen Leistungen.[61]

Neben der NSV war es Reichsärzteführer Gerhard Wagner, der dem GVG kritisch gegenüberstand. Seine Idee, die Erbgesundheitspolitik über ein Hausarztsystem – der Hausarzt als Gesundheitsblockwart – zu etablieren, war mit der Einführung des Gesetzes gescheitert. Auch mit dem auf seine Initiative am 16. Juni 1934 gegründeten Hauptamt für Volksgesundheit konnte er sich auf Dauer gegen das öffentliche Gesundheitswesen nicht durchsetzen. Die bei den vertikal gegliederten Ämtern für Volksgesundheit akkreditierten niedergelassenen Ärzte (bei Kriegsbeginn etwa 80 %) sollten als „Gesundheitsführer der erbgesunden Familien" tätig werden und deren „völkische Pflicht zur Gesundheit" überwachen. Hauptaufgabe der Ämter für Volksgesundheit war demzufolge die Feststellung des Gesundheits- und Leistungsstands der Bevölkerung. Dazu führten sie 1935 Gesundheitsstammbücher ein, die den individuellen Gesundheitszustand, die „Rassereinheit" und die „Erbgesundheit" dokumentieren sollten.[62] Die vom Hauptamt für Volksgesundheit zugelassenen Ärzte legten ab Mai 1937 zudem eine gesonderte Gesundheitskartei über Arbeiter aus Betrieben der vier Gaue Hamburg, Köln, Kurhessen und Bayerische Ostmark an. Hier zeigte sich, daß Gesundheit immer mehr zu einem Synonym für Leistung wurde, denn vor dem Hintergrund anvisierter Expansionspolitik wurde der Gesundheitsstand der Arbeiter nicht allein unter dem Aspekt Volksgesundheit, sondern insbesondere im Hinblick auf ihre Arbeitsleistung und deren mögliche Steigerung erfaßt. Der erhoffte Erfolg blieb allerdings aus.[63]

War in der Vorkriegszeit das staatliche Gesundheitswesen zwar nicht ohne Konkurrenz, aber doch eine der dominantesten Kräfte zur Durchsetzung der nationalsozialistischen Erbgesundheitspolitik gewesen, so verlor es seit Ende 1938 zunehmend an Gewicht. Auf der anderen Seite stiegen die Machtbefugnisse der Partei, insbesondere auf der Gauleiterebene und in Form immer neuer Spezialzuständigkeiten von Parteidienststellen.[64] Deutlich wird diese Entwicklung in der Person Leonardo Contis: 1939 wurde ihm zuerst die Position des im selben Jahre verstorbenen Wagner als Reichsgesundheitsführer und vier Monate später – als Nachfolger von Gütt – auch die Leitung des öffentlichen Gesundheitswesens übertragen. Damit stand er nun den staatlichen wie den parteiamtlichen Gesundheitsorganen vor.[65]

Allerdings verlor er mit Beginn des Zweiten Weltkrieges in dem Maße an Macht wie die Zuständigkeiten des Sanitätswesens der SS und der Wehrmacht stiegen.

---

61 Sachße; Tennstedt 1992, S. 128-132. Zur NSV insgesamt vgl. die beiden grundlegenden Werke von Vorländer 1988 und Hansen 1991.

62 Labisch; Tennstedt 1991, S. 51-62.

63 Knödler 1991, S. 118-122.

64 Ab 1938 ändert sich nach Sachße und Tennstedt die nationalsozialistische Wohlfahrtspolitik grundlegend. Die von ihnen so benannte „völkische Phase" des nationalsozialistischen Wohlfahrtsstaates ist für sie die Voraussetzung für den Zweiten Weltkrieg und die gewaltsame Expansion des „Dritten Reichs". Sachße; Tennstedt 1992, S. 13, 199-209, 218-225, 261-272.

65 Vgl. dazu Labisch; Tennstedt 1985, Teil 2, S. 345-349.

Reichsarzt SS und damit dem Reichsführer SS Himmler unterstellt war Ernst Grawitz, Chef des Wehrmachtssanitätswesens wurde Siegfried Handloser. 1942 wurde zusätzlich Karl Brandt von Hitler persönlich – auf Kosten Contis – als übergeordneter Reichskommissar für das Gesundheits- und Sanitätswesen eingesetzt, um die Zusammenführung des zivilen und militärischen Gesundheitswesens voranzutreiben.[66] Alle vier der hier angeführten „obersten deutschen Gesundheitsführer" waren an der nationalsozialistischen Mordpolitik beteiligt,[67] und sie gehörten – jenseits ihrer persönlichen Verstrickung – dem Berufsstand an, der weitgehend die NS-Gesundheitspolitik umsetzte.[68]

Wie keine andere vergleichbare Gruppierung war die Ärzteschaft in ausgesprochen hohem Maße in der Partei organisiert. 45% der deutschen Mediziner gehörten während des „Dritten Reiches" der NSDAP an, während im Vergleich dazu nur 25% der Lehrer in die Partei eintraten.[69] Die politische Haltung der deutschen Ärzte zeigt sich ähnlich aussagekräftig im Verhalten der Standesorganisationen nach der Machtübernahme 1933. Bereits im März 1933 schalteten sich der Ärztevereinsbund und der Hartmannbund gleich, und der Führer des NSÄB Wagner übernahm als Kommissar die Leitung der beiden Verbände.[70] Drei Monate später, im Juni 1933, präsentierte Wagner den Entwurf einer Reichsärzteordnung, die schließlich am 13. Dezember 1935 verabschiedet wurde und zum 1. April 1936 in Kraft trat.[71] Zusammen mit der Einrichtung der KVD im August 1933, die die Kassenselbstverwaltung auflöste, erfüllten sich damit jahrelang vertretene standespolitische Forderungen. Die Reichsärzteordnung und die KVD garantierten der Ärzteschaft gegenüber den Krankenkassen die alleinige Vertretung in der ärztlichen Versorgung, die Abschaffung der Kurierfreiheit, die Herauslösung aus der Gewerbeordnung und eine einheitliche Standesorganisation in Form einer Reichsärztekammer.

Auch an der Ausgrenzung jüdischer und politisch mißliebiger Ärzte beteiligten sich die Standesorganisationen. Dem Hartmannbund und den örtlichen Kassenärztlichen Vereinigungen oblagen die Ausschlußverfahren nach der „Verordnung über die Zulassung von Ärzten zur Tätigkeit bei den Krankenkassen" vom 22. April

---

66 RGBl 1943, S. 515. Zum Machtgefüge zwischen Conti, Gütt und Brandt vgl. Kater 1989, S. 23-25.

67 Karl Brandt wurde 1939 von Hitler mit der Durchführung der „T4-Aktion" betraut. Zudem ist heute die Verstrickung der vier Genannten in die Menschenversuche in den Konzentrationslagern bekannt Vgl. dazu Kogon 1995 und Klee 1997.

68 Im Nürnberger Ärzteprozeß wurden 1947 von den 23 Angeklagten (20 Ärzte, davon eine Ärztin, und drei Nichtärzte) sieben zum Tode, sieben zu lebenslanger Haft und jeweils einer zu 15 bzw. 10 Jahren Haft verurteilt. Die übrigen sieben Beschuldigten wurden freigesprochen. Vgl. Mitscherlich; Mielke 1960, S. 280-281. Grundlegend zur Medizin im Nationalsozialismus: Kater 1989; Frei 1991; Kudlien 1985; Lifton 1988.

69 Vgl. die genaue Aufschlüsselung der Mitgliedschaften von Medizinern bei Kater 1989, S. 54-62. Vgl. auch Kap. III.2.

70 Zu Wagners Gleichschaltungspolitik vgl. Lilienthal 1985a, S. 105-122.

71 RGBl II 1935, S. 1433.

1933, die die Arbeit jüdischer und kommunistischer Ärzte für die Krankenkassen umgehend beendete.[72]

Bisher liegt die Vermutung nahe, daß hauptsächlich die materiellen Erwartungen den Ausschlag für den hohen Organisationsgrad der Ärzteschaft gaben. Sie profitierte statusmäßig und wirtschaftlich deutlich von den Maßnahmen der nationalsozialistischen Machthaber. War die Situation Anfang der dreißiger Jahre als Ergebnis der Weltwirtschaftskrise von einer schlechten wirtschaftlichen Lage und einer gemessen an den Berufsaussichten zu hohen Zahl Medizinstudierender geprägt, änderten sich die Verhältnisse für die deutschen Ärzte in den nächsten Jahren grundlegend. Durch die „Säuberungsaktionen" wurden Stellen für „arische", parteitreue Jungärzte frei und die Verdienstmöglichkeiten verbesserten sich. Die Zunahme des Durchschnittseinkommens aller Ärzte bewegte sich zwischen 1933 und 1938 um 61%, die der Kassenärzte um 36,8%, und infolge der guten Einkommensperspektiven stieg auch die Zahl der – „arischen" – Medizinstudierenden wieder an.[73]

Der Großteil der Mediziner verrichtete im Nationalsozialismus sicherlich seine – soweit man angesichts des Grundprinzips „rassischer Selektion" überhaupt davon reden kann – „normale Arbeit". Er verzichtete allerdings darauf, den gesellschaftlichen Kontext seiner Tätigkeit zu hinterfragen.[74]

72 Kater 1989, S. 19-25. Rüther 1997, S. 148-154.

73 Rüther 1997, S. 160-164. Kater 1989, S. 25-35.

74 Inwieweit diese Haltung als reaktionär (Kater 1983, S.372) bezeichnet werden kann oder aber die für die einzelnen Patienten positiven Aspekte (Kudlien 1991, S. 111) herausgestellt werden sollten, bleibt den persönlichen Maßstäben jedes einzelnen vorbehalten.

II.3 Die Marburger Philipps-Universität

Kornelia Grundmann

1933 war die Philipps-Universität Marburg eine von 23 Universitäten des Reichs und stand zusammen mit elf weiteren unter preußischer Landesverwaltung. Mit etwa 3200 immatrikulierten Studenten[75] und etwa 180 Angehörigen des Lehrkörpers[76] war die Philippina eine Hochschule mittlerer Größe, bezieht man jedoch die Einwohnerzahl Marburgs mit ein, so wird die herausragende Rolle der Universität für Stadt und Region deutlich.[77]

Wie an allen Universitäten so wurde auch in Marburg mit der nationalsozialistischen Machtübernahme das Führerprinzip in der Universitätsverwaltung eingeführt. Neben dem Rektor, der künftig auf Vorschlag des Senats vom RMWEV ernannt wurde, spielte der Kurator als zweite wichtige Instanz eine Rolle. Der Kurator der Marburger Universität, Ernst von Hülsen,[78] war bereits seit 1920 im Amt und eine Marburger „Institution". Bis auf einen kurzen Abstecher nach Kassel, wo er 1932/33 Oberpräsident von Hessen-Nassau wurde und nach der Machtübernahme der Nationalsozialisten dem Parteigenossen Prinz Philipp von Hessen weichen mußte, führte von Hülsen sein Kuratorenamt bis zu seiner Entlassung durch die amerikanische Militärregierung im Jahre 1945. Von Hülsens Verdienste um die Universität bestanden hauptsächlich in seinem Einsatz für diverse Neubauten in den zwanziger und dreißiger Jahren sowie in seiner Förderung der Marburger Medizinischen Fakultät. Seit 1937 „zum Wohle der Universität" Parteigenosse, war von Hülsen jedoch ein Verwaltungsbeamter alter Schule, ein „Nationaler" mit christlich-konservativer Haltung, nur seinem preußischen Beamtenethos verpflichtet. Die jeweiligen Rektoren suchten eine einvernehmliche Zusammenarbeit mit ihm, um seine jahrelange Erfahrung in Verwaltungsdingen zu nutzen. Von Hülsen wirkte im Hintergrund; so setzte er sich beispielsweise für einige Mitglieder der Universität ein, die mit dem Regime in Konflikt kamen (Freudenberg, Gremels, Mondry, Krauss).[79]

Der Rektor als „Führer der Universität" verfügte im „Dritten Reich" über sehr viel mehr Handlungsspielraum als seine Vorgänger: die Rechte des Senats fielen dem Rektor zu, ihm unterstanden Dozentenschaft und Studentenschaft.[80] Wie der Übersicht in Tab.4 zu entnehmen ist, wurde nicht mehr, wie bisher üblich, zu Beginn jedes Wintersemesters ein neuer Rektor gewählt. Nachdem im Mai 1933 in der

75 Hochschulverwaltungen 1934. Deutsche Hochschulstatistik Bd. 11, SoSe 1933, S.26.

76 Personalverzeichnis Philipps-Universität Marburg 1932/33.

77 Marburg hatte Ende 1932 28464 Einwohner, vgl. OZ 24.1.1933, S. 4, Die Bevölkerungsbewegung. Zum Verhältnis von Universität und Stadt s. auch Kap. II.4.

78 Zur Biographie von Hülsens Ewald 1977. Vgl. zur Rolle von Hülsens als Marburger Kurator Nagel 2000, S. 11-14.

79 StAM 310, Acc. 1992/55, Nr.6231, Bd.1-3. Nagel 1994, hier S. 356-359.

80 Vgl. Kap. II.1.

durch den Gleichschaltungserlaß angeordneten Rektorenneuwahl der amtierende Rektor Merk wiedergewählt worden war,[81] die Universität an der Spitze also geradezu demonstrativ die personelle Kontinuität betont hatte, ernannte der Reichswissenschaftsminister im November 1933 aufgrund eines Erlasses, der die Rektorenwahlen beseitigte,[82] den Pharmakologen Baur zum neuen Rektor. Über seine Ernennung und Amtszeit wird im folgenden noch zu berichten sein.[83] Nach dem plötzlichen und nie geklärten Tod Baurs wurde 1936 der amtierende Prorektor, der Jurist Gieseke, vom RMWEV übergangsweise mit der Führung der Geschäfte betraut, jedoch nicht zur Übernahme des Rektorenamtes aufgefordert. Es folgte „eine der kompliziertesten und fintenreichsten Rektorenfindungen", vom Historiker Heiber detailliert beschrieben,[84] bis man sich auf den Strafrechtler Zimmerl einigte, der seit 1934 ein Ordinariat in Marburg innehatte und ganz und gar die Linie der nationalsozialistischen Weltanschauung vertrat. Zwischenzeitlich waren der Hygieniker Pfannenstiel und sogar der Zahnmediziner Fliege für das Rektorat im Gespräch gewesen. Insbesondere Pfannenstiel wurde von SS-Obergruppenführer Josias Erbprinz zu Waldeck und Pyrmont als Nachfolger Baurs protegiert; dieser Vorschlag fand jedoch bei der Universitätsleitung und auch beim Gauleiter Weinrich keine Unterstützung.[85] Zimmerl blieb nicht lange im Amt, schon im August 1938 bat er um seine Amtsenthebung,[86] und nun kam letztendlich der Prorektor Gieseke zum Zuge. Auch Giesekes Rektorat erwies sich als nicht von Dauer, bereits im folgenden Herbst wurde er nach Berlin berufen, und der Ordinarius für Mittelalterliche Geschichte, Theo-

---

81 StAM 305a, Acc. 1975/79, Nr. 165. Erlaß PrMWKV U I 800.1 vom 21.4.1933. Ebd. Wiederwahl Merk, 3.5.1933.

82 Ebd. Erlaß PrMWKV U I 1926 vom 28.10.1933, Vorläufige Maßnahmen zur Vereinfachung der Hochschulverwaltung. Zu den Rektorenwahlen s. auch Seier 1979, hier S. 769-776.

83 Vgl. Kap. III.1.1.

84 Heiber 1994, S. 543-548.

85 BA Berlin R 4901, Nr.1952. Erbprinz zu Waldeck an Staatssekretär RMWEV Zschintsch, 28.9.1936 und 17.10.1936. Beide Dokumente im Wortlaut in Nagel 2000, S. 302-303, Dok. 160 und 161. BA Berlin R 4901, Nr.1952. Rektor an RMWEV, 30.10.1936. Gauleiter Weinrich an RMWEV, 30.11.1936 (Nagel 2000, S. 306-307, Dok. 165). Vgl. zur Person des Erbprinzen zu Waldeck Schmeling 1993.

86 StAM 305a, Acc. 1975/79, Nr.165. Zimmerl an RMWEV, 27.8.1938: „Die hochschulpolitische Lage im Allgemeinen sowie die besonderen Verhältnisse in Marburg bringen es mit sich, dass ich die mit dem Amt des Rektors verbundene Verantwortung nicht länger zu tragen vermag." Für das Ausscheiden Zimmerls gab es mehrere Gründe. Es ist belegt, daß Zimmerl mit dem Gaudozentenbundsführer Düring und dem örtlichen Dozentenbundsführer Bersin offene Meinungsverschiedenheiten hatte, die bis zur Drohung Dürings führten, Zimmerl bei der Partei anzuzeigen (Nachlaß Rosemann, Offener Brief Zimmerls an alle Professoren und Dozenten, 3.11.1937. StAM 305a, Acc. 1975/59, Nr.2. Erklärung Dozentenbundsführer Bersin, 28.2.1938). Im gleichen Zeitraum bat der Dekan der Philosophischen Fakultät, Wachsmuth, wegen Unstimmigkeiten mit Zimmerl um seine Amtsenthebung (StAM 305a, Acc. 1975/79, Nr. 111. Wachsmuth an Rektor, 1.2.1938, Bl. 92-94. Vgl. auch Heiber 1994, S. 549). Nachdem Zimmerl von Dozentenbundsführer Möckelmann und dem Juristen Reicke im Ministerium angeschwärzt worden war, fühlte er sich von seinen Mitarbeitern im Stich gelassen und ging freiwillig. Vgl. BA Berlin R 4901, Nr.1952. Schriftwechsel Zimmerl – Groh über die Gründe seiner Abdankung, Bl. 163-172.

dor Mayer, wurde sein Nachfolger, ohne daß es größere Diskussionen gab.[87] Mayer wurde von der Gauleitung protegiert und vereinigte in einer Person sowohl wissenschaftliche Potenz (als späterer Leiter der „Monumenta Germaniae Historica", des Reichsinstituts für ältere deutsche Geschichtskunde) als auch nationalsozialistische Gesinnung. In seiner dreijährigen Amtszeit betonte er seine Funktion als Führer der Universität durch einige selbstherrliche Entscheidungen wie beispielsweise im Konflikt mit dem Dekan der Medizinischen Fakultät, Gremels.[88] Dieser Führungsstil führte zu Querelen zwischen Mayer und dem Kurator von Hülsen, die nach Aussage des Nachfolgers Rudolf Reinhardt für den Wechsel Mayers nach Berlin verantwortlich waren.[89] Als letzter Rektor versah der Jurist Reinhardt bis zum Ende des Krieges das Amt, er war „sich der Tragweite der Zwänge, die [damit] verbunden waren, voll bewußt und daher gehindert, stets mit offenem Visier zu kämpfen".[90] Immerhin ernannte er den bekanntermaßen dem Regime abwartend gegenüberstehenden Psychiater Ernst Kretschmer zum Dekan der Medizinischen Fakultät.[91] Die Stimmung an der Marburger Universität änderte sich während Reinhardts Amtszeit grundlegend. Nach Ansicht des parteikonformen Hygienikers Pfannenstiel hatten sowohl der Rektor als auch alle vier Dekane, „die ganze reaktionäre Gerusia", von denen drei nicht einmal Parteigenossen waren, keinerlei Verständnis für eine nationalsozialistische Hochschulpolitik.[92] Nach Kriegsende führte Reinhardt die Geschäfte auch nach der Schließung der Universität als „acting rector" weiter, bis im September 1945 der Philosoph Julius Ebbinghaus von den Amerikanern als neuer Rektor ernannt wurde, nachdem der gewählte Heinrich Frick aus gesundheitlichen Gründen nach einigen Tagen zurückgetreten war. Soviel zur Beschreibung der Führungsriege der Marburger Universität im „Dritten Reich",[93] von der Heiber behauptet, daß „kaum irgendwo so gekonnt intrigiert, so virtuos Beine und Fallen gestellt" wurden wie hier.[94] Festzustellen ist, daß nicht alles reibungslos verlief bei der personellen Besetzung und Verwaltung der Marburger Universität. Inwieweit dies mit anderen Universitäten vergleichbar ist, wird von Heiber nicht detailliert ausgeführt.[95]

87 Nagel 1994, S. 345.
88 Vgl. Kap. IV.2.1.
89 Reinhardt 1977, hier S. 6.
90 Ebd. S. 7.
91 Zu Kretschmer vgl. Kap. III.3.2, Kap. IV.2.1 und Kap. III.8.3.
92 BA Berlin (ehemals BDC), Akte WI Pfannenstiel. Pfannenstiel an de Crinis, 2.1.1944.
93 Zu den Rektoren vgl. Nagel 2000, S. 14-37 und die dazugehörigen Dokumente.
94 Heiber 1994, S. 551. Weiter heißt es dort: „Das ist kein friedlicher Wiesenweiher hier an der Lahn, sondern eher ein Sumpf, aus dem man da und dort die Alligatoren herausblinzeln sieht!"
95 Ebd. S. 571. Vgl. auch die Rezension zu Heiber von Seier 1995.

Tab. 4: Rektoren und Dekane der Philipps-Universität Marburg 1925 bis 1949[96]

	Rektor	Dekan Med. Fak.	Dekan Theol. Fak.	Dekan Jur. Fak.	Dekan Phil. Fak.
1925	Lommatzsch (Phil. Fak.)	Müller (Internist)	von Soden	Genzmer	Deutschbein
1926	Busch (Phil. Fak.)	Bonhoff (Hygiene)	Otto	Mezger	Thiel
1927	von Soden (Theol. Fak.)	Uffenorde (HNO)	Niebergall	Manigk	Jacobsthal
1928	Genzmer (Jur. Fak.)	Dittler (Physiologie)	Hermelink	Leonhard	Grüneisen
1929	Helm (Phil. Fak.)	Freudenberg (Pädiatrie)	Bornhäuser	Troeltsch	Jacobsohn
1930	Versé (Med. Fak.)	Ruete (Dermatologie)	Frick	Jung	Alverdes
1931	Thiel (Phil. Fak.)	Seidel (Zahnheil-kunde)	Balla	Bredt	Helm
1932	Merk (Jur. Fak.)	Versé (Pathologie)	Wünsch	Genzmer	Mahnke
1933	Baur (Med. Fak.)	Versé, Baur, Klapp (Chirurgie)	von Soden	Genzmer	Mahnke
1934	Baur	Klapp	Balla	Wehrle	Mitzka
1935	Baur	Klapp	Balla	Wehrle	Mitzka
1936	Baur, Gieseke (Jur. Fak.)	Klapp	Balla	Zimmerl	Wachtsmuth
1937	Zimmerl (Jur. Fak.)	Becher (Anatomie)	Frick	Schwinge	Wachtsmuth
1938	Gieseke (Jur. Fak.)	Becher	Frick	Schwinge	Taeger

96 Personalverzeichnisse und Vorlesungsverzeichnisse der Philipps-Universität Marburg 1925-1949. Die Jahreszahlen beziehen sich jeweils auf den Wahltermin Anfang des Wintersemesters.

	Rektor	Dekan Med. Fak.	Dekan Theol. Fak.	Dekan Jur. Fak.	Dekan Phil. Fak.
1939	Mayer (Phil. Fak.)	Becher	Frick	Reicke, Boehmer	Taeger
1940	Mayer	Becher	Frick	Boehmer	Taeger
1941	Mayer	Gremels (Pharmakologie)	Frick	Reinhardt	Ebbinghaus
1942	Mayer	Bach (Gynäkologie)	Frick	Reinhardt	Ebbinghaus
1943	Reinhardt (Jur. Fak.)	Kretschmer (Psychatrie)	Frick	Stock	Ebbinghaus
1944	Reinhardt	Kretschmer	Frick	Stock	Ebbinghaus
Nach Kriegsende:					
1945	Ebbinghaus (Phil. Fak.)	Kretschmer, Versé	Balla	Conrad	Heiler
1946	Matz (Phil. Fak.)	Versé	Benz	Conrad	Reidemeister
1947	Frick (Theol. Fak.)	Benninghoff (Anatomie)	Benz	Conrad	Reidemeister
1948	Albrecht (Jur. Fak.)	Benninghoff	Heiler	Müller-Freienfels	Dahlmann
1949	Albrecht	Villinger (Psychatrie)	Balla	Schwinge	Walcher

An der Marburger Universität wurde eine Reihe von Hochschullehrern, aber auch Assistenten und andere Bedienstete der Hochschule, nach der Machtübernahme der Nationalsozialisten entlassen. Die auf der Grundlage des „Gesetzes zur Wiederherstellung des Berufsbeamtentums“[97] (GzWdB) an der Marburger Universität durchgeführten Maßnahmen – beginnend im April 1933 – trafen sowohl „nichtarische“ (§3 des Gesetzes) als auch „politisch mißliebige“ Hochschullehrer (§2 und §4). Be-

97 RGBl I 1933, S. 175.

amte konnten ohne ihre Zustimmung versetzt (§5) oder „zur Vereinfachung der Verwaltung" in den Ruhestand geschickt werden (§6). Juden, die im Ersten Weltkrieg an der Front gekämpft hatten oder bereits vor 1914 Beamte waren, wurden erst von der zweiten Entlassungswelle nach dem Inkrafttreten des Reichsbürgergesetzes im September 1935[98] betroffen, durch das die bis dahin geltenden Sonderregelungen aufgehoben wurden. Ein Erlaß des RMWEV vom Juni 1937[99] forderte zwei Jahre später die Entlassung von „jüdisch versippten" Beamten und Angestellten im öffentlichen Dienst aufgrund des §6 des GzWdB.

Von der ersten Entlassungwelle waren fünf Marburger Hochschullehrer betroffen. Im Vergleich dazu traf es an der Frankfurter Universität 69 und an der Berliner Hochschule 136 Hochschullehrer.[100] In Marburg wurden zunächst der Theologe Rade, der Orientalist Götze und der Staatswissenschaftler Röpke wegen politischer Betätigung und „zur Vereinfachung der Verwaltung" entlassen.[101] Zwei Hochschullehrer jüdischen Glaubens – der Sprachwissenschaftler Jacobsohn und der Theologe Bialoblocki – mußten nach §3 des GzWdB ihr Amt niederlegen. Jacobsohn konnte diese Erniedrigung nicht verwinden, er beging kurz nach seiner Beurlaubung im April 1933 Selbstmord.[102] Dieser Vorfall wurde von der Universität vertuscht, in der Chronik finden wir nur eine normale Todesanzeige.[103] Einzig im liberalen Hessischen Tageblatt wurde Jacobsohns gedacht, „der sich selbst für die wegweisende Idee seines Lebens: die Versöhnung von Deutschtum und Judentum, opferte".[104] Weitere jüdische Hochschullehrer fielen unter die Sonderregelung und wurden von der ersten Entlassungswelle verschont, dann aber Ende 1935 entlassen (Jacobsthal, Frank, Homburger, Löwith, Krautheimer, Hensel).[105]

Die an der Philipps-Universität Entlassenen und die in der Zeit von 1933 bis 1945 von anderen Repressionen Betroffenen sollen hier genannt werden (die Liste wurde nach den bisher verfügbaren Quellen erstellt und erhebt keinen Anspruch auf Vollständigkeit):[106]

98 RGBl II 1935, S. 1146.
99 BA Berlin R 4901, Nr.309. Erlaß RMWEV Z II a 2639 vom 23.6.1937.
100 Gerstengrabe 1994, S. 19-24.
101 Ebd., S. 26.
102 Maier-Metz 1996, S. 161-168.
103 Chronik der Philipps-Universität Marburg 1933, S. 4.
104 HT 29.4.1933, S. 5, Nachruf auf Jacobsohn.
105 Nach Inkrafttreten des Reichsbürgergesetzes (RGBl I 1935, S. 1146).
106 Vgl. ebenfalls unvollständige Listen der aus rassischen und politischen Gründen Entlassenen oder der von anderweitigen Repressionen Betroffenen an der Philipps-Universität Marburg in: StAM 305a, Acc. 1975/79, Nr. 27. Liste der rassisch und politisch Verfolgten, Bl. 26. StAM 305a, Acc. 1975/79, Nr. 213. Rede Rektor Frick bei der Gedenkfeier für die Opfer des Faschismus 1947, Bl.34a. Schneider 1977, S. 222-223. Nagel 1996a, S. 37-38. Nagel 2000, S. 37-45. Seier 1988, S. 192, Anm.86. Seier 1977, S. 323, Anm. 114. Berthold 1969, S. 49-50.

Theologische Fakultät[107]
Entlassen: Martin Rade (em. o. Prof. für Systematische Theologie)[108], Heinrich Hermelink (o. Prof. für Kirchengeschichte)[109], Samuel Bialoblocki (Lektor für Nachbiblisches Judentum und Neuhebräisch)[110], Hans Freiherr von Soden (o. Prof. für Neues Testament und Kirchengeschichte) (vorübergehend entlassen)[111]

Von Repressionen betroffen: Friedrich Heiler (o. Prof. für Religionsgeschichte)[112], Georg Wünsch (o. Prof. für Systematische Theologie und Sozialethik)[113], Heinrich Schlier (Lehrbeauftragter für Neues Testament)[114]

107 Die Angaben über die Entlassungen in der Theologischen Fakultät wurden abgestimmt mit den umfassenden Ausführungen in der Doktorarbeit von Lippmann 1999, S. 255-297. Wir bedanken uns bei Andreas Lippmann für die Erlaubnis der Einsichtnahme vor Erscheinen der Arbeit.

108 Rade wurde am 24.11.1933 nach §4 des GzWdB bei Kürzung seiner Bezüge der akademische Grad entzogen, weil er bis 1933 Angehöriger der DDP und des Reichsbanners Schwarz-Rot-Gold gewesen war. Zu diesem Zeitpunkt war er bereits neun Jahre emeritiert. Vgl. auch Chronik der Philipps-Universität Marburg 1933, S. 5. StAM 305a, Acc. 1975/79, Nr.203. Rektoratsbericht Merk 1932/33, S. 5. Gerstengrabe 1994, S. 26 und 36. Nagel 1996, S. 251.

109 Hermelink wurde 1934 wegen seiner Teilnahme am Protest gegen den Arierparagraphen eine Zwangsversetzung nach §5 des GzWdB angedroht, er vertrat jedoch 1934/35 seine eigene Professur. Als Reaktion auf weitere Repressalien „auf eigenen Antrag" (laut Chronik) entlassen am 1.4.1935. Vgl. auch Chronik der Philipps-Universität Marburg 1935, S. 8. Jaspert 1977.

110 Bialoblocki wurde aufgrund §3 des GzWdB als „Nichtarier" Ende 1933 der Lehrauftrag entzogen. Seine endgültige Entlassung erfolgte zum Ende 1935. Vgl. auch Chronik der Philipps-Universität Marburg 1933, S. 9. StAM 305a, Acc. 1975/79, Nr. 203, Rektoratsbericht 1932/33. Schindel 1996, S. 40. Schneider 1977, S. 235.

111 Von Soden wurde als Dekan der Theologischen Fakultät und Unterzeichner des Gutachtens zum Kirchengesetz über die Rechtsverhältnisse der Geistlichen und Kirchenbeamten im August 1934 zwangsweise in den Ruhestand versetzt. Durch offizielle Eingaben der Fakultät und der Universitätsleitung konnte seine Wiedereinsetzung zum WiSe 1934 erreicht werden. Vgl. auch Schneider 1980, S. 99. Dinkler 1977. Biographisch-Bibliographisches Kirchenlexikon, Bd.X (1995), Spalte 714-722.

112 Heiler sollte wegen seiner Teilnahme am Protest gegen den Arierparagraphen aufgrund §5 des GzWdB nach Greifswald zwangsversetzt werden, trat seine Stelle dort jedoch nicht an. Nach Intervention seiner Kollegen und des Rektors wurde ihm das Extraordinariat für Religionsgeschichte der Philosophischen Fakultät Marburg zugeteilt, und Heiler konnte bleiben. Vgl. auch Chronik der Philipps-Universität Marburg 1935, S. 8. Goldammer 1977. Schneider 1980, S. 99. StAM 305a, Acc. 1975/79, Nr. 198. Geschäftsbericht des Rektors Baur, 15.2.1935.

113 Wünsch wurde trotz seines politischen Engagements in der SPD und der Gruppe der religiösen Sozialisten nicht seines Amtes enthoben. Er erklärte jedoch seinen freiwilligen Rücktritt von seinem Amt als Dekan, um einer vermeintlich drohenden Entlassung zuvorzukommen. Vgl. auch Biographisch-Bibliographisches Kirchenlexikon, Bd. XIV (1998), Spalte 103-156. StAM 307a, Acc. 1980/74, Nr.27. Kaiser; Lippmann; Schindel 1998, S. 35.

114 Schlier war seit 1930 Lehrbeauftragter an der Theologischen Fakultät und Pfarrer der Bekennenden Kirche. Er gab 1935 seine Venia legendi an die Universität Marburg zurück. Vgl. Auerbach 1979, S. 43-44. Krauss, 1983, S. 941.

Rechts- und Staatswissenschaftliche Fakultät

Entlassen: Wilhelm Röpke (o. Prof. für Staatswissenschaften)[115], Alfred Manigk (o. Prof. für Römisches und Deutsches Bürgerliches Recht und Rechtsphilosophie)[116]

Von Repressionen betroffen: Gustav Boehmer (o. Prof. für Wirtschafts- und Arbeitsrecht)[117], Franz Leonhard, o. Prof. für Römisches und Deutsches Bürgerliches Recht[118]

Philosophische Fakultät

Entlassen: Hermann Jacobsohn (o. Prof. für Indogermanische Sprachwissenschaften)[119], Albrecht Götze (o. Prof. für Semitische Sprachen und Orientalische Geschichte)[120], Paul Jacobsthal (o. Prof. für Archäologie)[121], Erich Frank (o. Prof. für Philosophie)[122], Erich Auerbach (o. Prof. für Romanische Philologie)[123], Otto Hom-

115 Röpke hatte sich kritisch zur Machtübernahme der Nationalsozialisten geäußert und wurde 1933 aufgrund §6 des GzWdB (zur Vereinfachung der Verwaltung) beurlaubt. Er emigrierte nach Istanbul. Vgl. Gerstengrabe 1994, S.26. Schneider 1977, S.222. Chronik der Philipps-Universität Marburg 1933, S.5 und 8. Böhm 1977. StAM 305a, Acc. 1975/79, Nr. 203. Rektoratsbericht Merk 1932/33. Uhte 2000, S.63-65.

116 Manigk wurde Anfang 1934 zwangsemeritiert, nachdem es in seinem Repetitorium zu Studententumulten gekommen war, an die sich eine Demonstration von SA-Studenten vor Manigks Wohnung anschloß. Vgl. Heiber 1994, S.560-561. Schneider 1977, S.228-229. Uhte 2000, S.65-67.

117 Boehmer hatte sich in einem Lehrbuch kritisch über den Nationalsozialismus geäußert, wurde im SoSe 1935 vorläufig seines Amtes enthoben, aber in einem Disziplinarverfahren freigesprochen. Vgl. Auerbach 1979, S.83.

118 Leonhard war Jude, wurde 1935 kurz vor Verabschiedung des Reichsbürgergesetzes regulär aus Altersgründen in den Ruhestand versetzt, hielt jedoch weiter Vorlesungen. Im Krieg wurden ihm seine Bezüge gekürzt. Vgl. Chronik der Philipps-Universität 1935, S.8. StAM 305a, 1975/79, Nr.213. Gedenkrede Frick für die Opfer des Faschismus, Bl. 34a. Nagel 1996a, S.36. Auerbach 1979, S.117. Uhte 2000, S.67-71.

119 Jacobsohn wurde wegen seines jüdischen Glaubens schon im April 1933 beurlaubt und beging wenige Tage danach Selbstmord. Vgl. Maier-Metz 1996. Schneider 1977, S.222. Schlerath 1977.

120 Götze wurde 1933 aufgrund §4 des GzWdB entlassen, er hatte u.a. der SPD angehört. Vgl. Gerstengrabe 1994, S.26 und 36. Chronik der Philipps-Universität Marburg 1933, S.5 und 8. StAM 305a, Acc. 1995/79, Nr.203, Rektoratsbericht Merk 1932/33. StAM 305a, Acc. 1975/79, Nr. 198. Geschäftbericht Rektor Baur, 15.2.1935.

121 Jacobsthal wurde als Jude 1935 aufgrund §4 der 1. Verordnung des Reichsbürgergesetzes entlassen (RGBl II 1935, S.1333: Jüdische Beamte werden zum 31.12.1935 in den Ruhestand versetzt). Vgl. Chronik der Philipps-Universität Marburg 1935, S.8. Schefold 1977.

122 Frank wurde als Jude 1935 aufgrund §4 der 1. Verordnung des Reichsbürgergesetzes 1935 entlassen. Vgl. Chronik der Philipps-Universität Marburg 1935, S.8. Sieg 1988, S.68.

123 Auerbach wurde als Jude 1935 aufgrund §4 der 1. Verordnung des Reichsbürgergesetzes 1935 entlassen. Vgl. Chronik der Philipps-Universität Marburg 1935, S.8. Peyre 1977.

burger (Hon. Prof. für Kunstgeschichte)[124], Karl Löwith (Dozent für Philosophie und Sozialphilosophie)[125], Richard Krautheimer (Dozent für Kunstgeschichte)[126], Johannes Klein (Dozent für Neuere Deutsche Literatur)[127], Georg Rhode (Dozent für Klassische Philologie)[128], Arthur Schulze (o. Prof. für Theoretische Physik)[129], Kurt Hensel, o. Prof. für Mathematik[130]

Von Repressionen betroffen: Werner Krauss (Dozent für Romanische Philologie)[131], Richard Hamann (o. Prof. für Kunstgeschichte)[132], Max Berek (Hon. Prof. für Technische Optik)[133], Gerhard Krüger (nbao. Prof. für Philosophiegeschichte)[134], Wilhelm Mommsen (o. Prof. für Mittlere und Neuere Geschichte)[135], Gero Merhart von

---

124 Homburger wurde als Jude 1935 aufgrund §4 der 1. Verordnung des Reichsbürgergesetzes 1935 entlassen. Vgl. Chronik der Philipps-Universität Marburg 1935, S.8.

125 Löwith wurde als Jude 1935 aufgrund §4 der 1. Verordnung des Reichsbürgergesetzes 1935 entlassen. Vgl. Chronik der Philipps-Universität Marburg 1935, S.8. Sieg 1988, S.68.

126 Krautheimer wurde als Jude 1935 aufgrund §4 der 1. Verordnung des Reichsbürgergesetzes 1935 entlassen. Vgl. Chronik der Philipps-Universität Marburg 1935, S.8.

127 Klein war mit einem „jüdischen Mischling ersten Grades" verheiratet und wurde 1938 aufgrund §18 der Habilitationsordnung (Die Lehrbefugnis kann entzogen oder eingeschränkt werden, wenn es im Universitätsinteresse geboten ist) und §6 des GzWdB entlassen. Vgl. Chronik der Philipps-Universität Marburg 1938, S.6. Schneider 1977, S.244. StAM 310, Acc. 1983/15, Nr.4115. Von Hülsen an RMWEV, Bl.27. BA Berlin R 4901, Nr. 309. Kurator an RMWEV, 1.12.1937.

128 Rhode war mit einer Jüdin verheiratet und wurde nach §6 GzWdB 1937 in den Ruhestand versetzt. Vgl. StAM 310, Acc. 1983/15, Nr.4115. Von Hülsen an RMWEV, Bl.27. BA Berlin R 4901, Nr. 309. Kurator an RMWEV, 1.12.1937.

129 Schulze war mit einem „jüdischen Mischling ersten Grades" verheiratet und wurde 1937 aufgrund §6 des GzWdB entlassen. Vgl. StAM 310, Acc. 1983/15, Nr.4115. Von Hülsen an RMWEV, Bl. 27. BA Berlin R 4901, Nr. 309. Kurator an RMWEV, 1.12.1937.

130 Hensel war Jude und 1929 schon emeritiert. Er wurde 1935 aufgrund §4 der 1. Verordnung des Reichsbürgergesetzes entlassen. Vgl. Roquette 1977. Nagel 1996a, S.37.

131 Krauss war Mitglied der Widerstandsgruppe Schulze-Boysen/Harnack (Die Rote Kapelle). Er wurde Ende 1942 von der Gestapo inhaftiert und im Januar 1943 zum Tode verurteilt. Das Todesurteil wurde in eine Zuchthausstrafe umgewandelt, nachdem seine Kollegen durch Gutachten seine Unzurechnungsfähigkeit bescheinigt hatten. Vgl. Schneider 1977, S. 247-250. Vialon 1996, hier S. 137. De Boor 1963, S. 198.

132 Hamann wurde 1934/35 vorübergehend das Abhalten seiner Vorlesungen untersagt. Vgl. Schneider 1977, S. 242. André 1977.

133 Berek war als Mitarbeiter der Leitzwerke/Wetzlar in den zwanziger Jahren Mitglied im Reichsbanner und der Deutschen Staatspartei. Nach einer scharf formulierten Antwort auf eine diesbezügliche Anfrage der Universität kam er einer Rüge des Rektors durch Ausscheiden aus seinem Amt als Honorarprofessor zuvor. Vgl. StAM 305a, Acc. 1978/15, Nr.4010. Chronik der Philipps-Universität Marburg 1937, S. 7.

134 Krüger wurde 1940 an die Universität Münster zwangsversetzt. Vgl. Schneider 1977, S. 244. Chronik der Philipps-Universität Marburg 1940, S. 6. Gadamer 1977.

135 Mommsen wurde 1934 aufgrund §5 des GzWdB die Versetzung an eine andere Universität angedroht. StAM 305a, 1975/79, Nr. 198. Geschäftsbericht Rektor 15.2.1935.

Bernegg (o. Prof. für Vorgeschichte)[136], Karl Heisig (Habilitand in der Romanischen Philologie)[137], Friedrich Bleibaum (Landeskonservator)[138]

Medizinische Fakultät
Entlassen: Ernst Freudenberg (o. Prof. für Pädiatrie)[139]

Folgende Assistenten sind entlassen worden oder waren Repressionen ausgesetzt:

Medizinische Fakultät:
Adolf Beck (Hygiene)[140], Heinz Brühl (Kinderklinik)[141]

Philosophische Fakultät:
Elisabeth Jastrow (Archäologisches Seminar)[142]
Robert Freyhan (Kunstgeschichtliches Seminar)[143]
Helmut Jacobsohn (wiss. Hilfskraft im Kunstgeschichtlichen Seminar)[144]
Hellweg (Vorname unbekannt, Seminar für Romanische Philologie)[145]

Über die Entlassung von Angestellten der Universität ist noch weniger bekannt: wir wissen nur vom Institutsgehilfen aus dem Zoologischen Institut, Justus Gaßmann, von den beiden Kassenangestellten Gustav Rohr und Heinrich Entgelter und dem Maschinisten Wilhelm Schultheiß aus der Frauenklinik, die alle aufgrund von §4

---

136 Merhart von Bernegg war ab 1936 politischem Druck und Verleumdung ausgesetzt, erkrankte schwer und wurde 1941 beurlaubt. Chronik der Philipps-Universität Marburg 1941, S. 20. Kossack 1977.

137 Heisig wurde wegen eines negativen Gutachtens der Partei die Venia legendi nicht erteilt, er erhielt sie erst im Dezember 1945. Vgl. Auerbach 1979, S. 518.

138 Bleibaums Antrag auf Erteilung eines Lehrauftrags für Denkmalpflege wurde 1942 wegen des Widerspruchs der NSDAP abgelehnt. Vgl. Auerbach 1979, S. 469.

139 Näheres S. Kap III.3.1.

140 Beck wurde als Jude 1933 aufgrund §3 des GzWdB entlassen. BA Berlin R 4901, Nr.2019. Kurator an PrMWKV, 24.4.1933. BA Berlin R 4901, Nr.2005. Pfannenstiel an Kurator, 13.5.1933. Siehe Kap. III.3.1.

141 Brühl wurde als Jude 1933 aufgrund §3 des GzWdB entlassen. BA Berlin R 4901, Nr.2019. Kurator an PrMWKV, 24.4.1933. Siehe Kap. III.3.1.

142 Jastrow wurde als Jüdin 1933 aufgrund §3 des GzWdB entlassen. BA Berlin R 4901, Nr.2019. Kurator an PrMWKV, 24.4.1933.

143 Freyhan, außerplanmäßiger Assistent am Kunstgeschichtlichen Seminar, wurde entlassen, die näheren Umstände sind nicht bekannt. StAM 305a, Acc. 1975/79, Nr. 27. Bl. 26.

144 Der Sohn Hermann Jacobsohns kam als Halbjude Anfang 1945 bis Kriegsende in ein Zwangsarbeiterlager bei Kassel. Maier-Metz 1996, S. 167.

145 Hellweg wurde nach Aussage von Krauss wegen seiner früheren Zugehörigkeit zum sozialistischen Studentenbund entlassen. Vgl. Krauss 1983, S. 941.

des GzWdB wegen ihrer politischen Betätigung aus dem Dienst entlassen wurden.[146] 1935 wurde der Bibliotheksrat Berger aufgrund der 1. Verordnung zum Reichsbürgergesetz vom Dienst suspendiert.[147]

Insgesamt wurden also nach unserem Wissensstand 19 Mitglieder des Lehrkörpers, sechs Assistenten und fünf Angestellte der Universität aus rassischen oder politischen Gründen entlassen, dreizehn Mitglieder des Lehrkörpers waren von Repressionen unterschiedlicher Art betroffen. Der Lehrkörper der Philipps-Universität Marburg umfaßte in den dreißiger Jahren etwa 180 Personen[148], 32 Wissenschaftler dieses Lehrkörpers wurden in ihrer wissenschaftlichen Arbeit beeinträchtigt oder ihres Amtes enthoben, daneben mindestens zehn weitere Mitarbeiter der Universität. Von den etwa 100 Assistenten[149] waren 1933 nur wenige betroffen, hier ist die Dunkelziffer – wie bei den Angestellten – noch sehr viel höher einzuschätzen, da keine Personalakten erhalten sind.

Die Entlassungen wurden von den Kollegen meistens, aber nicht immer widerspruchslos hingenommen. Interventionen gab es bei den Entlassungen von Rade (erfolglos)[150], von Soden (er durfte wieder lehren)[151] und Freudenberg (erfolglos)[152] sowie bei der Verteidigung von Werner Krauss, dem damit das Leben gerettet werden konnte.[153] Dem Privatdozenten Klein erleichterte eine private Hilfsaktion seine Geldnot, bis er nach Schweden auswandern konnte,[154] und für den Philosophen Krüger gab es eine Petition der Studenten.[155] Gegen die Entlassung der jüdischen Hochschullehrer wagte unseres Wissens nach jedoch niemand, das Wort zu ergreifen.

Die große Mehrheit der Hochschullehrer der Philipps-Universität blieb also im „Dritten Reich“ im Amt. Eine Untersuchung ihres Verhaltens gegenüber den neuen Machthabern, wie sie für die Medizinische Fakultät in dieser Monographie durchgeführt wurde,[156] steht noch aus.

---

146 StAM 310, Acc. 1983/15, Nr.4148. Entlassungsschreiben Gaßmann, Bl.40. Entlassungsschreiben Rohr, Entgelter, Schultheiß, Bl.45, 28.9.1933. Der Verwaltungsangestellte Entgelter konnte durch Fürsprache des Kurators von Hülsen beim Marburger Wissenschaftlichen Prüfungsamt weiterarbeiten. Vgl. HHStAW 520, MSt Newabl.19 Spruchkammerakte von Hülsen. Verhandlungsgrundlage für das Spruchkammerverfahren von Hülsen, Bl.59 C 17; ebenso HHStAW 504, Nr.298a. Gutachten über Heinrich Entgelter, Bl.311.

147 Berger war Jude und wurde zum 31.12.1935 entlassen. StAM 310, Acc. 1983/15, Nr.4115. Kurator an RMWEV, 8.11.1937, Bl.27. WAR 22/23 (1935), S.6.

148 Personalverzeichnis der Philipps-Universität Marburg WiSe 1932/33: 186, SoSe 1935: 180, WiSe 1937: 181 Mitglieder des Lehrkörpers.

149 BA Berlin R 4901, Nr.2019. Anzahl aller Assistenten, Bl.331-337.

150 Nagel 1996, S. 251-253.

151 Dinkler 1977, S. 501-522.

152 Vgl. Kap. III.3.1.

153 Schneider 1977, S. 245-250. StAM 307d, Acc. 1966/10, Nr. 141b. StAM 305a, Acc. 1992/55, Nr.4325.

154 Berthold 1969, S. 51.

155 Schneider 1977, S. 244.

156 Vgl. Kap. III.2.

Wie stand es mit der Akzeptanz des Regimes durch die Hochschullehrerschaft der Marburger Universität? Keiner der Marburger Ordinarien gehörte vor 1933 der NSDAP oder einer ihrer Organisationen an. Das heißt jedoch nicht, daß es nicht einige gab, die der „Bewegung" positiv gegenüberstanden.[157] Bereits vor der nationalsozialistischen Machtübernahme gab es vor den Reichstagswahlen einige Wahlaufrufe für die NSDAP, bei denen auch Unterschriften von Marburger Professoren nicht fehlten.[158]

Für Aussagen über die politische Überzeugung der Hochschullehrerschaft der Universitäten wird von vielen Autoren eine Namensliste benutzt,[159] die im Herbst 1933 aus Anlaß des reichsdeutschen Austritts aus dem Völkerbund vom Nationalsozialistischen Lehrerbund Sachsen veröffentlicht wurde. Das „Bekenntnis der Professoren an den deutschen Hochschulen zu Adolf Hitler und dem nationalsozialistischen Staat"[160] enthält Namen und akademische Titel von Hochschullehrern von 24 Universitäten und Hochschulen im Reichsgebiet sowie Treuegelöbnisse weltbekannter Wissenschaftler wie Martin Heidegger und Ferdinand Sauerbruch. Auch die „Bekenntnisse" der Marburger Hochschullehrer sind hier zu finden. Die Liste der Marburger Unterzeichner umfaßt 103 Unterschriften,[161] das waren fast 60% der 182 Mitglieder des Lehrkörpers im Jahre 1933. Neben 30 (von 38) Mitgliedern der Medizinischen Fakultät unterschrieben 66 (von 101) Hochschullehrer aus der Philosophischen Fakultät sowie sieben (von 19) aus der Rechts- und Staatswissenschaftlichen Fakultät. Die Professoren der Theologischen Fakultät wollten sich an der Unterschriftenaktion nicht beteiligen, wie ihr Dekan Hans Freiherr von Soden dem Rektor mitteilte.[162] Die Universität Marburg befand sich mit dieser Unterschriftenzahl im guten Mittelfeld aller beteiligten Hochschulen, wobei bemerkenswert ist, daß die jüngeren Hochschullehrer fast vollzählig unterschrieben haben, bei den Ordinarien waren es nur 35%.[163] Nimmt man an, daß die Unterschrift unter das „Bekenntnis" für die Marburger Hochschullehrer bei den meisten nicht nur „Lippenbe-

---

157 Vgl. den Überblick bei Nagel 2000, S. 46.

158 Heiber 1992, Anhang S. 567-570. Wahlaufruf für die NSDAP, Völkischer Beobachter 30.4.1932: Stephani, Merk. Bekenntnis zur NSDAP aus Anlaß der Reichstagswahl, VB 29.7.1932: Jaensch. Deutsche Geisteswelt für Hitler, Liste 1, VB 3.3.1933: Horst, Jaensch, Mannhardt, Walz, Wiskemann.

159 Kater 1981, S. 66-67. Heiber 1992, S. 28-32, Anhang S. 570-574. Nagel 1996b, S. 52.

160 Bekenntnis der Professoren 1934. Das Bekenntnis Sauerbruchs im Wortlaut in Wuttke-Groneberg 1980, S. 359.

161 StAM 305a, Acc. 1975/79, Nr.607. Liste der Unterzeichner unter das Bekenntnis der Deutschen Hochschullehrer für den nationalsozialistischen Staat, Bl.84/85. Bei Kater 1981: 104 Unterzeichner, bei Heiber 1992: 102 Unterzeichner an der Marburger Philippina.

162 StAM 305a, Acc. 1975/79, Nr.607. Von Soden an Rektor, 15.12.1933. Von Soden begründete dies damit, daß über den Inhalt der Denkschrift nichts bekannt sei und die Auswahl der Unterzeichner durch Vertrauensleute der NSDAP erfolgte.

163 Kater 1981, S. 66 und 70. An allen anderen Universitäten bis auf Berlin waren sehr viel mehr Ordinarien auf den Listen vertreten.

kenntnis" gewesen ist,[164] so scheint die Akzeptanz des Regimes abhängig von den Fakultäten unterschiedlich ausgeprägt gewesen zu sein – die Medizinische und die Philosophische Fakultät übernahmen eine Vorreiterrolle. Auf die Unterschriftenliste der Mediziner wird an anderer Stelle noch eingegangen werden.[165]

Teilbereiche der Universitätsgeschichte der Philipps-Universität Marburg im „Dritten Reich" wurden seit 1964 in verschiedenen Aufsätzen behandelt.[166] Die Geschichte der einzelnen Fakultäten im „Dritten Reich" ist bisher jedoch nur in Ansätzen bekannt. Seit 1996 bemüht sich ein „Arbeitskreis Universitätsgeschichte" unter Mitwirkung aller interessierten Fachvertreter, diese unter der Koordination und Leitung des Vizepräsidenten der Universität aufzuarbeiten. Am besten bearbeitet wurden Teile der Geschichte der Philosophischen Fakultät, der größten Fakultät der Philippina, die im „Dritten Reich" noch in eine philologisch-historische und eine mathematisch-naturwissenschaftliche Abteilung untergliedert war.[167] Seit kurzem liegt außerdem als erster Band einer dreibändigen Edition zur Universitätsgeschichte von 1866-1945 eine Quellenedition zum Thema Nationalsozialismus vor, die von Mitarbeitern der Forschungsstelle für Universitäts- und Wissenschaftsgeschichte herausgegeben wurde.[168] Auch über das Verhalten der Marburger Theologen im Nationalsozialismus gibt es einige Veröffentlichungen,[169] wenn auch eine monographische Bearbeitung in beiden Fällen noch aussteht. Eine 1998 erschienene Publikation faßt eine Sammlung von verstreut publizierten Quellen zur Geschichte der Marburger Theologischen Fakultät zusammen.[170] Das größte Forschungsdesiderat besteht für die Rechts- und Staatswissenschaftliche Fakultät, an der gerade erst begonnen wurde, die vorhandenen Quellen aufzuarbeiten.[171]

164 Einige Unterschriften wie zum Beispiel die der später der Bekennenden Kirche nahestehenden Luise Berthold und Gerhard Krüger sowie die der bekanntermaßen unpolitischen Mediziner Grüter und Versé sprechen allerdings dafür, daß einige nicht aus echter Überzeugung unterschrieben haben, sondern sich zur Unterschrift genötigt sahen.

165 S. Kap. III.2.

166 Seier 1964. Seier 1979. Seier 1988. Konvent der Philipps-Universität Marburg 1996. Heiber 1994, S. 539-571. Schneider 1977. Vgl. außerdem zur Erforschung der Marburger Universitätsgeschichte Sieg 1988a. Losemann 1979.

167 Sieg 1988, S. 62-70. Nagel 1996. Fachschaft Physik 1996.

168 Nagel 2000.

169 Liebing 1977. Schneider 1980. Dinkler 1984.

170 Kaiser; Lippmann; Schindel 1998.

171 Uhte 2000.

II.4 Die Stadt Marburg und ihr Verhältnis zur Universität

Kornelia Grundmann

Die nationalsozialistische Machtübernahme wurde vom größten Teil der Einwohner Marburgs freudig begrüßt, und der Übergang zum Einparteienstaat vollzog sich reibungslos.[172] Die Kleinstadt Marburg hatte in den dreißiger Jahren etwa 28000 Einwohner.[173] Es war eine Stadt der inflationsgeschädigten Beamten und Pensionäre, die Zahl der von der preußischen Kulturpolitik enttäuschten, im Bildungsbereich, d.h. an der Universität, Beschäftigten war sehr hoch. Auch das „Kleinbürgertum" dominierte, Ladenbesitzer, kleine Angestellte und mittelständische Handwerksbetriebe bestimmten die Sozialstruktur der Stadt. Der Arbeiteranteil der Bevölkerung war durch die fehlende Industrie niedrig, trotzdem waren viele durch die Weltwirtschaftskrise ohne Beschäftigung, so daß jeder sechste Einwohner der Stadt 1932 von der städtischen Wohlfahrt unterstützt werden mußte.[174] Die Bauern im Landkreis hofften auf die Versprechungen der Nationalsozialisten, die durch Reichsnährstand (feste Preise für Getreide) und Erbhofgesetz (Verbot der Teilung von Höfen) die Landwirtschaft zu fördern versprachen.

Die NSDAP konnte in Marburg in den Anfangsjahren große Erfolge verbuchen. Die 1923 gegründete Ortsgruppe der NSDAP[175] hatte 1933 bereits 1300 Mitglieder und nach dem guten Wahlergebnis 20 von 30 Sitzen im Stadtparlament inne. Die Parteiführer rissen schon im März 1933 die Macht im Rathaus an sich: der amtierende Bürgermeister Johannes Müller wurde gezwungen, sein Amt niederzulegen. Sein Nachfolger wurde der Chefredakteur der Oberhessischen Zeitung Dr. Ernst Scheller, einer der engagiertesten Nationalsozialisten der Stadt. Der führende Repräsentant der NSDAP im Gau Hessen-Nassau-Nord war der Gauleiter Karl Weinrich, dem in Marburg Hans Krawielitzki als Kreisleiter unterstellt war.[176] Krawielitzki war schon 1927 zur NSDAP gestoßen und 1928 Kreisleiter geworden, er erwarb sich in seiner Amtszeit den Ruf eines tüchtigen Verwaltungsmannes und wurde 1936 in Personalunion auch Landrat. 1937 mußte er sich für das Amt des Landrats entscheiden, auf dem Posten des Kreisleiters folgte ihm bis zum Kriegsbeginn Rudolf von Löwenstein, dann übernahm Krawielitzki wieder beide Ämter. Durch die beiden Akademiker Scheller (Historiker) und Krawielitzki (Jurist) war die Parteileitung angemessen repräsentiert, was in einer von der Universität dominierten Stadt wie Marburg von Vorteil war.

---

172 Vgl. Kap. I.1. Zur Marburger Stadtgeschichte 1933-45 vgl. Willertz 1980. Koshar 1986. Mann 1972. Klein 1992. Eine Quellensammlung wurde vom Hessischen Institut für Lehrerfortbildung herausgegeben. Heiny; Methner; Fülberth 1997.

173 OZ 22.1.1935, S. 6, Bevölkerungsvorgänge in der Stadt Marburg-Lahn im Jahre 1934.

174 Kessler 1984, S. 131.

175 Zur Entwicklung der NSDAP in Marburg vgl. Dern 1935.

176 Rebentisch 1983.

Auch die Marburger Presse war von der Gleichschaltung betroffen. Bis 1933 gab es in der Stadt zwei Lokalzeitungen, die eine nicht unwichtige Rolle in der politischen Auseinandersetzung spielten. Die national ausgerichtete „Oberhessische Zeitung" hatte auch schon vor 1933 in ihren Berichten positiv über die „Bewegung" berichtet. Sie wurde im „Dritten Reich" neben der „Hessischen Volkswacht", der offiziellen Parteizeitung, zum führenden Presseorgan in Marburg. Das von Hermann Bauer herausgegebene „Hessische Tageblatt" verstand sich als linksliberal und republikanisch, unterstützte bis zum Machtwechsel die Weimarer Regierungspolitik und versuchte, den Wähler von einer Unterstützung der NSDAP abzuhalten. Bauer mußte Ende April 1933 das Erscheinen seiner Zeitung einstellen, nachdem die SA sein Büro besetzt und ihn massiv an der Arbeit gehindert hatte.[177]

Bei der Gleichschaltung der Marburger Kirchen hingegen erlitt die Partei eine Niederlage. Die von den Nationalsozialisten kontrollierte „Glaubensbewegung deutscher Christen" konnte in Marburg mit seiner überwiegend evangelischen Bevölkerung nicht Fuß fassen. Unterstützt und getragen von den Mitgliedern der Theologischen Fakultät der Marburger Unversität (Bultmann, von Soden) entwickelte sich die starke Gegenbewegung der Bekennenden Kirche.[178]

Neben ausgiebiger Propaganda, Öffentlichkeits- und Schulungsarbeit sowie der hauptsächlich von studentischen Anhängern getragenen Bücherverbrennung im Mai 1933 setzte die NSDAP sofort nach der Machtübernahme auch in Marburg ihr antisemitisches Programm um. Die antijüdische Hetze und der Boykott jüdischer Geschäfte wurden mit allem Nachdruck und ohne offenen Widerspruch der Bevölkerung durchgeführt. Nach Schließung von jüdischen Unternehmen und anderen Repressionsmaßnahmen nahm die Zahl der Juden bis 1938 kontinuierlich ab. 1933 lebten 778 Juden (etwa 1 % der Bevölkerung), 1938 noch 422 Juden in Marburg und Umgebung.[179] Höhepunkt der Judenverfolgung war das als „Reichskristallnacht" bezeichnete Novemberpogrom 1938, als Marburgs Synagoge in Flammen aufging. Nach Kriegsausbruch wurden alle noch verbliebenen Juden aus dem Regierungsbezirk Kassel deportiert, die letzten im September 1942 nach Theresienstadt, darunter auch 38 Marburger Juden.[180]

Nach der „Röhmaffäre" 1934 nahm das Vertrauen zur NSDAP nicht nur im Reich, sondern auch in Marburg merklich ab. Die Partei war nicht fähig, die Rückschläge der heimischen Wirtschaft in den Jahren 1935-37 aufzufangen. Aufgrund der Parteimaßnahmen verschlechterte sich der Lebensstandard der Kleinbürger und Bauern, anstatt sich zu verbessern, auch die Arbeitslosigkeit stagnierte und die Reallöhne sanken. Die Bauern ärgerten sich über die verordnete Zwangsbewirtschaftung, auch der zwangsweise verordnete Abbruch der Geschäfte mit jüdischen

177 Mann 1972, S. 275-279. Willertz 1980, S. 605-608.

178 Schneider 1980, S. 98-106. Klein 1984, hier S. 135-141.

179 Rehme; Haase 1982, hier S. 18 und S. 53.

180 Moeller 1978, Dok. 22. Zur Geschichte der Juden in Marburg Händler-Lachmann 1995. Händler-Lachmann 1992.

Viehhändlern wurde nicht widerspruchslos hingenommen.[181] Die Verschlechterung der wirtschaftlichen Lage der Stadt hing ursächlich mit dem Rückgang der Studentenzahlen an der Marburger Universität zusammen. Die Universität war von jeher einer der wichtigsten Wirtschaftsfaktoren gewesen, die Entwicklung von Stadt und Universität hatten schon immer symbiotisch voneinander abgehangen.[182] Die hochschulfeindliche Politik des Staates und zahlreiche Veränderungen im Bereich des Hochschulwesens, die die Studenten politisch vereinnahmten, hatten dazu geführt, daß besonders an den kleinen Universitäten die Studentenzahlen nach dem Machtwechsel kontinuierlich sanken. Die Studentenschaft der Universität Marburg verringerte sich von 4017 Studenten im SoSe 1932 auf 1124 im SoSe 1938.[183] Dies führte dazu, daß besonders die Vermieter von Studentenzimmern, meist Kleinrentner, in eine Notlage gerieten, was durch die Einrichtung von Kameradschaftshäusern als Studentenunterkünfte noch verstärkt wurde. Die bedürftigen Rentner mußten zusätzlich von der Stadt mit Beihilfen unterstützt werden, Handel und Gewerbe stagnierten durch die fehlende Kaufkraft der Studenten. Der offene Kampf gegen die farbentragenden Verbindungen hatte außerdem zur Schließung der Korporationshäuser geführt und die Stadt damit der Grundsteuereinnahmen beraubt. Diese Misere wurde vom Oberbürgermeister der Stadt in einem Bericht an die Kreisleitung deutlich zum Ausdruck gebracht.[184]

Die wirtschaftliche Lage der Stadt besserte sich erst nach Kriegsbeginn. Die Studentenzahlen stiegen hauptsächlich in der Medizinischen Fakultät sprunghaft an, und auch die Rüstungsindustrie erlebte einen Aufschwung. Die Behringwerke mußten durch die kriegsbedingte steigende Nachfrage nach Impfstoffen Neueinstellungen vornehmen, und eine Uniformfabrik mit fast 900 Beschäftigten entstand in Cölbe. Dies und die Einberufung der wehrfähigen Männer ließ die Arbeitslosigkeit auf den Nullpunkt sinken. In den ersten Kriegsjahren bedeuteten Rationierungen und Lebensmittelkarten für die Marburger keine große Belastung, da sie sich im ländlichen Umland zusätzlich versorgen konnten. Die Siege auf allen Kriegsschauplätzen wurden gefeiert, und Propagandakundgebungen sorgten für Unterstützung der Kriegsmaßnahmen durch die Bevölkerung. Erst nach dem Rußlandfeldzug und dem Fall Stalingrads reagierten auch die Einwohner Marburgs zwiespältiger auf die Meldungen von der Front. Hatte man bisher geglaubt, vom Krieg selbst im abseits gelegenen Marburg nicht direkt betroffen zu sein, so wurde man Anfang 1944 eines Bes-

181 Klein 1984, S. 120-121. StAM 165, Nr. 3820. Der Regierungsbezirk Kassel 1933-1936. Die Berichte des Regierungspräsidenten und der Landräte in Klein 1985, S. 485-505. Bericht des kommissarischen Landrats, 26.8.1935.

182 Vgl. hierzu Höroldt 1979. Ehlers; Leib 1979.

183 Vgl. die Statistik der Studenten in Kap. III.6.2.

184 IfZG MA-227/5005329-31. Anonymer Bericht über die Zustände an der Universität Marburg, o. Jg.. Der Bericht ist identisch mit einem Bericht des Oberbürgermeisters von Marburg an die Kreisleitung der NSDAP vom 3.10.1936 in StadtAM C, Nr. 4262. Dort findet sich auch eine verschärfte Fassung vom 30.7.1936, die nicht abgeschickt wurde. Vgl. auch Klein 1984, S. 131-134, und Hussong 1997 sowie Kap. III.6.2.

seren belehrt: am 22. Februar 1944 wurde das Bahnhofsviertel bombardiert, wobei auch einige der Kliniken beschädigt oder zerstört wurden.[185] Diesem Luftangriff auf Marburg folgten noch zwei weitere Anfang 1945.

Noch im Juli 1944 kam es zu einer Neugliederung der Verwaltung. Nach Teilung der preußischen Provinz Hessen-Nassau gehörte Marburg nun zur neuen Reichsprovinz Kurhessen. Dadurch gab es auch einen Wechsel in der Führungsspitze der NSDAP. Karl Gerland löste Karl Weinrich als Gauleiter ab, und der langjährige Oberpräsident der Provinz Hessen-Nassau, Prinz Philipp von Hessen, wurde wegen seiner familiären Verbindung mit dem italienischen Königshaus und seiner Stellung als Sonderbotschafter bei Mussolini nach der Kapitulation Italiens seines Amtes enthoben.[186] Die Marburger NSDAP mit ihrem Kreisleiter Krawielitzki trat in den letzten Kriegsjahren kaum noch in Erscheinung.

Am 28. März 1945 standen die amerikanischen Panzerdivisionen kurz vor Marburg. Durch die weitsichtige Entscheidung des Bürgermeisters, des Kreisleiters und des Kommandeurs eines in Marburg noch stationierten Regiments, die Stadt kampflos zu übergeben, konnte die Zerstörung der Stadt vermieden werden.

185 Vgl. Kap. IV.3.
186 Rebentisch 1983, S. 303-304.

II.5 Die Gleichschaltung des Gesundheitswesens in Marburg

Esther Krähwinkel

Von der Umstrukturierung der öffentlichen Verwaltung seit 1933 war auch das Gesundheitswesen betroffen. Charakteristisch war dabei vielerorts das Wechselspiel zwischen Verordnungen und vorgreifendem Handeln von Behörden und Standesorganisationen, um rassisch als „Nichtarier" definierte und politisch nicht konforme Ärzte aus ihren Berufen und Positionen zu drängen und um die bisherigen Ärztevertretungen mit dem NSÄB gleichzuschalten.[187]

Wie sich die Umsetzung in Marburg gestaltete, ist bis heute ein ausgesprochenes Forschungsdesiderat. Es sind weder die verantwortlichen Akteure, die örtlichen Parteifunktionäre der NS-Gesundheitsorganisationen, noch die Verfolgten, ihr jeweiliges Handeln und ihre Beziehungen zur Medizinischen Fakultät bekannt. Damit sind bisher jene Voraussetzungen unbeachtet, die in Fragen der Krankenversorgung und Gesundheitspolitik sowie der versuchten oder tatsächlichen Indienstnahme von Medizinern für das faschistische Regime den örtlichen Rahmen mitbestimmten und die somit auch für eine Fakultätsgeschichte im Nationalsozialismus relevant sind. Allerdings erwies es sich angesichts der desolaten Quellenlage als schwierig, auch nur den geplanten eingeschränkten Überblick zu geben.[188] Insbesondere die Ausführungen über die örtlichen Standesorganisationen basieren überwiegend auf zeitgenössischen Handbüchern und Zeitschriften,[189] so daß wir uns bei der Frage nach den örtlichen Parteifunktionären im Gesundheitswesen oft darauf beschränken mußten, die Personalstruktur darzustellen.

Entlassungen im Marburger Gesundheitswesen

Bis jetzt sind zwei Personen bekannt, die nach dem GzWdB vom 7. April 1933[190] aus dem öffentlichen Gesundheitswesen der Stadt Marburg entlassen wurden. Gabriele Mockert, seit 1930 städtische Fürsorgerin im Wohlfahrts- und Jugendamt der Stadt, war eine von ihnen.[191] Bereits 1933 des Amtes enthoben, bezog sich die Begründung – wie bei acht weiteren städtischen Beamten, Angestellten und Arbeitern

187 Vgl. Kümmel 1985; Lilienthal 1985a; Rüther 1997; Kater 1998; ders. 1989.

188 Für die Reichsärztekammer und die Kassenärztliche Vereinigung Deutschlands existieren nur noch Splitterüberlieferungen im Altarchiv der Kassenärztlichen Bezirksvereinigung Köln-Lövenich und im Archiv der Bundesärztekammer in Köln. In Marburg findet sich nur noch eine einzige Akte zur Standespolitik (StAM 401.15, Nr. 61). Auch zum örtlichen NSÄB existieren keine weiteren Überlieferungen.

189 So z.B. auf die Reichs-Medizinal-Kalender Teil II, 1933, 1935, 1937; Handbuch für den Gau Kurhessen der NSDAP, Kassel 1934; Westdeutsche Ärztezeitung; Ärzteblatt für Hessen; Ärzteblatt für Hessen-Nassau und Kurhessen und Deutsches Ärzteblatt.

190 RGBl I 1933, S. 175.

191 Hussong 1997, S. 1041 und 1044, Anm. 150.

– auf ihre „politische Unzuverlässigkeit", ohne daß heute weiteres über ein Parteiengagement ihrerseits bekannt ist.[192]

Die zweite Entlassung betraf den Direktor der Universitätskinderklinik Professor Ernst Freudenberg. Seit seiner Lehrstuhlübernahme 1922 betreute er mit der städtischen Kinder- und Säuglingsfürsorge einen wichtigen Zweig des örtlichen Gesundheitswesens. Anders als Mockert wurde er nicht aus politischen, sondern aus rassischen Gründen entlassen: seine Ehefrau war Jüdin, so daß er nach der nationalsozialistischen Diktion als „jüdisch versippt" galt.[193] Im September 1937 wurde er, obwohl seine Entlassung laut Universitätskurator Ernst von Hülsen „weit über die Kreise der Universität und der Stadt Marburg hinaus im Hessenlande Bestürzung hervorgerufen"[194] hatte, in den „Ruhestand" versetzt.

Darüber hinaus wurden nach heutigem Wissen ein praktischer Arzt und eine Dentistin verfolgt. Zwei Wochen nach dem GzWdB folgte am 22. April 1933 die „Verordnung über die Zulassung von Ärzten zur Tätigkeit bei den Krankenkassen"[195], nach der der Schulmediziner und Homöopath Victor Rambeau im Mai 1933 seine Krankenkassenzulassung entzogen bekam. Der Vorwurf des Ärztlichen Berufsvereins unter dem Vorsitz von Carl Justi und zweier anderer niedergelassener Ärzte[196] lautete, „er hätte als revolutionär tätiges Mitglied dem Arbeiter- und Soldatenrat angehört und bei der Verurteilung zweier antirevolutionärer Männer mitgewirkt."[197] In einem scharfen Schreiben an Justi verbat sich Rambeau diese Unterstellungen und empörte sich über die Art des Vorgehens, allein Gerüchten unbesehen Glauben zu schenken. Nach der Mitteilung, beim Reichsarbeitsminister Beschwerde eingelegt zu haben, verlangte Rambeau von Justi unter Androhung rechtlicher Schritte die Zurücknahme der „Beleidigung".[198] Trotz der relativ hohen Erfolgsaussicht, die eine Eingabe beim Reichsarbeitsministerium haben konnte,[199] und trotz der ungerecht-

---

192 Ebd., S. 1041-1044. Vgl. auch Willertz 1980, S. 595, Anm. 10.

193 Zur Entlassung Freudenbergs und den Vorgang in der Fakultät vgl. ausführlich Kap. III.3.1.

194 StAM 310, Acc. 1978/15, Nr. 2581. Kurator der Universität Marburg an das RMWEV, 9.7.1937.

195 RGBl I 1933, S. 222.

196 Daß neben Justi noch zwei weitere Ärzte an dem Absetzungsverfahren beteiligt waren, geht aus einem Schreiben Rambeaus an die Spruchkammer Marburg hervor. HHStAW 520/Mst NB 590/46 Justi. Auskunft der Berufsvertretung, der Vorsitzende der Ärztekammer Marburg Rambeau, 13.8.1946, Bl.4.

197 StAM 401.15, Nr. 61. Schreiben Rambeaus an den ärztlichen Berufsverein z.H. des praktischen Arztes Dr. Justi, 17.5.1933. Die Durchführung der „Verordnung über die Zulassung von Ärzten zur Tätigkeit bei den Krankenkassen" war den örtlichen kassenärztlichen Vereinigungen und dem Vorstand des Hartmannbundes übertragen. Vgl. Rüther 1997, S. 148. Die Vertretung des Hartmannbundes in Marburg war der „Ärztliche Berufsverein Marburg e.V." unter dem Vorsitz von Prof. Dr. Carl Justi. Vgl. Reichs-Medizinal-Kalender Teil II, 1933, S. 3.

198 StAM 401.15, Nr. 61. Schreiben Rambeaus an den ärztlichen Berufsverein z.H. des praktischen Arztes Dr. Justi, 17.5.1933.

199 Rüther 1997, S. 151. Danach gab das Reichsarbeitsministerium 231 von 338 Beschwerden gegen den Entzug der Krankenkassenzulassung aufgrund kommunistischer Betätigung, dazu zählte Rambeau, statt, was einem Anteil von 68,3% entspricht.

fertigten Vorwürfe, wurde ihm noch im Jahr 1933 seine Zulassung als Kassenarzt entzogen.

Nach Aussage seiner Ehefrau Dr. Ada Rambeau nutzte er 1938 einen Skandal um die Kassenärztliche Vereinigung Marburg, um nochmals in Berlin vorstellig zu werden. Sein neuerliches Bemühen, die betreffenden Stellen von der Unrechtmäßigkeit des Verfahrens zu überzeugen, war dieses Mal erfolgreich: 1939 erhielt Rambeau seine Krankenkassenzulassung zurück.[200]

Welche Existenzbedrohung mit dem Ausschluß von der kassenärztlichen Tätigkeit einhergehen konnte, zeigt die persönliche Verlustrechnung Rambeaus. Seine finanziellen Einbußen bezifferte er pro Jahr auf 90% seines bis dahin erzielten Einkommens von 25 000 RM, insgesamt etwa 100 000 RM bis zum Beginn des Krieges.[201] Gleichwohl scheint sein Verdienst im Vergleich zu dem anderer Ärzte ausgesprochen hoch gewesen zu sein. So belief sich etwa das durchschnittliche Einkommen eines Kassenarztes, das sich je zur Hälfte aus kassenärztlicher und privatärztlicher Tätigkeit zusammensetzte, 1938 in der Provinz Hessen-Nassau auf 16 400 RM.[202] Der große Einkommensunterschied erklärt sich wohl dadurch, daß Rambeau neben seiner Praxis gleichzeitig homöopathische Heilmittel verkaufte.[203] Denkbar ist, daß sich das Verbot seiner kassenärztlichen Tätigkeit auch auf den Verkaufsumsatz ausgewirkt hat, so daß damit der horrende Rückgang seiner Einkünfte zu erklären wäre.

Warum ihm die kassenärztliche Tätigkeit verboten wurde, begründete Rambeau in einer Stellungnahme, die er 1946 als Vorsitzender der Marburger Ärztekammer im Spruchkammerverfahren gegen Justi abgab. Schon damals formulierte er, daß eine Mischung aus nationalsozialistischer Einstellung und wirtschaftlichem Neid viele Mediziner motivierte, die neuen Bedingungen unter den nationalsozialistischen Machthabern für die eigene Existenz und Karrieresicherung auch auf Kosten anderer zu nutzen.[204] Sein eigener Fall war für ihn „ein Schulbeispiel dafür, wie auch Nicht-Pg's sich am Anfang des 3. Reiches aus irgendwelchen Gründen recht kräftig und aktiv eingesetzt haben, sodass man annehmen konnte, sie wären über-

---

200 Gespräch mit Frau Dr. Ada Rambeau am 15.11.1996 in Marburg. Nach ihren Aussagen hatte sich der Vorsitzende der Kassenärztlichen Vereinigung Marburg 1938 mit der Kasse abgesetzt. Daraufhin fuhr ihr Mann nach Berlin ins „Gesundheitsministerium" (an welche Stelle Rambeau sich genau wandte, wußte seine Frau nicht mehr), um seinen Fall zu besprechen. Vgl. zudem HHStAW 520/Mst NB 590/46 Justi. Auskunft der Berufsvertretung, der Vorsitzende der Ärztekammer Marburg Rambeau, 13.8.1946, Bl.4. Auch aus diesem Schreiben geht hervor, daß Rambeau seine Krankenkassenzulassung 1939 zurückerhielt.

201 HHStAW 520/Mst NB 590/46 Justi. Auskunft der Berufsvertretung, der Vorsitzende der Ärztekammer Marburg Rambeau, 13.8.1946, Bl.4.

202 Rüther 1997, S. 163. Vgl. auch die Einkommensanalysen bei Kater 1989, S. 30-34.

203 Nach Aussage seiner Frau Dr. Ada Rambeau betrieben ihr Mann und sie eine Apotheke für homöopathische Heilmittel. Da aber im Marburger Einwohnerbuch 1934/35 und 1936/37 weder eine Apotheke unter ihrem Namen noch ein Eintrag im Handelsregister zu finden ist, wird für die Argumentation ein Handel mit homöopathischen Heilmitteln angenommen.

204 Zu ähnlichen Ergebnissen kommt Kater 1987, S. 299-352. Rüther 1997, S. 176.

zeugte Nationalsozialisten."[205] Bei diesem Resümee beließ er es. Weiterer Vorwürfe oder der Forderung nach Wiedergutmachung enthielt er sich mit dem Hinweis darauf, „daß in den letzten Jahren Prof. Justi stark oppositionell dem Nationalsozialismus gegenüber eingestellt war" und er zudem seine Stellung „nicht für persönliche Sachen gebrauchen" wolle.[206]

Ungleich stärker als Rambeau wurde die jüdische Dentistin Dina Lucas verfolgt.[207] Wahrscheinlich seit 1910 betrieb sie in Marburg eine zahnärztliche Praxis und ein zahntechnisches Labor, deren Betrieb sie 1938 gezwungenermaßen einstellen mußte.[208] Doch auch bereits vor der Schließung werden ihre Möglichkeiten, ihren Beruf auszuüben und so ihre Existenz zu sichern, angesichts der zunehmenden Ausgrenzung von Juden stark begrenzt gewesen sein. Mit der „Verordnung über die Tätigkeit von Zahnärzten und Zahntechnikern bei den Krankenkassen" vom 2. Juni 1933 wurde diesen, analog zu den Humanmedizinern, bei „nichtarischer" Abstammung oder kommunistischer Betätigung die Krankenkassenzulassung entzogen.[209] Zudem war es Dina Lucas ebenfalls seit 1933 nicht mehr möglich, Lehrlinge auszubilden.[210] Bis September 1942 wohnte sie in Marburg und wurde dann in das Konzentrationslager Theresienstadt deportiert. Noch im selben Jahr erfolgte ihre Verlegung nach Maly Trostinec in Weißrussland, wo sie am 29. September 1942 ermordet wurde.[211]

Auf den ersten Blick scheinen die quantitativen Ausmaße der systematischen Verdrängung und Verfolgung von jüdischen Angehörigen der Heilberufe in Marburg im Vergleich zu anderen Städten gering.[212] 1933 waren 11% aller Ärzte Juden, die damit ebenso wie unter den Rechtsanwälten im Vergleich zu anderen Berufsgruppen überproportional vertreten waren. Gleichzeitig zeigte sich aber eine starke räumliche Konzentration. 45% der jüdischen Ärzte praktizierten in Berlin, weitere 30% in anderen deutschen Großstädten, die jüdischen Ärzten im Gegensatz zur Provinz insbesondere im kassenärztlichen Bereich weitreichendere berufliche Möglichkeiten boten.[213] Das Wirtschaftsleben der Marburger Juden war demgegenüber

---

205 HHStAW 520/Mst Nr. NB 590/46 Justi. Auskunft der Berufsvertretung, der Vorsitzende der Ärztekammer Marburg Rambeau, 13.8.1946, Bl.4.

206 Ebd.

207 Zu Dina Lucas vgl. Händler-Lachmann 1993, S. 164-171. Zudem Westphal 1990, S. 37.

208 Händler-Lachmann; Werther, 1992, S. 219-220. Die Praxis von Lucas ist noch im Adreßbuch der Stadt Marburg von 1938/39 genannt, nicht aber auf der Liste der zu schließenden Geschäfte vom November 1938, so daß Händler-Lachmann und Werther von der Einstellung des Praxisbetriebes im Sommer 1938 ausgehen (S. 69). Ab Dezember 1938 existierte in Marburg kein jüdisches Unternehmen mehr.

209 Vgl. Guggenbichler 1987, S. 79. Die Verordnung ist abgedruckt in RGBl I 1933, S. 350-351, und auch im DÄ 65 (1933), S. 177-180.

210 Händler-Lachmann; Werther 1992, S. 220.

211 Ebd., S. 221.

212 Zur Zahl jüdischer Ärzte in Berlin vgl. Hubenstorf 1994, 394-407. Winau 1994, S. 346, außerdem Anhang S. 615. Für Hessen: Kirchhoff 1996, S. 178. Dagegen zu der auffällig geringen Zahl jüdischer Mediziner an der Medizinischen Fakultät Marburg Kap. III.3.1.

213 Plum 1988, S. 282.

eher ländlich geprägt. Hier dominierten die alten Strukturen des Klein- und Mittelgewerbes: Juden, die mit Konfektionskleidung und Stoffen, landwirtschaftlichen Produkten wie Getreide, Mehl, Dünger und Vieh handelten beherrschten das Bild eher als beispielsweise Rechtsanwälte oder Ärzte jüdischen Glaubens.[214]

Die Gleichschaltung auf Provinz- und Gauebene

Um das ärztliche Standeswesen umzustrukturieren, bestimmte der Reichskommissar für die ärztlichen Spitzenverbände, Gerhard Wagner, 1933 Kommissare für die Landes- und Provinzverbände. Als „seinen Beauftragten mit absoluten Vollmachten" für die ärztlichen Angelegenheiten der Provinz Hessen-Nassau setzte er Dr. med. Strebel aus Frankfurt am Main ein (Tab. 5). Dieser wiederum ernannte Unterkommissare, enthob sogleich den bis dahin als Schriftleiter der Westdeutschen Ärztezeitung fungierenden Dr. Hainebach seines Amtes und berief statt dessen Sanitätsrat Haßlauer als vorübergehenden Leiter.[215] Im November 1933 wurde Strebel zudem zum Amtsleiter der KVD, Provinzstelle Hessen-Nassau ernannt.[216] In seiner ersten Amtshandlung faßte er die vorherigen 23 kassenärztlichen Vereinigungen im Gebiet der Provinz zu sechs Bezirksstellen zusammen.[217]

Mit der Ernennung Strebels fand das vielerorts anzutreffende Prinzip, die für die Standes- und Gesundheitspolitik entscheidenden Ämter in einer Hand,[218] und zwar häufig in der des Gauobmanns des NSÄB zusammenzufassen, in Hessen-Nassau keine Anwendung. Wahrscheinlich stand die zersplitterte Gaustruktur dem entgegen. Die Provinz Hessen-Nassau entsprach nicht einem Gau, sondern umfaßte nach vormals drei ab 1933 zwei Gaue: Kurhessen (Kassel) und Hessen-Nassau (Wiesbaden).[219]

Obmann des NSÄB Gau Kurhessen wurde Dr. Hans-Heinrich Harrfeldt aus Kassel, der gleichzeitig als Gauobmann des Hauptamtes für Volksgesundheit fungierte und von Strebel als Unterkommissar mit der Gleichschaltung der Unterverbände Kassel und Marburg beauftragt worden war.[220]

---

214 Händler-Lachmann; Werther 1992, S. 38, 47-48.

215 Westdeutsche Ärztezeitung 24 (1933), S. 151.

216 Verfügungen des Reichsführers der Kassenärztlichen Vereinigung Deutschlands vom 2. November 1933, Westdeutsche Ärztezeitung 24 (1933), S. 356 und 374.

217 Frankfurt am Main, Wiesbaden, Limburg, Marburg, Kassel und Hanau, Westdeutsche Ärztezeitung 24 (1933), S. 379. Auf S. 404 findet sich ein Organisationsdiagramm mit Nennung der jeweiligen Amtsleiter und der Beiratsangehörigen. Zur KVD vgl. Kater 1989, S. 21-22.

218 So beispielsweise in Baden, Mecklenburg, Sachsen, Württemberg und Thüringen, aber nicht in Berlin und München. Vgl. Lilienthal 1985a, S. 115-116. In den zuerst genannten fünf Ländern entsprach allerdings die Gaueinteilung der Landeseinteilung, so daß es von daher überhaupt erst organisatorisch möglich war, so zu verfahren. Zu den Gauen vgl. Fabricius; Stamm 1935, S. 34-37.

219 Rebentisch 1990, S. 164.

220 Handbuch Gau Kurhessen 1934, S. 13; Reichs-Medizinal-Kalender Teil II, 1935, S. 72; Ärztezeitung für Hessen 2 (1934), S. 218; Westdeutsche Ärztezeitung 24 (1933), S. 167.

Die Ärztekammer der Provinz Hessen-Nassau stand unter der Leitung des ebenfalls in Kassel ansässigen Arztes Dr. Richard Benzing, Parteimitglied seit 1932 und „einer der politisch und fachlich profiliertesten Gauamtsleiter der NSV",[221] der in Personalunion das Amt für Volkswohlfahrt verwaltete und als Gauwalter der NSV fungierte.[222] Nachdem zum 1. Januar 1934 alle bisherigen preußischen Ärztekammern aufgelöst worden waren,[223] ernannte der Preußische Innenminister Richard Benzing zum neuen Vorsitzenden der Ärztekammer der Provinz Hessen-Nassau. Strebel wurde sein Stellvertreter.[224] Sofort nach seiner Berufung bestimmte Benzing die weiteren Mitglieder des Vorstandes und besetzte auch die Unterausschüsse neu. Neben dem bereits erwähnten Harrfeldt berief er u.a. den aktiven Nationalsozialisten Dr. Heinrich Reinhardt aus Melsungen, auf den später noch näher eingegangen wird, und den nichtbeamteten außerordentlichen Professor für Dermatologie Martin Schubert, der an der Medizinischen Fakultät Marburg gleichzeitig als Vertrauensmann der NSDAP agierte, in den Vorstand.[225] Die Leitung der Abteilung Erbgesundheits- und Rassenpflege übertrug er dem Gießener Rassenhygieniker Heinrich Wilhelm Kranz.[226]

Benzing stellte sich damit einen umfassenden Leitungsapparat mit ausgewiesenen Nationalsozialisten an seine Seite. Die These Lilienthals, daß Wagner und seine Helfer in der Regel keine neuen, nationalsozialistischen Mitglieder beriefen und auf

221 Losemann 1994, S. 373. Zu den Funktionen Benzings vgl. Ärzteblatt für Hessen 2 (1934), S. 111. Zur Mitgliedschaft Benzings in der NSDAP und ihren Organisationen vgl. HHStAW 520/ K-Z, 216 Benzing. Meldebogen auf Grund des Gesetzes zur Befreiung von Nationalsozialismus und Militarismus vom 5.3.1946, ausgefüllt am 20.8.1946 und StAM 310, Acc. 1978/15, Nr. 2330. Vgl. auch den biographischen Anhang bei Hansen 1991, S. 425.

222 Reichs-Medizinal-Kalender Teil II, 1935, S. 15; Handbuch Gau Kurhessen 1934, S. 13. Benzing entwickelte im Rahmen seiner Arbeit für die NSV vielfältige Initiativen, die nicht nur für den Gau Kurhessen interessant sind. Zu Benzings Versuch, nationalsozialistische Schwestern an der Medizinischen Fakultät zu etablieren vgl. Kap. III.8.1. Zu dem von ihm gegründeten und geleiteten Institut für Volksgesundheitspflege vgl. Kap. III.8.2 und IV.2.1. Zu seiner Bedeutung in der NSV und seinem Vorhaben, mit dem Institut für Volksgesundheitspflege eine Abteilung der Hohen Schule Alfred Rosenbergs in Marburg zu institutionalisieren vgl. Losemann 1994, S. 365-386; Vorländer 1988, S. 146-147.

223 Gesetz über den Übergang von Zuständigkeiten der Mitgliederversammlungen der Ärztekammern auf die Vorstände dieser Kammern und über die Bildung der Ärztekammervorstände und des Ärztekammerausschusses vom 23. Dezember 1933. Preußische Gesetzsammlung 1933, S. 501-502. Die Ausführungsbestimmungen dazu vom 10.1.1934 sind abgedruckt im DÄ 64 (1934), S. 106.

224 Ärzteblatt für Hessen 2 (1934), S. 18 und 111. Wahrscheinlich löste Benzing den bisherigen Leiter der Ärztekammer Hessen-Nassau, de Bary, aus Frankfurt schon 1933 ab, da Benzing im Meldebogen auf Grund des Gesetzes zur Befreiung von Nationalsozialismus und Militarismus vom 5.3.1946, ausgefüllt am 20.8.1946, angibt, bereits seit 1933 Vorsitzender der Ärztekammer gewesen zu sein. HHStAW 520/ K-Z, 216 Benzing.

225 Ärzteblatt für Hessen 2 (1934), S. 111. Zu Schubert vgl. Kap. III.1.3. Nach der Neuorganisation der Ärztekammer war der damalige Leiter der Ärztekammer Hessen-Nassau, de Bary, nicht mehr im Vorstand vertreten. Rüther zeigt für die Ärztekammer Mecklenburg, daß dort sowohl der ehemalige Vorsitzende des Vorstandes als auch der ehemalige Geschäftsführer zu Stellvertretern Blomes ernannt wurden. Rüther 1997, S. 145.

226 Ärzteblatt für Hessen 3 (1935), S. 258.

die Beseitigung der ehemaligen Ärztekammern zielten, um den Weg für die neu einzurichtende Reichsärztekammer frei zu machen, läßt sich für Hessen-Nassau somit nicht bestätigen.[227]

In der nach über einjähriger Pause erstmals wieder abgehaltenen Sitzung vom 24. März 1934[228] beschwor Benzing in einer eindringlichen Rede den neuen Typus des nationalsozialistischen „Volksarztes", den „erwählten Führer in der Lebenshaltung des Kranken"[229] und umriß die neuen Aufgaben der Ärztekammer. Die Vermittlung von Kenntnissen über Bevölkerungspolitik und Rassenpflege, die wissenschaftlich-ärztliche Fortbildung des Heilarztes, die Organisation der Fürsorgeeinrichtungen für Ärzte und deren Hinterbliebene sowie die Neubenennung der Mitglieder des ärztlichen Ehrengerichts waren für ihn künftig die vier zentralen Arbeitsgebiete der Ärztekammer.[230] Die Verbreitung von rassenhygienischem Gedankengut stand dabei für ihn an erster Stelle, bemaß sich doch an dem Erfolg dieser Aufgabe, daran, „ob der Arzt zum maßgeblichen Vertreter und Förderer dieses neuen Gedankengutes im Volke wird"[231], das Ansehen des Arztes im neuen Staat.

Nachdem die zum 31. Dezember 1935 auslaufende Amtszeit Benzings noch um drei Monate verlängert worden war,[232] übernahm der bereits erwähnte Heinrich Reinhardt, Mitglied der Partei seit 1923, Kreisleiter und praktischer Arzt aus Melsungen, mit dem Inkrafttreten der Reichsärzteordnung am 1. April 1936 die Leitung der neu eingerichteten kurhessischen Ärztekammer. Benzing wurde sein Stellvertreter.[233] Im selben Jahr wurde Reinhardt zudem Leiter der nun ebenfalls neu eingerichteten Landesstelle Kurhessen der KVD,[234] führte als Gauobmann den NSÄB

227 Lilienthal 1985a, S. 115.

228 Die vorhergehende Sitzung fand am 19. Februar 1933 unter dem ehemaligen Vorsitzenden Dr. de Bary aus Frankfurt statt. Ärzteblatt für Hessen 2 (1934), Bericht über die Sitzung des Vorstandes der Ärztekammer am 24. März zu Kassel, S. 112-116, hier S. 116. De Bary war bis 1933 gleichzeitig Vorsitzender des preußischen Ärztekammerausschusses; Vgl. Reichs-Medizinal-Kalender Teil II, 1933, S. 13.

229 Ärzteblatt für Hessen 2 (1934), Bericht über die Sitzung des Vorstandes der Ärztekammer am 24. März zu Kassel, S. 115.

230 Ebd.

231 Ebd.

232 Ärzteblatt für Hessen-Nassau und Kurhessen 4 (1936), S. 33.

233 Ebd., S. 156. Zu den verschiedenen Mitgliedschaften und Ämtern Reinhardts vgl. HHStAW 520/K-Z 1961 Heinrich Reinhardt und StAM Best 310, Acc. 1978/15 Nr. 3246 sowie BA Berlin (ehemals BDC), SA-Akte Heinrich Reinhardt. In der SA-Akte und der Personalakte wird der Eintritt Reinhardts in die NSDAP auf 1923 datiert, während in der Spruchkammerakte und auch in StAM 307c, Acc. 1969/33 Nr. 325 das Eintrittsdatum mit 1925 angegeben wird. Vermutlich sind diese unterschiedlichen Angaben auf das Verbot der NSDAP und deren Neugründung 1925 zurückzuführen. Trotz der zahlreichen Mitgliedschaften und Leitungsfunktionen findet sich für Heinrich Reinhardt im BA Berlin kein Eintrag in der Partei- oder Ärztekartei.

234 Ärzteblatt für Hessen-Nassau und Kurhessen 4 (1936), S. 156. Die ehemaligen Provinzstellen der KVD und der Ärztekammer Hessen-Nassau wurden in zwei Landesstellen (entsprechend den beiden Gauen Hessen-Nassau und Kurhessen) geteilt. Die weiter unter altem Namen existierenden Einrichtungen bezogen sich auf Südhessen mit Sitz in Frankfurt a. M., die kurhessischen Einrichtungen auf Nord- und Mittelhessen mit Sitz in Kassel. In der weiteren Un-

Kurhessen und die Abteilung Volksgesundheit.[235] Reinhardt hatte damit ab 1936 alle wichtigen Ämter auf dem Gebiet Gesundheit inne, mit Ausnahme der Gauamtsleitung des Hauptamtes für Volkswohlfahrt und der NSV, die in den Händen Benzings verblieben.[236] Ab 1942 konnte Reinhardt seine Position durch neue Machtbefugnisse auf Gauebene weiter ausbauen; er wurde von Gauleiter Weinrich zum Gaugesundheitsführer berufen.[237]

Bei genauerer Betrachtung der Lebensläufe von Benzing und Reinhardt zeigt sich, daß beide geradezu ideal dem von Kater aufgezeigten Profil politisch aktiver Mediziner entsprechen:[238] Als „alte Kämpfer" der Partei in der Weimarer Republik beigetreten waren beide schon vor dem nationalsozialistischen Machtantritt aktiv in der NSDAP und ihren verschiedenen Organisationen tätig. Benzing war bereits seit 1932 sowohl Partei- als auch SA-Mitglied und auf Gauebene für die Abteilung Volksgesundheit zuständig.[239] Nach 1933 baute er seine Position auf diesem Gebiet beständig aus, was sicherlich mit dazu führte, daß er 1942 unter seinem Vorsitz das der Universität angeschlossene Institut für Volksgesundheitspflege gründete und eine Honorarprofessur verliehen bekam.[240] 1933 war Benzing 41 Jahre alt und damit zwei Jahre älter als Reinhardt. Im Unterschied zu Benzing setzte Reinhardts Engagement für die NSDAP schon Mitte der zwanziger Jahre ein. 1925 wurde er Mitglied der NSDAP und der SA und trat zudem 1929 dem NSÄB bei. Seit 1933 war er Stadtverordneter und Kreisdeputierter und von 1934 bis 1936 und dann wieder von 1942 bis 1944 Kreisleiter von Melsungen. Seit 1943 gehörte er zudem dem Deutschen Reichstag an, ohne allerdings – nach seinen eigenen Aussagen – je an einer

---

terteilung folgten die Bezirksstellen Marburg, Kassel und Fulda. Zur Teilung der Provinzialstelle der KVD Hessen-Nassau vgl. auch Ärzteblatt für Hessen-Nassau und Kurhessen 4 (1936), S. 107.

235 Reichs-Medizinal-Kalender Teil II, 1937, S. 2 und 77. Da der Redaktionsschluß für die Ausgabe des Reichs-Medizinal-Kalenders wahrscheinlich bereits Ende 1936 war, ist anzunehmen, daß Reinhardt die betreffenden Ämter bereits 1936 innehatte. Im Meldebogen auf Grund des Gesetzes zur Befreiung von Nationalsozialismus und Militarismus vom 8.3.1946, den Reinhardt im Februar 1947 ausfüllte, gibt er als Amtsbeginn jeweils 1937 an. Vgl. HHStAW 520/K-Z 1961 Heinrich Reinhardt. Bl.1. Da er jedoch seinen Amtsantritt als Leiter der kurhessischen Ärztekammer und der Landesstelle der KVD ebenfalls auf 1937 datierte, er aber beide Ämter, wie oben gezeigt, seit 1936 innehatte, ist damit die obige Annahme nicht hinreichend widerlegt.

236 HHStAW 520/ K-Z, 216 Benzing. Meldebogen auf Grund des Gesetzes zur Befreiung von Nationalsozialismus und Militarismus vom 5.3.1946, ausgefüllt am 20.8.1946.

237 BA Berlin R 18, Nr.3787. Anordnung von Gauleiter Weinrich, 20.12.1942. Vgl. auch OZ, 14.6.1944, S. 2. 10 Jahre Amt für Volksgesundheit der NSDAP von Reinhardt. Hier beschreibt Reinhardt das grundlegende Beziehungsgeflecht im nationalsozialistischen Gesundheitswesen und die verschiedenen Aufgaben und Funktionen, die er dabei innehatte.

238 Kater 1989, S. 60-62.

239 HHStAW 520/ K-Z, 216 Benzing. Meldebogen auf Grund des Gesetzes zur Befreiung von Nationalsozialismus und Militarismus vom 5.3.1946, ausgefüllt am 20.8.1946 und StAM 310, Acc. 1978/15, Nr. 2330.

240 StAM 310, Acc. 1978/15, Nr.2330. Ernennung Benzings zum Honorarprofessor, 2.12.1942. Vgl. zudem Losemann 1994, S. 378-379.

Reichstagssitzung teilgenommen zu haben.[241] Mit der 1935 erfolgten Berufung an die Spitze der verschiedenen Gauämter im Bereich des Gesundheitswesens und der Standesverwaltung hatte Reinhardt seine Machtposition bereits deutlich verbessert, bevor er 1942 von Gauleiter Weinrich zum Gesundheitsführer ernannt wurde. Damit oblag ihm die gesamte Gesundheitsführung im Gau Kurhessen. Weinrich ermächtigte ihn, „in allen Fragen der Gesundheitspolitik und ihren Teilgebieten, bei der personalen Besetzung von Dienststellen oder Einrichtungen des Gesundheitswesens im Einvernehmen mit dem Gaupersonalamtsleiter" allein zu entscheiden, und wies sämtliche Dienststellen der Partei, ihre Gliederungen und angeschlossenen Verbände an, gesundheitliche Maßnahmen einzig unter Beteiligung und mit der Zustimmung Reinhardts durchzuführen.[242]

Die Gleichschaltung auf Bezirks- und Kreisebene

Im Zusammenhang mit dem Entzug der Krankenkassenzulassung von Rambeau wurde bereits deutlich, daß auch in Marburg ärztliche Standesvertretungen dabei halfen, die Direktiven der neuen Machthaber umzusetzen. Neben der Ortsgruppe des Hartmannbundes, dem schon erwähnten Ärztlichen Berufsverein e.V. unter dem Vorsitz von Carl Justi, existierte 1933 in Marburg zudem mit dem Ärzteverein eine örtliche Vereinigung des Deutschen Ärztevereinsbundes.[243] Ob allerdings der zur Zeit der Machübernahme amtierende Kretschmer seinen Vorsitz behielt und wie sich vor dem Hintergrund der neuen Machtverhältnisse im Reich die Gleichschaltung vor Ort vollzog, muß ungeklärt bleiben.[244]

Angesichts des vom Chirurgen Klapp zu seinem Amtsantritt als Vorsitzender des Ärztevereins im Dezember 1934 umrissenen zukünftigen Vereinsprofils wird aber die geänderte inhaltliche Zielrichtung deutlich. Nach Klapp sollten „auf den Aerzteabenden des Vereins [...] Zusammenfassungen über wichtige Fortschritte der Medizin, große Aussprachen über Streitfragen der Zeit, praktische Demonstrationen usw. gebracht werden, während die wissenschaftlichen Abende des Vereins das bringen sollen, was z. B. in den Marburger Kliniken und Instituten gearbeitet wird. So soll ein Spiegelbild des Marburger wissenschaftlichen Lebens im Aerztlichen Verein entstehen."[245] Wie der Ärztliche Verein Frankfurt am Main bereits im Juni 1933 angesichts seiner Umbenennung in „Frankfurter Medizinische Gesellschaft" formulierte,

241 HHStAW 520/K-Z 1961 Heinrich Reinhardt und StAM Best 310, Acc. 1978/15 Nr. 3246 sowie BA Berlin (ehemals BDC), SA-Akte Reinhardt.

242 BA Berlin R 18, Nr. 3787. Anordnung von Gauleiter Weinrich, 20.12.1942. Vgl. auch OZ, 14.6.1944, S. 2, 10 Jahre Amt für Volksgesundheit der NSDAP von Reinhardt.

243 Reichs-Medizinal-Kalender Teil II, 1933, S. 3, 20.

244 Bisher ist nur bekannt, daß Rudolf Klapp im Dezember 1934 den Vorsitz des Ärztevereins übernahm und damit den Otologen Walther Uffenorde ablöste. Wie lange allerdings letzterer amtierte und ob er der direkte Nachfolger von Kretschmer war, ist ungewiß. Vgl. Ärzteblatt für Hessen 3 (1935), S. 22. Zum unterschiedlichen Ablauf der reichsweiten Gleichschaltung der Ärzteverbände vgl. Lilienthal 1985a, S. 112-114.

245 Ärzteblatt für Hessen 3 (1935), S. 22.

waren damit „alle Standesangelegenheiten von der Erörterung und Betätigung der Gesellschaft grundsätzlich ausgeschlossen".[246] Im Dezember 1936 wurde der Marburger Ärzteverein „aufgrund der Reichsärzteordnung", wie es im Protokollbuch der Fakultät vermerkt ist, aufgelöst. Trotzdem wollte die Fakultät die klinischen Nachmittage und Sitzungen in der bisherigen Form beibehalten, nun allerdings unter der Führung der Ärztlichen Bezirksvereinigung der Reichsärztekammer.[247]

In Marburg übernahmen im wesentlichen zwei Ärzte jeweils die Leitung der wichtigsten Institutionen und Organisationen für ärztliche Angelegenheiten in Personalunion. Gegenüber der Gau- und Provinzebene war auf der Bezirksebene die Gleichschaltung unter personellen Gesichtspunkten bereits 1933 so durchgesetzt worden, daß alle wichtigen Leitungsfunktionen in der Hand eines Mannes vereinigt waren:[248] Wilhelm Hermann, praktischer Arzt aus Lohra im Kreis Marburg-Land, war sowohl Kreisobmann des NSÄB, Leiter der Kassenärztlichen Bezirksvereinigung Marburg sowie des Hauptamtes für Volksgesundheit der NSDAP.[249]

Der Vorsitz der Bezirksärztekammer stand für Hermann angesichts der Auflösung der preußischen Ärztekammern zum 1. Januar 1934 nicht zur Verfügung. Bis zur Einrichtung der Reichsärztekammer 1936 wurden einzig die Geschäfte der damaligen Provinzialärztekammer Hessen-Nassau durch den vom Preußischen Innenminister eingesetzten Vorsitzenden Benzing weitergeführt. Hermann war aber stellvertretendes Mitglied im Gesamtvorstand der Ärztekammer unter Benzing und gleichzeitig Vorsitzender des Bezirksvertragsausschusses für die Kreise Marburg, Frankenberg und Kirchhain.[250]

Genau wie auf Gauebene erfolgte 1936 auch auf der Bezirksebene ein umfassender personeller Wechsel: Hermann wurde durch Johannes Henkel, praktischer Arzt aus Rauschenberg, abgelöst.[251] Das Amt für Volkswohlfahrt, welches beiden nicht unter-

246 Westdeutsche Ärztezeitung 24 (1933), S. 216.

247 Emil-von-Behring-Bibliothek für Geschichte und Ethik der Medizin, Fakultätsbuch, Fakultätssitzung 8.12.1936.

248 Wie sich die Gleichschaltung auf den unteren Ebenen des Bezirks oder sogar der Ortsgruppe gestaltete, ist bisher völlig unbekannt, so daß allgemeine Schlußfolgerungen bis jetzt nicht möglich sind. Nach einer Untersuchung über Göttingen zeichnete sich dort der Abschluß der Gleichschaltung auf Bezirksebene im Unterschied zu Marburg durch die erst ab 1936 zu beobachtende Personalunion zwischen den verschiedenen Ämtern im Gesundheits- und ärztlichen Standeswesen aus. Vgl. Obermann 1990, S. 75-77.

249 Reichs-Medizinial-Kalender Teil II, 1935, S. 27; Handbuch Gau Kurhessen 1934, S. 190; StAM 327,1, Nr. 5592. Die Schreibweise variiert zwischen Hermann und Herrmann. Zu der Ärztekammer und der Kassenärztlichen Vereinigung Bezirk Marburg gehörten die Kreise Biedenkopf, Dillkreis, Frankenberg, Fritzlar-Homberg, der Stadt- und Landkreis Marburg sowie Ziegenhain und der Kreis der Eder. Zur Rolle Hermanns bei der Besetzung der Lehrstühle für Zahnmedizin und Anatomie 1933/34 vgl. Kap. III.4.2.

250 Ärzteblatt für Hessen 2 (1934), S. 111 und 161.

251 Die Schreibweise seines Vornamens variiert zwischen Hans, Hanns und Hanno. Reichs-Medizinal-Kalender Teil II, 1937, S. 13 und 35; BA Berlin (ehemals BDC) SA-Akte Hanno Henkel. Fragebogen für die SA-Akte 15.10.1937; HHStAW 520/Ml 995 Spruchkammerakte Hanns Henkel. Meldebogen auf Grund des Gesetzes zur Befreiung von Nationalsozialismus und Militarismus vom 5.3.1946, 10.1.1950.

stand, bildete wie auf Gauebene die Ausnahme, wobei allerdings unklar ist, wer auf Kreisebene der Amtsinhaber war. Die diesbezüglichen Quellen widersprechen sich und führen sowohl Ernst Kokott als auch Dr. Stöcker, beide aus Marburg, an.[252]

Tab. 5: Führer der Ärzteschaft in der Provinz Hessen-Nassau, im Gau Kurhessen und im Bezirk und Kreis Marburg

1933-1936	
Preußische Provinz Hessen-Nassau Beauftragter für die ärztlichen Angelegenheiten der Provinz: STREBEL Amtsleiter der KVD: STREBEL Ärztekammer: BENZING	Bezirk Marburg Bezirksleiter KVD:HERMANN Ärztekammer: nicht besetzt, HERMANN aber in der Provinzärztekammer
Gau Kurhessen Gauobmann NSÄB: HARRFELDT Gauobmann Amt für Volksgesundheit: HARRFELDT Gauwalter NSV: BENZING	Kreis Marburg Kreisobmann NSÄB: HERMANN Kreisobmann Amt für Volksgesundheit: HERMANN Kreiswalter NSV: KOKOTT oder STÖCKER
1936-1945	
Provinz ab 1936 zwei Landesstellen: Kurhessen (Kassel) — Hessen-Nassau (Wiesbaden) Amstleiter KVD: H. REINHARDT Ärztekammer: H. REINHARDT	Bezirk Marburg Bezirksleiter KVD: HENKEL Ärztekammer: HENKEL
Gau Kurhessen Gauobmann NSÄB: H. REINHARDT Gauobmann Amt für Volksgesundheit: H. REINHARDT Gauwalter NSV: BENZING	Kreis Marburg Kreisobmann NSÄB: HENKEL Kreisobmann Amt für Volksgesundheit: HENKEL Kreiswalter NSV: KOKOTT oder STÖCKER

252 Das Gauhandbuch (Handbuch Gau Kurhessen 1934, S. 173) gibt als Leiter des Amtes für Volkswohlfahrt für den Kreis Marburg sowie als Ortswalter der NSV Kokott an. Demgegenüber wird aber in einer Aufstellung über die verschiedenen Amtsinhaber im Kreis Marburg und auch in der Chronik der Stadt Marburg Stöcker als Kreisamtswalter des Amtes für Volkswohlfahrt von 1933 bis 1938 genannt. (StAM 327,1, Nr.5591. Ortsgruppe Marburg an der Lahn; StadtAM C, Nr. 5037. Eintrag vom 18.1.1938). Auch das Marburger Einwohnerbuch von 1934/35 (Stand 1.2.1934) führt Kokott an, während im Marburger Einwohnerbuch 1936/37 (Stand 1.1.1936) Stöcker genannt wird. Weiterführende biographische Angaben konnten nicht ausfindig gemacht werden.

Die Medizinische Fakultät und ihre Vertretung in den Standesorganisationen

Auch Angehörige der Medizinischen Fakultät waren als Funktionsträger in den genannten Organisationen und Institutionen vertreten.[253] Neben dem Dermatologen Martin Schubert im Vorstand übernahm 1934 auch der Psychiater Willi Enke als Stellvertreter im Kammervertragsausschuß ein Amt in der Ärztekammer.[254]

Zudem hatte nach §31 Abs. 2 Satz 2 der Reichsärzteordnung vom Dezember 1935 jede medizinische Fakultät fünf Angehörige zwecks Bestimmung eines Mitgliedes und seines Stellvertreters für die Ärztekammer des jeweiligen Bezirks zu benennen.[255] Auf der Vorschlagsliste der Marburger Medizinischen Fakultät vom April 1936 wurden folgende fünf Professoren, alle Kliniksleiter, angeführt: Alfred Schwenkenbecher, Medizinische Klinik, Rudolf Klapp, Chirurgische Klinik, Erwin Kehrer, Frauenklinik, Walther Uffenorde, HNO-Klinik und Felix Klewitz, Medizinische Poliklinik.[256] Welche dieser fünf schließlich die Vertretung in der Ärztekammer wahrnahmen, ist nicht überliefert.

1939 schrieb Reinhardt an den Dekan der Medizinischen Fakultät, den Anatomen Helmut Becher, und bat darum, fünf neue Vorschläge einzureichen. Gleichzeitig kündigte er an, daß er beabsichtige, Becher als Mitglied in die Ärztekammer Kurhessen sowie Schwenkenbecher als seinen Stellvertreter zu berufen.[257] Im Juni 1939 wurde Becher dann tatsächlich auf vier Jahre ernannt.[258] Becher bedankte sich für „die ehrenvolle Benennung zum Mitglied der Ärztekammer Kurhessen", faßte aber sein zukünftiges Amt so auf, daß ihm nicht persönlich, sondern in der Funktion als

---

253 Zum Organisationsgrad der Fakultätsmitglieder in der NSDAP und den angeschlossenen Verbänden vgl. Kap. III.2.

254 Ärzteblatt für Hessen 2 (1934), S. 116 und 3 (1935), S. 390. Trotz umfangreicher Recherchen konnte nicht mit letzter Sicherheit geklärt werden, welche Aufgaben dem Kammervertragsausschuß oblagen. Denkbar ist, daß seine Mitglieder die Aufgabe hatten, den Verkauf von Arztpraxen zu überwachen. Der preußische Ärztekammerausschuß befaßte sich in seiner Sitzung vom 27.10.1934 mit dem seiner Meinung nach unhaltbaren Zustand, daß Ärzte versuchten, ihre Praxen mit möglichst hohem Gewinn zu verkaufen. In der dazu verfaßten Stellungnahme beschloß der Ärztekammerausschuß, daß die zuständige Ärztekammer vor Abschluß des Verkaufsvertrages davon unterrichtet und ihre Genehmigung eingeholt werden müsse. Sie solle dafür sorgen, daß eine gerechte Einschätzung des materiellen Wertes vorgenommen und kein überzogener Preis gezahlt werde, da es sich bei einer Arztpraxis nicht um ein Wirtschaftsunternehmen, sondern um eine Einrichtung im Sinne der Allgemeinheit handele. Vgl. DÄ 64 (1934), S. 1175. Wenn diese Annahme zutrifft, ist weiter zu folgern, daß der Ausschuß auch die Verkäufe der Arztpraxen jüdischer Ärzte kontrollierte, die emigrieren mußten oder gezwungen wurden, ihre Praxen aufzugeben.

255 Reichsärzteordnung vom 13.12.1935, RGBl I 1935, S. 1433-1444. StAM 307c, Acc. 1969/33, Nr. 652. Der RMWEV an alle nachgeordenten Dienststellen der preußischen Hochschulverwaltung, der Hochschulverwaltungen der Länder außer Braunschweig WIa 146, ZIIa, M, 31.3.1936.

256 Ebd. Der Dekan der Medizinischen Fakultät i.V. Versé an den RMWEV, 15.4.1936.

257 Ebd. Reichsärztekammer, Ärztekammer Kurhessen, Reinhardt an den Dekan der Medizinischen Fakultät Becher, 19.5.1939.

258 Ebd. Reichsärztekammer, Ärztekammer Kurhessen, Reinhardt an den Dekan Becher, 14.6.1939.

Dekan die Berufung galt. Deshalb wollte er Reinhardt dann Mitteilung machen, wenn im Dekanat ein Wechsel eintrete,[259] was 1940 der Fall war.

Über die Mitarbeit in der Ärztekammer hinaus entschieden Angehörige der Medizinischen Fakultät in einer bei der Ärztekammer angesiedelten Gutachterstelle über Schwangerschaftsabbrüche aus gesundheitlichen Gründen. Bereits 1933 vom Vorstand der Ärztekammer der Provinz Hessen-Nassau eingerichtet, sollte diese Gutachterstelle beurteilen, ob eine anders nicht zu beseitigende Gefahr für die Gesundheit und das Leben der werdenden Mutter bestand und somit einem Schwangerschaftsabbruch stattgegeben werden konnte.[260] Als Zielsetzung wurde formuliert, seitens der Ärzteschaft eindeutig zu definieren, wann ein Schwangerschaftsabbruch medizinisch notwendig sei, um alle Unklarheiten und damit auch allzu weite Auslegungen zu vermeiden.[261] Dem beschlossenen Verfahrensweg entsprechend mußten die Beratungsärzte gemeinsam mit dem behandelnden Arzt ein Beratungsprotokoll verfassen, in dem sie die medizinische Notwendigkeit des Schwangerschaftsabbruchs begründeten. Anschließend war der Beratungsarzt dafür verantwortlich, das Protokoll dem Vorsitzenden der Ärztekammer, hier also Benzing, zukommen zu lassen. Im Falle eines Verfahrensverstoßes wurde damit gedroht, erfolgte Schwangerschaftsunterbrechungen als medizinisch unbegründet anzusehen und damit mit allen strafrechtlichen Konsequenzen als vorsätzliche Abtreibung nach §218 RStGB zu ahnden. Mit dieser engmaschigen Vernetzung von Entscheidungsebenen und der dadurch deutlich verschärften Kontrolle setzte die Ärztekammer Hessen-Nassau organisatorisch bereits das um, was das zwei Jahre später erlassene „Gesetz zur Änderung des Gesetzes zur Verhütung erbkranken Nachwuchses“ vom 26. Juni 1935 fixierte.[262]

Mitglieder dieser Gutachterstelle waren u.a. neben den bereits oben genannten Professoren Schwenkenbecher, Klapp, Kehrer und Klewitz die beiden Psychiater Maximilian Jahrmärker, Leiter der Landesheilanstalt Marburg, und Ernst Kretschmer, Direktor der psychiatrischen und Nervenklinik der Universität.[263] Sicherlich begründete ihr Amt – alle waren Ordinarien und Leiter einer Klinik – ihre Mitarbeit in diesem Ausschuß, vielleicht war aber auch Überzeugung im Spiel. Gerade

---

259 Ebd. Der Dekan an den Leiter der Ärztekammer Kurhessen Reinhardt, 26.6.1939.

260 DÄ 63 (1933), S. 294. Zu diesem Zeitpunkt war die gesundheitliche Indikation die einzige, mit der entsprechend einem Reichsgerichtsbeschluß von 1927 ein Schwangerschaftsabbruch begründet werden konnte. Bereits im März 1934, zwei Monate nach Inkrafttreten des GzVeN, wurde allerdings vom Erbgesundheitsgericht Hamburg die eugenische Abtreibung freigegeben.

261 StAM 307c, Acc. 1969/33, Nr. 683. Schreiben der Ärztekammer für die Provinz Hessen-Nassau an den Dekan der Medizinischen Fakultät, 12.3.1935.

262 RGBl I 1935, S. 773. Mit diesem Gesetz wurde neben dem vorgeschriebenen Schwangerschaftsabbruch für „erbkranke“ Frauen gleichzeitig festgelegt, daß erbgesunde Frauen nur bei schwerwiegenden gesundheitlichen Risiken für Mutter oder Kind abtreiben durften. Zur Einrichtung der Hamburger Gutachterstelle ab 1935 vgl. Garn 1984.

263 StAM 307c, Acc. 1969/33, Nr. 683. Schreiben der Ärztekammer für die Provinz Hessen-Nassau an den Dekan der Medizinischen Fakultät, 12.3.1935.

in der Frage der Schwangerschaftsunterbrechung bot sich vielen Ärzten, die der „Abtreibungsseuche" der Weimarer Republik kritisch gegenüber gestanden hatten,[264] ein Handlungsfeld, auf dem sich zeitgenössische bevölkerungspolitische Problemsicht und -analyse zwischen Konservativen und Nationalsozialisten überschnitten.

Wie einem Schreiben Benzings an den Dekan, den Chirurgen Klapp, zu entnehmen ist, nahmen die betreffenden Ärzte diese Form der Regulierung von Schwangerschaftsabbrüchen nur halbherzig an. Benzing beklagte die mangelnde Inanspruchnahme des Verfahrens, da er bis März 1935 nur ein einziges Protokoll von einem der Gutachter, darüber hinaus weitere sieben von der Universitätsfrauenklinik, allerdings ohne die vorgeschriebene Unterschrift von Kehrer als Kommissionsmitglied für Frauenheilkunde, erhalten hatte.

Kurze Zeit später erfolgte eine Umorganisation des Gutachterwesens. Das bereits erwähnte Änderungsgesetz zum GzVeN schrieb die Einrichtung von Gutachterstellen allgemein verbindlich vor, die über Schwangerschaftsabbrüche erbgesunder Frauen zu entscheiden hatten. Reichsärzteführer Wagner beauftragte seinen Stellvertreter entsprechend den Vorgaben des Gesetzes, die Gutachterstellen bis zur Einrichtung der Reichsärztekammer bei der KVD anzusiedeln und deren Vorsitzende und Mitglieder zu benennen.[265] Zum Leiter der Gutachterstelle im Bezirk Marburg wurde nun der Kreisobmann des NSÄB, Hermann, bestimmt, als sein Stellvertreter der Ordinarius für Gynäkologie, Kehrer.[266]

Die Verbindungen der Medizinischen Fakultät zu den neuen Standesorganisationen erhielten gegen Ende des Krieges eine neue Komponente, als Reinhardt und Benzing von der Fakultät Lehraufträge erhielten. Nachdem letzterer 1942 in Zusammenhang mit dem von ihm gegründeten Institut für Volksgesundheitspflege zum Honorarprofessor ernannt worden war, las er in den folgenden Semestern über Volksgesundheitspflege. Reinhardt übernahm im Sommersemester 1943 die Vorlesung für ärztliche Rechts- und Standeskunde, die der Ordinarius für gerichtliche und soziale Medizin, Augustin Förster, zuvor hatte abgeben müssen.[267]

Das Gesundheitswesen in Marburg: Staat und Partei

Neben der organisatorischen Bindung an die Parteiorganisationen und ärztlichen Standesvertretungen war die Medizinische Fakultät durch den Ordinarius für gerichtliche Medizin, Heinrich Hildebrand, mit dem staatlichen Gesundheitswesen verflochten. Bis zu seiner Emeritierung 1934 hatte er außer seiner Professur gleich-

264 Dezidierter Abtreibungsgegner in der Weimarer Republik war der Deutsche Ärztevereinsbund, dem Mitte der zwanziger Jahre etwa 95% aller Ärzte angehörten, vgl. Dienel 1993, S. 159. Vgl. allgemein zur Frage des §218 Usborne 1994, S. 229-237.

265 DÄ 65 (1935), S. 751.

266 Ebd., S. 881.

267 StAM 310, Acc. 1978/15, Nr.2330. Ernennung Benzings zum Honorarprofessor, 2.12.1942; BA Berlin (ehemals BDC) SA-Akte Heinrich Reinhardt. Lehrauftrag im SoSe 1943. Vgl. Kap. IV.2.1.

zeitig das Amt des Kreisarztes für den Stadt- und Landkreis Marburg inne.[268] Erst unter seinem Nachfolger, Gerhard Schrader, wurde die bis dahin bestehende Verbindung zwischen dem Lehrstuhl für Gerichtsmedizin und der Kreisarztstelle aufgegeben.[269] Bis zur Neugestaltung des öffentlichen Gesundheitswesens nach dem „Gesetz über die Vereinheitlichung des Gesundheitswesens" vom 3. Juli 1934[270] übernahm Medizinialassistent Kopitsch die kommissarische Leitung,[271] bis schließlich 1935 Richard Bräuler als Amtsarzt und Leiter des nun eingerichteten staatlichen Gesundheitsamtes für die Stadt und den Landkreis Marburg seinen Dienst antrat.[272]

An der Struktur der bis dahin bereits bestehenden gesundheitsfürsorgerischen Einrichtungen änderte sich wenig. Die seit Mitte der zwanziger Jahre bestehende Praxis, die einzelnen gesundheitsfürsorgerischen Einrichtungen den Universitätskliniken anzugliedern, die Räume, Inventar und ausgebildete Ärzte stellten, wurde vollständig übernommen. So beheimatete die Medizinische Poliklinik die Tuberkuloseberatung, die Universitätskinderklinik die Mütter- und Säuglingsberatung und die Klinik für Haut- und Geschlechtskrankheiten die Geschlechtskrankenfürsorge.[273] Zu Beginn des Jahres 1939 initiierte die Medizinische Poliklinik zudem eine Beratungsstelle für Krebskranke.[274]

Neben der ehemals bei den Kommunen angesiedelten Gesundheitsfürsorge umfaßte das Aufgabenfeld des Amtsarztes auch die traditionell von staatlicher Seite ausgeübte Gesundheitspolizei, wozu u.a. Lebensmittel- und Gewerbehygiene sowie Seuchenabwehr zählten. Vornehmlich im Krieg stieg der Arbeitsumfang auf dem Gebiet der Seuchenbekämpfung durch die sich verschlechternden Lebensbedingungen im allgemeinen und die Lage der Kriegsgefangenen und Zwangsarbeiter im besonderen an.

Für den Marburger Amtsarzt ergab sich vor diesem Hintergrund durch den Einsatz von Kriegsgefangenen und Zwangsarbeitern in den Munititonswerken Allendorf[275] und der Fleckfieberimpfstoffproduktion der Behringwerke Handlungsbedarf. So zogen 1942 Vertreter des Landesarbeitsamtes Hessen, des Arbeitsamtes Marburg, der Universität und Bräuler als Amtsarzt in Erwägung, gesonderte Baracken für die sogenannten Ostarbeiter aufzustellen, um im Krankheitsfalle nicht Betten der Universitätskliniken zu Lasten der deutschen Zivilbevölkerung beanspru-

268 Zur Funktion Hildebrands in der bis dahin bereits begonnen Durchführung des GzVeN vom 14.6.1933 vgl. Kap. III.8.3.

269 StAM, 305a, Acc. 1975/79 und 1976/19, Nr.559. Schrader an den Dekan Klapp, 16.2.1935. Vgl. Kap. III.4.2.

270 RGBl I 1934, S. 529.

271 StAM 401.15, Nr. 53. Kopitsch an den Regierungspräsidenten in Kassel, 19.10.1949.

272 StadtAM C, Nr. 5037. Eintrag vom 16.4.1935. Reichs-Medizinal-Kalender Teil II, 1935, S. 82.

273 StadtAM E, Nr. 1835. Bräuler an den Regierungspräsidenten, 14.6.1935. BA Berlin R 96 II, Nr. 36. Verzeichnis der Gesundheitsämter 1943. Vgl. Kap. III.8.2.

274 StAM 310, Acc. 1975/42, Nr. 2108. Prof. Klewitz an den Kurator, 31.3.1940 und BA Berlin R 4901, Nr. 2009. Kurator an das RMWEV, 9.11.1938. Vgl. Kap. III.8.2.

275 Bracht; Brinkmann-Frisch; Form; May; Roth 1989.

chen zu müssen. Zudem sollten aus Angst vor Epidemien, deren Ausbruch man insbesondere unter den Zwangsarbeitern fürchtete, von vornherein Isolierungsmöglichkeiten gewährleistet sein.[276] Auch der Vorschlag der Behringwerke, eine Entlausungsbaracke für die bei ihnen zwangsverpflichteten Arbeiter aufzustellen, fand Bräulers Unterstützung. In der von den Behringwerken vorformulierten Begründung, die Bräuler unterschrieb, wurde insbesondere auf die erhebliche Epidemiegefahr unter den Zwangsarbeitern, die in der Herstellung des Fleckfieberimpfstoffes eingesetzt waren, verwiesen. Da infolge der ständig wechselnden Zusammensetzung des „Ausländerlagers [...] leider ein endgültiger Entwesungszustand nicht zu erreichen" sei, forderte man eine systematische Entlausung in einer nur hierfür zu errichtenden Baracke.[277]

Der dritte Zweig des amtsärztlichen Aufgabengebietes umfaßte die Erb- und Rassenpflege und in deren Rahmen die Durchführung der nationalsozialistischen Rassengesetzgebung. Durch die gemessen an der Stadtgröße hohe Kliniksdichte war in Marburg der Zugriff auf die unter die Rassebestimmungen fallenden Männer und Frauen umfassender als in größeren Städten oder Kleinstädten ohne dichte Kliniksstruktur möglich. Das gab für Bräuler auch den Ausschlag, kurz nach seinem Amtsantritt 1935 über die gegenüber seinem vorherigen Amtsbezirk Uelzen deutlich stärkere Belastung durch Büroarbeit infolge des GzVeN zu klagen.[278]

Allein mit Blick auf die Personalstruktur kann vermutet werden, daß der Arbeitsumfang des Gesundheitsamtes ständig zugenommen hat. Neben Bräuler war als zweite Kraft eine Hilfsärztin, die bereits seit 1933 in der Schulgesundheitspflege tätig gewesen war, fest angestellt.[279] Den Büro- und Außendienst versahen Fürsorgerinnen oder – wie sie später hießen – Volkspflegerinnen, deren Zahl von 1935 bis 1938 anstieg. Im ersten Amtsjahr Bräulers arbeiteten insgesamt vier Fürsorgerinnen im Gesundheitsamt, wobei eine von ihnen für die Stadt Marburg, die übrigen drei für den Landkreis Marburg zuständig waren. 1936 wurde zudem eine technische Assistentin eingestellt. In den beiden folgenden Jahren 1937 und 1938 erweiterte sich der Personalbestand um jeweils eine Volkspflegerin, so daß Bräuler 1938 über eine Ärztin, sechs Volkspflegerinnen und eine technische Assistentin verfügen konnte.[280]

---

276 StAM 336,1, Nr. 152. Aktenvermerk über die Besprechung beim Arbeitsamt Marburg, 1.10.1942, und Schreiben ohne Unterschrift an den Oberbürgermeister der Stadt Marburg und den Leiter des Arbeitsamtes Marburg, 6.8.1942.

277 Ebd. Behringwerke an Bräuler, 22.10.1943.

278 StadtAM E, Nr. 1835. Bräuler an den Regierungspräsidenten, 14.6.1935. Zu den Zwangssterilisationen an den Universitätskliniken vgl. Kap. III.8.3.

279 Frieda Bremer, geb. Busse: Reichs-Medizinal-Kalender Teil II, 1933, S. 228; hier wird sie auch noch als Assistentin des Anatomischen Instituts aufgeführt. Reichs-Medizinal-Kalender Teil II, 1935, S. 223. Reichs-Medizinal-Kalender Teil II, 1937, S. 347 und 352.

280 Zahlen nach StAM 336,1, Nr. 178. Jährliche Nachweisungen der Veränderungen im Bestande des ärztlichen Hilfspersonals des Stadt- und Landkreises Marburg im Berichtsjahr 1935, 1936, 1937, 1938.

Trotz des Ausbaus des Gesundheitsamtes traten in Marburg wie anderswo verschiedene Parteiorganisationen in Konkurrenz zum öffentlichen Gesundheitswesen. Zum einen ist hier das von Wagner gegründete Hauptamt für Volksgesundheit zu nennen. Der Gau Kurhessen unter „Ärzteführer" Reinhardt war einer jener vier Gaue, in denen 1937 die „Gesundheitsführung aller Schaffenden" anlief. In einem Schreiben vom Februar 1937 teilte Reinhardt dem Dekan der Medizinischen Fakultät mit, daß die Untersuchung der „Volksgenossen auf ihre funktionelle Leistungsfähigkeit" inklusive der Erstellung eines Gesundheitspasses zuerst in den drei Gauen Köln, Hamburg und Kurhessen durchgeführt werde und daß er angesichts dieser Aufgabe sein vollstes Vertrauen in die kurhessische Ärzteschaft setze.[281]

Bereits vor dieser großangelegten „Verkartungsaktion" und auch vor der systematischen Erfassung der Bevölkerung durch die Gesundheitsämter ab 1935[282] beschäftigte sich eine weitere Stelle in der Provinz Hessen-Nassau mit einer umfassenden Gesundheitsbestandsaufnahme. Im Juli 1934 wurde in Wiesbaden das „Amt für Erb- und Rassenpflege" unter der Leitung von Wilhelm Stemmler[283] eingerichtet. Seine Aufgabe war es, „die gesamte Bevölkerung der Provinz nach kranken und gesunden Erbanlagen zu erfassen, um von jedem Einwohner zu wissen, ob er erbgesund ist, ob er besonders krankhafte Veranlagungen hat, wie stark in den Familien die positiven Werte irgendwie verankert sind".[284]

Zu Beginn des Jahres 1936 sollte der Zuständigkeitsbereich des Amtes auch um den Bezirksverband Hessen (Kassel) erweitert werden. Auf der Suche nach einem geeigneten Standort entschied man sich für Marburg, erhoffte sich Stemmler dadurch doch eine enge Anbindung an die Universität und seine Aufnahme in den Lehrkörper der Medizinischen Fakultät.[285] Warum diese Kooperation schließlich gescheitert ist, ließ sich nicht klären.[286]

Neben den hier angeführten Vorhaben, die zumindest bis 1938 – gemessen an der Personalentwicklung und der daraus zu schließenden Aufgabenerweiterung des Ge-

---

281 StAM 307c, Acc. 1969/33, Nr. 652. Amt für Volksgesundheit, Reinhardt an den Dekan der Medizinischen Fakultät Klapp, 23.2.1937. Der Gau Bayerische Ostmark gehörte als vierter Gau auch dazu. Vgl. zudem OZ 14.6.1944, S. 2, 10 Jahre Amt für Volksgesundheit der NSDAP von Reinhardt.

282 Erlaß des PrMdI vom 21.5.1935 (IV f 3060/1075b), abgedruckt in Psychiatrisch – neurologische Wochenschrift 37 (1935), S. 295-298.

283 Zu den Vorgängen um die Anbindung des Amtes für Erb- und Rassenpflege an die Universität Marburg vgl. Kap. III.5.2.

284 Kurhessische Landeszeitung 21.1.1936, S. 1. Provinz erhält Abteilung für Erb- und Landespflege.

285 StAM 310, Acc. 1983/15, Nr. 4265a. Oberpräsident an den Kurator der Universität, 22.1.1936 und ebd. Handschriftliches Protokoll der Besprechung vom 1.2.1936 zwischen dem Kurator, von Hülsen, dem Rektor, Baur, dem Dekan der Medizinischen Fakultät, Klapp, dem Direktor der Medizinischen Klinik, Schwenkenbecher, dem Direktor der Nervenklinik, Kretschmer und Stemmler, angefertigt von von Hülsen.

286 Obwohl Stemmler nach Dickel Heft 77, S. 7 ab 1936 mit der erbbiologischen Erfassung im Bezirksverband Kassel betraut war, finden sich sowohl Stemmler als auch das „Amt für Erb- und Rassenpflege" nicht in den Personal- und Vorlesungsverzeichnissen der Universität.

sundheitsamtes – nicht erkennbar in die Arbeit des Amtsarztes eingriffen, erwuchs dem staatlichen Gesundheitswesen mit der NSV ein ernstzunehmender Konkurrent. Daß bereits vor der Einrichtung des staatlichen Gesundheitsamtes Wert auf die Zusammenarbeit der kommunalen Fürsorge mit der NSV gelegt worden war, verdeutlicht eine Anfrage des Kasseler Regierungspräsidenten an die Marburger Stadtverwaltung. In ihrer Stellungnahme verwies die Stadt darauf, daß die Schulärztin gleichzeitig Ortsgesundheitswalterin der NSV sei und so über die mit der Schulärztin zusammenarbeitenden städtischen Fürsorgerinnen eine Kooperation mit der NSV gegeben sei.[287]

Inwieweit sich die NSV im Krieg schließlich auch in Marburg entsprechend der allgemeinen Reichsentwicklung gegenüber dem staatlichen Gesundheitsamt durchgesetzt hat, ist bis jetzt nicht umfassend zu beantworten, doch zeigen erste Untersuchungen, daß 1941 eine deutliche Festigung ihrer lokalen Machtstrukturen erfolgte. Insbesondere auf den Gauamtsleiter und ausgebildeten Kinderarzt Richard Benzing ist es zurückzuführen, daß die NSV im Gau Kurhessen ihren Einfluß in der Kleinkinderbetreuung konsequent ausbaute und die konfessionellen Kindergärten ausschließlich an die NSV fielen. In Marburg beispielsweise gingen bis Ende 1941 neun konfessionelle und drei private Kindergärten in die Hand der NSV über, so daß sie auf dem Gebiet der Kleinkinderbetreuung eine Monopolstellung einnahm.[288]

Neben der NSV übernahmen auch andere Träger immer weitreichendere Aufgaben in der Gesundheitsfürsorge. Gegenüber der NSV als mächtiger und deutlich abgegrenzter Parteigliederung, entwickelten diese ihre Machtposition allerdings weniger durch ihr Profil als erkennbare einzelne Institutionen. Ihre Wirkung entfalteten sie vielmehr als Konglomerat unterschiedlicher Instanzen im staatlichen und parteilichen Gesundheitswesen, das auf Gauebene seine Macht dadurch ausspielen konnte, daß die lokalen Vertretungen in einer Hand gebündelt wurden. So war der bereits vielfach erwähnte Rudolf Reinhardt nicht nur Vertreter der Gesundheitsorganisationen der Partei wie des Amtes für Volksgesundheit, sondern auch standespolitischer Vertreter der kurhessischen Ärzteschaft, seit 1937 Bezirksobmann des staatlichen Reichstuberkuloseausschusses[289] und schließlich auf dem Höhepunkt seiner Macht ab 1942 Gaugesundheitsführer.

Um noch einmal auf die Anfangsüberlegungen zurückzukommen: Welche Beziehungen zeigten sich zwischen dem Gesundheitswesen und dem ärztlichen Standeswesen in Marburg und an der Medizinischen Fakultät?

Nach den bisherigen Erkenntnissen war die Fakultät mit einer Reihe von den Nationalsozialisten gleichgeschalteten und umstrukturierten Organisationen verflochten.

---

287 StadtAM E, Nr. 1835. Wohlfahrts- und Jugendamt an den Regierungspräsidenten, 30.6.34.

288 Zur Übernahme der Kindergärten und zu den Arbeitsvereinbarungen Benzings mit der Universität vgl. Losemann 1994, S. 374-376. Zur allgemeinen Kindergartenpolitik der NSV und der „Volkskörperpflege" vgl. Hansen 1991, S. 170-177, zu Benzing zudem S. 223-224.

289 HHStAW 520/K-Z 1961 Heinrich Reinhardt. Meldebogen auf Grund des Gesetzes zur Befreiung von Nationalsozialismus und Militarismus vom 8.3.1946, ausgefüllt am 13.2.1947. BA Berlin R 4901, Nr. 2613 Teil VII 13h und R 96 II, Nr. 84, Bd.1.

Im Rahmen der Standesorganisationen waren einzelne Universitäts-Professoren Mitglieder im nach 1933 neu besetzten Vorstand der Ärztekammer und ihren Unterausschüssen sowie als Gutachter in der von der Ärztekammer bereits 1933 eingesetzten Kommission tätig, die über Schwangerschaftsabbrüche aus medizinischen Gründen zu entscheiden hatte. Dabei kann unterschieden werden zwischen jungen Dozenten (Schubert und Enke), die sich in den deutlich unter nationalsozialistischen Vorzeichen gleichgeschalteten Institutionen engagierten, den älteren Ordinarien (Jahrmärker, Kretschmer, Kehrer) die im Überschneidungsfeld zwischen konservativer und nationalsozialistischer Bevölkerungspolitik aktiv wurden, und den per Funktion in die einzelnen Institutionen eingebundenen Universitätsmedizinern (Becher als Dekan).

In der Gesundheitspolitik zeigten sich die Verbindungen bis 1934 insbesondere personell, da der Gerichtsmediziner Hildebrand gleichzeitig als Kreisarzt dafür zuständig war, die ersten nationalsozialistischen Rassengesetze umzusetzen. Nach der Einstellung des Amtsarztes 1935 bestanden die Verflechtungen durch eine Reihe von Universitätskliniken weiter, unter deren Obhut verschiedene Aufgaben der Gesundheitsfürsorge durchgeführt wurden. Auch in die seuchenpolizeilichen Aufgaben des Amtsarztes war die Medizinische Fakultät insofern involviert, als die Universitätskliniken im Fall einer Epidemie für die medizinische Versorgung sorgen mußten und über das notwendige Bettenkontingent verfügten. Von daher ergriff sie gemeinsam mit dem Amtsarzt Maßnahmen zur Seuchenverhütung, die insbesondere Zwangsarbeiter als potentielle Krankheitsüberträger fokussierten. Darüber hinaus zeigte sich das rassenhygienische Primat der Gesundheitspolitik nicht nur als allgemeiner Bestandteil der amtsärztlichen Aufgaben, sondern auch als eigenständiges Arbeitsfeld. Im Rahmen der dafür notwendigen weitreichenden Erfassung von Patienten und ihrer Krankheitsgeschichten waren Angehörige der Medizinischen Fakultät beispielsweise durch die – angeordnete oder auch freiwillige – Weitergabe von Patientendaten an das Gesundheitsamt wichtige Ansprechpartner des Amtsarztes. Neben den beschriebenen organisatorischen Verbindungen über einzelne Mitglieder der Fakultät bestanden auch in umgekehrter Richtung Beziehungen. Protagonisten des NS-Gesundheitswesens wie Heinrich Reinhardt oder Richard Benzing lehrten zu Ende des Krieges an der Fakultät oder versuchten, wie im Falle Benzings oder Wilhelm Stemmlers, die von ihnen geleiteten und repräsentierten Institute mit unterschiedlichem Erfolg institutionell an die Medizinische Fakultät zu binden.

Aufgrund der schlechten Quellenlage war es nicht möglich, die Haltung der Angehörigen der Medizinischen Fakultät zur nationalsozialistischen Gesundheitspolitik insgesamt und ihr aktives Handeln vor dem Hintergrund der inhaltlichen und organisatorischen Gleichschaltung zu untersuchen. Gezeigt werden konnten aber die vielfältigen strukturellen Beziehungen zwischen der Fakultät und den unterschiedlichen Standesorganisationen und Institutionen im Gesundheitswesen. Sie waren vor allem dadurch bedingt, daß der weitaus überwiegende Teil der medizinischen Versorgung in Marburg in der Hand der Universitätskliniken lag und darüber hinaus der Ärztestand in Marburg fast ausschließlich durch die Mitglieder der Medizinischen Fakultät repräsentiert wurde.

III. Die Entwicklung der Medizinischen Fakultät Marburg in den Jahren 1933 bis 1939

Kornelia Grundmann, Gerhard Aumüller und Esther Krähwinkel

III.1 Gleichschaltung und die Teilhabe der Mediziner an den neuen politischen Machtstrukturen der Universität

Kornelia Grundmann

In der Chronik der Philipps – Universität Marburg des Jahres 1933 wurde das NS-Regime freudig begrüßt und die Neuorganisation des Hochschulwesens positiv hervorgehoben:

„Die nationalsozialistische Revolution [...] hat im Universitätsleben ihre tiefstgreifende Wirkung nicht in den äußeren Veränderungen ausgeübt, die gleichwohl an Institutionen und Personen nicht spurlos vorübergegangen sind. Vielmehr ist es die neue Sinngebung, die an den Kern der alten Tradition gerührt und von innen eine wirksame Erneuerung der Universität aus dem Wesen heraus angebahnt hat. So ist das altehrwürdige Amt des Rektors geblieben, aber durch die Einführung des Führerprinzips nach Bedeutung und Verantwortung erst recht eigentlich zur Spitze des Gesamtaufbaus der Universität erhöht worden. So hat die Studentenschaft durch ihre neue Verfassung unter einer Führung nach den gleichen Grundsätzen, wie sie nun für alle körperschaftlichen Einrichtungen verbindlich geworden sind, ihre gültige Einordnung in die universitas erfahren. Zur Seite getreten ist ihr dabei die neu errichtete Dozentenschaft als die Gemeinschaft der jungen aufbauwilligen Lehrkräfte und des akademischen Nachwuchses. [...] In mehrfachen gemeinsamen Kundgebungen aller dieser neuen und doch im Wesen erneuerten Willensträgern der Universität hat ihre gemeinschaftliche Inangriffnahme der vom nationalsozialistischen Staat gestellten großen Aufgaben akademischer Erziehung aus dem Geiste kameradschaftlicher Zusammenarbeit auch öffentlichen Ausdruck gefunden“.[1]

In der Einleitung der Chronik wird in Teilaspekten dargestellt, welche administrativen Veränderungen 1933 in das Leben an der Marburger Universität eingriffen. Drei Aufgaben waren für die Marburger wie für alle anderen Hochschulverwaltungen nach der Machtübernahme der Nationalsozialisten im Januar 1933 vordringlich, vorgegeben sowohl durch Gesetze und Erlasse des Reichswissenschaftsministeriums als auch durch Eingriffe von Parteiseite:

- die Umgestaltung der Hochschulstruktur durch Beseitigung der demokratischen Selbstverwaltung und Einführung des Führerprinzips sowie
- die planmäßige „Säuberung“ des Lehrkörpers von Juden und politisch Andersdenkenden und
- die Umerziehung und Organisation der verbliebenen Hochschullehrer im Sinne der nationalsozialistischen Weltanschauung.

Nicht zu vergessen ist dabei die vom NS – Studentenbund und der SA getragene inneruniversitäre „Revolution von unten“, die „Selbstgleichschaltung“ der Studentenschaft. Der studentische Aktivismus war in den ersten Monaten nach der Macht-

1 Chronik der Philipps-Universität Marburg 1933, S. 1.

übernahme ein nicht zu übersehender Machtfaktor an den Universitäten, wurde jedoch bald durch ministerielle Verordnungen in seine Schranken verwiesen. Ein ganzer Katalog von Maßnahmen wie Arbeitsdienst, Pflichtsport und Fachschaftsarbeit führte zur Disziplinierung der Studentenschaft im nationalsozialistischen Sinne.

Die Mitwirkung der Angehörigen der Medizinischen Fakultät bei den Gleichschaltungsprozessen soll dabei von besonderem Interesse sein.

1.1 Die administrative Gleichschaltung – der Rektor als Führer

Die Gleichschaltung der Hochschulen wurde durch eine Rektorenkonferenz in Wiesbaden im April 1933 eingeleitet, auf der von den Rektoren eindeutig zum Ausdruck gebracht wurde, daß die nationale Revolution sich auch im Hochschulwesen auswirken müsse.[2] Nachdem im preußischen Kultusministerium schon personelle Veränderungen vorgenommen worden waren, sollten auch die Rektoren und Dekane neu gewählt werden. Im ersten Gleichschaltungserlaß des PrMWKV für die Hochschulen vom April 1933 forderte das Ministerium eine Neuwahl sofort nach Semesterbeginn, sofern die Rektoren schon vor der Machtübernahme im Amt gewesen waren und damit nicht die Gewähr gegeben war, daß sie die Ziele des neuen Staates vertraten.[3]

Bereits im Sommer 1932 war der Jurist Walther Merk zum Rektor der Philipps-Universität Marburg gewählt worden, eine sofortige Neuwahl mußte also anberaumt werden. Der Große Senat trat am 3.5.1933 zusammen, und das Gremium entschied sich mit großer Mehrheit für eine Wiederwahl von Merk.[4] Dieser hatte das neue Regime schon vor der Machtübernahme unterstützt und der Weimarer Republik ablehnend gegenübergestanden.[5] Er betonte in seinem Rektoratsbericht: „In meine Amtszeit fielen die gewaltigen politischen Umwälzungen, die Gesicht und Geist des Deutschen Reiches und seiner Länder völlig verändert haben. Mit ih-

2 OZ 12.4.33, S. 1, Gleichschaltung der Hochschulen. Bereits einen Tag später wurde auf einer Sitzung des Senats der Marburger Universität beschlossen, daß kein Rücktritt des gesamten Senats erfolgen sollte. Einzelnen Mitgliedern, die als Vorkämpfer des Weimarer Systems bekannt waren, wurde jedoch der freiwillige Rücktritt im Interesse der Kollegialität nahegelegt. Vgl. StAM 305a, Acc. 1975/79, Nr.157. Senatssitzung 13.4.1933, Bl. 12. Rücktritte der Professoren Röpke, Deutschbein, Hermelink, Bl.13 – 15.

3 StAM 305a, Acc. 1975/79, Nr.165. Erlaß PrMWKV U I 800.1, 21.4.1933. Die Neuwahlen wurden nicht an allen Universitäten bereits im Mai durchgeführt, einige Rektoren blieben auch bis zum Ende des SoSe im Amt, vgl. Böhm 1995, S. 151 – 152.

4 StAM 305a, Acc. 1975/79, Nr.165. Neuwahlen des Rektors am 3.5.1933. Seier 1979, S. 770 – 771. Merk wurde mit 78 von 89 Stimmen gewählt, eine Stimme entfiel auf den Direktor des Instituts für Grenz – und Auslandsdeutschtum, Mannhardt, 10 Professoren enthielten sich der Stimme. Seier wertet dieses Wahlergebnis als Votum der Konservativen, die Enthaltungen als Ausdruck der Opposition (ebd. S. 770, Anm.60). Vgl. zur Einschätzung des Rektorats von Merk Nagel 2000, S. 14 – 17.

5 Vgl. die Unterschrift Merks unter den Wahlaufruf für die NSDAP im Völkischen Beobachter vom 30.4.1932. Heiber 1992, Anhang, S. 567.

ren Schwesterhochschulen hat auch die Marburger Philipps – Universität sich freudig zum neuen Reich und seinen Führern bekannt" und beklagte, „wieviel Mühe es gekostet hat, sich der immer wiederkehrenden Versuche der republikanischen Ministerien zu erwehren, der Universität Persönlichkeiten aufzudrängen, die den Fakultäten weder nach ihren wissenschaftlichen Leistungen noch nach ihrem inneren Verhältnis zum deutschen Volkstum für das Amt des Hochschullehrers geeignet erschienen".[6] Gerüchten über eine geplante Hochschulreform versuchte Merk mit einem Katalog hochschulpolitischer Ziele zuvorzukommen, die dem Hochschulverband und der Rektorenkonferenz darlegen sollten, welche Maßnahmen die Marburger Hochschullehrerschaft unter seiner Führung für durchführbar hielt.[7]

Merks Vorschläge fanden kein Gehör, denn mit den soeben erlassenen „Vorläufigen Maßnahmen zur Vereinfachung der Hochschulverwaltung" hatte das Wissenschaftsministerium bereits erste Regelungen zur Hochschulreform getroffen.[8] Zur Sicherung einer einheitlichen Führung der Universitäten wurde der Rektor als Führer der Hochschule nun vom Minister ernannt, erhielt die Rechte des in seiner Bedeutung stark eingeschränkten Senats und wurde auch den Fakultäten als Zentralinstanz vorgeschaltet, indem jeglicher Schriftwechsel seinen Schreibtisch passieren mußte. Bei Senats – und Fakultätssitzungen waren Mitglieder der Dozentenschaft und – ein Novum – auch Mitglieder der inzwischen wieder offiziell etablierten Studentenschaft[9] zugelassen, letztere jedoch nur bei studentischen Angelegenheiten. Die vom Rektor ernannten Dekane waren dementsprechend als Führer der Fakultäten für alle Fakultätsangelegenheiten zuständig.[10]

Das Ministerium handelte schnell: nachdem der amtierende Rektor Merk den Pharmakologen Max Baur, die Juristen Genzmer und Jung und den Ordinarius für Hals – Nasen – Ohrenheilkunde Uffenorde als Nachfolger vorgeschlagen hatte,[11] ernannte es den Dekan der Medizinischen Fakultät, Baur, bereits einen Monat nach Erscheinen des Reformerlasses zum neuen Rektor.[12] Dieser war Anfang Mai 1933 mit 15 von 17 Stimmen zum Dekan der Fakultät gewählt worden, nachdem das Ministerium auch für dieses Gremium Neuwahlen angeordnet und der amtierende De-

6 StAM 305a, Acc. 1975/79, Nr.203. Rektoratsbericht Merk 1932/33.

7 StAM 305a, Acc. 1975/79, Nr.64. Rektor Merk an den Führer des Verbandes Deutscher Hochschulen, Schucht, 11.10.1933. Ebenso Seier 1979, Anhang S. 776 – 779. Merk sprach sich für eine Beibehaltung der Rektoren – und Dekanswahlen aus, hinsichtlich der Amtsbefugnis sollte jedoch der Rektor als Führer der Unversität auftreten, und eine zweijährige Amtszeit des Rektors sollte festgeschrieben werden.

8 StAM 305a, Acc. 1975/79, Nr.64. Erlaß PrMWKV U I 1926, 28.10.1933. Kasper; Huber; Kaebsch; Senger 1942, S. 33. Erlaß PrMWKV U I 1926, 28.10.1933.

9 RGBl I 1933, S. 215. Reichsgesetz über die Bildung von Studentenschaften, 22.4.1933.

10 Zur Einführung des „Führerprinzips" an den Hochschulen vgl. Seier 1964.

11 StAM 305a, Acc. 1975/79, Nr. 165. Vorschläge Merks für die Wahl eines neuen Rektors, 4.11.1933.

12 StAM 310, Acc. 1951/6, Nr.33. Ernennungsurkunde Baur, Erlaß PrMWKV U I 9342, 25.11.1933.

kan, Versé, das Amt wegen Arbeitsüberlastung zur Verfügung gestellt hatte. Versé hatte vor der Wahl in einer Erklärung darauf hingewiesen, daß die Dekanswahl in alter Form und in aller Freiheit durchzuführen sei. Er glaubte zu diesem Zeitpunkt, daß die Selbstverwaltung der Universität noch zu retten sei: „Es darf hierbei nicht vergessen werden, daß die Universitäten und ihre Glieder Selbstverwaltungskörper sind, und es muß auf der anderen Seite der Regierung gedankt werden, daß sie diesen Selbstverwaltungskörpern auch die Selbstverantwortung überläßt. [...] Ich erkläre nachdrücklich, daß ich durchaus auf dem Boden der Regierung stehe und daß ich, wenn Not am Mann wäre, mich auch unter den oben gekennzeichneten Verhältnissen nicht versagen würde“.[13]

Der neue Rektor Baur war ein Mann ganz nach dem Geschmack der nationalsozialistischen Führung. Mit gerade erst vierzig Jahren war er der jüngste Marburger Rektor seit 1918 und versprach aufgrund seiner Verbundenheit mit der Partei, sich aktiv für die „Bewegung“ einzusetzen. Erst 1931 war er an die Marburger Medizinische Fakultät auf den Lehrstuhl für Pharmakologie berufen worden.[14] Er war zwar kein „Alter Kämpfer“, der sich schon vor 1933 der NSDAP angeschlossen hatte, denn die suchte man unter den Marburger Ordinarien vergeblich, gehörte aber zu den „Märzgefallenen“, d.h. er war seit Frühjahr 1933 Parteimitglied[15] und Mitglied der SS.[16] Die Oberhessische Zeitung wußte außerdem über die Aktivitäten des neuen Rektors in der Ortsgruppe des Luftschutzbundes und im Alpenverein zu berichten.[17] Obwohl Baur politisch ausgewiesen war, gab es Proteste gegen seine Ernennung von Seiten der Kreisleitung der NS – Beamtenabteilung der Marburger NSDAP.[18] Nach Rücksprache mit dem Kreisobmann des Nationalsozialistischen Lehrerbundes (NSLB) war man übereingekommen, daß Baur für die Nationalsozialisten als Rektor nicht in Frage komme, u.a. weil er von einem nicht gleichgeschalteten Senat vorgeschlagen worden war und 1932 den Aufruf zur bevorstehenden Reichspräsidentenwahl Hindenburgs unterzeichnet und damit gegen Hitler geworben hatte.[19] Lieber hätte man den Geologen Wedekind – den damaligen NSDAP – Vertrauensmann der Universität, der als einer der wenigen die Unterschrift unter den Hindenburgaufruf verweigert hatte – als Rektor gesehen.

13 Emil von Behring – Bibliothek für Geschichte und Ethik der Medizin, Fakultätsbuch. Fakultätssitzung 3.5.1933. Versé merkte an, daß der Dekan der Juristischen Fakultät bereits wiedergewählt, der Dekan der Philosophischen Fakultät ebenfalls zur Wiederwahl vorgeschlagen sei. Er erwähnte nicht, daß der Dekan der Theologischen Fakultät, Wünsch, zurückgetreten war, „um einem reibungslosen Verhältnis zwischen Staat und Hochschule nicht im Wege zu stehen“. Vgl. StAM 305a, Acc. 1975/79, Nr.111. Wünsch an Rektor, 14.4.1933.

14 StAM 305a, Acc. 1976/19, Nr.3632. Ernennung Baurs zum ordentlichen Professor in Marburg, 30.3.1931.

15 BA Berlin (ehemals BDC), NSDAP – Kartei Max Baur. Eintritt 1.5.1933, Nr. 2828177.

16 Keine SS – Akte im BA Berlin (ehemals BDC). Vgl. aber Heiber 1992, S. 535.

17 OZ 29.11.1933, S. 7, Der neue Rektor der Marburger Philipps – Universität.

18 BA Berlin R 4901, Nr.1952. Kreisleiter der NS – Beamtenabteilung an PrMWKV, 15.11.1933, Bl. 81 – 83. Heiber 1992, S. 531.

19 Seier 1977, S. 323.

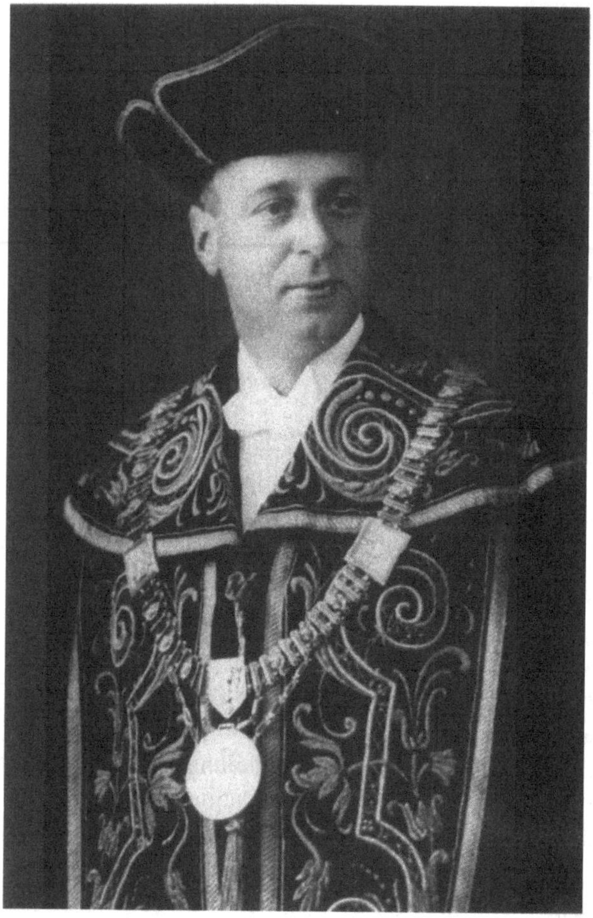

Abb. 7: Der Rektor als Führer – der Pharmakologe Max Baur 1933 im Ornat des Rektors (Original: Bildarchiv Foto Marburg, Nr.415.062).

Der Einspruch kam jedoch zu spät, die Ernennung war erfolgt, und am 10. Dezember 1933 fand die feierliche Rektoratsübergabe in Anwesenheit des Oberpräsidenten Prinz Philipp von Hessen, des Gauleiters Weinrich und verschiedener anderer Würdenträger der SS, SA, NSDAP und der Stadt Marburg statt.[20] Baur hielt seine Antrittsrede über die Bedeutung und die Grundlagen der Pharmakologie, seines Fachgebiets, beeilte sich aber in der Einleitung zu betonen, daß die Ziele der nationalsozialistischen Universität sich verändert hätten, die Grundlagen der Hochschule nicht mehr dieselben seien wie zuvor. Neben die fachwissenschaftliche trete nun die

20 OZ 11.12.1933, S. 4, Feierliche Rektoratsübergabe. StAM 305a, Acc. 1975/79, Nr.203. Rektoratseinführung Prof. Baur, 10.12.1933. Der obligatorische Rektoratskaffee am Nachmittag wurde abgesagt, das Geld sollte der Winterhilfe oder einem Wehrsportlager zugute kommen. Die Einladung der Gauleitung zur Rektoratsübergabe erfolgte erst, nachdem der Rektor vom Leiter der Kreispropagandastelle Kurhessen, Gerland, dazu aufgefordert worden war. Vgl. ebd., Gerland an Rektor, 6.12.1933 und die Antwort des zukünftigen Rektors Baur, 7.12.1933.

politische Schulung und gleichzeitig die körperliche und seelische Stählung durch Arbeitsdienst und Wehrsport. All diese Faktoren sollten denjenigen Akademiker heranbilden, den das nationalsozialistische Denken und Fühlen verlange und der später befähigt sei, seinen Beruf im Dienste der Volksgesamtheit auszuüben.[21] Diese Punkte hatte er bereits eine Woche zuvor in einer Rede zur feierlichen Immatrikulation der Studenten näher ausgeführt: „Die alte Form der Hochschule ist nicht mehr tragbar. Auch in unserem Hochschulleben muß die Einheit des Volkstums, die unser großer Führer als oberstes Gesetz aufgestellt hat, das verpflichtende Ziel sein".[22] Baur befürwortete also den Bruch mit der alten Hochschulpolitik. Er mußte aber bald feststellen, daß seine Machtbefugnisse als oberste Instanz der Hochschule zwar immens gewachsen, als Befehlsempfänger des Ministeriums jedoch auch begrenzt waren.[23] Spannungen zwischen Universitätsleitung, Ministerium sowie der NSDAP und ihren Gliederungen waren dadurch vorprogrammiert, wie im folgenden aufgezeigt werden soll.[24]

Die Kompetenzen, die der neue „Führer – Rektor" innehatte, waren vom Ministerium zunächst nur unzureichend präzisiert worden. Anfangs gab es nur den knapp gehaltenen Erlaß zur „Vereinfachung der Hochschulverwaltung" vom Oktober 1933, dessen Auslegung den Rektoren selbst überlassen blieb. Unklarheiten gab es beispielsweise im Verhältnis von Studentenschaftsführer bzw. Dozentenschaftsführer zum Rektor. Erst in den im April 1935 vom RMWEV erlassenen „Richtlinien zur Vereinheitlichung der Hochschulverwaltung" wurde klar ausgeführt, daß die Führer der Dozentenschaft und der Studentenschaft dem Rektor unterstellt und erst nach Anhörung des Rektors und des Führers des NSDStB bzw. NSD vom RMWEV ernannt werden sollten.[25] Erst jetzt hatte Baur aufgrund der Richtlinien ein schriftlich fixiertes Einspruchsrecht bei der Ernennung des Dozentenschaftsführers. Es ist jedoch nicht bekannt, daß er davon Gebrauch machte,[26] genauso wenig wie er jemals bei der Ernennung der Studentenschaftsführer Einspruch erhob – ein Zeichen dafür, daß er sein Machtpotential als „Führer der Universität" nicht voll ausschöpfte. So gut wie keinen Einfluß hatte Baur während seiner gesamten Amtszeit auf die Ernennung des der Reichsleitung des NSDStB unterstehenden NS – Studentenbundführers, des Dozentenbundführers sowie auf die Auswahl des Führers des SA – Hochschulamtes, der laut Erlaß des Wissenschaftsministeriums seit Ende 1933 ei-

21 Baur 1934, S. 1.

22 StAM 305a, Acc. 1975/79, Nr. 203. Rede Baurs zur feierlichen Immatrikulation, 4.12.1933. OZ 5.12.1933, S. 5, Feierliche Immatrikulation.

23 Seier 1979, S. 774 – 775, Anm.79.

24 Vgl. auch Heiber 1992, S. 531 – 533.

25 StAM 305a, Acc. 1975/79, Nr.111. Erlaß RMWEV W I a 860 vom 3.4.1935. Kasper 1942, S. 34 – 35.

26 StAM 305a, Acc. 1975/79, Nr.64. Ernennung des Führers der Dozentenschaft Düring, 17.5.1935. Eine Stellungnahme des Rektors sollte innerhalb von sechs Tagen abgegeben werden, ist jedoch nicht in den Akten enthalten. Nach Strätz 1999, S. 82 – 88 hatte Baur ein sehr gutes Verhältnis zu den Dozentenschaftsführern.

nen Sitz im Senat innehatte.[27] Hier wird deutlich, daß die Stellung des Rektors zu den Hochschulgliederungen der Partei niemals schriftlich fixiert wurde.[28]

Die Dekane ernannte der Rektor ab Herbst 1933 nach seiner Wahl aufgrund eines Dreiervorschlags der Fakultäten wie in den „Vorläufigen Maßnahmen zur Vereinfachung der Hochschulverwaltung“ festgeschrieben. Die durch Baurs Wahl zum Rektor vakante Stelle des Dekans der Medizinischen Fakultät übernahm im Dezember 1933 der Chirurg Rudolf Klapp, nachdem der Vorschlag der Fakultät (Klapp, Klewitz, Kutscher) beim Rektor eingegangen war.[29] 1935, nachdem Baur im Amt bestätigt worden war, wurde auch Klapp von Baur wieder als Dekan eingesetzt, da nach zweijähriger Amtszeit des Dekans eine Neuwahl anstand. Die Amtseinsetzung Klapps erfolgte diesmal jedoch ohne jeglichen Kontakt mit der Fakultät,[30] und ohne daß Klapp selbst oder die Fakultät vorher um ihre Meinung gebeten worden waren, wie Klapp in einem Brief an Baur pikiert feststellte.[31] Das war auch nach den neuen „Richtlinien zur Vereinheitlichung der Hochschulverwaltung“ nicht mehr notwendig, denn dort tauchte das Vorschlagrecht der Fakultäten nicht mehr auf, die Dekane wurden nun auf Vorschlag des Rektors vom RMWEV ernannt. Die von Versé bei der Dekanswahl im Mai 1933 noch betonten Selbstverwaltungsrechte der Fakultät waren stillschweigend eingeschränkt worden. Dies ist der einzige in den Akten dokumentierte Fall, bei dem Baur auf seinem Führungsanspruch gegenüber den medizinischen Fakultätsgremien beharrte, indem er den neuen Erlaß in die Tat umsetzte, ohne nach den Wünschen der Fakultät zu fragen.

Solange also der Rektor nicht von seinem „Führungsrecht“ Gebrauch machte und das Ministerium keinen Einspruch erhob, blieb vordergründig alles beim alten. Die Selbstverwaltungsorgane der Universität – Senat und Fakultätsgremien – arbeiteten wie zuvor, jedoch nicht mehr auf parlamentarisch – kollegialer Grundlage mit demokratischem Wahlrecht und in Abhängigkeit von den Weisungen des Ministeriums.

Eine der Hauptaufgaben des Rektors war nach wie vor die Vertretung der Hochschule nach außen, aber auch in wissenschaftlicher und politischer Hinsicht sollte er nun als Führer fungieren.[32] Hier bot sich für Baur genügend Gelegenheit, sich Fein-

---

27 StAM 305a, Acc. 1975/79, Nr.64. Erlaß PrMWKV UI 66 965, 15.12.1933.

28 Seier 1964, S. 131.

29 Emil von Behring – Bibliothek für Geschichte und Ethik der Medizin, Fakultätsbuch. Fakultätssitzung 1.12.1933, Aufstellung einer Vorschlagsliste für die Neuwahl der Dekane.

30 Ebd. Fakultätssitzung 26.3.1935. Die Wahl wurde vorerst verschoben, da die in Aussicht gestellten neuen Bestimmungen noch nicht erlassen worden waren.

31 StAM 307c, Acc. 1969/33, Nr.621. Klapp an Baur, 17.6.1935: „Es lag eigentlich in meiner Absicht, zunächst die Fakultät zu befragen, wem sie jetzt ihr Vertrauen schenkt. Sie haben die Güte gehabt, weder die Fakultät noch mich zu fragen, und ich hoffe, daß wir weiterhin in gemeinsamer Zusammenarbeit die Interessen der Universität und insbesondere der medizinischen Fakultät fördern werden.“

32 Huber 1939, S. 18. „Der Rektor – früher princeps inter pares nach einem bestimmten Turnus vom Senat gewählt – wird heute vom Reichserziehungsministerium aus der Reihe der beamteten Hochschullehrer an die Spitze der Hochschulgemeinschaft berufen. Ihm kommt es zu, die Hochschule nach außen zu vertreten. Aber mit dieser repräsentativen Funktion erschöpft sich nicht wie früher sein Aufgabenbereich. Er soll die Hochschulgemeinschaft füh-

de zu machen, besonders da er sich als ein Mann von Grundsätzen erwies, der mit seiner Meinung nicht hinter dem Berg hielt, auch wenn er damit nicht die Linie von Ministerium oder Partei vertrat. Schon in seiner Funktion als Dekan der Medizinischen Fakultät hatte Baur im Sommer 1933 dem Druck verschiedenster Parteistellen widerstanden und den Zahnmediziner Fliege, den einzigen alten Parteigenossen der Fakultät, auf der Berufungsliste für den Lehrstuhl für Zahnmedizin nicht berücksichtigt, da er ihn fachlich für nicht ausreichend qualifiziert hielt.[33] Es war Baurs erste Niederlage, daß das Votum der Fakultät vom Ministerium übergangen wurde und Fliege das Ordinariat trotzdem erhielt.

Hätte Baur im Sommer 1934 einen Ruf nach Frankfurt[34] angenommen, so wären ihm vielleicht einige Unannehmlichkeiten erspart geblieben.[35] Schon Ende 1934 kam es zu Kompetenzstreitigkeiten zwischen dem Finanzministerium und dem im Mai 1934 etablierten Reichswissenschaftsministerium, die durch einen Besuch Baurs beim Finanzminister Popitz ausgelöst worden waren. Dort waren „schwebende Fragen des Hochschulwesens" besprochen worden, was vom Hochschulreferenten im Wissenschaftministerium, Vahlen, als Einmischung übel vermerkt worden war.[36] Baur rechtfertigte sich damit, daß das Treffen mit Popitz rein privater Natur gewesen sei und er bei diesem nur Erkundigungen über einen eventuell für einen Ruf nach Marburg in Frage kommenden Theologieprofessor einholen wollte, denn die Situation an der Marburger Theologischen Fakultät sei ja bekanntlich in Anbetracht der Zeitumstände schwierig.[37]

Eine weitere Mißstimmung mit dem Ministerium kam durch einen Brief Baurs an den Oberpräsidenten in Kassel, Prinz Philipp von Hessen, zustande,[38] in dem Baur seine „schwersten Bedenken" gegen die geplante neue Semestereinteilung zum Ausdruck brachte. Die Semester sollten, von einer kurzen Pause zu Weihnachten abgesehen, von September bis Mai laufen, um so die langen Sommerferien für

---

ren, die wissenschaftliche Gestaltung der Hochschule in Verbindung mit den Dekanen der Fakultäten durchführen, die Erfüllung ihrer politischen Aufgaben im Einvernehmen mit den Führern der Parteigliederungen an der Hochschule sichern".

33 StAM 307c, Acc. 1969/33, Nr.347. Dekan an Kurator, 4.10.1933. Emil von Behring – Bibliothek für Geschichte und Ethik der Medizin, Fakultätsbuch. Fakultätssitzung 2.10.1933, Nachfolge Seidel. BA Berlin R 4901, Nr. 1952. Kreisleiter der NS – Beamtenabteilung an PrMWKV, 15.11.1933: „Herr Professor Baur ist es gewesen, der in gehässigster Weise versucht hat, dem Oberarzt und Privatdozenten Dr. Fliege die durch das Ableben des Herrn Professor Seidel freigewordenen Stelle (zahnärztliches Institut) streitig zu machen und dadurch seine akademischen Aussichten zu vernichten". Näheres zur Berufung von Fliege in Kapitel III.4.2.

34 StAM 305a, Acc. 1975/79, Nr. 3632. Ruf auf den Lehrstuhl für Pharmakologie der Universität Frankfurt, 21.4.1934.

35 Zum folgenden vgl. auch Heiber 1992, S. 531 – 533.

36 StAM 310, Acc. 1951/6, Nr.307. Vahlen, RMWEV an Kurator Universität Marburg, 20.12.1934.

37 Ebd. Baur an Vahlen, 28.12.1934.

38 StAM 305a, Acc. 1976/19, Nr.3632. Baur an den Oberpräsidenten Prinz Philipp von Hessen, Entwurf ohne Datum (Ende 1934). StadtAM D 1860 Universität. Rektor Baur an den Oberpräsidenten Prinz Philipp von Hessen, 15.12.1934, Bl.109 – 117.

nationalsozialistische Schulung und Sport nutzen zu können.[39] Baur argumentierte, daß Marburg im Winter wenig zu bieten hätte, die Abwanderung der Studenten in die Großstadtuniversitäten also vorprogrammiert wäre. Die nationalsozialistische Erziehungsarbeit sei jedoch effizienter an einer überschaubaren Kleinstadtuniversität durchführbar, wo man das studentische Leben besser übersehen könne. Auch finanzielle Gründe führte Baur ins Feld: durch eine Verschiebung des Semesterbetriebs allein auf die Wintermonate würden die Kosten für Heizung und Beleuchtung zwangsläufig steigen. Er schloß seinen Brief mit der Bemerkung, daß allein Pflichtgefühl und intensive Mitarbeit an der Gestaltung der Hochschule ihn zu diesen Bedenken veranlaßten. Baur reagierte mit diesem Schreiben auf eine Beschwerde des Marburger Oberbürgermeisters,[40] der darauf hinwies, daß der Rückgang der Studierendenzahlen allgemein und besonders in Marburg mit seiner „Sommeruniversität" im Wintersemester bereits zu finanziellen Einbußen für die Stadt und ihre Bewohner geführt habe. Eine Zusammenfassung der beiden Hochschulsemester im Winter müsse diese Situation noch verschärfen, die Abwanderung von Studenten die Steuerkraft der ohnehin schon verschuldeten Stadt weiter senken.

Der Oberpräsident leitete Baurs Brief an Kultusminister Rust weiter. Obwohl Rust empfohlen wurde, Baur als ewigen Quertreiber von seinem Amt zu entbinden,[41] ließ dieser es bei einer Antwort an den Oberpräsidenten bewenden, in der er versprach, bei einer eventuellen Studienreform alle Auswirkungen auf die Kleinstadtuniversitäten sorgfältig zu prüfen.[42]

Im Dezember 1934 stand für Baur die jährliche Rektoratsübergabe an. Sie wurde durch einen Erlaß des RMWEV auf das Frühjahr 1935 verschoben, da man für alle Hochschulen die neue Semestereinteilung beabsichtigte.[43] Im Februar 1935 wurde daraufhin eine verpflichtende Vollversammlung aller Marburger Professoren einberufen, auf der ein neuer Rektorenvorschlag gemacht werden sollte.[44] Es handelte sich nicht um eine Wahl – der Vorschlag mußte mit vollem Namen unterzeichnet werden und die Vorschlagszettel wurden dem Ministerium zugeleitet –, sondern es sollte nur ein Meinungsbild der Hochschullehrerschaft erstellt werden. Baur erhielt 85 von 101 abgegebenen Stimmen. Dies mutet auf den ersten Blick als ein relativ einhelliges Votum an, ein Drittel aller vorschlagsberechtigten Professoren, darunter

39 Die neue Semestereinteilung wurde nicht eingeführt, nachdem verschiedene Universitäten Einspruch erhoben hatten. Nachlaß Rosemann, Erlaß RMWEV W J 1270 (b), 16.4.1937: „Eine Änderung der bisherigen Semstereinteilung ist nicht beabsichtigt". Vgl. dazu auch Adam 1977, S. 96 – 97, und in StadtAM D 1860 den Schriftwechsel über das gemeinschaftliche Vorgehen der Universitätsstädte.

40 StAM 305a, Acc. 1975/79, Nr.64. Marburger Oberbürgermeister an Rektor, 26.3.1935.

41 Heiber 1992, S. 531.

42 StAM 305a, Acc. 1976/19, Nr.3632. Rust an Prinz Philipp von Hessen, 29.1.1935.

43 StAM 305a, Acc. 1975/79, Nr.64. Erlaß RMWEV R U I 720, 29.11.1934.

44 StAM 310, Acc. 1951/6, Nr.33. RMWEV an Kurator, 24.1.1935. StAM 305a, Acc. 1975/79, Nr.165 und StAM 305a, 1976/19, Nr.3632. Neuwahl des Rektors, 15.2.1935. Vgl. hierzu auch Heiber 1992, S. 532. Seier 1979, S. 774.

hauptsächlich die Nichtordinarien, hatten sich jedoch trotz Weisung des RMWEV der „Wahl" durch Abwesenheit entzogen,[45] wollten ihrem Rektor also anscheinend nicht das Vertrauen aussprechen. Auch ließ sich Minister Rust mit der Bearbeitung der Nominierung viel Zeit, erst nach drei Monaten wurde Baur erneut als Rektor bestätigt.[46] Unterstützung erfuhr Baur vom Kurator der Universität, von Hülsen: „Die Wiederernennung befürworte ich aufs Wärmste. Prof. Dr. Baur genießt wie beim Lehrkörper so auch bei den Studierenden großes Vertrauen. Er ist eine frische und tatkräftige Persönlichkeit von großer Selbstlosigkeit, wie er während seines Rektorats auch dadurch bewiesen hat, daß er den an ihn ergangenen Ruf an die Universität Frankfurt abgelehnt hat, um seinem Marburger Wirkungskreis treu zu bleiben. Das Amt des Rektors hat er trotz schwieriger Verhältnisse in gutem Einvernehmen mit allen in Betracht kommenden Stellen in aufopfernder Pflichterfüllung hervorragend verwaltet. Wie ich aus 1 1/2 jähriger vertrauensvoller Zusammenarbeit mit ihm bestätigen kann, hat er die Belange der Universität, des Herrn Ministers und des nationalsozialistischen Staates unbedingt zuverlässig und mit großem Erfolg wahrgenommen".[47] Auch der Rektor der Breslauer Universität beglückwünschte Baur zu seiner erneuten Ernennung: „[Ich] freue mich, daß alle Schwierigkeiten überwunden worden sind. [...] Es tut mir ja eigentlich leid, daß in Marburg dauernd diese Reiberein die positive Arbeit so erschweren".[48]

Daß die Schwierigkeiten nun überwunden sein sollten, erwies sich als Trugschluß. Auch in seiner zweiten Amtszeit als Rektor vertrat Baur offen seine Meinung, was zu Reibungen führte. So äußerte er dem Ministerium gegenüber seine Bedenken über die Zusammenfassung der Korporationen in der „Gemeinschaft Studentischer Verbände" und die von Hitler verfügte weitgehende Abschaffung der Kameradschaftshäuser, die seiner Meinung nach für die nationalsozialistische studentische Aufbauarbeit lebensnotwendig waren. Er führte aus, daß die Korporationen die Kameradschaftshäuser nicht ersetzen könnten, die Altherrenverbände jedoch in ihrer alten Form gefangen seien und fraglos die neue Zeit nicht verstanden hätten. Nicht nur die politische Schulung müsse von nationalsozialistischen Kräften übernommen werden, sondern auch die gesamte charakterliche und weltanschauliche Erziehung. Für die Korporationen sah er das Ende schon voraus: „Auch für die Korporationen selbst bedeutet der jetzt eingeschlagene Weg eine außerordentliche Gefahr. Nur wenige von ihnen sehen, daß sie durch die zukünftige Form letzten Endes alles aus der Hand geben und daß es eines Tages so kommen wird, daß der nationalsozialistische Staat ihr Unvermögen erklären wird und daß sie sich durch einen falschen Weg ausgeschaltet haben aus der Gestaltung neuer und brauchbarer Lebens –

45 Seier 1988, S. 193. Nagel 2000, S. 20.

46 StAM 305a, Acc. 1975/79, Nr.3632. RMWEV an Rektor, 4.5.1935. BA Berlin R 4901, Nr.705, Bl.229.

47 StAM 310, Acc. 1951/6, Nr.33. Kurator an RMWEV, 16.2.1935.

48 StAM 305a, Acc. 1975/79, Nr.3632. Breslauer Rektor Walz an Baur, 21.5.1935.

und Erziehungsformen".[49] Baurs Voraussage sollte sich bewahrheiten, denn nach einem Erlaß des Stellvertreters des Führers, Heß, der allen Mitgliedern in Parteigliederungen die Mitgliedschaft in studentischen Verbindungen verbot, beschlossen die verbliebenen Korporationen Mitte 1936 ihre Auflösung.[50]

Daß Baur den Korporationen ablehnend gegenüberstand, kommt auch in Querelen mit den Alten Herren des Corps Teutonia zum Ausdruck. Auf einem Stiftungsfest hatten diese sich im Beisein Baurs zwar zum Nationalsozialismus bekannt, jedoch für eine Beibehaltung der herkömmlichen Organisation der Korporationen plädiert und den Studentenschaftsführer, der die Korporationen dem NSDStB unterstellen wollte, scharf angegriffen. Baur verließ daraufhin die Veranstaltung. Er bemängelte, daß in der Rede kein positiver Vorschlag für eine Neuordnung der studentischen Korporationen enthalten gewesen sei und solche reaktionären Äußerungen die weitere Entwicklung der Verbindungen nur schädigen könnten. Er, Baur, habe stets die Erhaltung der Korporationen vertreten, aber die Sonderpolitik der Verbände entgegen den nationalsozialistischen Vorgaben müsse aufhören.[51]

All diese Vorkommnisse zeigen, daß Baur als erster Rektor der Philipps – Universität im „Neuen Staat" vehement versuchte, die nationalsozialistische Hochschulpolitik durchzusetzen. Es besteht andererseits kein Zweifel, daß er seine eigenen Vorstellungen von den Zielen und Aufgaben der nationalsozialistischen Universität verwirklichen wollte. Da blieb es natürlich nicht aus, daß er häufiger aneckte und auch nicht immer mit der vom Ministerium verordneten Meinung konform ging. In allen Querelen kommt zum Ausdruck, daß Baur das Wohl der Universität Marburg vor die Interessen von Partei und Ministerium stellte und damit häufig einen schweren Stand hatte. Nach dreijähriger Amtszeit bekannte Baur einem Freund gegenüber freimütig, daß er eine gewisse Rektoratsmüdigkeit verspüre und das Ende seiner Amtszeit herbeisehne.[52]

In Baurs letztem Amtsjahr spitzte sich die Situation zu, beginnend mit Meinungsverschiedenheiten mit dem Studentenschaftsführer. Bei der Amtsübernahme Baurs im Dezember 1933 war der Theologiestudent Kluge Studentenschaftsführer geworden, mit dem Baur im Wintersemester 1933/34 einvernehmlich zusammenarbeite-

---

49 Ebd. Baur an RMWEV, 18.4.1935. Baur wandte sich gegen die im Januar 1935 unter Führung von Heinrich Lammers, Chef der Reichskanzlei, gegründete „Gemeinschaft studentischer Verbände" (GStV), die bis zur Auflösung der Korporationen als Gesamtvertretung der studentischen Korporationsverbände fungierte. Die von der Deutschen Studentenschaft 1933/34 geforderte Kasernierung der Studenten der Anfangssemester in von den Korporationen gestellten Kameradschaftshäusern, war 1935, nachdem sich Hitler gegen dieses Konzept ausgesprochen hatte, schon wieder ad acta gelegt worden. Vgl. Grüttner 1995, S. 270 und 302. Näheres zu den Marburger Kameradschaftshäusern weiter unten in Kap. III.1.4, zu den Korporationen in Kap. III.6.1.

50 Grüttner 1995, S. 312. Anordnung 72/36 Stellvertreter des Führers, 14.5.1936. Vgl. Kap. III.6.1.

51 StAM 305a, Acc.1976/19, Nr.3632. Corps Teutonia an Baur, 30.7.35. Baur an Corps Teutonia, 1.8.1935.

52 Ebd. Baur an Walz, Rektor Universität Breslau, 19.11.1935.

te.[53] Im Sommersemester 1934 übernahm der Jurastudent Gerhard Todenhöfer die Führung der Studentenschaft. Mit ihm hatte Baur in den folgenden Jahren massive Schwierigkeiten, da Todenhöfer in revolutionärer Manier meinte, daß die nationalsozialistische Eroberung der Universität in erster Linie Aufgabe der Studenten, die Hochschullehrerschaft dagegen zum Umdenken nicht in der Lage sei.[54] Todenhöfer wagte sich dabei in öffentlichen Erklärungen so weit vor, daß er vom Chef der Gestapo, Best, wegen übler Nachrede gegen den Chef der Reichskanzlei, Lammers, verwarnt wurde.[55]

Der Streit zwischen Todenhöfer und Baur eskalierte bei der Vorbereitung der Reichsgründungsfeier, die für den 30.1.1936 vorgesehen war, als Todenhöfer kurz vor der Feier versuchte, die von Baur aufgestellte, ihm schon seit Tagen bekannte Rednerliste zu kippen.[56] Auf Betreiben von Todenhöfer sollte eine Rede des Gaupropagandaleiters eingeschoben werden, da der Studentenschaftsführer Baurs Rednerauswahl – vorgesehen war ein Vortrag von Prof. Mitzka über die Mundartforschung in Kurhessen – für reaktionär hielt. Baur weigerte sich jedoch und beschwerte sich bei Gauleiter Weinrich in Kassel: „Ich muß betonen, daß ich einem 22 – jährigen Menschen, auch wenn er Todenhöfer heißt, nicht die Berechtigung zuerkennen kann, an meinen Handlungen Kritik zu üben und seine Wühlarbeit in dieser Form zu betreiben [...] Gauleiter und Staatsrat! So ist eine Zusammenarbeit unmöglich, und ich vertrete den Standpunkt, daß auf diese Weise weder dem Staat noch der Partei und noch weniger der kameradschaftlichen Zusammenarbeit gedient ist".[57] In einem Bericht an das Ministerium beschrieb Baur diese „Wühlarbeit" näher: Todenhöfer hatte hinter seinem Rücken den Strafrechtler und Kollegen Zimmerl um eine schriftliche Erklärung gebeten, daß dieser das Rektorat im „Ernstfall" übernehmen würde, da Baur für Todenhöfer als Rektor untragbar war. Zimmerl hatte das abgelehnt. Baur erklärte zu Todenhöfers revolutionärem Gehabe: „Ich muß darauf hinweisen, daß dieses ewige Gerede von Zerschmettern, Revolutionieren der Studentenschaft und der Hochschule, wie es Herr Todenhöfer dauernd betreibt, aufhören

53 WAR 7 (1934), S. 6. Hummel, Wolfgang, Leiter des Hauptamtes V der Marburger Studentenschaft: Erziehungsarbeit im Dienste der Idee. Die Arbeit der Marburger Studentenschaft im Wintersemester. „Daß gerade in Marburg ein besonders kameradschaftliches Verhältnis herrscht, verdanken wir in erster Linie Sr. Magnifizenz Professor Dr. Baur, der trotz Arbeitsüberlastung der Studentenschaft jederzeit mit Rat und Tat zur Seite steht".

54 BA Koblenz R 128, Nr.42. Bl. 2 – 5, Gerhard Todenhöfer: Wider die faulen Kompromisse. Auch in: WAR 11 (1935), S. 1: „Die Jugend, die noch unbelastet ist von der Vorstellung alter Ideen, lebt viel leichter und viel reiner einer Idee als Menschen, die im Laufe eines langen Lebens mit vielen Weltanschauungen in Berührung kamen." (Bl.3). „Der ganze Stoß der revolutionären Kräfte an den Universitäten ist aufgefangen worden von den reaktionären Kräften der Altherrenschaften und sie klagen wir des Verrats der nationalsozialistischen Bewegung in der studentischen Jugend an." (Bl.4). Todenhöfer ging hier konform mit den Ansichten des Reichsstudentenführers Andreas Feickert. Vgl. Feickert 1935, S. 8.

55 BA Koblenz R 128, Nr.42. Best an Todenhöfer, 6.9.1935.

56 StAM 305a, Acc. 1975/79, Nr.254. Baur an RMWEV, 13.2.1936. Akte im Wortlaut in Nagel 2000, S. 284 – 286, Dok. 152. Zum folgenden vgl. auch Heiber 1992, S. 534.

57 StAM 305a, Acc.1976/19, Nr.3632. Baur an Weinrich, 5.2.1936.

muß, da allmählich eine Erbitterung in Dozenten – und Studentenschaftskreise getragen wird, die sich für die gesamte Hochschule katastrophal auswirkt. Auch die gutmütigsten Elemente wollen nicht mehr mitmachen, da sie ja dauernd beschimpft werden und auch die Studentenschaft hat keinerlei Verständnis mehr für ihre Diffamierung und für dieses leere Geschrei von Revolution und Zerstörung".[58] In einem Schriftwechsel vom April 1936 rechnete Baur dann noch einmal persönlich mit Todenhöfer ab, bezichtigte ihn des Intrigierens bei verschiedenen Parteistellen und lehnte endgültig jede weitere Zusammenarbeit ab.[59] Todenhöfer wollte sich dem Rektor jedoch nicht unterordnen. Er war schon im Sommer 1935 zum Gaustudentenbundsführer ernannt worden, verließ im Sommer darauf Marburg und übernahm erst 1937 nach Baurs Tod kurzzeitig wieder die Geschäfte des Marburger Studentenführers.[60]

Das Kräftemessen zwischen Rektor und Studentenschaftsführer zeigt die veränderten Machtverhältnisse an der Universität. Direkt nach der Machtübernahme hatte der Rektor kaum eine Handhabe gegenüber der Studentenschaft, da die Lage noch ungeklärt war. Drei Jahre später war das Verhältnis Rektor – Studentenschaftsführer zwar durch die „Richtlinien zur Vereinfachung der Hochschulverwaltung" geregelt, durch die Vereinigung der Deutschen Studentenschaft und des NSDStB, die zur Personalunion vom Amt des Studentenschafts – und Studentenbundsführers führte,[61] wurde der Studentenschaftsführer jedoch zum Zwitterwesen, einerseits dem Rektor, anderseits dem Reichsstudentenbundsführer unterstellt. Todenhöfer nutzte die Möglichkeit, seine Parteifunktion gegen den Rektor auszuspielen und sich seinem Einfluß durch Übernahme der Gaustudentenbundsführung zu entziehen. Es bleibt zu fragen, ob der Streit zwischen Todenhöfer und Baur nur als ein Streit um Führungspositionen zu werten ist. Es war sicherlich auch ein Generationsproblem: der junge, erst 22jährige Studentenschaftsführer wollte sich von dem ihm als „reaktionär" erscheinenden Rektor nichts sagen lassen. Ihm schien die Durchsetzung des Nationalsozialismus an der Hochschule vorrangig eine Sache der Studentenschaft, besonders da die Hochschullehrerschaft in der „Kampfzeit" so gut wie keinen Anteil am Aufstieg der NSDAP gehabt hatte. Es fiel ihm daher schwer, die Weisungsbefugnis des Rektors, einem Vertreter der etablierten Hochschullehrer, anzuerkennen.

Im Frühjahr 1936 – vielleicht trugen Todenhöfers Beschwerden bei verschiedenen Parteiinstanzen dazu bei – wurde Baur unter Vorschiebung eines fadenscheinigen Grundes aus der SS entlassen.[62] Die Sachlage war noch nicht geklärt, als er im September 1936 bei einer militärischen Übung der Luftwaffe in Travemünde tödlich

58 StAM 305a, Acc. 1975/79, Nr.254. Baur an RMWEV, 13.2.1936.

59 StAM 305a, Acc.1976/19, Nr.3632. Schriftwechsel Baur – Todenhöfer, 1.4.1936 und 14.5.1936.

60 StAM 305a, Acc. 1975/79, Nr.1370. Bl 226. OZ 29.6.1935, Todenhöfer verläßt Marburg. StAM 305a, Acc. 1975/79, Nr.1371. Todenhöfer an Rektor, 26.5.1937.

61 Vgl. Grüttner 1995, S. 317 – 318.

62 Vgl. Kap.III.2.1.

verunglückte.[63] In ihren Trauerreden betonten sowohl Prorektor Gieseke als auch der Oberbürgermeister der Stadt Marburg, Scheller, Baurs Verdienste und beschrieben ihn als kameradschaftlich, tatkräftig und offen: „Dieser Mann war im tiefsten Grunde mutig!" Jedoch: „Es hat ihm nicht an Gegnern gefehlt. [...] Ein so gewaltiger Umschwung, wie wir ihn in der nationalsozialistischen Revolution erlebt haben, vollzieht sich nicht ohne Reibereien und Zwischenfälle. [...] Max Baur hatte das, was wir Zivilcourage nennen, wie kaum ein Zweiter".[64] Auch Baurs Erzfeind Todenhöfer pries ihn scheinheilig als einen vorbildlichen „Kameraden, der uns Studenten in allen Dingen ein hilfsbereiter Förderer und Freund gewesen ist. Tief trauernd stehen Marburgs Studenten am Sarg des Mannes, den sie nicht vergessen werden".[65]

Baur hatte versucht, die Hochschule nach besten Kräften zu „führen", allerdings nicht immer so, wie es von den neuen Machthabern erwartet wurde. Das Amt stellte an ihn keine geringen Anforderungen: er mußte sich gegen die Studentenschaft und die Dozentenschaft durchsetzen, war einerseits der Partei und ihren Organisationen, andererseits dem RMWEV und nicht zuletzt seinen Kollegen zu Loyalität verpflichtet. Baur war ohne Zweifel ein „nationalsozialistischer" Rektor, der an den neuen Staat glaubte und sich für eine Umformung der Hochschule im Sinne der neuen Weltanschauung einsetzte. Den ihm unterstellten Universitätsgremien gegenüber zeigte er sich nur in wenigen Fällen als der Rektor, der seinen Willen durchsetzte, er leistete sich keine „einsamen" Entscheidungen. Im Falle des Streits mit dem Studentenschaftsführer galt es für ihn eher, die überkommene Hierarchie zu verteidigen. Die vom Ministerium geforderte wissenschaftliche Führungsrolle blieb von Baur völlig ungenutzt. Und die Erfüllung der politischen Aufgaben? Baur bemühte sich, sein nationalsozialistisches Weltbild mit den neuen administrativen Gegebenheiten in Einklang zu bringen. Er verstand sich aber nicht vorrangig als politischer Führer, sondern eher als Koordinator von Partei – und Universitätsinteressen. Sein Kollege und Freund, der Breslauer Rektor Walz, führte dies näher aus: „Das Ziel alles Politischen ist die Verwirklichung der Volksgemeinschaft, das Mittel die rangordnungsmäßige Führer – Gefolgschaftsgruppierung. [...] Der Rektor erscheint als politischer Ratgeber des Ministers für den Bereich seiner Universität und zugleich als berufener Wahrer der für den Wissenschafts – und Lehrbetrieb der Universität erforderlichen Forschungs – und Lehrfreiheit. [...] Seine Führeraufgabe ist wesentlich anderer Art als die des rein politischen Führers".[66]

63 StAM 305a, Acc. 1975/79, Nr.852. OZ 1.10.1936, S. 3, Abschied von Rektor Prof. Dr. Baur. Vgl. hierzu Heiber 1992, S. 536. Heiber spekuliert darüber, daß Baur eventuell keines natürlichen Todes gestorben sein könnte, sondern möglicherweise von der SS aus dem Weg geräumt wurde. Aus den vorhandenen Akten ergibt sich dies jedoch nicht, die SS – Akte Baurs im BA Berlin fehlt allerdings.

64 Mitteilungen Universitätsbund Marburg 1936, Heft 4, S. 65 – 68. Reden von Prorektor Gieseke und Oberbürgermeister Scheller im Wortlaut.

65 StAM 305a, Acc. 1976/19, Nr.3632. OZ 29.9.1936, S. 10, Traueranzeige der Gaustudentenbundsführung. OZ 29.9.1936, S. 10, Traueranzeigen; OZ 1.10.1936, S. 3, Abschied von Rektor Professor Dr. Baur.

66 Walz 1935.

Baur handelte nicht als reiner Befehlsempfänger des Ministeriums, er war unbequem. Daß er seine Meinung offen äußerte, führte zu Querelen mit allen nur möglichen Instanzen. Als Rektor saß er oft zwischen allen Stühlen, wurde von der Studentenschaft, von den Korporationen, von Parteiorganisationen und vom Ministerium kritisiert und konnte es im Grunde keinem recht machen. Dazu kam die in den ersten Jahren seines Rektorats unsichere Rechtslage, da die Kompetenzen der Rektoren nur unzureichend geregelt waren. Die einzigen, mit denen Baur in Frieden lebte, waren der Kurator und die Dozentenschaft, auch wenn deren Votum bei seiner „Wiederwahl" nicht eindeutig ausgefallen war. Die Hochschullehrerschaft erkannte wohl an, daß Baur sich – zwar immer im Sinne der nationalsozialistischen Hochschulreform – für die Marburger Universität einsetzte und oft Zivilcourage zeigte, wenn er die Belange der Hochschule vertrat.[67]

Trotz aller persönlichen Schwierigkeiten Baurs wurde unter seiner Führung die administrative Gleichschaltung an der Marburger Universität ohne größere Zwischenfälle vollzogen. In der Hochschullehrerschaft der Medizinischen Fakultät gab es keinen erkennbaren Widerstand gegen die vom Ministerium verfügte Neuordnung des Hochschulwesens.[68] Es kam niemandem in den Sinn, die Erlasse des PrMWKV etwa auf den Fakultätssitzungen zu diskutieren, alle zogen mit ihrem Rektor an einem Strang. Es war ein raffinierter Schachzug der neuen Machthaber, etwaige Querdenker in der Führung der Universitäten sofort nach der Machtübernahme durch „Neuwahlen" auszuschalten, so daß erst gar keine Opposition aufkommen konnte. An anderen Universitäten ging der Ämterwechsel nicht so problemlos vonstatten: an der Universität Hamburg boykottierten die Studenten den amtierenden Rektor und ärztlichen Direktor des Eppendorfer Krankenhauses, Ludolph Brauer;[69] an der Universität Freiburg traten sowohl der designierte Dekan der Medizinischen Fakultät[70] als auch der gerade erst ernannte Rektor, der Anatom Wilhelm von Möllendorff, im April 1933 nach nur fünftägiger Amtszeit zurück.[71]

1.2 Die „Säuberung" der Fakultät, Denunziationen von Mitarbeitern

Die planmäßige „Säuberung der Hochschulen" von unerwünschten Professoren war die einschneidendste Maßnahme nationalsozialistischer Hochschulpolitik im Jahr der Machtübernahme.[72]

---

67 Vgl. die etwas abweichende Einschätzung Baurs als erster nationalsozialistischer Rektor bei Nagel 2000, S. 17 – 21.

68 Dies ist auch für die Medizinische Fakultät Jena dokumentiert. Vgl. Zimmermann 2000, S. 84 – 89.

69 Van den Bussche 1989, S. 33.

70 Der Internist Siegfried Thannhauser war Jude.

71 Seidler 1991, S. 299 – 302. Seidler 1993, S. 114.

72 Vgl. zu den Vorgängen an der gesamten Marburger Universität Kap. II.3.

Im Lehrkörper der Medizinischen Fakultät gab es 1933 keinen jüdischen Hochschullehrer. Auch politisch – ob im kommunistischen oder republikanischen Sinne – war niemand aufgefallen, so daß vorerst alle im Amt bleiben konnten. Unter den Assistenten waren zwei Mitarbeiter jüdischen Glaubens. Adolf Beck war Oberassistent im Hygienischen Institut unter der Leitung von Wilhelm Pfannenstiel, sein Kollege Heinz Brühl planmäßiger Assistent in der Kinderklinik bei Prof. Freudenberg.[73] Der inzwischen zum Rektor avancierte Dekan Baur konstatierte: „Mit Ausnahme ganz kleiner Veränderungen im Personalbestand der Assistenten führte auch die völkische Grundlage der nationalsozialistischen Revolution zu keinem Wechsel innerhalb des Lehrkörpers [der Medizinischen Fakultät, d. V.]. Die seit langem in der Fakultät verfolgte völkisch – nationale Politik hatte damit ihre glänzende Rechtfertigung gefunden".[74]

Beck und Brühl und eine Assistentin aus dem Ärchäologischen Seminar waren unseres Wissens nach die einzigen von über hundert Assistenten der Universität, die aus „rassischen Gründen" entlassen wurden. Nachdem 1937 auch die Entlassung von „jüdisch versippten" Beamten und Angestellten im öffentlichen Dienst per Erlaß gefordert worden war,[75] wurde der Direktor der Kinderklinik, Ernst Freudenberg, dessen Frau Jüdin war, aufgrund von §6 des GzWdB zum 31.Oktober 1937 in den Ruhestand versetzt.[76]

Ernst Freudenberg wurde trotz seiner zurückgezogenen Lebensweise von Denunziationen durch Mitarbeiter, die wußten, daß er das neue Regime ablehnte, nicht verschont. In den Monaten Februar bis Mai 1933 arbeitete in seiner Klinik ein Volontärassistent, der dort seine Doktorarbeit anfertige. Dabei war das dienstliche Verhältnis zu seinem Chef nicht das beste, so daß Freudenberg ihm eine Weiterbeschäftigung versagte und der Fakultät die Annahme der Doktorarbeit nur mit dem Prädikat „genügend" empfahl. Nach einem Vorfall am 1. Mai 1933, der erstmalig als „Feiertag der Nationalen Arbeit" begangen worden war, denunzierte der Doktorand daraufhin Freudenberg in Berlin.[77] „Als einziger Nationalsozialist an der Klinik" habe er eine Ansprache bei der Fahnenhissung am 1. Mai halten wollen, Freudenberg hätte jedoch versucht, die Fahnenhissung zu verhindern.

Dekan Baur verteidigte den Pädiater: Freudenberg habe sich nicht gegen die Veranstaltung als solche ausgesprochen, und die Fahnenhissung wäre an den einzelnen

---

73 BA Berlin R 4901, Nr.2019. Kurator an PrMWKV, 24.4.1933. Näheres über die beiden Assistenten s. Kap. III.3.1.

74 Emil von Behring – Bibliothek für Geschichte und Ethik der Medizin, Annalen der Medizinischen Fakultät zu Marburg 1846 – 1933. Bericht des Dekans, 2. Abschnitt, 5.5. bis 29.11.1933.

75 StAM 310, Acc. 1983/15, Nr.4115. Erlaß RMWEV Z IIa 2639, 30.6.1937.

76 Ebd. Kurator an RMWEV, 23.8.1937. BA Berlin R 4901, Nr.309. Kurator an RMWEV, 23.8.1937. Näheres über die Entlassung Freudenbergs in Kap. III.3.1.

77 Zum folgenden StAM 307c, Acc. 1969/33, Nr.529. Vgl. auch GStPK Rep. 76 Va Merseburg Sekt. 12, Tit.IV, Nr.4, Bd.12. Gauobmann NS – Ärztebund an PrMWKV, 16.6.1933. Kurator an PrMWKV, 14.7.1933. Freudenberg an Kurator, 7.7.1933.

Universitätskliniken nicht zwingend vorgesehen gewesen. „Wenn Prof. Freudenberg auch nicht der Partei angehört und unglücklicherweise eine jüdische Frau hat, so ist er fraglos ein ganz untadeliger Charakter. Er zeigt geradezu extrem ausgebildetes Pflichtbewußtsein und seine hohe ethische Auffassung seines Berufes würde niemals zulassen, sich gegen den Staat einzustellen. Es gibt wohl in ganz Marburg niemand, der nicht vor der Persönlichkeit Freudenbergs die größte Hochachtung besitzt. Ich weiß auch, daß in alten nationalsozialistischen Kreisen stets betont wurde, daß man sich bedingungslos für die Person Freudenbergs einsetzen würde". Baur vermutete sogar, daß eine weitere anonyme Anzeige gegen Freudenberg wegen Verbreitung von Greuelpropaganda im Ausland, die zu einer erfolglosen Hausdurchsuchung bei diesem geführt hatte, ebenfalls auf den Assistenten zurückzuführen sei.[78] Freudenberg selbst wußte sich gegen die Angriffe zu wehren. Er stellte nach diesen Vorfällen bei der Fakultät den Antrag, das Promotionsverfahren des Doktoranden einzustellen, da dieser „moralisch unwürdig" sei, und zeigte ihn gleichzeitig wegen unbefugten Führens des Doktortitels an. Auf der folgenden Fakultätssitzung beschloß die Fakultät einstimmig, das Promotionsverfahren wegen Verleumdung des Kollegen einzustellen und nach Abschluß des Strafverfahrens den anderen deutschen Fakultäten davon Mitteilung zu machen, was bedeutete, daß eine Promotion für den Bestraften unmöglich wurde.[79] Der Doktorand wurde zu einer Geldstrafe wegen unbefugten Führens des Titels verurteilt, wollte aber die Einstellung der Promotion und seine Verfehlung nicht anerkennen: „Meines Erachtens steht der Inhalt dieses Berichts in gar keinem Verhältnis zu dem, was ich als Deutscher und Arier in der Kinderklinik zur Zeit der jüdischen Assistenten erleben durfte".[80]

Dabei blieb es jedoch nicht. Der ehemalige Volontärassistent, inzwischen als Arzt niedergelassen, wandte sich 1939 an die Marburger Medizinische Fakultät und suchte um erneute Zulassung zur Promotion nach, da Freudenberg der Fakultät nun nicht mehr angehörte. Die Fakultätsangehörigen standen jedoch zu ihrer Entscheidung: der amtierende Dekan Becher teilte dem Kurator mit, daß die Fakultät auch jetzt nicht gewillt sei, den Arzt zu promovieren, die Gründe lägen in seinem damaligen Verhalten.[81]

Dieser Vorfall zeigt exemplarisch, wie es in den ersten Monaten nach der Machtübernahme möglich war, unbescholtene Bürger durch Denunziationen bei den neuen Machthabern zu diskreditieren. Der Volontärassistent Freudenbergs, der meinte, ungerecht behandelt worden zu sein, versuchte ihm auf politischer Ebene zu schaden, auf der dieser angreifbar war. Freudenberg konnte sich verteidigen, wurde jedoch auch von den Kollegen unterstützt, so daß die Sache für ihn kein parteipoliti-

---

78 StAM 307c, Acc. 1969/33, Nr.529. Baur an Gauobmann des NSÄB Harrfeldt, 11.7.1933.

79 Emil von Behring – Bibliothek für Geschichte und Ethik der Medizin, Fakultätsbuch. Fakultätssitzung 21.7.1933, Punkt 2.

80 StAM 307c, Acc. 1969/33, Nr.529. V. (anonymisiert) an Baur, 1.12.1933.

81 Ebd. V. an Dekan, 20.7.1939. Dekan an Kurator, 23.10.1939. Derselbe Vorgang auch in StAM 310, Acc. 1983/15, Nr.4357.

sches Nachspiel hatte. Vorfälle, die uns heute als Lappalien erscheinen, konnten in den Jahren der „Hochschulrevolution" leicht zum Entlassungsgrund werden.

Ein weiteres Opfer von Denunziationen wurde der Psychiater Ernst Kretschmer. Bei einem Fachschaftsabend der Medizinischen Fakultät Ende 1933 hielt Kretschmer vor der Klinikerschaft einen Vortrag über das Thema „Arzt und Sterilisierungsgesetz".[82] Nach der Verlesung des „Gesetzes zur Verhütung erbkranken Nachwuchses" (GzVeN) mit erklärenden juristischen Erläuterungen äußerte er sich auch zur praktischen Durchführung des Gesetzes. Er begrüßte es, daß nun eine Verminderung des erbkranken Nachwuchses auf gesetzlicher Grundlage erzielt werden könne, bei der Begutachtung der Diagnosen müsse man jedoch differenziert vorgehen, um die „Mitvernichtung wertvoller Erbanlagen" zu vermeiden. Der Arzt müsse mit Einfühlungsvermögen und Takt auch den einfachen Mann überzeugen, Einsicht in die Notwendigkeit der Verbesserung der Erbgesundheit zu zeigen.[83] Offensichtlich bezichtigte daraufhin einer der Zuhörer, dem Kretschmers vorsichtige Diagnosenabschätzung und sein Appellieren an den ärztlichen Instinkt nicht scharf genug formuliert waren, diesen reaktionärer Äußerungen gegen das Gesetz. Vom Ministerium zu einer Stellungnahme aufgefordert, betonte Kretschmer, daß er „wie jeder vernünftige Psychiater, Anhänger des aktiv eugenischen Gedankens" sei.[84] Zum Beweis seiner Unschuld legte er sein Redemanuskript und einen Bericht des Fachschaftsführers bei, bat um nachdrücklichen Schutz gegen solche Angriffe und gleichzeitig um eine finanzielle Unterstützung seiner Forschungsvorhaben zur Erbgesundheit.[85] Zwei Monate später erhielt das PrMWKV erneut eine Mitteilung des SS-Rasse- und Siedlungshauptamtes, daß Kretschmer denunziert worden sei, diesmal von einem seiner Assistenten.[86] Dieser habe behauptet, Kretschmer habe seinen Mitarbeitern die Anwendung des GzVeN nur in schwersten Fällen empfohlen. Kretschmer sah sich genötigt, dem Ministerium seinen Standpunkt nochmals darzulegen: er habe darauf hingewiesen, daß die Stellung jeder unter das Gesetz fallenden Diagnose eine ernste Verantwortung dem Patienten gegenüber bedeute und es sicherlich auch Grenzfälle gäbe, die gar nicht sterilisiert werden dürften. Seine persönliche Tendenz gehe aber nicht dahin, die „praktische erbgesundheitliche Arbeit einzuschränken, sondern im Gegenteil, sie weit über das Sterilisierungsgesetz hinaus im Sinne einer konstitutionsbiologisch geschulten Eheberatung auszudehnen".[87] Nochmals bat er nachdrücklich um Schutz vor Angriffen, deren Quelle er leider nicht feststellen könne.

82 OZ 16.12.1933, S. 5, Arzt und Sterilisierungsgesetz. GStPK Rep. 76 Va Merseburg, Sektion 12, Tit. IV, Nr.4, Bd.12. Kurhessische Landeszeitung, 14.12.1933, Bl.149 – 152.

83 Ebd. Arzt und Sterilisierungsgesetz. Vortrag vor der Klinikerschaft zu Marburg 12.12.1933 von Professor Kretschmer (im Wortlaut), Bl. 153 – 157, hier Bl.155.

84 Ebd. Kretschmer an Ministerialrat Achelis, 23.1.1934, Bl.158.

85 Ebd. Bericht des Fachschaftsführers Reich, 22.1.1934, Bl.147 – 148; Vortragsmanuskript, Bl.153 – 157; Kretschmer an Achelis, 23.1.1934, Bl.159 – 160.

86 Ebd. RMdI an PrMWKV, 8.3.1934, Abschrift der Meldung, Bl.164.

87 Ebd. Kretschmer an Ministerialdirektor Vahlen, 3.5.1934, Bl.177 – 178.

Weitere Beschuldigungen gegen Kretschmer aus den Jahren 1933/34 sind nicht aktenkundig geworden und die erfolgte Denunziation zog keine Konsequenzen nach sich. Unabhängig von seiner Auffassung von Erbgesundheit und Rassenhygiene[88] war Kretschmer einer der wenigen Mediziner, die niemals der NSDAP oder einer ihrer Organisationen angehörten und in späteren Jahren mehrfach in Opposition zum Regime gerieten.[89]

1.3 Die Hochschullehrerschaft auf nationalsozialistischem Kurs – Dozentenschaft, Dozentenbund, Vertrauensmänner der Medizinischen Fakultät

Wie schon in Kapitel II.3 beschrieben, war der Zulauf zur NSDAP und ihren Organisationen von Seiten der Marburger Hochschullehrerschaft vor der Machtübernahme begrenzt, danach aber gab es wie an allen Universitäten zahlreiche Bekenntnisse und Erklärungen zum „Neuen Staat" wie beispielsweise das schon erwähnte „Bekenntnis der Professoren zu Adolf Hitler und dem nationalsozialistischen Staat", das von über der Hälfte der Marburger Professoren unterschrieben wurde.[90] Diese Bekenntnisse und Reden bei Universitätsfeiern sind nicht als bloße Lippenbekenntnisse abzutun, sie entsprachen einer, wenn auch oft skeptischen Bereitschaft zum Mitmachen. So waren an der Gründung einer „Kulturpolitischen Arbeitsgemeinschaft deutscher Hochschullehrer" unter Führung des späteren Frankfurter Rektors Ernst Krieck, mit der die Erneuerung der deutschen Hochschulen unterstützt werden sollte, acht Marburger Hochschullehrer beteiligt, darunter auch der Hygieniker Wilhelm Pfannenstiel.[91] Wenigstens ersparte man sich in Marburg die heute recht peinlich anmutenden Ergebenheitsadressen an Hitler oder Kultusminister Rust, wie sie zum Beispiel aus Erlangen oder Heidelberg übermittelt wurden.[92]

Der Marburger Universitätsbund beeilte sich jedoch, bereits 1933 ein Sonderheft mit dem Titel „Marburg, die Universität in der Gegenwart" herauszubringen,[93] in dem der Psychologe Erich Jaensch die Gegenwartsaufgaben der Hochschule referierte. Mit Pathos sprach er von Marburg als dem „Hort der Reaktion" in der Weimarer Republik, das „lange im Dunkeln gestanden, dessen Stunde aber nun gekommen" sei. Die Hochschule mit ihrer Aufgabe als „Wahrerin und Mehrerin deutschen Geisteslebens" habe die Aufgabe, „der großen deutschen Bewegung im Sinne einer Weltanschauung des Lebendigen in vorderster Frontstellung zu dienen".[94] Weniger

88 Zu Kretschmers Auffassung von Rassenhygiene vgl. Kap. III.8.3.
89 Vgl. dazu Kap. III.3.2 und Kap. IV.2.1.
90 Genaue Auswertung dieser Unterschriftenliste in II.3.
91 Heiber 1992, S. 24. Gründungsmitglieder waren Herzberg, Jaensch, Klausing, Mannhardt, Merk, Pfannenstiel, Walz und Wiskemann.
92 Ebd. S. 26 – 27.
93 Mitteilungen Universitätsbund Marburg 1933, Heft 3, Sonderheft.
94 Ebd. S. 3 und 5.

schwülstig fiel der Beitrag des Pathologen Versé aus: er sprach über die berühmten Söhne der Marburger Medizinischen Fakultät wie Emil von Behring und Albrecht Kossel und schloß recht vorsichtig: „So ist eine tragfähige Brücke geschaffen von einer ruhmvollen Vergangenheit über die Notlage der gefesselten Gegenwart zu einer hoffentlich befreiteren Zukunft“.[95]

Um die gesamte Hochschullehrerschaft im Sinne des Nationalsozialismus zu erfassen, mußten die Standesorganisationen gleichgeschaltet werden, zuerst der Verband der Deutschen Hochschulen. Dieser hatte sich bereits im April 1933 offen zum Nationalsozialismus bekannt, wenn man zu diesem Zeitpunkt auch noch hoffte, die Hochschulen vor der völligen Vereinnahmung durch die Nationalsozialisten schützen zu können.[96] Mit dem Erlaß der „Vorläufigen Maßnahmen zur Vereinfachung der Hochschulverwaltung“ sollte sich zeigen, daß dies nicht realistisch war.

Die Hochschullehrerschaft und die Assistenten wurden an allen Hochschulen als „Dozentenschaft“ dem Rektor unterstellt, nachdem alle anderen Nichtordinarienverbände aufgelöst worden waren.[97] Die Deutsche Dozentenschaft – bestehend aus den Dozentenschaften der einzelnen Universitäten – wurde im WiSe 1933/34 vom Kultusministerium ins Leben gerufen und war anfangs ein Zusammenschluß aller Assistenten und nichtbeamteten Dozenten, später wurden auch Ordinarien aufgenommen.[98] Die Mitgliedschaft war Pflicht, Vertreter der Dozentenschaft sollten in den Fakultäten und im Senat die Belange der Nichtordinarien verteidigen. Ihr Auftrag war außerdem die Aufsicht über die körperliche und geistige Ertüchtigung des akademischen Nachwuchses, d.h. SA – Dienst, Arbeitsdienst, Geländesport und Dozentenakademien wurden von der Dozentenschaft organisiert. Dementsprechend wurden Ämter für Wehrsport, Arbeitsdienst und Wissenschaft eingerichtet, in denen ehrenamtliche Mitglieder der Dozentenschaft tätig waren. Der Führer der örtlichen Dozentenschaft wurde zunächst vom Führer der Deutschen Dozentenschaft, ab 1935 vom Minister ernannt und hatte ein Mitspracherecht bei der Auswahl des Dozentennachwuchses und der Assistenten.[99]

---

95 Ebd. S. 20.

96 Nachlaß Rosemann. Erklärung des Vorstands des Verbandes der Deutschen Hochschulen, 22.4.1933. „Die Wiedergeburt des Deutschen Volkes und der Aufstieg des neuen Deutschen Reiches bedeutet für die Hochschulen unseres Vaterlandes Erfüllung ihrer Sehnsucht und Bestätigung ihrer stets glühend empfundenen Hoffnungen. Wie sie das Reich Bismarcks im geistigen Sinne mitbegründet, es im Weltkrieg und gegen undeutsche Bedrohung der Nachkriegszeit verteidigt haben, so folgen jetzt ihre Professoren und Studenten den Führern, die der ehrwürdige Herr Reichspräsident eingesetzt hat, mit Vertrauen und Begeisterung“. Aber: „Wir verteidigen unsere alten, ehrwürdigen Formen: die Selbstverwaltung durch Rektor, Senat und Fakultäten, die nicht bloß auf Wissenschaft beruhende Lebensverbundenheit von Studenten und Dozenten, die Selbstergänzung des Lehrkörpers“.

97 StAM 305a, Acc. 1975/79, Nr. 729. Erlaß zur Bildung der Preußischen Dozentenschaft PrMWKV U I 1363, 11.10.1933.

98 StAM 307c, Acc.1969/33, Nr.638. Leiter der Dozentenschaft Düring an alle ordentlichen Professoren, 19.1.1935. Ab 1935 war die Dozentenschaft eine Zwangsvereinigung für den gesamten Lehrkörper. Vgl. Kasper; Huber; Kaebsch; Senger 1942, S. 34 – 35.

99 Kelly 1973, S. 156 – 180.

Auch die Marburger Dozenten wurden in dieser Form gleichgeschaltet.[100] Als erster Führer der Dozentenschaft wurde der Privatdozent der Zoologie Otto Mattes berufen, sein Stellvertreter war der Gynäkologe Naujoks. Auch bei der Führung der Hochschulämter waren Mediziner überdurchschnittlich häufig beteiligt: Karl Eimer, Oberarzt der Medizinischen Klinik, leitete das Amt für Arbeitsdienst, Privatdozent Schubert von der Hautklinik übernahm Kasse und Verwaltung. In der Senatsvertretung der Dozentenschaft spielte Naujoks ebenfalls eine Rolle, genauso wie zusammen mit Eimer und dem Zahnmediziner Fliege als Dozentenvertreter in der Fakultät.[101] Damit wurden offensichtlich Hochschullehrer mit nationalsozialistischem Hintergrund als Nichtordinarienvertreter bevorzugt.[102] In den folgenden Jahren waren wechselnde Mitglieder der Fakultät als Dozentenvertreter in allen Gremien und an der Leitung der Dozentenschaft beteiligt. In einer 1934 angelegten Kartei der Dozentenschaft sind die persönlichen Daten von Dozenten und Assistenten sowie ihre Mitgliedschaft in der NSDAP und ihren Organisationen aufgeführt, häufig ergänzt durch Gutachten der Vorgesetzten oder des Vertrauensdozenten.[103]

Die Assistenten wurden wie die Dozenten 1933 Zwangsmitglieder der Dozentenschaft. Sie hatten bisher dem Deutschen Akademischen Assistentenverband (DAAV) angehört, der sich im Zuge der Gleichschaltung auflöste.[104] Durch die Änderung der Assistentenordnung[105] waren die Assistentenstellen nun nur noch Reichsdeutschen arischer Abstammung vorbehalten, und die Assistenten mußten die Gewähr dafür bieten, daß sie jederzeit rückhaltlos für den nationalsozialistischen Staat eintreten würden. Weibliche Personen, deren wirtschaftliche Versorgung als gesichert erschien (d.h. die verheiratet waren), durften als besoldete Assistentinnen nicht mehr angenommen werden, Ausländer nur, wenn keine geeigneten deutschen Bewerber zur Verfügung standen. Der Anstellungsvertrag lief über zwei Jahre und konnte um weitere zwei Jahre verlängert werden, die Bewerber mußten jedoch nicht Angehörige der NSDAP sein.[106] Schon vor der Aufnahme des Arierparagraphen in die Assistentenordnung waren – wie schon erwähnt – 1933 drei jüdische Assistenten entlassen worden.[107] Im Jahre 1938 waren an der Medizinischen Fakultät 62 besoldete Assistenten und 20 Volontärassistenten beschäftigt.[108] Natürlich war bei allen die arische Abstammung durch Ahnenpaß nachgewiesen, der zu diesem Zeitpunkt längst obligatorisch war.

---

100 Für die Marburger Verhältnisse vgl. die Magisterarbeit von Staets 1999.

101 Alle Angaben zu Dozentenschaftsführern in StAM 305a, Acc. 1975/79, Nr.732.

102 Vgl. Kap. III.2 und biographischer Anhang.

103 HHStAW 483, Nr.4647a und b und Nr.4648a. Die Kartei ist nicht vollständig, sie beinhaltet nur die Buchstaben M – Z (21 Dozenten und 28 Assistenten).

104 StAM 307c, Acc. 1969/33, Nr.672. Mitteilung des Deutschen Akademischen Assistentenverbands, 12.10.1933.

105 Ebd. Und Nachlaß Rosemann, Erlaß RMWEV U I 1760, 26.7.1934.

106 Ebd. Kurator an alle Dienststellen, 10.3.1937, Nr.6: Die Zugehörigkeit zur NSDAP ist nicht Voraussetzung für die Einstellung als planmäßiger Assistent.

107 Vgl. Kap II.3 und Kap III.3.

108 StAM 307c, Acc. 1969/33, Nr.672. Statistik der Assistenten an den einzelnen Instituten 1938.

Nicht nur durch Erlasse des preußischen Wissenschaftsministeriums, sondern auch von Parteiseite wurde die Gleichschaltung der Hochschulen betrieben. Im Januar 1934 hatte in der Reichsleitung der NSDAP in München eine Tagung von Parteifunktionären stattgefunden, die dem versteckten liberalistischen Geist an den Hochschulen den Kampf ansagten. Reichsärzteführer Wagner wollte besonders die Personalpolitik an den Medizinischen Fakultäten besser kontrolliert wissen. Er schlug vor, an jeder Medizinischen Fakultät einen Vertrauensmann der Partei einzusetzen, der aus den Reihen der politisch zuverlässigen Mediziner auf Vorschlag des örtlichen NSÄB zu bestimmen war. Dieser sollte Sitz und Stimme in der Fakultät haben und den Referenten für medizinische Hochschulangelegenheiten beim Stellvertreter des Führers Heß über alle personellen und sachlichen Belange seiner Fakultät fortlaufend unterrichten.[109]

Als Vertrauensmann der NSDAP bei der Medizinischen Fakultät Marburg wurde der Dermatologe Martin Schubert – seit 1932 Parteigenosse – vom Ärzteführer Wagner ernannt, der nun bei allen Sitzungen der Medizinischen Fakultät und anderen hochschulpolitischen Fragen hinzuzuziehen war.[110] Das Schreiben wurde von Rektor Baur an den Dekan weitergereicht „mit der Bitte, nach eigenem Ermessen zu verfahren".[111] Schubert wurde denn auch zu den Fakultätssitzungen eingeladen,[112] obwohl das Wissenschaftsministerium zunächst die Hinzuziehung der Vertrauensmänner der NSDAP für unzulässig und als Eingriff in die Belange der Hochschulverwaltung erklärte.[113] Bereits auf der zweiten Sitzung im Februar 1934 kam es zu einem Eklat. Dekan Klapp war der Meinung, daß sich Schubert als Vertrauensdozent bis zur endgültigen Klärung der Frage seiner Kompetenzen damit begnügen sollte, den Sitzungen der Fakultät und Berufungskommission als Zuhörer und Berichterstatter beizuwohnen. Er betonte, daß damit nicht die Funktion eines ordentlichen Mitglieds der Fakultät verbunden sei. Er als Dekan stelle sich aber jederzeit zur Vermittlung von Anregungen des Vertrauensdozenten zur Verfügung. Schubert wollte jedoch eine Mitteilung an die Parteileitung in München machen, weil er seiner Meinung nach nicht genügend einbezogen wurde. Er meinte z.B. vom Dekan daran gehindert worden zu sein, eine Verfügung des Reichsärzteführers in der Fakultätssitzung zur Kenntnis zu bringen. Klapp stellte daraufhin fest, daß er selbst die Verfügung, die bereits vom November des letzten Jahres stammte, im Wortlaut verlesen habe und eine doppelte Information der Fakultät Zeitverschwendung

109 Kelly 1973. S. 187 – 210. Kelly 1980, S. 64. BA Berlin (ehemals BDC) NS 15, Nr.324. Der Referent des Stellvertreters des Führers, Wirz, an die Mitglieder der Hochschulkommission, 19.2.1935. OZ 10.11.1934, S. 11, Die Umgestaltung der Hochschulen.

110 StAM 307c, Acc. 1969/66, Nr.918. Wagner an Rektor, 18.1.1934.

111 Ebd., Rektor an Dekan, 24.1.1934.

112 Emil von Behring – Bibliothek für Geschichte und Ethik der Medizin, Fakultätsbuch, Fakultätssitzungen vom 27.1.1934 und 27.2.1934.

113 StAM 307c, Acc. 1969/66, Nr.918. PrMWKV an sämtliche Medizinischen Fakultäten, 29.1.1934. BA Berlin R 4901, Nr.733. Bl.2.

sei.[114] Schubert teilte dem Dekan seinen grundsätzlichen Standpunkt nochmals schriftlich mit: er forderte in Fragen der Medizinischen Studienreform und Berufungsangelegenheiten hinzugezogen zu werden und auch den entsprechenden Schriftverkehr einzusehen.[115]

Die Unstimmigkeiten zwischen Dekan und Vertrauensmann wurden durch einen Erlaß des Wissenschaftsministeriums beendet, der die Vertrauensdozenten zu ordentlichen Mitgliedern der Medizinischen Fakultäten machte. Sie sollten einen der drei für die Vertreter der Dozentenschaft in der Fakultät vorgesehenen Sitze erhalten.[116] Damit war Schubert als legitimes Mitglied der Fakultät anerkannt. Da er zum SoSe 1934 nach Frankfurt berufen wurde, folgte ihm der Zahnmediziner Fliege bereits im Juni auf den Posten des Vertrauensdozenten.[117] Der Informationsfluß zwischen Dekan und Vertrauensmann der Fakultät funktionierte anscheinend auch in den nächsten Jahren nur unzureichend. Auch Fliege beschwerte sich schriftlich beim Dekan und fühlte sich bei wichtigen Hochschulangelegenheiten nicht genügend informiert.[118] Die Querelen zwischen Vertrauensmann und Dekan zeigen, daß man sich von Seiten der Fakultät durchaus darüber im klaren war, daß hier eine Einmischung der Partei in die Angelegenheiten der Fakultät erfolgte. Andererseits hätte man Schubert aufgrund der Weisung des Ministeriums anfangs nicht hinzuziehen müssen. Erst durch die Legitimierung der Vertrauendozenten durch den zweiten Ministeriumserlaß war der Fakultät jede Handhabe genommen, sich gegen diese Neuerung zu wehren, und so machte man gute Miene zum bösen Spiel. Die vorauseilende Befolgung der Anweisung von Heß deutet auf vorsichtiges Taktieren der Fakultät hin, um die neuen Machthaber nicht vor den Kopf zu stoßen.[119]

Sowohl Schubert als auch Fliege verfaßten in ihrer Funktion als Vertrauensdozenten diverse Gutachten über die Mitglieder der Medizinischen Fakultät, sei es auf Anfrage von Berufungskommissionen anderer Fakultäten oder zur Information des Referenten für medizinische Hochschulangelegenheiten beim Stellvertreter des Führers, Wirz.[120] Neben einer Beschreibung des Charakters und einer politischen Einschätzung wurden auch die wissenschaftlichen Leistungen und die Chancen einer Berufung beurteilt. So äußerte sich Schubert beispielsweise über den Dekan der Fakultät, Klapp: „Klug, gewandt, zielbewußt, energisch, stellt etwas vor, etwas dickköpfig, sorgt wenig für seine Untergebenen. Stand früher den Deutschnationa-

114 Ebd. Notiz des Dekans der Medizinischen Fakultät, 27.2.1934. Emil von Behring – Bibliothek für Geschichte und Ethik der Medizin, Fakultätsbuch. Notiz des Dekans, Fakultätssitzung 27.2.1934.

115 StAM 307c, Acc. 1969/66, Nr.918. Schubert an Dekan, 1.3.1934.

116 Ebd. Erlaß PrMWKV U I 720, 23.4.1934. BA Berlin R 4901, Nr.733. Bl.3.

117 Ebd. Ernennung Fliege, 18.6.1934.

118 Ebd. Fliege an Dekan, 30.1.1936.

119 Ähnliche Querelen das Mitspracherecht des Vertrauensmannes betreffend gab es auch an der Tübinger Universität, vgl. Adam 1977, S. 58 – 59.

120 StAM 307c, Acc.1950/10, Nr.166. NAW T81, roll 257, p.5048 367 – 5048 401. Zur Person von Wirz vgl. Böhm 1995, S. 394.

len nahe, gehört bisher der Partei nicht an, dagegen seit kurzer Zeit dem NS – Ärztebunde. Stellt sich jetzt der Bewegung weitgehend zur Verfügung, bildet Sanitätsmänner für die Standarte in seiner Klinik aus. Hochschulpolitisch früher nicht hervorgetreten, jetzt Dekan der Medizinischen Fakultät, mit dem sich bisher ganz gut zusammenarbeiten läßt. Wissenschaftlich sehr gut qualifiziert. Pädagogisch gut geeignet. Sehr geschätzter Arzt. [...] Kommt wegen seines Alters für Berufungen wohl kaum noch in Frage".[121]

Die Beurteilung von Schubert selbst, die durch seinen Parteigenossen Fliege vorgenommen wurde, fiel weniger kritisch aus: „Offen, ehrlich, bescheiden, guter Kamerad, Kämpfer, keine eigenen Ambitionen. Seit 1.2.1932 Mitglied der NSDAP und des Ärztebundes. Als San. Obersturmführer bei der Standarte J 11 (Jäger 11 der SA, die V.). Nat.soz. Vertrauensmann der Mediz. Fakultät Marburg. Immer national eingestellt gewesen. Steht jetzt völlig auf dem Boden der Bewegung. Hochschulpolitisch früher nicht tätig gewesen, jetzt Amtsleiter der Dozentenschaft Marburg für Kasse und Verwaltung. Wissenschaftlich gut qualifiziert, pädagogisch recht gut geeignet. Guter Arzt [...]".[122] Natürlich half man sich unter Parteigenossen, wenn es um eine Berufung ging, und sei es nur durch ein entsprechendes Gutachten. Bei Schubert führte die Unterstützung seiner Parteifreunde auch bald zum Erfolg; seine Berufung nach Frankfurt kam trotz einer nur mittelmäßigen Beurteilung seiner wissenschaftlichen Qualitäten durch seinen Chef Ruete schon 1934 zustande.[123] Die Frankfurter waren jedoch „nach näherer Besichtigung" über Schubert „höchst unglücklich", wie aus einem Vermerk des RMWEV aus dem Jahre 1937 zu einer Liste von zwölf Fehlbesetzungen von Universitätsordinariaten kurz nach der Machtübernahme hervorgeht.[124]

Ein Fall zeigt besonders deutlich, welche Schlüsselposition der Vertrauensdozent durch seine Gutachten beim Karriereverlauf seiner Kollegen hatte. Der Dekan der Medizinischen Fakultät Gießen bat um eine Beurteilung der beiden Psychiater Mauz und Enke, da das Ordinariat in Gießen vakant war. Fliege beeilte sich, nicht nur dem Gießener Dekan, sondern auch dem Direktor der Gießener Nervenklinik und dem Leiter des dortigen Instituts für Erb- und Rassenpflege, Kranz, Enke wärmstens zu empfehlen. Er pries Enke als einen „gefestigten Charakter", der mit

---

121 StAM 307c, Acc. 1950/10, Nr. 166 und NAW T81, roll 257, p.5048 393. Gutachten von Schubert über Klapp, o.D.

122 StAM 307c, Acc. 1950/10, Nr. 166 und NAW T81, roll 257, p.5048 384. Gutachten von Fliege über Schubert, o.D.

123 StAM 307c, Acc. 1969/33, Nr. 231. Gutachten Ruete über Schubert, 25.9.1934.

124 BA Berlin R 4901 (alt R 21), Nr.10815. Staemmler, Pathologisches Inst. Universität Breslau, an RMWEV, 26.2.1937, Bl. 236. Vermerk Bl. 243: Staemmler über Schubert: „Die Frankfurter sind jetzt nach näherer Besichtigung höchst unglücklich". Auf der Vorschlagsliste der Frankfurter Fakultät stand Schubert an sechster Stelle. Die Marburger Fakultät äußerte Zweifel, ob Schubert den hohen Anforderungen der großen Frankfurter Klinik gerecht werden könne. Nachdem Schubert mehrere Monate in Frankfurt vertreten hatte, äußerte sich der Frankfurter Dekan zustimmend zu einer Berufung Schuberts und lobte sein Durchsetzungsvermögen. Vgl. ebd., Bl. 247.

seiner „streng nationalen Einstellung und seinen nationalsozialistischen Gedankengängen politisch im Gegensatz zu seinem Chef Kretschmer und dessen Oberarzt Mauz“ stehe und absolut zuverlässig sei. Mauz dagegen gehöre „wegen seiner liberalistischen Haltung und völlig ablehnenden Einstellung der Bewegung gegenüber zu der Gruppe von jüngeren Dozenten“, die die Partei „auf das schärfste bekämpft habe“, entwickle aber jetzt „eine ganz auffallende Geschäftigkeit, um Versäumtes nachzuholen“.[125] Fliege brachte deutlich seine „politischen und menschlichen Bedenken“ gegen Mauz zum Ausdruck.[126] Weil Mauz wissenschaftlich überdurchschnittlich anerkannt war, bekam er trotz Flieges vernichtenden Urteils im SoSe 1936 die Vertretung des Ordinariats in Gießen, jedoch nicht den Lehrstuhl. Er mußte noch Vertretungen in Köln und Kiel hinter sich bringen, ehe er endlich 1939 zum Direktor der Nervenklinik in Königsberg berufen wurde.[127] Es ist anzunehmen, daß Mauz mit besserer politischer Beurteilung bei Berufungen nicht so häufig zurückgesetzt worden wäre.

Nachdem im Mai 1934 die staatliche Verwaltung der Hochschulen im neuorganisierten Reichsministerium für Wissenschaft, Erziehung und Volksbildung (RMWEV) unter Bernhard Rust zentralisiert worden war, zog die Partei nach. Da sich die Einflußnahme der Partei auf Personalfragen durch die Einführung der Vertrauensmänner an den Medizinischen Fakultäten augenscheinlich bewährt hatte, gründete der Stellvertreter des Führers im Juli 1934 eine Hochschulkommission, durch die das parteieigene Informationsnetz der Vertrauensmänner auf alle Fakultäten ausgedehnt werden sollte.[128]

Doch diese Maßnahmen reichten nach Ansicht der neuen Machthaber nicht aus, um die Hochschullehrer auf nationalsozialistischen Kurs zu bringen. Zur Eingliederung der Hochschullehrer in die „Erzieherfront“ der Partei wurde im Frühjahr 1934 eine „Reichsfachschaft Hochschullehrer“ im Nationalsozialistischen Deutschen Lehrerbund (NSLB)[129] gebildet, der automatisch alle (Zwangs-)Mitglieder der Dozentenschaft angehören mußten. Auch beamteten Hochschullehrern wurde die Mitgliedschaft als Einzelmitglied empfohlen.[130] Darauf folgend wurde als eigenständige, offizielle Parteiorganisation der nationalsozialistischen Professoren, die bisher

---

125 Mauz engagierte sich ab 1934 in der Dozentenschaft und veröffentlichte in der Westdeutschen Akademischen Rundschau einen Artikel über „Die Dozentenschaftsarbeit als Erlebnis der Hochschule“ (WAR 20/21 [1935], S. 3).

126 StAM 307c, Acc. 1950/10, Nr.166 und NAW T81, roll 257, p.5048 367 – 5048 372. Dekan Med. Fak. Gießen an Fliege, 18.3.1936. Fliege an Direktor Universitätsnervenklinik, 24.3.1936. Fliege an Kranz, 24.3.1936. Fliege an Dekan Med. Fak. Gießen, 25.3.1936.

127 StAM 307c, Acc. 1969/33, Nr.219. Zimmermann gibt an, daß Mauz 1938 auch in Jena für den Lehrstuhl für Psychiatrie im Gespräch war, jedoch nach Beurteilung des Marburger NSD-Führers Möckelmann wegen seiner Zugehörigkeit zur „liberalen und passiven“ Kretschmer'schen Schule nicht in die engere Wahl kam. Vgl. Zimmermann 2000, S. 45.

128 Kelly 1973, S. 194 – 220. Böhm 1995, S. 197 – 201. OZ 10.11.1934, S. 11, Die Umgestaltung der Hochschulen.

129 Zum NSLB: Eggers 1985, S. 971 – 72. Erger 1980. Kater 1979, S. 599 – 623.

130 Nachlaß Rosemann. Rundschreiben des Führers der Dozentenschaft Mattes, 28.4.1934.

im NSLB integriert waren, Ende 1934 der Nationalsozialistische Deutsche Dozentenbund (NSD) ins Leben gerufen, der die Aufgaben der Hochschulkommission später übernahm.[131] Er sollte die Hochschulkommission zunächst in ihrer Arbeit unterstützen und die Hochschullehrer „in ihrer weltanschaulichen Haltung und in ihrer wissenschaftlichen Arbeit nach der nationalsozialistischen Idee ausrichten".[132] Das hieß nichts anderes als maßgebliche Mitwirkung der Partei bei der Auswahl und Schulung der Hochschullehrerschaft sowie – wie schon durch die Vertrauensmänner praktiziert – die Erstellung von politischen Gutachten bei Berufungen und Habilitationen. Altparteimitglieder (Beitrittsdatum vor dem 30.1.1933) waren automatisch Mitglieder des NSD, wer sich danach „durch die Tat" zur Bewegung bekannt hatte, konnte mit der Bürgschaft zweier bewährter Nationalsozialisten um die Aufnahme nachsuchen.[133] Die Führung des NSD war hierarchisch gegliedert: dem Reichsdozentenbundsführer Walter Schultze[134] unterstanden die Gau – und örtlichen Dozentenbundsführer. Fast gleichzeitig mit der Etablierung des NSD wurde die Deutsche Dozentenschaft als Reichsorganisation aufgelöst, jede Hochschule konnte nach eigenem Ermessen eine Dozentenschaft beibehalten, die Aufgaben der Dozentenschaft wie zum Beispiel die Führung der Dozentenlager wurden jedoch vom RMWEV übernommen.[135]

Sofort nach Etablierung des NSD in Marburg im Sommer 1935 wurde der örtliche Dozentenschaftsführer, der Geograph Kurt Düring, in Personalunion Führer des Dozentenbundes.[136] Die Fusion des Amtes von Dozentenschafts – und Dozentenbundsführer war eine vorauseilende Maßnahme, sie wurde erst ein Jahr später vom RMWEV offiziell gefordert, „um den Grundsatz der Einheit von Partei und Staat auf dem Gebiete der Hochschule restlos durchzuführen".[137] Damit hatte das RMWEV nach längeren Kompetenzstreitigkeiten der Forderung der Hochschulkommission nachgegeben, und die Personalpolitik an den Hochschulen wurde nun durch beide Instanzen kontrolliert, wobei der NSD für politische Gutachten, das Ministerium für wissenschaftliche Gutachten zuständig war.

Düring blieb bis 1937 Marburger Dozentenbundsführer und wurde erst nach einem Streit mit dem amtierenden Rektor Zimmerl von seinen Ämtern entbunden,

---

131 Kelly 1973, S. 221 – 248. StAM 307c, Acc.1969/33, Nr.638. Der Reichsleiter des NSLB an alle Rektoren der deutschen Universitäten, 1.12.1934.

132 BA Berlin (ehemals BDC) NS 15, Nr. 330. Reichsdozentenbundsführer Walter Schultze: Der Nationalsozialistische Deutsche Dozentenbund, S. 2.

133 StAM 307c, Acc. 1969/33, Nr. 638. Erlaß RMWEV WI i 2283, 18.7.1935. BA Berlin (ehemals BDC) Ordner 225 NSDDoB. Anordnung Stellvertreter des Führers Heß, 24.7.1935.

134 Zur Person von Schultze vgl. Böhm 1995, S. 396-397.

135 Kelly 1973, S. 232. Vgl. auch Kap. III.4.3. Nachlaß Rosemann. Erlaß W I i 2283 RMWEV, 18.7.35: Auflösung der Deutschen Dozentenschaft, Überführung der Durchführung der Dozentenlager und Dozentenakademien in den Geschäftsbereich des Ministeriums.

136 StAM 307c, Acc. 1969/33, Nr. 638. Düring an die Mitglieder der Marburger Dozentenschaft, 31.7.1935.

137 Ebd. RMWEV an Rektoren, 24.4.1936.

blieb aber weiterhin Gaudozentenbundsführer.[138] Er und alle folgenden Dozentenbundsführer waren natürlich Parteigenossen und überzeugte Nationalsozialisten. Als ausgesprochener „Aktivist" ist jedoch hauptsächlich Düring hervorgetreten, der den Anstoß zur Amtsniederlegung Zimmerls gab.[139] Mit der Ernennung seines Nachfolgers Möckelmann war der Zenit des Einflusses des NSD überschritten. Als einziger Mediziner übernahm der Physiologe Theodor Bersin im WiSe 1937/38 und noch einmal 1940 die stellvertretende Führung der Hochschulgruppe.[140] Durch die Einflußmöglichkeiten bei sämtlichen Berufungen und Habilitationen, die durch die Gutachtertätigkeit der Dozentenbundsführer gegeben war, hatten diese ein großes Machtpotential inne. Es sind einige Fälle überliefert, bei denen sie dieses auch ausspielten.[141]

Die nationalsozialistische Disziplinierung der Professoren durch die Einführung von Vertrauensdozenten, Dozentenschaft und Dozentenbund konnte an der Marburger Medizinischen Fakultät von den NS – Machthabern als gelungen betrachtet werden. Alle Vorgaben des RMWEV und der zuständigen Parteidienststellen wurden buchstabengetreu erfüllt, der Organisationsgrad im NSD war mit 48% sehr viel höher als an vergleichbaren Medizinischen Fakultäten (Gießen 24%, Hamburg 22%).[142] Es entsteht trotzdem nicht der Eindruck, als ob die Mitglieder der Fakultät sich mit Übereifer der Unterstützung der nationalsozialistischen Hochschulreform gewidmet hätten, wie es für die Universitäten Gießen und Heidelberg überliefert ist.[143] Viele Fakultätsmitglieder standen dem neuen Regime abwartend gegenüber, stellten sich aber nicht offen gegen Verordnungen der Partei und des Ministeriums, wie im Fall der Einbeziehung des Vertrauensmannes in Fakultätsangelegenheiten deutlich wird. Die alte hierarchische Ordnung Ordinarius – Dozent – Student wollte man sich auch durch Reformmaßnahmen der Nationalsozialisten nicht streitig machen lassen, eine Einmischung insbesondere der Studentenschaft war nicht erwünscht.

1.4 Die Studenten an der Spitze der Bewegung

„Der Kampf der nationalsozialistischen Bewegung um die Stadt Marburg war zugleich ein Kampf um ihre Universität" – so zu lesen in einer Festschrift zum 12jährigen Bestehen der NSDAP Marburg im Jahre 1935.[144] Der Gauschulungsleiter des Nationalsozialistischen Deutschen Studentenbundes (NSDStB), Weibezahn, stellte

138 Vgl. Nagel 2000, S. 335 – 336, Dok. 185.
139 Vgl. zu den Vorgängen Nagel 2000, S. 334 – 352, Dok.184 – 198.
140 Zu den Aktivitäten Bersins als Dozentenbundsführer vgl. Kap. III.2.3.
141 Nagel 2000, S. 53 – 56 und S. 245 – 264, Dok. 125 – 134.
142 Vgl. Kap. III.2.3.
143 Chroust 1994, S. 199.
144 Dern 1935, S. 46.

in seinem Artikel fest, daß es die Studentenschaft gewesen sei, die „ergriffen von der nationalsozialistischen Weltanschauung und im Glauben an die Sendung Adolf Hitlers den Kampf um die Universität aufnahm".[145] Es waren wie an den meisten anderen Universitäten auch die Mitglieder des NSDStB,[146] die dabei die Vorreiterrolle übernahmen. Der Marburger NSDStB war Mitte 1932 kontinuierlich bis auf 76 Mitglieder gewachsen, davon waren 17 (etwa 22%) Mediziner. Zwei Jahre später waren unter Leitung des Vorsitzenden Neuburg bereits 256 Studenten im NSDStB organisiert, darunter 95 Mediziner (37%).[147] Die Zahl aller Aktiven betrug somit 1932 etwa 2,4%, 1934 gerade 12% aller männlichen Studierenden.[148] Bezogen auf die Gesamtzahl der Medizinstudenten in Marburg waren die Mediziner 1932 mit 1,7% im NSDStB noch deutlich unterrepräsentiert. 1934 war der Anteil der organisierten Mediziner jedoch auf etwa 10% gestiegen, hatte sich also dem der anderen Fakultäten angeglichen.[149] Von einer Massenorganisation, in der der überwiegende Teil der Studenten organisiert gewesen wäre, konnte also am Ende der Weimarer Republik nicht die Rede sein. Totzdem war der Einfluß des NSDStB auf die Studentenschaft beträchtlich und wirkte sich in Marburg nicht erst nach der Machtübernahme der Nationalsozialisten aus. Bereits bei den Kammerwahlen zur Allgemeinen Marburger Studentenschaft (AMSt)[150] 1931 fiel die Hälfte der 42 Sitze an den NSDStB. Bei einer Wahlbeteiligung von 72% unterstützten schon zu diesem Zeitpunkt etwa 1500 Studenten die Ziele des NSDStB, sehr viel mehr als aufgrund der Mitgliederzahl zu erwarten gewesen wäre.[151] Die Voraussetzungen für die Durchsetzung nationalsozialistischer Ideen waren in Marburg besonders günstig, denn eine größere Gruppe sozialistischer Studenten fehlte, die Mehrheit der Studentenschaft war von vornherein national – völkisch eingestellt und betätigte sich in Verbindungen und Korporationen.[152]

Vorsitzender der Allgemeinen Marburger Studentenschaft war seit 1931 der Jurastudent Curt Huebner, der gleichzeitig dem NSDStB angehörte. So wundert es

145 Ebd.

146 Zum NSDStB vgl. Grüttner 1995, S. 19 – 61. Faust 1973.

147 StAM 305a, Acc.1954/16, Nr.1. Mitgliederlisten 1.5.1932, 16.5.1934. Mann 1972, S. 280. Vgl. Kap. I.4.2.

148 SoSe 1932: 3170, SoSe 1934: 2160 männliche immatrikulierte Studenten an der Philipps – Universität Marburg; vgl. die Statistiken in Kap. III.6. Grüttner 1995, S. 500, Tab.27: Mitgliedszahlen des NSDStB im WiSe 1932/33. Nach dieser Aufstellung waren in Marburg 5,1% (147) aller Studenten im NSDStB/ANSt organisiert, an dritter Stelle hinter Tübingen (9%) und Freiburg (5,7%).

149 SoSe 1932: 1021, SoSe 1934: 820 männliche immatrikulierte Medizinstudenten an der Philipps – Universität Marburg. Zur Frage der Unter – bzw. Überrepräsentation bestimmter Disziplinen im NSDStB vgl. Kater 1975, S. 123 – 124.

150 Nach einem Eklat mit Kultusminister Becker war die Marburger Studentenschaft 1927 aufgelöst und 1928 durch die inoffizielle Organisation AMSt ersetzt worden.

151 Marburger Wahlergebnisse bei Mann 1972, S. 286. 1931 hatte der NSDStB reichsweit zwischen 2500 und 4000 Mitglieder, wobei Mediziner eher unterrepräsentiert waren. Vgl. dazu Esch; Griese; Sparing; Woelk 1997, S. 93.

152 Vgl. ausführlich zur Marburger Studentenschaft in der Weimarer Republik Kap I.4.

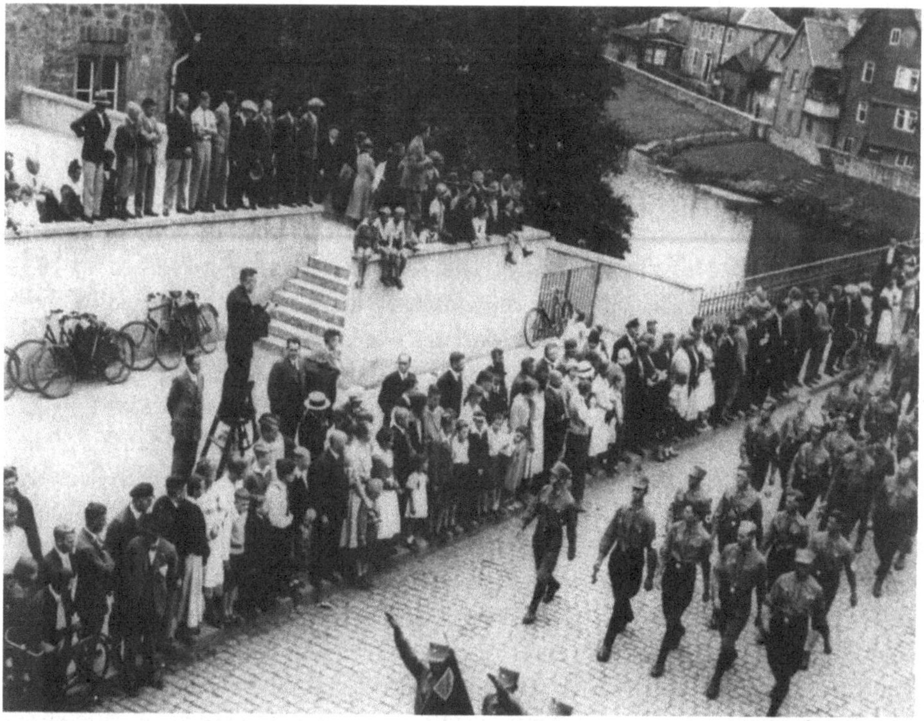

Abb. 8: SA-Umzug am 17.7.1932 auf der Weidenhäuser Brücke (Original: Bildarchiv Foto Marburg, Nr.929.012).

auch nicht, daß bereits am 20. Juni 1932 die „braunen Kolonnen" im Zug der Marburger Studentenschaft zur Sonnwendfeier mitmarschierten.[153] Da schon der richtige Mann an der Spitze fungierte, gab es Anfang 1933 keine personellen Veränderungen in der Führung der Studentenschaft. Drei Medizinstudenten gehörten dem Vorstand an und kümmerten sich um Kasse, politische Bildung und das Referat für Arbeitslosenkurse, die schon im Sommer 1932 „für arbeitslose deutsche Volksgenossen" eingerichtet worden waren.[154]

Von studentischem Aktivismus, wie er von anderen Universitäten gemeldet wurde, war in Marburg direkt nach der Machtübernahme nicht mehr zu spüren als sonst. Im Gegenteil schien sich die Lage beruhigt zu haben, nachdem in den Jahren zuvor Krawalle und studentische Übergriffe an der Tagesordnung gewesen waren.[155] Die Studenten feierten den Tag der Machtübernahme mit einem Fackelzug und veranstalteten nach der Reichstagswahl am 5. März 1933 eine Kundgebung auf dem Ru-

153 Dern 1935, S. 51. OZ 21.6.1932, S. 5, Sonnwendfeier der AMSt.

154 OZ 25.6.1932, S. 7, Kammersitzung der Marburger Studentenschaft.

155 Mann 1972, S. 284 – 290. Dern 1935, S. 47. StAM 165, Nr.6978. Berichte und Zeitungsausschnitte über eine Kundgebung des NSDStB in den Stadtsälen am 4.7.1931.

dolphsplatz vor dem Kriegerdenkmal, wo unter Trommelwirbel und Gesang die Hakenkreuzflagge gehißt wurde.[156]

Die administrative Gleichschaltung der Hochschulen machte auch vor den Studenten nicht halt. Nachdem in der Weimarer Republik „die völkisch und großdeutsch organisierte Studentenschaft ein Fremdkörper" gewesen war,[157] wurde ihr nun das Recht auf Selbstverwaltung zugesichert. Sie sollte wieder staatlich anerkanntes Glied der Hochschule werden. Am 12. April 1933 wurde vom PrMWKV die neue preußische Studentenrechtsverordnung erlassen, mit der „auf der Grundlage von Führerprinzip und Disziplin" eine „Deutsche Studentenschaft" (DSt) ins Leben gerufen wurde.[158] An jeder Hochschule wurde sie aus allen Studenten deutscher Abstammung gebildet, die eine ehrenwörtliche Erklärung abgeben mußten, daß sie „deutschen Blutes" waren. Recht schwammig wurde in §3 neben der Wahrnehmung der studentischen Selbstverwaltung auch ein Mitspracherecht bei der Selbstverwaltung der Hochschulen zugesichert. Der Führer der Studentenschaft wurde nun nicht mehr parlamentarisch gewählt, sondern ernannt, eine Bündische Kammer mit Vertretern der Korporationen und politischen Gruppen, die die wichtigsten neuen Aufgaben in Angriff nahm, sollte ihm anstelle des Allgemeinen Studentenausschusses (AStA, in Marburg AMSt) unterstellt werden.[159] Der Verordnung auf Landesebene folgte vierzehn Tage später ein Reichsgesetz über die Bildung von Studentenschaften an den wissenschaftlichen Hochschulen, um „dem Aufbau und der Arbeit der Studentenschaften eine feste und einheitliche Grundlage zu geben".[160] Das Gesetz entsprach inhaltlich der zuvor erlassenen Verordnung der Länder.

Der 1. Mai 1933 wurde in Marburg als „Tag der Nationalen Arbeit" durch eine Großkundgebung auf der Ketzerbach begangen, an der alle Angehörigen der Universität als „Betriebsgemeinschaft" pflichtgemäß teilnehmen mußten.[161] Deshalb wurde die vom PrMWKV verordnete Übergabe des neuen Studentenrechts vom Rektor an den Studentenschaftsführer erst einen Tag später in einem gesonderten Festakt vollzogen.[162] Dozenten, Beamte und Studenten nahmen daran teil, von Seiten der Studenten waren Chargierte der Korporationen, Gruppen des NSDStB und des „Stahlhelm"[163] vertreten. Prof. Mannhardt, Direktor des Instituts für Grenz- und Auslandsdeutschtum, hielt die Festrede über „Das neue Deutschland", eine Verherr-

156 Matheis 1985, S. 113 – 114. WAR 6 (1933), S. 1. Prof. Dr. Johann Wilhelm Mannhardt: Umbruch.

157 Vgl. zu diesem Themenkomplex Herbert 1996, S. 51 – 68.

158 StAM 305a, Acc. 1975/79, Nr.1370. Preußische Studentenrechtsverordnung, 12.4.1933. HT 14.4.1933, S. 4, Das neue preußische Studentenrecht. OZ 13.4.1933, S. 2, Das neue Studentenrecht.

159 Vgl. zu den Aufgaben der Bündischen Kammern Spitznagel 1974, S. 284.

160 OZ 24.4.1933, S. 3, Das neue Studentenrecht.

161 StAM 305a, Acc. 1975/79, Nr.246. OZ 29.4.1933, S. 7, Der Tag der nationalen Arbeit. Die endgültige Anordnung für Marburg.

162 StAM 305a, Acc. 1975/79, Nr.247. StAM 305a, Acc. 1975/79, Nr.203. Rektoratsbericht Merk 1932/33.

163 Bund der Frontsoldaten unter Führung von Franz Seldte.

lichung des „Neuen Staates", und mit dem Horst – Wessel – Lied klang die Feier aus, wie es auch in den nächsten Jahren üblich sein sollte.

Die Marburger Studentenschaft war nun als Körperschaft der Universität offiziell anerkannt, und sofort wurde die neue Machtposition vom Studentenschaftsführer Huebner ausgenutzt. Er ließ sich auch durch eine vorsorglich durch Kultusminister Rust erlassene Verordnung, die die Studenten in ihre Schranken weisen sollte, nicht bremsen.[164] Für den 3. Mai 1933 war – wie schon beschrieben – die Neuwahl des Rektors angesetzt worden,[165] die Wiederwahl Merks wurde jedoch von einigen nationalsozialistisch eingestellten Hochschullehrern abgelehnt.[166] Auch Studentenführer Huebner hielt Merk für „untragbar", ihm erschien es wünschenswert, „daß der Senat einen Nationalsozialisten als Rektor wähle, da hierdurch die Spannungen zwischen dem Lehrkörper und den fast durchweg nationalsozialistisch eingestellten Studenten an der hiesigen Universität geringer würden".[167] Er favorisierte ebenso wie einige Dozenten den Leiter des Instituts für Grenz – und Auslandsdeutschtum, Mannhardt. Im Kultusministerium verwahrte man sich gegen die Einmischung insbesondere von Seiten des Studentenführers: er habe seine Kompetenzen überschritten, und solche Disziplinlosigkeiten würden in Zukunft nicht geduldet werden. Huebner war beleidigt, doch sein Tatendrang wurde durch die Ereignisse der folgenden Woche in andere Bahnen gelenkt.

Die DSt hatte bereits im April mit einer landesweiten „Aktion wider den undeutschen Geist" begonnen und an allen Universitäten durch Anschlag von zwölf „Thesen" die Entfernung von „undeutschem", jüdischem Schrifttum gefordert.[168] Auch in Marburg soll dieser Aufruf angebracht worden sein, und „keiner der arischen Kollegen hatte den Einfall und Mut zu verlangen, daß er entfernt würde", wie der jüdische Philosoph Löwith in seinen Erinnerungen bitter vermerkte.[169] An einen „Schandpfahl" sollten die Studenten außerdem die schriftlichen Erzeugnisse all jener nageln, die nicht nationalsozialistischen Geistes waren. Dieser Vorschlag der DSt wurde an den meisten Hochschulen nach Intervention des Kultusministeriums nicht verwirklicht.[170] Die im Mai folgende Aktion der Bücherverbrennung wurde jedoch

---

164 OZ 3.5.1933, S. 2, Erlaß Dr. Rusts. In seinem Erlaß vom 2.5.1933 verwies Kultusminister Rust die Studentenschaft deutlich in ihre Schranken. Er wies darauf hin, daß die Umgestaltung des Lehrkörpers Aufgabe der Staatsregierung sei und Störungsversuche des Arbeitsfriedens von Studenten – und Dozentenseite unnachgiebig durch Verweis von der Hochschule geahndet würden.

165 Vgl. weiter oben Kap. III.1.1.

166 Heiber 1994, S. 543. StAWü RSF I 03 p 253 V. Der Führer der Studentenschaft Huebner an den Führer der DSt, 4.5.1933.

167 Ebd. Bericht Huebner an den Führer der Studentenschaft, 4.5.1933.

168 Zur „Aktion wider den undeutschen Geist" vgl. Strätz 1968. Strätz 1983, S. 84 – 114 und S. 35 (Thesen wider den undeutschen Geist). Wulf 1963, S. 41 – 59.

169 Löwith 1986, S. 75.

170 Schandpfähle gab es an den Universitäten Erlangen, Dresden, Königsberg, Münster und Rostock. Vgl. Grüttner 1995, S. 84. Strätz 1968, S. 556 – 559. Ulrich Schneider behauptet, leider ohne Angabe von Quellen, daß es auch in Marburg einen Schandpfahl gegeben habe, was durch andere Quellen nicht zu belegen ist. Vgl. Schneider 1977, S. 224.

nur an den Württemberger Universitäten abgelehnt und an allen übrigen Hochschulen unter Leitung der Studentenschaft durchgeführt. So zog am Abend des 10. Mai 1933 ein riesiger, von der Marburger Studentenschaft initiierter Fackelzug durch die Stadt zum Kämpfrasen an der Lahn (das Gelände der wenig später dort gebauten Jägerkaserne an der Frankfurter Straße), wo man die zuvor gesammelten marxistischen und pazifistischen Bücher sowie Schriften jüdischer Autoren auf einem Scheiterhaufen verbrannte. NSDStB, Stahlhelm und Korporationen marschierten auf, auch einige Dozenten waren zugegen, als die Bücher von Kurt Tucholsky und Erich Kästner, Karl Liebknecht, Walter Rathenau und vielen anderen „den Flammen übergeben" wurden.[171] Es ist anzunehmen, wenn auch nicht durch Äußerungen von Medizinern belegt, daß auch die Marburger Medizinstudentenschaft bei dieser Veranstaltung zahlreich vertreten war.

Die Studentenschaft bemühte sich also, die nationalsozialistische Idee in die Marburger Hochschule zu tragen, es kam jedoch im Vergleich mit Vorfällen an anderen Universitäten kaum zu Ausschreitungen. Ein Boykott gegen jüdische oder liberale Professoren, die von der ersten Entlassungswelle im April 1933 nicht erfaßt worden waren, ist aus den Monaten nach der Machtübernahme nicht überliefert. Rektor Baur bemerkte dazu in seinem Bericht über die Medizinische Fakultät: „Der an vielen Hochschulen und auch sonst immer wieder betonte Gegensatz zwischen Studenten und Hochschullehrern zeitigte keinerlei Erscheinungen, da die seit langem in Marburg bestehenden Verhältnisse keinen Anlaß dazu boten. Die Fakultät konnte die erfreuliche Erfahrung machen, daß Klinikerschaft und Vorklinikerschaft sich einmütig zu diesem Vertrauensverhältnis bekannten".[172] Erst im November 1933 kam es zu einer Demonstration von angeblich über 1000 Studenten auf dem Marktplatz, weil der Zivilrechtler Manigk es gewagt hatte, in seinem Repetitorium zu äußern, daß das Deutsche Recht und der Nationalsozialismus eine ausländische Importware seien.[173] Studentenschaftsführer Huebner hielt eine Abberufung Manigks durch das Kultusministerum zur Beruhigung der Studentenschaft für unbedingt erforderlich[174] und fand mit dieser Auffassung anscheinend Zustimmung; Manigk wurde zum SoSe 1934 zwangsemeritiert.[175]

---

171 OZ 11.5.1933, S. 5. WAR 7 (1933), S. 7. StAWü RSF I 21 C 14/3.
Telefonnotiz Studentenführer Huebner an Propagandaleiter: „Der Fackelzug beginnt 3/4 10 Uhr, kommt 3/4 11 Uhr auf den Kämpfrasen. Dortselbst findet um 23 Uhr die Kundgebung mit der Verbrennung statt. Es spricht Referendar Stoevesand, Mitglied der Kreisleitung der NSDAP Marburg, stellvertretendes Mitglied des preußischen Staatsrats".

172 Vgl. Emil von Behring – Bibliothek für Geschichte und Ethik der Medizin, Annalen der Medizinischen Fakultät. Bericht Baur, 2. Abschnitt, 5.5. bis 29.11.1933.

173 Heiber 1994, S. 560 - 561. Schneider 1977, S. 228 - 229. OZ 29.11.1933, S. 4, Kundgebung der Studentenschaft gegen die Feinde des Nationalsozialismus. Die Akten zum „Fall Manigk" im Wortlaut in Nagel 2000, S. 218 - 232, Dok.105 - 113.

174 StAWü RSF I 03 p 253 V. Der Führer der Studentenschaft der Philipps-Universität Marburg, Huebner, an den Führer der Deutschen Studentenschaft Berlin, 30.11.1933.

175 Chronik der Philipps – Universität Marburg 1934, S. 6.

Ein weiterer Vorfall ereignete sich im Zusammenhang mit der Diffamierung von jüdischen Studenten.[176] Die Judenhetze ging so weit, daß ein jüdischer Student – er soll Assistent an einem medizinischen Institut gewesen sein[177] – im August 1933 von SA – Männern gezwungen wurde, mit einem Schild mit der Aufschrift: „Ich habe ein Christenmädchen geschändet!" durch die Straßen Marburgs zu laufen, bevor er wegen dieses „Vergehens" in Schutzhaft genommen wurde. Der Anführer der SA war der spätere Studentenführer Todenhöfer. Auf einem erhaltenen Archivfoto ist deutlich zu erkennen, daß die Marburger Bevölkerung dieses Schauspiel als Volksbelustigung aufnahm und sich keineswegs peinlich berührt zeigte.[178]

Bis auf die „geschichtemachende" Rede von Franz von Papen im Juni 1934 im Zusammenhang mit einer Tagung des Marburger Universitätsbundes[179] gab es keine weiteren Ereignisse an der Marburger Universität, die hier im Zusammenhang mit dem ersten Jahr nach der nationalsozialistischen Machtübernahme zu erwähnen wären. Auffällig ruhig verhielten sich die Studenten der Medizinischen Fakultät. Obwohl die Mediziner zahlenmäßig etwa ein Drittel aller Studierenden ausmachten,[180] ist 1933/34 keine studentische Aktion der Medizinischen Fachschaft aktenkundig geworden, was nicht bedeutet, daß nicht wenigstens die organisierten Mitglieder des NSDStB an den Hochschulaktionen beteiligt waren. Das offensichtliche Desinteresse der meisten Marburger Medizinstudenten an der studentischen Mitgestaltung der nationalsozialistischen Hochschule wird auch in der Zusammensetzung der Marburger Studentenschaftsführung vom WiSe 1933/34 deutlich, in der unter 20 Führungsmitgliedern kein einziger Medizinstudent zu finden war.[181] In den Protokollen der Fakultätssitzungen des Jahres 1933 ist kein Hinweis darauf zu finden, daß die Studentenschaft versuchte, durch Teilnahme an den Sitzungen Einfluß auf das Fakultätsgeschehen zu nehmen,[182] obwohl dies durch die Studentenrechtsverordnung wenigstens bei der Verhandlung studentischer Belange möglich geworden war. In zwei Fällen versuchte die Medizinische Fachschaft jedoch, sich in Berufungsverfahren einzumischen, doch es wurde ihr anscheinend verwehrt, sich in den Fakul-

176 Vgl. zur Situation der jüdischen Studenten in Marburg Kap III.3.1.

177 Löwith 1986, S. 74.

178 Rehme; Haase 1982, S. 16 und S. 65 (OZ 24.8.1933, Am Pranger). In dem Roman von Dickinson 1967, S. 154-155, wird der Vorfall ebenfalls beschrieben. Die im Roman beschriebene deutsche Stadt Hochburg (Anspielung auf „antisemitische Hochburg" oder nur auf das Marburger Schloß?) ist mit Marburg gleichzusetzen.

179 Heiber 1994, S. 561. Schneider 1977, S. 238-240. WAR 14 (1934), S. 8 Tagung des Marburger Universitätsbundes. Es ist interessant, daß in diesem Artikel zwar die Reden des Vorsitzenden des Universitätsbundes und des Rektors im Wortlaut abgedruckt wurden, jedoch nicht die Rede des Vizekanzlers von Papen.

180 Im SoSe 1933 waren von 3759 Studenten an der Philipps – Universität 1255 Medizinstudenten.

181 WAR 4 (1934), S. 9. Die Führung der Studentenschaft.

182 Emil von Behring – Bibliothek für Geschichte und Ethik der Medizin, Fakultätsbuch. Sitzungsprotokolle 1933.

tätssitzungen zu den Berufungsvorschlägen zu äußern.[183] Daraufhin sprach sich die Studentenschaft bei der Neubesetzung des durch Emeritierung von Ernst Göppert vakant gewordenen Anatomielehrstuhls schriftlich dafür aus, den Abteilungsleiter im Anatomischen Institut, Jacobshagen, auf den Posten zu berufen, was jedoch nicht zum Erfolg führte.[184] Im zweiten Fall intervenierte die Studentenschaft bei der Besetzung des Lehrstuhls für Zahnheilkunde. Die Studenten hielten es für selbstverständlich, daß die Position mit dem Oberassistenten des Zahnärztlichen Instituts, dem Privatdozenten Fliege, besetzt wurde. Fliege wurde als SA – Mann und Parteigenosse auch von verschiedenen anderen Seiten protegiert, so daß seine Berufung gegen den Willen der Fakultät durchgesetzt werden konnte,[185] was allerdings nicht auf die Unterstützung der Studentenschaft zurückzuführen war. Besonders die Behörden in Preußen weigerten sich erfolgreich, ein Mitbestimmungsrecht der Studenten bei Berufungen zuzulassen, da dies ihrer Meinung nach in offenkundigem Widerspruch zum nationalsozialistischen Führerprinzip gestanden hätte. Der Rektor sollte der Führer der Hochschule sein, seine Position wurde deshalb 1935 durch die „Richtlinien zur Vereinheitlichung der Hochschulverwaltung" gegenüber der Studentenschaft gestärkt.[186]

Das Sommersemester 1933 war die „revolutionäre" Phase der nationalsozialistischen Machtübernahme an allen Hochschulen. Die Studentenführer gebärdeten sich häufig als „Sieger" und vermeintliche Führer der Universitäten, der Generationskonflikt zwischen Dozentenschaft und Studentenschaft trat offen zutage und brachte die professorale Autorität ins Wanken. In Marburg versuchte die Führung der Studentenschaft, wenigstens in Fragen der Selbstverwaltung mitzureden, hatte damit jedoch wenig Erfolg. Der Studentenführer Huebner und sein Nachfolger Kluge legten es jedoch nicht auf Kontroversen mit der Universitätsleitung an, so daß es insgesamt gesehen im ersten Jahr relativ ruhig blieb.[187]

---

183 StAM 307c, Acc. 1969/33, Nr.558. DSt, Hauptamt für politische Erziehung, Reichsfachschaft Medizin in Berlin an Medizinische Fakultät Marburg, 16.3.1934. „Von unseren Fachschaftsleitern erhalten wir einen Bericht dahingehend, dass es den Studenten verwehrt sei, in der Fakultätssitzung ihre Meinung bei der Besprechung der Neubesetzung eines Ordinariats zu äussern mit der Bemerkung, die Studenten seien zu jung. Wir bitten in dieser Angelegenheit um einen Bericht Ihrerseits. Schon jetzt möchten wir aber darauf hinweisen, dass wir nicht anstehen werden, die uns zustehenden Rechte energisch zu verfechten". Eine Antwort auf das Schreiben ist nicht aktenkundig.

184 Grundmann; Aumüller 1996, S. 334. StAM 307c, Acc. 1969/33, Nr.259. Marburger Studentenschaft an RMWEV, 12.6.1934. Vgl. dazu auch Kap. III.4.2.

185 StAM 307c, Acc. 1969/33, Nr. 347. Fachschaft der Allg. Marburger Studentenschaft an RMWEV, 30.8.1933. Das gleiche Schreiben in GStAPK Rep. 76 Va, Sektion 12, Tit. IV, Nr.4, Bd.12, Bl.281 – 282, und StAM 305a, Acc. 1992/55, Nr. 4259. Vgl. zu den Berufungsverhandlungen auch Kap. III.4.2.

186 StAM 307c, Acc. 1969/33, Nr.559. Erlaß PrMWKV U I 8116, 2.8.1934: Die Studentenschaft ist nur berechtigt, sich auf Befragen dem Rektor gegenüber mündlich über Berufungen zu äußern. Vgl. Grüttner 1995, S. 81 – 83; Adam 1977, S. 49 – 51; Böhm 1995, S. 269.

187 Vgl. dazu die Aktionen an anderen Universitäten (Kiel, Hamburg, Heidelberg) in Grüttner 1995, S. 67 – 71.

Schon zu Beginn des Wintersemesters 1933/34 begann sich die Marburger Studentenschaft zu etablieren, und der Aktionismus ging über in die Institutionalisierung eines neuen Organisationsapparates.[188] Anfang 1934 bezog man neue Büroräume im Kugelhaus in der Oberstadt, Kugelgasse 12. Jeder Student bekam ein Dienstbuch, in dem nicht nur die persönlichen Daten, sondern auch Arbeitsdienstzeit, Wehrsport, Leibesübungen und Fachschaftsarbeit eingetragen wurden.[189] Dies waren also die neuen Aufgaben, die die Studenten zusätzlich zum eigentlichen Studium zu erfüllen hatten, und damit war natürlich auch die Medizinstudentenschaft konfrontiert.[190]

Die Vereinnahmung der Studentenschaft durch den nationalsozialistischen Staat außerhalb des Curriculums begann bereits vor Beginn des Studiums mit dem Reichsarbeitsdienst (RAD).[191] Schon 1932 wurde in der Oberhessischen Zeitung vom freiwilligen Arbeitsdienst und Werkhalbjahr berichtet, bei dem man den Marburger Studenten die Gelegenheit gab, „ohne Unterschied der Herkunft, der Berufsausbildung und der Weltanschauung, zum Nutzen der Gesamtheit im gemeinsamen Dienst freiwillige ernste Arbeit zu leisten und sich gleichzeitig körperlich und geistig zu ertüchtigen".[192] Man wollte also einerseits die Annäherung von Arbeiterschaft und Studentenschaft durch das Lagerleben erreichen,[193] zum andern war der Arbeitsdienst eine Abschreckungsmaßnahme, um die Abiturienten von den überfüllten Unversitäten fernzuhalten. Ab SoSe 1934, ein Jahr vor der Einführung der allgemeinen Arbeitsdienstpflicht für alle jungen Männer, wurde der halbjährige Einsatz der Studenten vor dem ersten Semester zur Pflicht,[194] er war Voraussetzung für die Immatrikulation. Nichtarier waren von dieser Regelung ausgeschlossen. Auch bereits immatrikulierte

188 StAM 305a, Acc. 1975/79, Nr.1370. Bl. 100. DAZ 3.11.1933. Der Aufbau der deutschen Studentenschaft. Die Marburger Studentenschaft war wie die DSt gegliedert in Hauptämter für 1. politische Erziehung, 2. Auslandsfragen, 3. Wirtschaftsfragen, 4. Kasse und Verwaltung, 5. Aufklärung und Werbung und 6. Studentinnen.

189 Ebd. Dienstbuch im Original. WAR 18 (1933), S. 4. Aus der Arbeit des Amtes für Wissenschaft.

190 Eine Zusammenfassung des extracurricularen Programms für Medizinstudenten in Van den Bussche 1989a, S. 77 – 97. Vgl. außerdem die zeitgenössische Beschreibung der studentischen Dienstpflichten in Düning 1936; ebenso Feickert, 1935.

191 Benz 1968, S. 317 – 346. JA 8 (1934), S. 42 – 43. Was muß der Student über den pflichtmäßigen Arbeitsdienst wissen?

192 StAM 305a, Acc. 1975/79, Nr.948. OZ 2.9.1932, Schipp, schipp, Hurra! Marburger Studenten fahren zum Arbeitsdienst. Ebd. Der Reichskommissar für den freiwilligen Arbeitsdienst an Rektor, 25.7.1932.

193 Solidarität zwischen Abiturienten und Arbeitern entwickelte sich in den Arbeitslagern nicht. Vgl. Grüttner 1995, S. 227 – 237, und Roegele 1966, S. 11.

194 StAM 305a, Acc. 1975/79, Nr.948. Erlaß PrMWKV U I 66162, 6.7.1933. Ebd. Reichsführung DSt an MSt, 23.2.1934: Ausführungsbestimmungen über die Durchführung der Arbeitsdienstpflicht der Abiturienten von Ostern 1934. Im SoSe 1934 wurden in Marburg nur 55 Medizinstudenten zugelassen im Gegensatz zu 255 im SoSe 1933. Durch die Einführung der Arbeitsdienstpflicht fehlte ein Abiturientenjahrgang fast völlig. Die Marburg am nächsten gelegenen Arbeitsdienstlager befanden sich in Warzenbach bei Wetter und in Damm bei Kirchvers.

Studenten der ersten bis vierten Semester mußten einen zehnwöchigen Dienst in den Ferien ableisten, sofern sie das 25. Lebensjahr noch nicht überschritten hatten. Wer sich drückte oder eine schlechte Beurteilung bekam, war von der Immatrikulation zunächst auszunehmen. Ab März 1935 war auch für alle studierwilligen Frauen der sechsmonatige RAD vorgeschrieben, wurde aber schon ein Semester später auf 13 Wochen verkürzt.[195] Bis auf eine kurze Unterbrechung zu Kriegsbeginn mußten alle Studenten bis 1944 vor Studienbeginn die Teilnahme am Arbeitsdienst nachweisen.

Nicht nur körperliche, auch geistige Arbeit war im RAD gefragt. Dozenten der Medizinischen Fakultät hielten in Arbeitsdienstgruppen Vorträge, die von den Arbeitsdienstführern schriftlich beurteilt wurden: so sprach beispielsweise der Psychiater Enke über Erbkrankheiten (Beurteilung: hochinteressant, eindringliche Lichtbilder) und der Chirurg Boeminghaus über die NS – Erbgesetze (Beurteilung: Inhalt gut, Redner sprach etwas zu schnell, volle Unterstützung der Zuhörer).[196]

Zur Bestätigung der Diensttauglichkeit mußten alle RAD – Teilnehmer einen ärztlichen Gesundheitsnachweis erbringen. Die Medizinischen Fakultäten wurden vom Reichsarbeitsministerium aufgefordert, die Untersuchungen für den RAD selbst zu organisieren und Vertrauensärzte zu benennen.[197] In Marburg waren der Direktor der Medizinischen Poliklinik, Klewitz, und der Internist Eimer dafür zuständig.[198] Eimer äußerte sich im Juli 1934 zu seinen Erfahrungen als Vertrauensarzt: die Besucherzahlen in seiner Sprechstunde waren seit SoSe 1933 auffallend gestiegen, nennenswerte körperliche Erkrankungen lagen bei den meisten Studenten jedoch nicht vor. Die Mehrzahl klagte über körperliche Erschöpfung und Überlastung durch SA – Dienst und Leibesübungen und suchte um ein Attest nach. Eimer sah es als seine Aufgabe als ärztlicher Berater an, diese Studenten zu überzeugen, daß es hauptsächlich auf den guten Willen zur Mitarbeit ankäme, und sie dazu zu veranlassen, auf das Befreiungsattest zu verzichten.[199]

Pflichtuntersuchungen vor Studienbeginn waren ebenfalls vorgeschrieben und wurden in der Medizinischen Poliklinik in den Abendstunden durch den Oberarzt Habs durchgeführt.[200] Nur völlig gesunde Studenten durften zum Studium zugelas-

---

195 StAM 310, Acc. 1975/42, Nr.664. Erlaß RMWEV K I 1120.1, 7.3.1935. Erlaß RMWEV K I 65/12/33, 13.8.1935.

196 Ebd. Gastvorträge der Marburger Dozentenschaft bei der RAD – Gruppe 222 im WiSe 1935/36.

197 BA Berlin R 4901, Nr.2009. Pflichtuntersuchungen von SA – Männern und Studenten, die zum Arbeitsdienst eingezogen werden, 1933. StAM 307c, Acc. 1969/33, Nr.559. Reichsarbeitsministerium an Rektor, 30.1.1934.

198 Ebd. Rektor an Dekan, 6.2.1934.

199 StAM 310, Acc. 1983/15, Nr.4285. Vertrauensarzt Eimer an Rektor, 7.7.1934, Bl.100 – 101.

200 StAM 307c, Acc. 1969/33, Nr.559. Erlaß RMWEV W I i 115/35, 20.2.1935. Dem folgten die Richtlinien für die gesundheitliche Auslese zum Hochschulstudium, Erlaß RMWEV W I i 4310, 16.12.1935. Im Wortlaut in Kasper; Huber; Kaebsch; Senger 1943, S. 388 – 390. Unbedingte Untauglichkeit lag auch vor bei dauernder Scheu und Mangel an Willen zu Leibesübungen, körperlicher Härte und Einsatzbereitschaft. Vgl. außerdem zu den Pflichtuntersuchungen: Der deutsche Student, Zeitschrift der Deutschen Studentenschaft, Oktoberheft 1933, S. 53; ebd. Juniheft 1934, S. 374; ebd. Aprilheft 1935, S. 277.

sen werden. Hier ergab sich die Möglichkeit für den begutachtenden Arzt, bei der Reduzierung der Studentenzahlen durch rigides Vorgehen mitzuwirken und eventuell „minderwertige Erbkranke" zu selektieren.[201]

Während des Studiums sollte der nationalsozialistische Student nun keineswegs sich selbst überlassen bleiben. Es gab schon 1933 Bestrebungen von Seiten der DSt, Kameradschaftshäuser zu gründen, um „diejenigen, die durch die Erziehung des Arbeitsdienstes hindurchgegangen sind, in diesen Kameradschaftshäusern weiter zusammenzufassen".[202] Diese Wohnheime für Studenten der ersten drei Semester konnten natürlich nicht innerhalb von Monaten aus dem Boden gestampft werden, man mußte auf die bereits vorhandenen Verbindungshäuser zurückgreifen. Zwar wurde betont, daß von der Führung der Studentenschaft keinerlei Druck auf die Korporationen ausgeübt würde, ihre Häuser zur Verfügung zu stellen,[203] es für die Verbindungen jedoch die beste Gelegenheit sei, auf diese Weise ihre Loyalität zu beweisen. So standen im SoSe 1934 in Marburg 36 Kameradschaftshäuser mit 495 Plätzen für 683 Studenten der ersten drei Semester zur Verfügung.[204] Nur das Carl – von – Duisberg – Haus (Behringweg 2, 32 Plätze) und der Forsthof (Ritterstraße 16, 58 Plätze)[205] waren bereits seit den zwanziger Jahren Studentenheime der Marburger Studentenschaft gewesen, alle anderen waren umgewidmete Korporationshäuser, sogenannte Wohnkameradschaften. Nachdem die Marburger Studentenschaft auf Anweisung der DSt Anfang 1934 behauptet hatte, jeder Student der ersten drei Semester sei verpflichtet, ein Jahr in einer Wohnkameradschaft zu leben, hieß es zwei Monate später in der Dienstordnung der DSt für das SoSe 1934 nur noch, daß das Wohnen in den Kameradschaftshäusern „empfohlen werde", also im Prinzip

201 HHStAW 520 Ma – B 1296, Spruchkammerverfahren Habs. Spruch 2.8.1948, S. 2. Habs betonte dort, er habe keinen einzigen untersuchten Studenten als „erbkrank" im Sinne des GzVeN eingestuft, weil er sie dann dem Kreisarzt zur Sterilisation hätte melden müssen. Vgl. zur Durchführung der Pflichtuntersuchungen Tiedeken 1944.

202 WAR 16 (1933), S. 15. Universität und Arbeitsdienst. Vortrag von Prof. Wiskemann auf einer Kundgebung für den Arbeitsdienst im großen Hörsaal des Landgrafenhauses.

203 WAR 19 (1933), S. 8. Waldemar Müller, Vertrauensmann für Werkjahrsabiturienten in Marburg: Das studentische Kameradschaftshaus.

204 StAM 305a, Acc. 1975/79, Nr.1370. Liste der Marburger Kameradschaftshäuser, Bl. 142. Grüttner 1995, S. 505, Tab.32. BA Berlin R 4901, Nr.871. Liste der Kameradschaftshäuser in Marburg, Bl.14.

205 StAM 310, Acc. 1983/15, Nr. 4381, Bd.2. Bericht über die Entwicklung des Forsthofs im WiSe 1933/34, belegt mit 50 Studenten. Wochenplan: täglich 6 1/2 Uhr Wecken (außer Dienstag und Freitag); Frühsport; 13.15 Uhr Mittagessen; 19.30 Uhr Abendessen. Montag: 7.25 Uhr Flaggenparade; tagsüber frei für das Studium. Dienstag: 6 – 7 Uhr Turnen; 20.30 – 22 Uhr SA – Dienst. Mittwoch: 14.30 – 17.30 Uhr Wehrsport; 20.30 – 22 Uhr Politische Schulung in der Universität (große Rahmenvorträge von Männern aus dem politischen Leben). Donnerstag: ganz frei für das Studium. Freitag: 6 – 7 Uhr Schwimmen; 20.30 – 22 Uhr Politische Schulung auf dem Haus und Pflege der Kameradschaft, Singen. Samstag: vormittags Schießen (nimmt für den Einzelnen etwa 20 Minuten in Anspruch); 14.30 – 17.30 Uhr Wehrsport; 18 – 19.30 Uhr Sturmapell, anschließend Flaggeeinholen. Sonntag: alle 14 Tage Ausmarsch (halbtägig).

freiwillig sei.[206] Empört beschwerte sich der neue Führer der Marburger Studentenschaft, Todenhöfer, bei Gauleiter Weinrich, daß „die Kameradschaftserziehung durch ihre Freiwilligkeit den Narren überlassen" bleibe.[207] In der Tat wurde die Kasernierung in den Kameradschaftshäuser von den meisten Studenten nicht gut angenommen, nachdem sich die Freiwilligkeit herumgesprochen hatte.[208] Auch von anderer Seite gab es Einwände. Der Psychologe Erich Jaensch, Alter Herr im Akademischen Turnerbund, gab zu bedenken, daß die Studenten „bei diesem kasernenmäßigen Zusammenwohnen nicht einmal einen ruhigen Arbeitsplatz" hätten.[209] Durch die Abwanderung der Studenten in die Wohnkameradschaften und die ohnehin zurückgehenden Studentenzahlen gerieten außerdem die privaten Vermieter von Studentenzimmern in Bedrängnis.[210] Der Kurator appellierte an die Angestellten der Universität, daß Personen mit hinreichendem Einkommen das Vermieten von Zim-

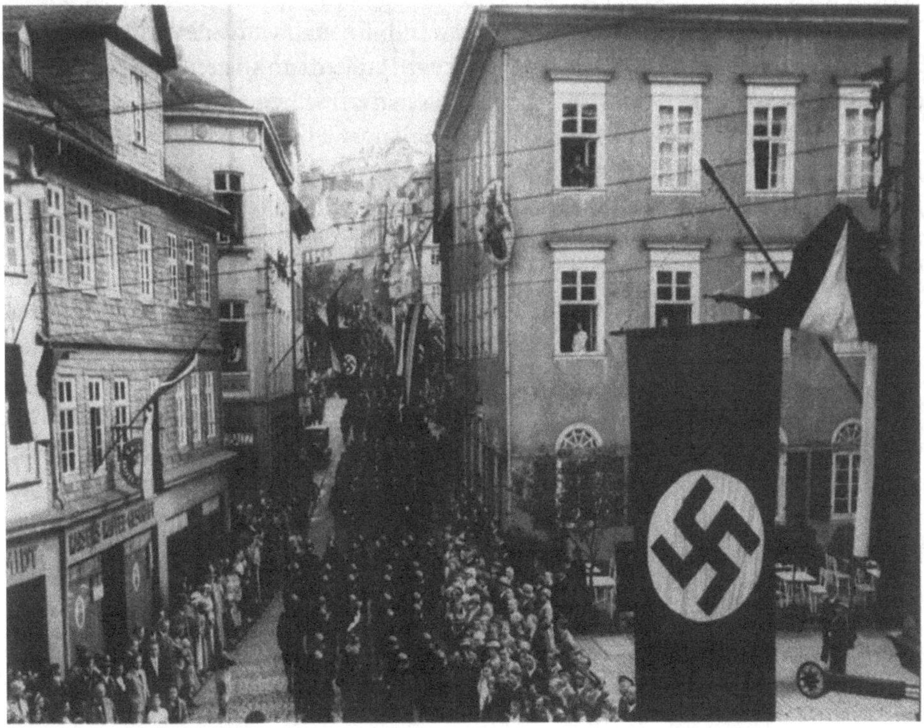

Abb. 9: Propaganda-Umzug der SS am 7.5.1933 von der Ketzerbach in die Oberstadt (rechts der „Alte Ritter"; Original: Bildarchiv Foto Marburg, Nr.415.079).

206 StAM 305a, Acc. 1975/79, Nr.1370. Marburger Studentenschaft an alle 1. – 3.Semester, 7.3.1934. Ebd. Erlaß RMWEV U I 21492.1 Dienstordnung der DSt für das SoSe 1934, 7.5.1934.

207 StAWü RSF II 105. Todenhöfer an Weinrich zum Erlaß vom 27.7.1934.

208 StAM 310, Acc. 1983/15, Nr.4383. Rektor Gieseke an Kurator, 24.11.1936.

209 BA Berlin R 8088, Nr. 1167. Jaensch an Klausing, 28.4.1933. Vgl. Grüttner 1995, S. 264.

210 Vgl. zu dieser Problematik auch Hussong 1997, S. 1055 – 1061. StadtAM D 1862. Schreiben des Oberbürgermeisters Scheller, o.D. (Anfang 1934), Bl.129.

mern lieber den bedürftigen Bevölkerungskreisen überlassen sollten, und das Studentische Wohnungsamt meldete, daß die Zahl der wohnungssuchenden Studenten stark zurückgegangen sei und 520 Zimmer leer ständen.[211] Das vorläufige Aus für die Kameradschaftshäuser kam nach einigen Querelen zwischen DSt und Korporationen schließlich von höchster Stelle. Hitler persönlich schaltete sich in den Disput ein und äußerte seine Befürchtung, daß das nach Geschlechtern getrennte Zusammenleben von Studenten auf engstem Raum homosexuellen Neigungen Vorschub leisten könne.[212] Die Marburger Kameradschaftshäuser wurden daraufhin nicht mehr als kasernierte Wohngemeinschaften geführt, die meisten Korporationen behielten jedoch ihre Wohnkameradschaften als Studentenwohnheime bei, und auch die beiden Studentenschaftsheime blieben bestehen.[213] Jedem Studenten war ab Anfang 1935 freigestellt, wo er wohnen wollte. Die Kameradschaften als Instrument der politischen Erziehung lebten nach Auflösung der Korporationen wieder auf.[214] Das Leben in den Kameradschaftshäusern war billig und wurde deshalb von finanziell schlechter gestellten Studenten bevorzugt. Außerdem stiegen die Chancen bei der Stipendienvergabe, wenn man Kameradschaftsarbeit nachweisen konnte.[215]

Mit der Durchführung des Wehrsports etablierte sich die SA als dritte politische Kraft neben der DSt und dem NSDStB an den Hochschulen. Schon 1932 hatte die Marburger Studentenschaft unter der Führung des NSDStB ein Wehramt eingerichtet, und bereits im WiSe 1932/33 wurde freiwilliger Geländesport angeboten.[216] Anfang Mai 1933 wies ein Anschlag am Schwarzen Brett darauf hin, daß „alle zur Deutschen Studentenschaft gehörigen Studenten während der ersten zwei Semester an Übungen auf dem Gebiet der Leibesübungen teilzunehmen haben". Das Mindestmaß waren drei Wochenstunden, außerdem waren Übungsmärsche an vier vollen Tagen im Semester angesetzt.[217] Die SA unter Leitung des Sturmführers Hellwig veranstaltete im Sommer 1933 ein erstes Wehrsportlager, nachdem der Reichsminister des Innern die Universitäten zur Einrichtung von Geländesportlagern aufgefordert hatte.[218] Durch Mittel aus der Hombergk – Schenklengsfeldt'schen Stiftung bekam die Marburger SA kurz darauf die Möglichkeit, auf den Neuhöfen 10 km

211 StAM 310, Acc. 1975/42, Nr.2213. Kurator an alle Angestellten der Universität, 19.9.1933. Ebd. Bericht des studentischen Wohnungsamtes über das WiSe 1933/34.

212 Grüttner 1995, S. 270.

213 StAM 310, Acc. 1983/15, Nr.4383. Rektor Gieseke an Kurator, 24.11.1936. Stand der Entwicklung der Kameradschaftsbildung in Marburg: Von über 200 Studenten der ersten drei Semester sind nur 50 in Kameradschaften zusammengefaßt, die „Stamm – Mannschaft" auf dem Duisberghaus und in der SS – Kameradschaft im Hessen – Preußen – Haus.

214 Vgl. Kap III.6.1.

215 Vgl. hierzu für die Universität Frankfurt Stuchlik 1984, S. 129 – 138.

216 StAM 305a, Acc. 1975/79, Nr.910. Bericht des Instituts für Leibesübungen, Prof. Jaeck, über den Geländesport im Jahr 1933, 2.10.33.

217 Ebd. Anschlag am Schwarzen Brett, 4.5.1933. StAM 307c, Acc. 1969/33, Nr. 559. Erlaß PrMWKV U I 65629.1, 29.4.1933.

218 StAM 305a, Acc. 1975/79, Nr.910. Bericht des Wehrsportlehrers Hellwig über die Einrichtung eines Wehrsportlagers, Juli 1933.

südwestlich von Marburg eine SA-Sportschule einzurichten, wo die Geländesportlager von nun an durchgeführt werden sollten. Auch die Universität beteiligte sich an den Baukosten, und schon im Frühjahr 1934 konnte die Sportschule ihrer Bestimmung übergeben werden.[219] Im WiSe 1933/34 ging die wehrsportliche Erziehung der Studentenschaft ganz an das SA-Hochschulamt über,[220] die Teilnahme an den Veranstaltungen wurde zur Pflicht, und ab SoSe 1934 wurde sogar das Belegen von Vorlesungen vom Nachweis der sportlichen Betätigung abhängig.[221] Die obligatorische Teilnahme an den Sportveranstaltungen bedeutete nicht, daß alle Medizinstudenten nun Mitglieder der SA waren. Eine Stichprobe von 2263 von etwa 7000 Karten der Studentenkartei[222] ergab, daß 75,2% der 1934 immatrikulierten männlichen Marburger Medizinstudenten der SA angehörten, hauptsächlich organisiert in den Medizinerstürmen der Jägerstandarte 11.

Bereits im Sommer 1933 beschwerten sich verschiedene Dozenten über den hohen Zeitaufwand, den der SA – Dienst erforderte, die Studenten hätten kaum noch Zeit für ihr Studium. Auf einer Senatssitzung, auf der erstmals auch der Studentenschaftsführer anwesend war, einigte man sich, drei (!) Nachmittage für Wehrsport und politische Schulung freizumachen, womit auch der Dekan der Medizinischen Fakultät einverstanden war.[223] In der nächsten Fakultätssitzung der Medizinischen Fakultät wurde daraufhin eine Änderung des Stundenplans für das WiSe 1933/34 zwecks Freimachung von zwei Nachmittagen (Dienstag und Donnerstag) im 1. – 4. Semester und eines Nachmittags im 5. – 10. Semester beschlossen.[224] Die Änderung der Stundenpläne stieß jedoch auf Schwierigkeiten. Ein Vorschlag aus der Philosophischen Fakultät, die Vorlesungen jeweils um eine Minute (!) und ebenso die Pausen zu verkürzen, um am Vormittag mehr Vorlesungen unterzubringen, wurde von der Medizinischen Fakultät als nicht durchführbar abgelehnt.[225] Nachdem sich die beschlossene Änderung des Stundenplans eingespielt hatte, konnten Rektor Baur

---

219 StAM 310, Acc. 1983/15, Nr.4178. Die Sportschule wurde 1935 wieder aufgelöst, und in den frei werdenden Räumen wurde ein Lager der Marburger Dozentenschaft eingerichtet, das von allen Angehörigen der Universität genutzt werden konnte. Vgl. WAR 20/21 (1935), S. 3. 1934 errichtete der Universitätsbund eine SA – Baracke für Hochschulzwecke, die wahrscheinlich neben dem Schülerpark auf dem Gelände des heutigen Schwesternwohnheims an der Wilhelm – Röpke – Straße gestanden hat (vgl. Hussong 1997, S. 1054).

220 StAM 305a, Acc. 1975/79, Nr.910. Erlaß PrMWKV U I 66561, 27.9.1933. Vgl. dazu Grüttner 1995, S. 251.

221 StAM 307c, Acc. 1969/33, Nr.559. Erlaß PrMWKV U I 1164, 21.4.1934.

222 StAM 305a, Acc. 1960/56, Nr 20-39. Vgl. Die Statistik in Kap. III.6.

223 StAM 305a, Acc. 1975/79, Nr.910. Sitzung des Senats, 22.7.1933. Schriftwechsel mit anderen Universitäten über die Einführung von freien Nachmittagen, Juli – August 1933. Dekan Baur an Rektor, 2.8.1933. Beschwerden über permanente Störung des Unterrichtsbetriebs gab es auch an der Universität Tübingen (vgl. Adam 1977, S. 90 – 91), Hamburg und Berlin (vgl. van den Bussche 1989a, S. 80).

224 Emil von Behring – Bibliothek für Geschichte und Ethik der Medizin, Fakultätsbuch. Fakultätssitzung vom 31.7.1933.

225 StAM 307c, Acc. 1969/33, Nr.674. Helm an Rektor, 6.10.1933; Dekan Med. Fak. an Rektor, 18.10.1933; Rektor an Helm, 24.10.1933.

und auch der Studentenführer Todenhöfer im SoSe 1934 melden, daß sich keine Schwierigkeiten bei der Durchführung der Leibesübungen mehr ergeben hätten.[226]

Bereits wenig später war das Thema nicht mehr aktuell; der SA – Dienst hatte nun nicht mehr den Stellenwert wie zuvor, da die SA – Hochschulämter nach dem Röhm – Putsch aufgelöst worden waren.[227] Man beschränkte sich in Marburg auf den Samstag nachmittag für den SA – Dienst und einmal pro Woche war Frühsport und Schießen obligatorisch.[228]

Das Amt Wissenschaft der Marburger Studentenschaft war ab 1933 für die Fachschaftsarbeit der einzelnen Fakultäten zuständig. Die Aufgabe der Fachschaften sollte es sein, „die Wissenschaft in die politischen Geschehnisse hineinzustellen und ihr ihren Platz anzuweisen“.[229] Während die inhaltlichen Schwerpunkte der Fachschaften in der Weimarer Republik vor allem in der Verbesserung der Studienbedingungen und der Organisation von studentischen Veranstaltungen gelegen hatten, sollte nun durch die Fachschaftsleiter ein politisches Begleitstudium organisiert werden, um die unpolitische Studentenschaft ideologisch zu beeinflussen. Übergeordnete Behörde war die Reichsfachschaft – im RMWEV von zehn Reichsfachgruppenleitern gesteuert –, denen an den Hochschulen die Fachschaftsleiter unterstellt waren.[230]

Unter Leitung des Fachschaftsführers Fritz Reich waren an der Medizinischen Fakultät Marburg vier Wochenstunden für die Facharbeit vorgesehen, in denen der Medizinstudent „als Glied seines Berufsstandes Wesenszusammenhänge seines Faches erkennen“ und „die Auseinandersetzung des Nationalsozialismus mit der Wissenschaft“ herausarbeiten sollte. Für die Mediziner wurde zunächst das Thema „Arzt und Naturheilkunde“ empfohlen. Die Facharbeit sollte in zwei Gruppen, der Unterstufe (Vorklinikerschaft) und der Oberstufe (Klinikerschaft), stattfinden.[231] So fanden Anfang Dezember 1933 die ersten Fachschaftsabende beider Gruppen statt. Die Vorklinikerschaft traf sich im Großen Hörsaal des Anatomischen Instituts und hörte einen Vortrag des Professors für Vor – und Frühgeschichte Merhart von Bernegg „Zur Urgeschichte der Germanen“.[232] Der Abend der Klinikerschaft wurde mit einem der Medizin thematisch nahestehenderen Vortrag gestaltet: der Hygieniker Pfannenstiel referierte über „Die Rassenhygiene im völkischen Staat“ und stellte als Quintessenz heraus, daß das Volkstum vor fremdrassischen Einflüssen geschützt

226 StAM 310, 1983/15, Nr.4285. Bericht Rektor Baur an RMWEV, 11.4.1934, Bl.95. Bericht des Studentenschaftsführers Todenhöfer, 4.4.1934, Bl.99.

227 Adam 1977, S. 92.

228 StAM 307c, Acc. 1969/33, Nr.910. Rektor Baur an alle Dozenten, 19.11.1934.

229 WAR 3 (1934), S. 2. Curt Huebner: Das Studentische Kameradschaftshaus.

230 JA 6 (1934), S. 70 – 72. Rundschreiben D.St.BM I/1934 Organisationsaufbau der Reichsfachgruppe Medizin. In die Reichsfachgruppe Medizin waren vier Fachabteilungen integriert: 1. Fachabteilung Humanmedizin, 2. Fachabteilung Zahnmedizin, 3. Fachabteilung Tiermedizin, 4. Fachabteilung Pharmazie.

231 StAM 305a, Acc. 1975/79, Nr.1370. DSt, Hauptamt für politische Erziehung, Amt für Wissenschaft an die Einzelstudentenschaften, 18.10.1933.

232 WAR 23 (1933), S. 8. Erster Fachschaftsabend der Vorklinikerschaft.

werden müsse und daher ein Verbot der Rassenmischung notwendig sei.[233] Ein weiteres Thema dieses Abends war die an allen Universitäten vieldiskutierte Heilpraktikerfrage. Die Marburger Medizinstudentenschaft widmete sich schon seit Anfang der dreißiger Jahre intensiv der Bekämpfung des „Kurpfuschertums" und wollte die Gründung eines Heilpraktikerbundes unter Schirmherrschaft der NSDAP nicht ohne weiteres hinnehmen.[234] Im Dezember 1933 kursierte an den Medizinischen Fakultäten ein entsprechendes Flugblatt, dessen Urheberschaft vom PrMWKV in Marburg vermutet wurde. Reichsärzteführer Wagner behauptete sogar, daß die Marburger Klinikerschaft durch den Rektor und die Dozenten aufgehetzt worden sei, was Rektor Baur energisch von sich wies. Die Verantwortung für die Vorgänge in der Klinikerschaft wollte er nicht übernehmen. Fachschaftsleiter Reich beeilte sich zu versichern, daß man nur an der nationalsozialistischen Zukunft „mitbauen" wolle, die ablehnende Haltung gegen die Heilpraktiker sei nicht als Kritik am „Neuen Staat" gemeint.[235]

Als Reaktion auf derartige Alleingänge der Fachschaften ist eine Vereinbarung zwischen Reichsärzteführer Wagner und Reichsstudentenführer Stäbel zu werten, die besagte, daß die medizinischen Fachschaften eng mit den Vertrauensleuten der Medizinischen Fakultäten zusammenarbeiten sollten. In allen Fakultätsangelegenheiten wollte man gemeinsam vorgehen und sich gegenseitig unterrichten. Die Führung sollte dabei dem Vertrauensmann der NSDAP obliegen, wobei die Zuständigkeit der Studentenschaft in rein studentischen Fragen davon unberührt blieb.[236] Durch diese Regelung gerieten die Medizinischen Fachschaften automatisch unter Beobachtung der Partei. Über eine Umsetzung der Vereinbarung in die Praxis, d.h. ein gemeinsames Vorgehen des Marburger Vertrauensmannes Schubert mit dem Fachschaftsleiter der Medizinstudentenschaft, ist nur ein Fall aktenkundig geworden.[237] Vor der Neubesetzung des Lehrstuhls für Anatomie im Frühjahr 1934 fragte Schubert bei der Studentenschaft an, was die Vorklinikerschaft von dem für den Posten in Frage kommenden Abteilungsleiter Jacobshagen halte. Der Fachamtsleiter des Amtes Wissenschaft war darauf anscheinend so wenig vorbereitet, daß er nicht direkt reagierte, sondern zunächst den Dekan über den Vorgang informierte.[238]

Schon bald war offensichtlich, daß die Fachschaftsarbeit für die Anfangssemester eine zu große zeitliche Belastung darstellte, da sie mit Sport, SA – Dienst und Kameradschaftsarbeit schon genügend ausgelastet waren. Die Fachschaftsarbeit wurde das

233 WAR 24 (1933), S. 10. Aus der Arbeit der klinischen Fachschaft.

234 Vgl. dazu Vieten 1982, S. 247 – 248; Wuttke – Groneberg 1982, S. 141 – 142. Außerdem zur Geschichte der Kurpfuscher – Bekämpfung Herold – Schmidt 1997, S. 59 – 63.

235 StAM 305a, Acc. 1975/79, Nr.607. Wagner an Rektor Baur, 19.12.1933. Rektor Baur an Wagner, 3.1.1934. Leiter der Medizinischen Fachschaft Reich an Baur, 29.12.1933.

236 StAWü RSF I 11 p 71. Vereinbarung zwischen Wagner und Stäbel, 26.1.1934.

237 Auf den Fakultätssitzungen Anfang 1934 trat nur der Vertrauensmann der NSDAP, nicht der Fachschaftsleiter auf; vgl. Emil von Behring – Bibliothek für Geschichte und Ethik der Medizin, Fakultätsbuch. Sitzungsprotokolle 1934.

238 StAM 307c, Acc. 1969/33, Nr.558. Fachschaftsleiter Stutz an Dekan, 22.3.1934.

Mittel zur Erfassung der höheren Semester, wie Studentenführer Todenhöfer Anfang Mai 1934 auf einer Semestereröffnungskundgebung der Studentenschaft auf dem Schloßhof ausführte.[239] Durch die Fachschaftsarbeit sollten die vierten und höheren Semester erfaßt werden.[240] Angeboten wurden Vorträge und Arbeitsgemeinschaften, an mindestens drei Veranstaltungen mußte jeder Student bis zum Examen teilgenommen haben, was durch Testate im Dienstbuch nachzuweisen war. Einen thematischen Schwerpunkt bildete die Rassenkunde und Rassenhygiene. Beispielsweise wurden für das SoSe 1935 Vorträge zur Rassenpflege angeboten, gehalten von Professoren verschiedener Fakultäten. Des weiteren gab es vom Dozenten Dabelow (Anatomie) geleitete Arbeitsgemeinschaften „Über das Sterilisationsgesetz" und zum Thema „Statistische Erfassung von Erbkrankheitsfällen und minderwertigen Erblinien der Umgebung Marburgs". Hygienische Exkursionen (Prof. Pfannenstiel), Bäderfahrten (Prof. Klewitz) und ein Exkurs über „Die Hygiene in der Zahnheilkunde" (Prof. Fliege) rundeten das Angebot für Medizinstudenten ab.[241]

Der NSDStB hatte in den ersten Jahren auf die Fachschaftsarbeit keinen Einfluß. Das RMWEV wies sogar explizit darauf hin, daß diese ausschließlich Sache der Studentenschaft sei und dem NSDStB keinerlei Weisungsgewalt zustehe.[242] Dem NSDStB war zwar 1935 offiziell die Zuständigkeit für die politische Erziehung zugewiesen worden,[243] er übernahm die politische Schulung jedoch erst nach der Vereinigung von DSt und NSDStB unter Gustav Scheel im Herbst 1936. Bis zu diesem Zeitpunkt war der NSDStB die studentische Parteiorganisation im Hintergrund, stets vertreten durch die Studentenschaftsführer, die natürlich gleichzeitig Studentenbundsmitglieder waren.

Wenn man die Entwicklung der Studentenschaft im „Dritten Reich" wie Franze in verschiedene Phasen einteilt,[244] so wurden im vorliegenden Kapitel die beiden ersten Phasen beleuchtet. In der „Revolutionsphase", die bis zum Ende des Sommersemesters 1933 dauerte, vollzog sich einerseits die administrative Gleichschaltung der Studentenschaft unter Übernahme des Führerprinzips, daneben gab es aktivistische Alleingänge der Studentenschaft gegen den „reaktionären" Lehrkörper, politisch Andersdenkende und jüdische Kommilitonen. Die neue Studentenrechtsverordnung sollte die Grundlage für die Schaffung eines neuen Studententyps sein, und drei Organisationsträger – DSt, SA und NSDStB – versuchten sich in der folgenden „Konsolidierungsphase" ab WiSe 1933/34 in der Realisierung ihrer nationalsozialistischen Erziehungsideale. Nachdem die SA nach dem Röhmputsch ihre führende Funktion verloren hatte und der bisher im Hintergrund gebliebene

239 OZ 11.5.1934, S. 8, Semester – Eröffnungskundgebung der Studentenschaft.

240 StAM 305a, Acc. 1975/79, Nr.1370. Erlaß RMWEV U I 21492.1, Dienstordnung der DSt für das SoSe 1934, 7.5.1934.

241 WAR 9 (1935), S. 7. Die Fachschaftsarbeit der Studentenschaft.

242 StAM 305a, Acc. 1975/79, Nr.1370. Erlaß RMWEV W I i 1436, 25.4.1935.

243 BA Berlin R 4901, Nr.907. Erlaß RMWEV W I i 1710, 15.5.1935.

244 Franze 1972, S. 377 – 395.

NSDStB direkt der Partei unterstellt worden war, gab es nur noch zwei konkurrierende Organisationen, die den Machtkampf um die Vorreiterrolle in der ideologischen Erziehung der Studentenschaft unter sich austrugen. Die DSt verlor diesen Kompetenzenstreit, sie ging Ende 1936 mit Errichtung der Reichsstudentenführung unter Scheel im NSDStB auf. Die Parteiorganisation hatte sich also gegen die staatliche Organisation durchgesetzt.[245]

Wie waren nun die Vorgänge an der Marburger Universität und hier speziell an der Medizinischen Fakultät mit den Ereignissen an anderen Universitäten des Reichs vergleichbar? Betrachtet man zunächst die revolutionären Umtriebe, so waren die Marburger Vorkommnisse nicht besonders spektakulär. Vergleichbar ruhig blieb es an den Universitäten Freiburg[246] und Tübingen.[247] Tumulte und Entlassungsforderungen wie in München,[248] Kiel, Hamburg und Heidelberg,[249] Boykottaktionen gegen nicht sofort relegierte jüdische Hochschullehrer wie in Münster[250] und Frankfurt am Main[251] gab es in Marburg nur in geringem Maße und am wenigsten an der Medizinischen Fakultät unter Führung der Medizinstudentenschaft. Allerdings war die Situation der Marburger Fakultät eine andere als z.B. die in Frankfurt, wo 1933 13 jüdische Ordinarien der Medizin entlassen wurden.[252] Es gab hier keinen jüdischen und auch keinen sozialistischen Ordinarius, also auch keinen Grund für überschießenden Aktivismus der Studentenschaft. Den reichsweit koordinierten Aktionen „Wider den undeutschen Geist“ widersetzten sich die Marburger Studenten jedoch nicht, sondern machten durch begeisterte Zustimmung deutlich, daß sie die Umgestaltung der Hochschule im nationalsozialistischen Sinne mittragen wollten. Die Medizinstudenten traten in den ersten beiden Jahren des „Dritten Reichs“ nicht als Mitglieder der Studentenschaftsführung in Erscheinung, fügten sich aber wenigstens in den Anfangsjahren willig allen Neuerungen, die in der „Konsolidierungsphase“ eingeführt wurden. Erst ab 1935 gab es Querelen zwischen dem Studentenführer und den Korporationen, auf die im folgenden noch eingegangen wird.

Wie noch zu zeigen sein wird, sollte der Blick auf die „Ausnahmesituation“ in den Jahren 1933/34 jedoch nicht dazu verleiten, davon ausgehend auf das Verhalten der Marburger Studentenschaft in der gesamten Zeit des „Dritten Reichs“ zu schließen.[253]

---

245 Vgl. dazu Kap. III.6.

246 Seidler 1991 macht keine Anmerkungen zu studentischen Ausschreitungen an der Medizinischen Fakultät Freiburg.

247 Adam 1977, S. 111. Adam bezeichnet das studentische Leben an der Universität Tübingen als „relativ liberal“.

248 Böhm 1995, S. 270 – 276.

249 Grüttner 1995, S. 67 – 69.

250 Vieten 1982, S. 264-279.

251 Stuchlik 1984, S. 94 – 97. In Frankfurt sollen die Säuberungen so radikal wie an keiner anderen Universität durchgeführt worden sein. Vgl. weiterhin zur Situation an der Frankfurter Universität Hammerstein 1989, S. 270 – 283.

252 Stuchlik 1984, S. 93.

253 Vgl. Kap. III.6 und Kap. IV.1.

III.2 Der Einfluß der politischen Organisationen auf den Lehrkörper der Medizinischen Fakultät

Kornelia Grundmann

War die Marburger Medizinische Fakultät „braun“? Wie viele ihrer Professoren, Dozenten und Mitarbeiter waren Parteimitglieder oder gehörten der SA, SS und anderen Organisationen an? Welchen Stellenwert haben in diesem Zusammenhang statistische Aussagen?

Solche Fragen zum politischen Engagement der Hochschullehrer sind problematisch; sie haben nicht nur die Entnazifizierungskommissionen nach 1945 in Verlegenheit gebracht. Dies ist vielleicht der Grund dafür, daß bisher nur wenige umfassende Studien über die Mitgliedschaften von Hochschullehrern in NS-Organisationen existieren. Gezielte Studien über einzelne Hochschulen wurden bisher für Gießen, Hamburg und in begrenztem Umfang für Frankfurt und Heidelberg veröffentlicht. Am ehesten zum Vergleich heranzuziehen sind die Hamburger Studien über die Politisierung des Gesamtlehrkörpers in der Weimarer Republik und nach der Machtübernahme Hitlers[1] sowie über die Hamburger Hochschullehrer im Nationalsozialismus (mit Berücksichtigung der Medizinischen Fakultät)[2] und van den Bussches Daten über die NS-Mitgliedschaften der Hamburger Medizinischen Fakultät.[3] Vor kurzem veröffentlichte Daten über den Lehrkörper der Jenaer Medizinischen Fakultät sind ebenfalls vergleichbar.[4] Chroust hat in seiner Arbeit über den Gesamtlehrkörper der Universität Gießen auch Zahlen über den Lehrkörper der dortigen Medizinischen Fakultät berücksichtigt.[5] Die Untersuchung von Zneimer beschränkt sich auf den Frankfurter Gesamtlehrkörper der Jahre 1933 bis 1939.[6] Ebenso begrenzt sind die Aussagen über den Heidelberger Lehrkörper der Jahre 1929 bis 1941.[7] Ein Überblick über die NSDAP-Mitgliedschaft der Hochschullehrer verschiedener Medizinischer Fakultäten wird in der Studie von Ernst über Ärzte und Hochschullehrer in der SBZ/DDR gegeben.[8]

Mehrere Studien über das politische Verhalten der Gesamtärzteschaft im „Dritten Reich“ wurden von Kater veröffentlicht,[9] zeitgenössische Zahlen über die hessische Ärzteschaft finden sich im Ärzteblatt für Hessen-Nassau und Kurhessen.[10] Weiter-

1 Hering 1991.
2 Giles 1991.
3 Van den Bussche 1989, S. 163-164.
4 Zimmermann 2000, S. 187-191.
5 Chroust 1994, S. 296-304.
6 Zneimer 1978.
7 Carmon 1978. Jansen 1992, S. 244.
8 Ernst 1997, S. 166. Bei den Zahlen für Halle, Rostock und Greifswald wurde auf dort verfaßte Doktorarbeiten der Jahre 1965 - 1981 zurückgegriffen.
9 Kater 1989, S.54-74, Tab.2.4. Ders. 1987. Ders. 1985a, S.109-115, S.132-138.
10 Hadrich 1937a, S. 115.

hin interessant als Vergleich sind Parteimitgliedszahlen von über 400 Biologen[11] und von 117 Hochschulpsychologen[12] im „Dritten Reich" sowie über die Zugehörigkeit deutscher Lehrer zur NSDAP, SA und SS.[13]

Um Aussagen über die politische Verstrickung der Marburger medizinischen Hochschullehrer im „Dritten Reich" und ihre Loyalität gegenüber der Diktatur machen zu können, wurden zunächst statistische Daten über ihre Mitgliedschaft in der NSDAP und deren Gliederungen erfaßt und ausgewertet. Eines behielten wir dabei jedoch immer im Auge: Die formelle Mitgliedschaft in der Partei oder einer ihrer Gliederungen kann nicht automatisch als Zustimmung oder Mittäterschaft gewertet werden; Überzeugung, Opportunismus, Gleichgültigkeit oder gar Widerstand lassen sich nicht aus Mitgliederlisten herauslesen. Auch wenn wir nach Auswertung sämtlicher Daten mit relativ großer Genauigkeit sagen können, wie viele Marburger Medizinprofessoren Mitglieder der Partei und der ihr nachgeordneten NS-Organisationen waren, so „liefern Statistiken allein nur einen Teil der Wahrheit".[14] Darum wurde Wert darauf gelegt, durch zusätzliche biographische Nachforschungen das Bild abzurunden, Hintergründe aufzudecken und zu diskutieren. Die Aussagekraft der Statistik ist begrenzt, mit ihrer Hilfe läßt sich jedoch im Vergleich mit Daten anderer Autoren durchaus ein Eindruck über Trends und Verhaltensmuster an der Marburger Fakultät vermitteln.

Die geringe Gruppengröße ist ein weiterer limitierender Faktor der Aussagekraft der errechneten Daten. Da sich bei der oftmals geringen Anzahl pro Gruppe keine statistisch gesicherten Aussagen machen ließen, mußten die Rohdaten ohne Berechnung statistischer Signifikanzen interpretiert werden und können so nur als Grundlage für eine weitere Diskussion mit zusätzlichem Hintergrundmaterial dienen. Die methodischen Schwierigkeiten bei der Auswertung der vorhandenen Daten waren erheblich. Die Quellen über die Marburger Hochschullehrerschaft sind teilweise datenschutzrechtlich geschützt und nicht ohne weiteres zugänglich, da es sich um Personaldaten handelt. Für die Einsicht in Personalakten, bei denen das Todesdatum des Betreffenden nicht bekannt ist und/oder dessen Geburtsdatum noch nicht 100 Jahre zurückliegt, wurde beim Hessischen Ministerium für Wissenschaft und Kunst eine Sondergenehmigung eingeholt.[15]

Folgende Quellen wurden zur Datenfindung benutzt:

- Die NSDAP-Zentralkartei des Mitgliedschaftsamts der NSDAP der Reichsleitung München.[16]

11 Deichmann 1992. S.225-235.

12 Ash; Geuter 1985.

13 Kater 1979.

14 Giles 1993, S. 87.

15 Genehmigung des Antrags beim Hessischen Ministerium für Wissenschaft und Kunst auf Verkürzung von Schutzfristen für personenbezogenes Archivgut gemäß §15 HArchivG vom 4.9.1995.

16 Berlin Document Center (BDC), seit 1990 Bundesarchiv Außenstelle Zehlendorf, seit Herbst 1996 Teil des BA Berlin, Finckensteinallee. Diese Kartei enthält über 10 Millionen Mit-

- Die Ärztekartei der Reichsärztekammer.[17]
- Die Meldebögen aufgrund des Gesetzes zur Befreiung von Nationalsozialismus und Militarismus vom 5.3.1946 aus den Spruchkammerakten der Hochschullehrer.[18]
- Die Personalkartei des Reichsministeriums für Wissenschaft, Erziehung und Volksbildung.[19]
- Die Mitgliederkartei des NS-Lehrerbundes (NSLB) und des NSD-Dozentenbundes (NSD).[20]
- Die Personalkartei der SS-Offiziere.[21]
- Personalakten aller Hochschullehrer.[22]
- Auerbach, Inge: Catalogus Professorum Academiae Marburgensis, Bd. 2, Marburg 1979.[23]

---

gliedskarten von Parteimitgliedern, die persönliche Daten - z.T. mit Bild -, das Parteieintrittsdatum in die NSDAP und die Mitgliedsnummer beinhalten. Sie ist zu 80-90% vollständig. Die Ansichten über die Vollständigkeit differieren. George Browder hält sie zu über 90% für vollständig. Vgl. Browder 1972, S. 366. Michael Kater geht nur von 80% Vollständigkeit aus. Vgl. Kater 1977, Anm.4. Die aus dieser Kartei entnommenen Daten wurden von uns als vorrangig behandelt, wenn sich Differenzen mit Daten aus Personalakten und anderen Karteien ergaben.

17 BA Berlin (ehemals BDC). Sie enthält Daten von etwa 80 % der Mediziner des „Dritten Reichs" (persönliche Daten und Mitgliedschaft in Parteiorganisationen sowie in der NSV, Amt für Volksgesundheit und in der Kassenärztlichen Vereinigung Deutschlands (KVD); vgl. Browder 1972, S. 370). Die Reichsärztekammer kontrollierte per Zwangsmitgliedschaft neben den der KVD verpflichteten auch die privat praktizierenden und angestellten Ärzte des Reichs. Offenbar wurde diese Kartei recht schlampig geführt. Einmal aufgenommene Daten (Stand 1936) wurden nicht mehr aktualisiert (Mitgliedschaften, Kinder, Familienstand). Die Daten dieser Kartei wurden nur zum Vergleich mit bereits vorhandenen Daten herangezogen.

18 HHStAW 520. Die Meldebögen enthalten Angaben zur Person und zur politischen Betätigung im „Dritten Reich", die von den Betreffenden selbst gemacht werden mußten. Mit dem sogenannten Befreiungsgesetz ging in der amerikanischen Zone die Durchführung der Entnazifizierung unter der Oberaufsicht der Militärregierung auf deutsche Stellen über. Die Meldebögen bildeten eine der Grundlagen der Spruchkammerverfahren.

19 BA Berlin (ehemals BDC). Die Personalkartei enthält persönliche Daten, beruflichen Werdegang, Versetzungen, Berufungen, auch Anzeigen über Schriftwechsel mit dem Ministerium bei diziplinarischen Maßnahmen. Die Daten aus den Personalakten (persönliche Daten und beruflicher Werdegang) wurden hier auf Übereinstimmung überprüft.

20 BA Berlin (ehemals BDC). Den Karteien konnte das Eintrittsdatum und die Mitgliedsnummer in diesen Organisationen entnommen werden. Sie sollen nach Aussage von Browder komplett sein. Vgl. Browder 1972, S. 371. Der NSD war bis zum Sommer 1935 keine eigenständige Organisation, sondern Teil des Lehrerbundes.

21 BA Berlin (ehemals BDC). Die SS-Kartei enthält über 60 000 Personalbögen der Allgemeinen und Waffen-SS mit Daten über die Laufbahn in der SS, SS-ärztliche Untersuchungen, Heiratsgenehmigungen und Erbgesundheitsbögen. Aus dieser Kartei wurden die Daten über die SS-Mitgliedschaften entnommen.

22 StAM 307c, Best. 305a und 310. Die Personalakten wurden vorrangig zur Findung der persönlichen Daten und des beruflichen Werdegangs herangezogen.

23 Die von Auerbach publizierten Daten stammen ebenfalls aus den bis zum Erscheinen des Catalogus aufgenommenen Personalakten des Staatsarchivs Marburg. Die Daten wurden nach Durchsicht zusätzlicher Personalakten teilweise aktualisiert.

- Vorlesungsverzeichnisse und Chroniken der Philipps-Universität Marburg der Jahre 1920 bis 1952.[24]

Die im folgenden betrachtete Gruppe – der Gesamtlehrkörper der Medizinischen Fakultät der Philipps-Universität Marburg – umfaßt 93 Personen (n = 93), die in der Zeit von 1933 bis 1945 an der Universität die Venia legendi besaßen. In dieser Gruppe wird unterschieden zwischen 30 Professoren (Prof. = ordentliche Professoren/Ordinarien) und 63 Mitgliedern des übrigen Lehrkörpers (PD = Privatdozenten; ao. Prof. = beamtete außerordentliche Professoren; nbao. Prof. = nicht beamtete außerordentliche Professoren, apl. Prof = außerplanmäßige Professoren; Hon.Prof. = Honorarprofessoren und Lehrbeauftragte). Assistenten und sonstige Mitarbeiter[25] wurden nicht berücksichtigt, da nur ein unvollständiger Aktenbestand über sie zur Verfügung steht und sie dem Lehrkörper im engeren Sinne nicht angehörten.

2.1 Mitgliedschaften in der NSDAP, SS und SA

Eine Übersicht über die Mitgliedschaften des Gesamtlehrkörpers der Medizinischen Fakultät Marburg (1933 - 1945) in der NSDAP und ihren Organisationen (in %, dazugehörige Tabelle mit absoluten Zahlen) ist in der Graphik I dargestellt. In ihr sind sämtliche Mitgliedschaften in der NSDAP und ihren Organisationen[26] zusammengefaßt, die dem Medizinischen Lehrkörper der Philipps-Universität Marburg, der in der Zeit von 1933 bis 1945 hier lehrte, zuzuordnen sind. Die Zahlen vermitteln nur einen allgemeinen Überblick, sind aber unerläßlich im Vergleich mit anderen Studien, die Daten aus dem gesamten Zeitraum „Drittes Reich" präsentieren, ohne z. B. bezüglich der Eintrittsdaten in die Partei zu differenzieren.

Betrachtet man den Gesamtlehrkörper der Marburger Medizinischen Fakultät, so ist zunächst bemerkenswert, daß nur 7 von 93 Hochschullehrern (8%) keiner NS-Gruppierung angehörten (Bezeichnung: keine), d.h. 92% waren in irgendeiner Form institutionell an das Regime gebunden. Das ist ein extrem hoher Prozentsatz im Vergleich zur Gesamtärzteschaft des „Dritten Reichs", die zu 69% einer Parteiorganisation angehörte.[27] Bezeichnend ist dabei, daß die Zahl der Ordinarien ohne jeg-

---

24 Vorlesungsverzeichnisse und Chroniken wurden herangezogen, um einen ersten Überblick über den Umfang und die Fluktuation des Lehrkörpers in der fraglichen Zeit zu bekommen.

25 Aus der Bekanntgabe der Mitglieder des neuen Betriebsrats, Kennwort „Nationale Sozialisten" im Juni 1933, der ausschließlich aus Mitgliedern der NSBO (Nationalsozialistische Betriebszellenorganisation) bestand, läßt sich ersehen, daß unter den Arbeitern und Angestellten der Kliniken einige Nationalsozialisten waren. Vgl. StAM 310, Acc. 1983/15, Nr.4117, Bd.1. NSDAP-Betriebszellenleitung an Kurator, 14.6.1933, Bl. 134-135.

26 Bei den NS-Organisationen ist zu unterscheiden zwischen Parteigliederungen (Teilen der Partei): SS, SA, NSKK, NSFK, NSD (ab 1935), und angeschlossenen Verbänden (meist Berufsverbänden, eingetragenen Vereinen mit eigenem Vermögen): NSLB, NSÄB, NSV. Vgl. dazu Buchheim 1958a, S.326-328. Rebentisch 1985, S.737-738.

27 Kater 1987, S. 315.

Graphik I: Mitgliedschaften des Gesamtlehrkörpers der Medizinischen Fakultät Marburg (1933-1945) in der NSDAP und ihren Organisationen (%)[28]

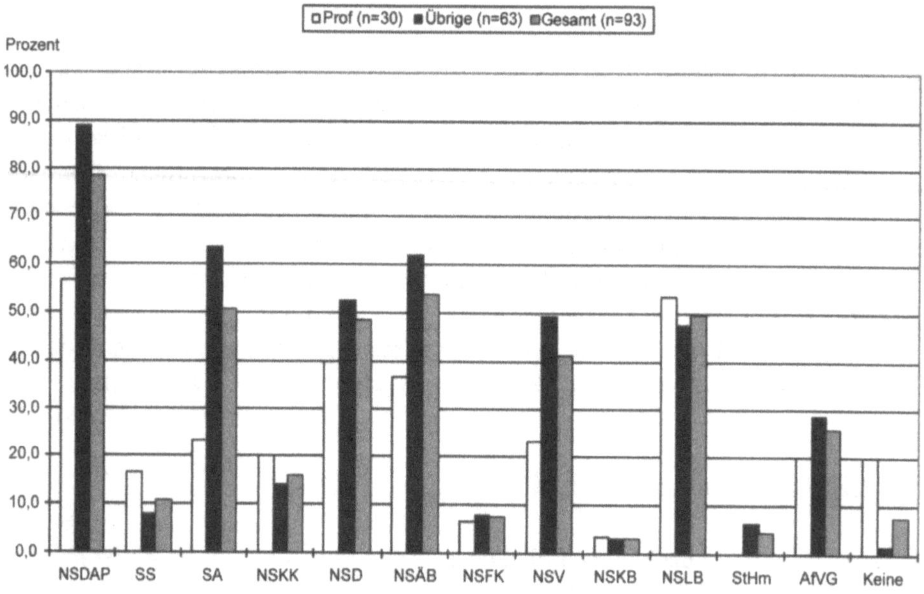

Tabelle zu Graphik I: Angaben in absoluten Zahlen (oben) und Prozentangaben (unten)

	NSDAP	SS	SA	NSKK	NSD	NSÄB	NSFK	NSV	NSKB	NSLB	StHm	AfVG	Keine
Prof.	17	5	7	6	12	11	2	7	1	16	0	6	6
Übrige	56	5	40	9	33	39	5	31	2	30	4	18	1
Gesamt	**73**	**10**	**47**	**15**	**45**	**50**	**7**	**38**	**3**	**46**	**4**	**24**	**7**

	NSDAP	SS	SA	NSKK	NSD	NSÄB	NSFK	NSV	NSKB	NSLB	StHm	AfVG	Keine
Prof.	56,7	16,7	23,3	20,0	40,0	36,7	6,7	23,3	3,3	53,3	0,0	20,0	20,0
Übrige	88,9	7,9	63,5	14,3	52,4	61,9	7,9	49,2	3,2	47,6	6,3	28,6	1,6
Gesamt	**78,5**	**10,8**	**50,5**	**16,1**	**48,4**	**53,8**	**7,5**	**40,9**	**3,2**	**49,5**	**4,3**	**25,8**	**7,5**

28 NSDAP: Nationalsozialistische Deutsche Arbeiterpartei, SS: Schutzstaffel, SA: Sturmabteilung, NSKK: Nationalsozialistisches Kraftfahrerkorps, NSD: Nationalsozialistischer Deutscher Dozentenbund, NSÄB: Nationalsozialistischer Ärztebund, NSFK: Nationalsozialistisches Fliegerkorps, NSV: Nationalsozialistische Volkswohlfahrt, NSKB: Nationalsozialistischer Kulturbund, NSLB: Nationalsozialistischer Lehrerbund, StHm: Stahlhelm, AfVG: Amt für Volksgesundheit, keine: keine Mitgliedschaft in einer NS-Organisation.
Die Datenquellen wurden am Anfang des Kapitel detailliert beschrieben. Die Prozentangaben wurden im laufenden Text auf- bzw. abgerundet.

liche Mitgliedschaft bei weitem überwiegt (20% aller Professoren), während nur einer der 63 Mitglieder des übrigen Lehrkörpers die Zivilcourage aufbrachte, keiner Parteiorganisation beizutreten. Die etablierten Professoren scheinen in dieser Hinsicht weniger dem Druck der Partei ausgesetzt gewesen zu sein als die noch auf den unteren Stufen der Karriereleiter befindlichen Privatdozenten. Bei den Professoren waren es die älteren, die schon kurz vor der Pensionierung standen, die sich mit der neuen Obrigkeit nicht mehr anfreunden konnten (Göppert, Hildebrand, Kutscher, Schwenkenbecher). Der Pädiater Ernst Freudenberg hatte eine jüdische Frau, der Antisemitismus der NSDAP wird ihn deshalb von vornherein von der Partei ferngehalten haben. Neben Freudenberg ist dem Psychiater Ernst Kretschmer, der seit 1926 in Marburg lehrte und 1933 bereits ein bekannter Vertreter seines Fachs war, als einzigem eine Parteiabstinenz aus Überzeugung zuzuschreiben.[29]

Bei den Mitgliedern des übrigen Lehrkörpers taucht nur der Zoologe Luther in keiner der Mitgliedschaftslisten von Partei und NS-Organisationen auf. Er war nur in den letzten drei Kriegsjahren wissenschaftlicher Mitarbeiter im Strahlenbiologischen Institut und beschäftigte sich dort mit Fragen der Krebsforschung. Von ihm ist nicht bekannt, ob er nur aus Desinteresse oder aufgrund einer aktiven Ablehnung des „Neuen Staates" nicht Parteigenosse wurde. Im Spruchkammerverfahren zu seiner Entnazifizierung wurde er als „vom Gesetz nicht betroffen", d.h. ohne Parteimitgliedschaft eingestuft.[30]

Ein genaueres Bild erhält man, wenn die Zugehörigkeit bzw. der Beitritt zur Partei und ihren Organisationen weiter differenziert wird.

Mitgliedschaft in der NSDAP

79% des Marburger Medizinischen Lehrkörpers (LK, 73 von 93) waren im fraglichen Zeitraum Mitglied der NSDAP, wobei der übrige LK mit 89% weitaus häufiger vertreten war als die Professoren mit 57%. Die meistvertretenen Eintrittsjahre lagen erwartungsgemäß in den Jahren 1933 (27 von 73 Parteimitgliedern) und 1937 (33 von 73 Parteimitgliedern), da die Partei zwischen 1933 und 1937 und auch 1938 und 1942 bis 1945 keine neuen Mitglieder aufnahm.[31] Drei der 73 Parteimitglieder waren nur Mitglied in der NSDAP ohne einer weiteren Organisation beizutreten, bei allen anderen war also eine Mitgliedschaft in mehreren Organisationen gegeben.[32]

Diese Prozentzahlen können nur im Vergleich zu denen anderer Universitäten, der übrigen Ärzteschaft und anderen akademischen Berufsgruppen interpretiert werden. An der Universität Gießen fanden sich 47% des gesamten Lehrkörpers bereit, in die NSDAP einzutreten, und im Vergleich mit den anderen Gießener Fakultä-

29 BA Berlin (ehemals BDC), Akte WI Wilhelm Pfannenstiel, Gutachten des Gaudozentenbundsführers Martin über Ernst Kretschmer, 12.8.1943.

30 HHStAW 520, M-St 2107/46 Spruchkammerverfahren Luther.

31 Kater 1977, S. 462-463. Buchheim 1958, S. 316-317.

32 Einzelne Mitglieder des Lehrkörpers waren Mitglied in bis zu acht Parteigliederungen: 92% waren Mitglied in mindestens einer, 81% in mindestens zwei, 73% in mindestens drei, 62% in mindestens vier, 40% in mindestens fünf oder mehr Parteigliederungen.

ten war der Prozentsatz der Angehörigen der Medizinischen Fakultät mit 56% überproportional hoch.[33] An der Universität Hamburg waren 64% des nichtjüdischen Gesamtlehrkörpers Parteimitglieder, bei den Medizinern waren es sogar 73%.[34] Den Höchststand mit 43% erreichte die Jenaer Medizinische Fakultät 1944.[35] An der Universität Frankfurt gab es bis 1939 38% Parteimitglieder im Gesamtlehrkörper der Universität.[36] An der gesamten Universität Tübingen waren es im Jahr 1944 81%,[37] an der gesamten Universität Heidelberg wurden für den Zeitraum von 1929 bis 1941 22% Parteimitglieder ermittelt, in der Medizinischen Fakultät waren es 25%.[38] Direkt vergleichbar, d.h. den Gesamtzeitraum 1933-1945 umfassend, sind also nur die Gießener und Hamburger Zahlen der Medizinischen Fakultäten. Die Marburger Fakultät hat unter diesen die höchsten Mitgliedszahlen aufzuweisen, dicht gefolgt von Hamburg, damals als „rote, liberale“ Großstadtuniversität bekannt, Gießen liegt weit dahinter, ebenso die anderen Universitäten.

Michael Kater wertete eine Stichprobe von 4000 Karten der Kartei der Reichsärztekammer aus und stellte fest, daß zwischen 1925 und 1945 45% aller Ärzte Parteimitglieder und damit als Berufsgruppe dreifach überrepräsentiert waren.[39] Er gibt als Begründung für den verstärkten Eintritt von Ärzten in die NSDAP die scheinbare Verbesserung ihrer wirtschaftlichen Lage in den dreißiger Jahren an. Im Hinblick auf den Verdienst waren sie besser gestellt als in der Weimarer Republik, ebenso verbesserte sich die Stellensituation, was durch die Vertreibung der jüdischen Ärzte noch unterstützt wurde. Die Reorganisation der Standesorganisation durch die neue Reichsärzteordnung und die Entbürokratisierung des Krankenkassenwesens trugen seines Erachtens ebenso stark zum Zulauf von Ärzten zur NSDAP bei.[40]

Der hohe Organisationsgrad der Ärzte im „Dritten Reich“ spiegelt sich ebenso in den Zahlen für die Gaue Kurhessen und Hessen-Nassau wider. Die Ärztekammern von Kurhessen und Hessen-Nassau veröffentlichten 1937 im Hessischen Ärzteblatt: von 800 Ärzten im Regierungsbezirk Kassel (davon mehr als die Hälfte niedergelassen und 3% jüdisch) sind 284, also 36% Parteigenossen.[41] Im benachbarten Hessen-Nassau waren es nur 869 von 2880, das entspricht 30%. Dagegen nehmen sich

33 Chroust 1994, Bd. 1, S. 297. In einer Rezension zu Chrousts Monographie wird - mit Hinweis auf die NSDAP-Mitgliederkartei des BA Berlin - behauptet, daß der Anteil der Parteimitglieder in der Medizinischen Fakultät Gießen mit 75,5% ungleich höher war als von Chroust angegeben. Vgl. dazu Bernhardt 1996, S. 377. Im Vergleich mit den Hamburger und Marburger Zahlen erscheint dies möglich.

34 Giles 1991, S. 115.

35 Zimmermann 2000, S. 189.

36 Zneimer 1978, S. 153.

37 Adam 1977, S. 153.

38 Carmon 1978, S. 542-544. Dagegen Zahlen von Jansen 1992, S. 244: 49% der zwischen 1930 und 1932 in Heidelberg lehrenden Mediziner traten in die NSDAP ein, 34 % des Gesamtlehrkörpers der Universität.

39 Kater 1985a, S. 112. Kater 1987, S. 311.

40 Kater 1989, S. 55.

41 Hadrich 1937, S. 101 und Hadrich 1937a, S. 115. Vgl. zur Mitgliedschaft von Ärzten in anderen Ländern des Reichs Rüther 1997, S. 167.

die NSDAP-Mitgliedszahlen für die Bevölkerung des Kreises Marburg gering aus: nur 6% der wahlberechtigten Bevölkerung waren 1937 Parteimitglieder.[42] Genauso niedrig waren die Zahlen für den gesamten Gau Kurhessen: 5% der Einwohner waren bis zum 1.1.1935 der Partei beigetreten.[43]

Zur weiteren Verifizierung der Aussage, daß die an den Universitäten tätigen Ärzte augenscheinlich der NSDAP sehr stark zugeneigt waren, wurden zum Vergleich andere an der Universität tätige Berufsgruppen herangezogen. Ute Deichmann überprüfte das Verhalten von 440 Biologen, die zwischen 1933 und 1945 an Universitäten und Kaiser-Wilhelm-Instituten (KWI) in Deutschland tätig waren: 58% der nicht emigrierten Biologen traten in die Partei ein.[44] Das entspricht etwa dem von Ash und Geuter für nicht emigrierte Hochschulpsychologen ermittelten Prozentsatz von 55%.[45] Deichmann begründet die relativ hohen Zahlen bei den Biologen damit, daß eine pro-nationalsozialistische oder zumindest neutrale Haltung der Partei gegenüber für einen beruflichen Aufstieg an den Universitäten unbedingt notwendig war.[46] Bei den Lehrern ermittelte Kater nur 24% Parteimitglieder, ein überraschend niedriger Prozentsatz, obwohl man erwartet hätte, daß sich die (beamteten) Lehrer in einem ungleich höheren Maße der Partei verpflichtet sehen mußten als die Ärzte.[47] Im Vergleich mit den Hochschulärzten in Marburg war der Organisationsgrad anderer Berufsgruppen also erheblich niedriger. Es ist Aufgabe dieser Analyse, Gründe für dieses Verhalten der Marburger Medizinerschaft zu suchen.

Vor Hitlers Machtübernahme betätigte sich keiner der Marburger medizinischen Ordinarien aktiv in der NSDAP.[48] Eine Ausnahme, jedoch als Privatdozent, machte der Zahnmediziner Fliege, der schon 1930 als Standartenarzt in der SA tätig war und auch der Partei angehörte.[49] Nach dem Machtantritt Hitlers gaben sich im Lehrkörper der Medizinischen Fakultät jedoch überzeugte Parteianhänger zu erkennen – neben dem Hygieniker Pfannenstiel und dem Zahnmediziner Fliege auch der neue Rektor der Universität, der Pharmakologe Baur -, die das politische Klima in der Fa-

42 HHStAW 483 4642c. Mitgliederstatistik für den Stadt- und Landkreis Marburg (Gau Kurhessen) 1937.

43 Reichsorganisationsleiter der NSDAP 1935, S. 45. Im Vergleich mit den anderen 32 Gauen lag die Mitgliederquote an fünfter Stelle.

44 Deichmann 1992, S. 225.

45 Ash; Geuter 1985, S. 265.

46 Deichmann 1992, S. 312.

47 Kater 1979, S. 609.

48 Vgl. die ähnliche Konstellation an der Hamburger Medizinischen Fakultät. Allerdings war hier mehr als ein Viertel des Lehrkörpers in einer der anderen Parteien organisiert (Van den Bussche 1989, S. 38-39.). Bei den Marburger Ordinarien ist nur in Einzelfällen parteipolitische Betätigung vor 1933 nachzuweisen, beispielsweise war Jahrmärker (Psychiatrie) Kandidat der Kampffront Schwarz-Weiß-Rot, Deutschnationale Volkspartei.

49 StAM 307c, Acc. 1969/33, Nr.347. Studentenschaft der Philipps-Universität Marburg an Rektor, 31.8.1933. OZ 1.9.1934, S. 9, Sanitätsstandartenführer Dr. Fliege zum Professor ernannt. Fliege war der einzige, der im Februar 1932 seine Unterschrift unter einen Aufruf der Marburger Hochschullehrer zur Wahl Hindenburgs verweigerte. Vgl. StAM 305a, Acc. 1975/79, Nr. 607. Fliege an Rektor, 4.2.1932, Bl.26.

kultät entscheidend mitbestimmten und damit auch jüngere Kollegen auf ihre Seite zogen.[50]

Im Herbst 1933 hatten 30 von 38 Mitgliedern des Marburger Lehrkörpers das „Bekenntnis der Professoren an den deutschen Universitäten und Hochschulen zu Adolf Hitler und dem nationalsozialistischen Staat" unterzeichnet, das Hitler vom NSLB vor der Reichstagswahl vom 12. November 1933 überreicht wurde.[51] Aus der Reihe der Ordinarien waren nur der Pädiater Ernst Freudenberg und der kurz vor seiner Emeritierung stehende Anatom Ernst Göppert nicht auf dieser Liste zu finden.[52] Ist daraus auf allgemeine Zustimmung zum Regime zu schließen, die schon 1933 zur Parteimitgliedschaft nahezu aller Marburger medizinischen Hochschullehrer führte? Um diese Frage beantworten und die Entwicklung der Parteimitgliedschaften an der Marburger Medizinischen Fakultät besser beurteilen zu können, wurde das Organisationsverhalten des Lehrkörpers in den Jahren 1934, 1937 und 1944 getrennt betrachtet.

Tab. 6: Mitgliedschaften des Gesamtlehrkörpers der Medizinischen Fakultät Marburg in der NSDAP und ihren Organisationen in den Jahren 1934, 1937 und 1944[53]

1934												
Partei	Prof. (n=20)	%	kA	%	Übrige (n=21)	%	kA	%	Gesamt (n=41)	%	kA	%
NSDAP	7	35,0	0	0,0	11	52,4	0	0,0	18	43,9	0	0,0
SS	2	10,0	0	0,0	1	4,8	0	0,0	3	7,3	0	0,0
SA	2	10,0	0	0,0	14	66,7	1	4,8	16	39,0	1	2,4
NSKK	4	20,0	0	0,0	2	9,5	1	4,8	6	14,6	1	2,4
NSD	5	25,0	1	5,0	11	52,4	6	28,6	16	39,0	7	17,1
NSÄB	6	30,0	2	10,0	11	52,4	4	19,0	17	41,5	6	14,6
NSFK	1	5,0	0	0,0	1	4,8	0	0,0	2	4,9	0	0,0
NSV	4	20,0	3	15,0	6	28,6	5	23,8	10	24,4	8	19,5
Keine	5	25,0	0	0,0	0	0,0	0	0,0	5	12,2	0	0,0

50 Vgl. Kap. III.1.1.

51 Vgl. zu dieser Aktion auch Kap. II.3.

52 Abendroth; Abendroth 1983, S. 112. Heiber 1992, S. 573-574. Aufruf an die gebildete Welt vor der Reichstagswahl, 12.11.1933. Die Liste enthält 957 Unterschriften, etwa ein Achtel aller deutschen Professoren. Kater wertete diese „Bekenntnisliste" statistisch aus: Von 182 Hochschullehrern der Universität Marburg unterschrieben 104 = 57,1 % den Aufruf. Für Marburg spezifisch war der sehr hohe Prozentsatz an jüngeren Hochschullehrern (übriger Lehrkörper), der sich zum neuen Staat bekannte, vgl. Kater 1981, S. 66. Eine Liste mit den Unterschriften sämtlicher Hochschullehrer der Philipps-Universität Marburg (hier 103) findet sich in StAM 305a, Acc. 1975/79, Nr.607.

53 Die Datenquellen wurden am Anfang des Kapitels detailliert beschrieben.

1937												
Partei	Prof. (n=19)	%	kA	%	Übrige (n=24)	%	kA	%	Gesamt (n=43)	%	kA	%
NSDAP	10	52,6	0	0,0	19	79,2	0	0,0	29	67,4	0	0,0
SS	2	10,5	1	5,3	1	4,2	0	0,0	3	7,0	1	2,3
SA	3	15,8	0	0,0	16	66,7	3	12,5	19	44,2	3	7,0
NSKK	5	26,3	0	0,0	4	16,7	1	4,2	9	20,9	1	2,3
NSD	7	36,8	1	5,3	15	62,5	4	16,7	22	51,2	5	11,6
NSÄB	7	36,8	2	10,5	12	50,0	3	12,5	19	44,2	5	11,6
NSFK	1	5,3	0	0,0	1	4,2	0	0,0	2	4,7	0	0,0
NSV	5	26,3	3	15,8	8	33,3	4	16,7	13	30,2	7	16,3
Keine	2	10,5	0	0,0	0	0,0	0	0,0	2	4,7	0	0,0

1944												
Partei	Prof. (n=17)	%	kA	%	Übrige (n=36)	%	kA	%	Gesamt (n=53)	%	kA	%
NSDAP	10	58,8	0	0,0	31	86,1	0	0,0	41	77,4	0	0,0
SS	3	17,6	0	0,0	3	8,3	0	0,0	6	11,3	0	0,0
SA	4	23,5	1	5,9	17	47,2	4	11,1	21	39,6	5	9,4
NSKK	3	17,6	0	0,0	5	13,9	0	0,0	8	15,1	0	0,0
NSD	9	52,9	1	5,9	20	55,6	1	2,8	29	54,7	2	3,8
NSÄB	8	47,1	3	17,6	21	58,3	3	8,3	29	54,7	6	11,3
NSFK	2	11,8	0	0,0	3	8,3	0	0,0	5	9,4	0	0,0
NSV	6	35,3	3	17,6	19	52,8	7	19,4	25	47,2	10	18,9
Keine	1	5,9	0	0,0	1	2,8	0	0,0	2	3,8	0	0,0

Vor dem Machtwechsel gehörte keiner der Marburger o. Professoren der Medizin der Partei oder einer ihrer Organisationen an oder hatte öffentlich seine Sympathie für Hitler und die NSDAP bekundet.[54] Dies wundert insofern nicht, als es durch Erlaß des PrMWKV Beamten zwischen Juli 1930 und Juni 1932 verboten war, der NSDAP anzugehören,[55] was natürlich nichts über eine gewisse Dunkelziffer von NS-Sympathisanten in der Hochschullehrerschaft aussagt, die sich in dieser Zeit nicht öffentlich zur „Bewegung" bekennen konnten oder wollten.

1934 waren bereits sieben Ordinarien (von 20, also 35%) der NSDAP beigetreten. Es waren ganz offensichtlich die dem Regime positiv gegenüberstehenden jüngeren Mitglieder des Lehrkörpers, die bereits 1933 in die Partei eintraten. Der Zahnmediziner Hans Fliege,[56] der einzige, der wie schon erwähnt 1929 als Dozent Parteimitglied wurde, war bereits im März 1933 Stadtverordneter der NSDAP.[57] Als Vertrauensdozent der NSDAP verfaßte er politische Gutachten über seine Kollegen,[58] besuchte den Reichsparteitag 1935 und veranlaßte auch seine Frau zum Parteibeitritt.[59] Als Beamter war er zwischen 1930 und 1932 durch Erlaß des PrMWKV gezwungen, die Partei zu verlassen, trat aber nach Aufhebung des Verbots sofort wieder ein.[60] Der Anatom Eduard Jacobshagen,[61] der auf den gerade vakanten anatomischen Lehrstuhl hoffte, und der Leiter der HNO-Klinik Walther Uffenorde[62] waren als politisch rechtsstehend und völkisch eingestellt bekannt[63] und entschlossen sich, wohl hauptsächlich aus ideologisch-idealistischen Motiven, sofort nach der Macht-

54 In den Wahlaufrufen für die NSDAP im Völkischen Beobachter (30.4.1932, 29.7.1932, 5.11.1932 und 3.3.1933) ist keine Unterschrift von Marburger Medizinern zu finden, vgl. Heiber 1992, Anhang S. 567-570.

55 Emil von Behring-Bibliothek für Geschichte und Ethik der Medizin, Nachlaß Rosemann. Erlaß A 753.1 des PrMWKV Lammers vom 25.7.1930 zur Teilnahme von Beamten an staatsfeindlichen Organisationen. Allen Beamten war die Teilnahme an der NSDAP und KPD, die Betätigung für sie oder ihre sonstige Unterstützung verboten. Der Erlaß wurde für die NSDAP am 29.6.1932 durch den Erlaß A 850 des PrMWEV wieder aufgehoben.

56 StAM 307c, Acc. 1969/33, Nr.347.

57 OZ 13.3.1933, S. 4, Das neue Marburger Stadtparlament. Fliege hatte den letzten von 20 Listenplätzen der NSDAP inne.

58 StAM 307c, Acc. 1950/10, No. 166.

59 BA Berlin (ehemals BDC) SSO Hans Fliege, Personalfragebogen.

60 BA Berlin (ehemals BDC), NSDAP-Kartei Hans Fliege. Austritt 1.7.1930, Wiedereintritt 1.5.1932 (wahrscheinlich zurückdatiert).

61 StAM 307c, Acc. 1969/33, Nr.180 und 259. BA Berlin (ehemals BDC), NSDAP-Kartei Eduard Jacobshagen

62 StAM 307c, Acc. 1969/33, Nr.190. BA Berlin (ehemals BDC), NSDAP-Kartei Walther Uffenorde.

63 StAM 307c, Acc. 1950/10, Nr 166. Gutachten von Schubert über Jacobshagen, o.D.: „War immer völkisch eingestellt, jetzt nat.soz. gesonnen". HHStAW 520 Ma 4750 Spruchkammerverfahren Uffenorde. Gutachten Schmidt-Schleicher über Uffenorde, 22.8.1945: „Herr Prof. Uffenorde hat im Jahre 1933 das Programm der NSDAP mit Begeisterung aufgenommen". Gutachten Schwenkenbecher über Uffenorde, 26.11.1945: „Prof. Uffenorde ist ein ausgesprochener Idealist, der aus diesem Grunde sich der Partei anschloss, dann im Laufe der Jahre nur Enttäuschung erntete".

übernahme zum Parteibeitritt. Für den Anatomen Ernst Nauck[64] und den Gerichtsmediziner Gerhard Schrader[65], beide zum Zeitpunkt ihres Beitritts kurz vor ihrer ersten Berufung, war der Parteibeitritt Sprungbrett zur schnellen Erlangung eines Ordinariats. Nauck wurde zwar als nicht sonderlich zuverlässiger Nationalsozialist beurteilt,[66] sein Kollege Schrader jedoch galt als „besonnener Mann von unbedingter charakterlicher und politischer Zuverlässigkeit".[67] Er war als stellvertretender Dekan der Fakultät auch im Führerkreis des NSD tätig. Der Pharmakologe Max Baur[68] und der Hygieniker Wilhelm Pfannenstiel[69] waren 1931 auf ihre Lehrstühle berufen worden. Auch für Baur wurde der politische Machtwechsel zum Karrieresprungbrett. In seiner Funktion als der erste vom RMWEV ernannte Rektor der Philipps-Universität stellte er sich voll hinter die Ziele des neuen Regimes.[70] Der Hygieniker Wilhelm Pfannenstiel zeigte sich nach Aussage seiner Kollegen in einem Gutachten des Senats „anfänglich nicht als besonders eifriger Vertreter nationalsozialistischer Ideen"[71] und erst „seit März 1933 in stärkerem Maße von den Aufgaben und Zielen der Bewegung angezogen und aufgesaugt".[72] In einem Gutachten der Dozentenschaft bescheinigte man Pfannenstiel echten Eifer bei der Unterstützung des neuen Staates: „Er ist [...] mit Leib und Seele dabei, allerdings weniger aus einer in inneren Spannungen und Kämpfen gereiften Vitalität, sondern mehr aus seiner von der Bewegung restlos resorbierten Betriebsamkeit".[73] Auch sein weiteres Engagement richtete Pfannenstiel ganz auf den neuen Staat aus; er wurde u.a. Kreisbeauftragter für Rassenpolitik für den Kreis Marburg und Vorsitzender der Marburger Ortsgruppe der Deutschen Gesellschaft für Rassenhygiene.[74] In der Fakultät war er der NS-Aktivist schlechthin, der sich bei seinem Duzfreund Max de Crinis, dem Referenten für Medizin im RMWEV, während des Krieges über die „Zustände" in der Fakultät entrüstete und versuchte, den ihm politisch mißliebigen Dekan Kretschmer aus dem Amt zu drängen.[75] Pfannenstiels Denunziantentum ging sogar so weit, daß

64 StAM 307c, Acc. 1969/33, Nr.185. BA Berlin (ehemals BDC), NSDAP-Kartei Ernst Nauck.

65 StAM 307c, Acc. 1969/33, Nr.187. StAM 307c, Acc. 1969/33, Nr.362. BA Berlin (ehemals BDC), NSDAP-Kartei Gerhard Schrader.

66 HHStAW 483/4647a. Gutachten Westphal über Nauck, o.D. „Politisch ist N. bisher nicht sonderlich aktiv für den neuen Staat hervorgetreten, Nachteiliges im Sinne einer innerlich feindseligen Haltung zum Nationalsozialismus ist nicht bekannt".

67 HHStAW 483/4647b. Gutachten über Schrader, 28.10.1936 (ohne Autor).

68 StAM 305a, Acc. 1976/19, Nr.3632. BA Berlin (ehemals BDC), NSDAP-Kartei Max Baur.

69 StAM 307c, Acc. 1969/33, Nr.273. BA Berlin (ehemals BDC), NSDAP-Kartei Wilhelm Pfannenstiel.

70 Vgl. Kap. III.1.1.

71 StAM 305a, Acc. 1992/55, Nr.4377, Personalakte Pfannenstiel. Gutachten des Senats über Pfannenstiel, 16.1.1950.

72 HHStAW 483/4647a. Gutachten über Pfannenstiel (ohne Datum und Autor).

73 Ebd.

74 HHStAW 520 Ma-St 1537/48, Spruchkammerverfahren Pfannenstiel. Klageschrift 10.8.1949. StAM 307c, Acc. 1969/33, Nr.273. Dekan an Institutsdirektoren, 10.10.1933. Vgl. zu Pfannenstiels Aktivitäten auf dem Gebiet der Rassenhygiene Kap. III.5.2 und Kap. III.7.4.

75 BA Berlin (ehemals BDC), WI Wilhelm Pfannenstiel. Vgl. dazu Kap. IV.2.1.

er sich nicht scheute, zwei alte Damen der Kriminalpolizei und dem Sicherheitsdienst (SD) wegen Abhörens ausländischer Sender zu melden,[76] worauf diese zu mehreren Jahren Zuchthaus verurteilt wurden. Die eine starb an den Folgen einer Erkrankung, die sie sich dort zuzog; die andere wurde als Jüdin ins KZ Theresienstadt deportiert und ist dort dem Hungertod zum Opfer gefallen. Das Gutachten der Fakultät über Pfannenstiel fiel 1949 dementsprechend aus: „Sehr aktiver Nazi – Haupt der engeren Nazi-Clique – politisch sehr gefährlich. Denunziant. Verfasser von Geheimberichten. Verantwortlich für die meisten Schwierigkeiten politischer Art in der Fakultät".[77]

Die bereits etablierten älteren Ordinarien hielten sich beim Eintritt in die NSDAP 1933 abwartend zurück. Hochschullehrer, die das 50. Lebensjahr schon überschritten hatten, machten zu diesem Zeitpunkt die überwiegende Mehrheit des Marburger Kollegiums aus. Dies lag daran, daß in den zwanziger Jahren fast alle Lehrstühle neu besetzt worden waren und diese Herren ihren Lehrstuhl nun schon seit einem Jahrzehnt innehatten. Der eine oder andere entschloß sich später noch zum Parteibeitritt, die meisten beließen es jedoch bei einer Mitgliedschaft in einer der untergeordneten Parteiorganisationen.

1937, nach Aufhebung der Mitgliedersperre, kamen bei den Professoren – auch durch Neuberufungen der regimetreuen Professoren Becher (Anatomie), Förster (Gerichtsmedizin) und Wiskott (Pädiatrie) – noch einige Parteimitglieder hinzu, so daß etwas über die Hälfte der Ordinarien der Medizin der Partei angehörten (10 von 19, also 53%). Dies ist durchaus vergleichbar mit Katers Prozentzahlen für die Gesamtärzteschaft (45%).[78] Ebenso vergleichbar ist die Situation in Hamburg. Nachdem dort 1934 nur 17% der ordentlichen Medizinprofessoren der Partei angehört hatten, waren es 1937 schon 54%. In Jena war ein ähnlicher Trend auszumachen. Die Mitgliedsquote der ordentlichen Professoren stieg dort von 22% im WiSe 1933/34 auf 44% im WiSe 1937/38.[79]

Als letzter der Marburger Ordinarien der Medizin trat der Anatom Benninghoff 1941 der Partei bei. Von ihm ist bekannt, daß er dem Druck seines ehemaligen Mitarbeiters Enno Freerksen, Gaudozentenbundsführer in Kiel, nachgab und sich nach seiner Berufung nach Marburg zur Mitgliedschaft entschloß, um die Herausgabe seines Lehrbuches nicht zu gefährden.[80] In den Jahren zuvor waren bereits zwei Hochschullehrer berufen worden, die der Partei schon seit langer Zeit angehörten, so daß 1944 zehn von 17 Professoren (59%) NSDAP-Mitglieder waren. Zum selben Zeitpunkt waren in Hamburg sogar 77% der Ordinarien der Medizin Parteimitglieder, womit die Hamburger Medizinische Fakultät den höchsten Prozentsatz aller

76 HHStAW 520 Ma-St 1537/48. Aussage Hermann Staubesand vor der Lagerspruchkammer Garmisch-Partenkirchen, 10.7.1948.

77 StAM 307c, Acc. 1969/33, Nr.273. Gutachten des Senats über Pfannenstiel, 28.11.1949.

78 Kater 1985a, S. 112.

79 Zimmermann 2000, S. 189.

80 Grundmann; Aumüller 1996, S. 347.

Hamburger Fakultäten aufwies[81] und auch die Marburger Ordinarien übertraf. In Jena hatte sich die Mitgliederquote 1944 bei 43% eingependelt.[82]

1940 war der zuvor als Hochschulreferent im RMWEV tätige Gynäkologe Ernst Bach berufen worden, der bereits eine steile Parteikarriere aufweisen konnte. Mitglied der NSDAP bereits seit 1922, war er seit 1933 Gauobmann des NSÄB in München, Gauamtsleiter des AfVG von 1935 bis 1938 und wurde 1935 als „alter Kämpfer" und aktiver Teilnehmer am Hitlerputsch im September 1923 Blutordensträger. Nach seiner Versetzung ins RMWEV wurde er Vertrauensmann des Reichärzteführers für Hochschulfragen und bekam 1940 den langersehnten Lehrstuhl in Marburg, ohne eine nennenswerte wissenschaftliche Leistung erbracht zu haben.[83] Eine nicht ganz so spektakuläre Parteikarriere, dafür jedoch eine Karriere in der SS,[84] hatte der Kinderarzt Joseph Becker aufzuweisen, der 1939 den Marburger Lehrstuhl für Pädiatrie übernahm. Er war NSDAP-Mitglied seit 1933 und Vertrauensmann der Partei als Vertreter der Nichtordinarien in Bremen, außerdem Sachberater der Organisation „Mutter und Kind" der NSV im Gau Weser-Ems.[85]

Im übrigen Lehrkörper der Medizinischen Fakultät stellt sich die Situation anders dar als bei den Professoren. Bereits vor der Machtübernahme 1933 waren zwei Nichtordinarien (Schubert, Fliege) der NSDAP beigetreten, 1934 waren schon über die Hälfte der Mediziner in der Partei organisiert (11 von 21, das entspricht 52%). Die Mitgliedschaftszahlen stiegen von 79% (19 von 24) im Jahre 1937 auf 86% (31 von 36) im Jahre 1944 (Tab.6). Der Zustrom der Dozenten und nbao. Professoren zur NSDAP war also sehr viel größer als bei den „etablierten" Ordinarien. Mit den Marburger Zahlen sind die der Hamburger Medizinischen Fakultät vergleichbar: Im SoSe 1934 waren 52% der nichtplanmäßigen Hamburger Medizinprofessoren Parteimitglieder, im SoSe 1937 waren es 70%, im SoSe 1944 sogar 90%.[86] Ähnliche, wenn auch etwas niedrigere Daten existieren für den Lehrkörper der Medizinischen Fakultät Jena. Im Unterschied zu Marburg und Hamburg waren dort die ao. Professoren jedoch bei Anträgen auf Aufnahme in die Partei zunächst sehr viel entscheidungsfreudiger als die Dozenten.[87]

Im Fall der jüngeren Hochschullehrer des Lehrkörpers und hier insbesondere der Privatdozenten war zu klären, ob man von einem kalkulierten Parteibeitritt aus Karrieregründen sprechen kann. Dazu wurde festgestellt, wie viele Marburger Privatdozenten zum Zeitpunkt ihrer Habilitation bereits der Partei beigetreten waren. Im

81 Van den Bussche 1989, S.163-164.

82 Zimmermann 2000, S. 189.

83 StAM 310, Acc. 1978/15, Nr.2264. StAM 310, Acc. 1978/15, Nr.2266. BA Berlin (ehemals BDC), REM Ernst Bach. Vgl. dazu Kap. III.4.2.

84 Vgl. weiter unten in diesem Kap.

85 StAM 307c, Acc. 1969/33, Nr.241.

86 Van den Bussche 1989, S. 163-164.

87 Zimmermann 2000, S. 189. Im WiSe 1937/38 waren 67% der ao.Professoren, jedoch nur 33% der Dozenten der Jenaer Medizinischen Fakultät Parteimitglied. Diese Diskrepanz war 1943 nicht mehr vorhanden.

Zeitraum 1934 bis 1945 habilitierten sich an der Medizinischen Fakultät der Universität Marburg 29 Personen. 22 von ihnen (76%) waren vorher bereits Mitglied der NSDAP. Da der Zugang zum Beruf des Hochschullehrers sich durch die Reichshabilitationsordnung vom 13. Dezember 1934[88] geändert hatte, Habilitation und Dozentur entkoppelt und von einer politischen Bewertung der persönlichen und charakterlichen Eignung nach Teilnahme an einem Dozentenlager abhängig geworden waren, sind diese Zahlen nicht überraschend. Den Dozentenlagern konnte sich niemand entziehen, der nach 1933 habilitieren wollte. Sie waren sicher leichter zu ertragen, wenn man der Partei angehörte und sich nach außen hin zum Regime bekannte. Wo die Überzeugung aufhörte und wo das Karriereinteresse begann, ist bei den einzelnen Dozenten nicht festzustellen. Die Privatdozenten konnten im Normalfall nach sechs Jahren vom Institutsvorstand beim RMWEV zur Ernennung zum nichtbeamteten außerordentlichen (nbao.) Professor vorgeschlagen werden. Ab 1939 wurden sie sogar automatisch auf Zeit beamtet (apl. Prof.). Von 1933 bis 1945 waren zum Zeitpunkt dieses Karrieresprungs von 18 Marburger medizinischen Privatdozenten bereits 14 (78%) der Partei beigetreten.

Angesichts dieser Zahlen kann vermutet werden, daß es sich bei den Marburger Privatdozenten der Medizin in den meisten Fällen um einen Beitritt aus Karrieregründen handelte.[89] Herauszugreifen sind auch hier einige Parteiaktivisten, die durch besonderes Engagement hervortraten: Parteimitglieder der ersten Stunde waren der Hautarzt Martin Schubert, der Chirurg Hans Boeminghaus, der Internist Karl Eimer und der Psychiater Wilhelm Enke. Schubert[90] war in der Marburger Dozentenschaft aktiv, profilierte sich 1934 als Vertrauensmann der NSDAP bei der Medizinischen Fakultät durch geheime Gutachten über seine Kollegen und setzte die Teilnahme des Parteivertreters an Fakultätssitzungen durch.[91] Boeminghaus war nach Ansicht seines Rektors Baur „eine Persönlichkeit, die heute auf dem Boden der Bewegung steht und sie auch in jeder Beziehung ärztlich vertritt“,[92] eine Floskel, wie sie in leicht abgewandelter Form in fast jeder Beurteilung jener Zeit auftauchte. Er meinte jedoch damit Boeminghaus‘ Forschungstätigkeit auf dem Gebiet der Sterilisation des Mannes, die er in den Dienst der nationalsozialistischen Erb- und Rassenpflege mit ihrer Festschreibung im „Gesetz zur Verhütung erbkranken Nachwuchses“ stellte. Dieser war in der Marburger Chirurgischen Klinik für die Sterilisation der vom Erbgesund-

88 StAM 307c, Acc. 1969/33, No. 670. Erlaß RMWEV R U I 730/34: Reichshabilitationsordnung, 13.12.1934. Vgl. dazu Kap. III.4.3.

89 Vgl. dazu Adam 1977, S. 136. Adam vertritt die Meinung, daß die Nichtmitgliedschaft in der Partei gleichbedeutend war mit dem Verlust der Chance, jemals auf einen Lehrstuhl berufen zu werden. Da bei jeder Berufung auch die Regimetreue eine mehr oder weniger große Rolle spielte, war dies in vielen Fällen zutreffend.

90 StAM 307c, Acc. 1969/33, Nr.231. BA Berlin (ehemals BDC), NSDAP-Kartei Martin Schubert.

91 StAM 307c, Acc. 1950/10, Nr.166. Gutachten von Schubert über 15 Mitglieder des Lehrkörpers. StAM 307c, Acc. 1969/66, Nr.918. Fakultätssitzung vom 27.2.1934.

92 StAM 307c, Acc. 1976/19, Nr.3474. Baur an Conti, RMdI, Juni 1934.

heitsgericht überstellten „erbkranken" Männer verantwortlich und profilierte sich wissenschaftlich durch verschiedene Veröffentlichungen auf diesem Gebiet.[93]

In seinem Gutachten zur Ernennung des Privatdozenten Eimer zum nbao. Prof. vom 17. Mai 1933 bescheinigt der Dekan Baur: „Dr. Eimer bietet auch in seinen menschlichen Eigenschaften und durch seine bewußte Bejahung des heutigen Staates die Gewähr als zukunftsreicher Hochschullehrer".[94] Eimer, der 1920 schon als Student an der „Niederwerfung des Spartakistenaufstandes mit dem Marburger Studentenkorps"[95] beteiligt gewesen war, engagierte sich hauptsächlich in der SA[96] und übernahm als Universitätssportarzt die Vorlesung über „Körperbau und Rassenlehre" (für Sportstudenten). Er nahm Ende 1933 an einem Schulungskurs des Aufklärungsamts für Bevölkerungspolitik und Rassenpflege teil[97] und trat als Referent über Vererbungslehre und Rassenkunde in einem gleichnamigen Lehrgang für Lehrer der Volks- und Mittelschulen auf.[98] 1933/34 war er in der Dozentenschaft als Leiter des Amtes Arbeitsdienst aktiv.

Der Psychiater Enke, der politisch in Opposition zu seinem Chef Kretschmer stand, war nach Ansicht des Vertrauensmanns der NSDAP, Fliege, „einer der wenigen Dozenten, die für das NS-Gedankengut werbend tätig sind".[99] Enke war Mitarbeiter im Rasseamt Gau Kurhessen, wo er als Redner über Rassenfragen auftrat, und Mitglied des Erbgesundheitsgerichts; als Truppführer im NSKK und Mitarbeiter des NSD bewies er seine politische Zuverlässigkeit.[100] Von 1938 bis zum Kriegsende war Enke ärztlicher Leiter der Nervenklinik und Heilanstalt Bernburg in Sachsen-Anhalt, der im Herbst 1940 im Zuge der „Aktion T4" ein Trakt als Vergasungsabteilung angegliedert wurde. An den Tötungsaktionen war er selbst nicht direkt beteiligt; er behauptete später entgegen anders lautenden Aussagen, von den Vorgängen im Nachbargebäude nichts gewußt zu haben.[101]

Ein weiterer aktiver Anhänger nationalsozialistischen Gedankenguts, der erst später an die Marburger Medizinische Fakultät wechselte, ist noch zu erwähnen. Der Physiologe Theodor Bersin, seit 1933 Parteigenosse, übernahm 1938 die neu eingerichtete außerordentliche Professur für Physiologische Chemie, obwohl er sich erst 1935 habilitiert hatte. Er war schon vor seiner Ernennung als Vertreter des emeritierten Physiologen Kutscher in der Fakultät als Lehrbeauftragter tätig gewe-

93 Boeminghaus 1934. Ders. 1935. Ders. 1937. Vgl. Kap. III.8.3.
94 StAM 307c, Acc. 1969/33, Nr.203. Dekan Baur an RMWEV, 17.5.1933.
95 Über das Marburger Studentenkorps: Seier 1977, S. 311-316. Krüger; Nagel 1997.
96 Vgl. weiter unten in diesem Kap.
97 StAM 305a, Acc. 1976/19, Nr.3500.
98 OZ 6.12.1934, S. 5, Lehrgang über Vererbungslehre, Rassenkunde usw. in der Adolf-Hitler-Schule zu Marburg, vom 12. bis 14. November 1934.
99 StAM 307c, Acc. 1950/10, Nr.166. Gutachten von Fliege über Enke auf eine Anfrage des Dekans der Med. Fak. Gießen, 25.3.1936.
100 StAM 305a, Acc. 1979/19, Nr.3512. Gutachten des komm. Dozentenbundsführers Bersin über Enke, 19.12.1937. Gutachten Rektor Zimmerl über Enke, 23.12.1937.
101 Klee 1986, S. 171-173.

sen.[102] Bereits im April 1933 stellte Bersin einen Antrag auf Aufnahme in die NSDAP bei der Marburger Gauleitung. Er begründete dies folgendermaßen: „Allein der Kampf und der Sieg der nationalsozialistischen Bewegung hat mich überzeugt, daß die liberalistische Denkweise von der zwecklosen, zweckfreien Wissenschaft und der Hochmutsdünkel der Gelehrten schädlich sind. Es ist höchste Zeit, sich auch nach außen zu der Bewegung zu bekennen, die den nationalen und sozialistischen Wiederaufbau Deutschlands ausführen wird".[103] Vor der Spruchkammer gab Bersin später an, er habe diesen Brief nur aus Furcht vor einem Widerruf seiner Einbürgerung als Auslandsdeutscher - er stammte aus Riga - geschrieben.[104]

Die beschriebenen nationalsozialistischen Aktivitäten von Mitgliedern des Lehrkörpers zeigen, daß aktive Mitglieder der NSDAP durchaus auch beruflich von ihrer Parteimitgliedschaft profitierten, und sei es nur durch schnellere Beförderung oder Erlangung von Positionen, für die sie sich wissenschaftlich sonst nicht qualifiziert hätten.

Mitgliedschaften in der SS

Fünf Marburger Medizinprofessoren (17%) und fünf der übrigen Hochschullehrer (8%) waren Angehörige der SS (Graphik I). Das sind 11% des medizinischen Gesamtlehrkörpers, ein Prozentsatz, der auch an anderen Hochschulen nicht ungewöhnlich war. In Gießen fanden sich überproportional viele SS-Angehörige in der Medizin (zwölf von 17 an der Gesamtuniversität), das sind 14% des Gießener medizinischen Lehrkörpers (n=87).[105] Von 21 SS-Angehörigen der Hamburger Universität waren 16 Mediziner, bezogen auf den Hamburger medizinischen Lehrkörper 9% (n=183).[106] Im Vergleich mit den anderen Universitäten taten sich bei den Marburger Hochschulmedizinern also die SS-Mitglieder zahlenmäßig nicht besonders hervor. Inwieweit sie in der Marburger Universität dominierten, kann wegen fehlender Daten aus den übrigen Fakultäten nicht belegt werden.

In der Gesamtärzteschaft Deutschlands gab es 7% SS-Mitglieder,[107] in der kurhessischen Ärzteschaft von 1937 waren es nur 4%.[108] Auch die Biologen waren mit 5% weniger beteiligt,[109] bei den Psychologen gab es nur ein einziges vorübergehendes SS-Mitglied.[110]

Wie in der Partei, so waren also auch in der SS die Hochschulmediziner sehr viel mehr engagiert als die übrige Ärzteschaft und andere akademische Berufsgruppen. Kater vergleicht die SS-Mitgliedschaft der Ärzte mit der der Lehrer (0,4%) und er-

102 Vgl. zur Berufung Bersins Kap. III.4.2.
103 HHStAW 520 Ma-49, Spruchkammerverfahren Bersin. Bersin an die Gauleitung der NSDAP, 26.4.1933.
104 Ebd. Begründung zum Spruch der Spruchkammer, 8.6.1948.
105 Chroust 1994, S. 301.
106 Giles 1991, S. 120.
107 Kater 1989, S. 245, Tab. 2.4.
108 Hadrich 1937a, S. 115.
109 Deichmann 1992, S. 225.
110 Ash; Geuter 1985, S. 265.

klärt die vergleichsweise hohe Beteiligung der Mediziner, nur übertroffen durch die der Juristen (25%), mit deren „natürlicher Affinität zwischen einer traditionell sozial elitären Gruppierung und einem sich elitär gerierenden politischen Führungskader".[111] Eine SS-Mitgliedschaft bedeutete seiner Meinung nach im „Dritten Reich" ein gewisses gesellschaftliches Prestige, technische Perfektion und intellektuelle Brillanz wurden damit verbunden. Die Kontrolle über Leben und Tod, der Umgang mit der Macht über den Menschen, prägte sowohl das Selbstverständnis der Ärzte als auch das der SS-Angehörigen.[112]

Einige SS-Mitglieder der Marburger Medizinischen Fakultät wurden schon als NSDAP-Mitglieder erwähnt, so die Professoren Baur, Becker und Fliege. Der Hygieniker Pfannenstiel nimmt eine besondere Stellung ein.[113]

Wilhelm Pfannenstiel machte seine eigentliche Karriere nicht als Hochschullehrer, sondern als Hygieniker in der Waffen-SS.[114] Er gehörte der SS seit 1934 an und betätigte sich bereits vor Kriegsbeginn als Mitarbeiter des Rassenpolitischen Amtes und stellvertretender Schulungsleiter beim SS-Rasse- und Siedlungshauptamt sowie als Oberabschnittsarzt der SS Fulda-Werra.[115] Seine Vorlesungen über Rassenhygiene nutzte er, um Rassenideologie und Judenhaß zu predigen.[116] Ausgezeichnet mit dem Julleuchter, dem Ehrendegen und dem Totenkopfring der SS,[117] wurde Pfannenstiel 1940 beratender Hygieniker der Waffen-SS,[118] als der er auch für die Inspektion von Konzentrationslagern zuständig war. Er unternahm Besichtigungsreisen zu SS-Unterkünften in Danzig, Breslau, Brünn und Linz und zum KZ Flossenbürg. Detailliert beschrieb er seine Beobachtungen bei einer Vergasung von Juden im Lager Belzec bei Lublin.[119] Am Abend vor dieser Vergasung hielt Pfannenstiel vor den mit der Durchführung Beauftragten eine Ansprache, in der er auf die Wichtigkeit und Nützlichkeit der Vernichtung der KZ-Häftlinge hinwies. Pfannenstiel soll ferner während der Vergasung, als die Opfer in einem Vergasungswagen ihr Ende erwarteten und laut beteten, durch ein Schauloch in das Innere des Wagens geblickt und dabei den Umstehenden

111 Kater 1987, S. 315.

112 Kater 1989, S. 70-71.

113 Zu den Aktivitäten Pfannenstiels vgl. auch Lauer 1991.

114 Vgl. zum Aufbau des Sanitätsdienstes der Waffen-SS und seiner Aufgaben Fischer 1984, S. 2159-2172.

115 BA Dahlwitz ZB II 1103 A.1, S. 142, Dienstaltersliste der Schutzstaffel der NSDAP, 1.12.1938, Nr.3199, Wilhelm Pfannenstiel.

116 HHStAW 520 Ma-St 1537/48, Spruchkammerakte Pfannenstiel. Aussage Dr. Otto v. Behring vor der Berufungskammer Marburg, 1.7.1949.

117 BA Berlin (ehemals BDC), Ordner SL 48, S. 706 und 1017. Verleihung des Ehrendegens der SS an Wilhelm Pfannenstiel, 20.4.1939. Verleihung des Totenkopfringes der SS an Wilhelm Pfannenstiel, 7.9.1943.

118 StAM 307c, Acc. 1969/33, Nr.273. Versetzung Pfannenstiels zur Sanitätsinspektion der Waffen-SS, 1.4.1940. StAM Best 305a, Acc. 1992/55, Nr.4377. Gutachten des Senats der Philipps-Universität über Wilhelm Pfannenstiel, 16.1.1950.

119 Klee; Dressen; Riess 1988, S. 216-221. „Das Lager besaß saubere sanitäre Einrichtungen", Prof. Wilhelm Pfannenstiel, Hygieniker der Waffen-SS, über eine Vergasung in Belzec (Aussage Pfannenstiels vom 25.4.1960).

zugerufen haben: „Wie in einer Synagoge!" Diese Vorfälle beschrieb der Desinfektionsexperte Kurt Gerstein in seinem Bericht vom 26. April 1945 (Gerstein-Report).[120] Pfannenstiel bestritt nach dem Kriege nicht, bei der Aktion zugegen gewesen zu sein, stellte jedoch die weiteren gegen ihn erhobenen Vorwürfe in Abrede.[121] Da Gerstein schon im Juli 1945 Selbstmord begangen hatte, konnte Pfannenstiel eine Teilnahme an der Mordaktion in Form einer Anstiftung durch ermunternde Worte nicht nachgewiesen werden.[122] Er gehörte auch zu dem Kreis von Hochschullehrern, die in beratender Funktion die medizinisch „wissenschaftlichen" Versuche an lebenden Insassen von KZ-Lagern begleiteten.[123] In seiner Stellung als beratender Hygieniker der SS nahm Pfannenstiel im Mai 1943 an einer „Arbeitstagung der Beratenden Ärzte" in der Militärärztlichen Akademie Berlin teil, auf der von einem Mitarbeiter des SS-Mediziners Karl Gebhardt über grausame Sulfonamidversuche an Frauen im KZ Ravensbrück referiert wurde, war also auch über diese Menschenversuche informiert.[124]

An der „Heimatfront" war Pfannenstiel, zuletzt im Rang eines Standartenführers, leitender Arzt der SS und Polizei Fulda-Werra, außerdem beratender Hygieniker der Organisation Lebensborn e.V. 1944 richtete er mit Einverständnis des Kurators im Marburger Hygiene-Institut eine hygienisch-bakteriologische Untersuchungstelle der Waffen-SS ein, die als Ausweichstelle für das bombardierte Berliner SS-Institut gedacht war.[125] Ende 1944 wurde Pfannenstiel zum Feldeinsatz bei der neu aufgestellten ersten SS-Armee eingezogen und geriet in Kriegsgefangenschaft.[126]

Der Vertrauensmann des NSD Schubert bezeichnete seinen Kollegen in einem Gutachten schon 1934 als „sehr fleißig, gewandt, selbstbewußt, ehrgeizig, eitel, anpassungsfähig [...] zweifellos Führerpersönlichkeit mit ausgezeichneten organisatorischen Fähigkeiten, aber nicht ungefährlich".[127] Pfannenstiel stellte seine zweifellos vorhandene organisatorische und intellektuelle Begabung, seinen persönlichen

---

120 HHStAW 520 Ma-St 1537/48, Spruchkammerverfahren Pfannenstiel. Übersetzung der französischen Fassung des Berichts von Kurt Gerstein vom 26.4.45, Bl. 228-237. Vgl. Rothfels 1953.

121 Nachlaß Pfannenstiel. Pfannenstiel, Wilhelm: Lebenslauf unter besonderer Berücksichtigung des medizinisch-wissenschaftlichen Werdegangs von Wilhelm Hermann Johannes Pfannenstiel, Marburg 1975-1977, S. 75-79. Pfannenstiel beschreibt hier die Lagerinspektion mit Kurt Gerstein, bei der er Zeuge einer Vergasungsaktion von Juden wurde. Angeblich hätte er sich entsetzt an seinen Vorgesetzten Reichsarzt SS Grawitz gewandt, der ihm die Schließung des Lagers und die Ablösung des Lagerleiters zugesagt habe.

122 HHStAW 520 Ma-St 1537/48, Verfügung des Oberstaatsanwalts, 13.8.1951.

123 Vgl. den Habilitationsversuch von Rascher in Kap. IV.2.3.

124 Vgl. dazu Klee 1997, S. 199-204, hier S. 203, Fußnote 44.

125 Fischer 1984, S. 2222. StAM 310, Acc. 1983/15, Nr.4329. Schriftwechsel Pfannenstiel mit Kurator, Januar-Juni 1944. Pfannenstiel beschäftigte in dieser Untersuchungsstelle die SS-Hauptsturmführer Schuller und Hempt sowie mehrere Laboranten, die ebenfalls der SS angehörten. Die Universitätsleitung lehnte die Übernahme von sachlichen und personellen Kosten ab, bekam aber Miete für die Mitbenutzung der Räumlichkeiten.

126 StAM 305a, Acc. 1992/55, Nr.4377. Beförderung Pfannenstiels zum leitenden Arzt SS und Polizei beim höheren SS und Polizeiführer Fulda-Werra, 29.9.1943. StAM 307c, Acc. 1969/33, Nr.273.

127 StAM 307c, Acc. 1950/10, Nr.166. Gutachten von Schubert über Pfannenstiel, o.D.

Ehrgeiz und sein Geltungsstreben bedingungslos und ohne jeden Skrupel in den Dienst der Partei und insbesondere der Eliteorganisation SS.

Der Kinderarzt Josef Becker bekleidete Ende des Krieges in der SS ebenfalls den Rang eines Standartenführers.[128] Als überzeugter SS-Mann war der ehemals katholische Becker bereits 1937 aus der Kirche ausgetreten.[129] Kurz nach seiner Berufung nach Marburg wurde er 1940 beratender Facharzt der Organisation Lebensborn e.V. im persönlichen Stab des Reichsführers SS und hatte die Aufsicht über sämtliche Kinderheime des Vereins.[130] Becker hatte sich selbst als Gutachter angeboten, um seine „Kenntnisse und Berufsvorbildung künftig am besten in der Schutzstaffel nutzbringend verwerten" zu können.[131] Bei der Eindeutschung „fremdvölkischer" Kinder, die ihren Eltern in Osteuropa wegen ihres „rassischen Erscheinungsbildes" weggenommen und zur Umerziehung in die Lebensbornheime des Reichs gebracht worden waren, nahm Becker anthropologische Altersbestimmungen vor, wenn die Personalunterlagen fehlten und den Kindern eine neue Identität gegeben werden sollte.[132] Kurz nach Antritt seiner Gutachtertätigkeit bat Becker den Leiter des Lebensborn e.V., SS-Oberführer Ebner, sich höherenorts für seine Beförderung in der SS zu verwenden, da man in den Marburger Kleinstadtverhältnissen auf „den Glanz seiner Erscheinung" bedacht sein müsse, seine Mitstreiter Fliege und Pfannenstiel längst befördert worden seien, und so etwas „in einem kleinen Beamtenstädtchen bemerkt" würde.[133] Die Beförderungen zum Hauptsturmführer und wenig später zum Sturmbannführer ließen dann auch nicht lange auf sich warten. In seiner Korrespondenz[134] äußerte sich Becker als „gefestigtes und zuverlässiges" SS-Mitglied, „stolz darauf, überhaupt einer solchen Gliederung der Partei angehören zu dürfen", einer derjenigen, dem der Lehrstuhl zur Befriedigung seines Karrierestrebens offensichtlich nicht ausreichte und der sich auch außerhalb der Universität profilieren wollte. Dazu kam ihm eine fachbezogene Tätigkeit in der SS gerade recht. Nach Aussagen seiner Marburger Kollegen hielt sich Becker in der Fakultät sehr zurück und kehrte seinen SS-Rang nicht hervor, galt als umgänglicher Kollege und enthielt sich jeder Propaganda. Er war jedoch nach Einschätzung des Röntgenologen Meyer, der ihn schon aus den dreißiger Jahren kannte, ein ausgesprochener Konjunkturmann, der je nach

128 BA Berlin (ehemals BDC), REM Josef Becker.

129 BA Berlin (ehemals BDC), SSO Josef Becker. Becker an SS-Abschnitt XIV, 7.3.1937. Becker trat nach dem Krieg wieder in die Kirche ein. Ebd. Becker an Reichsführer SS, 28.12.1936. „Ein gereifter Mann dankt Ihnen dafür, dass er in der Schutzstaffel Adolf Hitlers gefunden hat, was er als Knabe auf seinen Wanderfahrten träumte und als Jüngling in Kriegsgewittern sich wünschte".

130 BA Berlin (ehemals BDC) Ordner SL 17 Amt Lebensborn. BA Berlin (ehemals BDC) SSO Josef Becker. SS-Brigadeführer an SS-Personalhauptamt, 8.12.1942. Lilienthal 1985b, S. 55.

131 ISD Arolsen Lebensbornbestand. Becker an Ebner, 15.9.1939.

132 Lilienthal 1985, S. 165. ISD Arolsen Lebensbornbestand. Fachärztliche Gutachten Beckers über das Alter von Pflegekindern (Ostkindern), 2.11.1943 und 9.12.1943.

133 Ebd. Becker an Ebner, 14.6.1940.

134 Ebd. Korrespondenz Becker - Ebner.

Lage der Dinge seine Zugehörigkeit zu einer Konfession oder Partei wechselte.[135]

Der Zahnmediziner Hans Fliege trat erst 1939 als Personalreferent im Rang eines SS-Hauptsturmführers in den Stab des Oberabschnittsarztes Fulda-Werra Prof. Pfannenstiel ein, vermutlich auf dessen Veranlassung. Sein Übertritt aus der SA in die SS verlief nicht ganz reibungslos.[136] Der Führer der SA-Brigade 48, der Fliege bereits seit 1930 angehörte, war beleidigt, weil Fliege seine Austrittsgenehmigung nicht abwartete. Er mußte Fliege aber ziehen lassen, weil die SS ihn in seiner Funktion als Zahnarzt einsetzen wollte. Da sich Fliege als Truppenarzt als nicht geeignet erwies,[137] wurde er aus der Waffen-SS entlassen, hielt sich als Lazarettarzt und Angehöriger der allgemeinen SS im Krieg hauptsächlich in Marburg auf und leitete dort das Lazarett für Kiefer-Gesichts-Verletzte.[138] Er beendete seine SS-Laufbahn als Obersturmbannführer.[139] Ein Vertreter der amerikanischen Militärregierung im Internierungslager Darmstadt beschrieb Fliege als einen Mann, der wegen seines Minderwertigkeitskomplexes - er war nur 1,60 m groß - eine möglichst einflußreiche Stellung zu erlangen suchte und sich deshalb so eifrig um die SS-Mitgliedschaft bemühte.[140] Auch einer seiner ehemaligen Angestellten bezeichnete ihn als „kleinen Gernegroß".[141] Er hielt seine Vorlesungen in SS-Uniform, und seine Stellung als Vertrauensmann der NSDAP gab ihm die Macht, das übrige Lehrpersonal ständig unter politischem Druck zu halten.[142]

Ein weiteres SS-Mitglied, der Pharmakologe und zeitweilige Rektor der Philipps-Unversität Max Baur, wurde im April 1936, einige Monate vor seinem Tod bei einem Flugzeugabsturz, mit sofortiger Wirkung aus der SS entlassen. Dies wurde mit mangelnder Dienstauffassung, Interesselosigkeit und fehlender Eignung begründet, da Baur zu einer Rede des Reichserziehungsministers Rust am 22. März 1936 in Marburg[143] nicht in SS-Uniform erschienen war. Baur beschwerte sich beim Oberpräsidenten Prinz Philipp von Hessen und bei der Reichsführung SS über diese für ihn unverständliche, ungewöhnlich harte Maßnahme, zumal er zu dem Fall überhaupt nicht gehört worden war.[144] Vom SS-Obergruppenführer Josias Erbprinz zu Waldeck, Führer des SS-Oberabschnitts Rhein in Arolsen, hatte Baur bereits erfah-

135 StAM 307c, 1969/33, Nr.241. Gutachten über Becker von Ruete, 30.10.1949, Schwenkenbecher, 31.10.1949, Grüter, 1.11.1949, Meyer, 15.11.1949.

136 HHStAW 520 FuZ-A 326, Spruchkammerverfahren Fliege. Führer der Brigade 48 an SA-Gruppe Hessen, 3.9.1938 und 21.12.1938.

137 Die Gründe sind aus den Quellen nicht ersichtlich.

138 BA Berlin (ehemals BDC), SSO Hans Fliege.

139 StAM 310, Acc. 1992/55, Nr.6176, Bd.1. Beförderung zum SS-Obersturmbannführer, 1.9.1944.

140 HHStAW 520 FuZ-A 326, Denazifizierungsüberprüfungsbescheid, 25.8.1948.

141 Ebd. Aussage Ahrens in Sachen Prof. Fliege, 30.8.1947.

142 Ebd. Ermittlungsbogen betr. Prof. Dr. Fliege, 10.9.1947; ebd. Benninghoff i. V. des Dekans, 1.9.1947.

143 OZ 23.3.1936, S.4. Reichsminister Rust spricht in Marburg.

144 StAM 305a, Acc. 1976/19, Nr.3632. Schriftwechsel Baur - verschiedene SS-Instanzen, April bis Juni 1936. Heiber 1992, S. 533-536,

ren, daß da „eine Sache gegen ihn im Gange" war, wobei es sich vermutlich um Angriffe gegen Baur „als Rektor, der im Interesse von Staat und Partei auf vorgeschobenem Posten steht" handelte.[145] Über eventuelle Intrigen können nur Vermutungen angestellt werden: Baur lag, wie bereits berichtet, in permanenten Streitigkeiten mit dem Gaustudentenbundsführer Todenhöfer, der ihn öffentlich als in seinem Amt „untragbar" bezeichnet hatte.[146] Da Baur auch sonst als Rektor nicht bequem war, d.h. seine Meinung konsequent vertrat, könnte die Entlassung aus der SS wegen einer fadenscheinigen Kleinigkeit vorgeschoben worden sein, um ihn als Rektor unmöglich zu machen. Bevor die Sachlage endgültig geklärt war, verunglückte Baur bei einer militärischen Übung in Travemünde tödlich.[147]

Bei den SS-Angehörigen aus dem übrigen Lehrkörper sind nur Pfannenstiels Mitarbeiter Walter Dötzer und Karl-Heinrich Büsing hervorzuheben. Hier trifft es zu, daß sich die Weltanschauung des Institutsdirektors in der Zusammensetzung seiner Assistentenschaft widerspiegelte.[148] Büsing, der seit 1937 als Assistent bei Pfannenstiel arbeitete, habilitierte sich bei ihm 1942 mit einer bakteriologischen Arbeit[149] und war seit 1939 Anwärter bei der Waffen-SS ohne besonderen Rang.[150] Nach Aussage seines Kollegen Dötzer bewarb sich Büsing lediglich auf Wunsch seines Chefs Pfannenstiel um die Mitgliedschaft,[151] was den Schluß nahelegt, daß eine Habilitation bei Pfannenstiel nur mit gleichzeitiger SS-Mitgliedschaft zu haben war.

Dötzer dagegen trat schon 1933 in die SS ein, machte als Adjutant Pfannenstiels mit diesem zusammen Karriere und brachte es bis zum Sturmbannführer.[152] Wie Pfannenstiel war er seit Kriegsbeginn bei der Sanitätsinspektion der Waffen-SS tätig. In einer seiner Veröffentlichungen über Ruhrseuchenausbrüche in Lagern läßt die Beschreibung eines der Lager darauf schließen, daß er sich als Hygieniker der Waffen-SS einige Zeit im Konzentrationslager Buchenwald aufgehalten hat.[153] Dötzer war seit 1937 Assistent bei Wilhelm Pfannenstiel und konnte sich 1942 bei diesem habilitieren.[154]

---

145 StAM 305a, Acc. 1976/19, Nr.3632. Baur an Reichsführer SS, 12.6.1936.

146 StAM 305a, Acc. 1975/79, Nr.254. Baur an Bachér, RMWEV, 13.2.1936. Vgl. Kap. III.1.1.

147 Eine ausführliche Beschreibung der Vorfälle sowie Spekulationen, ob Baur eines natürlichen Todes starb, in Heiber 1992, S. 529-536.

148 Vgl. dazu Marz 1993, S. 79. Für andere Marburger Kliniken trifft diese Feststellung nicht zu. So war zum Beispiel in der Psychiatrischen Klinik der Oberarzt Enke als überzeugter Nationalsozialist bekannt, sein Chef Kretschmer jedoch einer der wenigen offenen Gegner des Nationalsozialismus.

149 StAM 307c, Acc. 1972/13, Nr.973.

150 BA Berlin (ehemals BDC), RS Heinrich Büsing.

151 HHStAW 520 M-St 1423/48, Spruchkammerverfahren Büsing. Eidesstattliche Erklärung Dötzer, 3.8.1948.

152 BA Berlin (ehemals BDC), SSO Walter Dötzer.

153 Dötzer; Schuller 1941, S. 95. Auch Ulrich Schneider schreibt diesen Artikel dem KZ Buchenwald zu, obwohl der Name des Lagers nicht ausdrücklich erwähnt wird. Vgl. Schneider 1986, S. 42 und Anm.84.

154 StAM 307c, Acc. 1969/33, Nr.200. Vgl. dazu Kap. IV.2.3.

Die relativ geringe Anzahl der Hochschullehrer, die der SS angehörten, läßt keine verallgemeinernden Aussagen über den Zeitpunkt des Eintritts und das Eintrittsalter zu. Es ist jedoch zu erwähnen, daß 16 von 93 Hochschullehrern als fördernde Mitglieder der SS (FM) auf den Kassierlisten der Jahre 1934/35 zu finden sind, darunter viele Mitarbeiter der Chirurgischen Klinik.[155] Dies verpflichtete sie jedoch nur zur Entrichtung eines nach eigenem Ermessen festzusetzenden monatlichen Geldbetrages und ist als eher harmloses und zeitsparendes Zugeständnis an das Regime zu werten, das vor unbequemeren politischen Zumutungen bewahrte. Für diese Annahme spricht, daß auch und gerade die als politisch desinteressiert bekannten Mitglieder der Universität wie z.B. der Honorarprofessor und Leiter der Blindenstudienanstalt, Carl Strehl, der Physiologe Dittler und der Gerichtsmediziner Hildebrand auf dieser Liste zu finden waren.[156]

Mitgliedschaften in der SA

Die SA-Mitglieder waren an der Marburger Medizinischen Fakultät mit 51% (47 von 93) außerordentlich stark vertreten, wobei das Interesse der jüngeren Hochschullehrer des übrigen Lehrkörpers (64%, also 40 von 63) sehr viel stärker war als das der Professoren (23%, das entspricht 7 von 30).[157] Die große Eintrittswelle in die SA gab es 1933/34, wobei die Überführung der Angehörigen des „Stahlhelm" in die Parteigliederung[158] in der Marburger Fakultät keine große Rolle spielte; nur 4% der Fakultätsmitglieder waren dort organisiert gewesen.

Die Marburger SA spielte in der Weimarer Zeit zahlenmäßig eine eher untergeordnete Rolle; 1930 hatte sie 178 Mitglieder, die sich zur Hälfte aus Arbeitern, zur anderen Hälfte aus Studenten zusammensetzten.[159] Nach dem Machtwechsel gab es dann ein starkes SA-Aufgebot: die Marburger Jägerstandarte/Jäger 11 bestand aus 11 Stürmen, jeder 70 bis 80 Mann stark,[160] in denen Ärzte gebraucht wurden, da aus der Tradition der Weimarer Straßenkämpfe heraus jede SA-Einheit ihren eigenen Arzt hatte. 1935 war der Marburger Jägerstandarte ein eigener Medizinersturm mit 81 Mitgliedern angegliedert.[161] Anfang 1937 war etwa die Hälfte der gesamten Marburger Studentenschaft in der SA organisiert, für die Jahre davor müssen noch höhere Mitgliedszahlen angenommen werden.[162] Der Dienst in der SA galt für viele Me-

155 HHStAW 483/4645d. Fördernde Mitglieder der SS im Kreis Marburg, 1934.

156 Vgl. dazu die Erklärung des Universitätskurators von Hülsen über seine Stellung als „Förderndes Mitglied der SS" in HHStAW 520, MSt Newabl. 19, Spruchkammerakte von Hülsen. Bl.1a. Allgemeines über die FM der SS bei Buchheim 1958c, S. 350.

157 Vgl. Graphik I.

158 Buchheim 1958b.

159 Zur Geschichte der hessischen SA Schön 1972, S. 116-142. Dern 1935, S. 39-41. Poppe 1935.

160 Willertz 1980, S. 598-602. Willertz 1969, S. 99-103.

161 Ebd. S. 202.

162 StAM 305a, Acc. 1975/79 und 1976/19, Nr.1371. Statistik der Jägerstandarte 11, 2.2.1937. Vgl. zur Mitgliedschaft der Marburger Medizinstudenten in der SA Kap. III.6.3.

diziner als Ersatz für den Einsatz als Stabsarzt in der zahlenmäßig nur beschränkt aufnahmefähigen Reichswehr.

Im Herbst 1933 wurde das Reichs-SA-Hochschulamt etabliert, dem an jeder Hochschule ein SA-Hochschulamt unterstellt wurde.[163] Die Hauptbetätigung der im WiSe 1933/34 entstandenen SA-Hochschulstürme war die weltanschauliche Schulung, Ausmärsche und der Geländesport der Studenten. Da jeder Angehörige der SA-Stürme ärztlich auf Geschlechtskrankheiten und Tuberkulose untersucht werden mußte, war die Hauptaufgabe der Ärzte innerhalb der SA die medizinische Betreuung ihrer Mitglieder sowie das Halten von Vorträgen zur Ausbildung des Sanitätspersonals.[164] Während gleich nach dem Machtwechsel den Studenten mit dem Ausschluß vom Studium gedroht wurde und für die Assistenten keine Aussicht auf Anstellung bestand, wenn sie der SA nicht beitraten, ist für die Hochschullehrerschaft nicht belegt, daß sie zum Beitritt gezwungen wurde.[165] Bei ihnen, besonders bei den jüngeren Privatdozenten, handelte es sich wohl eher um moralischen, indirekten Druck. Insgesamt ist festzustellen, daß die SA-Mitgliedschaft eher eine Sache der Studenten, Assistenten und Privatdozenten war als der etablierten Ordinarien.

Ob für die Marburger Hochschullehrer die Mitgliedschaft in die SA nach der Machtübernahme Hitlers als „politische Wartestation" zu werten ist, wie von Kater postuliert,[166] ist schwer zu entscheiden. 19 von 47 Hochschullehrern wurden 1933/34 gleichzeitig Mitglied in der NSDAP und in der SA oder waren bei ihrem SA-Beitritt bereits in der Partei organisiert. Weitere 19 von 47 SA-Mitgliedern (von 1933/34) entschlossen sich 1937 oder später noch zum Parteieintritt, als dies nach einer Mitgliedersperre wieder möglich war. Nur zwei von 47 Hochschullehrern beließen es bei einer Mitgliedschaft in der SA und traten nicht in die Partei ein. Bei den übrigen sieben kann keine Angabe über das Eintrittsdatum in die SA gemacht werden (Eintrittsdatum: kA = keine Angabe), so daß zu dieser Frage keine endgültigen Aussagen gemacht werden können. Aus den vorhandenen Zahlen ist jedoch abzulesen, daß der überwiegende Teil der SA-Mitglieder seine Loyalität zum Regime durch eine Doppelmitgliedschaft demonstrierte.

Betrachtet man die SA-Mitgliedszahlen für die Jahre 1934, 1937 und 1944 getrennt (Tab.6), so fällt auf, daß die Mitgliedszahlen beim übrigen Lehrkörper der Marburger Mediziner im Laufe der Jahre fielen (von 72% 1934 auf 58% 1944, wenn die Mitglieder ohne bekanntes Eintrittsdatum mit einbezogen werden). Wie schon er-

---

163 Grüttner 1995, S. 251-253. StAM 305a, Acc. 1975/79 und 1976/19, Nr.1370. Oberster SA-Führer an alle Universitäten, 14.9.1933, als Reaktion auf den Führerbefehl vom 9.9.1933. StAM 305a, Acc. 1975/79, Nr.1373. Bericht des Universitätsverwaltungsbeamten Gatzert an den Landgerichtspräsidenten zur Vorlage bei der Militärregierung betr. das SA-Hochschulamt, 23.11.1945.

164 StAM 307c, Acc. 1969/66, Nr.911. Rektor der Universität Gießen an Militärregierung, 17.1.1946.

165 StAM 307c, Acc. 1969/66, Nr.912. Neumann an Dekan Benninghoff, 10.11.1947. Antwort Benninghoff an Neumann, 10.12.1947. StAM 307c, Acc. 1969/66, Nr.833. Prof. Heuser über die Marburger SA, Mai 1946.

166 Kater 1987, S. 314.

wähnt lag bei allen Hochschullehrern bis auf wenige Ausnahmen das Eintrittsdatum in die SA 1933 oder früher; die jüngeren Hochschullehrer hatten sich dort oft schon in ihrer Assistentenzeit engagiert. Dies entsprach dem reichsweiten Trend: 1933 expandierte die SA sehr stark, nach dem Röhmputsch im Juli 1934 spielte sie jedoch keine besondere politische Rolle mehr.[167] Privatdozenten, die sich erst Anfang des Krieges habilitierten, waren dementsprechend oftmals keine SA-Mitglieder.

Zum Vergleich einige Zahlen aus anderen Universitäten: bei den Gießener Medizinern waren 22% der Hochschullehrer in der SA organisiert,[168] bei den Heidelberger Medizinern 17%,[169] bei den Hamburger Medizinern waren es 25%, bezogen auf die Hamburger Gesamtuniversität (45 Ärzte von 65 SA-Mitgliedern insgesamt) eine relativ hohe Zahl.[170] Dagegen ist der Marburger Organisationsgrad jedoch mehr als doppelt so hoch. War der Druck zum Beitritt an einer Kleinstadtuniversität wie Marburg dadurch größer, daß sich die Hochschullehrer durch die sehr stark in der SA präsente Studentenschaft beeinflussen ließen? Öffentliche Aufforderungen der Studenten an die Dozentenschaft, der SA beizutreten, sind nicht bekannt. Laut Kater war die „plebejische" SA für Ärzte eigentlich „not an obvious first choice", sondern eher ein Phänomen der unteren Mittelklasse. Mediziner konnten jedoch als SA-Ärzte in relativ kurzer Zeit bis zum Offiziersrang aufsteigen und bei einem Minimum an politischem Engagement ein Maximum an politischem Ansehen erreichen.[171] Vielleicht war auch dies ein Punkt, der für die Marburger Hochschulmediziner ausschlaggebend war.

Die Zahlen für Hamburg, Gießen und Heidelberg ähneln denen für die Gesamtärzteschaft des Deutschen Reichs. Kater stellte fest, daß 26% aller Ärzte der SA beitraten.[172] In Kurhessen waren es 28% der Ärzteschaft,[173] bei den Biologen 23%,[174] bei den Lehrern 11%[175]. Die Marburger Daten erscheinen in dieser Reihe wiederum untypisch hoch.

Das Verhältnis der Mitgliedschaft in der SA zur SS lag in Marburg bei 5 : 1, die Gießener Professoren traten nur 2 mal so häufig der SA wie der SS bei, bei den Hamburger Professoren betrug die Relation 3 : 1, bei der Gesamtärzteschaft des Reichs 4 : 1.[176]

Über Karrieren der Marburger Mediziner in der SA ist wenig überliefert. Viele waren als Sturmbannarzt der Marburger Jägerstandarte (Böttner, Dabelow, Eimer, Falk, Kestermann, Loebell, Mauz, v. Reckow, Wahl), der Motor-SA (Lauber), der Reiter-SA (v. Engelhardt) oder des Marinesturms (Fliege) tätig. Fliege hatte wie schon

---

167 Kammer 1992, S. 187-189.
168 Chroust 1994, S. 301.
169 Carmon 1978, S. 543.
170 Giles 1991, S. 120.
171 Kater 1989, S. 69.
172 Ebd., S. 245, Tab. 2.4.
173 Hadrich 1937a, S. 115.
174 Deichmann 1992, S. 225.
175 Kater 1981, S. 609-610.
176 Relationen ermittelt aus den oben genannten Daten.

erwähnt der SA schon seit 1930 als Standartenarzt und Sanitätsführer gedient, ab 1.5.1933 fungierte er als Zahnarzt der Jägerstandarte 11.[177] Einer der aktivsten in der Marburger SA war neben Fliege der Internist Eimer, der an einer Arbeitstagung des Reichs-SA-Hochschulamtes und einem Schulungslager in Darmstadt teilnahm.[178]

Den Rang eines SA-Oberführers (vergleichbar mit dem Wehrmachtsrang Oberst) erreichten der Gynäkologe Bach, von dem schon die Rede war,[179] und Heinrich Reinhardt, Gauamtsleiter für Volksgesundheit in Kassel, der 1942/43 einen Lehrauftrag für ärztliche Rechts- und Standeskunde an der Marburger Universität innehatte.[180] Dieser wurde in seinem Spruchkammerverfahren als einziger des gesamten Marburger Lehrkörpers in die Gruppe I der Hauptschuldigen eingereiht und zu acht Jahren Arbeitslager verurteilt, 1950 wurde ihm allerdings nach fünfjähriger Haft seine Reststrafe erlassen.[181]

2.2 Mitgliedschaften im NSÄB

Der Nationalsozialistische Deutsche Ärztebund (NSÄB) wurde bereits 1929 auf dem Parteitag der NSDAP in Nürnberg gegründet. Mit etwa 300 Mitgliedern im Jahre 1930 verstand er sich zunächst nicht als Standesorganisation, sondern als Teil der Kampforganisation der NSDAP. Der Anspruch, die Führung des Ärztestandes im künftigen Reich zu übernehmen, konnte schon im März 1933 durch freiwillige Gleichschaltung des Hartmannbundes und des Deutschen Ärztevereinsbundes, der beiden führenden Standesorganisationen, umgesetzt werden. Bis Anfang 1934 wurden außerdem sämtliche Ärztekammern aufgelöst. Ab 1934/35 war der NSÄB in 32 Reichsgaue gegliedert, der Gauobmann für Kurhessen war in diesen Jahren Dr. Hans-Heinrich Harrfeldt. Die Mitgliedszahlen erhöhten sich reichsweit von 3000 Mitgliedern Anfang 1933 auf 46000 Mitglieder im Jahre 1942. Ziel des NSÄB unter Führung von Dr. Gerhard Wagner war die Erneuerung des Gesundheitswesens im Sinne der nationalsozialistischen Weltanschauung. Nach Einrichtung des Amtes für Volksgesundheit und des Rassenpolitischen Amtes der NSDAP, die zentrale Aufgaben des NSÄB übernahmen, verlor der NSÄB zunehmend an Bedeutung, seine Auflösung wurde nur durch den Ausbruch des Krieges verschoben. Wagners Nachfolger Leonardo Conti konnte 1943 die Schließung des NSÄB im Rahmen der Mobilmachung für den „totalen Krieg" nicht verhindern.[182]

177 HHStAW 520 FuZ-A 326, Spruchkammerverfahren Fliege. Werdegang in der SA. Poppe 1935, S. 101.
178 StAM 307c, Acc. 1976/19, Nr.3500 und 307c, Acc. 1969/33, Nr.203.
179 BA Berlin (ehemals BDC), SA Ernst Bach.
180 Vgl. zu Reinhardt Kap. II.5.
181 HHStAW 520 K-Z 2961, Spruchkammerverfahren Reinhardt.
182 Kater 1989, S. 19-25. Lilienthal 1985a.

54% der Marburger Hochschul-Medizinerschaft gehörten zwischen 1933 und 1945 dem NSÄB an, davon weit weniger Professoren (37%) als Angehörige des übrigen Lehrkörpers (62%). Bis auf einen waren alle gleichzeitig Mitglied der NSDAP, eine Bestätigung der NSÄB-Satzung, die besagte, daß NSÄB-Privilegien Parteitreue voraussetzten. Umgekehrt waren aber nicht alle Parteimitglieder damit automatisch Mitglieder des NSÄB. In Gießen waren nur 23% der Hochschulmediziner im NSÄB organisiert[183], die Mitgliedschaftsquote der deutschen Ärzteschaft im NSÄB lag bei 31%.[184]

Kater stellte fest, daß der NSÄB nach 1935 an Popularität verlor und die Neuaufnahmen sanken, da die revolutionäre Anfangsphase vorüber und der NSÄB durch die Einführung der Zwangsorganisationen Reichsärztekammer (RÄK) und Kassenärztliche Vereinigung Deutschlands (KVD) ersetzbar war.[185] An der Marburger Medizinischen Fakultät traten jedoch 16 von 50 Mitgliedern des NSÄB erst nach 1935 in den Verband ein, bei weiteren 13 haben wir keine Angabe über den Zeitpunkt des Beitritts. Die vorhandenen Eintrittsdaten stimmen im allgemeinen mit dem Eintritt in die Partei überein.

Neben der SA und dem NSD/NSLB war der NSÄB also die von den Marburger medizinischen Hochschullehrern am meisten frequentierte Parteiorganisation. Sie traten bis auf wenige Ausnahmen jedoch nicht als aktiv tätige Mitglieder des NSÄB hervor. Der schon erwähnte Dermatologe Schubert war 1933/34 der Vertrauensmann des NSÄB für die Medizinische Fakultät Marburg; er hatte diesem schon seit 1932 angehört.[186] Der Gynäkologe Bach war in seinen Münchener Jahren ab 1934 Gauobmann und Gauamtsleiter der dortigen Sektion des NSÄB,[187] war aber in Marburg auf diesem Gebiet nicht mehr tätig. Den höchsten Rang im hessischen NSÄB nahm der schon mehrfach erwähnte Lehrbeauftrage für Rechts- und Standeskunde Heinrich Reinhardt ein, der als Leiter der Ärztekammer Kurhessen und Gauobmann des NSÄB im Dezember 1942 zum Gaugesundheitsführer ernannt wurde.[188]

183 Chroust 1994, S.298.

184 Kater 1989, S. 245, Tab. 2.4.

185 Ebd. S. 63-64.

186 HHStAW 483/4647b. Mitgliederkartei der Dozentenschaft der Universität Marburg, Martin Schubert.

187 StAM 310, Acc. 1978/15, Nr.2264. Mitteilung des Stellvertreters des Führers, Stab Dr. Wagner, 25.9.1934. BA Berlin (ehemals BDC), REM Ernst Bach.

188 BA Berlin (ehemals BDC), SA Heinrich Reinhardt. BA Berlin (ehemals BDC), Der Großdeutsche Reichstag, IV. Wahlperiode, Berlin 1943, S. 344, Heinrich Reinhardt. Reinhardt taucht interessanterweise weder in der NSDAP-Kartei noch in der Ärztekartei der RÄK auf. Vgl. Kap. II.5.

2.3 Mitgliedschaften im NSD und NSLB

Die Mitgliedschaften im Nationalsozialistischen Deutschen Dozentenbund (NSD) und im Nationalsozialistischen Deutschen Lehrerbund (NSLB) sollen hier nicht getrennt betrachtet werden, da der NSD an den Hochschulen aus dem NSLB hervorging.[189] Des weiteren ist zu unterscheiden zwischen der Mitgliedschaft in der Deutschen Dozentenschaft und dem Nationalsozialistischen Deutschen Dozentenbund. Während alle nichtbeamteten Hochschullehrer Zwangsmitglieder in der Ende 1933 ins Leben gerufenen Dozentenschaft waren, war die Mitgliedschaft im 1935 gegründeten NSD anfangs nur Parteigenossen vorbehalten. Erst ab 1936 konnten auch Nichtparteigenossen in den NSD eintreten.[190] Die Mitglieder des NSD blieben zugleich Mitglieder im NSLB und bildeten dort die Reichsfachschaft 1, bekamen aber neue Mitgliedskarten und Mitgliedsnummern in einer separat geführten Kartei des Dozentenbundes.[191]

Die Marburger Medizinerschaft der Jahre 1933 bis 1945 gehörte zu 49% dem NSLB an, die Professoren mit 53% etwas häufiger als der übrige Lehrkörper mit 48%. Beim NSD war das Verhältnis umgekehrt: bei einer Quote von 48% für den Gesamtlehrkörper war der übrige Lehrkörper mit 52% eher vertreten als die Professoren mit 40%. Berücksichtigt man die Doppelmitgliedschaften in beiden Verbänden, so gehörten 63 von 93, also 68% der Hochschullehrer mindestens einer von beiden Organisationen an.[192]

Wie zu erwarten, sind die Hochschullehrer ausschließlich in den Jahren 1933 bis 1935 in den NSLB eingetreten bzw. übernommen worden, danach wurde der NSD die bevorzugte nationalsozialistische Standesorganisation. Jüngere Privatdozenten, die erst Ende der dreißiger Jahre habilitierten, sind dementsprechend nicht unter den Mitgliedern zu finden. 1934 waren immerhin 33 von 41 Mitgliedern des Marburger Medizinischen Lehrkörpers im NSLB organisiert. Die von Kater postulierte 95%ige Mitgliedschaftsquote der deutschen (Hochschul-)Lehrer im NSLB (1933)[193] wurde somit nicht erfüllt. Es war in Marburg augenscheinlich nicht Usus, daß man ungefragt aufgenommen wurde.

---

189 Vgl. Kap. III.1.3.

190 BA Berlin (ehemals BDC). Ordner 225 NSD Anordnung 86/36 Stellvertreter des Führers Heß, 26.6.1936.

191 Ebd. NSDAP Reichsleitung, Hauptamt für Erzieher, Rundschreiben an alle Gauverwaltungen des NSLB, 18.6.1936. BA Berlin (ehemals BDC), NSD-Kartei.

192 15 Marburger Hochschullehrer gaben an, bereits 1933 oder 1934 in den NSD eingetreten zu sein (mit Eintrittsdatum und einmal sogar mit Mitgliedsnummer), obwohl dieser zu diesem Zeitpunkt noch nicht existierte. Diese Mitgliedschaften könnten entweder zurückdatiert oder identisch mit dem Eintritt in den NSLB sein, die Daten stimmen jedoch bei Doppelmitgliedschaften nicht in allen Fällen überein. Wahrscheinlicher ist die Verwechslung der Mitgliedschaft in der Dozentenschaft der Hochschule mit der im NSD. Im nachhinein läßt sich diese Frage nicht mehr klären.

193 Kater 1979, S. 607, Anm.130.

Einige ältere Ordinarien benutzten die Mitgliedschaft im NSLB augenscheinlich als Ausweichmanöver, um direkt nach dem Machtwechsel nicht in die Partei oder andere Gliederungen eintreten zu müssen, andererseits aber auch nicht als Gegner zu erscheinen.[194] Während anzunehmen ist, daß die Mitgliedschaft im NSLB bei den meisten jungen Hochschullehrern durch die Übernahme aus der Dozentenschaft „automatisch" zustande kam - der übrige Lehrkörper war 1934 bis auf zwei Ausnahmen geschlossen übernommen worden -, war die Situation bei den NSD-Mitgliedern anders. Bis auf zwei Professoren, die erst im Krieg beitraten, waren alle im NSD organisierten Hochschullehrer gleichzeitig Parteimitglieder, umgekehrt wurden Parteimitglieder jedoch nicht automatisch als Mitglieder des NSD geführt. Nur die überzeugten Nationalsozialisten unter den Ordinarien waren ab 1935 in der Gefolgschaft des NSD zu finden, er wurde eher von der jüngeren Hochschullehrerschaft frequentiert. Die Mitgliedsquote von 52% bei den Nichtordinarien zeigt allerdings auch, daß der Beitritt nicht unbedingt notwendig war, um sich damit den Weg zum Ordinariat zu ebnen.

Geringere Mitgliederzahlen bei beiden Organisationen sind an anderen Universitäten zu verzeichnen. Chroust ermittelte 24% NSD-Mitglieder für die Gießener Gesamtuniversität.[195] An der Universität Hamburg waren 41% des gesamten Lehrkörpers im NSD und/oder NSLB organisiert, an deren Medizinischer Fakultät gab es 22% Dozentenbundsmitglieder.[196]

Wie schon erwähnt, engagierten sich ab 1933 viele Privatdozenten der Medizin in der Dozentenschaft, einige alternierend als Vertreter in Senat und Fakultät, andere als Leiter der Ämter für Wissenschaft, Arbeitsdienst und Verwaltung. Als stellvertretender örtlicher Dozentenschaftsleiter und in Personalunion Dozentenbundsführer trat der Physiologe Theodor Bersin hervor. Er hatte dieses Amt zunächst nur im WiSe 1937/38 inne und wurde ebenso wie der Gaudozentenbundsführer Düring nach einem Streit mit dem amtierenden Rektor der Universität, Zimmerl, auf Veranlassung des Gauleiters Weinrich von seinem Amt entbunden. Bersin hatte sich auf einer Senatssitzung darüber beschwert, daß Zimmerl „die Leitung der Universität unter möglichst weitgehender Ausschaltung der verantwortlichen örtlichen Dienststellen des NSD" durchführe, und hatte eine weitere Zusammenarbeit mit dem Rektor abgelehnt.[197] Es kam zu einer Kraftprobe zwischen NSD und Universitätsleitung, aus der Rektor Zimmerl zunächst als Sieger hervorging, nachdem er mit seinem Rücktritt gedroht hatte; Bersin und Düring mußten gehen.[198] Zimmerl trat jedoch im August desselben Jahres ebenfalls von seinem Amt zurück, da er „die mit

---

194 Grüter, Jahrmärker, Kehrer, Klapp, Schmidt, Schwenkenbecher, Versé.

195 Chroust 1994, S. 301.

196 Giles 1991, S. 118-119.

197 StAM 305a, Acc. 1979/59, Nr.2. Erklärung Bersin vor dem Senat, 28.2.1938, S. 15-17.

198 StAM 307c, Acc. 1969/33, Nr.638. Rektor Zimmerl an Dekan der Med. Fak., 28.2.1938, 7.3.1938, 19.4.1938. StAM 305a, Acc. 1975/79, Nr.733. Schriftwechsel Zimmerl - RMWEV - Gauleitung, Feb. bis April 1938. Vgl. zum Streit zwischen Zimmerl und den Dozentenbundsführern Nagel 2000, S. 26-27, S. 334-342, Dok.184-190. Staets 1999, S. 107-112.

dem Amt des Rektors verbundene Verantwortung" nicht länger zu tragen vermochte.[199] Bersins Karriere im NSD war dagegen noch nicht zu Ende: nach Ausbruch des Krieges avancierte er zum vertretenden Marburger Dozentenbundsführer,[200] Anfang 1941 sogar zum stellvertretenden Gaudozentenbundsführer.[201]

Bersin verstand sich nicht als überzeugtes Parteimitglied, das die übrigen Mitglieder der Fakultät zum Eintritt in die NSDAP bewegen wollte.[202] In seiner Funktion als Dozentenbundsführer hatte er jedoch einigen Einfluß auf die Karrieren des wissenschaftlichen Nachwuchses, konnte die Anstellung von Assistenten verhindern und bei Habilitationen Einspruch erheben.[203] Eine seiner Hauptaufgaben war die politische Beurteilung der Kollegen, die er bei Habilitationen, Berufungen und Ende 1939 bei Anträgen der Dozenten auf Übernahme in das Beamtenverhältnis (Dozenten neuer Ordnung) abgeben mußte. Diese Gutachten waren gefürchtet, da sie den Begutachteten nicht vorgelegt wurden und diesen so keine Möglichkeit des Einspruchs gegeben war.

Die von Bersin verfaßten Gutachten über die Fakultätskollegen fielen ausnahmslos positiv aus.[204] In einer Aussage vor der Spruchkammer im Verfahren gegen den Gynäkologen Winkler behauptete Bersin nach dem Krieg, er habe seinerzeit sein Amt nur unter dem Gesichtspunkt übernommen, „im Kampf gegen die von der Gauleitung an der hiesigen Universität unternommene Gesinnungsschnüffelei den Fakultäten zu helfen, einen möglichst hochqualifizierten Standard unter den Dozenten aufrecht zu erhalten".[205] Dies klingt zunächst glaubhaft, betrachtet man nur seine Gutachten über Vertreter der Medizinischen Fakultät. Die Berurteilungen, die Bersin über Mitglieder der anderen Fakultäten abgab, ergeben jedoch ein anderes Bild.

Im Januar 1940 half Bersin beispielsweise bei der Denunziation des Anglisten Mutschmann,[206] der sich gegenüber seinem gerade auf Fronturlaub befindlichen Kollegen Héraucourt die Bemerkung erlaubt hatte, daß der Krieg ja verloren sei, die

---

199 StAM 305a, Acc. 1975/79, Nr.165. Zimmerl an RMWEV, 27.8.1938. Zimmerl glaubte sich von den Dekanen im Stich gelassen; vgl. BA Berlin R 4901, Nr.1952. Bericht des Kurators, 31.8.1938, Bl.176.

200 StAM 307c, Acc. 1969/33, Nr.638. Ernennung Bersin zum stellv. Marburger Dozentenbundsführer, 9.11.1939.

201 StAM 305a, Acc. 1975/79, Nr.733. Ernennung Bersin zum stellv. Gaudozentenbundsführer, 20.1.1941.

202 Dies ist vom Dozentenbundsführer der Universität Tübingen überliefert, der versuchte, das Personal der gesamten Medizinischen Fakultät in die NSDAP zu pressen. Vgl. Adam 1977, S. 136-137.

203 Vgl. Staets 1999, S. 129-146.

204 Beispiele für Gutachten Bersins in StAM 307c, Acc. 1969/33, Nr.310. Gutachten Bersin über Heim, Sept. 1940. BA Berlin R 4901, Nr.1980. Gutachten Bersin über Conrad, 20.2.1940. BA Dahlwitz ZB II 4537, Akte 3. Gutachten Bersin über v. Reckow, 16.10.1939.

205 StAM 310, Acc. 1992/55, Nr.6507. Aussage Bersins in der Urteilsbegründung betr. Spruch der Spruchkammer Marburg im Fall Helmuth Winkler. HHStAW 520 Ma-1098, Spruchkammerakte Winkler. Eidesstattliche Erklärung Bersin, 16.12.1946, Bl.143.

206 StAM 310, Acc. 1992/55, Nr.6118. Schriftwechsel Héraucourt - Bersin - Rektor Mayer, Januar 1940. HHStAW 520 Ma-49, Spruchkammerverfahren Bersin. Urteilsbegründung 8.6.1948, S. 6-9.

U-Boote und die Luftwaffe nichts mehr ausrichten könnten. Héraucourt bestand darauf, Mutschmann wegen dieser Äußerung zur Anzeige zu bringen und wandte sich an den Dozentenbundsführer. Bersin besprach sich zunächst mit Rektor Mayer, da er die Sache augenscheinlich innerhalb der Universität regeln wollte, äußerte sich dann aber schriftlich in scharfer Weise: Er sehe sich gezwungen, über das volksschädigende Verhalten von Mutschmann zu berichten. „Es ist unerhört, daß unter den Mitgliedern unseres Lehrkörpers sich jemand befindet, der Deutschlands jetzigen Kampf durch Miesmacherei zu sabotieren versucht. In meiner Eigenschaft als stellvertretender Gaudozentenbundsführer und Dozentenschaftsleiter ersuche ich diese volksverräterische Tätigkeit schärfstens zu unterbinden".[207] Nachdem der Rektor sich beim Kreisleiter und SD rückversichert hatte, wurde die Angelegenheit vor dem Rektor und dem Universitätsrat verhandelt, und Mutschmann kam mit einer Verwarnung davon.

In seinem Spruchkammerverfahren wurde Bersin zugute gehalten, daß er versucht hatte, den Vorfall im Englischen Seminar innerhalb der Universität zu bereinigen, und damit Mutschmann vor ernsteren Folgen bewahrte. Doch hatte er durch sein unnötig scharfes Schreiben an den Rektor die ganze Sache nur noch zugespitzt. Die Spruchkammer beurteilte Bersins Verhalten im Fall Mutschmann als „wesentlichen Beitrag zur nationalsozialistischen Gewaltherrschaft",[208] ansonsten habe er jedoch die ihm übertragenen Geschäfte im NSD sachlich wahrgenommen, niemals die nationalsozialistische Clique unterstützt und sei stets in loyaler Weise für die Universität eingetreten.[209] Das endgültige Urteil fiel dementsprechend milde aus: Bersin wurde in die Gruppe IV der Mitläufer eingereiht, jedoch an der Universität nicht wieder eingestellt. Er übernahm in den 50er Jahren die Leitung eines Forschungslaboratoriums in St. Gallen und konnte kurz vor seinem Tode noch die Emeritierung (und damit Altersversorgung) durchsetzen.[210] In Kenntnis aller nationalsozialistischen Aktivitäten Bersins erscheint das Urteil der Spruchkammer heute als verfehlt, wenigstens die Gruppe III (Minderbelastete) wäre angemessen gewesen. Bersin hatte Glück: sein Spruchkammerurteil erging erst nach seiner Entlassung aus politischer Haft im Sommer 1948, als bereits das 2. Änderungsgesetz zum Befreiungsgesetz von Nationalsozialismus und Militarismus in Kraft getreten war, das auch die Einstufung von schwerer Belasteten zu Mitläufern erlaubte.[211]

Als weiterer Dozentenbundsvertreter in der Fakultät trug 1941 der Internist Kestermann dazu bei, daß die Habilitation seines Kollegen Mondry verzögert und der amtierende Dekan Gremels abgesetzt wurde.[212] Kestermann hatte Mondry unter-

207 Ebd. S. 6-7. StAM 310, Acc. 1992/55, Nr.6118. Bersin an Rektor, 6.1.1940.
208 HHStAW 520 Ma-49, Spruchkammerverfahren Bersin. Urteilsbegründung 8.6.1948, S. 8.
209 Ebd. Aussage Prof. Frick, Urteilsbegründung, S. 8-9.
210 StAM 307c, Acc. 1969/33, Nr.243.
211 Vollnhals 1991, S. 23.
212 Vgl. Kap. III.4.3.

stellt, Sterilisationsoperationen abgelehnt zu haben beziehungsweise der katholischen Kirche nahezustehen,[213] und so versucht, seine Habilitation zu verhindern.

Dies muß zur Erläuterung des politischen Engagements des Marburger Medizinischen Lehrkörpers genügen. Die Mitgliedschaften in weiteren Gliederungen und der Partei angeschlossenen Verbänden werden hier nicht im Detail diskutiert. Sie wurden der Vollständigkeit halber in die Graphik I aufgenommen, um einen Überblick zu geben und die Vielfalt der Möglichkeiten aufzuzeigen, sich in der NS-Zeit politisch zu betätigen.

2.4 Fazit

Fassen wir die statistische Auswertung der Mitgliedschaftszahlen zusammen, so ergibt sich folgendes Bild:

- 92% aller Medizinischen Hochschullehrer der Marburger Fakultät waren in irgendeiner Form institutionell an das Regime gebunden. Bei den Nichtordinarien kann man von einer vollständigen Erfassung des gesamten Lehrkörpers sprechen.
- In der NSDAP waren ebenfalls die Nichtordinarien häufiger vertreten als die Ordinarien. Der Organisationsgrad in der Partei war insgesamt höher als der an anderen Medizinischen Fakultäten und in der Ärzteschaft.
- Die Zahl der SS-Mitglieder war nicht höher als anderswo, es traten jedoch einige Aktivisten in Erscheinung.
- Auffällig ist die extrem hohe Affinität der Hochschullehrerschaft zur SA, besonders bei den Privatdozenten.
- Die Standesorganisationen NSÄB und NSD wurden etwa von der Hälfte aller Hochschullehrer frequentiert, im Vergleich zu anderen Hochschulen war dies ebenfalls eine ungewöhnlich hohe Quote.

Die Mitgliedschaftszahlen des Marburger Medizinischen Lehrkörpers in der Partei und ihren Organisationen, besonders in der NSDAP, sind überraschend hoch und lassen die Marburger Fakultät als eine Hochburg des Nationalsozialismus erscheinen. Fast 80% aller Fakultätsangehörigen wählten die Parteimitgliedschaft, dabei waren die Gründe des einzelnen für den Beitritt gewiß unterschiedlich und gehen aus der Statistik nicht hervor. Im vorliegenden Kapitel wird nur auf die „Aktivisten" eingegangen, die es - wie an jeder Universität - gab. Es handelte sich zwar nur um einige wenige, die sich durch Übernahme von Ämtern oder anderweitige Unterstützung des „Neuen Staates" hervortaten, es ist jedoch zu beachten, daß gerade die SS-Aktivisten nicht nur universitätsintern tätig waren. Die überwiegende Zahl der Parteimitglieder trat politisch nicht in Erscheinung und über die Gründe ihres Bei-

213 StAM 307c, Acc. 1969/33, Nr.621. Aussprache Ministerialdirigent Ritterbusch mit Mayer, Bach, Gremels, Uffenorde, Kestermann, 11.12.1941. Vgl. Kap. IV.2.3.

tritts kann nur spekuliert werden. War es gleichgültige Anpassung an die bestehenden Verhältnisse, Opportunismus oder Karrierestreben? Michael Kater behauptete zu Recht, daß sich aus den verfügbaren Quellen nur die positive, aktive Identifikation mit dem Regime oder aber die betonte Ablehnung einigermaßen taxieren lassen, politische Indifferenz sich jedoch nur schwer ausloten läßt.[214]

Die statistische Erfassung der Mitgliedschaft in der NSDAP und ihren Organisationen bietet uns eine Möglichkeit, um die Loyalität der Hochschullehrer gegenüber der Diktatur aufgrund dieses Parameters zu beurteilen. Wir vermeiden so, an Hand der NS-Karrieren einzelner Protagonisten den ganzen Berufsstand beschreiben zu wollen. Die uninterpretierten Zahlen der Statistik geben den tatsächlichen Sachverhalt jedoch nicht umfassend wider. Schauen wir hinter die Kulissen, so finden wir in Marburg eine Medizinische Fakultät, die zum Teil aus engagierten Nationalsozialisten bestand. Gemessen an ihrer Doppelmitgliedschaft in NSDAP und SS, waren sechs Hochschullehrer als „Schwerbelastete" einzustufen.[215] Es war aber das Gros der Angepaßten, der im Grunde politisch wenig interessierten Konservativen,[216] die das Hauptkontingent der Parteimitglieder ausmachten, jene Professoren, die die qualitative Differenz zwischen ihrem traditionellen, bürgerlich-patriotischen Nationalismus und dem übersteigerten Nationalismus der Nationalsozialisten nicht erkannt hatten. Andererseits sucht man die offenen Gegner des Systems, die sich unter Umständen im Widerstand organisiert hätten, in der Marburger Medizinischen Fakultät vergeblich. Lassen wir zur Beschreibung der Verhältnisse die Marburger Sprachwissenschaftlerin Luise Berthold als Zeitzeugin zu Wort kommen: „Eigentlich ‚wilde' Nazis, denen man Denunziationen zutraute, waren spärlich vorhanden. Man kannte sie und schätzte sie nicht. Natürlich gab es auch Überzeugte, die persönlich fair waren. Die Hauptmasse bildeten meines Erachtens nach solche, die ‚mitliefen', wenn auch oft mit Bedrücktheit".[217] Die große „Mitläufergruppe" trat zwar der Partei bei, setze aber ihre Arbeit fort, als wenn nicht viel geschehen wäre und die Bandbreite der Verhaltensmuster dieser Parteimitglieder reichte je nach den Umständen von aktiver Mitarbeit bis zum unterschwelligen Widerstand. Diese ambivalente Haltung der Hochschullehrer ist es, die uns heute eine Beurteilung so schwer macht.

Gründe sind dafür zu suchen, warum die meisten Marburger medizinischen Hochschullehrer unaufgefordert und als „schweigende Mehrheit" in die Partei eintraten und sich vielleicht widerwillig, vielleicht aber auch aus kühler Berechnung dem Regime zur Verfügung stellten. Bemüht man wiederum die Statistiken, so ist es auffällig, daß der Prozentsatz der Parteimitglieder bei den Ärzten der Universitäten (Marburg, Hamburg und in geringerem Maße auch Gießen) sehr viel höher war als in der Gesamtärzteschaft und in anderen Berufsgruppen.

---

214 Kater 1987, S. 310-311.

215 Baur, Becker, Boeminghaus, Dötzer, Fliege,Pfannenstiel.

216 Vgl. Reimann 1990.

217 Berthold 1969, S. 50.

Im Gegensatz zu den unabhängigen, niedergelassenen Ärzten waren die Hochschulärzte Beamte oder zumindest Angestellte der Universitäten, also Staatsbedienstete. Die von diesen geforderte Loyalität dem Staat gegenüber spielte bei der Entscheidung für den Parteibeitritt unter Umständen eine Rolle, denn viele Beamte konnten sich der vermeintlichen Verpflichtung zur Parteimitgliedschaft nur schwer entziehen.[218] 1937, kurz bevor die Aufnahmesperre der Partei aufgehoben wurde, mußten alle im öffentlichen Dienst Beschäftigten dem „Führer" ein Treuegelöbnis leisten,[219] was nicht unbedingt als Drängen des Ministeriums zur Parteimitgliedschaft zu werten ist, jedoch bei dem einen oder anderen zum Überdenken des eigenen politischen Standpunktes geführt haben dürfte. Ein Wiederaustritt aus der Partei hätte seit 1936 die Entlassung aus dem öffentlichen Dienst zur Folge gehabt; wer die politische Haltung der Partei öffentlich ablehnte, konnte nicht Beamter bleiben.[220]

Graphik II: Alter des Lehrkörpers der Medizinischen Fakultät Marburg (1930-1952) beim Eintritt in die NSDAP und SS[221]

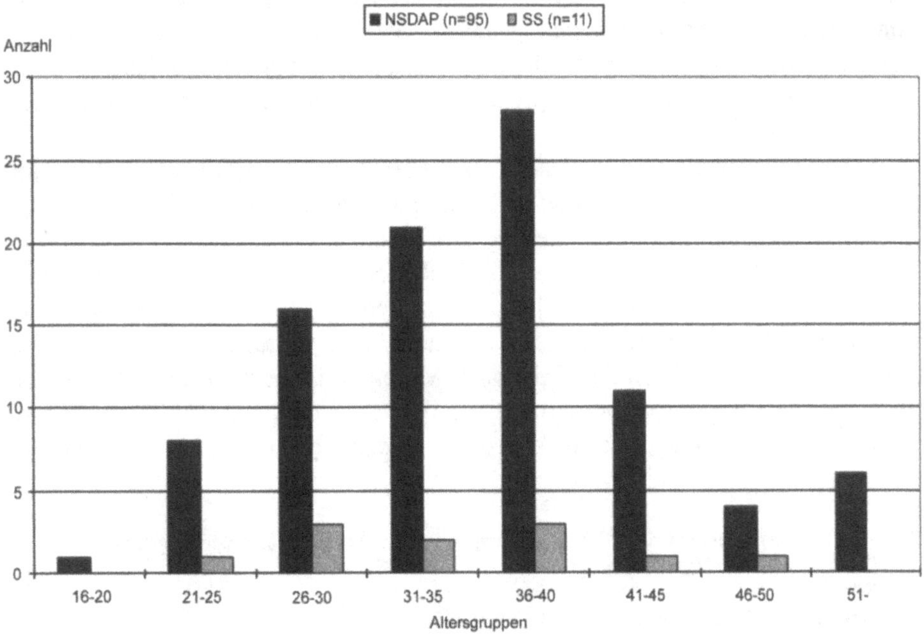

218 Für die Lehrer vgl. Kater 1979, S. 608. Der Anteil der Parteimitglieder war unter den Beamten im Vergleich zu Arbeitern, Bauern, Angestellten und Selbständigen 1935 am höchsten. Etwa 300 000, das entspricht 20,7 % aller Beamten, waren 1935 Parteigenossen im Gegensatz zu 3,8 % aller Bauern und 5,1 % aller Arbeiter; vgl. Reichsorganisationsleiter der NSDAP 1935, S. 53.

219 StAM 310, Acc. 1983/15, Nr.4100. Erlaß RMWEV Z IIa 3084/36 WI, 18.3.1937.

220 Kasper; Huber; Kaebsch; Senger 1942, S. 211. Erlaß RMWEV Z IIa 744, M, 14.3.1936.

221 Auswertung aller verfügbaren Daten über den Eintritt in die NSDAP und ihre Organisationen in den am Anfang des Kapitels genannten Quellen.

Die Hochschullehrer waren seit 1933 bei Berufungs- und Habilitationsfragen abhängig vom RMWEV und den politischen Gutachten des NSD, besonders wenn sie noch nicht am Endpunkt ihrer Karriere (Ordinariat) angelangt waren. Als Bestätigung für die These „Parteibeitritt aus Karrieregründen" ist die hohe Rate der Mitglieder des übrigen Marburger Lehrkörpers - also der jüngeren Hochschullehrerschaft[222] - zu sehen, die sich der Partei anschlossen.[223] Die Mehrheit der Marburger Hochschullehrer war bei ihrem Parteieintritt keine vierzig Jahre alt,[224] Ordinarius wurden die meisten erst später. Obwohl niemand seine Sympathie für den Nationalsozialismus nach außen hin offen mit Karriereüberlegungen begründete, wird dies nach dem Krieg in den Spruchkammerakten von den Betroffenen oft - quasi als Entschuldigung - angeführt.[225]

In den Spruchkammerakten wird außerdem von den Beklagten wiederholt behauptet,[226] daß 1937 eine „korporative" automatische Übernahme der Ärzte aus der SA oder anderen Parteigliederungen in die NSDAP erfolgte, ohne daß diese davon wußten oder sich dagegen wehren konnten. Laut Buchheim[227] hat es jedoch keine automatischen Überschreibungen gegeben, die Anmeldung zur Partei erfolgte durch ausdrücklichen, unterschriebenen Antrag jedes einzelnen, so daß hier höchstens von moralischem Druck gesprochen werden kann, dem man sich nicht widersetzen konnte oder wollte.

War es also der moralische Druck, der die Hochschullehrer an einer Kleinstadtuniversität wie Marburg der Partei beitreten ließ? Lag es an der sozialen Kontrolle, die die Parteiinstanzen hier leichter ausüben konnten?

Michael Kater behauptet, daß es „für Studenten und Hochschullehrer an kleinen Hochschulorten schwieriger [war], sich dem ideologischen und organisatorischen Zugriff der NSDAP zu entziehen". Diese These belegt er mit einem anonymen Bericht über die Zustände an der Universität Marburg, der nach unseren Recherchen 1936 vom Marburger Oberbürgermeister an die Kreisleitung der NSDAP gegeben wurde.[228] Kater konnte ebenfalls statistisch belegen, daß die Hochschullehrer der

---

222 Es gilt als erwiesen, daß die NSDAP auf jüngere Leute sehr viel mehr Anziehungskraft ausübte als auf ältere. Vgl. Reichsorganisationsleiter der NSDAP 1935, S.167; Kater 1985a, S.145.

223 Graphik I : 89% NSDAP-Mitglieder des übrigen Lehrkörpers.

224 Zu ersehen aus Graphik II. Vgl. hierzu für die Hamburger Hochschullehrer: Giles 1991, S. 116-117, für die Gießener Hochschullehrer: Chroust 1994, S. 303.

225 Vgl. hierzu für Hamburg: Hering 1991, S. 97. Außerdem HHStAW 520 Ma-4682, Spruchkammerverfahren Rosemann. Gutachten des Untersuchungsausschusses I für die Universität Marburg, 4.7.1946.

226 HHStAW 520 Fz-A 1098, Spruchkammerverfahren Lauber. Gutachten des Untersuchungsausschusses der Universität Marburg über Prof. Lauber, 8.1.1947. HHStAW 520 Ma 318/46, Spruchkammerverfahren Stutte. Begründung des Spruchs, 11.7.1946. HHStAW 520 Ma-B 404, Spruchkammerverfahren Böttner. Böttner an das Regional Military Government, 10.10.1945.

227 Buchheim 1958, S.315.

228 Kater 1981, S. 74. StadtAM C, Nr.4262. Bericht des Oberbürgermeisters von Marburg an die Kreisleitung der NSDAP vom 3.10.1936.

Traditionshochschulen, zu denen auch Marburg gehörte, sich schon 1933 besonders stark zum Nationalsozialismus hingezogen fühlten, wobei die Größe des Hochschulortes umgekehrt proportional zum NS-Interesse war.[229] Dies zeigte er anhand der geleisteten Unterschriften unter die schon erwähnte Bekenntnisliste des NSLB vor der Reichstagswahl im November 1933. Dieses Kriterium erscheint allerdings insofern wenig geeignet, als nicht bekannt ist, wie die Unterschriften der einzelnen Hochschullehrer unter diesem Pamphlet zustande kamen: viele unterschrieben vielleicht aus Angst vor Repressionen oder in dem guten Glauben, durch äußere Anpassung die wissenschaftlichen Belange retten zu können. Der aktive Erwerb der Parteizugehörigkeit war in jedem Fall aussagekräftiger, um die Loyalität des einzelnen für das Regime zu verdeutlichen.

Die Marburger Hochschullehrerschaft am Ende der Weimarer Republik wurde von dem Historiker Hellmut Seier als weder besonders rechtsextremistisch noch linksorientiert, jedoch konservativ denkend, den elitären Führungsanspruch und Bildungsauftrag der Universität verteidigend dargestellt.[230] Die Universität stand in dem Ruf, Sommeruniversität und verbindungsstudentischer Mittelpunkt zu sein, aber auch einer gewissen Distanz zur Republik und latentem Antisemitismus Vorschub zu leisten.[231] Dies betraf mehr die Marburger Studentenschaft als die Hochschullehrerkreise, die sich im Großen und Ganzen mit der Republik zu arrangieren suchten.

Wie verhielten sich die Marburger Professoren nach der Machtübernahme der Nationalsozialisten? Ein Zeitzeuge, der Dozent der Romanischen Philologie, Werner Krauss, ein erklärter Gegner des Nationalsozialismus und Mitglied der Widerstandsgruppe „Rote Kapelle“, äußerte sich nach dem Krieg über die Marburger Universität und das Verhalten ihrer Lehrer im „Dritten Reich“: „Marburg [...] war immer ein charakteristischer Ausschnitt des akademischen Geisteslebens gewesen. Die Professorenschaft lebte hier, völlig auf sich gestellt, ohne die Möglichkeit, eine Wirkung auf außerakademische Kreise zu üben und sich am Zeitgeist zu orientieren. Aber diese Beschränkung wirkte sich in der Zeit der Naziherrschaft zum Vorteil aus. Die Universität blieb auch den Ansprüchen des Regimes gegenüber auf der Linie einer reinen Wissenschaftshaltung. Sie konnte ihren Bestand zum größten Teil bewahren.“[232] Und an anderer Stelle: „Alle Fächer wurden in der Isolation ihres eigenen ‚Begründungszusammenhangs‘ gelehrt, und in dieser Haltung nahm man auch die Möglichkeit wahr, die politischen Ansprüche der Nazis abzuwehren. Eine grundsätzliche Ablehnung dieser Ansprüche erfolgte stets nur auf dem jeweiligen fachlichen Sondergebiet und nicht dadurch, daß man das politische System selbst als eine

229 Kater 1981, S. 68 und 70.

230 Seier 1977, S. 303-352. Seier 1988, S. 189-201.

231 Eine Verteidigung des Marburger Rektors Genzmer gegen den Vorwurf der Ausländerfeindlichkeit und des Antisemitismus an der Marburger Universität findet sich im Berliner Tageblatt vom 16.7.1929: Die ausgebliebenen Zugvögel und die Universität Marburg, in StAM 310, Acc. 1975/42, Nr.2209.

232 Krauss 1983, S. 941.

untragbare Grundlage für alles geistige Leben brandmarkte. Gesellschaftlich spiegelte sich diese Tendenz in dem deutlichen Bestreben wider, die Diskussion über den Nationalsozialismus als ein gleichsam ungebührliches, unanständiges und fruchtloses Gesprächsthema überhaupt nicht aufkommen zu lassen".[233]

Diese Beschreibung läßt die Marburger Professorenschaft als isoliert und unpolitisch, nur ihrer Wissenschaft zugewandt erscheinen. Krauss skizzierte in seinem Bericht das Verhalten der Mitglieder der Philosophischen Fakultät, der er seit 1931 angehörte. Ganz so „weltfremd" und nur auf ihr Fachgebiet zurückgezogen, wie Krauss die Geisteswissenschaftler einschätzte, sind die Mediziner wohl doch nicht gewesen, u.a. weil ihre vielfältigen Aufgaben in der Krankenversorgung ihnen den völligen Rückzug in den Elfenbeinturm der Wissenschaft verwehrte. Auch der Einsatz als Gutachter oder als Sanitätsoffizier im Krieg ließ sie sehr viel mehr mit der außeruniversitären Welt in Kontakt kommen als die Geisteswissenschaftler. Der Psychiater Kretschmer berichtet in den Erinnerungen über seine Marburger Jahre außerdem über vielfältige Kontakte der Professoren untereinander sowie mit Gästen aus dem In- und Ausland.[234] Die freundschaftlichen Kontakte der Marburger Professorenschaft waren häufig fakultätsübergreifend, der Einfluß von Mitgliedern anderer Fakultäten auf die Medizinerschaft ist deshalb wahrscheinlich. Es böte sich deshalb an, die Parteimitgliedschaften der Hochschullehrer anderer Marburger Fakultäten mit denen der Mediziner zu vergleichen, um die These des an der Kleinstadtuniversität unter Beobachtung stehenden Professors zu erhärten.

Es drängt sich auch ohne diese Vergleichsmöglichkeit die Vorstellung auf, daß die (medizinischen) Hochschullehrer in der Kleinstadt Marburg nicht in der Anonymität der Masse verschwinden konnten, da das Parteiabzeichen am Revers von den Kollegen und der Bevölkerung registriert wurde. Die vergleichbar hohen Mitgliedszahlen für Mediziner der Großstadtuniversität Hamburg sprechen zwar dagegen. Sie zeigen, daß es auch in den Großstädten eine starke NSDAP-Anhängerschaft gerade unter den Hochschulärzten gab, wohingegen die kleinen Universitäten Gießen und Jena sehr viel niedrigere Zahlen aufwiesen. Es gab also noch eine Vielzahl von anderen Aspekten, die einen Großteil der Mediziner - abgesehen von den überzeugten Nationalsozialisten - zum Parteibeitritt bewog und die hier teilweise schon angesprochen wurden: die Angst um die Karriere, einfaches „Mitmachen" aus politischem Desinteresse und um in der wissenschaftlichen Arbeit nicht gestört zu werden, das Selbstverständnis als preußischer Beamter, Unterstützung der antisemitischen Tendenzen des Regimes, und last but not least die Anerkennung der offensichtlichen Verbesserung der wirtschaftlichen Lage der Ärzte durch die Reform des öffentlichen Gesundheitswesens.

233 Ebd. S. 943.
234 Kretschmer 1963, S. 123.

III.3 Antisemitismus, Verfolgung und Opposition

Gerhard Aumüller und Kornelia Grundmann

3.1 Rassische und politische Verfolgung von Dozenten, Assistenten, Studenten und Patienten

Die allgemeinen politischen Rahmenbedingungen in der Zeit unmittelbar nach dem ersten Weltkrieg[1] und ihr Niederschlag im akademischen Bereich[2] wurden bereits ausführlich diskutiert.[3] An der Marburger Universität waren es einzelne Professoren wie der Psychologe Erich Jaensch[4] und der Hygieniker Wilhelm Pfannenstiel,[5] die wesentlich zur Verschärfung der antisemitischen Tendenzen beitrugen. Ihre Aktivitäten fielen bei der Studentenschaft, vor allem dem „Nationalen Block", auf fruchtbaren Boden.[6]

Pfannenstiel, seit dem 14.4.1931 Ordinarius und Direktor des Marburger Hygiene-Instituts, hatte bereits als Lehrstuhlvertreter am 18.12.1930 vor der Marburger Vorklinikerschaft einen Vortrag über „Leben und Sterben des Deutschen Volkes" gehalten, dessen Tenor eindeutig nationalsozialistisch und antisemitisch war.[7] Bereits in seinem ersten Semester als neuberufener Ordinarius für Hygiene im Sommersemester 1931, später (1933) auch als Vorsitzender der Rassenhygienischen Gesellschaft in Marburg[8] und insbesondere nachdem die „Rassenhygiene" offizielles Unterrichtsfach geworden war, das Pfannenstiel zu vertreten hatte, verbreitete er sich zunehmend über rassenhygienische Fragen.[9] Die (zehnseitige!) Promotionsarbeit „Zur Frage der jüdischen Durchsetzung innerhalb der ländlichen Bezirke Kurhessens" seines Doktoranden Rudolf Euler lancierte er in das Archiv für Rassen- und Gesellschaftsbiologie. Euler kommt hier zu folgenden Schlußfolgerungen: „[...] daß im Gau Kurhessen im Gegensatz zu der Großstadt eine Mischehe zwischen Ariern und Juden nicht sehr häufig ist. Vor allem hat sich gezeigt, daß der hessische Bauer eine solche Ehe nicht eingegangen ist, obwohl er gewohnheitsmäßig gern mit Juden in Geschäftsverbin-

---

1 Seier 1980, S. 559-592.

2 Umfassend dazu Herbert 1996, S. 51-68; vgl. auch Seier 1977, ferner Koshar 1986, S.179-208 sowie Willertz 1969, S. 135-140.

3 Vgl. dazu Kap. I.1.

4 Sieg 1988, S. 62-70. Ders. 1994a, S. 313-342.

5 Zu Pfannenstiels Partei- und SS-Karriere vgl. Kapitel III.2.

6 Diese Gruppierung suchte über Infiltration der sozialen Einrichtungen der Universität, etwa das Studentenheim, größeren Einfluß auf die übrige Studentenschaft zu gewinnen, vgl. OZ 30.6.1932, S. 4. Hier erscheinen unter den 20 Vertretern des „Nationalen Blocks" sieben Mediziner und bilden nach den zehn Juristen die zweitstärkste Gruppe.

7 Abdruck des Vortrags in: WAR 2, Nr.20 (1932), S. 3.

8 StAM 307c, Acc. 1969/33, Nr. 273. Vorlesungsankündigung vom 14.4.1931.

9 Vgl. zu Pfannenstiels Auffassung von Rassenhygiene Kap. III.7.4, zum rassenhygienischen Unterricht Kap. III.5.2.

dung gestanden hat, weil ihm beim Handel mit Vieh und Getreide der Jude bequemer und durch seine Verschwiegenheit in Geldgeschäften lieber war als jeder andere. Eine Blutsgemeinschaft mit dem Judentum hat er aber stets abgelehnt. [...] Derartige sich zunächst auf die Bestandsaufnahmen beschränkende Untersuchungen bilden die notwendige Grundlage für jede praktische rassenhygienische Arbeit. Je mehr es uns gelingen wird, das Fremdrassische aus unserem Volkskörper auszumerzen und statt weiterer Vermischung mit Juden die Mehrung des gesunden Erbgutes aus der Substanz des deutschen Volkes zu pflegen, umso eher ist ein Wiederaufstieg Deutschlands zu erwarten. Gilt es doch, den in seinem Wesen zwiespältigen Mischling durch Menschen zu ersetzen, deren einheitliche rassische Beschaffenheit Vorbedingung ist für eine wirkliche nationale und sozialistische Entwicklung unseres Volkes".[10]

Wie bei der Themenstellung nicht anders zu erwarten, schließt die Doktorarbeit statt mit einer kritischen Wertung mit dümmlicher Propaganda, deren Verfasser anschließend „Herrn Professor Dr. Pfannenstiel für die Überlassung des Themas und Herrn Dr. Jusatz[11] für die wertvollen Anregungen und Hinweise" und ganz besonders dem „Gaupropagandaleiter Pg. Gerland" für die tatkräftige Unterstützung bei der Sammlung des statistischen Materials dankt. Letzteres bedeutet im Klartext, daß die Partei 1935 bereits mit der Erfassung jüdischer Einwohner und in „Mischehen"

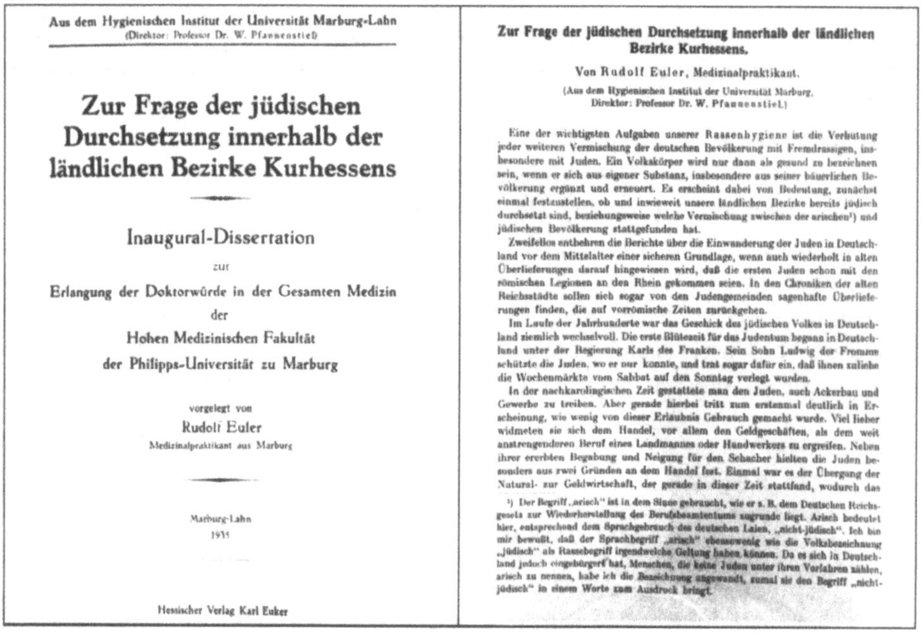

Aus dem Hygienischen Institut der Universität Marburg-Lahn
(Direktor: Professor Dr. W. Pfannenstiel)

Zur Frage der jüdischen Durchsetzung innerhalb der ländlichen Bezirke Kurhessens

Inaugural-Dissertation
zur
Erlangung der Doktorwürde in der Gesamten Medizin
der
Hohen Medizinischen Fakultät
der Philipps-Universität zu Marburg

vorgelegt von
Rudolf Euler
Medizinalpraktikant aus Marburg

Marburg-Lahn
1935

Hessischer Verlag Karl Euker

Zur Frage der jüdischen Durchsetzung innerhalb der ländlichen Bezirke Kurhessens.

Von Rudolf Euler, Medizinalpraktikant.

(Aus dem Hygienischen Institut der Universität Marburg.
Direktor: Professor Dr. W. Pfannenstiel.)

Eine der wichtigsten Aufgaben unserer Rassenhygiene ist die Verhütung jeder weiteren Vermischung der deutschen Bevölkerung mit Fremdrassigen, insbesondere mit Juden. Ein Volkskörper wird nur dann als gesund zu bezeichnen sein, wenn er sich aus eigener Substanz, insbesondere aus seiner bäuerlichen Bevölkerung ergänzt und erneuert. Es erscheint dabei von Bedeutung, zunächst einmal festzustellen, ob und inwieweit unsere ländlichen Bezirke bereits jüdisch durchsetzt sind, beziehungsweise welche Vermischung zwischen der arischen[1]) und jüdischen Bevölkerung stattgefunden hat.

Zweifellos entbehren die Berichte über die Einwanderung der Juden in Deutschland vor dem Mittelalter einer sicheren Grundlage, wenn auch wiederholt in alten Überlieferungen darauf hingewiesen wird, daß die ersten Juden schon mit den römischen Legionen an den Rhein gekommen seien. In den Chroniken der alten Reichsstädte sollen sich sogar von den Judengemeinden sagenhafte Überlieferungen finden, die auf vorrömische Zeiten zurückgehen.

Im Laufe der Jahrhunderte war das Geschick des jüdischen Volkes in Deutschland ziemlich wechselvoll. Die erste Blütezeit für das Judentum begann in Deutschland unter der Regierung Karls des Franken. Sein Sohn Ludwig der Fromme schützte die Juden, wo er nur konnte, und trat sogar dafür ein, daß ihnen zuliebe die Wochenmärkte vom Sabbat auf den Sonntag verlegt wurden.

In der nachkarolingischen Zeit gestattete man den Juden, auch Ackerbau und Gewerbe zu treiben. Aber gerade hierbei tritt zum erstenmal deutlich in Erscheinung, wie wenig von dieser Erlaubnis Gebrauch gemacht wurde. Viel lieber widmeten sie sich dem Handel, vor allem den Geldgeschäften, als dem weit anstrengenderen Beruf eines Landmannes oder Handwerkers zu ergreifen. Neben ihrer ererbten Begabung und Neigung für den Schacher hielten die Juden besonders aus zwei Gründen an dem Handel fest. Einmal war es der Übergang der Natural- zur Geldwirtschaft, der gerade in dieser Zeit stattfand, wodurch das

[1]) Der Begriff „arisch" ist in dem Sinne gebraucht, wie er z. B. dem Deutschen Reichsgesetz zur Wiederherstellung des Berufsbeamtentums zugrunde liegt. Arisch bedeutet hier, entsprechend dem Sprachgebrauch des deutschen Laien, „nicht-jüdisch". Ich bin mir bewußt, daß der Sprachbegriff „arisch" ebensowenig wie die Volksbezeichnung „jüdisch" als Rassebegriff irgendwelche Geltung haben können. Da es sich in Deutschland jedoch eingebürgert hat, Menschen, die keine Juden unter ihren Vorfahren zählen, arisch zu nennen, habe ich die Bezeichnung angewandt, zumal sie den Begriff „nicht-jüdisch" in einem Worte zum Ausdruck bringt.

Abb. 10: Antisemitismus als Karrierevehikel – Titelblatt der rassistischen Dissertation von Rudolf Euler (1935).

10 Euler 1935. Ders. 1935a, S. 9-10.

11 Professor Helmut Jusatz, der bei Pfannenstiel habilitierte, war nach dem Krieg Ordinarius für Tropenhygiene in Heidelberg.

lebender Juden in den Gemeinden und Städten begonnen hatte und sich dabei der Mithilfe von Universitätsangehörigen sicher sein konnte.

Von der Bestandsaufnahme der jüdischen Bevölkerung bis zu ihrer Vertreibung war es nur ein kleiner Schritt. Im Zuge der Auswanderung jüdischer Bürger traten sofort auch Begehrlichkeiten im Hinblick auf „jüdisches Eigentum" zutage, an denen sich die Universität, respektive ihr Kurator, beteiligte. Zunächst hatte dieser noch Bedenken, ob es zulässig sei, mit „Nichtariern" Geschäfte zu machen, und fragte beim Kreisleiter der NSDAP, Krawielitzki, an, ob er dem jüdischen Bankier Strauß zwei Bilder des hessischen Malers Christian Bantzer für das Universitätsmuseum abkaufen könne, die dem Museumsleiter für einen „mäßigen Preis" angeboten worden seien.[12] 1940 erkundigte sich der Kurator über das RMWEV beim Finanzminister, ob ein in unmittelbarer Nähe der Kliniken gelegenes Grundstück (Lahnstraße 1 zwischen Lahndamm, Mannkopff-, Robert-Koch- und Lahnstraße), das der „ausgewanderten jüdischen Ehefrau Berta des gleichfalls ausgewanderten Rechtsanwalts Dr. Ludwig Bachrach" gehöre, zur Arrondierung des Kliniksviertels aufgekauft werden könne. Es habe eine Größe von 337 qm, sei mit einem Wohnhaus bebaut, unbelastet und habe einen Einheitswert von 19.000 RM. Da anzunehmen sei, daß „jüdisches Eigentum bald liquidiert" werde, das Haus künftig als Personalwohnhaus für die Kinderklinik genutzt werden könne und der Kaufpreis nicht über 19.000 RM liegen werde, halte es der Minister im Hinblick auf die Beengtheit und die in den nächsten Jahren und Jahrzehnten zu erwartende Bautätigkeit für dringend geboten, dieses Grundstück zu kaufen. Im Falle der Zustimmung würde der Kurator der Universität beim Oberpräsidenten in Kassel erwirken, daß dieser gemäß der Verordnung über den Einsatz des jüdischen Vermögens der Frau Bachrach aufgibt, das vorbezeichnete Grundstück an den preußischen Staat, vertreten durch den Kurator der Universität Marburg, zu veräußern.[13] Bald darauf erhielt der Kurator vom RMWEV eine Anweisung über 19.700 RM, um das Grundstück ankaufen zu können.[14] Damit hatte sich die Universität am Vermögen der vertriebenen jüdischen Eigentümer bereichert.

Die antisemitische Hochschulgesetzgebung und ihre Auswirkungen auf die Medizinische Fakultät Marburg

Kümmel[15] und Kater[16] haben die Etappen der antisemitischen Hochschulgesetzgebung von 1933 bis 1942 im einzelnen analysiert. Nach Angaben der Reichsärztekammer sollen im Januar 1933 6480 „nichtarische" und mit Juden verheiratete Ärz-

---

12 NAW T 81, roll 225 p.5005342-5005344. Leiter des Kunsthistorischen Museums der Universität an Kurator, 13.3.1936. Kurator an Kreisleiter, 14.3.1936

13 GStPK Rep. 151 Dahlem, Nr.961. RMWEV an Finanzministerium, 26.8.1940, Bl. 139. Zum Schicksal der Familie Bachrach vgl. Händler-Lachmann 1992, S. 57-58 und S. 150-151.

14 GStPK Rep. 151 Dahlem, Nr.961. RMWEV an Kurator, 15.7.1941, Bl.141.

15 Kümmel 1985, S. 56-81.

16 Kater 1989, S. 139-149. und 177-206.

te sowie etwa 45600 „deutsche“ Ärzte tätig gewesen sein.[17] Das Gesetz zur Wiederherstellung des Berufsbeamtentums von 1933, die Nürnberger Rassengesetze von 1935, die Verfügungen des „Reichsärzteführers“ Wagner über die Beschränkung der ärztlichen Tätigkeit jüdischer ”Mischlinge” vom September 1937 und Hitlers Verordnung über den Entzug der Approbation bei jüdischen Ärzten vom Juli 1938 hatten natürlich auch auf die Verhältnisse in Marburg ihre Auswirkungen. Sie betrafen vergleichsweise wenige Personen und lassen sich vor allem nach 1937 anhand der zahlreichen Bitten ehemaliger Marburger jüdischer Medizinstudenten an das Dekanat um Zeugnisbescheinigungen verfolgen.

Bereits im Juli 1933 legte das PrMWKV fest, die seit dem „7. April 1933 beurlaubten Dozenten“ würden ersucht, sich vom Lehrbetrieb zurückzuziehen; Ankündigungen von Vorlesungen seien für das kommende Wintersemester nicht aufzunehmen. Im April 1934 wurde verfügt, es sei „nicht mehr angängig, die emeritierten nichtarischen Professoren zu den Fakultätssitzungen und Kommissionsberatungen (insbesondere Berufungskommissionen) sowie den Sitzungen des Großen Senats zuzulassen.“[18] Im Dezember 1938 übermittelte der Stellvertreter des Kurators der Universität den Erlaß des Ministeriums, daß denjenigen Professoren, sonstigen Lehrkräften und wissenschaftlichen Beamten, die Juden im Sinne der Nürnberger Gesetze und als solche aus dem aktiven Hochschuldienst ausgeschieden seien, die Genehmigung mit sofortiger Wirkung entzogen würde, privat in Hochschulinstituten, Bibliotheken usw. wissenschaftlich zu arbeiten oder diese Einrichtungen zu nützen.[19] Bereits im August 1937 hatte der Kurator der Universität Marburg dem RMWEV mitgeteilt, daß an der hiesigen Universität nur ein Professor im Sinne des §5 der ersten Verordnung zum Reichsbürgergesetz „jüdisch versippt“ und „auf Grund des §6 des Gesetzes zur Wiederherstellung des Berufsbeamtentums zum 31. Oktober in den Ruhestand versetzt“ worden sei.[20] Schließlich wurde 1939 vom RMWEV festgelegt, daß jüdischen Hochschullehrern im Ruhestand oder solchen, die „Mischlinge“ oder nichtarisch versippt seien, die Genehmigung des Wohnsitzes im Ausland nur mit Vorbehalt des jederzeitigen Widerrufs für zwei Jahre gestattet sei.[21] Die Schlinge zog sich demnach immer enger zu.

Es besteht allgemeines Einvernehmen darüber, daß in keinem anderen Bereich des Bildungswesens die Entlassungen und Vertreibungen in der Folge des Gesetzes zur Wiederherstellung des Berufsbeamtentums[22] (GzWdB) ein solches Ausmaß erreicht und – von den menschlichen Tragödien einmal ganz abgesehen – derartigen

17 Vgl. Grenville 1992, S. 199.

18 StAM 307c, Acc. 1969/33, Nr.564. Erlaß PrMWKV U I 1498, 7.7.1933. Erlaß PrMWKV U I 734, 5.4.1934.

19 Ebd. Erlaß RMWEV WA 3270, Z IIa, 8.12.1938.

20 BA Berlin R 4901, Nr.309. Kurator an RMWEV, 23.8.1937, Bl.26. Es handelte sich um den Pädiater Freudenberg.

21 StAM 307c, Acc. 1969/33, Nr.564. Erlaß RMWEV WT 472, WA Z IIa, 12.5.1939.

22 RGBl I 1933, Gesetz vom 7.4.1933, S. 175.

Schaden angerichtet haben wie im Hochschulwesen.[23] Bis 1936 waren über 14% des 1932/33 amtierenden Lehrkörpers des Deutschen Reiches aus ihren Stellungen vertrieben, und durch weitere verschärfende Maßnahmen war bis 1938 fast ein Drittel aller Hochschullehrer zwangsweise ausgeschieden.[24] An den Medizinischen Fakultäten wurden bis 1936 458 Hochschullehrer entlassen, die zweithöchste Anzahl nach den Natur- und Technikwissenschaften (508).[25] Die Anzahl der Zwangsentlassungen ist für die Medizinischen Fakultäten einiger Universitäten dokumentiert. In Berlin wurden bis Ende 1935 135 Hochschullehrer der Medizinischen Fakultät aufgrund nationalsozialistischer Maßnahmen entlassen.[26] In Hamburg verloren 22 Mediziner ihre Stellung aus rassenpolitischen Gründen, ein Professor wurde aus politischen Gründen entlassen, drei Fälle gab es beim Pflegepersonal, hinzu kamen zwei Zwangsemeritierungen aus Altersgründen.[27] In Freiburg waren jüdische Hochschullehrer überproportional an der Medizinischen Fakultät vertreten. Die Liste der zwangsentlassenen Mediziner umfaßt 13 Hochschullehrer, 21 Assistenten und fünf sonstige Beschäftigte.[28] In Göttingen verlor zwar kein Ordinarius der Medizin seine Stellung, jedoch fünf außerordentliche Professoren, vier Privatdozenten und ein Assistent. Am spektakulärsten war dort die Entlassung des Rassenhygienikers Karl Saller aus politischen Gründen.[29] In Heidelberg schieden 19 von 77 Lehrkräften zwangsweise aus,[30] in Bonn gab es 16 rassisch und politisch Verfolgte,[31] der Lehrkörper der Medizinischen Fakultät der Universität Leipzig wurde dagegen um acht Hochschullehrer dezimiert,[32] desgleichen an der Universität Gießen[33] und in Greifswald waren es fünf Mitglieder der Medizinischen Fakultät, die ihre Stellung aus rassischen oder politischen Gründen verloren.[34] In Jena schieden zwei ordentliche und ein ao. Professor der Medizin zwangsweise aus, weil sie Juden waren.[35]

Von den 19 Marburger Professoren und Dozenten, die im „Dritten Reich" ihre Stelle verloren, gehörten die meisten zur Theologischen oder zur Philosophischen

---

23 Detaillierte Darstellung bei Kater 1989, S. 139-149 und 169-176. Neuere Darstellung bei Stern 1991, S. 155-161.

24 Keim 1995, S. 159. Kater 1989, S. 142 kommt sogar auf 40%; vgl. dazu auch Stern 1991, S. 156. Eine Liste des nach der Machtübernahme bis 1936 entlassenen Hochschulpersonals, geordnet nach Hochschulen, Status und Fachbereichen, findet sich bei Titze 1989, S. 226. Die Liste stützt sich auf Angaben von Hartshorne 1937, S. 87. Kritische Diskussion des Emigrationsverlusts deutscher Wissenschaftler bei Fischer 1991.

25 Schneck 1985, S. 307. Schneck benutzt als Quelle: Notgemeinschaft deutscher Wissenschaftler im Ausland 1936.

26 Winau 1994, S. 346. Vgl. auch Jarausch 1998.

27 Van den Bussche 1989, S. 46-61.

28 Seidler 1991, S. 310-311. Etwas abweichende Zahlen in Martin 1995.

29 Beushausen; Dahms; Koch; Massing; Obermann 1998, S. 189-193.

30 Vezina 1982, S. 119. Vgl. zu den Entlassungen in Heidelberg auch Mussgnug 1988.

31 Höpfner 1999, S. 41-48 und S. 272.

32 Kästner 1993, S. 40-44.

33 Chroust 1994, S.225-238. Jacobi; Chroust; Hamann 1989, S. 53-57.

34 Schneck 1993, S. 54 und S. 57.

35 Zimmermann 2000, S. 82.

Fakultät, auch zwei Juristen und nur ein Mediziner (von 43 Hochschullehrern der Medizinischen Fakultät im Jahre 1937) waren betroffen.[36] Unter den insgesamt 32 bisher bekanntgewordenen Zwangsentlassenen des gesamten Marburger Universitätspersonals werden drei Mediziner aufgeführt:[37] der Direktor der Universitätskinderklinik, Ernst Freudenberg, der nach seiner Zwangsentlassung 1937 in die Schweiz emigrierte, der Assistenzarzt der Kinderklinik Brühl und der Oberassistent im Hygienischen Institut Beck. Bei den Privatdozenten und Honorarprofessoren der Medizinischen Fakultät war niemand vom GzWdB betroffen.[38] Damit liegt die Zahl der aus antisemitischen Gründen vertriebenen Ärzte in Marburg deutlich unter dem Durchschnitt der übrigen Universitäten des Reichs,[39] was sicherlich in der antisemitisch vorbelasteten Stimmung an der Universität begründet liegt. Jüdische Hochschullehrer hatten schon in der Weimarer Republik in Marburg geringe Chancen auf eine Berufung, waren vielleicht auch nicht gewillt, sich unterschwelligen Anfeindungen durch Studenten- und Dozentenschaft zu stellen, und mieden deshalb die hessische Universitätsstadt.[40]

Aus rassenpolitischen Gründen verfolgte Professoren und Assistenten der Marburger Medizinischen Fakultät

1. Ernst Freudenberg

Das prominenteste Opfer der antisemitischen Aktionen in Marburg war der bedeutende Kinderarzt Ernst Freudenberg, der eng mit dem Psychiater Kretschmer befreundet war und zu den angesehensten Mitgliedern der Fakultät gehörte.[41] Der 1884 in Weinheim an der Bergstraße geborene Freudenberg stammte aus einer wohlhabenden Fabrikantenfamilie und studierte von 1903 bis 1910 in Leipzig und München Medizin, daneben auch einige Semester Philosophie. Nach der Promotion in München erhielt er bei Hofmeister in Straßburg eine Ausbildung in Physiologischer Chemie und behielt diese Forschungsrichtung auch nach der Facharztausbildung zum Kinderarzt in Heidelberg bei. Noch vor der Habilitation für das Fach Pädiatrie mußte er den Kriegsdienst ableisten und war bis 1919 in Gefangenschaft. An-

36 Eine Liste aller uns bekannt gewordenen entlassenen oder von Repressionen betroffenen Angehörigen der Universität Marburg findet sich in Kap. II.3.

37 Die Angaben über entlassene Mediziner differieren.

38 StAM 305a, Acc. 1975/79, Nr.745. Rektor an Kurator, 29.4.1933.

39 Marburg war eine von fünf Universitäten (außer Erlangen, Göttingen, Greifswald, Leipzig) ohne jüdischen Ordinarius in der Medizin. Vgl. Kröner 1989, S. 5. Entgegen Kröners Annahme gab es drei jüdische Hochschullehrer an der Jenaer Medizinischen Fakultät, vgl. Zimmermann 2000, S. 82-83. Kröner gibt die Zahl der jüdischen Ordinarien an den Medizinischen Fakultäten im WiSe 1930/31 mit 37 (7,9%) an. Die meisten vertraten die naturwissenschaftlich-theoretischen Fächer und die Innere Medizin. Die Anzahl der nichtbeamteten jüdischen Hochschullehrer war sehr viel höher (etwa 250), ein Indiz für den erschwerten Zugang von Juden zu den Ordinariaten.

40 Vgl. dazu Kap. I.1.

41 Kretschmer 1963, S. 127-128. Zu Freudenberg vgl. StAM 307c, Acc. 1969/33, Nr.251. StAM 310, Acc. 1978/15, Nr.2581. StAM 305a, Acc. 1978/15, Nr.4036. Buchs 1977. Rintelen 1980, S. 409-414. Bernhard 2000. Grundmann 2001.

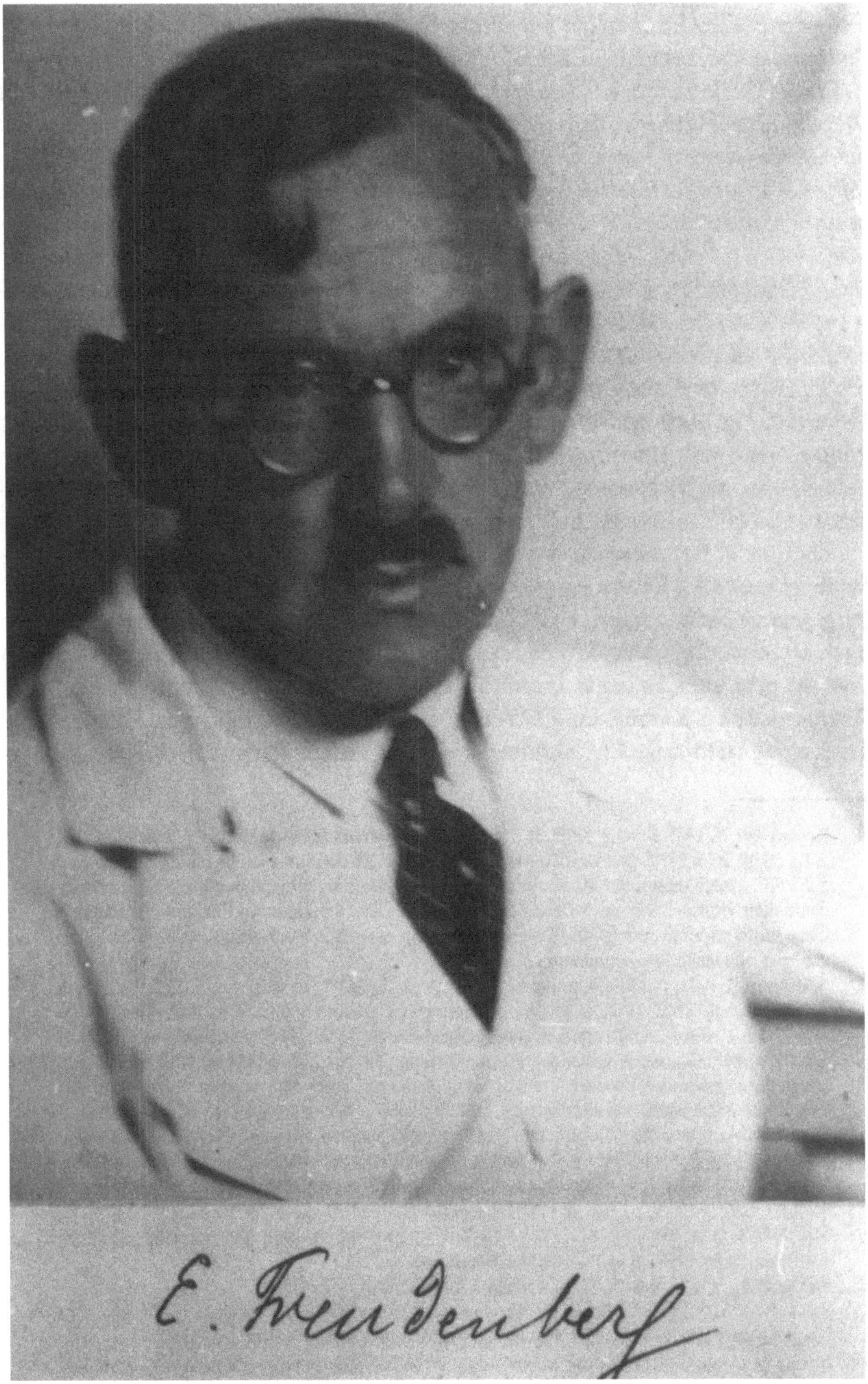

Abb. 11: Der Pädiater Ernst Freudenberg um 1930 (Fotoalbum des Rektorats).

schließend arbeitete er an der Kinderklinik Heidelberg, wo er als Oberarzt und Professor tätig war, bis er 1922 nach Marburg berufen wurde.

Freudenberg wurde 1937 seines Amtes enthoben, nachdem Reichsärzteführer Wagner festgelegt hatte, daß „arische" Ärzte, die mit jüdischen Frauen verheiratet waren, nur weiterarbeiten durften, wenn sie sich scheiden ließen.[42] Freudenberg lehnte es ab, sich von seiner jüdischen Frau zu trennen und wurde trotz der Proteste seiner Fachgesellschaft und der Patienten im September 1937 53jährig in den Ruhestand versetzt.[43] Der Dekan hatte die Fachkollegen um eine schriftliche Äußerung über Freudenbergs wissenschaftliche Arbeiten gebeten, um die Entlassung abzuwenden. Nach Ansicht der deutschen Pädiater stand Freudenberg „wissenschaftlich zweifellos an allererster Stelle" und gehörte zu den „fruchtbarsten, ideenreichsten, ursprünglichsten Forschern" der Pädiatrie.[44] Der Hamburger Kinderarzt Degkwitz folgerte mutig: „Infolgedessen ist nichts vorhanden, was ihn nur annähernd ersetzen könnte, wenn man den allein möglichen Maßstab gebraucht, nämlich das internationale Niveau, da Wissenschaft eine Angelegenheit ist, die über Landesgrenzen hinausreicht. Wer das übersieht, wird es zu seinem Schaden bald fühlen".[45]

Auch in der Bevölkerung wurde Freudenbergs Entlassung nicht widerspruchslos hingenommen. Einige Eingaben von Eltern ehemaliger Patienten, die Freudenberg geheilt hatte, zeigen, daß er nicht nur als überragender Gelehrter, sondern auch als hervorragender Arzt bei der Bevölkerung bekannt und beliebt war.[46] Ein von der gesamten Fakultät einschließlich dem Vertrauensdozenten Fliege, dem Rektor und dem Kurator im RMWEV eingebrachter Protest gegen Freudenbergs Entlassung blieb trotzdem wirkungslos.[47] Der Dekan Klapp überbrachte die Pro-

---

42 Kater 1989, S. 197. Seidler 2000, S. 291. StAM 310, Acc. 1983/15, Nr.4115. Erlaß RMWEV Z IIa 2639, 23.6.1937. StAM 307c, Acc. 1969/33, Nr.251. Kurator an Dekan (geheim), 5.2.1937. „Nach dem unter Rückerbittung beiliegenden Fragebogen über die Ehefrau des ordentlichen Professors in der Medizinischen Fakultät, Dr. Freudenberg, Ida, geb. Siegheim, ist diese Jüdin im Sinne des §5 der Ersten Verordnung zum Reichsbürgergesetz. Prof. Dr. Freudenberg ist sonach jüdisch versippt."

43 BA Berlin R 4901, Nr.309. Kurator an RMWEV, 1.12.1937, Bl. 448. Am 1.12.1937 teilte der Kurator dem RMWEV mit, es seien vier Beamte des höheren Dienstes als Juden nach §4 Abs. 2 der 1. Verordnung zum Reichsbürgergesetz zum 31.12.1935, jedoch keiner des mittleren und unteren Dienstes in den Ruhestand getreten. Bis zum 30.9.1937 sei kein jüdischer „Mischling ersten oder zweiten Grades" im höheren, mittleren oder unteren Dienst nach §6 BBG in den Ruhestand versetzt worden. Ein „Mischling ersten Grades" sei im mittleren Dienst belassen worden. Ein Beamter im höheren Dienst, der mit einer Jüdin verheiratet ist, sei nach §6 BBG zum 30.9. 1937 in den Ruhestand versetzt worden (Freudenberg). Ein Beamter des höheren Dienstes, der mit einem „Mischling ersten Grades" verheiratet sei, sei nach §6 BBG zum 30.9.1937 in den Ruhestand versetzt bzw. emeritiert worden.

44 StAM 307c, Acc. 1969/33, Nr.251. Moro, Heidelberg, und Ibrahim, Jena, an Dekan, 7.2.1937 sowie einige weitere Gutachten von Fachkollegen.

45 StAM 307c, Acc. 1969/33, Nr.363. Degkwitz an Dekan, 17.7.1937.

46 StAM 310, Acc. 1978/15, Nr.2581. Kurator an RMWEV, 9.7.1937. Inhaber der Großgarage Marburg an Kurator, 14.7.1937. Morlang, Bad Wildungen, an Kurator, 30.7.1937.

47 StAM 307c, Acc. 1969/33, Nr.251. Dekan an Kurator, 11.2.1937. StAM 310, Acc. 1978/15, Nr.2581. Kurator an RMWEV, 8.7.1937. StAM 305a, Acc. 1978/15, Nr.4036. Rektor an Kurator, 12.2.1937. Ebd. Gutachten Fliege über Freudenberg, 1.5.1938.

testnote persönlich nach Berlin,[48] die Entlassung wurde jedoch nicht rückgängig gemacht, „da es sich bei der genannten Bestimmung um eine Ausnahme- und Sonderregelung handelt, die aus ganz bestimmten politischen Gründen getroffen wurde".[49] Nicht an allen Universitäten mußten Hochschullehrer, die mit einer „Volljüdin" verheiratet waren, ihren Dienst quittieren. An der Universität Jena erlitt der Pathologe Walther Berblinger das gleiche Schicksal wie Freudenberg. Er wurde trotz Intervention seiner Fakultätskollegen vom Dienst suspendiert.[50] Von der Universität Freiburg ist jedoch bekannt, daß in zwei Fällen unterschiedlich verfahren wurde: der Botaniker Oelkers mußte nach Einsatz des Rektors für seine Weiterbeschäftigung die Universität nicht verlassen, während sein Kollege, der Musikwissenschaftler Gurlitt einer gezielten Intrige zum Opfer fiel.[51] Im Fall der Entlassung Freudenbergs ist über Denunziationen, eventuell von Seiten des SS-Sturmführers Pfannenstiel, in den Akten nichts dokumentiert. Einziger Hinweis ist die spätere Aussage der Tochter Freudenbergs, daß Pfannenstiel in allen Kollegs seine Spitzel sitzen hatte, die ihm z.B. Freudenbergs öffentliche Verurteilung der Vorbereitung von Euthanasiemorden an Geisteskranken und Mißgebildeten hinterbracht haben könnten.[52] Es kann nur spekuliert werden, ob eine Weitergabe dieser Informationen vielleicht zu der geschilderten unnachgiebigen Haltung des RMWEV führte.

Freudenberg bekam aufgrund seiner wissenschaftlichen Reputation wenig später einen Ruf in die Schweiz und war bereits ab Mitte 1938 als ordentlicher Professor für Pädiatrie in Basel tätig.[53] Auf Betreiben des Kurators wurde ihm auch von parteiamtlicher Seite bescheinigt, daß er stets ruhig und zurückgezogen seiner Arbeit nachgegangen sowie politisch nie hervorgetreten war und sich voraussichtlich im Ausland nicht als Gegner des „Dritten Reichs" betätigen würde.[54] So wurde ihm die Verlegung seines Wohnsitzes nach Basel vorerst gestattet, jedoch mußte er auf Versorgungsbezüge und Pensionsansprüche verzichten.[55] Freudenberg blieb auch

48 StAM 307c, Acc. 1969/33, Nr.363. Dekan Klapp an ? (wahrscheinlich Rektor), 20.7.1937. Vgl. auch Schneider 1977, S. 243-244, bzw. Kater 1989, S. 143 und 327.

49 StAM 310, Acc. 1978/15, Nr.2581. RMWEV an Kurator, 1.10.1937.

50 Vgl. Zimmermann 2000, S. 46-47.

51 Vgl. Martin 1995, S. 15 und S. 23-26.

52 Walser-Freudenberg, Birgit: Persönliche Erinnerungen, zitiert nach Bernhard 2000.

53 Freudenbergs Ausreise gestaltete sich nach Aussage der Tocher Freudenbergs nicht so einfach, wie es in den Akten erscheint. Als die Berufungsurkunde ihn erreichte, wurden dem Ehepaar von der SS die Pässe abgenommen. Nur dank der Intervention des schweizerischen Gesandten bei Herrn von Weizsäcker im Auswärtigen Amt wurde ihnen ein gemeinsamer Paß ausgestellt, der das verräterische „J" nicht enthielt und ihnen den Grenzübertritt gestatte. Vgl. Walser-Freudenberg, Birgit: Persönliche Erinnerungen, zitiert nach Bernhard 2000.

54 StAM 310, Acc. 1978/15, Nr.2581. Gutachten Prinz von Hessen, Landrat Krawielitzki, NSD-Führer Möckelmann, Leiterin der NS-Frauenschaft, April-Mai 1938. HHStAW 520, MSt Neuabl.19, Spruchkammerakte von Hülsen. Kurator von Hülsen an RMWEV, 25.5.1938, Bl.30.

55 StAM 310, Acc. 1978/15, Nr.2581. RMWEV an Kurator, 3.6.1938. Das RMWEV teilte mit, daß zwar die Übernahme des Ordinariats in Basel, jedoch nicht die dauernde Verlegung des

nach dem Krieg in Basel. Bereits Ende 1945 wurde er von seinem Freund Kretschmer gebeten, an die Fakultät zurückzukehren, er konnte sich jedoch nicht dazu entschließen.[56]

So blieben also alle Anstrengungen der Fakultät erfolglos, den bedeutenden Pädiater Freudenberg an der Medizinischen Fakultät Marburg zu halten. Bemerkenswert ist jedoch, daß eine Unterstützung der Fakultät für die beiden entlassenen Assistenten nicht überliefert ist.

2. Adolf (Franz) Beck und Heinz Brühl

Der Kurator der Universität Marburg gab im April 1933 die Zahl der an der Universität beschäftigten Assistenten mit 17 Oberassistenten, 49 planmäßigen und 25 außerplanmäßigen Assistenten und 14 Volontärassistenten bzw. wissenschaftlichen Hilfskräften an, davon waren die meisten an den Kliniken der Universität beschäftigt.[57] Im April 1933 waren in der Medizinischen Fakultät nur der Verwalter der freien planmäßigen Oberassistentenstelle am Medizinaluntersuchungsamt, Adolf Beck, und der planmäßige Assistent an der Kinderklinik, Heinz Brühl, von der Anwendung des GzWdB betroffen. Im Zuge der ersten Entlassungwelle wurde außerdem neben der außerplanmäßigen Assistentin am Archäologischen Seminar, Elisabeth Jastrow, kein weiterer Assistent bzw. Assistentin nach §3, 4 oder 6 des Gesetzes entlassen.[58]

Es gehört zu den Ungereimtheiten und Brüchen der Geschichte des Nationalsozialismus, daß ausgerechnet der wohl eifrigste Verfechter der nationalsozialistischen „Rassenhygiene" in Marburg, der schon mehrfach erwähnte Direktor des Hygiene-Instituts, Wilhelm Pfannenstiel, zu Beginn seiner Tätigkeit einen jüdischen Assistenten eingestellt hatte. Adolf (Franz) Beck, Jahrgang 1905, war Deutschböhme; er stammte nach den Angaben der Marburger Meldebehörde aus Reichenbach im Sudetenland und beantragte bereits 1930 seine Einbürgerung.[59] Ab 1931 war er im Staatlichen Medizinaluntersuchungsamt, das dem Hygiene-Institut angeschlossen war,[60] als selbständig arbeitender Wissenschaftler tätig. Pfannenstiel muß von den wissenschaftlichen Qualitäten Becks sehr überzeugt gewesen sein, so daß er dessen jüdische Religionszugehörigkeit zunächst übersah, denn in den Handakten des Vertrauensdozenten der NSDAP, Fliege, ist zur Person Pfannenstiels etwas in-

Wohnsitzes in die Schweiz genehmigt und der Reisepaß wieder auszuhändigen sei. Vgl. auch den Erlaß des RMWEV vom 11.5.1938, der besagte, daß Auslandstätigkeit von in den Ruhestand versetzten nichtarischen Personen nicht erwünscht und die Zustimmung nur in Ausnahmefällen möglich sei (StAM 310, Acc. 1983/15, Nr.4128).

56 StAM 305a, Acc. 1975/79, Nr.13. Kretschmer an Rektor, 18.1.1946.

57 BA Berlin R 4901, Nr.2019. Bl. 331-337. StAM 307c, Acc. 1969/33, Nr.672. Statistik der Assistenten der Medizinischen Fakultät Marburg 1938: 62 besoldete Assistenten, 20 Volontärassistenten.

58 BA Berlin R 4901, Nr.2019. Bl. 331-337.

59 BA Berlin R 4901, Nr.2005. Einstellungsschreiben Beck 1930.

60 Pfannenstiel 1940, S. 4.

digniert vermerkt: „[...] hatte noch bis zum 1. Mai 1933 einen jüdischen Oberassistenten ohne deutsche Staatsbürgerschaft an seinem Institut, den er erst auf Einspruch des N.S. Aerztebundes fallen ließ.“[61]

Beck emigrierte 1934 zuerst nach Paris, dann nach England. Vielleicht war dabei maßgeblich, daß Pfannenstiel selbst von Ostern 1908 bis zum Tode seines Vaters 1909 am Trinity College in Oxford studiert hatte und von daher seine Kontakte nach England nutzte, um Beck eine Stellung im Ausland zu verschaffen. Beck bescheinigte Pfannenstiel 1947, daß dieser ihn bei der Stellensuche im Ausland durch zahlreiche Briefe an ausländische Wissenschaftler unterstützt habe und er ihm dadurch ein Stipendium beim Institut Pasteur in Paris verdanke.[62]

In seinem Lebensrückblick[63] vermerkte Pfannenstiel im Zusammenhang mit den von ihm durchgeführten Habilitationen (Büsing, Jusatz, Dötzer) in zynischer Verkennung des eigentlichen Sachverhalts: „Adolf Beck, der als Jude im Dritten Reich leider nicht mehr auf ein berufliches Fortkommen an einer deutschen Universität hoffen durfte, zog es vor [!] nach England auszuwandern. Das bedauerte ich natürlich sehr“. Im Gegensatz dazu äußerte er sich 1933 dem Kurator gegenüber zur Weiterbeschäftigung Becks: „[...] unter den heutigen Verhältnissen ist die Einbürgerung von Dr. Beck weder zu erwarten noch wäre sie wünschenswert. Im Einverständnis mit dem Herrn Kurator habe ich am 28. April 1933 Herrn Beck die Ausübung seiner Amtsverrichtungen vorläufig untersagt. Dieser Schritt erschien nicht nur geboten, weil sich in der Zusammenarbeit zwischen den Angestellten des Instituts und Herrn Beck ein zunehmend gespaltenes Verhältnis entwickelt hat, sondern auch, weil es heute bei dem wachsenden Angebot junger deutscher arischer Akademiker untunlich geworden ist, einen ausländischen Juden noch länger am Institut zu beschäftigen und überdies hierdurch Mißstimmungen bei der Studentenschaft der Universität hervorzurufen“.[64] Wie bei vielen anderen verklärte sich auch bei Pfannenstiel in der Erinnerung anscheinend mancher Sachverhalt, so daß er sich später nicht mehr an eine derartige Äußerung erinnern konnte oder wollte.

Möglicherweise bestand nach Kriegsende ein loser Kontakt zwischen Pfannenstiel und Beck, denn im Februar 1952 wandte sich die Ökumenische Zentrale in Frankfurt an die Fakultät mit der Frage nach dem Ergehen Pfannenstiels, die ihr von einem ihrer „englischen Freunde“ übermittelt worden sei.[65] Eine Nachfrage bei einer englischen Familie in Australien mit dem Namen Beck über mögliche Zusam-

---

61 StAM 307c, Acc. 1950/10, Nr.166. Gutachten Fliege über Pfannenstiel, o.D.

62 HHStAW 520 Ma-St 1537/48, Spruchkammerakte Pfannenstiel. Aussage Beck, 15.6.1947.

63 Nachlaß Pfannenstiel. Lebenserinnerungen Pfannenstiel 1975-77. Pfannenstiel vermerkt hier, er habe Beck als „Oberassistenten eingestellt, ein sehr fähiger, fachwissenschaftlich gut ausgebildeter Mitarbeiter“.

64 BA Berlin R 4901, Nr.2005. Pfannenstiel an Kurator, 13.5.1933.

65 StAM 307c, Acc. 1969/33, Nr.273. Ökumenische Zentrale Frankfurt am Main an die Medizinische Fakultät, 25.2.1952.

menhänge mit Adolf Beck blieb leider ohne Ergebnis, so daß sein weiteres Schicksal im Dunkeln bleibt.

Der Assistent der Kinderklinik, Heinz Brühl, stand kurz vor der Habilitation, als er 1933 entlassen wurde.[66] Brühl war Halbjude und seit 1928 mit den wissenschaftlichen Schwerpunkten Pathophysiologie des Kindesalters und Kinderpsychologie in der Kinderklinik beschäftigt. Nach seiner Entlassung emigrierte er über Freiburg nach China und praktizierte auch nach dem Krieg noch in Hankow/China. Freudenberg hielt Verbindung mit ihm, denn er hielt ihn für einen äußerst begabten Arzt.[67]

In der Kinderklinik waren vor 1933 mehrere jüdische Assistenten tätig gewesen: bis zum 30.9.1930 der Assistenzarzt Hans Liepmann,[68] als dessen Nachfolger der Kliniksdirektor Freudenberg im Juni 1930 dem Kurator Bernhard Blumberg, ebenfalls Jude, vorschlug. Blumberg stammte, so Freudenberg, von lettischen Eltern ab, war aber in Deutschland geboren und hatte einen Antrag auf „Naturalisierung" gestellt.[69] Blumberg wie auch sein jüdischer Kollege Lichtenberg, der wahrscheinlich gleichzeitig in der Kinderklinik beschäftigt war, hatten die Klinik schon vor dem Erlaß des GzWdB verlassen.[70]

Verfolgung jüdischer Medizinstudenten

Ähnlich wie die jüdischen Professoren wurden auch die Studenten und Promovenden durch immer restriktivere Verordnungen in ihrer beruflichen Situation behindert und bis zur Aufgabe der beruflichen Existenz getrieben. Die Maßnahmen gegen die jüdischen Studenten begannen mit dem Erlaß des „Gesetzes gegen die Überfüllung der deutschen Schulen und Hochschulen",[71] das den Anteil von „Nichtariern" bei den Neuzulassungen auf 1,5% beschränkte. Die Gesamtzahl der

---

66 BA Berlin R 4901, Nr.2019. Bl. 331-337. BA Berlin R 4901, Nr.1994. Entlassung Heinz Brühl nach §3 GzWdB, 1.7.1933. Seidler 2000, S. 290.

67 Wir bedanken uns für die briefliche Mitteilung über Heinz Brühl von Prof. Dr. Eduard Seidler, Inst. für Geschichte der Medizin Freiburg, 25.1.1999.

68 Hans Liepmann, geb. am 30.6.1902 in Berlin-Pankow, hatte 1928 in Marburg promoviert und ging 1930 nach Hamburg. Er wurde dort 1933 als hospitierender Arzt am Allgemeinen Krankenhaus St. Georg entlassen. 1934 emigrierte er in die USA und arbeitete als praktischer Arzt entweder in Central Valley, N.Y., oder in Iowa. Briefliche Mitteilung von Prof. Dr. Eduard Seidler, Inst. für Geschichte der Medizin Freiburg, 25.1.1999.

69 BA Berlin R 4901, Nr.1994. Freudenberg an Kurator, 18.6.1930.

70 Blumberg war nur bis 1932 an der Kinderklinik in Marburg beschäftigt (Chronik der Philipps-Universität Marburg 1932, S. 43-44), fiel also nicht mehr unter das GzWdB. Lichtenberg veröffentlichte 1932 mit Freudenberg zwei verdauungsphysiologische Arbeiten (Chronik der Philipps-Universität Marburg 1932, S. 44). Da hinter seinem Namen der Zusatz „New York" vermerkt ist, ist zu vermuten, daß Lichtenberg sich entweder zwischenzeitlich im Ausland aufhielt oder Freudenberg mit ihm als Austauschwissenschaftler zusammenarbeitete. Am 4.4.1933 teilte die Kinderklinik der Universitätskasse das Ausscheiden von Dr. Lichtenberg mit (Zwischenarchiv im Lichtbildarchiv der Universität Marburg, Eingangsjournal der Universitätsverwaltung 1933. Kinderklinik an Kasse, 4.4.1933). Über das weitere Schicksal der beiden Assistenten haben wir keine Informationen.

71 RGBl I 1933, S. 195.

bereits zugelassenen „Nichtarier" durfte 5% der Studierenden nicht übersteigen. Durch eine Flut von nachfolgenden Erlassen wurde das Gesetz verschärft und die jüdischen Studenten systematisch aus den Hochschulen gedrängt.[72] Hier sollen nur einige dieser Erlasse erwähnt werden, zur Beschreibung des gesamten Sachverhalts wird auf die einschlägige Literatur verwiesen.[73] Übereifrig empfahl das PrMWKV schon Anfang Mai 1933, die Neuaufnahme nichtarischer Personen bis nach Erlaß des Reichsgesetzes hinauszuschieben.[74] Im Oktober 1933 wurde festgelegt, daß reichsdeutschen nichtarischen Personen, die das Doktordiplom zur Erlangung der deutschen Approbation als Arzt haben wollten, nur übrigblieb, auf die deutsche Staatsangehörigkeit zu verzichten und nachzuweisen, daß sie ihren Wohnsitz nicht mehr im Reichsgebiet hatten.[75] Obwohl zwei Monate später eigens festgestellt wurde, daß nichtarische Studenten, die zum Studium bereits zugelassen worden waren, den übrigen Studenten gleichzustellen seien,[76] beschnitt man bereits eine Woche später die Zulassungsvoraussetzungen von Nichtariern zu den akademischen Prüfungen. Juden wurden nur noch zur Prüfung zugelassen, wenn der Vater Weltkriegsteilnehmer gewesen war, für Halbjuden gab es 1933 noch keine Beschränkungen.[77] Auch ausländische jüdische Studenten, die bis dato von den Maßnahmen nicht betroffen gewesen waren, wurden ab November 1934 nur noch mit Genehmigung der Zentralstelle für Auslandsstudenten zum Studium zugelassen.[78]

Schon vor dem Erlaß der Nürnberger Rassegesetze Ende 1935 erfolgten weitere Verschärfungen des Studiums für die jüdischen Medizinstudenten:[79] die Zulassung zu den Prüfungen und die Erteilung der Approbation wurden vom Nachweis der arischen Abstammung abhängig.[80] Das bedeutete faktisch die Verweigerung jeglichen medizinischen Abschlusses für jüdische Studenten. In der Ausführungsverordnung des Reichsinnenministeriums wurde die Änderung insofern eingeschränkt, als Kandidaten, die das Studium bereits vor 1933 begonnen hatten, die Zulassung zur Prüfung erhalten sollten, allerdings war damit kein Anrecht auf Approbation verbunden.[81] Ausgenommen waren außerdem Frontkämpfer des ersten Weltkrieges und sogenannte „Vierteljuden" mit einem jüdischen Großelternteil.

---

72 Zu Änderungen der medizinischen Promotionsordnung und Studienordnung s. auch Kap. III.4.4. und Kap. III.5.

73 Vgl. zum Ausschluß der nichtarischen Studenten von den Hochschulen Götz v. Olenhusen 1966. Ebenso Grüttner 1995, S. 212-227. Zur Situation der jüdischen Medizinstudenten vgl. van den Bussche 1989a, S. 36-41.

74 StAM 307c, Acc. 1969/33, Nr.564. Erlaß PrMWKV U II D 1135.1 U I, 2.5.1933.

75 Ebd. Erlaß PrMWKV U I 2218, 20.10.1933.

76 Ebd. Erlaß PrMWKV U I 3130, 9.12.1933.

77 Ebd. Erlaß PrMWKV U I 2913.1, 15.12.1933.

78 Ebd. Erlaß PrMWKV U I 23585, 20.11.1934.

79 Kater 1989, S. 170-171; Grüttner 1995, S. 217-221; Van den Bussche 1989, S. 36.

80 RMBliV 1935, S. 65. Verordnung über die Änderung der Prüfungsordnung für Ärzte und Zahnärzte, 5.2.1935.

81 StAM 307c, Acc. 1969/33, Nr.564. Erlaß RMdI IVe 135 II/35, 23.4.1935.

Die Universitätsleitung in Marburg wurde im Juni 1933 vom Ministerium aufgefordert, das „Überfüllungsgesetz“ in die Tat umzusetzen und über die Verhältnisse in bezug auf jüdische Studierende zu berichten.[82] Der Rektor antwortete prompt:[83]

Im SoSe 1933 hatte es nur eine Einschreibung eines nichtarischen Studenten gegeben. Der Anteil der im SoSe 1933 eingeschriebenen nichtarischen Studenten jüdischer Abstammung betrug in der Theologischen Fakultät 0%, in der Rechts- und Staatswissenschaftlichen Fakultät 0,8% (5 von 633 Studierenden), in der Philosophischen Fakultät 0,8% (11 von 1376), in der Medizinischen Fakultät 1,12% (14 von 1242). Der Prozentsatz von 1,5% zulässigen Neuimmatrikulationen war also nicht überschritten, der Prozentsatz von 5% zulässigen immatrikulierten Nichtariern ebenfalls nicht im entferntesten erreicht worden.

Alle Studenten hatten eine ehrenwörtliche Erklärung ihrer Abstammung abgeben müssen. Als Anlage war eine Liste aller nichtarischen Studenten im SoSe 1933 angefügt. Hier sollen nur die jüdischen bzw. „jüdisch versippten“ Studenten der Medizinischen Fakultät namentlich genannt werden:

Medizinstudierende	Studierende der Zahnmedizin
Barglowski, Dawid	Goldschmidt, Martin
Blumenthal, Bernhard	Grünewald, Siegfried
Brühl, Helene	Jacobs, Albert
Frenkel, Hans	Müller, Ilse
Gossmann, Edith	Neuhaus, Hugo
Hilmer, Hilde	Stamm, Siegfried
Rosenthal, Theodor	
von Behring, Otto	

Die Herabsetzung der Anzahl der jüdischen Medizinstudenten durch Zwangsentlassungen erschien also vorerst nicht notwendig. Nichtarier sollten nur noch aufgenommen werden, wenn Rektor, Dekan und der Führer der Studentenschaft einverstanden waren, was von vornherein einen Teil abschrecken würde.[84] Genauso war es auch: im Wintersemester 1933/34 waren noch insgesamt neun jüdische Studenten an der Medizinischen Fakultät Marburg eingeschrieben – als Neuzulassung kam neben einigen Exmatrikulationen Gunnar Olsen hinzu -, im SoSe 1934 waren

82 StAM 305a, Acc. 1975/79, Nr.64. Erlaß PrMWKV U I 1331.1, 16.6.1933.
83 Ebd. Rektor an PrMWKV, 23.6.1933, Bl.98.
84 Ebd. Rektor an PrMWKV, 3.8.1933, Bl.103.

es nur noch drei.[85] Dabei blieb es auch in den folgenden Semestern, und ab SoSe 1936 war kein jüdischer Student mehr an der Medizinischen Fakultät immatrikuliert.[86]

Wie bei der Dozentenschaft so ist auch bei der Marburger Studentenschaft die geringe Anzahl der „Nichtarier" auffällig und mit dem antisemitischen Klima in der seit 1931 vom NSDStB dominierten Studentenschaft zu erklären. Den besten Vergleich zwischen den Hochschulen bietet eine Tabelle der Religionszugehörigkeit der Studenten der Universitäten und Technischen Hochschulen im SoSe 1930, in der Marburg – ebenso wie Greifswald, Jena, Kiel, Münster, Rostock, Tübingen – unter 1% jüdische Studenten aufweist.[87] Damit wurden allerdings nur Glaubensjuden erfaßt, keine konvertierten Juden oder „Mischlinge", die von den Relegationen später ebenfalls betroffen waren. An den meisten Hochschulen schwankte der Anteil an jüdischen Studierenden zwischen 3 und 10 % (Berlin und Frankfurt am Main hatten die höchsten Quoten). Trotzdem machten von den Vorschriften des Überfüllungsgesetzes nur wenige Hochschulen Gebrauch, hier ist vor allem die Universität Frankfurt zu nennen, an der im SoSe 1933 30 jüdische Studenten exmatrikuliert wurden.[88] Nach Grüttner war die rapide Abnahme der Zahl der jüdischen Studenten in den ersten drei Jahren nach der Machtübernahme der Nationalsozialisten nicht nur auf die Verschärfung des Überfüllungsgesetzes zurückzuführen, sondern auch darauf, daß jüdische Studierende die Hochschulen wegen fehlender Berufsaussichten „freiwillig" verließen, um ihr Studium im Ausland fortzusetzen, wenn die finanziellen Verhältnisse es zuließen.[89] So ist auch das schnelle Abwandern jüdischer Studenten aus Marburg erklärbar.

In Marburg war der Prozentsatz der jüdischen Medizinstudenten höher als an den anderen Marburger Fakultäten. Das Medizinstudium zog jüdische Studenten, die traditionell in die freien akademischen Berufe drängten, besonders an.[90] Insgesamt gesehen war die Akzeptanz von jüdischen Medizinstudenten an den Universitäten recht unterschiedlich. Es gibt einige Vergleichszahlen von anderen Medizinischen

85 StAM 305a, Acc. 1975/79, Nr.1267. Liste der Nichtarier WiSe 33/34. Im Gegensatz dazu gab es an der Universität Bonn 1935 noch 35 „nichtarische" Studenten, einschließlich der Halb- und Vierteljuden. Vgl. Höpfner 1999, S. 129.

86 StAM 305a, Acc. 1975/79, Nr.932. Meldung der Anzahl der Studierenden für SoSe 1935 und WiSe 1935/36 sowie Bl.68.

87 Grüttner 1995, Tab.24, S. 495.

88 Ebd. S. 214.

89 Ebd. S. 215-216. Vgl. dazu auch eine Aufstellung der reichsdeutschen Studierenden jüdischer Religion und nichtarischer Abstammung („Mischlinge") im Zeitraum WiSe 1932/33 bis WiSe 1935/36, die für den Botschafter des Deutschen Reiches von Hochschulstatistikern erstellt wurde. Danach gab es im SoSe 1933 noch 1908 Studenten jüdischer Religion und 3200 Studenten nichtarischer Abstammung. Im WiSe 1935/36 waren noch 800 Studenten nichtarischer Abstammung und nicht ein einziger reinjüdischer Student übriggeblieben (BA Berlin R 4901, Nr.992. Bl.30).

90 Vgl. zur „Verjudung" des deutschen Ärztestandes Kröner 1989, S.2-5. Jüdische Ärzte stellten einen Anteil von 17% an der Gesamtärzteschaft, der Anteil der Glaubensjuden an der Gesamtbevölkerung betrug gerade 0,8%.

Fakultäten, z. B. aus Freiburg: von etwa 1500 Medizinstudenten waren hier 119 nichtarischer Abstammung,[91] der weitaus größte Teil aller jüdischen Studenten in Freiburg.[92] An der Universität Hamburg gab es im SoSe 1933 143 „Nichtarier" unter den Studenten, davon waren etwa 50 Medizinstudenten.[93] An der Medizinischen Akademie Düsseldorf waren im Zeitraum von 1930 bis 1935 nur zwischen jeweils einem und fünf jüdische Medizinstudenten immatrikuliert.[94] Das Gießener Rektorat meldete eine „Nichtarierquote" von 0,98% in der Medizinischen Fakultät.[95] Die Medizinische Fakultät München hatte im SoSe 1933 2,79% „Nichtarier",[96] an der Medizinischen Fakultät Jena studierten im gleichen Zeitraum nur 4 Studenten (0,2%) jüdischer Abstammung.[97]

Insgesamt waren im WiSe 1932/33 7,8% aller bei den Medizinischen Fakultäten zugelassenen Studenten jüdischer Abstammung, nur übertroffen von Studentenzahlen in der Klassischen Philologie und im Fachgebiet Statistik.[98] Da die Medizinischen Fakultäten ohnehin seit Ende der zwanziger Jahre überfüllt waren, konnte die Entfernung der jüdischen Studenten nur im Sinne der nationalsozialistischen Hochschulbehörden sein, um die Studentenzahlen zu reduzieren.

Bei den meisten jüdischen Medizinstudenten der Marburger Fakultät können keine Angaben über ihren weiteren Lebensweg gemacht werden. Nur bei einigen war es möglich, aufgrund von erhaltenen Dissertationen und anderen Quellen etwas über sie zu erfahren:

1. Dawid Barglowski

Barglowski wurde am 24. Februar 1907 als Sohn des Kaufmanns Nochim Barglowski und seiner Ehefrau Clara, geb. Janowski, in Augustow (Polen) geboren. Er besuchte dort zunächst die russische, später die deutsche Schule, die nach 1915 von der deutschen Besatzung eingerichtet worden war. 1920 zog die Familie nach Dresden, wo Barglowski 1928 das Abitur bestand. Er studierte in Breslau, Würzburg, Düsseldorf und die beiden letzten Semester in Marburg. Seine in der Zeitschrift für Psychiatrie und Neurologie erschienene Doktorarbeit fertigte er bei dem Psychiater Kretschmer an. Sie trug den Titel: „Beruf, Trieb und Körperbau. Ein Beitrag zur Kretschmerschen Lehre von den Konstitutionstypen", Marburg 1934.

In seinem Gutachten zu dieser Arbeit bemerkt Kretschmer im November 1933: „Sowohl nach Fleiß wie nach intelligenter kritischer Bemühung steht die Dissertati-

91 Seidler 1991, S.297.
92 Götz v. Olenhusen 1966, S.181. Von 3298 Studenten waren 147 jüdischer Abstammung.
93 Grüttner 1995, S.214. Van den Bussche 1989, S.39.
94 Esch; Griese; Sparing; Woelk 1997, S.105.
95 Chroust 1994, S.251.
96 Vgl. Böhm 1995, S.146.
97 Vgl. Zimmermann 2000, S.90.
98 Kater 1989, S. 169.

on über dem Durchschnitt einer Anfängerarbeit";[99] die interessanten und statistisch abgesicherten Ergebnisse dürften für die Publikation dieser Arbeit maßgeblich gewesen sein. Nach dem Rigorosum im Februar 1934 sah Barglowski keine andere Möglichkeit, als Marburg zu verlassen. Im April 1934 wandte er sich von Florenz aus an den Marburger Dekan mit der Bitte, ihm einige Praktika und Vorlesungen zu bescheinigen. Das Dekanat lehnte es jedoch ab, seinen „Sonderwünschen" nachzukommen.[100]

Wann Barglowski in die USA ausgewandert ist, läßt sich nicht mehr nachvollziehen. Im November 1937 fragte das Board of Medical Examiners von Denver, Colorado, beim Dekanat in Marburg an, ob die Angaben Barglowskis, er habe dort promoviert, korrekt seien. Der Dekan reichte das Schreiben an Prof. Kretschmer weiter mit der Bemerkung: „Ich kann nichts über ihn sagen, da ich ihn nicht kennengelernt habe. Ich stelle es Ihnen anheim, ein Urteil abzugeben, da es sich offenbar um einen polnischen Juden handelt." Kretschmer bestätigte in seiner Antwort die Richtigkeit der Angaben, allerdings ohne Namensnennung. Barglowski mußte sich deshalb erneut an ihn wenden und um eine formal korrekte Bescheinigung bitten.[101] Diese ist jedoch wie auch das weitere Schicksal Barglowskis nicht überliefert.

2. Hilde Hilmer

Im handschriftlichen Lebenslauf der Promotionsakte schrieb Hilde Hilmer, sie sei als Tochter von Moritz Fürstenheim und Marianne Müller in Köthen geboren und später vom Marburger Stadtbaurat Hilmer adoptiert worden. Sie studierte in Marburg, Wien und Berlin Medizin und legte 1934 das Staatsexamen in Marburg ab. Über die Deutsche Botschaft gelangte sie an die Medizinische Universitätsklinik in Rom, wo sie vier Monate arbeitete. Anschließend kehrte sie wieder nach Deutschland zurück, um das Praktische Jahr zu beginnen. Zunächst arbeitete sie im Anatomischen Institut und danach in der Chirurgischen Abteilung des Hessischen Diakonissenkrankenhauses in Kassel. Seit dem 1. Februar 1935 war sie an der Universitätskinderklinik der Charité in Berlin tätig. Ihre Doktorarbeit über „Klinische Katalase-Bestimmung im kindlichen Blut" fertigte sie in der Marburger Kinderklinik bei Freudenberg an, der auch am 15. Juni 1935 die Zulassung zur Promotion befürwortete.[102] Freudenberg merkte an, daß es zweifelhaft sei, ob die Promovendin auch die Promotionsurkunde und die Approbation erhalten werde, da dies nur in besonderen Fällen durch den Minister persönlich genehmigt werden könne. Frau Hilmer mache sich aber durchaus Hoffnungen. Es ist nicht bekannt, ob ihr die Unterlagen ausgehändigt wurden. Hilde Hilmer heiratete den Kinderarzt Hermann Walser und war ab dem 1. Oktober 1935 im Fürstentum Liechtenstein wohnhaft.

---

99 StAM 307c, Acc. 1950/10, Nr.114. Promotion Barglowski.
100 Ebd. Dekanat an Barglowski, 25.7.1934.
101 StAM 307c, Acc. 1969/33, Nr.609. Schriftverkehr Dekan, Kretschmer, Barglowski (Denver, Colorado) 1938.
102 StAM 307c, Acc. 1959/10, Nr.117. Promotion Hilmer.

3. Gunnar Olsen

Gunnar Olsen wurde am 29. Juni 1909 in Berlin-Charlottenburg als Sohn des Musikdirektors Hans Olsen und seiner Ehefrau Inga geboren. Nach der Übersiedlung der Eltern nach Essen absolvierte Olsen dort seine Schulzeit und studierte anschließend in München, Königsberg, Bonn, Düsseldorf, Graz und Marburg. Nach dem Staatsexamen in Marburg war er Medizinalpraktikant am Ev. Krankenhaus in Essen und anschließend Assistent an der Marburger Kinderklinik. Olsen promovierte noch 1936 mit einer bei Freudenberg angefertigten Arbeit „Über die Hydrämie-Reaktion bei Säuglingen". Im Rigorosum am 28. Februar 1936 wurde er von Pfannenstiel über Rassenpflege geprüft.[103] Es ist anzunehmen, daß er dies nicht als Affront empfand, denn er fühlte sich nach eigener Aussage nicht als Jude.[104]

Der Abschluß der Promotion zu diesem Zeitpunkt, an dem keine jüdischen Studenten mehr an der Marburger Universität studierten, war möglich, weil Olsen „Mischling zweiten Grades" war; er hatte einen jüdischen Großvater. Nach seiner Immatrikulation in Marburg im Herbst 1933 beschwerte er sich beim Ministerium, daß er als Nichtarier geführt werde, eine gelbe Ausweiskarte ihn als jüdischen Studenten kenntlich mache und er nicht in die Studentenschaft aufgenommen werde. Olsen führte ebenso an, daß er seit 1929 Parteimitglied sei wie sein Vater und sein Bruder. 1932 sei die Frage der Parteizugehörigkeit anläßlich seiner Ernennung zum SS-Sturmführer aufgerollt worden und er hätte als jüdischer „Mischling" aus der Partei ausscheiden müssen. Jetzt wolle man ihm als altem Nationalsozialisten auch noch die Approbation versagen.[105] Der Führer der Marburger Studentenschaft, Kluge, sprach sich aufgrund von Olsens NS-Vergangenheit für seine Aufnahme in die Studentenschaft aus, über die Approbation müsse jedoch das Reichsinnenministerium entscheiden. Diese Ansicht wurde von Rektor Baur unterstützt.[106] Olsen wurde daraufhin in die Marburger Studentenschaft aufgenommen[107] und konnte sein Studium beenden.

4. Albert Jacobs[108]

Der Zahnmediziner Jacobs hatte sein Studium bereits 1934 abgeschlossen und alle Voraussetzungen für eine Dissertation erfüllt. Das Reichsinnenministerium verweigerte ihm im Sommer 1934 das Doktordiplom mit dem Hinweis, daß die Approbation an Nichtarier nur in begrenztem Umfang erteilt würde, er solle sein Gesuch 1937 erneuern. Im Juni 1937 wandte sich Jacobs erneut an die Fakultät und bat um die Aushändigung seines Doktordiploms, wobei er vom Ordinarius für Zahnmedizin, Fliege, der sein Doktorvater, aber auch NS-Vertrauensdozent der Fakultät war,

---

103 StAM 307c, Acc. 1950/10, Nr.122. Promotion Olsen.

104 StAM 310, Acc. 1983/15, Nr.4382b. Olsen an PrMWKV, 10.11.1933.

105 Ebd. und StAM 305a, Acc. 1975/79, Nr.64. Olsen an PrMWKV, 10.11.1933.

106 Ebd. Kluge an Baur, 16.1.1934. Handschriftliche Notiz von Baur: Einverstanden.

107 StAM 305a, Acc. 1960/56, Nr. 32. Olsens Karte ist in der Studentenkartei vorhanden.

108 Geburtstag und Geburtsort nicht bekannt.

durch ein positives Gutachten unterstützt wurde.[109] Der Dekan wollte (und konnte) nicht selbständig entscheiden und fragte beim RMWEV an. Hier wurde entschieden, daß das Diplom nicht ausgehändigt werden könne, weil die vorgeschriebenen Druckexemplare der Doktorarbeit erst nach Inkrafttreten des Erlasses vom April 1934[110] an die Fakultät abgeliefert worden seien - man bestand also bürokratisch auf der Ahndung eines Formfehlers. Jacobs gelang es, dem Holocaust durch Emigration ins Ausland zu entkommen. Aus London fragte er 1946 beim amerikanischen Universitätsoffizier Hartshorne, der für die Aufsicht über die Universität Marburg zuständig war, an, ob man ihm die Approbationsurkunde für das bereits 1934 abgelegte Staatsexamen als Zahnarzt nun aushändigen könne. Hartshorne leitete die Anfrage an den Dekan der Fakultät weiter, der sich sofort dazu bereit erklärte und Jacobs die für das Dokument fälligen Gebühren erlassen wollte.[111]

5. Bernhard Blumenthal

Blumenthal wurde als Sohn eines praktischen Arztes am 6. Mai 1913 in Niederrodenbach bei Hanau geboren. Er begann sein Medizinstudium in Marburg. 1935 waren die Verhältnisse aber bereits so unhaltbar geworden, daß er an die Universität Wien wechselte. Bei diesem Wechsel war ihm der Pathologe Max Versé als Vorsitzender des Marburger Prüfungsausschusses mehrfach mit positiven Zeugnissen behilflich. Offenbar hat Blumenthal aber dann in Marburg das Medizinische Staatsexamen abgelegen können und arbeitete im Frühjahr 1937 als Medizinalpraktikant am Krankenhaus der Jüdischen Gemeinde in Frankfurt. Er fragte im April 1937 beim Dekanat in Marburg an, ob er als Jude an der Fakultät promovieren könne und ob ein von dem Röntgenologen Prof. David in Frankfurt gestelltes Thema als Promotionsarbeit genehmigt werden würde. Ihm wurde offenbar kommentarlos vom Dekanat die Promotionsordnung zugesandt, deren Passus über die „arische Abstammung" Juden von der Promotion ausschloß. Ein resigniertes Dankschreiben Blumenthals ist erhalten.[112] Sein weiteres Schicksal ist unbekannt.

Diese fünf nur fragmentarisch rekonstruierten Lebensläufe zeigen, daß die jüdischen Studenten an der Fakultät wenig Unterstützung erfuhren. Man beeilte sich, die vom RMWEV erlassenen Vorschriften, die immer restriktiver wurden, in die Tat

109 StAM 305a, Acc. 1975/79, Nr.42. Schriftwechsel Jacobs - RMdI - RMWEV - Dekan - Fliege - Kurator 1934 und 1937.

110 Grüttner 1995, S. 218. Änderung der Prüfungsordnung für Ärzte vom 5.4.1934: Die Zulassung zu den Prüfungen und die Erteilung der Approbation ist zu untersagen, wenn „berechtigte Zweifel an der nationalen oder moralischen Zuverlässigkeit des Antragstellers gegeben sind".

111 Akten im Dekanat des FB Medizin der Philipps-Universität Marburg. Liste der in der Medizinischen Fakultät Marburg angefertigten Doktorarbeiten. Hartshorne an Versé, 14.5.1946. Versé an Hartshorne, 25.5.1946.

112 StAM 307c, Acc. 1969/33, Nr.565. Schriftwechsel Blumenthal - Dekanat 1935 und 1937.

umzusetzen und wollte sich keiner Unterlassung schuldig machen.[113] Die Ausstellung von Studienbescheinigungen, Approbations- und Promotionsurkunden erfolgte streng nach Maßgabe der gültigen Erlasse, wobei vorauszusetzen ist, daß es bekannt war, wie wichtig die Urkunden für die jüdischen Ärzte im Ausland waren, um dort arbeiten zu können. Unterstützung durch ein Gutachten seines Doktorvaters Fliege erfuhr erstaunlicherweise nur der Zahnmediziner Jacobs, aus den Akten ist nicht zu entnehmen, daß Kretschmer oder Freudenberg sich in ähnlicher Weise engagiert hätten. Dies zeigt einmal mehr, daß auch überzeugte Nationalsozialisten im Einzelfall bereit waren zu helfen, jedoch kein Wort der Kritik gegen die Maßnahme an sich fiel. Offensichtlich gelang es einigen Medizinstudenten, der nationalsozialistischen Verfolgung durch Flucht ins Ausland zu entkommen, leider wissen wir so gut wie nichts über ihren weiteren Lebensweg.

Welche Schwierigkeiten es bei fehlendem „Ariernachweis" gab und wie wichtig es für emigrierte Juden wurde, gültige Examensbescheinigungen zu besitzen, um auch außerhalb Deutschlands ihren Beruf ausüben zu können, wurde im Fall Barglowski deutlich. Ende der dreißiger Jahre wurde als weitere Schikane die Vergabe von Zeugnisabschriften an ehemalige jüdische Studenten noch restriktiver gehandhabt. Im Juni 1939 gab der Kurator der Universität dem Rektor einen ministeriellen Erlaß bekannt, daß die Ausstellung von Bescheinigungen bzw. die Vornahme von Beglaubigungen für bereits im Ausland befindliche jüdische Emigranten „nicht angebracht" sei.[114] Diese Anweisung wurde in Marburg allerdings nicht immer befolgt. Es wurden trotzdem Bescheinigungen ausgestellt wie im Fall von Max Schaumburg aus Marburg, der hier bereits 1910 das Staatsexamen abgelegt hatte und 1941 versuchte, in New York Fuß zu fassen, oder wie im Falle von Dr. Elsberg, der 1939 nach Boston emigriert war, sowie von Walter Marcus aus Essen, der 1940 um Bestätigung seiner Promotion vom 15. März 1923 nachsuchte, oder von Julius Waldeck aus Zierenberg, der 1941 aus Los Angeles um eine Bestätigung seiner Physikumsleistungen aus dem Jahr 1914 bat.[115] Die insgesamt geringe Zahl der Nachfragen entspricht der niedrigen Quote jüdischer Medizinstudenten in Marburg auch vor 1933.[116]

Anfang des Krieges ergaben sich Schwierigkeiten auch für Medizinstudenten, die „Mischlinge ersten Grades" waren, die bis dahin zwar weiterstudieren durften, jedoch das Studium nicht mit der Approbation abschließen konnten. Ihnen wurde das Doktordiplom erst ausgehändigt, wenn sie eine feste Anstellung im Ausland vorweisen konnten. Für diese Studenten hatte der Reichserziehungsminister 1940 eine Ablehnungsverfügung an die Rektoren weitergereicht, die ihnen das weitere

113 Eine ähnliche Verhaltensweise wird von Seidler für die Medizinische Fakultät Freiburg beschrieben, vgl. Seidler 1991a, S. 77.

114 StAM 307c, Acc. 1969/33, Nr.564. Erlaß RMWEV WA 1570, 14.6.1939.

115 StAM 307c, Acc. 1969/33, Nr.609. Bescheinigungen für Schaumburg, Elsberg, Marcus, Waldeck.

116 Vgl. Kap. I.1.3.

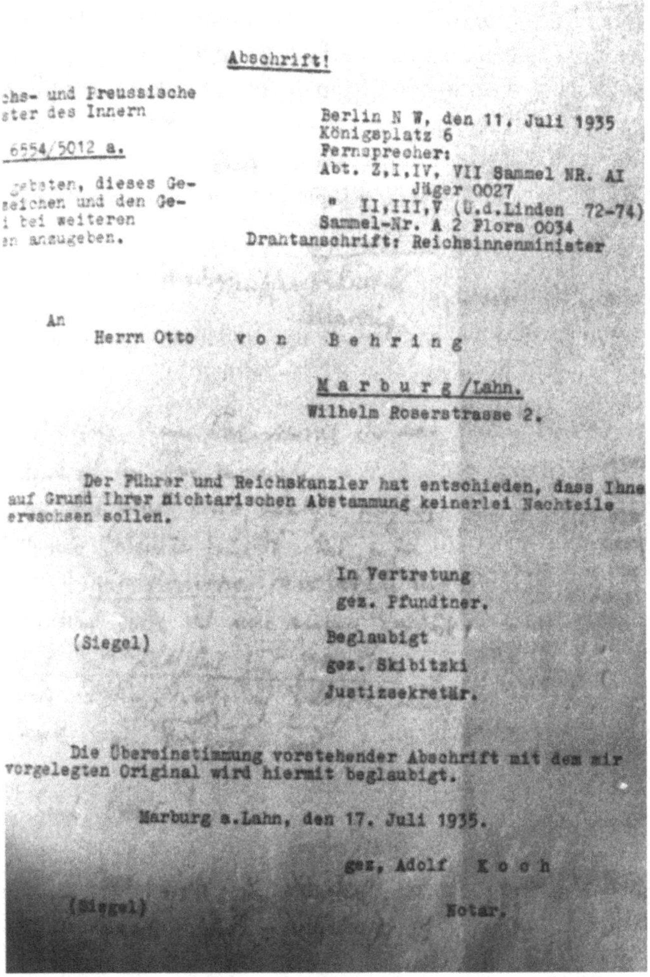

Abschrift!

...chs- und Preussische
...ster des Innern

6554/5012 a.

...gebeten, dieses Ge-
...zeichen und den Ge-
... bei weiteren
...en anzugeben.

Berlin N W, den 11. Juli 1935
Königsplatz 6
Fernsprecher:
Abt. Z,I,IV, VII Sammel NR. AI
Jäger 0027
" II,III,V (U.d.Linden 72-74)
Sammel-Nr. A 2 Flora 0034
Drahtanschrift: Reichsinnenminister

An
Herrn Otto von Behring
Marburg/Lahn.
Wilhelm Roserstrasse 2.

Der Führer und Reichskanzler hat entschieden, dass Ihne[n] auf Grund Ihrer nichtarischen Abstammung keinerlei Nachteile erwachsen sollen.

In Vertretung
gez. Pfundtner.

(Siegel)

Beglaubigt
gez. Skibitzki
Justizsekretär.

Die Übereinstimmung vorstehender Abschrift mit dem mir vorgelegten Original wird hiermit beglaubigt.

Marburg a.Lahn, den 17. Juli 1935.

gez. Adolf Koch

(Siegel)

Notar.

Abb. 12: Abschrift eines Erlasses des Reichsinnenministeriums nach einer Entscheidung Hitlers, dem Sohn Emil von Behrings, Otto von Behring, keine Nachteile wegen seiner „nichtarischen Abstammung" erwachsen zu lassen. (Original: StAM 307c, Acc. 1969/33, Nr. 609)

Studium verbot, weil offenbar Gesuche zur Fortsetzung des Studiums von Wehrmachtsstudenten in unerwartet hoher Zahl bei ihm eingegangen waren.[117] Damit war auch den Kindern aus Ehen mit einem jüdischen Ehepartner der weitere Berufsweg verschlossen.[118]

Entgegen der rigorosen Abwehr, die das Gros der „Mischlinge ersten Grades" traf, waren in Sonderfällen spektakuläre Ausnahmen möglich. Eine solche Ausnahme stellten die Söhne des 1917 verstorbenen Begründers der Serumtherapie, Leiters des Marburger Hygiene-Instituts und Nobelpreisträgers Emil von Behring dar, der

117 StAM 307c, Acc. 1969/33, Nr.564. Erlaß RMWEV W J 2850, 25.10.1940. „Mischlinge ersten Grades" hatten nach nationalsozialistischer Terminologie zwei jüdische Großeltern oder ein jüdisches Elternteil, „Mischlinge zweiten Grades" ein jüdisches Großelternteil.

118 Ein Beispiel ist der Medizinstudent Werner Schmidt aus Gießen, der seine Schwierigkeiten beim Studium als „Mischling ersten Grades" in seinen Erinnerungen beschreibt. Schmidt 1989.

mit einer jüdischen Frau verheiratet war. Behrings sechster Sohn, Otto von Behring, war im SoSe 1933 an der Medizinischen Fakultät Marburg immatrikuliert, wechselte aber anscheinend den Studienort, da er in den Listen der nächsten Semester nicht mehr auftaucht.[119] In einem notariell beglaubigten Schreiben des Reichsinnenministers an Otto von Behring heißt es: „Der Führer und Reichskanzler hat entschieden, daß Ihnen aus Ihrer nichtarischen Abstammung kein Nachteil erwachsen soll".[120]

Maßnahmen gegen jüdisches Pflegepersonal

Die antijüdischen Maßnahmen im Bereich der Medizin betrafen nicht nur Ärzte und Medizinstudenten, sondern wurden auch auf den Pflegebereich ausgedehnt. Die meisten Schwestern der Marburger Universitätskliniken waren Angehörige des Deutschen Roten Kreuzes (DRK), das sich schon im Sommer 1933 gleichgeschaltet hatte. Laut Satzung des DRK durften in der Schwesternschaft keine „Jüdinnen oder Judenstämmlinge" mehr beschäftigt werden.[121] Es ist aus den Universitätsakten nicht zu entnehmen, ob 1933 und später „nichtarische" Schwestern der Marburger Kliniken entlassen wurden. Nach Kriegsbeginn wurde vom RMWEV darauf hingewiesen, daß auch „Mischlinge ersten Grades" in der Schwesternschaft nicht erwünscht seien.[122] Auch über das Schicksal dieser Schwestern, sofern sie an den Universitätskliniken angestellt waren, können wir keine Angaben machen.

Maßnahmen gegen jüdische Patienten

Wegen der dürftigen Aktenlage ist es außerordentlich schwierig, über die Behandlung der jüdischen Patienten an den Marburger Universitätskliniken eindeutige Aussagen zu machen. Lediglich aus den Aufnahmebüchern der Nervenklinik[123] sind einige Hinweise zu erhalten. 1933 sind im Eingangsbuch der männlichen Patienten unter 595 Eintragungen nur zwei mit dem Vermerk „israelitisch" zu finden

119 StAM 305a, Acc. 1975/79, Nr.64. Rektor an PrMWKV, 23.6.1933, Bl.98. Listen der immatrikulierten jüdischen Studenten. Otto von Behring erscheint nicht in der Studentenkartei der Medizinischen Fakultät Marburg 1934-1945 (StAM 305a, Acc. 1960/56, Nr.20-39). In der 1935 eingerichteten Kartei wurden nur noch Bernhard Blumenthal und Edith Gossmann mit jüdischer Kennkarte (gelb) geführt, Gunnar Olsen mit normaler (grüner) Karte.

120 StAM 307c, Acc. 1969/33, Nr.564. Erlaß RMdI I A 6554/50 12a, 11.7.1935.

121 Seithe; Hagemann 1993, S. 84. Zur Organisation der Krankenpflege im Nationalsozialismus vgl. Steppe 1993.

122 StAM 307c, Acc. 1969/33, Nr.564. Erlaß RMdI IV e 6884/39-3800, 9.10.1939. Ende 1939 teilt Dekan Becher den Kliniksdirektoren mit, (1) Krankenschwestern und Krankenpfleger und Angehörige verwandter Berufe hätten schriftlich zu versichern, daß sie deutschen oder artverwandten Blutes seien. Im Zweifelsfalle hätten sie hierfür den Nachweis zu erbringen, (2) über die Anstellung von „Mischlingen zweiten Grades" entscheide die höhere Verwaltungsbehörde, (3) sonstige Hilfskräfte in der Gesundheitspflege hätten schriftlich zu versichern, daß sie nicht Jude oder „Mischling ersten Grades" seien. Über die Anstellung von „Mischlingen ersten Grades" entscheide der Beauftragte des Stellvertreters des Führers.

123 Akten im Medizinischen Zentrum für Nervenheilkunde der Philipps-Universität Marburg. Aufnahmebücher der Psychiatrischen und Nervenklinik der Universität Marburg 1930-1945.

(Nr. 28 und Nr. 443). Einige Namen deuten auf die jüdische Herkunft hin (Remmy, Salomon, Freudenstein), die Konfession wird jedoch in den meisten Fällen mit „evangelisch“ angegeben. In den Eingangsbüchern ab 1940 findet sich, wie zu erwarten, kein jüdischer Patient mehr. Wenn in diesen Jahren noch jüdische Patienten behandelt wurden, so ist anzunehmen, daß dies nicht mehr offiziell in den Eingangsbüchern vermerkt wurde, um die behandelnden Ärzte vor Denunziationen zu schützen.

Generell wurde im Rahmen der antisemitischen Gesetzgebung die Krankenversorgung jüdischer Patienten zunehmend schlechter. Sie wurde schließlich den sogenannten „Heilbehandlern“, aus ihrer Praxis vertriebenen und daher nur unzureichend ausgerüsteten jüdischen Ärzten, übertragen. „Arischen“ Ärzten war die Behandlung jüdischer Patienten verboten. Kater hat dargestellt, wie sich insbesondere nach den Nürnberger Rassegesetzen von 1935 die Situation der jüdischen Ärzte schlagartig verschärfte.[124] Auch die jüdischen Patienten wurden vor allem in den kleineren Städten ohne eigene jüdische Krankenhäuser vor kaum lösbare Probleme gestellt, so auch in Marburg.

Im Oktober 1939 wandte sich der Dekan der Medizinischen Fakultät mit der Bitte an den Kreisärzteführer Henkel, Amt für Volksgesundheit Marburg, durch den Gauärzteführer eine Entscheidung darüber herbeiführen zu lassen, wie sich die Kliniken bei Einweisung nichtarischer Patienten verhalten sollten, da in Marburg keine jüdischen Krankenbehandler oder nichtarische Krankenanstalten vorhanden waren. Die dem Schreiben ursprünglich beigefügten, nicht erhaltenen Anlagen enthielten offenbar Beschwerden von jüdischen Patienten, denen die Aufnahme in die Klinik verweigert worden war. „Die Klinikdirektoren sind nicht gewillt,“ heißt es weiter, „sich derartige beleidigende und verleumderische Zuschriften gefallen zu lassen. Um dagegen vorgehen zu können, ist es notwendig, für kleinere Städte ohne jüdische Krankenbehandler und Krankenhäuser Richtlinien für die Behandlung nichtarischer Patienten festzulegen.“[125] Solche Richtlinien wurden jedoch offenbar nicht mehr erlassen,[126] denn nun begannen die Vorbereitungen für den Genozid. Die Zahl der Juden im Landkreis Marburg ging von 344 (am 31. März 1939) auf 37 (am 30. Juni 1942) zurück. Bei den letzten Deportationen am 8. Dezember 1941 und am 6. September 1942 wurden von Marburg alle noch verbliebenen Juden nach Theresienstadt deportiert,[127] Marburg war damit „judenfrei“.

Schenkt man verschiedenen Aussagen vor den Spruchkammern zur Entnazifizierung Glauben, so haben einige Ärzte der Marburger Universitätskliniken trotz

124 Kater 1989, S. 197. Kater 1987, S. 325-335. Kümmel 1985, S. 56-81.

125 StAM 307c, Acc. 1969/33, Nr.564. Dekan an Kreisärzteführer Henkel, 16.10.1939. An der Medizinischen Fakultät Freiburg wurde die Frage der Behandlung jüdischer Patienten intern geregelt. Der Dekan entschied auf Anfrage selbst, ob der kranke jüdische Mensch ärztlicher Behandlung bedürfe, und fragte vorsichtshalber nicht im Ministerium an. Vgl. Seidler 1991a, S. 87 und Seidler 1991, S. 370.

126 Vgl. dazu Zimmermann 2000, S. 99.

127 Rehme; Haase 1982, S. 54-56.

des Verbots auch in den späten dreißiger Jahren jüdische Kranke behandelt. So wurde von den katholischen Schwestern des Ordens von St. Vinzenz (Fulda) ausgesagt, daß der Direktor der Medizinischen Poliklinik, Klewitz, noch nach 1938 jüdische Patienten aufnahm, die in anderen Krankenanstalten abgewiesen worden waren.[128]

Auch in der Medizinischen Klinik,[129] in der Augenklinik,[130] in der Nervenklinik,[131] in der Strahlenklinik[132] und in der Deutschhausklinik[133] wurden 1938/39 in Marburg nichtarische Kranke aufgenommen und behandelt. Der Otologe Uffenorde machte in der „Reichskristallnacht" bei einer jüdischen Frau einen Krankenbesuch, deren Ehemann kurz zuvor von der Gestapo aus der Wohnung geholt worden war.[134] Es gab also offenbar an den Marburger Kliniken einige Ärzte, die ohne Ansehen der Religionszugehörigkeit und ohne Rücksicht auf eigene Nachteile den jüdischen Patienten halfen, auch wenn das Schreiben des Dekans einen anderen Eindruck erweckt.

---

128 HHStAW 520, Ma-B 1077, Spruchkammerakte Klewitz. Aussagen von Haendly, 20.10.1945; Schwester Regina, 4.12.1945; Generaloberin der Barmherzigen Schwestern, 9.12.1945. StAM 307c, Acc. 1969/33, Nr.264. Gutachten des Dekanats, 9.2.1948.

129 HHStAW 520 Ma-1662, Spruchkammerakte Heinz. Protokoll der öffentlichen Sitzung Spruchkammer Marburg-Land, 5.9.1947, Aussage Schwenkenbecher: „Wir haben Juden behandelt noch lange Jahre. Ich glaube bis 1938/39, bis sie nicht mehr kamen".

130 Heiber 1991, S. 231: Der Marburger Ophthalmologe Grüter hatte jüdische Patienten behandelt, ohne sich durch anonyme Briefe mit der Drohung, die Sache in den „Stürmer" zu bringen, davon abhalten zu lassen. Vgl. dazu StAM 307c, Acc. 1969/33, Nr.684. Gutachten Versé über Grüter, 16.10.1946. HHStAW 520, ML-2917, Spruchkammerakte Grüter. Gutachten des Untersuchungsausschusses der Universität Marburg über den Direktor der Universitäts-Augenklinik Herrn Prof. Dr. Grüter:"[...] hat sich der jüdischen Patienten mit vollem ärztlichen Interesse und menschlichem Wohlwollen angenommen". Grüter soll in den dreißiger Jahren eine jüdische Ärztin für ein Jahr in seiner Klinik als Assistentin beschäftigt haben. Vielleicht rühren daher die politischen Schwierigkeiten, die in seiner Personalakte angedeutet werden. Vgl. StAM 307c, Acc. 1969/33, Nr.254. Anforderung des Dekans von Gutachten über Grüter bei Fachkollegen, „da er in eine unangenehme persönliche Angelegenheit hineingeraten ist", 15.1.1935.

131 HHStAW 520 Ma-B 1452, Spruchkammerakte Conrad. Aussage Kretschmer, 13.2.1947, daß er und sein Oberarzt Conrad Juden behandelt hätten. Kretschmer 1963, S. 159: „Wie es die Pflicht jedes Arztes ist, wurde jeder, der krank war, in der Klinik aufgenommen und geschützt; nach Rasse, Konfession oder Partei wurde nicht gefragt". Ebd. S. 162: „Viele unglückliche Menschen, die unter der Last der Verfolgung körperlich und seelisch zusammengebrochen waren, wurden ärztlich behandelt, getröstet und beschirmt, getreu dem Ethos des Hippokrates".

132 HHStAW 520 Ma-91, Spruchkammerakte du Mesnil. Begründung des Urteils der Spruchkammer am 24.9.1949. Anhand der urkundlichen Unterlagen des Strahleninstituts ist festgestellt worden, daß Prof. du Mesnil von 1936 bis 1939 mehrere Juden behandelt hat.

133 HHStAW 520, Fz-A-1098, Spruchkammerakte Lauber. Aussage der Jüdin Ursula Kaufmann, 1.11.1945. Frau Kaufmann lag vom 7.3.-8.4.1939 als Patientin in der Deutschhausklinik und wurde von Prof. Lauber ärztlich behandelt.

134 HHStAW 520 MSt-4750, Spruchkammerakte Uffenorde. Begründung zum Spruch vom 22.2.1947, S. 7. Aussage von Elisabeth Gimbel, 3.1.1947.

Verfolgung aus politischen Gründen

Aus politischen Gründen, wegen ihrer Zugehörigkeit zur SPD bzw. wegen staatsfeindlicher Äußerungen, wurden mehrere Angestellte und Arbeiter der Universität, darunter ein Maschinist der Frauenklinik, entlassen.[135] Die Unterlagen über Verhöre, Zeugenaussagen und Stellungnahmen von Partei und Dienststellen deuten darauf hin, daß es sich bei diesem Vorfall um eine Denunziation handelte. Der Maschinist Schultheiß wurde im August von Mitarbeitern der Frauenklinik als national unzuverlässiges SPD-Mitglied angezeigt, da er vor der Machtergreifung durch marxistische Äußerungen aufgefallen war. Der Direktor der Frauenklinik, Kehrer, bekannte offen, daß er Schultheiß gern losgeworden wäre, um statt dessen eine jüngere Kraft einzustellen. Er beschrieb ihn als Marxisten und periodischen Trinker, der sich jahrelang als Vorsitzender des Betriebsrats und Stadtverordneter betätigt habe. Nach der Machtergreifung habe sich Schultheiß zwar zurückgehalten, sei aber trotzdem für kurze Zeit in Schutzhaft genommen worden.[136] Schultheiß wurde kurz darauf aufgrund §4 des GzWdB wegen seiner politischen Betätigung aus dem Angestelltenverhältnis entlassen.[137] Er wurde nach dem Krieg bereits Mitte 1945 beim Kurator vorstellig und bat um Wiedereinsetzung seiner Rechte.[138] Da er bis 1940 arbeitslos gewesen sei und kurz vor Ende des Krieges noch im KZ Sachsenhausen einsitzen mußte, wäre seine Gesundheit in Mitleidenschaft gezogen. Die Universitätsverwaltung sicherte ihm eine Unterstüzung von 150 RM und kostenlose ärztliche Hilfe in der Poliklinik zu - eine minimale Wiedergutmachung, wenn man bedenkt, daß der Mann ohne Denunziation seiner Kollegen vermutlich ein weniger hartes Schicksal erlitten hätte.

Auch alle Studenten, die sich im kommunistischen Sinne betätigt hatten, waren nach der Machtübernahme der Nationalsozialisten mit sofortiger Wirkung vom Studium auszuschließen. Damit waren zuerst nur Kommunisten, in einem zweiten Erlaß auch Sozialdemokraten gemeint, aber auch alle, die sich abfällig gegen die „nationale Bewegung" geäußert oder im antinationalen Sinne betätigt hatten. Ihre Namen wurden an allen Universitäten bekanntgegeben, um ihnen auch das Studium an einer anderen Hochschule unmöglich zu machen.[139]

---

135 StAM 310, Acc. 1983/15, Nr.4148. Vgl. auch Kap II.3. Aus der Spruchkammerakte des Kurators von Hülsen geht hervor, daß dieser die Entlassung des Pförtners Runzheimer an der Kinderklinik, dem kommunistische Gesinnung unterstellt wurde, und ebenso des Materialverwalters Henning vom Physiologischen Institut, der wegen Ablehnung des Wikingbundes von der Gestapo verfolgt wurde, verhindern konnte. Vgl. HHStAW 520, MSt Newabl.19, Spruchkammerakte von Hülsen. Verhandlungsgrundlage für das Spruchkammerverfahren gegen von Hülsen, Bl.59 C 17.

136 StAM 310, Acc. 1983/15, Nr.4148. Aussage Kehrer über Schultheiß, 14.9.1933.

137 Ebd. Entlassungsschreiben an Schultheiß, Bl.45, 28.9.1933. Vgl. zur Entlassung von Schultheiß und der Kassenangestellten Entgelter und Rohr die Akten im Wortlaut in der Quellenedition zur Geschichte der Philipps-Universität Marburg in den Jahren 1933-1945 bei Nagel 2000, S. 129-140, Dok.45-53.

138 StAM 310, Acc. 1983/15, Nr.4148. Schultheiß an Kurator, 14.5.1945.

139 OZ 10.8.1933, S. 2, Säuberung des akademischen Nachwuchses. StAM 310, Acc. 1983/15, Nr.4369. Erlaß PrMWKV U I 21890, 26.6.1933 und Erlaß PrMEWKV U I 1921, 17.8.1933.

Schon Ende Mai 1933 wurden drei Studenten der Marburger Universität von der Gestapo in Schutzhaft genommen, darunter die beiden Brüder Heinrich und Donald Degenhardt.[140] Donald Degenhardt, kaum zwanzig Jahre alt und aus Osnabrück gebürtig, studierte im vierten Semester Medizin. Er wurde zu einem Jahr Gefängnis verurteilt, weil, wie es in der Ortszeitung hieß, bei ihm Flugblätter gefunden worden seien und er im voraus für zwei Monate Beitragsmarken für die Rote Hilfe geklebt habe.[141] Sein Studium konnte er nach der Verbüßung der Gefängnisstrafe nicht fortsetzen. Ein weiterer Medizinstudent ist bekannt, der dem Ministerium wegen seiner kommunistischen Betätigung gemeldet wurde: Georg Duckstein wurde im Juli 1933 mit sofortiger Wirkung vom Studium ausgeschlossen.[142] Genaueres über sein „Vergehen" ist aus den Akten nicht zu erfahren.

Eine Liste der 1933 verfolgten sozialistischen und kommunistischen Studenten an den deutschen Universitäten zeigt,[143] daß die Universität Marburg nicht als eine Hochburg der linken Studentengruppen bezeichnet werden kann. Dieser Liste folgend wurden in Marburg nur insgesamt sieben Studenten aus politischen Gründen relegiert, davon - übereinstimmend mit unseren Recherchen - zwei Mediziner. Zum selben Ergebnis kommt Grüttner bei der Zusammenstellung der 1933/34 aus politischen Gründen vom Studium ausgeschlossenen Studenten.[144] Nicht alle Universitäten handhabten die Entlassungen aus politischen Gründen in gleicher Weise. Während die politisch linkslastigen Medizinstudenten in Marburg sofort suspendiert wurden, legte man an anderen Hochschulen nur Schwarze Listen zur Überwachung an, es gab also einen gewissen Entscheidungsspielraum.[145] Hier zeigt sich erneut, daß die Marburger Universitätsleitung keine Kompromisse einging, sondern sich strikt an den Wortlaut aller nationalsozialistischen Erlasse hielt.

Aus den nur bruchstückhaft überlieferten Unterlagen der Gestapo ist zu ersehen,[146] daß nicht nur prominente Mitglieder des Lehrkörpers oder kultureller Einrichtungen der Postüberwachung unterlagen, wie z.B. der Regisseur Erwin Piscator, der Kunsthistoriker Richard Hamann oder der Romanist Werner Krauss, sondern auch einfache Medizinstudenten. So wurde der unter Spionageverdacht geratene Student Herbert Siewecke ebenso überwacht wie die aus der

140 Ebd. Rektor an PrMWKV, 21.7.1933. StadtAM C, Nr.5037. Chronik der Stadt Marburg 1933-1938, 30.5.1933. Schneider 1977, S. 230-232.

141 OZ, 4.9.1933, S. 5.

142 StAM 310, Acc. 1983/15, Nr.4369. Rektor an PrMWKV, 14.7.1933.

143 Vieten 1982, S. 342-343. Aus der Liste geht die Verfolgung von insgesamt 547 sozialistischen und kommunistischen Studenten hervor. An der Universität Frankfurt wurden 30 Medizinstudenten entlassen, an der Universität Freiburg 26. Die Universität Bonn meldete bis 1934 29 Entlassungen aus politischen Gründen, vgl. Höpfner 1999, S. 127.

144 Grüttner 1995, Tab.31, S. 504. Hier werden insgesamt 548 Studenten aufgeführt, die an den Hochschulen entlassen wurden. Die Liste ist im Detail zuverlässiger als die Liste von Vieten.

145 Ebd. S. 206-212.

146 HHStAW 483, Nr.4642b.

Tschechoslowakei stammenden Medizinstudenten Heinrich Hofmann und Heinz Knobloch, über deren weiteres Schicksal jedoch nichts in Erfahrung gebracht werden konnte.[147]

Bei den Hochschullehrern und auch bei der Assistentenschaft der Marburger Medizinischen Fakultät gab es keinen, der wegen seines politischen Engagements in der Weimarer Republik, sei es als Kommunist, Sozialdemokrat oder auch nur als Liberaler, in Erscheinung getreten war. So wurden im Lehrkörper der Medizinischen Fakultät 1933 weder aus politischen noch aus rassenpolitischen Gründen Entlassungen vorgenommen (die Entlassung Freudenbergs erfolgte, wie bereits beschrieben, erst 1937), bei der Assistentenschaft gab es nur zwei Relegationen von „Nichtariern".

3.2 Opposition gegen das NS-Regime

Welche Verhaltensweisen der Mitglieder der Medizinischen Fakultät Marburg sind als Opposition oder gar Widerstand gegen den Nationalsozialismus zu werten? Gab es hier überhaupt Vorkommnisse, die diese Bezeichnung verdienen?

Die Beschäftigung mit dieser Frage setzt voraus, daß die Begriffe Widerstand und Opposition gegen das Regime präzise definiert werden.[148] Als „Widerstand" ist unseres Erachtens nach nur die bewußte politische Gegnerschaft zu sehen, der aktive, organisierte Widerstand, der auf den Sturz des Regimes hinarbeitet, wie er von Gruppen wie der Weißen Rose, der Schulze-Boysen/Harnack-Organisation (Rote Kapelle) und einigen anderen geleistet wurde.[149] Unter dem Begriff „Opposition" sollen hier nicht jede Art von „innerer Emigration" oder nonkonformem Verhalten, sondern nur solche Verhaltensweisen zusammengefaßt werden, die im Gegensatz zur nationalsozialistischen Politik und Weltanschauung standen und den Ausführenden selbst in Gefahr brachten. Häufig handelte es sich nur um punktuelle Kritik oder Verweigerung bei gleichzeitiger Übereinstimmung mit anderen Fragen des NS-Systems. Diese Form der Opposition war meist nicht politisch motiviert und diente oft nur zur Sicherung des eigenen Freiraums, sei es in persönlicher oder wissenschaftlicher Hinsicht.

An den Hochschulen reichte die Skala der oppositionellen Verhaltensweisen von der Verweigerung des Deutschen Grußes über die Solidarität mit jüdischen Kollegen bis zu offen geäußerten Gegenpositionen zur nationalsozialistischen Wissenschaftsdoktrin.[150] Organisierten Widerstand im eigentlichen Sinne gab es nur an

147 Ebd. Meldung an die Gestapo Kassel, 16.2.1938.

148 Zum Forschungsstand über den Widerstandsbegriff vgl. Steinbach; Tuchel 1994a. Benz; Pehle 1994. Bracher; Funke; Jacobsen 1986, S. 618-686. Über den Widerstand in Hessen vgl. Knigge-Tesche; Ulrich 1996. Kirchhoff 1996, S. 176-183.

149 Vgl. zur Beteiligung von Ärzten an Widerstandsgruppen: Bromberger; Mausbach; Thomann 1985, S. 263-340. Kudlien 1985, S. 210-245.

150 Heiber 1991, S. 150-317.

wenigen Universitäten wie z.B. in München und Hamburg. An der Marburger Universität war der bewußte politische Widerstand zum Sturz des Regimes nur ansatzweise vorhanden. Der Versuch der Reorganisation einer kommunistischen Studentengruppe 1933 unter der Mitwirkung der Brüder Degenhardt[151] ist vielleicht als aktiver Widerstand zu werten, wurde jedoch im Keim erstickt.[152] Der Marburger Romanist Werner Krauss gehörte der Schulze-Boysen/Harnack-Organisation an, deren Zentrum jedoch in Berlin lag.[153] Vergleichbare Widerstandsgruppen gab es in Marburg nicht. Erwähnt werden soll hier jedoch die oppositionelle Haltung der Marburger Theologischen Fakultät, die durch ihre Erklärung zur Anwendung des Arierparagraphen in der Kirche zum Ausdruck kam.[154]

Beschäftigt man sich mit dem oppositionellen Verhalten der Ärzteschaft im „Dritten Reich", so ist noch ein weiterer Faktor bedenkenswert, der zur Resistenz gegen das Regime führen konnte: die Ärzte konnten durch die von Seiten der Machthaber an sie gestellten Forderungen mit dem Hippokratischen Eid in Konflikt kommen, der besagt, daß die Heilung der Kranken oberstes Gebot jedes Arztes sein soll. Euthanasie, Zwangssterilisationen, das Verbot der Hilfeleistung bei jüdischen Patienten, Kriegsgefangenen und Zwangsarbeitern - all dies erscheint als mit der ärztlichen Ethik nicht vereinbar. Trotzdem war die Zahl der Ärzte, deren Gewissenskonflikte in oppositionellen Handlungen mündeten, nicht größer als in anderen Berufsgruppen.[155] Die Loyalität zum Staat oder auch die Angst vor dem totalitären Regime waren anscheinend stärker als ärztliche Bedenken, denn die Masse der Ärzte bildete ohne Zögern den Apparat, den die nationalsozialistischen Machthaber zur Durchführung ihrer gesundheitspolitischen Maßnahmen brauchten. Der ärztliche Widerstand gegen das nationalsozialistische Regime war also umgekehrt proportional zum NS-Engagement: nur wenige riskierten ihr Leben, ein etwas größerer Teil äußerte seine Unzufriedenheit, und dabei spielten sowohl politische, christliche wie auch ethische Motive eine Rolle.[156]

Ähnlich verhielt es sich an der Medizinischen Fakultät Marburg. Hier gab es keinen Mediziner, der sich einer Widerstandsorganisation anschloß oder gar allein gegen das NS-Regime tätig wurde, also Widerstand im oben beschriebenen Sinne leistete. Es gab jedoch einige, die ihre abweichende Meinung offen zum Ausdruck brachten oder in ihrer Funktion als Arzt oder als Privatmann Verfolgten und Bedrohten halfen. Da jeder Helfer sich darüber klar sein mußte, daß er selbst mit Repressionen zu rechnen hatte, wenn er denunziert wurde, ist diese Hilfe unter den Voraussetzungen des totalitären Regimes nicht unbedingt als selbstverständliches

151 Vgl. Kap. III.3.1.

152 Vgl. die Wertung von Grüttner 1995, S. 446. Über die Opposition in der Studentenschaft vgl. Grüttner 1995, S. 427-471.

153 Schneider 1977, S. 245-250. Scheel 1996.

154 Schneider 1980, S. 98-106. Kaiser; Lippmann; Schindel 1998.

155 Kudlien 1985, S. 224.

156 Kater 1989, S. 74-84.

ärztliches Handeln anzusehen. Andererseits sollten die im folgenden geschilderten Hilfeleistungen auch nicht überbewertet werden, da fast alle unsere Kenntnisse über diese Vorkommnisse aus den als Quelle problematischen Spruchkammerakten stammen. Viele Hilfeleistungen wurden ohne Aufsehen und aus verständlichen Gründen im Verborgenen durchgeführt, so daß in den „normalen" Universitätsakten darüber kaum etwas zu finden ist. Erst vor den Entnazifizierungskommissionen war jeder gezwungen, seine Stellung zum NS-Staat darzulegen und dafür entsprechende Beweise zu erbringen. Bei der Erstellung von Gutachten wurden natürlich alte Beziehungen ausgenutzt - eine Hand wusch die andere. Es ist allgemein bekannt, daß das sogenannte „Persilschein"-Unwesen vielen zu Gutachten verhalf, die jenseits jeder Realität waren. Bei der Auswertung der Spruchkammerakten wurde aus diesem Grund besonders darauf geachtet, nur die durch glaubwürdige Gutachten und nicht die durch Eigenaussagen belegten Fälle mit einzubeziehen.

Offene Kritik am nationalsozialistischen Regime wurde an der Medizinischen Fakultät nur in wenigen Fällen laut. Als ein solcher gemeinschaftlicher Protest ist der Einspruch der Fakultät gegen die Entlassung des Pädiaters Freudenberg[157] anzusehen. Die Fakultät machte sich jedoch nur für den verdienten Wissenschaftler und „Arier" und nicht für die entlassenen jüdischen Assistenten stark, intervenierte also nicht gegen den Ausschluß von jüdischen Mitarbeitern an sich, sondern mißbilligte lediglich die Maßnahmen gegen den „nur jüdisch versippten" Freudenberg. In ihrem Einspruch kommt in keiner Weise eine Ablehnung der nationalsozialistischen Rassengesetzgebung zum Ausdruck, sondern nur die Sorge um eine der wesentlichen wissenschaftlichen Stützen der Fakultät.

Eine vorsichtig-kritische Haltung wurde von einigen Hochschullehrern gelegentlich durch abfällige oder ironische Bemerkungen demonstriert oder durch Nichtbeachten von Vorschriften an den Tag gelegt. So war über den Physiologen Rudolf Dittler der Spruch im Umlauf: „Professor Doktor Rudolf Dittler wählt gewißlich niemals Hitler!" Dittler hatte seine Ablehnung des Regimes dadurch deutlich gemacht, daß er in einer Vorlesung im Hörsaal des Physiologischen Instituts am Firmaneiplatz, die durch die Geräuschkulisse einer Parteiveranstaltung gestört wurde, geäußert hatte: „Meine Damen und Herren, wir sind hier unfreiwillig Zeugen einer akustischen Demonstration!"[158] An anderer Stelle soll er das Erscheinen von Studenten in SA-Uniform mit Seitengewehr und Pistole in seiner Vorlesung kommentiert haben: „Meine Herren, ich mache Sie darauf aufmerksam, Sie sind hier im Kolleg bei Dittler und nicht in einer Versammlung bei Hitler."[159] Solche Äußerungen sind nicht überzubewerten, erforderten jedoch einen gewissen Mut, da Dittler sicherlich bekannt war, daß sein Kollege, der Zivilrechtler Manigk wegen seiner an-

157 Vgl. Kap. III.3.1 und Kater 1989, S. 197.
158 Telefonische Mitteilung von Herrn Dr. Sch., 24.6.1997.
159 HHStAW 520 MSt-3291, Spruchkammerakte Dittler. Gutachten Dr. Heinz Becker, 24.6.1947.

geblichen „versteckten Angriffe gegen den Nationalsozialismus“ von Studenten denunziert und als Folge davon zwangsemeritiert worden war.[160]

Auch der Psychiater Ernst Kretschmer war für seine bissigen Kommentare über die Aktivitäten örtlicher Protagonisten des Regimes wie etwa Pfannenstiel bekannt,[161] und er leistete sich zur Erheiterung des Auditoriums eigentümliche, jedoch nicht ungefährliche Scherze, indem er z.B. einen Katatoniker während der Vorlesung in der Dauerstellung des „Hitler-Grußes“ demonstrierte.[162] Wegen seiner offenen, kritischen Meinungsäußerungen wurde Kretschmer, der durch seine Konstitutionslehre weltbekannt war, mit der Nichtberücksichtigung bei externen Berufungen bestraft.[163] In mindestens zwei Fällen hat Kretschmer durch bewußt falsche Diagnose oder durch die langfristige stationäre Aufnahme eines durch die Gestapo bedrohten Patienten in seine Klinik bewirkt, daß diese dadurch vor dem Tod bzw. der Einlieferung in ein Konzentrationslager bewahrt wurden.[164] Im ersten Fall wurde der Romanist Werner Krauss, der wie schon erwähnt zur Widerstandsgruppe um Schulze-Boysen/Harnack gehörte, vor der Todesstrafe gerettet, weil Kretschmer gemeinsam mit dem Juristen Stock ein Gutachten erstellte, in dem er Krauss als psychisch krank bezeichnete.[165] Krauss wurde daraufhin zu fünf Jahren Zuchthaus begnadigt und überlebte den Krieg. Im zweiten Fall versteckte Kretschmer den bedrohten Kirchenrat Karl Bernhard Ritter, einen bekannten Vertreter der Bekennenden Kirche, unter Vorschiebung einer Hirngefäßerkrankung bis zum Kriegsende in

160 Heiber 1994, S.560-561. Schneider 1977, S. 228.

161 StAM 307c, Acc. 1969/33, Nr.273. Aussage Dr. H. Viefhues, 17.9.1943. HHStAW 520 Ma-St 1537/48, Spruchkammerakte Pfannenstiel. Aussagen Thelen, 2.6.1949, und Viefhues, 3.6.1949, über das Verhältnis zwischen Kretschmer und Pfannenstiel.

162 Mündl. Mitteilung von Frau Dr. R. Friess, Marburg.

163 BA Berlin (ehemals BDC), Akte REM W 94/4 Kretschmer. Führer des NSD Tübingen an Rektor, 6.1.1945: „Vom nationalsozialistischen Standpunkt aus gesehen dürfte eine Berufung Kretschmers nach Tübingen von Seiten des NSD niemals gebilligt werden, weil man auf Grund positiver Unterlagen der Ansicht ist, daß er nationalsozialistische Ideen nicht in sich aufgenommen hat. In dieser Richtung ist zum mindesten bemerkenswert, daß Professor Kretschmer seit seiner vor vielen Jahren erfolgten Berufung nach Marburg noch keinen Ruf an eine andere Universität erhalten hat“. StAM 307c, Acc. 1969/33, Nr.266. In einem Zeitungsartikel über Kretschmer in der Marburger Presse vom 5.4.1946 wird behauptet, daß ihm fünf Berufungen und zwei Ehrenpromotionen von Seiten der Partei vereitelt wurden. Zur Nichtberücksichtigung von Kretschmer für den Lehrstuhl für Psychiatrie in Tübingen vgl. Adam 1977, S.140-141. Wegen eines vernichtenden Gutachtens des Marburger Vertrauensmannes wurde Kretschmer 1934 von der Berufungsliste in Bonn gestrichen; vgl. Höpfner 1999, S. 306.

164 Auf beide Fälle geht Kretschmer auch kurz in seinen Erinnerungen ein, vgl. Kretschmer 1963, S. 160.

165 Zum Fall des Romanisten Werner Krauss: Schneider 1977, S.245-250. Vialon 1996, S.142-144. Bericht über Krauss‘ Retter S.152, Anm.36. Leske 1990, S.55 und 261. StAM 307d, Acc. 1966/10, Nr.141b. StAM 305a, Acc. 1992/55, Nr.4325. HHStAW 520 W 28127, Spruchkammerakte Rudolf Reinhardt. Aussage des Theologieprofessors Friedrich Heiler, 13.12.1947, Bl. 53-54 und Erklärung des Marburger Rektors Rudolf Reinhardt, 19.6.1946, Anlage Bl.13-14. Vgl. auch Kap.II.3.

seiner Klinik, um ihn vor der Verfolgung durch die Gestapo zu bewahren.[166] Nachdem Kretschmer 1943 das Dekanat der Medizinischen Fakultät übernommen hatte,[167] wurde gegen Ende des Krieges die Opposition gegen die Partei und ihre Exponenten innerhalb der Fakultät deutlicher. Es formierte sich eine nicht eindeutig abzugrenzende Gruppierung um Kretschmer und den Otologen Uffenorde, die von Pfannenstiel in seinem Schriftverkehr mit dem Leiter des Amtes für Wissenschaft im Reichserziehungsministerium, dem Berliner Psychiater Max de Crinis, als „reaktionäre Gerusia"[168] bezeichnet wurde.[169] Pfannenstiel als Mitglied der „Parteiclique" nutzte seine guten Beziehungen zu de Crinis, um Kretschmer bei jeder Gelegenheit bei diesem zu diskreditieren. So behauptete er, Kretschmer habe die Fakultätssitzungen extra zu einem Zeitpunkt angesetzt, an dem Pfannenstiel eine Pflichtvorlesung halten mußte, nur um ihn bei den Sitzungen nicht dabeizuhaben.[170]

Die Gegnerschaft zwischen Pfannenstiel und Kretschmer beruhte sowohl auf unterschiedlichen politischen Auffassungen als auch auf wissenschaftlichen Diskrepanzen. Pfannenstiel wollte eine Auszeichnung Kretschmers mit einer Ehrenpromotion unbedingt verhindern. Er beschuldigte seinen Gegenspieler, „weit entfernt vom Nationalsozialismus und den diesem zugrunde liegenden Rassegedanken"[171] zu stehen, und bezog sich dabei auf Kretschmers Werk „Geniale Menschen"[172] und die darin enthaltene Beurteilung Bismarcks: „Es würde unserer Weltanschauung einfach Hohn sprechen, wenn K. für diese seine Werke durch den Nationalsozialismus mit dem Ehrendoktor belohnt würde. Die Beurteilung K.s vonseiten der Parteigenossen hier ist durchweg vernichtend. Für den Ehrendoktor hätte hier niemand Verständnis. Man fragt sich nur, wie war denn überhaupt jetzt ein solcher Vorschlag

---

166 Zum Fall des Kirchenrats Dr. Karl Bernhard Ritter: Dickmann 1985, S. 30. Vgl. auch Ritter 1960. Einzelheiten sind in der Patientenakte im MZ Nervenheilkunde der Philipps-Universität Marburg erhalten, wo Ritter am 7.9.1944 stationär eingewiesen wurde. In seiner abschließenden Beurteilung schreibt Kretschmer deutlich aggravierend: „Die seit Jahren fortschreitenden Gefäßstörungen sind objektiv nachweisbar und dürfen auf eine frühzeitige Involutionssklerose [sic!] zurückzuführen sein. Die psychischen Störungen sind als eine Folge dieser Hirngefäßerkrankungen aufzufassen und machen gegenwärtig eine zweckmäßige Verwendung in der Wehrmacht unmöglich, da wegen der hochgradigen Konzentrations- und Merkfähigkeitschwäche, ebenso wie wegen der affektiven Übererregbarkeit immer wieder mit Entgleisungen zu rechnen war."

167 Kretschmer war ab SoSe 1943 bis zum Ende des Krieges Dekan der Medizinischen Fakultät Marburg. Vgl. Tab.4 und Kap. IV.2.1.

168 „Gerusia" bedeutet allgemein Ältestenrat; speziell bezeichnet es aber (und so wird es hier mit antisemitischem Unterton gebraucht) den rabbinischen Ältestenrat; vgl. Stemberger 1979, S. 55.

169 BA Berlin (ehemals BDC), Akte WI Pfannenstiel. Pfannenstiel an de Crinis, 2.1.1944. Verärgert merkte Pfannenstiel im genannten Schriftstück, bei dem es um die Nachfolge des Chirurgen Klapp ging, an, daß in Marburg von vier Dekanen drei, darunter Kretschmer, keine Parteigenossen seien.

170 Ebd. Pfannenstiel an de Crinis, 19.6.1943.

171 BA Berlin (ehemals BDC), Akte WI Pfannenstiel. Pfannenstiel an de Crinis, 17.9.1943.

172 Kretschmer 1931 und 1942.

möglich, wo doch die antinationalsozialistische Einstellung K.s hinlänglich bekannt sein sollte".[173]

Es gelang Pfannenstiel durch seine Denunziation tatsächlich, hinter den Kulissen die Verleihung der Ehrendoktorwürde der Universität Königsberg an Kretschmer zu hintertreiben. Er legte dem Schreiben an de Crinis ein vernichtendes Gutachten des Gaudozentenbundsführers Martin über Kretschmer bei[174] und empfahl ihm, beim Reichssicherheitshauptamt die Akten des Sicherheitsdiensts (SD) über Kretschmers politische Vergangenheit anzufordern.

Dies war wohl ein Racheakt für Kretschmers mutige Rede anläßlich einer Feier zum 100. Geburtstag von Robert Koch im Herbst 1943, bei deren Vorbereitung Pfannenstiel zu seiner Verärgerung weitgehend ausgeschlossen wurde. In seiner Festansprache nutzte Kretschmer seine Position als Dekan der Medizinischen Fakultät, um seine Vorstellungen über Wissenschaft und Forschung zu formulieren: „Dem Geist kann man nicht befehlen und Forscher kann man nicht schaffen. Ein Volk kann nur mit Dank die begnadete Stunde erkennen, wo ihm ein großer Forscher geboren wurde. [...] Das sind die Führer des Geistes, auf deren Spuren Reichtum, Wohlstand und Gesundheit der Völker wachsen, aus deren Hand aber auch allein die Waffen entstehen, mit denen ein Volk heute seinen Bestand und seine Grenzen zu schützen vermag. [...] Und deshalb ist hohe Wissenschaft eine Frage des Charakters, der strengen Zucht und des Verzichtes, eine Frage der Redlichkeit, der Unerbittlichkeit, der aufrechten Gesinnung und eines unendlichen Leistungswillens."[175]

Kretschmer selber kommentiert in seinen Erinnerungen die Tatsache, daß am Ende seiner Rede Unruhe im Saal aufkam: „Was hier gesagt wurde, stemmte sich zunehmend Satz für Satz, wie es die Pflicht gebot, gegen die unheildrohende reißende Strömung dieser Tage. Gewissen und Ehrgefühl auch an den Universitäten wach zu halten, war das Gebot der Stunde. Die persönliche Gefahr, die eine solche öffentliche Kundgebung damals bedeutete, durfte daneben nicht den Ausschlag geben."[176]

173 BA Berlin (ehemals BDC), Akte WI Pfannenstiel. Pfannenstiel an de Crinis, 17.9.1943.

174 Ebd. Gaudozentenbundsführer Martin an die NSDAP Gauleitung Kurhessen, 12.8.1943, Beurteilung Kretschmers zur beabsichtigten Ernennung zum Dr. phil. ehrenhalber: „Gerade auch die bekannte Typenlehre beweisst, dass Kretschmer nicht auf nationalsozialistischem Boden steht und auch nie, es sei denn durch konjuncturelle Umschaltung, stehen kann. Der verstorbene Direktor des Instituts für psychologische Anthropologie Prof. Dr. Erich Jaensch hat in mehreren Schriften und Aufsätzen auf die Unhaltbarkeit der Grundlehren Kretschmers vom rassischen Standpunkt aus hingewiesen und auch die Ablehnung Kretschmers durch führende Psychiater, z.B. O. Bumke, München, G. Ewald, Göttingen, hervorgehoben. K. geht vom Kranken aus, um seine Normaltypologie zu gewinnen, was sicher angreifbar ist. Kretschmer hat auch nie Anstrengungen gemacht, zur Partei zu stoßen oder sich stark für die Volksgemeinschaft einzusetzen. Er gilt als Einzelgänger, der auch in seiner Klinik keine persönliche oder kameradschaftliche Gemeinschaft aufbauen kann. Aus all diesen Erwägungen heraus muss die hohe Auszeichnung verhindert werden."

175 Kretschmer 1963, S. 151-152.

176 Ebd. S. 153.

In der Tat sah sich Kretschmer in den letzten Kriegsjahren zunehmend den Angriffen der Partei, vornehmlich des Gaupropagandaleiters Gerland, ausgesetzt.[177] Von keinem anderen Fakultätsmitglied sind ähnlich deutliche Äußerungen gegen den herrschenden Geist des Regimes bekannt geworden; inwieweit bei Kretschmers Erinnerungen eine gewisse retrospektive Verklärung der Situation bestimmend war, kann nachträglich schwer beurteilt werden, da kein offizielles Protokoll seiner Rede vorliegt.

Einige Mediziner der Marburger Universitätskliniken halfen während des Krieges aus politischen und rassischen Gründen Verfolgten. Der Internist Böttner versorgte einige von ihnen mit Lebensmitteln und versuchte, ihnen Arbeit zu beschaffen.[178] Ebenso verhinderte der Chirurg Wiedhopf, Chefarzt des Reservelazaretts, die Denunziation eines Patienten bei der Gestapo: der Hauptmann hatte während eines Fliegeralarms in der Deutschhausklinik wiederholt defätistische Reden gehalten und abfällige Äußerungen über Hitler getan.[179] Über den Chirurgen Mondry ist belegt, daß er sich nach Aussage des Halbjuden Jacob Lanzewitzki, eines der wenigen Marburger Überlebenden des Holocaust, nicht um antijüdische gesetzliche Bestimmungen kümmerte und den Juden Isenberg wegen eines schmerzhaften Blasenleidens in der Klinik behandelte.[180] Es wurde schon erwähnt, daß auch einige seiner Fakultätskollegen jüdischen Patienten ohne Rücksicht auf etwaige Denunziation durch Patienten oder Klinikspersonal halfen.[181] Dies könnte man als normales ärztliches Handeln zum Wohle der Patienten ansehen, unter den gegebenen Umständen war es für die Ärzte jedoch risikoreich und konnte zu ihrer eigenen Verhaftung führen. Es ist nicht bekannt, ob einer der Marburger Ärzte, die Juden behandelten, unter Repressionen zu leiden hatte, vielleicht war die Gefahr für den einzelnen auch weniger groß als angenommen. Allein die Zivilcourage, sich dem Zugriff der Gestapo auszusetzen, rechtfertigt jedoch eine Erwähnung des Tatbestands.

Von einigen Ärzten wurde nach dem Krieg bekannt, daß sie sich nicht nur in ärztlicher Hinsicht für ihre jüdischen Mitbürger eingesetzt hatten. So unterstützte der Zahnmediziner Heuser eine politisch Verfolgte und ihre halbjüdische Tochter seit der Machtübernahme der Nationalsozialisten und verriet den Aufenthaltsort der

177 StAM 305a, Acc. 1975/79, Nr.661. Bl.209-211. Kretschmer schreibt in einem Gutachten über seinen Schüler Mauz, dieser habe „seinem politisch vielfach angegriffenen und zeitweise schwer bedrohten Chef stets die Treue gehalten und sich öffentlich bis zuletzt energisch für ihn eingesetzt, so z.B. bei den schweren Angriffen des Gauleiters Gerland gegen Professor Kretschmer im Jahre 1944 und bei der Verweigerung von dessen Ehrendoktorat durch die Partei beim Universitätsjubiläum Königsberg im Sommer 1944."

178 HHStAWi 520, Ma-B 404, Spruchkammerakte Böttner. Aussage Jacob Lanzewitzki, Bl.45. Aussage Cilly Schäfer, Bl.43. Aussage Peter Mengel, Bl.37.

179 HHStAW 520 Ma 1500, Spruchkammerakte Wiedhopf. Spruchkammerverfahren 24.11.1946, S. 6.

180 HHStAW 520 W-11318, Spruchkammerakte Mondry. Aussage Schneidermeister Lanzewitzki, 31.10.1945, Bl.22.

181 Vgl. Kap. III.3.1.

Tochter auch bei einem Verhör durch den Kreisleiter Anfang Januar 1945 nicht.[182] Dem Hygieniker und Immunologen Hans Schmidt, Leiter des Instituts für Experimentelle Therapie E.v.Behring und Honorarprofessor am Institut für Hygiene, wurde von einem jüdischen Emigranten bestätigt, daß er ihm 1939 bei seiner Ausreise behilflich war und seine in Deutschland zurückgebliebene Familie während des Krieges durch monatliche Schecks wirtschaftlich unterstützt habe.[183]

Es gab auch Fälle von Hilfeleistung, die schwerer einzuordnen sind. Der Gynäkologe Winkler, von Kretschmer als Fakultätsmitglied bezeichnet, das „auf der grossen Linie mit den Parteiaktivisten konform ging",[184] konnte trotzdem in seinem Spruchkammerverfahren die Erklärung eines Halbjuden beibringen, den er vor dem Zugriff der Gestapo versteckt und neu eingekleidet hatte.[185] Winkler hätte man als Vertreter der Nazi-Clique keine Hilfe von Verfolgten zugetraut. Seine Unterstützung des Halbjuden Simon könnte man als eine Aktion interpretieren, mit der er sich kurz vor Kriegsende seinen „Alibijuden" verschaffen wollte, als das Ende des „Dritten Reiches" und die Abrechnung mit den ehemaligen Machthabern abzusehen war. In der Aussage des geretteten Simon kommt allerdings zum Ausdruck, daß er Winkler schon seit 25 Jahren kannte und von diesem bereits seit 1933 unterstützt worden war. Winkler galt in der Fakultät als der typische Opportunist: nach Einschätzung seines Kollegen Gremels gehörte schon sehr viel Charakterlosigkeit dazu, sich zuerst bei seinem Chef Kehrer, „dem dicksten Reaktionär", und nach dessen Emeritierung bei seinem Nachfolger Bach, der direkt aus dem RMWEV berufen worden und ein „150prozentiger" Nazi war, „lieb Kind zu machen".[186] Daraus ist zu schließen, daß sich Winkler nach außen hin verhielt, wie die jeweilige Situation es verlangte, trotzdem aber im Einzelfall zu oppositionellen Handlungen fähig war, aus welcher Motivation heraus auch immer.

Der Privatdozent für Hygiene, Haas, Leiter des Lemberger Behring-Instituts und Mitglied der Waffen-SS, soll nach Aussagen seiner Mitarbeiter 1942/43 polnische Juden eingestellt und versteckt haben, um sie vor Gestapo und SD zu schützen. Das Institut wurde durch Haas' Einsatz und wegen einer gewissen Exterritorialität zu einem Asyl für Verfolgte verschiedenster Nationalität. Haas versuchte, verhaftete Arbeiter des Instituts ausfindig zu machen und ihre Haftentlassung zu erreichen. Mit seiner Hilfe konnte ein jüdisches Akademikerpaar im Auto des Instituts ins Ausland

---

182 HHStAW 520 Ma-752, Spruchkammerakte Heuser. Aussage Helene Roth und August Gerlach im Spruchkammerverfahren 24.8.1947, S. 5-7. Ebd. Aussage Curt Hempel, 28.8.1948, und Spruchkammerverfahren 24.8.1947, S. 3. Heuser wurde in seiner Eigenschaft als Vorsitzender des als „rot" bekannten Fußballvereins Cölbe im Februar 1935 von der SS zusammengeschlagen, weil er gegen die eigenmächtige Inanspruchnahme des Sportplatzes durch die SS und SA protestiert hatte.

183 HHStAW 520 Ma-B 1237, Spruchkammerakte Schmidt. Erklärung H. Scherman, England, 7.3.1947.

184 HHStAW 520 Ma/1098, Spruchkammerakte Winkler. Aussage Kretschmer, 11.10.1946.

185 Ebd. Aussage Friedrich Simon, 11.3.1946.

186 Ebd. Aussage Gremels in der Angelegenheit Winkler, Bl.40.

entkommen. Einer polnischen Halbjüdin verschaffte er eine arische Kennkarte und schickte sie als Kindermädchen zu seiner Frau nach Bayern.[187] Die Aussagen über Richard Haas lassen ihn fast als einen zweiten Oskar Schindler erscheinen. Auffällig ist, daß alle entlastenden Erklärungen (bis auf die des polnischen Kindermädchens) von deutschen Mitarbeitern der Behringwerke stammen, es gibt sonst keine Aussagen von direkt Betroffenen, sie haben den Krieg wahrscheinlich nach Aufgabe des Lemberger Instituts wegen der vorrückenden Ostfront nicht überlebt. Nachdem Haas nach dem Krieg wegen seiner SS-Zugehörigkeit in einem amerikanischen Lager interniert gewesen war, reihte die Spruchkammer ihn in die Gruppe der Mitläufer (Gruppe IV) ein, da er „keine direkten Nachteile" durch seine antinationalsozialistische Betätigung erlitten habe und durch seine Mitgliedschaft in NSDAP und SS „zweifellos eine Mitschuld an dem verderblichen Wirken des Nationalsozialismus" trüge.[188] Man war von seiner Hilfe für jüdische und polnische Mitarbeiter anscheinend nicht übermäßig beeindruckt.[189]

Ein weiterer schwer einzuschätzender Fall ist der des katholischen Gerichtsmediziners Förster. Dieser war schon 1933 in die NSDAP eingetreten, weil er – nach eigener Aussage – sonst als Gerichtsarzt nicht hätte weiterarbeiten können.[190] Er galt in der Fakultät nicht als Mitglied der „Nazi-Clique"[191] und konnte es verhindern, daß dem Gerichtsmedizinischen Institut eine kriminaltechnische Abteilung des SD angegliedert wurde. Ebenso lehnte er es ab, in die SS einzutreten und die Heeresgruppe Ost als Gerichtsmediziner zu übernehmen, wurde jedoch zusammen mit anderen Professoren der Gerichtsmedizin zur Begutachtung von Leichen nach einer Massenerschießung in Winniza (Ukraine)[192] gerufen. Er sollte das Bildmaterial dieser Begutachtung propagandistisch auswerten, tat dies jedoch nicht und bekundete seinen Abscheu vor dem Massenmord.[193] Förster ist als typischer Karrierist zu sehen, der glaubte, ohne Parteibuch keinen Lehrstuhl erlangen zu können. Nachdem ihm dies 1937 gelungen war, hielt sich seine Begeisterung für den Nationalsozialismus, schon aus seiner christlichen Einstellung heraus, in Grenzen. Er versuchte, in seiner Eigenschaft als gerichtsmedizinischer Gutachter möglichst wenig mit der SS und dem SD in Berührung zu kommen, was er in den Kriegsjahren mit der Verringe-

---

187 HHStAW 520 Ma-St/23, Spruchkammerakte Haas. Erklärungen von einigen deutschen Mitarbeitern des Lemberger Behring-Instituts (Bl. 12, 27, 30, 33, 39, 42, 51) und des Kindermädchens Genia Szczygiel, 30.8.1946, Bl.21.

188 Ebd. Spruchkammerverfahren Haas, 22.11.1946.

189 Vgl. dazu auch die Einschätzung von Weindling 2000, S. 351-352.

190 StAM 310, Acc. 1992/55, Nr.6178. Förster an Kurator, 15.8.1945.

191 StAM 305a, Acc. 1976/19, Nr.2229. Erklärung Versé, 27.8.1945.

192 Zu den Erschießungen in Winniza vgl. Hilberg 1982, S. 227. OZ 10./11.7.1943, S. 6: Das GPU-Verbrechen in Winniza. Das ärztliche Untersuchungsergebnis. OZ 7./8.8.1943, S. 2: Gerichtsmediziner über Winniza. Die Massenmorde von Winniza wurden dem NKWD (Russisches Volkskommissariat für Innere Angelegenheiten) angelastet und in der Presse propagandistisch ausgewertet.

193 HHStAW 520, Ma-B 280, Spruchkammerakte Förster. Erklärung Förster 12.12.1946. Spruchkammerverfahren Förster, 10.6.1947, S. 4 und S. 6.

rung der Anzahl seiner gerichtlichen Gutachten bezahlte. Seine Ablehnung, mit verschiedenen Parteidienststellen zusammenzuarbeiten, kann jedoch kaum als Opposition bezeichnet werden, er versuchte einfach, sich aus deren Machenschaften herauszuhalten.

Es gab also an der Medizinischen Fakultät einige Ärzte, die eine oppositionelle Haltung einnahmen und sich damit selbst in Gefahr brachten. Sie verstießen gegen Erlasse und Verordnungen des NS-Regimes, gingen mit den ihnen anvertrauten Patienten, seien es Juden, Kriegsgefangene oder Zwangsarbeiter, „menschlich" um und halfen in Alltagssituationen dort, wo sie konnten. Die meisten handelten dabei aus ethischer oder christlicher Motivation in Ausübung ihres Berufes. Oppositionelle politische Äußerungen gab es nur vereinzelt und auch dann waren es meist Kommentare zur Hochschul- und Wissenschaftspolitik der Machthaber. Kein Angehöriger der hier betrachteten Gruppe von Ärzten setzte für seine politische Überzeugung seine Existenz aufs Spiel. Die meisten der hier Genannten hielten sich politisch zurück, auch wenn sie oftmals der Partei angehörten, und waren der Gestapo sicherlich als „politisch unzuverlässig" bekannt. Kann man ihnen vorwerfen, daß sie sich durch die Parteimitgliedschaft nach außen hin dem Regime anpaßten, ihre Überzeugung jedoch für sich behielten und sich nur im Einzelfall zum Handeln entschlossen? Es bedurfte bei vielen wohl eines gewissen Einsichtsprozesses, bis sie durchschauten, wessen Geistes Kinder die Nationalsozialisten waren. Es ist bezeichnend, daß die hier beschriebenen Hilfeleistungen erst in den späten dreißiger Jahren und in der Kriegszeit erfolgten, als das Leid von Juden und politisch Verfolgten immer offensichtlicher wurde. Kurz nach der Machtübernahme hatte kaum jemand daran gedacht, z.B. den aus ihren Stellungen Entlassenen Hilfe anzubieten.

Es wird hier deutlich, wie schwer es ist, gerade die Opposition gegen das NS-Regime im nachhinein richtig zu beurteilen, da hinter den jeweiligen Handlungen die verschiedensten Motivationen vermutet werden müssen und mit Sicherheit einiges im Verborgenen bleibt, was nicht aktenkundig wurde.

III.4 Berufliche Werdegänge: Förderung und Hemmung von Karrieren

Kornelia Grundmann

Die Einflußnahme auf Berufungen und Habilitationen – d.h. die Rekrutierung des Lehrpersonals – war die beste Möglichkeit für die nationalsozialistischen Machthaber, ihr Machtpotential an den Hochschulen nach der „nationalen Revolution" zu sichern und zu festigen. Es gibt bisher noch kein zusammenfassendes Urteil, inwieweit es ihnen gelang, speziell die Medizinischen Fakultäten durch den Einsatz von parteikonformen Hochschullehrern nach ihren ideologischen Vorstellungen umzugestalten und ob politische oder fachliche Kriterien bei der Auswahl des Lehrpersonals im Vordergrund standen.[1] Für einzelne Fakultäten liegen jedoch Untersuchungsergebnisse vor. Die erste umfassende empirische Untersuchung über die Berufungsverfahren an einer Medizinischen Fakultät im „Dritten Reich" wurde von van den Bussche für die Medizinische Fakultät Hamburg vorgelegt.[2] Er kommt zu dem Schluß, daß die Nazifizierung des Lehrkörpers an der Hamburger Fakultät als nicht gelungen bezeichnet werden kann, politische Gesichtspunkte bei den Berufungen der Vorkriegszeit wenig ausschlaggebend waren und in der Kriegszeit noch mehr in den Hintergrund traten. Diese These stützt er weniger auf die Feststellung der Parteimitgliedschaft der berufenen Kandidaten als auf die detaillierte Beschreibung der Berufungsverfahren und ihrer Schwierigkeiten. Zu ähnlichen Ergebnissen kommt Höpfner bei seiner Beurteilung der Berufungen an die Universität Bonn, wobei er für die Medizinischen Fakultät die meisten Neuberufungen politisch zuverlässiger Parteigenossen feststellt.[3] Eine weitere detaillierte Studie wurde vor kurzem von Susanne Zimmermann erstellt, die die Berufungsverfahren der Universität Jena während der Zeit des Nationalsozialismus analysierte.[4] Sie konstatiert, daß sich die Medizinische Fakultät Jena bei der Auswahl ihrer Bewerber eindeutig an den Wünschen vorgesetzter Dienststellen orientierte und sich den Zielen nationalsozialistischer Personalpolitik unterordnete.

Die kleine Greifswalder Medizinische Fakultät diente nach Aussage von Schneck in einigen Fällen als Bewährungsstätte für dem NS-Regime besonders verpflichtete Hochschullehrer.[5] In Leipzig versuchte die Medizinische Fakultät, bei Neuberufungen auch gegen den Einfluß der Parteiinstanzen auf Fachkompetenz zu achten,

---

1 Auch Kater äußert sich nicht definitiv, ob eher fachliche oder politische Gesichtspunkte bei Habilitationen und Berufungen an den Medizinischen Fakuläten ausschlaggebend waren. Er beschreibt eine Reihe von Fällen, in denen politisch ausgewiesene, jedoch minderqualifizierte Mediziner auf Lehrstühle gelangten. Kater 1989, S. 133-139. Kater 1985, S. 89-91. Vgl. auch Thom 1993.

2 Van den Bussche 1989, S. 105-110. Van den Bussche 1993a.

3 Höpfner 1999, S. 275-330 und S. 542.

4 Zimmermann 2000, S. 15-64, hier S. 62-63.

5 Schneck 1993.

konnte dabei jedoch nicht immer verhindern, daß ihr exponierte Parteigänger des Systems aufgezwungen wurden.[6] Auch an der Freiburger Medizinischen Fakultät wurden in den ersten Jahren nach der Machtübernahme gegen den Willen der Fakultät, jedoch unter Mithilfe des Rektors Heidegger, mehrere Parteimitglieder fachlich ausgewiesenen Bewerbern vorgezogen.[7] Im Kontrast dazu steht die Aussage des Medizinhistorikers Schadewaldt, daß Berufungen an die Medizinische Akademie Düsseldorf allein nach fachlichen Kriterien ausgesprochen wurden.[8]

Allgemeingültige Schlüsse über die Gesamtsituation im „Dritten Reich“ wird man auch aus der Betrachtung der Verhältnisse an der relativ kleinen Medizinischen Fakultät Marburg nicht ableiten können. Sie sind jedoch ein weiterer Baustein zur Analyse der reichsweiten Habilitations- und Berufungssituation in der NS-Hochschulmedizin und runden das Bild ab, das bereits in den ersten Kapiteln dieses Buches von der hiesigen Hochschullehrerschaft und ihrem Verhalten den nationalsozialistischen Machthabern gegenüber gezeichnet wurde. Sie beschreiben eine weitere Facette der Parteihörigkeit respektive -ablehnung der Marburger Mediziner, die sie als Fakultätsmitglieder, in Berufungskommissionen oder als Gutachter bei Promotions- und Habilitationsverfahren unter Beweis stellten. Hatten sie überhaupt eine Chance oder machten sie erst gar nicht den Versuch, sich bei Neuberufungen mit ihren Besetzungswünschen gegen das RMWEV und die Parteidienststellen durchzusetzen? Wurde in Marburg das politische Zuverlässigkeitskriterium oder gar die Parteimitgliedschaft zum Maßstab aller Dinge, oder konnten sich auch „politisch Unzuverlässige“ habilitieren oder berufen werden? Neben der Betrachtung von Berufungsverfahren und Habilitationen sollen auch die ersten Schritte auf der Karriereleiter der Mediziner, die Promotionen, untersucht werden. Bei diesen ist in erster Linie festzuhalten, inwieweit man sich in der Themenstellung der nationalsozialistischen Ideologie anpaßte und ob sich der Prüfungsmodus im Colloquium veränderte. Zur Klärung all dieser Fragen wird die Personalstruktur der Marburger Medizinischen Fakultät in den Jahren 1933-39 quantifizierend analysiert, um dann vor dem Hintergrund der ministeriell vorgegebenen Entscheidungsmechanismen einzelne Berufungs-, Habilitations- und Promotionsverfahren näher zu beleuchten. Die personelle Situation der Fakultät während des Krieges kommt in Kap. VI.2 zur Sprache.

Wie schon bei der Analyse der Parteizugehörigkeit wurde bei der quantitativen Analyse des Lehrkörpers der Marburger Medizinischen Fakultät nur in **Professoren** (Ordinarien und Extraordinarien) und **übrigen Lehrkörper** (Privatdozenten, nbao. Professoren, Honorarprofessoren und Lehrbeauftragte) unterschieden, da die Gesamtzahl für eine weitere Aufschlüsselung zu gering war.

---

6 Kästner 1993.

7 Seidler 1991, S. 335-344.

8 Schadewaldt 1973, S. 69; zitiert nach Kater 1985, S. 89.

4.1 Die Personalstruktur der Marburger Medizinischen Fakultät von 1933 bis zum Kriegsbeginn

Kornelia Grundmann

Seit den achtziger Jahren des 19. Jahrhunderts verteilte sich die Gesamtheit aller Hochschullehrer der deutschen Medizinischen Fakultäten wie auch anderer Fachgebiete auf zwei Gruppen: die Ordinarien und die Nichtordinarien.[9] Der Weg zum Ordinariat begann nach mehrjähriger Assistentenzeit mit der Habilitation, die mit der Verleihung der „Venia legendi", der Lehrbefugnis, verbunden war. Der Absolvent durfte sich, sofern er an der Universität blieb und nicht an ein Krankenhaus oder in eine Praxis wechselte, fortan Privatdozent (PD) nennen und wurde außer in der Forschung und Krankenversorgung nun auch in der Lehre eingesetzt. Im allgemeinen war er als Oberarzt oder Oberassistent an einer der Universitätskliniken angestellt, es gab jedoch auch Habilitationsgesuche von außen, d.h. von Fachärzten der umliegenden Kliniken. Ab 1939 wurde der Status der Dozenten als Anreiz für den Nachwuchs insofern verbessert, als sie als „Dozenten neuer Ordnung" verbeamtet wurden.[10] Nach mehrjähriger Bewährung in Forschung und Lehre – in der Regel nach sechs Jahren – wurde der Privatdozent von seinem vorgesetzten Ordinarius dem Ministerium zur Beförderung zum nichtbeamteten außerordentlichen Professor (nbao. Professor, ab 1940 außerplanmäßiger [apl.] Professor) vorgeschlagen. Nun stand der Erstberufung nichts mehr im Wege. Für die Nachwuchsprofessoren war dies meist zunächst eine Berufung auf ein Extraordinariat, im Einzelfall konnte es auch eine Berufung direkt auf ein Ordinariat sein. Honorarprofessoren und Lehrbeauftragte gehörten ebenfalls dem Lehrkörper an und waren zu Vorlesungen und Übungen berechtigt, hatten jedoch keinen Beamtenstatus und durften den Professorentitel nicht führen.[11]

Wie aus Tab. 7 ersichtlich, bestand die Fakultät zu Beginn des Zweiten Weltkrieges aus 18 Instituten/Kliniken, die bis auf die Physiologische Chemie und die Strahlenkunde von Ordinarien oder Extraordinarien geleitet wurden. An jedem Institut gab es nur maximal einen Ordinarius (Ausnahme Anatomie)[12], so daß dementsprechend die Zahl der Professoren relativ gleichbleibend der Zahl der Fachgebiete entsprach. Die Mitgliederzahl des übrigen Lehrkörpers schwankte bis Anfang des Zweiten Weltkrieges um etwa 20 mit leicht steigender Tendenz, um in den Kriegsjahren bis fast auf das Doppelte anzuwachsen.[13] Dies war jedoch kein echter Zuwachs an Lehrpersonal, da ein Großteil der jüngeren Privatdozenten von 1940-45

9 Vgl. zum folgenden Ferber 1956, S. 75-120. Zur Entwicklung des wissenschaftlichen Personals an den Hochschulen vgl. Titze 1995, S. 61-66. Zur Entwicklung des Berufsbilds des deutschen Hochschullehrers vgl. Schmeiser 1994.

10 Nachlaß Rosemann. Erlaß RMWEV WA 2920/38, ZIIa, ZI (a), 17.2.1939, Neufassung der Reichshabilitationsordnung, Teil III. Kasper; Huber; Kaebsch; Senger 1943, S. 32.

11 StAM 310, Acc. 1983/15, Nr.4128, Bd.I. Erlaß RMWEV WA 460 (b), 23.2.1939.

12 Eduard Jacobshagen hatte neben dem Institutsdirektor ein persönliches Ordinariat inne.

13 Vgl. dazu Graphik III.

eingezogen war oder in den Lazaretten Dienst tat, so daß z.B. in den Jahren 1943/44 der tatsächlich anwesende Lehrkörper nur aus 15 Personen bestand, wovon zwei Drittel ältere Ordinarien waren.[14]

Tab. 7: Amtsfolge der Direktoren der medizinischen Institute und Kliniken an der Philipps-Universität Marburg im Zeitraum 1930 bis 1952[15]

Institut / Klinik	Direktor	geb. / gest.	Amtszeit in Marburg
Anatomie	Ernst Göppert Ernst Nauck Karl Zeiger Hellmuth Becher Alfred Benninghoff Klaus Niessing	1866-1945 1896-1970 1885-1959 1896-1976 1890-1953 1904-1962	1919-1934 1934-1935 1935-1936 i. Vertr. 1936-1940 1941-1953 1953-1962
Augenklinik	Wilhelm Grüter Werner Kyrieleis	1882-1963 1898-1961	1927-1949 1951-1961
Chirurgische Klinik	Rudolf Klapp Oskar Wiedhopf Rudolf Zenker	1873-1949 1889-1949 1903-?	1928-1944 1945-1949 1951-1958
Frauenklinik	Erwin Kehrer Ernst Bach Hans Naujoks Carl Kaufmann	1874-1959 1899-1944 1892-1959 1900-?	1925-1939 1939-1944 1945-1946 1946-1954
Gerichtsmedizin	Heinrich Hildebrandt Gerhard Schrader Augustin Förster Wilhelm Fischer Augustin Förster	1866-1940 1900-1949 1895-1963 1874-? 1895-1963	1921-1934 1934-1937 1937-1945 1945-1947 i. Vertr. 1948-1963
Hautklinik	Alfred Ruete Karl Kalkoff	1882-1951 1909-?	1922-1949 1951-1960
HNO-Klinik	Walther Uffenorde Gerhard Eigler Richard Mittermaier	1879-1947 1900-1975 1897-?	1922-1945 1945-1946 komm. 1947-1956
Hygiene	Wilhelm Pfannenstiel Hans Schmidt Hans Schmidt Kurt Herzberg	1890-1982 1882-1975 1882-1975 1896-1976	1931-1945 1945-1949 komm. 1949-1950 1951-1956

14 StAM 310, Acc. 1975/42, Nr.718. Namentliche Liste der Ärzte, welche der Medizinischen Fakultät der Universität Marburg angehören, Stand 1.10.1943, Bl.226: 15 Angehörige des LK, davon 10 Professoren. StAM 307c, Acc. 1969/33, Nr.668. Namentliche Liste der Ärzte an Kliniken und Instituten, welche der Medizinischen Fakultät der Universität Marburg angehören, Stand 1.10.1944: 14 Angehörige des LK, davon 10 Professoren. Vgl. dazu genauere Angaben in Kap IV.3.1.

15 Zusammenstellung aus Personal- und Vorlesungsverzeichnissen und den Personalakten.

Institut / Klinik	Direktor	geb. / gest.	Amtszeit in Marburg
Medizinische Klinik	Alfred Schwenkenbecher Hans Erhard Bock	1875-1963 1903-	1914-1949 1949-1962
Medizinische Poliklinik	Felix Klewitz Alfred Schwenkenbecher Felix Klewitz Herbert Schwiegk	1884-1963 1875-1963 1884-1963 1906-?	1929-1945 1945-1947 komm. 1948-1950 1951-1956
Kinderklinik	Ernst Freudenberg Alfred Wiskott Josef Becker Friedrich Linneweh Friedrich Linneweh	1884-1967 1898-? 1895-1966 1908-1992 1908-1992	1922-1937 1937-1939 1939-1945 1945-1950 komm. 1951-1975
Pathologie	Max Versé Herwig Hamperl	1877-1947 1899-1976	1923-1947 1949-1954
Pharmakologie	Max Baur Walther Laubender Hans Gremels Manfred Kiese	1893-1936 1898-? 1896-1949 1910-?	1931-1936 1936-1937 i. Vertr. 1938-1949 1950-1956
Physiologische Chemie (ao. Prof.)	Friedrich Kutscher Theodor Bersin Rudolf Dittler Karl Dimroth	1866-1942 1902-1967 1881-1959 1910-1995	1921-1935 1938-1945 1945-1949 komm. 1949-1952
Physiologie	Rudolf Dittler Kurt Kramer	1881-1959 1906-?	1922-1949 1950-1955
Psychiatrische Klinik	Ernst Kretschmer Werner Villinger	1888-1964 1887-1961	1926-1946 1946-1961
Strahlenkunde (ao. Prof.)	René du Mesnil de Rochemont Hans Meyer René du Mesnil de Rochemont	1901-1984 1877-1964 1901-1984	1939-1945 1945-1950 komm. 1950-1969
Zahnheilkunde	Hans Seidel Hans Fliege Hans Heuser Hans Heuser	1886-1933 1890-1976 1907-1973 1907-1973	1921-1933 1934-1945 1945-1952 komm. 1952-1973

Die fast paritätische Zahl von Ordinarien und übrigem Lehrkörper war in den dreißiger Jahren typisch für die Medizinischen Fakultäten der kleineren Universitäten, an denen jedem Institutsleiter oder Kliniksdirektor nur ein Oberassistent/Oberarzt zugeordnet war; an den großen Fakultäten wie Berlin, München, Frankfurt am Main, Breslau oder Leipzig waren die Nichtordinarien jedoch gerade in der Medizin in der

Graphik III: Anzahl der Professoren und des übrigen Lehrkörpers der Medizinischen Fakultät im Zeitraum 1930 bis 1952

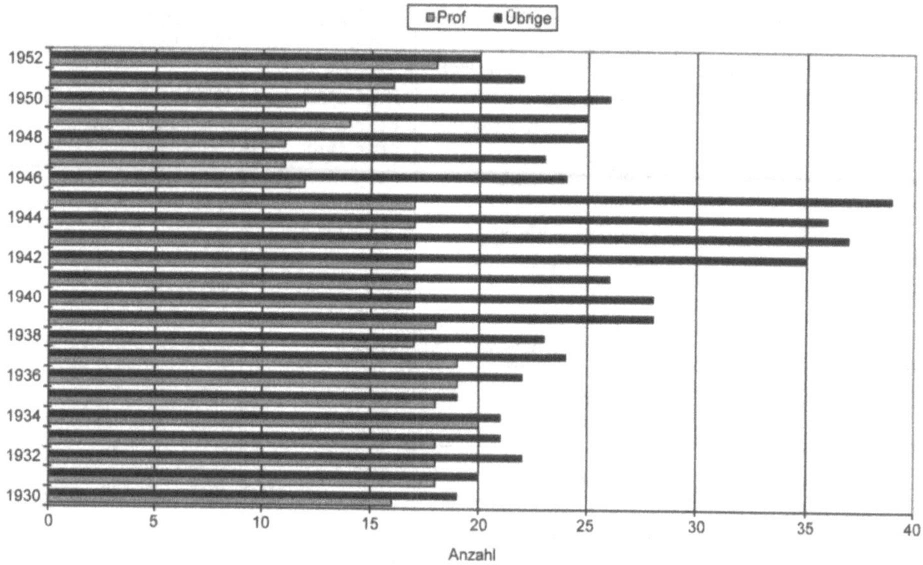

Überzahl.[16] Vergleicht man die reichsweite Entwicklung mit den Marburger Zahlen, so ist auffällig, daß sich im Reich zwischen 1931 und 1938 die Zahl der Ordinarien zwar kaum veränderte, die Anzahl der übrigen Mitglieder des Lehrkörpers jedoch um über 20% abnahm.[17] Für die Marburger Fakultät muß dagegen ein gegenläufiger Trend konstatiert werden. Die reichsweite rapide Abnahme von Nachwuchshochschullehrern entstand durch die Abwanderung von Akademikern auf besser bezahlte Stellen in der Industrie, wo man sich weniger um Politik kümmern mußte als an den Hochschulen.[18] Der Ende der dreißiger Jahre vorherrschende Nachwuchsmangel war an den Universitäten der Großstädte eher zu bemerken als in der strukturschwachen Provinz, in der weniger Industrie angesiedelt war. Die Kleinstadtuniversitäten unternahmen zudem in den dreißiger Jahren große Anstrengungen, um sich zu profilieren, und wurden darin vom RMWEV durch die Festlegung von Studentenhöchstziffern an den großen Hochschulen und die Verschiebung der Studenten an

16 Statistisches Reichsamt 1936, S. 548. Die Lehrkräfte an den wissenschaftlichen Hochschulen im Winterhalbjahr 1935/36.

17 Ferber 1956, S. 195. 1931: 400 Ordinarien, 609 Mitglieder des übrigen Lehrkörpers der Medizin. 1938: 398 Ordinarien, 479 Mitglieder des übrigen Lehrkörpers der Medizin. Ähnlich war es auch an anderen Fakultäten. Überblickt man den Trend an allen Fachgebieten der Universitäten, so wird nach einem Rückgang der Nichtordinarienquote in den dreißiger Jahren jedoch ein Anstieg besonders ab 1950 deutlich. Vgl. Bernhardt 1990, S. 98. Lorenz 1952, ebenso die Hochschullehrerstatistik der Marburger Gesamtuniversität in Bernhardt 1990, S. 96-98.

18 Vgl. zur Diskussion über den Nachwuchsmangel die Äußerungen auf den Rektorenkonferenzen in Berlin und Marburg 1937. BA Berlin R 4901, Nr.707/708.

Graphik IV: Fluktuation des Lehrkörpers (Ordinarien) der Medizinischen Fakultät Marburg in den Jahren 1933 bis 1952.[19]

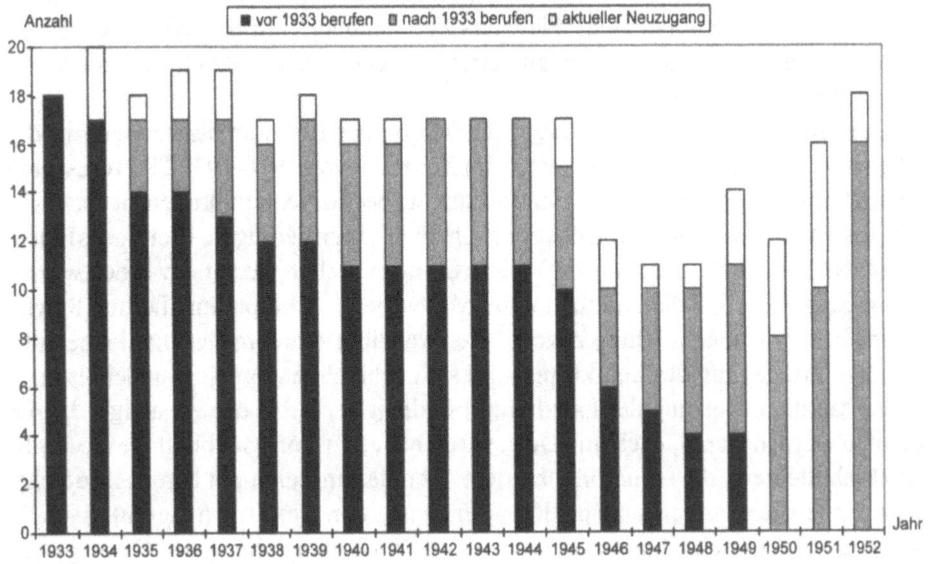

die kleineren Universitäten unterstützt.[20] Speziell die Marburger Kliniken und Institute waren durch bauliche Aktivitäten in den zwanziger Jahren attraktiver geworden[21] und boten gute Arbeitsmöglichkeiten, zogen also vielleicht auch dadurch Habilitanden an.

Die Gesamtanzahl von Ordinarien und Nichtordinarien sagt jedoch noch nichts über die Fluktuation im Marburger Medizinischen Lehrkörper aus. In den Jahren 1933-1939 waren an der Fakultät insgesamt 29 Professoren (Ordinarien und Extraordinarien) tätig. Achtmal kam es zu Neuberufungen, und zwei Vertreter wurden nur für jeweils ein Semester beschäftigt. Von einem Lehrstuhlwechsel betroffen waren die Anatomie dreimal[22], die Gerichtsmedizin[23] und die Pharmakologie[24] je zweimal und jeweils einmal die Zahnmedizin[25], die Pädiatrie[26] und die Gynäkologie[27].

19 Graphik III und IV sind das Ergebnis der Auswertung einer Datenbank, die die Lehrtätigkeit sämtlicher Mitglieder des Lehrkörpers an der Medizinischen Fakultät Marburg beinhaltet.

20 DÄ 65 (1935), S. 1213. Besuch der wissenschaftlichen Hochschulen 1934/35. Die Studentenzahlen an den großen Universitäten Berlin, Frankfurt, Köln, Leipzig, Hamburg, München und Münster sollten durch Reglementierung der Neuimmatrikulationen gesenkt werden.

21 Vgl. Kap. I.6.

22 Ernst Nauck, Karl Zeiger (Vertr.), Hellmuth Becher.

23 Gerhard Schrader, Augustin Förster.

24 Walther Laubender (Vertr.), Hans Gremels.

25 Hans Fliege.

26 Alfred Wiskott.

27 Ernst Bach.

Aus Altersgründen schieden vier Professoren aus dem Amt[28], weitere Vakanzen entstanden durch zwei Todesfälle[29], zwei Wegberufungen[30] und durch die Entlassung des „jüdische versippten" Pädiaters Freudenberg[31]. In den Jahren 1938 und 1939 wurden zwei neue Institute eingerichtet, denen nichtbeamtete außerordentliche Professoren vorstanden.[32]

Zieht man als Vergleichszeitraum die Marburger Lehrstuhlbesetzungen in der Weimarer Republik heran,[33] so kamen im Zeitraum von 1918-1932 28 Professoren auf 16 Lehrstühlen der Medizin zum Einsatz, wobei 26 Neuberufungen zu verzeichnen waren. Diese erfolgten, nachdem nach zwei Emeritierungen, drei Todesfällen, einem Stellentausch und diversen Wegberufungen Stellen vakant geworden waren. Daran zeigt sich, daß die Fluktuation im Marburger Lehrkörper im „Dritten Reich" geringer war als in den Jahren zuvor,[34] die zwanziger Jahre im Gegenteil eine vollständige Erneuerung des Lehrkörpers mit sich gebracht hatten. So wundert es auch nicht, daß die Besetzung der Fakultät mit Ordinarien, die in den zwanziger Jahren berufen worden waren, auch im „Dritten Reich" relativ konstant blieb. Zehn von 18 Hochschullehrern, die – vor 1933 berufen – zu diesem Zeitpunkt bereits ihre Lehrstühle innehatten, waren auch bei Kriegsende noch im Amt. Auch die Entlassungswelle nach Verabschiedung des Gesetzes zur Wiederherstellung des Berufsbeamtentums (GzWdB)[35] blieb an der Marburger Medizinischen Fakultät aus, da keine jüdischen oder politisch verdächtigen Hochschullehrer vorhanden waren. Da in den zwanziger Jahren viele relativ junge Dozenten berufen worden waren, war die Altersverteilung der Professoren in den dreißiger Jahren, wie zu erwarten, ausgeglichen: das Gros der Professoren war zwischen 40 und 60 Jahre alt.

In der Zeit vor dem Zweiten Weltkrieg erfolgten 13 Habilitationen, hauptsächlich in den Jahren 1935 (sechs) und 1938 (vier), und zwölf Dozenten wurden zum nbao. Professor ernannt. Es gab nur eine geringe Zahl von Honorarprofessoren und Lehrbeauftragten.[36] Den Neuzugängen durch Habilitation stand ein kontinuierlicher Abgang wegen Übernahme von Chefarztpositionen in Kliniken und nicht zuletzt aufgrund von Umsetzungen bzw. Berufungen an andere Universitäten gegenüber, so daß nur wenige Dozenten mehr als zehn Jahre an der Marburger Medizinischen Fakultät blie-

28 Ernst Göppert (Anatomie), Erwin Kehrer (Gynäkologie), Heinrich Hildebrand (Gerichtsmedizin), Friedrich Kutscher (Physiologische Chemie).

29 Max Baur (Pharmakologie) und Hans Seidel (Zahnklinik).

30 Wegberufung von Ernst Nauck nach Freiburg im Breisgau und Gerhard Schrader nach Halle-Wittenberg.

31 Vgl. dazu Kap. III.3.1.

32 1938 Physiologische Chemie (Theodor Bersin), 1939 Strahlenkunde (René du Mesnil de Rochemont).

33 Vgl. Kap. I.3.

34 1918-32: 26 Berufungen in 15 Jahren, Quotient: 1,7 Berufungen pro Jahr. 1933-39: 8 Berufungen in 7 Jahren, Quotient: 1,1 Berufungen pro Jahr.

35 Vgl. Kap. III.3.1.

36 Zwei Honorarprofessoren in der Zahnklinik: Wilhelm Kunzendorf und August Elbrecht; ein Lehrbeauftragter: der Leiter der Blindenstudienanstalt Carl Strehl.

ben,[37] da auch damals schon Hausberufungen eher die Ausnahme waren. So stieg die Anzahl der Angehörigen des übrigen Lehrkörpers bis 1939 nur unwesentlich.[38] Es kann nicht überraschen, daß das Alter der Privatdozenten und außerplanmäßigen Professoren bei Übernahme ihres Amtes zwischen 30 und 40 Jahren lag, nur wenige waren älter und vor dem dreißigsten Lebensjahr habilitierten sich nur zwei Ärzte.

4.2 Die Berufungsverfahren

Kornelia Grundmann

Die Frage der Berufungspraxis an den Medizinischen Fakultäten im „Dritten Reich" wurde von van den Bussche und Zimmermann bereits ausführlich behandelt.[39] Sie stellen anschaulich dar, wie sich die Berufungsmodalitäten im „Dritten Reich" veränderten. Hier soll nur zusammenfassend auf die wichtigsten Änderungen der Entscheidungsmechanismen eingegangen werden.

Die Neubesetzung eines Lehrstuhls war in den Jahren vor 1933 Sache der Fakultäten. Sie stellten in einer Berufungskommission eine Dreierliste auf, die dem jeweiligen Wissenschaftsminister zur Entscheidung vorgelegt wurde. Mit der Einführung des „Führerprinzips" in der Hochschulverwaltung wurde der Rektor als Führer der Universität als Entscheidungsgewalt eingeschaltet, der den Vorschlag der Fakultät mit seiner Stellungnahme an das RMWEV weiterleitete. Der Ernennungsvorschlag des Ministers wurde dann durch die Reichskanzlei dem Kandidaten mitgeteilt. Die Einflußnahme der Partei auf die Berufungen erfolgte von verschiedener Seite: auf Universitätsebene gaben sowohl der Führer des örtlichen NS-Dozentenbundes (NSD) als auch der von der Hochschulkommission der NSDAP eingesetzte Vertrauensmann politische Gutachten ab. Das RMWEV mußte nochmals die Hochschulkommission und den NSD konsultieren, ehe es eine endgültige Entscheidung treffen konnte. Weitere Einflußmöglichkeiten hatten auf Reichsebene das Amt Rosenberg[40] und der Staatssekretär im Reichsinnenministerium, „Reichsgesundheitsführer" Leonardo Conti, auf lokaler Ebene parteiliche Würdenträger, während des Krieges die Sanitätsinspekteure der Wehrmacht und ab 1942 der Beauftragte für Wissenschaft und Forschung des Generalkommissars für das Gesundheitswesen.[41]

Das Vorschlagsrecht der Fakultäten blieb also auch nach 1933 erhalten, die endgültige Entscheidung war jedoch von verschiedenen Begutachtungen abhängig: die

37 Im fraglichen Zeitraum waren dies der Abteilungsleiter in der Anatomie, Eduard Jacobshagen, und der Leiter der Landesheilanstalt, Maximilian Jahrmärker.

38 Vgl. Graphik III.

39 Van den Bussche 1989, S. 63-110. Zimmermann 2000, S. 15-24. Vgl. auch Adam 1977, S. 121-154.

40 BA Berlin (ehemals BDC) NS 15, Nr.109, Nr.120-123, Nr.234-244.

41 BA Berlin (ehemals BDC). Beurteilungen in den Parteikorrespondenzakten (PK) der einzelnen Hochschullehrer.

fachliche Beurteilung sollte von Seiten der Universität und des Referenten für Medizin im RMWEV[42] erfolgen, die politische von den genannten Parteidienststellen, eine Regel, die oft durchbrochen wurde.

Da man sich in den ersten Jahren des „Dritten Reichs“ permanent über Zuständigkeiten und Verfahrensfragen stritt, kam das Thema Berufungen auf mehreren Rektorenkonferenzen zur Sprache. Auf der Rektorenkonferenz am 11. Mai 1937 in Berlin beschrieb der Münchner Rektor Kölbel den „Leidensweg“, den die Universitäten bei den Berufungsbegutachtungen zu gehen hatten.[43] Auch der Marburger Rektor Zimmerl beurteilte das Verfahren auf der nächsten Rektorenkonferenz in Marburg[44] als viel zu kompliziert und zeitaufwendig[45] und wurde darin von Staatssekretär Wacker vom RMWEV unterstützt,[46] der besonderen Wert darauf legte, daß bei Berufungsgutachten ein „objektives, einwandfreies, klares, mit der nötigen Zivilcourage versehenes Urteil“ abgegeben werde.[47] Um den Gang des Verfahrens zu beschleunigen und endgültig zu präzisieren, wurden die Berufungsmodalitäten 1938 in einem Erlaß des RMWEV präzisiert.[48] In ihm wurde erstmals schriftlich festgelegt, auf welche Weise der Fakultätsvorschlag, die Stellungnahme des Rektors und die Begutachtung des Führers des NSD zu erfolgen hatten.[49] Dies änderte jedoch nichts an der Tatsache, daß die Berufungsverfahren weiterhin langwierig waren und von verschiedenen Seiten beeinflußt werden konnten.

Wie schon erwähnt, wurden an der Marburger Medizinischen Fakultät in den Jahren 1933-1939 zehn Berufungsverfahren durchgeführt. Ihr Verlauf soll im folgenden in chronologischer Reihenfolge skizziert werden.

1933/34	Ordinariat für Zahnmedizin
1934 und 1936	Ordinariat für Anatomie

42 Referenten für Medizin im RMWEV waren Werner Jansen, Professor für Natürliche Heil- und Lebensweise in Berlin, ab 1937 Ernst Bach, Privatdozent für Frauenheilkunde in München, ab 1940 Max de Crinis, Professor für Psychiatrie in Berlin.

43 BA Berlin R 4901, Nr.707, Bd.II., Bl.137-39.

44 OZ 16.12.1937, S. 4, Rektorenkonferenz in Marburg.

45 BA Berlin R 4901, Nr.707/1. Rektor Zimmerl an Groh, RMWEV, 3.5.1937, Bl.345. BA Berlin R 4901, Nr.708, Bd.III. Rede von Zimmerl auf der Rektorenkonferenz in Marburg am 15.12.1937, Bl.38.

46 Ebd. Bl.48.

47 Ebd. Bl.132.

48 BA Berlin R 4901 (alt R 21), Nr.10815, Bd.II. Erlaß RMWEV WA 500(a), 14.5.1938, Bl.53-54.

49 Der Erlaß beinhaltete folgende Verfahrensvorschriften: 1. Die Fakultät arbeitet den Berufungsvorschlag unter Hinzuziehung des Dozentenbundsführers und nach Beratung im Fakultätsausschuß aus. 2. Der Dekan legt den Berufungsvorschlag innerhalb von sechs Wochen nach Vakantwerden der Stelle dem Rektor vor. 3. Die Stellungnahme des Rektors nach Anhörung des Senats wird an das RMWEV gegeben. 4. Der Dozentenbundsführer reicht eine Abschrift des Berufungsvorschlags an den Stellvertreter des Führers weiter.

1934 und 1937	Extraordinariat für Gerichtsmedizin
1937/38	Ordinariat für Pharmakologie
1938	Ordinariat für Pädiatrie
1938/39	Neue ao. Professur für Physiologische Chemie
1939	Ordinariat für Gynäkologie
1939	Neue ao. Professur für Röntgenologie

Zur Beschreibung der Sachverhalte konnte auf die vollständigen Personal- und Berufungsakten im Staatsarchiv Marburg zurückgegriffen werden. Für die Jahre 1933/34 war außerdem der Schriftverkehr der Fakultät mit dem Ministerium in den Akten des PrMWKV im Geheimen Staatsarchiv Preußischer Kulturbesitz in Berlin zu finden, der interessante Einblicke in die Überlegungen der Ministerialbeamten gab. Leider fehlen entsprechende Akten des RMWEV aus den späteren Jahren des „Dritten Reichs", so daß ab 1935 nur die Fakultätsseite genauer beleuchtet werden konnte, ergänzt durch Aussagen aus Spruchkammerakten, die in einigen Fällen die Sicht der Berufenen selbst zum Gang der Dinge deutlich machen.

Die Besetzung des Ordinariats für Zahnmedizin 1933/34

Nachdem der Direktor des Zahnärztlichen Instituts, Hans Seidel, im August 1933 nach langjähriger Erkrankung Selbstmord begangen hatte,[50] mußte das zahnärztliche Ordinariat neu besetzt werden. Zunächst wurde der Dekan der Fakultät, Baur, als Vertreter der Direktoratsgeschäfte eingesetzt, die Fakultät wurde jedoch sofort vom Kurator zur Erstellung einer Nachfolgerliste aufgefordert.[51]

1931 hatte sich unter Seidel Hans Fliege habilitiert, der beim Ableben Seidels als Oberassistent an der Marburger Klinik tätig war.[52] Fliege setzte sofort alle Hebel in Bewegung, um sich für das Ordinariat zu profilieren. Dabei kam ihm zugute, daß er einer der wenigen „Alten Kämpfer" der nationalsozialistischen Bewegung in der Fakultät war.[53] Durch Vermittlung seines Schwagers Friedrich Brammer aus Kassel, Sozius seiner zahnärztlichen Praxis, nationalsozialistischer Stadtrat und SS-Offizier, empfahl er sich nun dem Gauleiter Weinrich, der überzeugt werden konnte, daß

50 Auerbach 1979, S. 386.

51 StAM 307c, Acc. 1969/33, Nr.347. Kurator an Med. Fakultät, 26.8.1933.

52 BA Berlin R 4901, Nr.2010. Habilitation Fliege, 29.7.1931.

53 BA Berlin (ehemals BDC) Hans Fliege. Akte SSO Fliege, Personalfragebogen. Eintritt in die NSDAP am 1.11.1929. Mitglied der SA seit 1930, Mitglied der SS seit 1939, NSLB, NSD, NSÄB seit 1933. StAM 307c, Acc. 1950/10, Nr.166. Gutachten Vertrauensdozent Schubert über Fliege, o.D. „Offen, ehrlich, klug, liebenswürdig, zielbewußt, Kämpfer [...]. Seit März 1933 Stadtverordneter der NSDAP am hiesigen Orte. Ist immer nationalsozialistisch eingestellt gewesen. Hat sich auch hochschulpolitisch immer in diesem Sinne eingesetzt [...]. Hat sich als Kämpfer der Bewegung an der Universität bestens bewährt".

als Nachfolger Seidels einzig und allein Fliege in Frage käme.[54] Gleichzeitig setzte eine Flut von Empfehlungsschreiben verschiedenster Parteiorganisationen, addressiert an Ministerialrat Achelis, den zuständigen Referenten im Ministerium, zugunsten des Marburger Privatdozenten ein, in denen ganz offen bekundet wurde, daß die Berufung Flieges eine „Prestigefrage ersten Ranges für die NSDAP" sei.[55] Neben dem Bezirksärzteführer des NSÄB, Hermann,[56] verwandten sich der politische Beauftragte beim Zahnärzteführer in Großhessen, Schaumlöffel,[57] und sogar der Oberpräsident Prinz Philipp von Hessen für Fliege.[58] Der Führer der Zahnärztlichen Fachschaft der Marburger Studentenschaft fühlte sich natürlich ebenfalls verpflichtet, durch eine Petition sowohl beim Ministerium als auch beim Rektor vorstellig zu werden.[59]

Dekan Baur wurde von Schaumlöffel vertraulich informiert: „[Es] ist nicht nur im sachlichen, sondern auch im Sinne unserer Bewegung erwünscht, Fliege der Provinz zu erhalten. Es ist bereits in dieser Frage vorgearbeitet worden, und zwar durch verschiedene parteiamtliche und berufsorganisatorische Stellen, wodurch sich innerhalb der Provinz eine seltene Einmütigkeit in dieser Frage ergeben hat. [...] Unter diesen Voraussetzungen erwartet natürlich die NSDAP von ihren Parteigenossen auch der Medizinischen Fakultät, insonderheit auch von ihrem als Parteigenossen bekannten derzeitigen Dekan, daß sie für den Parteigenossen Fliege einmütig eintreten".[60] Soweit der an Baur persönlich adressierte Brief; die offizielle Version, die unter dem gleichen Datum an die Fakultät ging, enthielt nur einen Lobgesang auf Flieges Fähigkeiten und die Bitte um seine Berücksichtigung auf der Berufungsliste.[61]

Baur fühlte sich verständlicherweise unter Druck gesetzt. Er richtete eine vertrauliche Anfrage an „den der Bewegung nahestehenden Kollegen" Reinmöller (Erlangen) und bat um ein Gutachten über Fliege. Er schilderte ihm offen die Lage: „Man versucht von außenstehender Seite sehr stark, unseren hiesigen Oberarzt [...] in Position zu setzen. Fliege ist sehr altes Parteimitglied, Standartenarzt, und hat zweifellos außerordentliche Verdienste um die NS-Bewegung. Da ich selbst Mitglied bin, wie auch verschiedene meiner Kollegen, versucht man über uns, Fliege zum Nachfolger von Seidel zu machen. Es bestehen aber m. E. derartig schwerwiegende Gegengründe, daß es mir unmöglich erscheint, dem Druck nachzugeben, und zwar ge-

54 HHStAW 520, FuZ-A 326, Spruchkammerverfahren Fliege. Aussage Kunzendorf, 8.9.1947. GStPK Rep. 76 Va Merseburg, Sektion 12, Tit.IV, Nr.4, Bd.12. Gauleiter Weinrich an PrMWKV, Bl. 219-221.

55 Ebd. Vermerk Ministerialdirektor Gerullis, 12.9.1933, Bl.272.

56 Ebd. Bezirksführer Hermann NSÄB an PrMWKV, 14.8.1933.

57 Ebd. Schaumlöffel an Reichszahnärzteführer, 18.8.1933, Bl. 209-210.

58 Ebd. Vermerk Ministerialdirektor Gerullis, Bl. 272.

59 Ebd. Führer der Zahnärztlichen Fachschaft Klingelhöfer an PrMWKV, 30.8.1933, Bl.281-282. StAM 307c, Acc. 1969/33, Nr.347. Fachschaftsführer an Rektor, 31.8.1933.

60 Ebd. Schaumlöffel an Baur (persönlich!), 28.8.1933.

61 Ebd. Schaumlöffel an die Medizinische Fakultät, 28.8.1933.

rade im Interesse unserer Bewegung". Das Aufrücken eines Oberarztes im eigenen Hause sei schon umstritten, zumal dieser erst seit zwei Jahren habilitiert sei. Flieges wissenschaftliche Leistungen ließen jedoch außerdem sehr zu wünschen übrig, er habe allein acht Jahre für seine Habilitationsarbeit gebraucht und auch sonst kaum etwas veröffentlicht. Neben den zweifellos bei Fliege vorhandenen Lehrfähigkeiten und Erfolgen in der praktischen Tätigkeit sei seine fachliche Eignung als Institutsleiter und Ordinarius aber nur bei gleichzeitiger produktiver, wissenschaftlicher Arbeit gegeben.[62]

Im Ministerium teilte man Baurs Bedenken: Fliege habe zwar das Zahnärztliche Institut während Seidels Erkrankung ordentlich geführt, für einen Ordinarius sei er jedoch wissenschaftlich zu unbedeutend. Es sei vorgesehen, ihn dem Minister als planmäßigen Extraordinarius vorzuschlagen. Für ein volles Ordinariat reiche es bisher bei ihm noch nicht, und er solle noch ein Ziel vor sich sehen.[63]

Die ablehnende Haltung des Dekans war Gauleiter Weinrich anscheinend nicht verborgen geblieben. Er teilte dem Ministerium mit, daß ihm zu Ohren gekommen sei, daß die Fakultät die Berufung Flieges hintertreiben wolle. Dies sei für ihn nur als „bewußte Opposition gegen die nationale Revolution" zu werten. Die Berufung eines anderen würde „den Sieg der liberalistischen Reaktion bedeuten, die ohnehin die wahrhaft innere Gleichschaltung in der Universität Marburg bisher zu verhindern gewußt zu haben scheint". Dieser scharfe Angriff scheint seine Wirkung im Ministerium nicht verfehlt zu haben, wie eine Bleistiftnotiz des Staatssekretärs Stuckart auf dem Schreiben belegt: „Es erscheint mir zweckmäßig, den Wunsch des Gauleiters Weinrich zu erfüllen. Eine spätere Versetzung von Marburg kann in Aussicht genommen werden".[64]

Die Fakultät ließ sich von den Umtrieben in den Parteidienststellen und im Ministerium jedoch nicht beirren: auf der Fakultätssitzung Anfang September 1933 wurde eine Berufungskommission gebildet, die nach Einholen verschiedener Gutachten einstimmig eine Vorschlagsliste beschloß.[65] An erster Stelle wurde Rebel (Göttingen) genannt, secundo loco gefolgt von Weber (Köln), Hauenstein (München), Meyer (Breslau) sowie tertio loco Adrion (Berlin) und Wannenmacher (Tübingen). Es wurde betont, daß über alle Kollegen Gutachten der Vertrauensleute der jeweiligen Universitäten eingeholt worden seien, neben ihrer fachlichen Eignung sei jeder einzelne politisch zuverlässig und Weltkriegsteilnehmer.[66] In der Anlage zum Be-

62 Ebd. Baur an Reinmöller, 4.9.1933.

63 GStPK Rep. 76 Va Merseburg, Sektion 12, Tit.IV, Nr.4, Bd.12. Vermerk Ministerialdirektor Gerullis, 12.9.1933, Bl.272.

64 Ebd. Gauleiter Weinrich an PrMWKV, 15.9.1933, Bl. 266-269.

65 Emil von Behring-Bibliothek für Geschichte und Ethik der Medizin der Philipps-Universität Marburg, Fakultätsbuch. Fakultätssitzungen vom 12.9.1933 und 2.10.1933.

66 StAM 307c, Acc. 1969/33, Nr.347. Vorschlag des Dekanats zur Besetzung des Zahnärztlichen Lehrstuhls, 4.10.1933. GStPK Rep. 76 Va Merseburg, Sektion 12, Tit.IV, Nr.4, Bd.12. Vorschlag des Dekanats zur Besetzung des Zahnärztlichen Lehrstuhls, 4.10.1933. Bl.254-262.

setzungsvorschlag führte Dekan Baur detailliert aus, warum die Fakultät den Privatdozenten Fliege auf der Vorschlagsliste nicht berücksichtigen konnte. Im Interesse des Faches mußten sie sich gegen ihn entscheiden, da er in 19 von 20 eingeholten Gutachten nicht nominiert worden sei, weil seine wissenschaftlichen Leistungen im Vergleich zu den anderen Fachkollegen nicht ins Gewicht fielen. Die Fakultät hege aber keine Feindschaft gegen Fliege und schätze ihn als Arzt und Lehrer. Als Kompromiß wurde vorgeschlagen, am Zahnärztlichen Institut eine Abteilungsleiterstelle für ihn zu schaffen, um ihm Gelegenheit zur wissenschaftlichen Qualifikation zu geben.[67]

Als erster meldete sich dazu der Referent für die Besetzung der zahnärztlichen Lehrstühle im „Braunen Haus" der NSDAP in München, Professor Pieper,[68] zu Wort. Als Vertrauensmann und Verbindungsmann der NSDAP hatte er den Fall Fliege vor dem engeren Führerrat der Dozenten der Zahnheilkunde vorgetragen. Er wußte die Stellungnahme der Fakultät zu Fliege „einsichtsvoll zu würdigen", obwohl er die Art der Einholung von Auskünften unter den gegebenen Verhältnissen als nicht geeignet ansah. Die Fakultät solle ihre Entscheidung noch einmal überdenken.[69] Auch Gauleiter Weinrich ließ nicht locker. Er wandte sich an den gerade neu ernannten Ministerialrat Haupt im Ministerium und behauptete, daß sein Vorgänger Gerullis ihm schon zugesagt habe, daß Fliege Seidels Nachfolger werde.[70] Auch den soeben zum Rektor ernannten Dekan Baur versuchte er nachträglich zu beeinflussen. Am Tage der Rektoratsübergabe Anfang Dezember, als der Festakt in der Aula stattfinden sollte, verlangte er von Baur das Versprechen, gegen die Berufung des Herrn Fliege keine weiteren Einwendungen zu machen, andernfalls würde er die Aula zum Festakt nicht betreten. Baur ließ sich nicht einschüchtern. Er soll in etwa geantwortet haben: „Von heute an bin ich Rektor der Universität und habe mit der Medizinischen Fakultät als ihr ehemaliger Dekan nichts mehr zu tun. Es ist Zeit, daß ich mich zur Aula begebe. Lassen Sie es, zur Aula zu kommen, oder tun Sie, was Sie für richtig halten." Gauleiter Weinrich wollte sich diese Blöße nicht geben und erschien zur Rektoratsübergabe.[71]

Die Entscheidung lag nun beim Ministerium. Zunächst wurde Baur gebeten, das vakante Direktorat weiterhin vertretungsweise zu betreuen, die Vertretung des Lehrstuhls sollte durch Fliege erfolgen.[72] Im Ministerium zögerte man, „den Verdiensten Flieges in der Bewegung Rechnung zu tragen und dabei die sachlichen Gesichts-

67 Ebd. Bl.263-265.

68 Zur Person Piepers vgl. Böhm 1995, S. 394.

69 StAM 307c, Acc. 1969/33, Nr.347, Besetzung Lehrstuhl für Zahnheilkunde. Pieper an Baur, 7.10.1933.

70 GStPK Rep. 76 Va Merseburg, Sektion 12, Tit.IV, Nr.4, Bd.12. Weinrich an Haupt, 28.10.1933, Bl.277-278.

71 HHStAW 520, FuZ-A 326, Spruchkammerverfahren Fliege. Aussage Kunzendorf, 8.9.1947.

72 StAM 307c, Acc. 1969/33, Nr.347. PrMWKV an Baur, 23.11.1933.

punkte zurückzustellen".[73] Von Ministerialrat Haupt wurde vorgeschlagen, weitere wissenschaftliche Gutachten über Fliege durch den zahnärztlichen Referenten der Hochschulkommission, Pieper, einzuholen.[74] Da Pieper offenbar nur positive Gutachten vorlegte, konnte man im Ministerium drei Monate später die Ernennung von Fliege in die Wege leiten, da es sich bei dieser Berufung ja „offenbar nicht nur um eine politische Prestigefrage handelte", wie Haupt beruhigt feststellte.[75] Obwohl Dekan Klapp, der das Dekanat inzwischen von Baur übernommen hatte, dem Ministerium mitteilte, daß „die Ansicht der Fakultät durch die weitere Entwicklung der Dinge nur bestärkt" worden sei,[76] wurde Fliege zum SoSe 1934 zunächst zum planmäßigen Extraordinarius, zwei Monate später zum Ordinarius für Zahnheilkunde in Marburg ernannt.[77] Seine SA-Kameraden bejubelten seine Berufung: durch Männer wie Fliege werde die deutsche Unversität und die deutsche Wissenschaft gerettet.[78]

Fliege blieb bis zu seiner Entlassung 1945 Professor für Zahnmedizin in Marburg. Nach dreijähriger Haft in den Internierungslagern Darmstadt und Ludwigsburg wurde er im Entnazifizierungsverfahren trotz seiner politischen Belastung zunächst wegen guter Führung im Lager in die Gruppe IV (Mitläufer) eingereiht; durch das Gesetz über den Abschluß der politischen Befreiung in Hessen wurde das wiederaufgenommene Verfahren 1951 eingestellt.[79] Bis 1954 führte Fliege einen Rechtsstreit mit der Universität und konnte seine Anerkennung als emeritierter Ordinarius und damit seine Pensionsberechtigung durchsetzen.[80]

Die Berufung Flieges stellt sich als eine rein politisch motivierte Lehrstuhlbesetzung dar, bei der die (fehlende) wissenschaftliche Qualifikation zwar vordergründig als Kriterium herhalten mußte, im Endeffekt aber keine Rolle spielte. Die Parteiinstanzen, hier sowohl der Vertreter der Hochschulkommision als auch der örtliche Gauleiter, wollten ihren Kandidaten mit allen zur Verfügung stehenden Mitteln durchsetzen, was ihnen auch entgegen aller fakultätsinternen Vorbehalte gelang. Dies war nicht die einzige Berufung dieser Art in den Jahren 1933/34, wie eine Anfrage des Kultusministers Rust an den Pathologen Staemmler (Breslau) belegt, dem er im Februar 1937 den Auftrag gab, ihm zwölf Fehlbesetzungen von Universitätsordinariaten aus den Anfangsjahren der „Bewegung" zu nennen. In Staemmlers Aufstellung erschienen u.a. der Dermatologe Schubert (Berufung von Marburg

---

73 GStPK Rep. 76 Va Merseburg, Sektion 12, Tit.IV, Nr.4, Bd.12. Achelis an Haupt, 1.11.1933, Bl.276.

74 Ebd. handschriftliche Anmerkung von Haupt.

75 Ebd. Haupt an Achelis, 13.2.1934, Bl.274.

76 StAM 307c, Acc. 1969/33, Nr.347. Klapp an Achelis, 19.3.1934.

77 BA Berlin R 4901, Nr.2010. Erlaß PrMWKV U I 7312, 25.5.1934, 21.7.1934. GStPK Rep. 76 Va Merseburg, Sektion 12, Tit.IV, Nr.4, Bd.12. Notiz Achelis, 26.5.1934, Bl.191.

78 OZ 1.9.1934, S. 9, San.-Standartenführer Dr. Fliege zum Professor ernannt.

79 HHStAW 520 FuZ-A 326, Spruchkammerverfahren Fliege. Spruch der Spruchkammer Darmstadt-Lager, 30.6.1948. Einstellung des Verfahrens, 17.4.1951.

80 StAM 310, Acc. 1992/55, Nr.6176, Bd.I.

nach Frankfurt am Main 1934) und der Zahnmediziner Fliege.[81] Die Ernennungen konnten natürlich nicht rückgängig gemacht werden, aber man war sich im Ministerium durchaus darüber im klaren, daß besonders in den ersten Jahren nach der Machtübernahme politische Belange vor wissenschaftliche Qualität gestellt worden waren, jede Berufung ein Machtkampf zwischen Partei, Ministerium und Fakultät, der meistens zugunsten der Partei ausging.

Im Fall Fliege muß man der Fakultät und besonders ihrem Dekan Baur zugute halten, daß sie unbeirrt durch alle Einflüsse von außen bei ihrer Ansicht blieben, daß Fliege nicht für den Lehrstuhl geeignet sei. Die endgültige Entscheidung lag nicht mehr in ihrer Hand, aber sie hatten immerhin den Mut, ihre Meinung in der Vorschlagsliste offen zum Ausdruck zu bringen. Im Ministerium saßen die Entscheidungsträger, die letztendlich im vollen Bewußtsein ihrer Fehlentscheidung für die politische Besetzung votierten.

Die Besetzung des Ordinariats für Anatomie 1934 und 1936

Im April 1934 wurde der Direktor des Instituts für Anatomie, Ernst Göppert, der den Lehrstuhl seit 1919 innegehabt hatte, emeritiert. Die Fakultät holte wie üblich Vorschläge und Empfehlungen von sämtlichen Institutsleitern der Anatomischen Institute Deutschlands ein, um eine Vorschlagsliste für den Nachfolger zu erstellen. Die endgültige Liste enthielt dann die Namen von Benninghoff (Kiel) und Vogt (Zürich) an erster Stelle, an zweiter Stelle mit gleichwertiger Beurteilung Goerttler (Zürich), Nauck (Freiburg) und Stöhr (Bonn). Als nicht geeignet abgelehnt wurde der Abteilungsleiter im Marburger Anatomischen Institut, Eduard Jacobshagen. Die einzelnen Gutachten enthielten Aussagen über wissenschaftliche Qualitäten, Lehrerfahrung und Charaktereigenschaften. Mit politischen Beurteilungen hielt man sich zurück, obwohl Dekan Klapp in einer handschriftlichen Notiz die Richtlinien der Fakultät bei Neuberufungen ausdrücklich festgelegt hatte: 1) politische Zuverlässigkeit, 2) Lehrbefähigung, 3) wissenschaftliche Leistung, 4) Befähigung zum Direktor und Vorgesetzten, Organisationstalent.[82]

Sowohl der Privatdozent der Anatomie, Ernst Nauck, ein Schüler Göpperts, der inzwischen als 1. Prosektor in Freiburg lehrte, als auch Jacobshagen, der seit 1926 in Marburg tätig war, machten sich Hoffnungen auf den Lehrstuhl. Jacobshagen, der bereits im Frühjahr 1933 der NSDAP beigetreten war,[83] wurde besonders von den

81 BA Berlin R 4901 (alt R 21), Nr.10815, Bd.II. Staemmler an RMWEV, 26.2.1937, Bl.236 und Bl.243. Auf der Liste standen weiterhin Tirala (Rassenhygiene, München), Knauer (Kinderklinik, Bonn), Kappis (Chirurgie, Würzburg), Stickl (Hygiene Tübingen), Pfuhl (Anatomie Frankfurt am Main), Clara (Anatomie Leipzig), Jacobi (Psychiatrie, Greifswald), Haubenisser (Zahnheilkunde, Bonn), Girndt (Pharmakologie, Düsseldorf), Specht (HNO,Erlangen). Vermerk zu Berufung Schubert, Bl.247. Vermerk zu Berufung Fliege, Bl.251.

82 StAM 307c, Acc. 1969/33, Nr.348. Dekan an PrMWKV über Rektor betr. Neubesetzung Lehrstuhl für Anatomie, 26.3.1934. Ebd. handschriftliche Notiz Klapp, o.D.

83 BA Berlin (ehemals BDC) Eduard Jacobshagen: Eintritt in die NSDAP am 1.5.1933, Mitgliedsnr. 2 828 442, seit 1933 Mitglied im NSLB, NSD, NSÄB.

der Partei nahestehenden Kräften protegiert. Unterstützung erhielt er vom Bezirksärzteführer des NSÄB, Hermann, sowie vom Vertrauensmann der NSDAP, Schubert, der sich in einer Sitzung der Berufungskommission vehement für ihn aussprach.[84] Schubert beurteilte ihn als „aufrechten, geraden Charakter, kämpferisch, manchmal etwas schwierig [...],immer völkisch eingestellt, jetzt nationalsozialistisch gesonnen".[85] Auch die Marburger Studentenschaft unterstützte Jacobshagen durch ein Schreiben ans Ministerium,[86] nachdem sie vom Vertrauensdozenten Schubert dazu animiert worden war.[87] Während die Einmischung von Parteiseite kommentarlos hingenommen wurde, verwahrten sich Rektor und Kurator sofort gegen die Einmischung der Studenten, weil ihrer Meinung nach die fachliche Eignung eines Dozenten außerhalb der Beurteilungsmöglichkeiten der Studentenschaft lag.[88] Aus dem Ministerium kam die zustimmende Antwort, daß die Studentenschaft nur berechtigt sei, sich über Berufungen auf Befragen und nur dem Rektor gegenüber mündlich zu äußern, daß eine direkte Eingabe ans Ministerium also nicht zulässig sei.[89]

Jacobshagens wissenschaftliche Arbeiten wurden von vielen Fachkollegen als zu einseitig beurteilt. Die meisten Kollegen hielten ihn für ungeeignet für das Ordinariat, hauptsächlich wegen seines begrenzten, nur auf die Vergleichende Anatomie ausgerichteten Arbeitsgebiets.[90] Auch die wissenschaftliche Beurteilung durch die Fakultät war negativ,[91] und die des früheren Institutsdirektors Göppert kann nur als vernichtend bezeichnet werden.[92] Der Göppert-Schüler Nauck dagegen, von seinem ehemaligen Chef protegiert, wurde sowohl wissenschaftlich als auch politisch aus-

---

84 HHStAW 520, Ma 33, Spruchkammerakte Jacobshagen. Aussage Jacobshagen, 7.10.1947, Bl.82-89, hier Bl.83. Jacobshagen behauptet in seiner Aussage, daß ihm diese Unterstützung nicht recht war. Dagegen spricht sein eiliger Parteibeitritt, der ihm offensichtlich als Karrieresprungbrett dienen sollte.

85 StAM 307c, Acc. 1950/10, Nr.166. Gutachten Schubert über Jacobshagen, o. D.

86 StAM 307c, Acc. 1969/33, Nr.259. Die Marburger Studentenschaft an PrMWKV, 12.6.1934. „Es ist der Wunsch der Marburger Studentenschaft, insbesondere der Medizinischen Fachschaft, ihren Professor Dr. Jacobshagen als zukünftigen Direktor des Anatomischen Instituts in Marburg zu sehen". Dasselbe Schreiben in GStPK Rep. 76 Va Merseburg, Sektion 12, Tit.IV, Nr.4, Bd.12. Bl.203.

87 StAM 307c, Acc. 1969/33, Nr.558. Bericht Fachschaftsleiter Stutz an Dekan, 22.3.1934.

88 GStPK Rep. 76 Va Merseburg, Sektion 12, Tit.IV, Nr.4, Bd.12. Rektor an Kurator, 5.7.1934, Bl.202. Kurator an PrMKV, 7.7.1934, Bl.201.

89 Ebd. Ministerialrat Achelis an Kurator, 2.8.1934, Bl.204.

90 StAM 307c, Acc. 1969/33, Nr.348. Gutachten von Petersen (Würzburg), 3.1.1934, Fuchs (Göttingen), 24.11.1933, Vogt (Zürich), 17.1.1934.

91 Ebd. Gutachten der Fakultät, 26.3.1934, S. VIII-X.

92 StAM 307c, Acc. 1969/33, Nr.728. Gutachten Göppert über Jacobshagen, 25.2.1934. Göppert und Jacobshagen vertrugen sich nicht gut und lagen seit mehreren Jahren im Streit um Prüfungsberechtigung und Prüfungsgebühren. Auch dies mag ein Grund dafür gewesen sein, daß Göppert Jacobshagen nicht als seinen Nachfolger vorschlug. Vgl. dazu Grundmann; Aumüller 1996, S. 331.

gezeichnet begutachtet[93] und von auswärtigen Anatomen als begabter Nachwuchswissenschaftler gerühmt.[94] Man hatte auch im RMWEV nichts an ihm auszusetzten, und so wurde er zum WiSe 1934/35 auf den Lehrstuhl berufen.[95] Warum die anderen vorgeschlagenen Lehrstuhlanwärter nicht in Frage kamen, ist in den Akten nicht überliefert. Bei Benninghoff ist zu vermuten, daß er als politisch nicht tragbar abgewiesen wurde, da er zwar ein hervorragender Wissenschaftler, seine politische Beurteilung für die Parteigremien jedoch nicht befriedigend war.[96]

Jacobshagen glaubte daraufhin, das Opfer einer Intrige geworden zu sein. Man hatte ihm hinterbracht, daß Nauck, von der Fakultät nach seiner Meinung über die politische Haltung Jacobshagens befragt, über eine Äußerung seines Kollegen berichtet hatte, die schon Jahre zurücklag. Jacobshagen hatte Nauck bei einem Gespräch im Jahre 1929 empfohlen, doch der SPD beizutreten, denn die setze sich am meisten für den akademischen Nachwuchs ein. Nauck hatte daraufhin eine Linksorientierung Jacobshagens angenommen und fühlte sich nun „als Hochschullehrer dazu verpflichtet", darüber Meldung zu machen.[97] Jacobshagen war empört über diese „Denunziation" und beantragte ein Dienststrafverfahren gegen sich selbst. Da ihm dies von der Fakultät verweigert, er aber auch nicht öffentlich rehabilitiert wurde, wandte er sich an das lokale Parteigericht der NSDAP. Das Gericht hielt die Verdächtigungen gegen Jacobshagen für grundlos und kam zu der Ansicht, daß Jacobshagens Berufung aufgrund der von Nauck erhobenen Zweifel an seiner politischen Einstellung nicht zustande gekommen war.[98] Sowohl der Rektor als auch der Kurator der Universität traten dem scharf entgegen. Rektor Baur betonte, daß er Jacobshagen stets als einen extrem rechtsstehenden Mann kennengelernt habe, seine Nichtberücksichtigung bei der Berufung also von den Querelen völlig unabhängig war.[99] Der Kurator stellte sich auf die Seite Naucks: dieser sei kein Denunziant und

---

93 StAM 307c, Acc. 1969/33, Nr.185. Gutachten von Göppert für die Ernennung von Nauck zum nbao.Prof, 1.2.1929. StAM 307c, Acc. 1969/33, Nr.348. Gutachten der Fakultät, 26.3.1934, S. XI. HHStAW 483/4647a. Gutachten Westphal (Marburger Dozentenschaft) über Nauck, o.D.: „Er ist wissenschaftlich allgemein anerkannt. Seine Fähigkeiten als Institutsleiter hat er unter Beweis gestellt. Mit den Studenten steht er in gutem Verhältnis. [...] Politisch ist N. bisher nicht sonderlich aktiv für den neuen Staat hervorgetreten, Nachteiliges im Sinne einer innerlich feindseligen Haltung zum Nationalsozialismus ist nicht bekannt". BA Berlin (ehemals BDC) Ernst Nauck: Eintritt in die NSDAP 1.5.1933, Mitglieds-Nr. 3 126 230, seit 1933 Mitglied im NSLB und NSÄB, seit 1940 SS-Mitglied, Mitarbeiter des SD.

94 StAM 307c, Acc. 1969/33, Nr.348. Gutachten von Fick (Berlin), 2.1.1934, v. Möllendorff (Freiburg), 31.12.1933, Becher (Gießen), 22.1.1934.

95 StAM 307c, Acc. 1969/33, Nr.185. Ernennung Naucks durch das RMWEV, Erlaß U I 9007, 3.10.1934.

96 Benninghoff trat erst 1941 nach seiner Berufung nach Marburg in die Partei ein und war vorher bei mehreren Berufungsverfahren übergangen worden. Vgl. dazu Grundmann; Aumüller 1996, S. 345-347.

97 StAM 305a, Acc. 1975/79, Nr.1768. Abschrift einer Erklärung Naucks, 19.11.1934.

98 BA Berlin (ehemals BDC) Eduard Jacobshagen, Akte REM. Kreisgericht der NSDAP Marburg an RMWEV, 20.10.1935.

99 StAM 307c, Acc. 1969/33, Nr.259. Rektor Baur an Kreisgericht Marburg, 6.11.1935.

habe lediglich pflichtgemäß auf Anfrage der Fakultät seine Mitteilung gemacht.[100] Vom Ministerium wurde das Gericht aufgefordert, den Passus über die Ablehnung der Berufung aus politischen Zweifeln heraus aus dem Urteil zu streichen.[101] Dies geschah und das Verfahren wurde niedergeschlagen.

Jacobshagen fühlte sich von der Partei fallengelassen und auch von der Universität ungerecht behandelt. Sein Fauxpas – der Appell an die außenstehende Parteiinstanz – wurde ihm von der Fakultät auch später nicht verziehen. Nachdem er, verbittert, schwierig im Umgang und ein Einzelgänger, bis 1945 im Anatomischen Institut tätig gewesen war, setzte sich die Fakultät nach dem Krieg nicht für seine Wiedereinstellung ein und gewährte ihm erst 1954 als sog. „amtsverdrängten" Hochschullehrer den Emeritusstatus.[102]

An diesem Berufungsverfahren und den folgenden Streitigkeiten wird deutlich, daß zunächst von Seiten der Parteiinstanzen versucht wurde, einen geeigneten Kandidaten durchzusetzen. Dabei spielten der Vertrauensmann der Fakultät, aber ebenso außeruniversitäre Kräfte eine Rolle. Auch die Studentenschaft versuchte, das neue Mitspracherecht zu nutzen, hatte dabei jedoch mit dem Widerstand von Universitätsverwaltung und Ministerium zu kämpfen. Auf der anderen Seite gab es persönliche Streitigkeiten und Eifersüchteleien innerhalb des Lehrkörpers. Göppert versuchte, durch geschicktes Taktieren die politische Lage ausnutzend, den nicht genehmen Kandidaten anzuschwärzen, um dann den Wunschkandidaten durchzusetzen. Natürlich wollte sich niemand nachsagen lassen, daß eine politische „Denunziation" die Berufungsentscheidung beeinflußt hatte; die Fakultät beharrte deshalb darauf, die Entscheidungsfindung davon nicht abhängig gemacht zu haben. Andererseits war jedem klar, das der leiseste Verdacht von politischer Unzuverlässigkeit die Chancen auf einen Lehrstuhl verringerte, was in diesem Fall ganz im Sinne der von Göppert beeinflußten Fakultätsmitglieder war. Der notwendige Nachweis der nationalsozialistischen Gesinnung war also für die Zwecke der Fakultät geschickt genutzt worden.

Nauck nahm bereits 1935, ein Jahr nach dem Antritt seiner Marburger Position, einen Ruf nach Freiburg an, um dort die Nachfolge des nach Zürich gewechselten Wilhelm v. Möllendorff anzutreten.[103] Die Fakultät, verärgert über die schnelle Abberufung Naucks,[104] war sehr an einer baldigen Besetzung des Ordinariats interessiert. Eine ins Auge gefaßte Lehrstuhlvertretung durch August Hirt kam nicht zu-

---

100 BA Berlin (ehemals BDC) Eduard Jacobshagen, Akte REM. Kurator von Hülsen an RMWEV, 11.11.1935.

101 Ebd. RMWEV an Kreisgericht Marburg, 7.12.1935.

102 Vgl. weitere Quellen zum Streitfall Nauck/Jacobshagen in Grundmann; Aumüller 1996, S. 334-336. Außerdem BA Berlin (ehemals BDC) Eduard Jacobshagen, Akte REM. HHStAW 520, Ma 33, Spruchkammerakte Jacobshagen. GStPK Rep. 76 Va Merseburg, Sektion 12, Tit.IV, Nr.4, Bd.11. Bl.224-242, Bl.304-317, Bl. 327-329. Heiber 1991, S. 389 und 581.

103 StAM 307c, Acc. 1969/33, Nr.185. Erlaß RMWEV W i p 1675, 30.10.1935. Nauck war vom RMWEV in Freiburg empfohlen worden. Vgl. Seidler 1991, S. 342.

104 StAM 305a, Acc.1976/19, Nr.3454. Klapp an Bachér, RMWEV, 27.2.36.

stande;[105] dann entschied man sich zur schnellen Überbrückung der Vakanz für den Frankfurter Prosektor Karl Zeiger. Zeiger war NSDAP-Mitglied[106] und auch wissenschaftlich ausgewiesen,[107] war aber „offenbar den Anforderungen, die an den Leiter eines großen Anatomischen Institutes gestellt werden, nicht gewachsen".[108] Auch im Umgang mit den Mitarbeitern hatte er keine glückliche Hand: es kam zu Beschwerden eines Assistenten an die Adresse des Marburger Dozentenbundsführers Düring.[109]

Zur endgültigen Besetzung des Ordinariats bildete die Fakultät im WiSe 1935/36 eine Berufungskommision, der auch der Zahnmediziner Fliege als Vertrauensdozent der NSDAP und der Emeritus Göppert mit beratender Funktion angehörten. Gutachten über die Kandidaten Zeiger (derzeit Marburg), Böker (Jena), Benninghoff (Kiel), Becher (Gießen) und Dabelow (München) wurden angefordert. Es war allgemein üblich, daß der zur Vertretung berufene Kandidat an erster Stelle für den Lehrstuhl in Frage kam, wenn die Fakultät sich ein positives Bild von ihm gemacht hatte. In diesem Fall jedoch versuchte Vertrauensdozent Fliege, Einfluß auf das Berufungsverfahren zu nehmen, und führte auf der Kommissionssitzung die kritische Einstellung des Dozentenbundsführers aufgrund der Mitarbeiterbeschwerde gegen Zeiger an.[110] Der Dekan bat den Dozentenbundsführer daraufhin vertraulich um Unterlagen, die zur Beurteilung von Zeiger dienen konnten.[111] Dessen Auskunft fiel anscheinend so aus, daß Zeiger nicht mehr in die engere Wahl für den Lehrstuhl kam. Göppert schlug seine Schüler Benninghoff und Dabelow[112] als geeignetste Kandidaten und nachgeordnet Becher aus Gießen vor. Der Dekan schloß sich der Meinung Göpperts an, schlug aber einen Stellentausch Zeigers mit dem Gießener Ordinarius Becher vor. Der Wunschkandidat Benninghoff wurde auch bei dieser

105 StAM 307c, Acc.1969/33, Nr.180. Jansen an Dekan Klapp, 16.10.1935. Man scheint über diesen Vorschlag in Marburg nicht begeistert gewesen zu sein. In einem Schreiben an den Dekan versichert der zuständige Vertreter des RMWEV, Jansen, es handele sich nur um eine vorübergehende Vertretung. Hirt war in Frankfurt Vertrauensdozent der NSDAP in der Medizinischen Fakultät.

106 BA Berlin (ehemals BDC) Karl Zeiger. NSDAP-Mitglied seit 1.5.1933, Mitglied im NSLB und NSD.

107 StAM 307c, Acc. 1969/33, Nr.350. Gutachten der Fakultät über Karl Zeiger, o.D.

108 StAM 305a, Acc. 1976/19, Nr. 3454. Dekan Klapp an Jansen, 20.2.1936, Bl.3.

109 StAM 307c, Acc. 1969/33, Nr. 350. Schriftwechsel Göppert, Düring, Brockmann, Januar 1936.

110 Ebd. Göppert an Dekan Klapp, 15.1.1936. „Anliegend übersende ich Ihnen meine Aufzeichnungen über die gestern besprochenen Kandidaten. Es war doch gut, daß Fl.(iege, d. Verf.) uns mit seiner Mitteilung über die kritische Einstellung der Dozentenführung nicht überrascht hat. Daß nun aber offenbar über die Fakultätssitzung über meine Nachfolge ganz irrige Mitteilungen verbreitet werden und er mit Privatgutachten hinterrücks arbeitet, ist doch mehr als bedenklich. Im Übrigen kann ich mir nicht vorstellen, daß man im Ministerium kapituliert".

111 Ebd. Dekan Klapp an Dozentenbundsführer Düring, 22.1.1936.

112 Benninghoff hatte sich 1921 unter Göppert habilitiert und übernahm 1924 die Prosektur in Kiel, wo er 1927 auf das Ordinariat berufen wurde. Dabelow war von 1932-35 Oberassistent in Marburg und wurde zum WiSe 1935 nach München berufen. Vgl. Grundmann; Aumüller 1996.

Lehrstuhlbesetzung vom Ministerium nicht akzeptiert. Dabelow hatte gerade erst eine Stelle in München angetreten und war dort nicht abkömmlich, so daß die Wahl auf Becher fiel,[113] nachdem auch Rektor Baur Bechers Berufung befürwortet hatte.[114] Becher hatte sich bereits in seiner vorhergehenden Position in Gießen hochschulpolitisch engagiert, trat ein Jahr nach seiner Berufung der NSDAP bei und wurde später in Münster Gaudozentenbundsführer.[115] In Gießen ließ man ihn nicht gerne gehen: der dortige Dekan und der Reichsstatthalter der Landesregierung beschwerten sich beim RMWEV, daß man sie bei der Wegberufung Bechers vor vollendete Tatsachen gestellt habe.[116]

Zeiger wurde mit einer Vertretung des Lehrstuhls in Königsberg betraut.[117] Dem dortigen Gaudozentenbundsführer Löffler, Direktor des Rassebiologischen Instituts der Universität Königsberg, schien die Abberufung Zeigers aus Marburg suspekt. Er fragte bei Rektor Baur an, warum Zeiger nicht Lehrstuhlinhaber in Marburg geworden sei.[118] Dekan Klapp berichtete daraufhin Baur über die Bedenken der Fakultät und schloß mit der handschriftlichen Anmerkung: „Ich gebe die vorstehende Äußerung zunächst nur Ihnen ab. Es ist mir zweifelhaft, ob es tunlich ist, derartige Anfragen zu beantworten.“[119]

Diese Bemerkung wie auch das Schreiben Göpperts an den Dekan im Fall Zeiger machen deutlich, daß die Einmischung von Parteiinstanzen in keiner Weise erwünscht war, sich jedoch nicht verhindern ließ. Besonders die Vertrauensdozenten spielten als Zuträger von Informationen über den politischen Standort der Kandidaten eine nicht zu unterschätzende Rolle. Der Vorsitzende der Hochschulkommission, Professor Wirz, rühmte sich dementsprechend auf einer Tagung der Vertrauensmänner der NSDAP im Oktober 1934 in Jena, daß im ersten Jahr seines Wirkens bereits 34 Berufungen an Medizinischen Fakultäten gemäß den Vorschlägen der Kommission durchgeführt worden seien, die sich auf die Voten der lokalen Vertrauensmänner stützten.[120]

Der Marburger Rektor Baur beschwerte sich bei Reichswissenschaftsminister Rust über die Beeinflussung von medizinischen Berufungsverfahren durch einen „gänzlich unsachlichen, rein parteimäßigen Standpunkt“ des Vertrauensmannes, „dem die Fakultät allerdings nicht nachgegeben hat“.[121] Damit meinte er augenscheinlich, daß die Fakultät sich bei ihren Vorschlagslisten nicht von vornherein auf

113 StAM 305a, Acc.1976/19, Nr.3454. Berufung Bechers zum 1.4.1936, Bl.7.
114 Ebd. Baur an RMWEV, 27.2.1936, Bl.5.
115 BA Berlin (ehemals BDC) Hellmut Becher. Eintritt in die NSDAP am 1.5.1937, Mitgliedsnr. 5 160 286, Mitglied der SA, NSD, NSÄB, NSV, NSKK, im Kriege Mitglied der Waffen-SS. Ordner 225, S. 38: Anschriftenliste der Gaudozentenbundsführer Westfalen-Nord: Becher.
116 BA Berlin R 4901, Nr.733. Der Reichsstatthalter in Hessen an RMWEV, 14.4.1936, Bl.141-144, hier Bl.142.
117 StAM 307c, Acc. 1969/33, Nr.239. Vertretung in Königsberg ab 1.4.1936.
118 Ebd. Löffler an Baur, 14.9.1936.
119 Ebd. Klapp an Baur, handschriftliche Notiz, 2.10.1936.
120 DÄ 64 (1934), S. 1194-1198, hier S. 1194.
121 StAM 305a, Acc. 1975/79, Nr. 659. Rektor Baur an Rust, 14.5.1935.

den vom Vertrauensmann vorgeschlagenen Kandidaten geeinigt, sondern immerhin im Fall von Benninghoff zweimal den Versuch unternommen hatte, einen politisch „Unzuverlässigen" an die erste Stelle der Liste zu setzen, da sie von seinem wissenschaftlichen Renommee überzeugt war. Die Universitätsverwaltung hatte zwar akzeptiert, daß das RMWEV das letzte Wort bei Berufungsentscheidungen hatte, das Hineinreden von Parteiseite in inneruniversitäre Entscheidungen wurde jedoch nicht ohne weiteres hingenommen. Wenn der Wunschkandidat jedoch politisch nicht akzeptabel war, konnte ihn die Fakultät gegen das parteiliche Votum nicht durchsetzen, sie scheiterte an der Hürde des Einspruchs durch die Parteikanzlei.

Die Besetzung des planmäßigen Extraordinariats für Gerichtsmedizin 1934 und 1937

Ende September 1934 wurde Heinrich Hildebrand, Fachvertreter für Gerichtliche Medizin seit 1902, aus Altersgründen emeritiert,[122] so daß zum WiSe ein Nachfolger gesucht werden mußte. Das Marburger Gerichtsärztliche Institut war klein; Hildebrand arbeitete ohne Assistenten. Er hielt seinen gerichtsärztlichen Aufgabenbereich mit zwei Sektionen pro Jahr, dazu monatlich zwei Gerichtsterminen und einigen gerichtsärztlichen Untersuchungen für nicht ausreichend zur Beschäftigung eines Hochschullehrers. Mit so geringem Material war auch die Forschungsarbeit schwierig. Er schlug deshalb vor, daß der Nachfolger auch die von ihm bisher ausgeübte nebenamtliche kreisärztliche Tätigkeit übernehmen sollte.[123] Die meisten Fakultätsmitglieder waren jedoch der Meinung, daß eine Verbindung beider Ämter nicht mehr zeitgemäß sei, da das Marburger Institut inzwischen das einzige mit einer derartigen Personalunion war, und plädierten für eine Abtrennung der Kreisarztstelle mit der Begründung, daß man es infolge der gewachsenen Staatsforderungen bezüglich rassenhygienischer und erbgesundheitlicher Aufgaben für ausgeschlossen halte, daß der Vertreter der Gerichtlichen Medizin neben seiner gerichts- und gefängnisärztlichen Tätigkeit auch noch die verwaltungsärztliche Tätigkeit des Kreisarztes ausführte.[124]

In den Sommermonaten liefen die angeforderten Gutachten der Fachvertreter zur Auswahl des Nachfolgers ein. Besonders Gerhard Schrader (Bonn) und Augustin Förster (Münster) wurden empfohlen. Schrader wurde von seinem Chef Pietrusky als ein vielseitig ausgebildeter Fachmann gelobt, der nicht beabsichtige, eine „Gutachterfabrik" aufzumachen, sondern in erster Linie Wissenschaft betreiben wolle.[125] Schraders politische Einstellung war ganz zeitgemäß: er war 1933 in die NSDAP

122 Auerbach 1979. Otto Heinrich Hildebrand, S. 268. StAM 307c, Acc. 1969/33, Nr.178. StAM 307c, Acc. 1969/33, Nr.362. Erlaß RMWEV U I 6885 II, 28.6.1934.

123 Ebd. Hildebrand an Dekan, 4.8.1934.

124 Ebd. Dekan an RMWEV, 14.8.1934.

125 Ebd. Pietrusky (Bonn) an Dekan, 1.3.1934.

eingetreten und Mitglied in der SA und dem NSD.[126] Auch Försters wissenschaftliche Arbeiten wurden durchweg gut beurteilt, er wurde als ein Mann von zuverlässiger Gesinnung beschrieben.[127] In der Fakultätssitzung Ende Juli setzte die Fakultät trotzdem Goroncy (Königsberg) und Buhtz (Heidelberg) auf den ersten Listenplatz, an zweiter Stelle folgten Schrader und Förster.[128] Alle waren Parteimitglied und unter 40 Jahre alt. Erstaunlicherweise sah die vom Dekan vierzehn Tage später beim Ministerium eingereichte Liste anders aus: an erster Stelle wie zuvor Goroncy, an zweiter Stelle Schrader, an dritter Stelle Förster und Buhtz.[129] Die Gründe für die Neuaufstellung der Liste sind aus den Akten nicht ersichtlich. Das Ministerium entschied sich für Schrader, nachdem auch der Rektor ausdrücklich für diesen „als den aktiveren Nationalsozialisten" votiert hatte,[130] und Schrader trat zum WiSe 1934/35 seinen Dienst an. Es ist zu vermuten, daß Förster weniger Chancen auf den Lehrstuhl hatte, weil er zwar wissenschaftlich gleichwertig und Parteianwärter,[131] jedoch auch praktizierender Katholik war. Förster selbst berichtete nach dem Kriege, daß man ihm 1934 auf einem Kongreß offen gesagt habe, daß eine Professur für ihn vorläufig nicht in Frage käme, da er sich mit seiner Weigerung, aus der Kirche auszutreten, nicht voll und ganz zum Nationalsozialismus bekannt hatte.[132]

Unter Schrader wurde das Gerichtsärztliche Institut, daß seit Ende 1934 in „Institut für gerichtliche und soziale Medizin" umbenannt worden war,[133] räumlich und personell erweitert. Der Umfang an forensischen Spurenuntersuchungen und Blutgruppenbestimmungen sowie die Zahl der Leichenöffnungen nahm beträchlich zu, so daß Schrader mit Hilfe eines Assistenten auch Forschung betreiben konnte.[134] Die Kreisarztposition wurde auf seinen Wunsch von seinem Aufgabenbereich abge-

---

126 BA Berlin (ehemals BDC) Gerhard Schrader. Mitglied der NSDAP seit 1.5.1933, Mitgliedsnr. 2 117 844, Mitglied in SA, NSD, NSÄB, NSKK. HHStAW 483, Nr.4647b. Gutachten Fliege über Schrader, 28.10.1936: „Schrader ist ein stiller, besonnener Mann von unbedingter charakterlicher und politischer Zuverlässigkeit".

127 StAM 307c, Acc. 1969/33, Nr.362. Többen (Münster) an Dekan, 3.7.1934.

128 Emil von Behring-Bibliothek für Geschichte und Ethik der Medizin der Philipps-Universität Marburg, Fakultätsbuch. Fakultätssitzung vom 31.7.1934.

129 StAM 307c, Acc. 1969/33, Nr.362. Dekan an RMWEV 14.8.1934. Buhtz wurde zum SoSe Ordinarius in Jena, vgl. Zimmermann 2000, S. 38.

130 StAM 305a, Acc. 1975/79, Nr.659. Rektor Baur an RMWEV, 28.8.1934.

131 BA Berlin (ehemals BDC) Augustin Förster. Mitglied der NSDAP seit 1.5.1933, Mitgliedsnr. 2 162 907. Mitglied in SA, NSD, NSKK, NSÄB.

132 HHStAW 520 Ma-B 280, Spruchkammerverfahren Augustin Förster. Aussage Förster, 12.12.1946. Förster beurteilte im nachhinein seine Chancen auf einen Lehrstuhl als schlecht, „[...] da immer mehr die Absicht hervortrat, nur solche Leute zu berufen, die aus der Kirche ausgetreten waren. [...] Ganz klar trat diese Absicht durch den damaligen Gaudozentenschaftsführer de Crinis hervor. [...] Er betonte in Münster, daß niemals ein Dozent, der einer katholischen Studentenverbindung angehört hätte, eine Professur haben könnte, denn diese Leute wären selbstverständlich staatsfeindlich, auch wenn sie sich äußerlich zur Partei bekennen würden".

133 StAM 310, Acc. 1975/42, Nr.1086. Erlaß PrMWKV U I 4081, 29.12.1934.

134 Vgl. dazu Schulte 1973. BA Berlin R 4901, Nr.1993.

trennt.[135] Er blieb der Fakultät nur zweieinhalb Jahre erhalten; zum Sommersemester 1937 nahm Schrader einen Ruf an die Universität Halle-Wittenberg an.[136]

Bis zur erneuten Besetzung des Lehrstuhls forderte die Fakultät Förster als Vertretung an, die Gutachten über ihn kannte man ja schon. Nachdem Schrader sich für Förster als würdigen Nachfolger ausgesprochen hatte[137] und auch Pfannenstiel für ihn als guten Nationalsozialisten bürgte,[138] stand die neue Liste der Fakultät bald fest: primo loco Förster und an zweiter Stelle Schneider (Wien).[139] Ohne weitere Verzögerung wurde Förster zum WiSe 1937/38 das Extraordinariat übertragen.[140] Förster äußerte später dazu, daß er es nur seinem damaligen Chef, der ihn trotz seiner kirchlichen Bindung für qualifiziert hielt, zu verdanken hatte, daß er den Ruf nach Marburg bekam. Inoffiziell wurde ihm mitgeteilt, daß er eigentlich für den Lehrstuhl in Halle vorgesehen gewesen sei, in Marburg aber weniger Schaden anrichten könne, da dort nicht viel zu tun sei.[141]

Förster schaffte es also erst im zweiten Anlauf auf den Marburger Lehrstuhl. Er gab in seiner Aussage vor der Spruchkammer an,[142] der Zentrumspartei nahegestanden zu haben und nur in die NSDAP eingetreten zu sein, um sein Amt als staatlich bestellter Gerichtsarzt weiter ausüben zu können. Als Vater von drei Kindern wollte er seine Stellung nicht aufs Spiel setzen und glaubte außerdem den vordergründigen Versicherungen der neuen Machthaber, daß sie die religiöse Einstellung eines jeden achten würden. Seine innere Entfremdung vom NS-Regime wuchs mit deren wachsender Ablehnung der Kirchen und machte es ihm immer schwerer, sich gleichzeitig als Nationalsozialist und als Christ zu fühlen. Nach außen hin wurde von ihm doppelte Loyalität gefordert, ein Drahtseilakt, der ihm besonders in den Kriegsjahren schwerfiel.[143] Vor dem Hintergrund des Kirchenkampfes[144] klingt es glaubhaft, wenn Förster behauptet, daß ihn seine kirchliche Einstellung die erste Berufung nach Marburg kostete.

Die Besetzung des Ordinariats für Pharmakologie 1937/38

Im September 1936 verunglückte der Lehrstuhlinhaber der Pharmakologie, Max Baur, bei einer militärischen Übung der Luftwaffe tödlich.[145] Das Wintersemester

---

135 StAM 307c, Acc. 1969/33, Nr.187. Dekan an RMWEV, 17.11.1934.
136 Auerbach 1979, S. 377. StAM 307c, Acc, 1969/33, Nr. 351. Erlaß RMWEV W I p 2625/36 (a), 1.4.1937.
137 Ebd. Gutachten Schrader über Förster, 2.2.1937.
138 Ebd. Pfannenstiel an Dekan, 28.7.1934.
139 Ebd. Dekan an RMWEV, 4.2.1937.
140 StAM 307c, Acc. 1969/33, Nr.250. Ernennung Förster, 28.10.1937. StAM 305a, Acc. 1976/19, Nr.2229. Personalbogen.
141 HHStAW 520 Ma-B 280, Spruchkammerverfahren Augustin Förster. Aussage Förster, 12.12.1946.
142 Ebd.
143 Vgl. dazu Kap. III.3.2.
144 Hehl 1992. Braun 1996. Siegele-Wenschkewitz; Nicolaisen 1993.
145 Vgl. dazu Kap. III.1.

stand vor der Tür, und die Fakultät erinnerte sich an einen Erlaß des RMWEV vom Sommer 1935, daß Vorschlagslisten für die Wiederbesetzung von Lehrstühlen umgehend einzureichen seien, da man bei Nichteingang annehme, daß die Hochschule darauf verzichte, bei der Berufung mitzuwirken.[146] Da die Fakultät sich ihr Vorschlagsrecht keinesfalls aus der Hand nehmen lassen wollte, wurde fieberhafte Aktivität entfaltet, um die Gutachten der Fachkollegen so schnell wie möglich einzuholen und eine Liste zu erstellen. So teilte der Dekan bereits Ende Oktober mit, daß Hildebrand (Gießen) an erster Stelle, dann Geßner (Halle) und Gremels (München) von der Fakultät für den Lehrstuhl in Aussicht genommen worden seien.[147] Der Vorschlag Schulemann (Wuppertal-Elberfeld) wurde noch nachgereicht.[148] Hildebrand aus der benachbarten Gießener Universität war der Fakultät anscheinend hinreichend bekannt, über ihn waren keine Gutachten eingeholt worden. Ebenso war es mit Geßner, der sich 1926 unter Baurs Vorgänger Gürber in Marburg habilitiert hatte und dann hier tätig gewesen war, bis er zum WiSe 1935/36 die Vertretung des Lehrstuhls für Pharmakologie in Halle übernommen hatte.[149] Hans Gremels wurde von vielen Fachkollegen als wissenschaftlich herausragend beurteilt, er galt als der beste Tierexperimentator Deutschlands und hatte ein Jahr als Rockefeller Fellow in England verbracht.[150] Auffällig war jedoch, daß sein derzeitiger Münchener Chef Straub ihn nicht vorschlug, sondern sich für seinen ersten Assistenten Forst und besonders für Otto Krayer (Berlin) aussprach, den er als den Qualifiziertesten bezeichnete, nicht ohne zu bemerken, daß dieser Deutschland aus Gründen verlassen hätte, die ihm nicht näher bekannt seien.[151] Auch andere Kollegen hatten Krayer in die engere Wahl gezogen, sie schienen zu glauben, daß diesem ein deutscher Lehrstuhl nach der Emigration noch offenstünde.

Das RMWEV war mit der Liste der Marburger Fakultät nicht ganz zufrieden und brachte einen eigenen Kandidaten ins Spiel. Es schlug vor, den seit 1933 in Ham-

---

146 StAM 307c, Acc. 1969/33, Nr.349. Erlaß RMWEV W Ia 1453/35, 18.6.1935.

147 Ebd. Dekan an RMWEV, 21.10.1936.

148 StAM 305a, Acc. 1975/79, Nr. 659. Dekan an RMWEV, 21.10.1936.

149 StAM 307c, Acc. 1969/33, Nr.209.

150 StAM 307c, Acc. 1969/33, Nr.349. Gutachten u.a. von Schüller (Köln), 8.10.1936, Frey (Göttingen), 6.10.1936, Wels (Greifswald), 9.10.1936.

151 Ebd. Gutachten Straub (München), 7.10.1936. Otto Krayer, Pharmakologe in Berlin, hatte Deutschland nach der Machtübernahme der Nationalsozialisten verlassen müssen. Er hatte es 1933 abgelehnt, den durch die Entlassung des Juden Philipp Ellinger freigewordenen Lehrstuhl für Pharmakologie an der Medizinischen Akademie Düsseldorf zu übernehmen, weil er die judenfeindliche Politik der Nationalsozialisten nicht mittragen wollte. Krayer wurde daraufhin von der Universität ausgeschlossen und sah sich gezwungen zu emigrieren. Ihm wurde, wie sich nach dem Krieg herausstellte, von Gremels, der gute Auslandskontakte hatte, zur Emigration nach England verholfen, von dort aus ging er nach Beirut, um letztendlich eine Professur an der Harvard University in Boston zu übernehmen. Vgl. HHStAW 520 Ma-B 1289, Spruchkammerverfahren Gremels. Gutachten des Untersuchungsausschusses der Universität Marburg über Gremels, 17.3.1947. Für die Auskünfte über Otto Krayer danken wir Prof. Dr. Müller-Hill und Frau Dr. Deichmann, Köln. Vgl. außerdem zu Krayer, Goldstein 1987. Nissen 1969, S. 140-144. Fischer; Hierholzer; Hubenstorf; Walther; Winau 1994, S. 622.

burg lehrenden Eduard Keeser in Erwägung zu ziehen.[152] Die vom Dekan eingeholten Erkundigungen über Keeser waren befriedigend, er war auch politisch akzeptabel,[153] also konnte man sich schlecht gegen ihn sperren. Nachdem Keeser schon seinen Besuch in Marburg zur Besichtigung der neuen Wirkungsstätte angesagt hatte, überlegte er es sich doch kurzfristig anders und sagte aus persönlichen Gründen ab.[154] Auch eine Absage von Schulemann war zwischenzeitlich eingegangen, der seine lukrative Stellung in der Industrie nicht mit einem schlechter bezahlten Lehrstuhl vertauschen wollte,[155] und Geßner war inzwischen auf den Lehrstuhl in Halle berufen worden.[156] Da nur noch Gremels verfügbar war, mußte eine neue Liste erstellt werden:[157] sie nannte wiederum an erster Stelle Hildebrand, Gremels war an die zweite Stelle gerückt, und an dritter Stelle folgte Laubender (Frankfurt am Main), der im laufenden Semester die Vertretung des Lehrstuhls wahrgenommen hatte.[158] Nicht in Frage kam nach Ansicht der Fakultät der ihnen vom Ministerium empfohlene Amsler (Riga). Die Entscheidung fiel auf Gremels, der von der Fakultät – zunächst als Vertreter des Lehrstuhls – auf der ersten Fakultätssitzung im SoSe 1937 begrüßt werden konnte.[159] Gremels war zum Zeitpunkt seiner Ernennung noch nicht Mitglied der NSDAP, er wurde es erst 1938, angeblich durch einen seiner Münchener Laboranten, der ihn rückwirkend zum 1.5.1937 ohne sein Wissen für die Aufnahme vorgeschlagen hatte. Er wagte natürlich nicht, wieder auszutreten.[160] Mindestvoraussetzung für seine Berufung war ein Gutachten des Leiters der Münchener Dozentenschaft, der ihm bescheinigte, daß er sich politisch zwar nie besonders hervorgetan hatte, seine Haltung jedoch immer national und dem „Dritten Reich“ gegenüber ehrlich bejahend gewesen sei.[161]

Nach Ablauf des Sommersemesters forderte das Ministerium den Dekan auf, ein weiteres wissenschaftliches und persönliches Gutachten über Gremels abzugeben, um dessen Festanstellung in die Wege zu leiten. Gleichzeitig informierte man ihn über eine Mitteilung des Münchener NSD, daß Gremels früher morphiumsüchtig gewesen und erst ein gutes Jahr entwöhnt sei.[162] Dekan Klapp erkundigte sich bei

152 StAM 307c, Acc. 1969/33, Nr.349. RMWEV an Dekan, 17.11.1936. Vgl. Van den Bussche 1989, S. 74-75.

153 Ebd. Gutachten Schrader über Keeser, 20.11.1936.

154 Ebd. Keeser an Klapp, 7.12.1936.

155 Ebd. Schulemann an Dekan, 20.11.1936.

156 StAM 307c, Acc. 1969/33, Nr.209. Berufung Geßner, 2.11.1936.

157 StAM 307c, Acc. 1969/33, Nr.349. Dekan an RMWEV, 4.2.1937.

158 StAM 307c, Acc. 1969/33, Nr.215. RMWEV an Laubender, 25.11.1936. BA Berlin (ehemals BDC) Walther Laubender. Laubender war zum Zeitpunkt seiner Vertretung in Marburg kein Parteimitglied, er trat erst 1941 ein.

159 Emil von Behring-Bibliothek für Geschichte und Ethik der Medizin der Philipps-Universität Marburg, Fakultätsbuch. Fakultätssitzung vom 19.4.1937.

160 BA Berlin (ehemals BDC) Hans Gremels. Eintritt in die NSDAP 1.5.1937. Mitglied im NSD und NSV seit 1938. HHStAW 520 Ma-B 1289, Spruchkammerverfahren Gremels. Begründung des Spruchs, 12.8.1947.

161 Ebd., Bl.69. Gutachten Leiter der Dozentenschaft München, 23.4.1937.

162 StAM 307c, Acc. 1969/33, Nr.253. RMWEV an Dekan, 28.7.1937.

Gremels' früherem Chef Straub, der die Anschuldigungen des NSD bestätigte. Dies sei auch der Grund gewesen, weshalb er ihn nicht vorbehaltlos habe empfehlen können, er wollte ihn aber auch nicht denunzieren. Nach Straubs Auskunft hatte Gremels im Frühjahr 1935 eine Entziehungskur gemacht, war seitdem ohne Rückfall und hatte gute wissenschaftliche Arbeit geleistet.[163] In seinem Gutachten, das Gremels als ein wertvolles Mitglied der Marburger Fakultät und als bei seinen Studenten außerordentlich beliebt lobte, verschwieg auch Klapp die Morphiumsucht nicht: Gremels sei seiner Meinung nach seit zwei Jahren völlig frei davon und hätte nicht das geringste von einem Morphinisten. Als Kompromiß schlug er vor, die Ernennung zum Ordinarius erst zum SoSe 1938 vorzunehmen und Gremels bis dahin eine Bewährungszeit einzuräumen.[164] Dieser Vorschlag wurde angenommen, so daß die Berufung zum ordentlichen Professor nach verlängerter Vertretungszeit erst im Februar 1938 erfolgte.[165]

Auch in diesem Berufungsverfahren wird deutlich, daß das Ministerium den Vorschlägen der Fakultät nicht immer folgte und auch versuchte, „eigene" Kandidaten auf den Besetzungslisten unterzubringen. Die Fakultät mußte schon gute Gründe für die Absage haben, wenn sie mit dem vom Ministeriumsreferenten Vorgeschlagenen nicht einverstanden war, und hatte nicht immer das Glück wie im Fall Keeser, daß der vom Ministerium Protegierte selbst absagte. Auch vor der Machtübernahme der Nationalsozialisten hatte das Ministerium die Möglichkeit, aus der Zahl der listenmäßig genannten Bewerber zu wählen. Es war aber so gut wie nie vorgekommen, daß der Universität ein Ordinarius aufoktroyiert worden war.[166]

Gremels war kein überzeugter Nationalsozialist, ebensowenig wie Laubender, der vielleicht deshalb ohne Chance auf den Lehrstuhl wieder nach Hause geschickt worden war, weil er zum Zeitpunkt seiner Vertretung keiner Parteiorganisation angehörte. Gremels' politischer Blick war durch häufige Auslandsaufenthalte in England vielleicht differenzierter als der seiner Kollegen. Trotzdem wurden ihm wegen der zunächst fehlenden Parteimitgliedschaft offensichtlich keine Steine in den Weg gelegt. Man kam nicht an seiner hohen wissenschaftlichen Qualifikation vorbei, und außerdem erfüllte Gremels die politischen Ansprüche durch seinen Parteibeitritt bereits kurz nach der Berufung.

In den späten dreißiger Jahren kam von Dozentenbundsführern die Klage, daß die Fakultäten Berufungsvorschläge machten, die aus politischer Sicht keinesfalls gebilligt werden konnten. Diese Vorschläge würden trotz Einspruchs des NSD an das

163 Ebd. Straub an Dekan, 18.8.1937. „Wenn er wie sein Vorgänger Laubender wieder nach Hause geschickt wird, geht Gremels meiner Meinung nach zugrunde, und das wäre nicht nur menschlich sehr schade, sondern auch ein unersetzlicher Verlust für das Fach und die Wissenschaft überhaupt; sollte er wirklich in einigen Jahren aus irgendeinem seelischen Insult rückfällig werden, so hat er durch seine Arbeit sich genügend rentiert".

164 Ebd. Klapp an RMWEV, 30.8.1937.

165 Ebd. Ernennung Gremels zum 1.2.1938. Vgl. zur Berufung von Gremels auch Lauer 1992, S. 60-62.

166 Vgl. dazu Adam 1977, S. 121.

Ministerium weitergereicht, und dies führte zu langwierigen Berufungsverfahren.[167] Obwohl selbst ständig in Kompetenzstreitigkeiten mit den Parteidienststellen verstrickt, beschwerte sich auch der medizinische Referent im RMWEV, Bach, wenig später in einer Denkschrift darüber, daß die Berufungen im Reich viel zu wenig von der Beurteilung der politischen Leistungen abhängig gemacht würden. Wenn der Betreffende politisch gesehen „keine silbernen Löffel gestohlen" habe, könne der Dozentenbundsführer nichts gegen ihn einwenden, und das Ministerium müsse den Ernennungsvorschlag ausarbeiten.[168] Die Berufung von Gremels ist die erste der hier aufgeführten, bei der sich diese Sicht der Dinge scheinbar bestätigt. In den Jahren zuvor herrschte eher der Eindruck vor, daß die Nominierung für ein Ordinariat ohne vehementen Einsatz des Kandidaten für den neuen Staat nicht in Frage kam.

Die Besetzung des Ordinariats für Pädiatrie 1938

Als der international bekannte Pädiater Ernst Freudenberg, Ordinarius für Kinderheilkunde, im Sommer 1937 vorzeitig in den Ruhestand versetzt wurde, weil er als „jüdisch versippt" galt,[169] befand sich die Fakultät in einer prekären Situation. Nachdem der Dekan ohne Erfolg versucht hatte, beim Ministerium die Rücknahme der Entlassung zu erreichen, mußte der Lehrstuhl dringend besetzt werden, da Freudenberg mit sofortiger Wirkung um seine Beurlaubung gebeten hatte.[170] Die Leitung der Kinderklinik konnte von dem nicht habilitierten Oberarzt Naumann nicht übernommen werden, deshalb bat Dekan Klapp um die sofortige Benennung eines Vertreters, der mit Alfred Wiskott (München) eine Woche später zur Verfügung stand.[171] Die Fakultät machte sich nun an die Erstellung der Wiederbesetzungsliste, und Freudenberg selbst beteiligte sich noch an der Berufungskommission zur Auswahl seines Nachfolgers.[172] In den Vorschlägen der Fachvertreter kam immer wieder zum Ausdruck, daß es für Freudenberg eigentlich keinen Ersatz geben könne, da er einer der besten Pädiater Deutschlands sei. Trotzdem kam eine Liste zustande, die an erster Stelle Keller (Mainz), an zweiter Stelle Thoenes (Magdeburg), an dritter Stelle Wiskott (München) und Jochims (Kiel) nannte.[173] Da Wiskott sich inzwi-

167 BA Berlin R 4901 (alt R 21), Nr.10815, Bd.II. Führer des NSD Freiburg an Dekane, 19.5.1938, Bl.63.

168 BA Berlin R 4901 (alt R 21), Nr.477. Denkschrift o.D., ohne Unterschrift (Verfasser geht aus dem Text hervor).

169 Vgl. Kap. III.3.1.

170 StAM 307c, Acc. 1969/33, Nr.251. Freudenberg an Dekan, 6.7.1937.

171 StAM 307c, Acc. 1969/33, Nr.363. Dekan an RMWEV, 7.7.1937. Ebd. RMWEV an Dekan, 14.7.1937.

172 Ebd. Becher an Dekan, 17.7.1937. Klapp antwortete auf die Mitteilung (Ebd., 20.7.1937): „Von Freudenberg finde ich es sehr ordentlich, daß er an der Kommissionsarbeit teilgenommen hat, ich hatte es auch nicht anders von ihm erwartet".

173 StAM 310, Acc. 1951/6, Nr.305. Dekan an RMWEV, 30.9.1937.

schen als Vertreter bewährt hatte, setzte sich der Rektor für ihn ein,[174] was wohl den Ausschlag für seine Berufung gab, die zum Ende des WiSe 1937/38 erfolgte.[175] Im Gutachten der Fakultät wurde Wiskott als glänzender Arzt von erstaunlichem Wissen und als weltanschaulich zuverlässig[176] beschrieben. Er war im ersten Weltkrieg Kriegsfreiwilliger gewesen und hatte ein Bein verloren.

Auch bei der Berufung Wiskotts spielte der politische Hintergrund des Kandidaten keine entscheidende Rolle. Da er in Marburg akzeptiert wurde, stand seiner Berufung nichts mehr im Wege.

Die Besetzung des Ordinariats für Gynäkologie 1939

Die Frauenklinik war seit 1925 von Erwin Kehrer geleitet worden. Dieser wurde 1939 65 Jahre alt, versuchte aber mit der Begründung, daß sowohl der Umbau der Klinik als auch seine wissenschaftlichen Arbeiten noch nicht abgeschlossen seien, eine Verlängerung seines Dienstverhältnisses zu erreichen. Das Ministerium lehnte ab und entpflichtete Kehrer zum Ende des SoSe 1939.[177] Kehrer sah sich deshalb nach dem Krieg als ein Opfer des Nationalsozialismus. Er behauptete, seiner Stellung enthoben worden zu sein, weil er in den dreißiger Jahren in seiner Klinik die Beschneidung eines neugeborenen jüdischen Knaben zugelassen hatte.[178] Dieser Tatbestand war jedoch nicht beweisbar und wurde von der Spruchkammer nicht anerkannt.

Schon im Juni 1939 bemühte man sich um Kehrers Nachfolger. Auf der Fakultätssitzung wurde die Vorschlagsliste besprochen, und die Fakultät erklärte sich einstimmig einverstanden, den Gynäkologen Ernst Bach als ersten Kandidaten auf die Liste zu setzen.[179] Bach war für die Fakultätsmitglieder kein Unbekannter, denn er war seit 1938 Fachreferent für Medizin des Amts für Wissenschaft im RMWEV. Er hatte eine typische parteigestützte Karriere hinter sich: schon 1923 hatte er am Marsch auf die Feldherrnhalle teilgenommen und war 1931 in die NSDAP eingetreten.[180] Nach seiner Habilitation 1935 in München war er dort Leiter des Amts für Volksgesundheit Gau München-Oberbayern und Gauobmann des NSÄB. 1938 hol-

174 Ebd. Rektor an RMWEV, 13.10.1937. StAM 305a, Acc. 1975/79, Nr.660. Liste Nachfolge Freudenberg, 30.9.1937, handschriftliche Notiz Rektor Zimmerl. Wiskott war dem Rektor persönlich bekannt, hatte sich gut eingearbeitet und hatte beste Kontakte zur Bevölkerung. Zimmerl bemerkte wörtlich: „Das persönliche Moment spielt in Marburg eine sehr wichtige, oft sogar entscheidende Rolle".

175 StAM 307c, Acc. 1969/33, Nr.191. Ernennung Alfred Wiskott zum 3.3.1938.

176 BA Berlin (ehemals BDC) Alfred Wiskott. Parteianwärter in der NSDAP seit 1.5.1937, keine weiteren Mitgliedschaften.

177 StAM 307c, Acc. 1969/33, Nr.262. Kehrer an Dekan, 29.11.1938. Ebd. Entpflichtung zum 30.9.1939.

178 StAM 310, Acc.1992/55, Nr.6253. Kehrer an Verwaltungsdirektor, 3.12.1948.

179 Emil von Behring-Bibliothek für Geschichte und Ethik der Medizin der Philipps-Universität Marburg, Fakultätsbuch. Fakultätssitzung vom 22.6.1939.

180 BA Berlin (ehemals BDC) Ernst Bach. Eintritt in die NSDAP 1.12.1931, Mitglieds-Nr.771 397. Mitglied in der SA, NSD und im NSÄB. Blutordensträger.

te man ihn ins Berliner Ministerium und machte ihn gleichzeitig zum außerordentlichen Professor.[181] Nun sollte ihm also wegen seiner großen Verdienste um die Bewegung auch noch im Schnellverfahren ein Ordinariat zugeschanzt werden, obwohl seine wissenschaftlichen Leistungen zweifelhaft waren. Ob die Nennung Bachs auf der Marburger Liste nur von der Fakultät oder, was wahrscheinlicher ist, von Seiten des Ministeriums betrieben wurde, ist aus den vorhandenen Akten leider nicht eindeutig ersichtlich. Einerseits kann man dem Journal der Medizinischen Fakultät, in dem sämtlicher Schriftverkehr verzeichnet ist, entnehmen, daß Dekan Becher in den Wochen vor der Abgabe des Berufungsvorschlags mehrmals mit dem Oberregierungsrat im RMWEV, Scheer, der Bach direkt unterstellt war, korrespondierte.[182] Leider sind die Schreiben nicht im Wortlaut erhalten.[183] Andererseits sagte der Chirurg Klapp nach dem Krieg vor der Spruchkammer aus, daß von keiner Seite auf die Fakultät Druck ausgeübt worden sei, Bach auf die Berufungsliste zu setzen.[184] Auf jeden Fall stand er auf der Vorschlagsliste der Marburger Mediziner an erster Stelle, an zweiter Stelle folgten Caffier (Berlin) und Kehrers ehemaliger Oberarzt Neumann (Marburg/Siegen). Bach wurde in der Beurteilung in den höchsten Tönen als guter Redner, aufgeschlossen für volksgesundheitliche Probleme und als Arzt von großer Erfahrung gelobt. „Bachs verdienstvolle Leistungen geraten aber erst in den richtigen Blickwinkel durch die Einschätzung seiner Persönlichkeit, seiner Tätigkeit als Leiter ärztlicher Organisationen und seines politischen Wirkens. [...] Durch seinen starken und aktiven politischen Einsatz [...] hat Bach Erfolge erzielt und Verdienste erworben, wie sie von keinem anderen der für diesen Lehrstuhl genannten Kandidaten aufzuweisen sind. Sie sprechen für den aufrechten Charakter".[185] Natürlich mußte die Bewertung der beiden anderen Kandidaten spürbar abfallen, wenn auch nicht zu übersehen war, daß beide die bessere wissenschaftliche Reputation hatten. Besonders Neumann hatte keine Chance, da er zwar seit 1933 Parteimitglied, jedoch Katholik war.[186] Zwei weitere Kandidaten wurden im Gutachten als nicht ge-

181 StAM 310, Acc. 1978/15, Nr.2264.

182 StAM 307c, Acc. 1969/33, Nr.467. Dekan an Oberregierungsrat Scheer, 23.6.1939, 3.7.1939.

183 Der Schriftverkehr ist in den Fakultätsakten nicht enthalten. Die Akten des RMWEV aus diesen Jahren existieren nur bruchstückhaft, da das Ministerium am 23.11.1943 bei einem Fliegerangriff schwer getroffen und ein Großteil der Akten vernichtet wurde.

184 HHStAW 520, Ma 1098, Spruchkammerakte Winkler. Erklärung des Chirurgen Klapp, 4.12.1947, Bl.204: „Es ist mir [...] unbekannt, daß auf die medizinische Fakultät von irgendwelcher Stelle aus ein Druck ausgeübt worden ist, den Personalreferenten für die gesamte Hochschulmedizin im Reichserziehungsministerium Prof. Bach als Nachfolger von Herrn Geheimrat Kehrer zu wählen". Der öffentliche Kläger der Zentralberufungskammer hielt es in seiner Klageschrift im Spruchkammerverfahren Bach trotzdem für erwiesen, daß Bach seine Berufung nach Marburg allein seinen politischen Beziehungen zu verdanken hatte. Vgl. HHStAW 520 Gi-Z 85, Spruchkammerakte Bach. Klageschrift des öffentlichen Klägers der Zentralberufungskammer Hessen-Nord, 30.1.1950, Bl.25.

185 StAM 310, Acc. 1978/15, Nr.2266. Rektor an Kurator, 8.7.1939.

186 StAM 307c, Acc. 1969/33, Nr.365. Fragebogen Military Government, Hans Otto Neumann. Eintritt in die NSDAP 1.5.1933. Anmerkung Neumanns zum Fragebogen: Auf Veranlassung des RMWEV sollte er mit seiner Familie aus der Kirche austreten, erst dann hätte er ein Or-

eignet erwähnt, was angesichts des politisch hochkarätigen Erstplazierten kaum ins Gewicht fiel. Der Gauleiter hatte Bickenbach (Göttingen) für das Ordinariat vorgeschlagen,[187] und das RMWEV wollte Rossenbeck (Rostock) auf der Position sehen, allerdings bevor die Person Bachs ins Spiel gekommen war.[188]

Zum WiSe 1939/40 erfolgte die Ernennung Bachs zum ordentlichen Professor für Gynäkologie in Marburg. Seine Referententätigkeit im Ministerium konnte er vorerst fortsetzen und wurde bis Ende 1939 von der Verpflichtung zum Abhalten von Vorlesungen freigestellt.[189] Nach Beginn des Krieges wurde jedoch vom Marburger Kurator dringend gefordert, Bach nach Marburg zu versetzen. Die Medizinische Fakultät Marburg war nach kurzer Schließung schon am 1.10.1939 wiedereröffnet worden und in den ersten Kriegsmonaten die einzige, völlig überfüllte Universität im Südwesten des Reichs. Die Frauenklinik war voll belegt, Kehrer emeritiert und der Oberarzt Winkler zum Wehrdienst eingezogen.[190] Bach übergab seine Referentenstelle daraufhin an Ministerialrat Klingelhöfer (Verwaltung) und Max de Crinis (fachliche Beratung) und trat zum ersten Trimester 1940 seinen Dienst in Marburg an.[191]

Es ist kaum anzunehmen, daß die Mitglieder der Fakultät von allein auf die Idee kamen, Bach nach Marburg zu holen. Wenn Bach sich nicht selbst anbieten konnte, da er ja als Hochschulreferent den besten Überblick über freiwerdende Ordinariate hatte, so hat er dies vielleicht über seine Mittelsmänner im Ministerium lanciert. Es existiert leider weder ein Schriftstück noch eine Telefonnotiz, die uns darüber genaue Auskunft geben könnten. Den Mitgliedern der Fakultät muß bewußt gewesen sein, daß ein Kandidat wie Bach auf keinen Fall abgelehnt werden konnte, sonst wären sie in die Schußlinie von Partei und Ministerium geraten. Also empfahl sich die Flucht nach vorn durch begeisterte Zustimmung und hervorragende Beurteilung, obwohl Bachs wissenschaftlicher Hintergrund mehr als dürftig war. Desto mehr wurde sein politisches Engagement hervorgehoben, wobei vorherzusehen war, daß Bach sich auch in der Fakultät auf die Seite der „Nazi-Clique“[192] schlagen würde. Vielleicht ist es auf den Einfluß des dem Regime nahestehenden, amtierenden De-

dinariat in Aussicht gehabt. Der Referent im RMWEV, Jansen habe ihm folgendermaßen gedroht: „Sollten Sie irgendwann einmal berichten, daß Sie wegen ihres Glaubens kein Ordinariat bekommen haben, oder sollten Sie aufgrund dieser Unterredung aus der Partei oder der SA austreten, werden wir Sie zu finden wissen. In den Konzentrationslagern ist immer noch Platz, dort werden Sie dann die Weltanschauung erlernen können“. Neumann entschloß sich daraufhin zur Aufgabe seiner akademischen Laufbahn und übernahm eine Chefarztstelle an einem katholischen Krankenhaus in Siegen.

187 StAM 310, Acc. 1992/55, Nr.6253. Gauleiter Weinrich an Dekan, 3.7.1939.

188 Ebd. RMWEV an Dekan, 23.5.1939.

189 StAM 307c, Acc. 1969/33, Nr.240. Erlaß RMWEV WP 2676 ZI, 24.8.1939.

190 StAM 310, Acc. 1978/15, Nr.2266. Kurator an Sanitätsinspektion der Luftwaffe, 9.11.1939.

191 BA Berlin R 4901 (alt R 21), Nr.484. Bach an Dekane, 20.12.1939.

192 HHStAW 520, Spruchkammerakte Winkler. Schmidt an den Vorsitzenden der Spruchkammer, 22.10.1946, Bl.77. Nach Aussage des Hygienikers Schmidt (Behringwerke) waren die Mitglieder der „Nazi-Clique“ die Professoren Winkler und Bach (Gynäkologie), Pfannenstiel (Hygiene), Fliege (Zahnmedizin) und Kestermann (Innere Medizin).

kans Becher zurückzuführen, daß die Fakultät so einmütig für Bach votierte. Die Berufung Bachs war jedenfalls bestimmt im Sinne der Parteiinstanzen, denn Gauleiter Weinrich hatte sich schon zwei Jahre zuvor über eine Krise in der Marburger Universität beschwert, die seiner Meinung nach ursächlich mit der Besetzung der Lehrstühle zusammenhing,[193] und ja auch bei dieser Berufung versucht, „seinen" Kandidaten unterzubringen. Der Versuch der Einschleusung eines Kandidaten durch den Vertreter der Partei fiel bei diesem Berufungsverfahren jedoch kaum ins Gewicht. Ebensowenig wurde der Katholik Neumann in die engere Wahl gezogen, denn er hatte wie Caffier auf der Liste nur Alibifunktion. Nimmt man an, daß die Fakultät bei dieser Berufung einen Kandidaten vorgesetzt bekam, gegen den jeder Einspruch zwecklos war, so wurde ihr hier erstmals auch die Chance genommen, ihre Vorschlagsliste selbst zu bestimmen.

Die Errichtung neuer Lehrstühle

Schon 1931 hatte die Marburger Studentenschaft gefordert, einen Lehrstuhl für Wehrwissenschaften und Kriegsgeschichte einzurichten, was vom Ministerium ebenso abschlägig beschieden wurde wie der Antrag auf Errichtung eines Lehrstuhls für Arbeitsbeschaffung, Arbeitsdienst und Siedlung.[194] Nach der Machtübernahme der Nationalsozialisten stellte Rektor Baur Überlegungen an, der Medizinischen Fakultät einen Lehrstuhl für Anthropologie anzugliedern.[195] Dazu kam es jedoch nicht, und ebensowenig gab es in Marburg jemals einen Lehrstuhl für Rassenhygiene,[196] da die Pflichtveranstaltungen vom Fachvertreter für Hygiene, Pfannenstiel, mit übernommen werden konnten.

Im Zuge der wissenschaftlichen Entwicklung einzelner Fachgebiete sah sich die Fakultät jedoch genötigt, zwei neue Professuren zu beantragen. Dies war zum einen eine außerordentliche Professur für Physiologische Chemie,[197] zum anderen eine außerordentliche Professur für Röntgentherapie.

---

193 StAM 310, Acc. 1983/15, Nr.4276. Gauleiter Weinrich an Kreisleiter Krawielitzki, 29.10.37: „Die Universität Marburg, als geistiges Zentrum Kurhessens, steht zur Zeit in schwerster Krise. Einerseits liegt dieses darin begründet, dass die Zahl der Studierenden nicht die Höhe erreicht, die Marburg unbedingt haben muß, und andererseits sind auch die Lehrstühle noch nicht so besetzt, wie es bei einer Universität, die Zuzug erwartet, vorausgesetzt wird". Vgl. auch StAM 327/1, Nr.5657. Stimmungsbericht März 1937.

194 StAM 305a, Acc. 1975/79, Nr.659. Anträge der Marburger Studentenschaft, 14.6.1931 und 12.7.1932.

195 StAM 307c, Acc. 1969/33, Nr.678. Eugen Fischer an Baur, 9.8.1934.

196 Vgl. zur Institutionalisierung der Rassenhygiene: Weingart; Kroll; Bayertz 1992. Günther 1982.

197 Van den Bussche 1989, S. 87-88. Etwa zum gleichen Zeitpunkt wurde auch in Hamburg ein Extraordinariat für physiologische Chemie geschaffen. In Berlin gab es seit 1928 ein eigenständiges Institut für Physiologische Chemie, vgl. Hubenstorf; Walther 1994, S. 14. In Bonn wurde erst 1940 ein Extraordinariat geschaffen, vgl. Höpfner 1999, S. 279-280.

Die Einrichtung einer ao. Professur für Physiologische Chemie

In der Physiologie hatte es bis 1934 eine Abteilungsleiterstelle für Physiologische Chemie gegeben, die der Physiologe Friedrich Kutscher bereits seit 1904 innehatte. Mit seiner Emeritierung zum WiSe 1934/35 sollte diese Stelle wegfallen. Kutscher beantragte eine Verlängerung seiner Amtszeit über das 68. Lebensjahr hinaus, und auch die Studentenschaft setzte sich für Kutscher ein, da er ihrer Meinung nach seit über 15 Jahren die völkischen und nationalen Interessen offen und ohne Rücksichtnahme auf seine Person vertreten habe und dadurch in Kreisen der demokratischen Professoren in großen Mißkredit gekommen war.[198] Das Ministerium ließ sich nicht auf eine Verlängerung ein, gab Kutscher aber einen Lehrauftrag bis zur Klärung der Sachlage.

Nun wurde die Fakultät aktiv. Dekan Klapp schlug dem Ministerium die Errichtung eines Ordinariats für Physiologische Chemie zusätzlich zur Physiologie vor, da es Kollisionen zwischen dem chemischen und dem von Rudolf Dittler vertretenen physikalischen Zweig der Physiologie gegeben hatte. Die Kosten dafür würden sich in Grenzen halten.[199] Das Ministerium teilte mit, daß frühestens im Haushaltsjahr 1936 an die Errichtung einer Professur zu denken sei. So fragte der Dekan im Juli 1936 erneut an und erfuhr, daß wenigstens eine Assistentenstelle für den Staatshaushalt angemeldet worden war.[200] Den von der Fakultät für die Stelle ins Auge gefaßten Otto Flößner, der sich 1932 bei Dittler habilitiert hatte, lehnte das Ministerium ab,[201] zeigte sich aber mit Theodor Bersin einverstanden, der von seinem Lehrer, dem Marburger Chemiker Hans Meerwein, warm empfohlen worden war.[202] Bersin, gerade erst habilitiert, willigte sofort ein, die Assistentenstelle zu übernehmen, besonders da die Genehmigung des Lehrstuhls für das Rechnungsjahr 1937/38 in Aussicht stand und er sich natürlich Hoffnungen darauf machte.[203] Bersin übernahm zunächst einen unbezahlten Lehrauftrag, der von der Gräfin-Bose-Stiftung[204] finanziell unterstützt wurde, und hielt im SoSe 1937 Vorlesungen in Physiologischer Chemie, mußte aber bis April 1938 warten, ehe er die Oberassistenstelle offiziell übernehmen konnte.[205] In der Zwischenzeit war Bersin auch politisch aktiv geworden. Er gehörte schon seit 1933 der Partei an[206] und engagierte sich jetzt verstärkt in Dozentenschaft und NSD, so daß er seit November 1937 als stellvertretender Mar-

198 StAM 307c, Acc. 1969/33, Nr.358. Kurator an RMWEV, 12.4.1934. Marburger Studentenschaft an RMWEV, 12.6.1934.

199 Ebd. Dekan an RMWEV, 25.10.1934. StAM 305a, Acc. 1975/79, Nr.659. Dekan an Kurator, 7.12.1934. Dekan an RMWEV, 7.1.1935.

200 Ebd. Dekan an RMWEV, 8.7.1936. StAM 307c, Acc. 1969/33, Nr.358. RMWEV an Dekan, 9.7.1936.

201 Ebd. handschriftlich Rektor Baur. Flößner wurde 1936 Direktor im Reichsgesundheitsamt in Berlin.

202 StAM 307c, Acc. 1969/33, Nr.243. Gutachten Meerwein über Bersin, 21.7.1936.

203 Ebd. Dekan an RMWEV, 21.7.1936.

204 Vgl. dazu Kap. IV.4.1. Lemberg 1998. StAM 307c, Acc. 1969/33, Nr.578.

205 StAM 305a, Acc. 1992/55, Nr.4225. Ernennung Bersin zum Oberassistenten, 1.4.1938.

206 BA Berlin (ehemals BDC) Theodor Bersin. Mitglied in der NSDAP seit 1.5.1933, Mitglieds-Nr.2 828 193. Mitglied im NSD und SA.

burger Dozentenschafts- und Dozentenbundsführer, seit 1938 auch als Vertrauensmann der Medizinischen Fakultät fungierte.[207] Wahrscheinlich versprach Bersin sich davon bessere Chancen auf die Professur, seine politischen Aktivitäten brachten ihn jedoch – wie bereits berichtet – in Konflikt mit Rektor Zimmerl und er mußte schon nach einigen Monaten sein Amt niederlegen.[208] Es wundert also nicht, daß Zimmerl sich bei seinem Votum für die Besetzung der Assistentenstelle nicht gerade positiv über ihn äußerte.[209] Bersin bekam die Stelle trotzdem und hatte Glück, daß Zimmerl, geschwächt durch die Streitigkeiten mit dem NSD, im Sommer 1938 seinen Rücktritt einreichte. Zimmerl erhob auch gegen die Vorschlagsliste für die außerordentliche Professur, die für den Staatshaushalt 1938 in Aussicht gestellt war und an erster Stelle Bersin (Marburg), an zweiter Stelle Hahn (München) und an dritter Stelle Jost (Frankfurt am Main) nannte, keine Einwände mehr.[210] Der Dekan der Fakultät betonte die gute wissenschaftliche Zusammenarbeit Bersins mit den anderen Disziplinen, auch die bauliche Erweiterung der Abteilung hatte dieser bereits in Angriff genommen. Da Bersin von Parteiseite sowieso unterstützt wurde und auch die Fakultät sich hinter ihn stellte, wurde er nur drei Jahre nach seiner Habilitation zum außerordentlichen Professor ernannt und übernahm ein halbes Jahr später die Direktion des neuen Physiologisch-chemischen Instituts.[211]

Normalerweise mußte mindestens ein Zeitraum von sechs Jahren zwischen Habilitation und Ernennung zum ao. Professor liegen, der im Normalfall vom Ministerium auch peinlich genau eingehalten wurde.[212] Im Fall Bersin geschah es jedoch schon zum zweiten Mal, ebenso wie bei dem schnellen Aufstieg von Ernst Bach, daß diese Regelung für einen von der Partei protegierten Kandidaten außer Kraft gesetzt wurde. Der Zeitpunkt, den Bersin für die Intensivierung seiner politischen Aktivitäten wählte, läßt darauf schließen, daß er sich dieser Chance bewußt war und erfolgreich versuchte, seine Karriere durch vermehrtes hochschulpolitisches Engagement anzuschieben. Die Fakultät ließ sich darauf ein und unterstützte ihn durch die Nennung an erster Stelle der Vorschlagsliste. Aussagen von Fakultätsmitgliedern und Mitarbeitern seines Instituts in Bersins Spruchkammerverfahren belegen, daß er sich nach seiner Ernennung und in seiner Funktion als Dozentenbundsführer den Interessen der Fakultät gegenüber loyal verhielt.[213]

---

207 Vgl. zu Bersins Tätigkeit im NSD Kap. III.1 und III.2. StAM 305a, Acc. 1992/55, Nr.4225. Ernennung Bersin zum Dozentenschaftsführer, 11.10.1937.

208 Ebd. Gaudozentenbundsführer Düring an Kurator, 19.4.1938.

209 BA Berlin R 4901, Nr.1979. Zimmerl an Kurator, 28.2.1938.

210 StAM 307c, Acc. 1969/33, Nr.358. Dekan an RMWEV, 24.5.1938.

211 StAM 307c, Acc. 1969/33, Nr.243. Ernennung Bersins zum ao. Prof. 1.10.1938. Ernennung zum Direktor des Physiologisch-chemischen Instituts, 1.4.1939.

212 StAM 307c, Acc. 1969/33 Nr.222c. Antrag auf Ernennung zum ao. Prof., Dr. Otto Geßner. Der Pharmakologe Geßner wurde wegen hervorragender wissenschaftlicher Leistungen von seinem Chef Baur bereits nach fünf Jahren zum ao. Prof. vorgeschlagen. Das Gesuch wurde abgelehnt.

213 HHStAW 520, Ma-49, Spruchkammerverfahren Bersin. Begründung des Spruchs vom 8.6.1948.

Die Errichtung der ao. Professur für allgemeine Röntgenkunde und Röntgentherapie[214]

Das Fachgebiet Röntgenologie und Strahlenkunde hatte sich nach Entdeckung der Röntgenstrahlen im Jahre 1895 entwickelt. Die Röntgendiagnostik war in Marburg relativ schnell an den Kliniken akzeptiert worden; hier hatten 1939 die Medizinische, die Chirurgische und die Frauenklinik Röntgenapparate zur Verfügung. Neben Diagnostik und Reihenuntersuchungen gab es schon in den dreißiger Jahren Bestrebungen, die Strahlentherapie zur Krebsbekämpfung einzusetzen und die Röntgenologie als eigenständige Wissenschaft an den Universitäten zu etablieren.[215] So plante man 1936 auch in Marburg die Errichtung eines Instituts für Rönt-

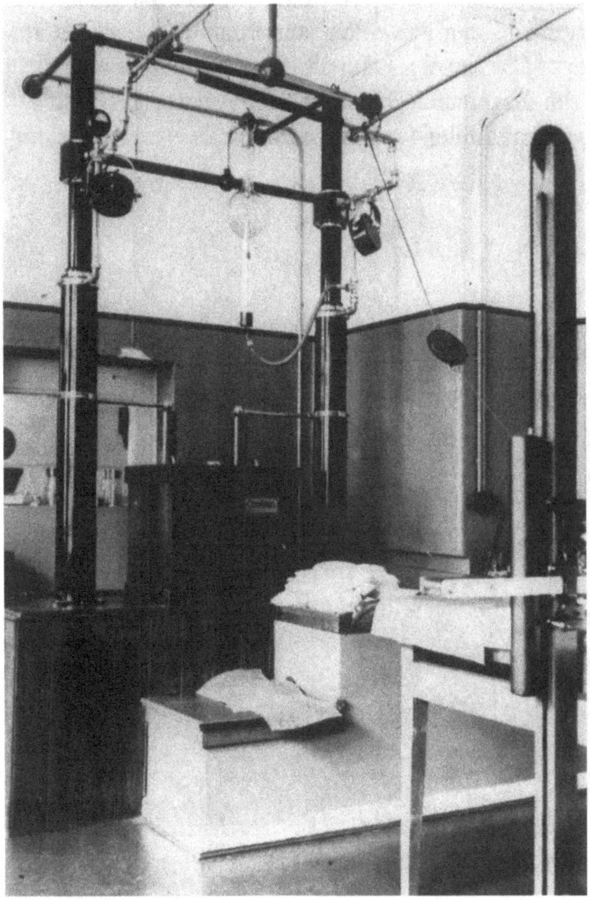

Abb. 13: Der Röntgenraum der Hautklinik (Original: Bildarchiv Foto Marburg, Nr. 22.895).

214 StAM 310, Acc. 1983/15, Nr.4343, Bd.2. Umbenennung des Instituts für Röntgentherapie in „Strahleninstitut", 12.12.1942, da neben der strahlentherapeutischen Abteilung eine strahlenbiologische Forschungsabteilung eingerichtet wurde.

215 Meyer 1938. Bereits 1929 wurde an der Medizinischen Fakultät Berlin ein Institut für Strahlenforschung ins Leben gerufen. Vgl. Hubenstorf; Walther 1994, S. 14.

gentherapie, das – angeschlossen an die Medizinischen Klinik – fachübergreifend für alle Kliniken tätig werden sollte. Als Standort für den Neubau war die Robert-Koch-Str.8, zwischen Medizinischer Poliklinik und Chirurgischer Klinik, vorgesehen. Nach Berechnungen des Kurators sollten die Baukosten etwa 250 000 RM betragen, dazu kamen für Betriebseinrichtung und Inventar weitere 150 000 RM. Der Bau sollte zum Teil aus den Überschüssen der anderen Kliniken finanziert werden. Das Ministerium war einverstanden, und die Bauarbeiten konnten zum WiSe 1938/39 beginnen.[216]

Bereits vor Baubeginn machte man sich auf der Fakultätssitzung im Mai 1938 Gedanken über die Besetzung der Stelle des zukünftigen Institutsdirektors, für den möglichst ein planmäßiges Extraordinariat geschaffen werden sollte.[217] Der Lehrstuhl wurde für den Haushalt 1939 angemeldet.[218] Auf Anfrage empfahl der Nestor der Röntgenologie, Hans Meyer (Bremen), den Privatdozenten René du Mesnil de Rochemont, der in Gießen tätig war.[219] Die von der Fakultät daraufhin eingereichte Liste enthielt jedoch nur die Namen von Englmann (Hamburg) und Reisner (Stuttgart),[220] die von den anderen Fachkollegen empfohlen worden waren. Beide waren Parteimit-

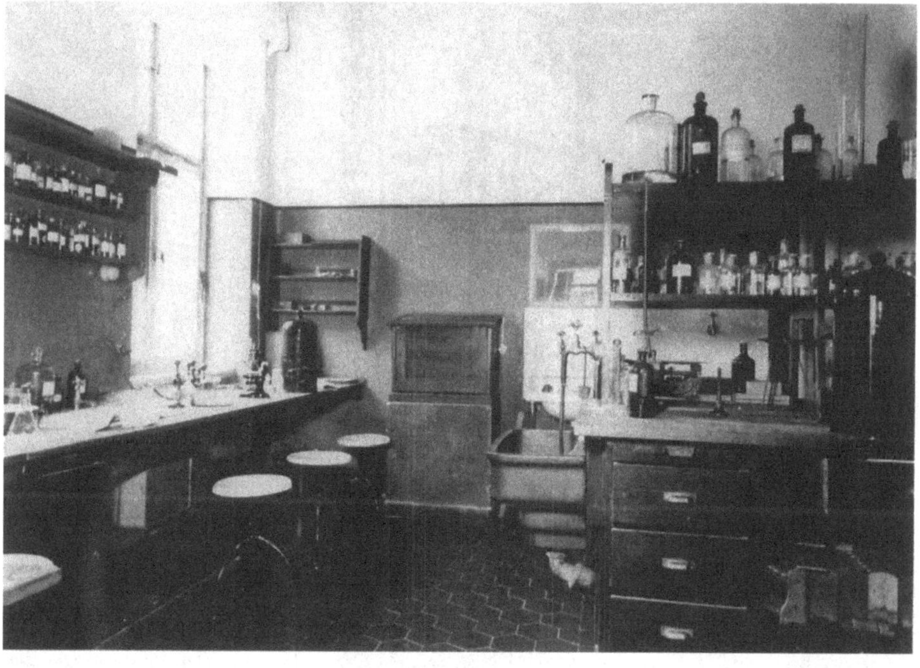

Abb. 14: Labor in der Hautklinik (Original: Bildarchiv Foto Marburg, Nr. 22.893).

216 StAM 310, Acc. 1975/42, Nr.2028.

217 Emil von Behring-Bibliothek für Geschichte und Ethik der Medizin der Philipps-Universität Marburg, Fakultätsbuch. Fakultätssitzung vom 17.5.1938.

218 StAM 305a, Acc. 1976/79, Nr.660. Kurator an RMWEV, 13.7.1938.

219 StAM 307c, Acc. 1969/33, Nr.663. Meyer an Dekan, 24.5.1938.

220 Ebd. Dekan an RMWEV, 22.11.1938.

glieder, Englmann außerdem Mitglied der SS. Du Mesnil war zwar ebenfalls seit 1937 Parteimitglied,[221] erschien den Fakultätsmitgliedern aber vielleicht zu unerfahren, da er gerade erst zum außerordentlichen Professor ernannt worden war.[222]

Der Neubau des Instituts schritt zügig voran,[223] die Institutsdirektoren der Medizinischen Klinik und der Poliklinik bekamen jedoch plötzlich Bedenken: sie wollten das Röntgeninstitut lieber in ihre Kliniken integriert sehen und die vorhandenen Röntgenapparaturen nicht an das neue Institut abgeben.[224] Mit ihrem Einspruch kamen sie jedoch zu spät, das Berufungsverfahren war nicht mehr zu stoppen. Nachdem Englmann die Marburger Position abgelehnt hatte, weil ihm der unklare Modus der Verteilung der röntgendiagnostischen Fälle auf die einzelnen Kliniken mißfiel,[225] mußte die Fakultät eine neue Liste erstellen. Eine erneute Anfrage bei Meyer brachte wieder du Mesnil ins Spiel. Auf der neuen Vorschlagsliste erschien sein Name an zweiter Stelle hinter Ott (Berlin), an dritter Stelle folgte von Braunbehrens (Freiburg).[226] Der Dekan legte in seinem Schreiben an das Ministerium dar, daß die Fakultät die Aufgaben des neuen Institutsdirektors weniger in der routinemäßigen Röntgendiagnostik als in der Durchführung der Strahlentherapie und der Forschung auf dem Gebiet der Strahlenbiologie sähe. Er solle mit den anderen Kliniken eng zusammenarbeiten, die ihre Röntgenstationen jedoch behalten wollten. Diese Haltung der Fakultät nahm Ott, der vom Ministerium favorisiert wurde und sein Interesse an dem vakanten Lehrstuhl bekundet hatte, zum Anlaß, von der Berufungsliste zurückzutreten, da ihm das Aufgabengebiet des Marburger Röntgeninstituts nicht klar genug abgegrenzt war.[227] Das Ministerium gab daraufhin dem Listenzweiten den Zuschlag: du Mesnil wurde die neueingerichtete ao. Professur übertragen.[228] Er hatte sie bis 1945 inne, wurde dann von der amerikanischen Militärregierung entlassen und erst 1950 nach Beendigung seines Spruchkammerverfahrens wieder eingestellt.[229]

221 BA Dahlwitz René du Mesnil de Rochemont ZA V 163, Bl.54. Mitglied der NSDAP seit 1.5.1937, Mitglieds-Nr.5 224 230. Mitglied der SA.

222 Vgl. Auerbach 1979, S. 317.

223 BA Berlin R 4901, Nr.2038. Kurator an RMWEV, 8.7.1939. Das Gebäude war im Rohbau fertig, die Inbetriebnahme für Anfang 1940 in Aussicht gestellt. Eine stationäre Abteilung mit 25 Betten sollte durch einen Oberarzt, zwei Assistenten und fünf Schwestern und 1 Pfleger versorgt werden. Durch den Kriegsbeginn verzögerte sich die Fertigstellung jedoch, Teile des Gebäudes wurden zunächst als Lazarett genutzt, und die endgültige Inbetriebnahme erfolgte erst im Frühjahr 1942. Vgl. die Chronik der Philipps-Universität Marburg 1941-1945, S. 143-145.

224 StAM 307c, Acc. 1969/33, Nr.361. Klewitz an Dekan, 24.2.1939. Schwenkenbecher an Dekan, 13.3.1939.

225 StAM 307c, Acc. 1969/33, Nr.663. Englmann an Dekan, 19.1.39.

226 StAM 307c, Acc. 1969/33, Nr.361. Dekan an RMWEV, 3.5.1939. StAM 305a, Acc. 1975/79, Nr.660. Handschriftliche Notizen zur Liste vom 3.5.1939. Der Senat ist gehört worden, der Rektor stimmt zu.

227 Ebd. Ott an Dekan, 15.7.1939.

228 Ebd. Ernennung Du Mesnil de Rochemont 19.8.1939.

229 HHStAW 520, Ma 91, Spruchkammerverfahren Du Mesnil de Rochemont. Spruch vom 2.11.1946 und 24.9.1949.

Nach Ansicht der Spruchkammer war du Mesnil nur nominell am Nationalsozialismus beteiligt, auch die vorhandenen Personalakten unterstützen diese Sichtweise. Seine Parteimitgliedschaft war bestimmt vorteilhaft, um ihm in relativ jungen Jahren (er war 1939 38 Jahre alt) eine Professur zu verschaffen. Andererseits wurde er von einem der renommiertesten Röntgenologen des Reichs empfohlen und war durch seine Forschungen auf dem Gebiet der Strahlentherapie wissenschaftlich ausgewiesen. Es kann hier nur spekuliert werden, ob er den Lehrstuhl auch ohne Parteibuch bekommen hätte.

Beurteilung der Berufungspraxis an der Marburger Medizinischen Fakultät

Die detaillierte Darstellung der einzelnen Berufungsverfahren war Hilfsmittel zur Beantwortung der Frage, was bei den Berufungen an die Marburger Medizinische Fakultät in den Jahren 1933-39 ausschlaggebend war: die wissenschaftliche Qualifikation oder das politische Zuverlässigkeitskriterium. Außerdem war zu klären, welche inner- und außeruniversitären Entscheidungsträger die Auswahl der Kandidaten maßgeblich beeinflußten.

Die Mitgliedschaft in der Partei oder einer ihrer Gliederungen war im „Dritten Reich" nie eine durch Erlaß offiziell festgeschriebene Voraussetzung für eine Berufung. Wie verhielt es sich aber in der Praxis? Aus einer Statistik, die das RMWEV Anfang 1939 erstellte, ist ersichtlich, daß von 1933 bis zu diesem Zeitpunkt 256 medizinische Lehrstühle an deutschen Universitäten neu besetzt worden waren, davon waren 86 Berufungen nach dem 1. Januar 1937 erfolgt. 58 dieser neuen Lehrstuhlinhaber waren Mitglied in der NSDAP, weitere sieben in einer ihrer Gliederungen, d.h. in den Jahren 1937/38 waren 76 % aller Neuberufenen in der Medizin mit der Partei verbunden.[230] Der Vergleich mit anderen Fachrichtungen auf dieser Liste macht deutlich, daß der Prozentsatz der Parteimitglieder bei den Medizinern mit Abstand am höchsten war.[231] Betrachtet man die Mitgliedschaften der zwölf an den hier beschriebenen Marburger Berufungsverfahren direkt Beteiligten,[232] so ergibt sich, daß neun von zwölf (75%) bei ihrer Ernennung der NSDAP angehörten. Zwei weitere traten kurz darauf (1937) in die Partei ein, nur einer entschied sich erst Jahre später zum Parteibeitritt. Sieben Professoren gehörten der SA an, keiner der SS, elf von zwölf waren in irgendeiner Form an das System gebunden. Diese Ergebnisse sind gut vergleichbar mit ähnlich hohen Mitgliedsquoten der Berufenen der Ham-

230 BA Berlin R 4901 (alt R 21), Nr.10815, Bd.II. Planstellenbesetzung bei den deutschen Hochschulen, 1.1.1939, Bl.184.

231 Ebd. Neuberufene in den Rechtswissenschaften: 16 von 41 gehörten der Partei an; Staats- und Wirtschaftswissenschaften: 22 von 40 Neuberufenen gehörten der Partei an. Gesamtzahl aller Neuberufenen 1937/38: 463; davon gehörten nicht ganz 50 % der Partei an. (Der Referent im RMWEV, Wacker, hatte sich bei der Gesamtzahl verrechnet und nur 426 angegeben, wie Kelly bereits 1973 bemerkt hat; vgl. Kelly 1973, S. 374-376.)

232 Die Zahl ergibt sich aus den acht als Ordinarien und Extraordinarien Berufenen, zwei Vertretern und zwei auf die neuen Lehrstühle berufenen ao. Professoren.

burger,[233] der Bonner[234] und der Jenaer Medizinischen Fakultät,[235] ebenso mit den Mitgliedschaften von 34 neuberufenen Biologen.[236]

Marburg spielte also keine Vorreiterrolle, wenn dreiviertel aller neuberufenen Mediziner wenigstens nominell der Partei angehörten. Die Nazifizierung des Marburger Medizinischen Lehrkörpers wurde durch die Bevorzugung von Parteimitgliedern stark vorangetrieben, da hauptsächlich die älteren, etablierten Professoren sich von der Partei fernhielten, der nachrückende, jüngere Nachwuchs jedoch der „Bewegung" positiv gegenüberstand. Auch die Betrachtung einzelner Berufungsverfahren läßt keinen Zweifel darüber zu, daß der politische Hintergrund der Kandidaten eine ausschlaggebende Rolle spielte.[237] Die Fakultät bemühte sich zwar, bei der Erstellung ihrer Vorschlagslisten wissenschaftliche Kriterien vorrangig zu berücksichtigen und setzte auch politisch „Unzuverlässige" wissentlich auf Platz eins, konnte sich jedoch gegen das Votum der verschiedenen Parteiinstanzen meist nicht durchsetzen. Da die Gutachten der örtlichen Vertrauensmänner der Hochschulkommission und der Dozentenbundsführer vom RMWEV bei seiner Entscheidungsfindung nicht übergangen werden konnten, fielen die Berufungschancen von Kandidaten mit schlechter politischer Beurteilung auf den Nullpunkt, auch wenn sie einen hervorragenden wissenschaftlichen Leumund hatten (z.B. Ablehnung von Benninghoff in den dreißiger Jahren). Waren die Kandidaten wissenschaftlich ausgewiesen und gleichzeitig politisch einigermaßen akzeptabel, gab es im allgemeinen keine Schwierigkeiten, hier konnte ohne weiteres die bessere wissenschaftliche Qualifikation ausschlaggebend für die Berufung sein (Fall Gremels). Fehlte jedoch die wissenschaftliche Qualifikation bei gleichzeitiger Protektion durch die Parteiinstanzen, so reichte das Beharrungsvermögen der Fakultät nicht aus, um sich gegen den Parteikandidaten zu wehren. „Alte Kämpfer" wie der Zahnmediziner Fliege bekamen so mit Hilfe ihrer Parteigenossen einen Lehrstuhl, auch wenn das Ministerium das nicht zugeben wollte. Im Fall Fliege wehrte sich die Fakultät noch nach Kräften, und der Widerstand hing sicherlich nicht unwesentlich mit der Person des Dekans Baur zusammen, der den Willen der Fakultät vehement nach außen vertrat. Einige Jahre später, mit dem Nationalsozialisten Becher als Dekan, gab es dann keine Gegenstimmen mehr, als der Parteiaktivist Bach auf den Lehrstuhl für Gynäkologie „gehievt" wurde. Es ist also festzuhalten, daß das Verhalten der Fakultät auch vom Durchsetzungsvermögen des Dekans abhing: Baur (Dekan 1933), obwohl Parteimitglied, scheute vor keiner Auseinandersetzung zurück, Klapp (Dekan 1934-37)

233 Van den Bussche 1989, S. 106 und 108. 60% der Berufenen waren Parteimitglieder, 87% waren Mitglieder in einer der Gliederungen.

234 Höpfner 1999, S. 274. 10 von 14 bis 1945 neuberufenen Ordinarien waren hier Parteigenossen.

235 Zimmermann 2000, S. 63. 81% der Jenaer Berufenen waren Parteimitglieder.

236 Deichmann 1992, S. 230-235. 65% der Ordinarien und 70% der Extraordinarien der Biologie waren bei ihrer Berufung Mitglieder der NSDAP.

237 Eine ähnliche Einschätzung der Berufungspraxis ist für die Universität München dokumentiert, vgl. Böhm 1995, S. 490-496.

versuchte eher auszugleichen, und Becher (Dekan 1937-40) verhielt sich parteikonform. Dementsprechend war Widerspruch der Fakultät in den Jahren 1933-36 unter Baurs Dekanat und Rektorat auch noch häufiger zu hören als in den folgenden Jahren, in denen man sich der neuen Berufungspraxis weitgehend angepaßt hatte.[238]

Über die Amtsführung Baurs als Dekan und Rektor ist in Kapitel III.1 schon berichtet worden. Sein Nachfolger, der Chirurg Klapp, hatte das Amt vier Jahre inne. Er setzte sich für die Fakultät ein, versuchte jedoch, sich den Gegebenheiten anzupassen und führte die Vorgaben des RMWEV aus. Es ist an keiner Stelle aktenkundig geworden, daß Klapp sich mit den Vorgaben des Ministeriums kritisch auseinandersetzte. Nachdem er das Amt zum WiSe 1937 wegen seiner starken Beanspruchung beim Ausbau der Chirurgischen Klinik zur Verfügung gestellt hatte, übernahm der Anatom Becher das Dekanat. Dieser wurde unter Beibehaltung seiner Dekanswürde Anfang 1939 auch noch zum Prorektor ernannt und übernahm nach Kriegsbeginn kurzzeitig die Vertretung des Rektors Theodor Mayer.[239]

Von Berufungen, die ohne Anhörung der Fakultät durch das RMWEV allein vorgenommen wurden, wie es in Jena[240] und auch in Bonn[241] mehrmals vorgekommen sein soll, ist für die Marburger Medizinische Fakultät nichts überliefert. Neben Fakultät und Ministerium gab es jedoch auch in Marburg viele Instanzen, die die Berufungen zu beeinflussen suchten. In fast allen beschriebenen Verfahren wird dies deutlich: eine besondere Machtposition hatte der Vertrauensmann der Fakulät und später der Dozentenbundsführer durch die Erstellung von politischen Gutachten.[242] Die Vertrauensdozenten Schubert und Fliege wurden in alle Berufungsentscheidungen der Fakultät auch durch ihre Beteiligung an den Berufungskommissionen mit einbezogen, spielten ihr Machtpotential jedoch nicht so aus, wie dies beispielsweise vom Dozentenvertreter an der Medizinischen Fakultät Tübingen berichtet wird.[243] Die Studentenschaft versuchte besonders direkt nach dem Machtwechsel, ihre Kandidaten durchzusetzen, traf dabei aber bei keiner Instanz auf offene Ohren. Außerhalb der Universität waren es der Vertreter des NSÄB und der Gauleiter, die ihre Finger im Spiel hatten und sich mehrmals durch Briefe und Empfehlungen einschalteten. Das Ministerium versuchte einige Male, eigene Kandidaten unterzubringen, dies konnte jedoch in fast allen Fällen von der Fakultät verhindert werden. Hatte man sich im Ministerium in den ersten Jahren noch dagegen gewehrt, daß von allen Seiten unzulässi-

238 Vgl. Tab.4.

239 StAM 305a, Acc. 1976/19, Nr.3454 und 307c, Acc. 1969/33, Nr.169.

240 Zimmermann 2000, S. 63.

241 Höpfner 1999, S. 323. Nach Aussage Höpfners wurde fast ein Drittel aller Bonner Medizinprofessoren zwischen 1933 und 1945 gegen den Willen oder ohne Wissen der Partei berufen.

242 BA Berlin (ehemals BDC) NS 15, Nr.330. Reichsdozentenbundsführer Schultze: Der Nationalsozialistische Deutsche Dozentenbund, S. 12-13: Mitarbeit des NSD bei Ernennungen und Berufungen.

243 Nach Adam 1977, S. 128-130 wurde in Tübingen das politische Zuverlässigkeitskriterium zum Berufungsmaßstab schlechthin und dies besonders an der Medizinischen Fakultät. Der Vertrauensmann der Fakultät Matthaei hatte daran entscheidenden Anteil.

ge Einmischungen in die Berufungen erfolgten, so wurde dies in den späten dreißiger und den Kriegsjahren Usus, und niemand erhob mehr Einwände.[244]

Zusammenfassend ist zu sagen, daß nicht alle Berufungen an der Marburger Medizinischen Fakultät einen politischen Hintergrund hatten, auch wenn es anhand der Parteimitgliedschaft der Kandidaten auf den ersten Blick so erscheint. Die nominelle Mitgliedschaft war als Kriterium zwar nicht unverzichtbar, sie förderte die Karrierechancen der Kandidaten aber immens, d.h. unter fachlich ausgewiesenen, gleichwertigen Bewerbern wurden die Parteimitglieder bevorzugt. Die Fakultät war bei ihrer Auswahl um wissenschaftliche Qualität bemüht, bekam aber mindestens einmal einen unerwünschten Kandidaten aufoktroyiert. Bemerkenswert ist, daß auch persönliche Animositäten der Fakultätsmitglieder eine Rolle spielten (Fall Jacobshagen), indem durch Denunziation die politische Situation für persönliche Belange ausgenutzt wurde. Dies und die Berufung unerwünschter Kandidaten trug dazu bei, daß sich das Vertrauensverhältnis unter den Fakultätskollegen verschlechterte, man in den Fakultätssitzungen nicht mehr offen seine Meinung äußern konnte und sich in der Fakultät zwei Lager bildeten, die sog. „Nazi-Clique" und die „unpolitischen" Kollegen. Das Verhältnis dieser beiden Fraktionen war gespannt und sollte in den letzten Kriegsjahren bei den Berufungsverhandlungen um die Nachfolge des Chirurgen Klapp eskalieren.[245]

4.3 Die Habilitationsverfahren

Kornelia Grundmann

„In der Vergangenheit war die Heranziehung junger Dozenten nahezu ganz der Initiative der einzelnen Hochschullehrer überlassen. Auch ihre Formung wurde ganz individuell durchgeführt. Viele Professoren bemühten sich, Häupter einer wissenschaftlichen ‚Schule' zu werden. [...] Der junge Assistent, der in der damaligen Zeit eine lange Zeit brauchte bis zur Betrauung mit einem Lehrstuhl, wurde auch noch als Privatdozent und sogar noch als ausserordentlicher Professor oft ganz unter den Willen der jeweils herrschenden Hochschullehrer gezwungen. Viele neue schöpferische Ideen gingen so verloren, weil die junge Kraft an den deutschen Hochschulen sich nicht frei entwickeln konnte".[246]

---

244 StAM 305a, Acc. 1975/79, Nr. 659. Minister Rust an Universitätsverwaltung, 4.5.1935. „Mir ist zur Kenntnis gekommen, daß zur Abfassung von Gutachten aufgeforderte Hochschullehrer durch unzuständige Personen oder Stellen bei der Erstattung beeinflußt oder sogar daran gehindert worden sind. Derartige Beeinflussungen, - ganz gleich von welcher Seite sie ausgeübt werden -, bedeuten eine unzulässige Einmischung unverantwortlicher Personen in Angelegenheiten der Wissenschaftsverwaltung und gefährden damit das Verhältnis der dieser unterstehenden Beamten zur Staatsführung".

245 Vgl. dazu Kap. IV.2.2.

246 BA Berlin (ehemals BDC) NS 15, Nr. 330. Walter Schultze: Der Nationalsozialistische Deutsche Dozentenbund, S. 20.

So dokumentierte der Reichsdozentenführer Walter Schultze seine Ansicht über die Aufstiegschancen von jungen Wissenschaftlern an den deutschen Universitäten der Weimarer Republik. Diese Mißstände galt es im Nationalsozialismus zu überwinden, der „Hochschullehrer neuen Typs" sollte geschaffen werden, der „den Studenten wahres Vorbild und Führer sein kann".[247] Nationalsozialistische Hochschulreformer wie beispielsweise Ernst Krieck ließen von Anfang an keinen Zweifel daran aufkommen, daß es notwendig sei, besonders den Hochschullehrernachwuchs in die Umformung der Hochschulen mit einzubeziehen.[248] Zunächst waren die Kriterien für die Rekrutierung des Dozentennachwuchses so zu verändern, daß die Auswahl der Bewerber nicht mehr allein durch die Hochschulen erfolgte. Nachdem das Kultusministerium sich im September 1933 die Erteilung der Venia legendi ausdrücklich vorbehalten hatte, wurde bereits kurz darauf eine neue Reichshabilitationsordnung angekündigt, die ein Jahr später in Kraft trat.[249] Diese beinhaltete folgende Neuerungen:[250] Habilitation und Erteilung der Lehrbefugnis (Dozentur) wurden voneinander getrennt. Während die Habilitation durch Einreichen einer Habilitationsschrift und einer wissenschaftlichen Aussprache jedem freigestellt war, wurden zur Dozentur je nach Bedarf an Lehrpersonal nur Personen zugelassen, die auch Beamte werden konnten, was Juden und Ausländer automatisch ausschloß. Voraussetzung für die dann folgende Dozentur war eine öffentliche Lehrprobe von einer Stunde, wenn der Kandidat der Fakultät bekannt war (sonst drei Stunden). Die Fakultät wählte ein Vortragsthema aus drei Themenvorschlägen des Bewebers. Der Rektor mußte daraufhin ein Urteil über die wissenschaftliche, didaktische und auch politische Eignung abgeben, das ihm meist vom Dekan der Fakultät vorgegeben wurde. Die persönliche und charakterliche Eignung als Hochschullehrer im nationalsozialistischen Staat sollte schließlich durch die Teilnahme an einem Gemeinschaftslager und einer Dozentenakademie nachgewiesen werden, die von der Deutschen Dozentenschaft durchgeführt wurden. Hatte sich der Kandidat auch dort bewährt, erfolgte die endgültige Ernennung zum Dozenten durch das Ministerium auf Vorschlag der Fakultät.

Die einschneidendste und auch zeitaufwendigste Veränderung war also die obligatorische Teilnahme an körperlicher und weltanschaulicher Schulung, ohne die keine Dozentur mehr möglich war. Zunächst wurden für den Dienst im Gemeinschaftlager zehn Wochen, für die Dozentenakademie drei Wochen veranschlagt, die Beurteilungen sollten direkt ans Ministerium weitergeleitet werden.[251] Es war strikt untersagt, während der Lagerzeit fachliche Aufgaben auszuführen, die eventuell von den Kollegen nachgeschickt worden waren, denn „der einzelne Teilnehmer

247 WAR 4, Nr.17 (1934), S. 1-2, Die Dozentenschaft im neuen Staat. Ein Interview mit dem Führer der Preußischen und Deutschen Dozentenschaft Dr. Greite.

248 Krieck 1933.

249 StAM 307c, Acc. 1969/33, Nr.670. Erlaß PrMWKV U I 2106, 21.9.1933. Erlaß PrMWKV U I 2532.1, 18.10.1933. Reichshabilitationsordnung, Erlaß RMWEV R U I 730/34, 13.12.1934.

250 Vgl. dazu Adam 1977, S. 132-133. Van den Bussche 1989, S. 73. Kelly 1973, S. 164-171.

251 StAM 310, Acc. 1983/15, Nr.4418. Erlaß RMWEV R U I 466/34, 19.1.1935.

sollte vollkommen in der Lagergemeinschaft aufgehen, sollte sich ganz seinen Lagerpflichten widmen und sich nicht ablenken lassen durch aufgezwungene oder freiwillig übernommene Berufsarbeiten".[252] An einem der ersten Dozentenlehrgänge im Wehrsportlager Zossen nahm ein Habilitand der Marburger Medizinischen Fakultät, Ewald Kestermann, Facharzt für Innere Medizin, bereits Anfang 1934 teil, obwohl dies noch nicht durch Erlaß festgelegt worden war. Sein Beurteilungsbogen weist auf die Durchführung einer paramilitärischen Ausbildung der zukünftigen Dozenten hin. Neben nationalsozialistischem Verständnis und Veranlagung (!) wurden Exerzieren, körperliches Leistungsvermögen und militärische Eignung nach einem Punktesystem bewertet. Anschließend absolvierte Kestermann einen Lehrgang der Dozentenakademie Rittmarshausen bei Göttingen, wo von Vertretern verschiedener Fachgebiete Vorträge gehalten wurden und jeder Habilitand sein Fachgebiet in allgemeinverständlicher Form selbst vorstellen mußte.[253] Sowohl die Gutachten des Gemeinschaftslagers und der Akademie als auch das der Marburger Dozentenschaft wiesen Kestermann als fachlich beschlagen und politisch zuverlässig aus, wenn er sich im Lager auch nicht sehr aktiv hervorgetan hatte.[254] Die Gutachten waren anscheinend für die Erlangung der Dozentur ausreichend, so daß Kestermann im Februar 1935 zum Dozenten ernannt werden konnte.[255]

Ungleich schlechter fiel die Beurteilung seines Kollegen R. aus, der mit ihm zusammen den Lehrgang in Zossen absolviert hatte. Vom leitenden Standartenführer wurde er als verschlossen und politisch völlig gleichgültig abqualifiziert. R. belegte erst ein Jahr später – vielleicht als Reaktion darauf – einen Lehrgang der Dozentenakademie in den Neuhöfen bei Marburg[256], dessen Kursleiter in seinem Gutachten nicht umhin konnte, R. mangelnden „Aktivismus" und fehlende „Führernatur" vorzuwerfen. Er wollte ihm jedoch augenscheinlich keine Steine in den Weg legen und schilderte ihn ansonsten als entscheidungsfreudig, überzeugungstreu und deshalb als Hochschullehrer absolut geeignet.[257] Da auch der Leiter des wissenschaftlichen Amts der Dozentenschaft, der Psychiater Mauz, sowie R.s Chef Dittler ihn als einen zuverlässigen Forscher beurteilten,[258] konnte ihm die Dozentur Ende 1935 trotz der schlechten politischen Beurteilung verspätet verliehen werden. Das gesamte Habilitationsverfahren hatte fast zwei Jahre in Anspruch genommen.

252 StAM 305a, Acc. 1975/79, Nr.732. Erlaß PrMWKV R U III 47, 4.9.1934.

253 Vgl. Losemann 1980.

254 BA Dahlwitz ZB II 1934 A.9 Personalakte Ewald Kestermann Januar 1935. Allgemeine Beurteilung des Führers des Dozentenlehrgangs in Zossen, 10.3.1934. Gutachten der Dozentenakademie in Rittmarshausen, 30.3.1934. Gutachten der Dozentenschaft Marburg zum Habilitationsverfahren, 5.11.1934.

255 Ebd. Habilitation am 7.2.1935.

256 WAR 5, Nr.20/21 (1935), S. 3-4, Die Neuhöfe ständiges Lager der Marburger Dozentenschaft.

257 BA Dahlwitz Z/B/2 1909, Akte 9. Allgemeine Beurteilung des Dozentenlehrgangs in Zossen, 10.3.1934. Bericht 15. Lehrgang der Dozentenakademie in den Neuhöfen, 30.3.1935.

258 Ebd. Gutachten Mauz, 3.5.1935. HHStAW 483, Nr.4647a. Dittler an den Führer der Marburger Dozentenschaft, 20.12.1934.

Aus den Akten geht nicht hervor, daß eine der Dozenturen an der Marburger Medizinischen Fakultät aufgrund schlechter politischer Gutachten abgelehnt wurde, obwohl dies möglich gewesen wäre und – wie oben beschrieben – vom Wohlwollen des Lagerleiters abhängig sein konnte.[259] Auch der Vertrauensmann der NSDAP konnte durch Einspruch Habilitationen verzögern. Hans-Joachim Lauber, seit 1934 Assistent an der Chirurgischen Klinik, bekam dies zu spüren, als er sich im folgenden Jahr habilitieren wollte. Vertrauensmann Fliege stellte Nachforschungen über seine politische Zuverlässigkeit an und erhielt auf dem Umweg über den NSÄB-Führer die Auskunft, daß der Kandidat in Königsberg, seiner früheren Wirkungsstätte, Sozialdemokrat gewesen sei und bei jeder Gelegenheit über das „Dritte Reich" geschimpft habe. Diese Denunziation eines ehemaligen Kollegen, der Lauber anscheinend schaden wollte, wurde jedoch von keiner Seite bestätigt, so daß das Habilitationsverfahren mit einiger Verspätung durchgeführt werden konnte.[260]

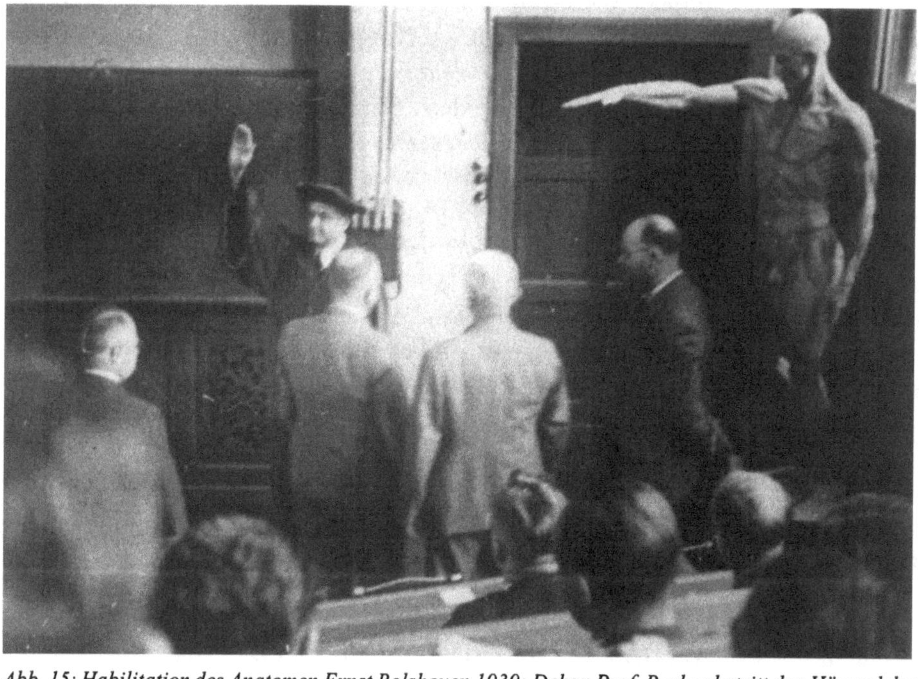

Abb. 15: Habilitation des Anatomen Ernst Rolshoven 1939; Dekan Prof. Becher betritt den Hörsaal des Anatomischen Instituts mit dem „Hitler-Gruß" (rechts ein „Muskelmann"; Original: Dr. H. Fischer, Bad Wildungen).

---

259 Dies soll in Tübingen geschehen sein. Vgl. Adam 1977, S. 132, Anm.67. In Marburg gab es mehrere, bereits im Vorfeld abgelehnte Habilitationen wegen zu geringer wissenschaftlicher Leistungen. (StAM 307c, Acc. 1969/33, Nr.480, Nr.481, Nr.482).

260 StAM 307c, Acc. 1969/33, Nr.318. HHStAW 520, FZ-A-1098, Spruchkammerverfahren Lauber. Begründung des Spruchs vom 4.8.1947. Lauber versuchte nach dem Krieg, durch die verzögerte Ernennung zum Dozenten seine Entlastung zu erreichen.

Die Zulassung zum Beruf des Hochschullehrers war also zum Vabanquespiel geworden, da es nicht mehr wie bisher nur auf die wissenschaftlichen Leistungen ankam, sondern auch die weltanschauliche Ausrichtung des Bewerbers eine Rolle spielte. Die Kandidaten erfuhren nur auf Umwegen, wie sie politisch beurteilt worden waren, da die Gutachten direkt ans Ministerium geschickt wurden. Das gesamte Habilitationsverfahren verlängerte sich durch Gemeinschaftslager und Akademie um drei Monate, eine Neuerung, die viele vor der Hochschullehrerlaufbahn zurückschrecken ließ. Nachdem das RMWEV Ende 1935 die Durchführung der Lager von der Dozentenschaft übernommen hatte, versuchte man dem Hochschullehrernachwuchs durch Verkürzung der Lagerdienstzeit auf insgesamt sechs Wochen entgegenzukommen, ein Jahr später waren nur noch vier Wochen abzuleisten.[261] Die körperliche und weltanschauliche Schulung der zukünftigen Dozenten wurde nun im Lager Thännich bei Rudolstadt (Thüringen) durchgeführt,[262] der Zahnmediziner Heuser und der Anatom Rolshoven wurden dorthin einberufen.[263] Nach Schließung

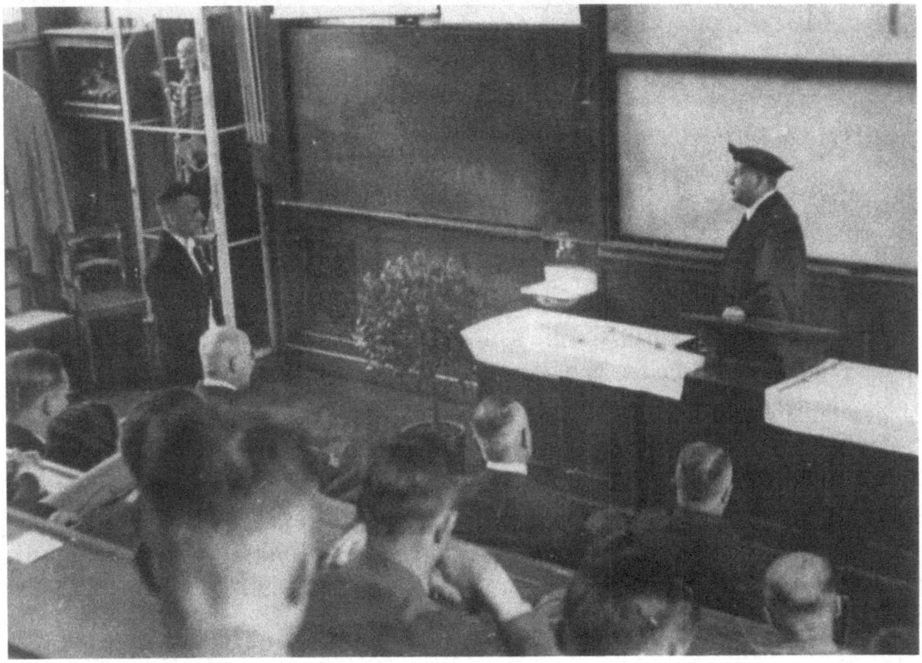

Abb. 16: Habilitation Rolshoven; Dekan Becher leitet die Diskussion. In der ersten Reihe links (vor dem Habilitanden) der ehemalige Direktor des Anatomischen Instituts, Prof. E. Göppert (Original: Dr. H. Fischer, Bad Wildungen).

---

261 StAM 307c, Acc. 1969/33, Nr.670. Erlaß RMWEV W I i 200/II 36, 18.2.1936. Erlaß RMWEV W J Ns 1649/11, 11.5.1937.

262 StAM 307c, Acc. 1969/33, Nr.638. Rundschreiben Deutsche Dozentenschaft, 17.9.1935, Bl.54.

263 StAM 310, Acc. 1983/15, Nr.4418. Rektor an RMWEV, 30.12.1937. Zur Beurteilung Rolshovens vom Leiter des Lagers Thännich vgl. Grundmann; Aumüller 1996, S. 345, Anm.106.

dieses Lagers im Jahre 1938 wurde ein Beamtenlager für den Nachwuchs der höheren Beamten und Erzieher in Bad Tölz eröffnet,[264] welches jedoch mit Kriegsbeginn von der Wehrmacht belegt wurde. Die Lehrgänge konnten „wegen der Umstände" nicht mehr stattfinden und sollten nach Kriegsende nachgeholt werden.

Obwohl der Hochschullehrernachwuchs zwischenzeitlich finanziell durch das 1936 ins Leben gerufene Reichsdozentenwerk[265] unterstützt wurde, war die Nachwuchsnot an den Hochschulen unübersehbar und wurde auf den Rektorenkonferenzen diskutiert.[266] Die Forderung nach einer Änderung der Reichshabilitationsordnung wurde laut, um den „Ausverkauf der Hochschulen durch die Industrie" aufzuhalten. Die Neufassung der Reichshabilitationsordnung trat Anfang 1939 in Kraft und enthielt hauptsächlich zwei Neuerungen: die Verkürzung des Verfahrens und die finanzielle Absicherung der Dozenten.[267] Die Entscheidung über die Verleihung des Dr. habil. und die Zulassung zur Lehrprobe wurde wieder den Fakultäten überlassen, da man glaubte, die Hochschulen nun mit politisch zuverlässigen Lehrern ausgestattet zu haben, die weniger Beaufsichtigung brauchten. Bei der öffentlichen Lehrprobe war außerdem die Anwesenheit des örtlichen Dozentenbundsführers vorgesehen, der eine ausführliche Begutachtung des Kandidaten abgeben sollte.[268] Man sparte sich dadurch einen Teil des Schriftwechsels mit Ministerium und Parteidienststellen. Eine weitere Abkürzung war die Möglichkeit, das vierwöchige Dozentenlager bereits nach der Zulassung zur Habilitation und nicht erst am Ende des Verfahrens zu absolvieren und dadurch die Zeit besser zu nutzen, da die Dozentenlager nur noch in den Semesterferien stattfanden. Die zweite Neuerung war die Übernahme aller Dozenten in das vorläufige Beamtenverhältnis, durch Änderung des Besoldungsgesetzes sollten den Dozenten laufende Bezüge gewährt werden. Man hoffte, durch diese Maßnahmen die Abwanderung des akademischen Nachwuchses in die Industrie aufzuhalten und die Anzahl von qualifizierten Kandidaten für den Hochschullehrerberuf wieder zu erhöhen.[269]

Vom reichsweit diskutierten Nachwuchsmangel war in Marburg wenig zu bemerken, vakante Assistentenstellen wurden ohne Verzögerung wieder besetzt. Durch eine Änderung der Assistentenordnung waren die Assistentenstellen nur noch Reichsdeutschen arischer Abstammung vorbehalten. Weibliche Personen, die wirtschaftlich versorgt (d.h. verheiratet) waren, durften als besoldete Assistenten nicht

264 BA Berlin R 4901 (alt R 21), Nr.343. Erlaß RMWEV W A 284 II, 2.3.1938. Für das Lager in Bad Tölz gab es keine Anmeldungen aus Marburg.

265 StAM 305a, Acc. 1975/79, Nr.728. Vgl. auch Kelly 1980, S. 67. Zur Akzeptanz des Reichsdozentenwerks an der Marburger Universität vgl. Nagel 2000, S. 47-50.

266 BA Berlin R 4901, Nr.707/1. Zusammenfassung der Rektorenkonferenz vom 11.5.1937 in Berlin, Bl.435-445, hier Bl.438-440. BA Berlin R 4901, Nr.708. Rektorenkonferenz vom 15.12.1937 in Marburg, Bl.61-91.

267 StAM 307c, Acc. 1969/33, Nr.670. Erlaß RMWEV WA 2920/38, Z IIa, Z Ia, 17.2.1939.

268 BA Berlin R 4901 (alt R 21), Nr.343. RMWEV an Stellvertreter des Führers, 9.8.1939.

269 Ebd. Erlaß RMWEV 970, WR, WU, KI, ZIIa,M (a), o.D., Begründung zur Neufassung der Reichshabilitationsordnung, Bl.12-15.

angenommen werden.[270] Die Zugehörigkeit zur NSDAP war nicht Voraussetzung für die Einstellung als planmäßiger Assistent,[271] der Leiter der Dozentenschaft mußte jedoch seine Zustimmung geben, und der Anstellungsvertrag war alle zwei Jahre mit Zustimmung des Ministeriums zu verlängern.[272] Kurz nach Kriegsbeginn wurden auch die planmäßigen Assistenten in das vorläufige Beamtenverhältnis übernommen, was wiederum von einer positiven Stellungnahme des Dozentenbundsführers abhing.[273] 1938 waren an den Marburger Kliniken und Instituten 62 planmäßige und 20 Volontärassistenten beschäftigt, davon allein 13 in der Chirurgie und jeweils acht in der Medizinischen und der Frauenklinik.[274] Die Stellenzahl war nach Ansicht des Kurators nicht ausreichend, da die Medizinstudentenzahlen anstiegen und die Kliniken ständig überbelegt waren.[275] Die Stellensituation sollte sich mit den Einberufungen nach Kriegsbeginn noch verschärfen. Planmäßige Assistenten erhielten in den dreißiger Jahren eine Vergütung von etwa 4000 RM jährlich, das Gehalt der außerplanmäßige Assistenten lag bei 2400 RM pro Jahr.[276]

Wie schon erwähnt, habilitierten sich an der Marburger Medizinischen Fakultät in der Zeit von 1933-1939 13 Ärzte. Dabei waren die beiden „großen" Fächer Innere Medizin und Chirurgie mit drei bzw. zwei Kandidaten vertreten, die anderen verteilten sich auf die übrigen Fachgebiete. Man kann also davon ausgehen, daß an einer kleinen Fakultät wie der Marburger jeder Institutsdirektor „seinen" Oberarzt förderte und zur Habilitation brachte. Sieben der 13 Marburger Habilitanden waren schon vor Abschluß ihres Habilitationsverfahrens Mitglied der NSDAP,[277] neun gehörten der SA an, SS-Mitglieder gab es unter ihnen nicht. Nur einer war nicht Mitglied in einer Parteiorganisation.[278] Wie bereits in Kapitel III.2 diskutiert, war die Mitgliedschaft in der Partei oder einer ihrer Organisationen zwar nicht offizielle Voraussetzung für die Habilitation, war jedoch von Vorteil für die weitere Karriere. Es empfahl sich, sich wenigstens in der SA zu engagieren, da in den Jahren 1934 bis 1936 kein Parteibeitritt möglich war. Man kann sich vorstellen, daß das Hauptaugenmerk der Leiter von Dozentenlager und Dozentenakademie auf das Verhalten von Nichtparteigenossen gerichtet war, also hatte man es mit einer nominellen Mitgliedschaft

270 StAM 307c, Acc. 1969/33, Nr.672. Erlaß RMWEV U I 1760, 26.7.1934.

271 Ebd. Kurator an alle Dienststellen, 10.3.1937.

272 StAM 307c, Acc. 1969/33, Nr. 639. RMWEV an die nachgeordneten Dienststellen, 13.6.1935.

273 BA Berlin R21, Nr.428. Erlaß RMWEV W A 3090/339 K (a), 1.1.1940.

274 StAM 307c, Acc. 1969/33, Nr.672. Statistik der Assistenten 1938.

275 BA Berlin R 4901, Nr.2020. Kurator an RMWEV, Bl.77. Vgl zu den Belegungszahlen Kap. III.8.1.

276 StAM 307c, Acc. 1969/33, Nr.645. Gehälter in den Fragebögen aller Mitarbeiter, 1935. Dozenten erhielten ein Jahresgehalt von etwa 5400 RM, Oberärzte und außerordentliche Professoren 6000 RM, ordentliche Professoren je nach Berufungsverhandlungen zwischen 5700 RM (Schrader, Gerichtsmedizin) und 13600 RM (Versé, Pathologie).

277 Drei weitere traten 1937, zwei noch 1940 ein.

278 Es handelt sich um den Psychiater Klaus Conrad, der in Wien aufgewachsen und bis 1938 österreichischer Staatsbürger war. Er holte seinen Parteibeitritt 1940 nach (BA Berlin (ehemals BDC) Klaus Conrad. Mitglied in der NSDAP seit 1.7.1940, Mitgliedsnr. 8 134 791).

auf jeden Fall leichter, beides zu überstehen ohne aufzufallen. Von einigen wenigen Dozenten wie Kurt Westphal (Psychiatrie)[279] und Curt Hempel (Chirurgie)[280] kann aufgrund der Aktenlage angenommen werden, daß sie überzeugte Nationalsozialisten waren. Die meisten anderen schwammen auf den allgemeinen Eintrittswellen in die NSDAP 1933 und 1937 mit oder waren nur in ihrer Funktion als Arzt in der SA aktiv. Um jedoch ihrem Berufsziel näher zu kommen, schien ein gewisses Maß an Anpassung und Opportunismus unumgänglich. Keiner der Habilitanden trat dementsprechend als offener Opponent gegen das Regime auf.

4.4 Die Promotionen

Gerhard Aumüller

Die Promotionsordnungen von 1931 und 1938

Die 1931 verabschiedete „Promotionsordnung für die Medizinische Fakultät der Universität Marburg" enthielt in der 1934 gedruckten Fassung bereits einen zusätzlichen Passus, der den Entzug der Promotion ankündigt, „wenn der Inhaber nach dem Gesetz über den Widerruf von Einbürgerungen und die Aberkennung der deutschen Staatsangehörigkeit vom 14. Juli 1933 der deutschen Reichsangehörigkeit für verlustig erklärt worden ist".[281] Die Bestimmung wurde dementsprechend rücksichtslos auf alle jüdischen Ärzte angewandt, die nach den ersten antisemitischen Aktionen das Land verlassen mußten.[282]

Neben dieser einschneidensten Neuerung war die Promotionsordnung streng in die Bestimmungen für den Erwerb des Dr. med. und des Dr. med. dent. und – wie anderenorts auch üblich – in Promotionen von Inländern (Reichsangehörigen) und Ausländern (Nichtangehörigen des Deutschen Reiches) unterteilt. Aus prüfungsrechtlichen Gründen (Anerkennung der Approbation) hatten Ausländer neben der Vorlage der Dissertation ein (öffentliches) Examen rigorosum mit einem praktisch klinischen (in den Hauptfächern Innere Medizin, Chirurgie, Geburtshilfe) und ei-

279 StAM 307a, Acc. 1969/33, Nr.237. Westphal gehörte bereits im April 1933 der NSDAP, der SA und dem Ärztebund an und engagierte sich in der Dozentenschaft.

280 StAM 307c, Acc. 1969/33, Nr.211. Hempel war bereits 1932 Mitglied im NSÄB, trat am 1.5.1933 der NSDAP bei (Mitgliedsnr. 2 828 384) und war Sanitätsobersturmführer der SA.

281 StAM 307c, Acc. 1969/33, Nr.608. Gedrucktes Exemplar der Promotionsordnung 1931 o.D. mit handschriftlichen Eintragungen (des Dekans Becher?). Absatz 4, Abschnitt G (Entzug der Promotion).

282 Am 20.10.1933 wurde durch Erlaß des Preußischen Kultusministeriums verfügt, daß „nichtarische" Medizinstudenten nicht mit der Erteilung der Approbation rechnen könnten. Sie wurde nun nur nach Verzicht auf die deutsche Reichsangehörigkeit erteilt; das Doktordiplom wurde erst nach Ablauf eines Jahres ausgehändigt. Die Kenntnisnahme des Erlasses wurde von den jüdischen Studenten Dawid Barglowski, Martin Goldschmidt, Hilde Hilmer, Siegfried Stürmer, Albert Jacobs, Edith Grossmann und Bernhard Blumenthal bescheinigt. Vgl. StAM 305a, Acc. 1975/79, Nr.39. Erlaß PrMWKV U I 2218, 20.10.1933.

nem theoretischen Teil (in den Fächern Anatomie, Physiologie, Pathologie, Hygiene und Pharmakologie) zu absolvieren.

Neben den üblichen formalen Bestimmungen zur Abfassung der Dissertation, der Meldung zur Promotion, der Form des Kolloquiums, der Promotionsurkunde und der Regelung bei Nichtbestehen sind insbesondere die Vorgaben für die Benotung interessant, die eine strengere Beurteilung als heute üblich ermöglichten. Der Referent mußte ordentlicher Professor oder Honorarprofessor sein. War er außerordentlicher Professor oder Privatdozent, so mußte ein Ordinarius als Korreferent beigezogen werden. Ein kurzes begründetes Gutachten mit Entscheidung über Annahme oder Ablehnung der Dissertation wurde vom Referenten mit dem Notenvorschlag dem Dekan zugeleitet, der Dissertation und Referat unter den Fakultätsmitgliedern zirkulieren ließ. Diese hatten schriftlich auf dem Referat ihre Zustimmung oder Ablehnung zu notieren. Wenn sich keine Stimme gegen die Annahme der Dissertation erklärt hatte, konnte eine bessere Note als „genügend" erteilt werden. Die Note „gut" konnte nur bei Stimmenmehrheit, die Note „sehr gut" nur bei Zweidrittelmehrheit vergeben werden.[283] Das Kolloquium wurde als einstündige Einzelprüfung vom Dekan (bzw. dessen Stellvertreter), dem Referenten und einem weiteren Ordinarius durchgeführt.

Die Aufteilung der Promotionsgebühren von 200 RM war durch eine Verfügung des Kurators 1934 festgelegt worden:[284] 80 RM erhielt der Referent, 50 RM die Fakultätskasse, 10 RM die Senatskasse, 10 RM der Rektor, der Rest von 50 RM wurde an die Staatskasse abgeführt. Von den 300 RM Prüfungsgebühren beim Examen rigorosum flossen an den Referenten 180 RM, die restlichen Gelder wurden ähnlich wie bei den Promotionsgebühren verteilt. Unbekannt ist, ob die der Fakultätskasse zugeführten Promotionsgelder ähnlich wie an der Hamburger Universität teilweise zur Finanzierung der Doktorarbeiten an den Instituten und Kliniken verwendet wurden.[285]

Die Vorarbeiten zu einer vom RMWEV verlangten neuen Promotionsordnung begannen im Wintersemester 1937; bereits gegen Ende des Dekanats Klapp war eine aus den Professoren Klapp, Versé und Becher bestehende Kommission gebildet worden, die die Neufassung der Promotionsordnung erarbeiten sollte, offenbar aber die Arbeit nicht aufgenommen hatte. Der neue Dekan Becher wandte sich deshalb an den Otologen Uffenorde und bat ihn um Mitarbeit in der Kommission, da die

283 StAM 307c, Acc. 1969/33, Nr.608. Pfannenstiel an Dekan, 21.12.1934.

284 Ebd. Aktennotiz Kurator, 29.6.1934. Ergänzung der Verfügung vom 26.4.1934, zu Ziff. IX der Prüfungsgebühren.

285 Ebd. Dekan der Medizinischen Fakultät der Hansischen Universität, Keeser, an Dekan der Marburger Medizinischen Fakultät, 30.1.1937. Keeser stellt fest, daß durch die Neuregelung der Promotionsgebühren durch das RMWEV mit Erlaß vom 11.9.1935 die früher über die Fakultätskasse den Kliniken und Instituten zur Verfügung gestellten Gelder wegfielen und dadurch die wissenschaftliche Arbeit stark belastet werde. Wie vorgesehen Gebühren von den Doktoranden zu erheben, halte er für eine schwere Belastung der Doktoranden.

Marburger Medizinische Fakultät die einzige in Deutschland war, die den vom Ministerium verlangten Entwurf noch nicht vorgelegt hatte.[286]

Nachdem man sich bemüht hatte, den Wünschen des RMWEV nachzukommen, teilte dieses einige Monate später mit, es habe von dem ursprünglich vorgesehenen Erlaß einer Reichs-Promotions-Ordnung abgesehen und genehmige die ihm zugegangenen Entwürfe unter der Voraussetzung, daß eine Reihe von Grundsätzen berücksichtigt würden.[287] Die vom Ministerium zusätzlich eingeführten Grundsätze legten die jeweilige Form des Dr.-Grades und die notwendigen Studienvoraussetzungen sowie die Promotionsfächer, das Prüfungsverfahren, den Druck der Dissertation usw. für die einzelnen Fakultäten fest. Der entscheidende Passus war in Absatz 3 enthalten: Nicht mehr nur Reifezeugnisse von Gymnasien oder Realgymnasien, sondern das „Reifezeugnis einer anerkannten deutschen höheren Schule oder ein als gleichwertig anerkanntes Zeugnis" war nun für die Zulassung zur Promotion ausreichend. Außerdem war der Runderlaß über den Erwerb des Doktorgrades durch Juden zu berücksichtigen, der besagte, daß Juden zur Doktorprüfung nicht mehr zuzulassen seien. Studierende „jüdische Mischlinge" konnten den Doktorgrad nur noch erwerben, wenn sie sich verpflichteten, sofort ins Ausland zu gehen.[288]

Der „Arierparagraph" forderte, daß bei Inländern neben dem Notenvorschlag auch der Nachweis der deutschblütigen Abstammung des Doktoranden beizubringen war. Weiterhin wurde eine Erklärung über etwaige frühere Promotionsversuche und das letzte Universitätsabgangszeugnis bzw. ein polizeiliches Führungszeugnis verlangt. Die Bewerber um die Zulassung zur Promotion sollten grundsätzlich mindestens zwei Semester an der Hochschule studiert haben, an der sie zu promovieren beabsichtigten. Die Zulassung von Ausländern zur Promotion bedurfte der Genehmigung des Reichserziehungsministers. Bereits 1934 war durch einen Geheimerlaß als Ausnahme die Zulassung zur Promotion ohne vorgelegte Dissertation vorgesehen, wenn die betreffenden Kandidaten zur Ableistung eines freiwilligen Dienstjahres bei der Reichswehr angenommen worden waren.[289]

Der dem Promotionsgesuch beizufügende Fragebogen[290] forderte neben den üblichen Personalien auch Angaben über die gegenwärtige Konfession, Konfessionswechsel und Staatsangehörigkeitswechsel nicht nur des Antragstellers und, sofern vorhanden, seiner Ehefrau bzw. Ehemann, sondern die gleichen detaillierten Angaben auch von den Eltern und Großeltern. In verschiedenen vor 1938 abgeschlossenen Dissertationen finden sich anstelle dieser Angaben allgemeine Floskeln zur „arischen" Abstammung, die nach Einführung der neuen Approbationsordnung

286 StAM 307c, Acc. 1969/33, Nr.609. Dekan an Uffenorde, 20.10.1937, nicht unterzeichnet.

287 StAM 307c, Acc. 1969/33, Nr.608. Erlaß RMWEV WA 562, 15.3.1938. Punkt 5 des Erlasses betraf das Zitieren jüdischer Verfasser, das restriktiv und unter polemischen bzw. negativ besetzten Gesichspunkten zu geschehen habe.

288 Ebd. Erlaß RMWEV W A 590, 15.4.1937.

289 Ebd. Erlaß RMWEV U I 442, 23.10.1934.

290 Ebd. Fragebogen zu Erlaß RMWEV WA 590.

nicht mehr erwünscht waren; bezüglich der Abstammung (im Entwurf „Ariernachweis") wurde nun auf den Fragebogen verwiesen, der im Dekanat erhältlich war.[291]

Besonderer Wert wurde auf die polizeiliche Meldung gelegt, die in den Promotionsakten jeweils vermerkt ist. Nach Abschluß der Promotion benachrichtigte das Dekanat die Ortspolizeibehörde darüber und bat, bei einem etwa eintretenden gerichtlichen Verfahren mit Verurteilung des bzw. der Betreffenden, „die Fakultät in Kenntnis zu setzen, damit diese in Zukunft bei ehrenrührigem Verhalten den promovierten Personen den Doktortitel entziehen kann".[292]

Übersicht über die medizinischen Dissertationen an der Marburger Medizinischen Fakultät zwischen 1933 und 1945

a. Statistik

Die Promotionsrate der Mediziner ist heute im Vergleich zu anderen Fakultäten, wo sie bei 20% der Absolventen der Abschlußprüfungen liegt, mit etwa 70% sehr hoch.[293] Dies ist mit der in der Bevölkerung verbreiteten Gleichsetzung des Begriffes „Arzt" mit „Doktor" zu erklären, d.h. die berufliche und gesellschaftliche Anerkennung als Arzt war und ist in Deutschland traditionell mit dem Doktortitel verbunden.[294] Genaue Angaben darüber, wie hoch die Promotionsrate der approbierten Marburger Mediziner in den Jahren 1933 bis 1945 war, sind mangels geeigneter Unterlagen nicht möglich;[295] sie dürfte aber eher über als unter den gegenwärtigen rund 70% liegen. In diesem Zeitraum stand die hohe Rate außerdem in krassem Gegensatz zur wissenschaftlichen Qualität der meisten medizinischen Dissertationen.[296]

291 StAM 307c, Acc. 1969/33, Nr.538. Promotionsordnung 1938. Abschnitt H.

292 StAM 307c, Acc. 1969/33; Nr.608. Gedruckte Benachrichtigung der Fakultät an die Ortspolizei, o.D.

293 Bergmeyer 1998, S. 10-12.

294 Bengeser 1965, S. 70. Vgl. auch Opel 1976, S. 21. Der Sachverhalt wird an einem Fall von geradezu tragischer Naivität aus dem Jahre 1944 deutlich, als eine in Niedersachsen lebende Ärztin, die 1934/35 das Staatsexamen in Marburg abgelegt hatte und nun während der Gefangenschaft ihres Mannes neben drei zu versorgenden Kindern die Praxis führte, bei der Fakultät nachfragte, ob ihr für diese Zeit das Führen des Dr.-Titels gestattet werden könnte, weil sie sonst von den ländlichen Patienten nicht als vollwertige Ärztin angesehen werde. Mit einem Verweis auf die Bestimmungen lehnte der Dekan das Ansinnen ab. Vgl. StAM 307c, Acc. 1969/33, Nr.539. Schreiben des Dekans, 12.2.1944.

295 Eine Angabe über den Prozentsatz der Mediziner, die nach dem Staatsexamen promovierten, läßt sich wegen fehlender Daten über die Anzahl der Marburger Examenskandidaten nicht machen. Eine jährliche Korrelation der Promotionen mit den Studentenzahlen der Jahre 1933-1945 erschien uns aus methodischen Gründen wenig aussagekräftig, da 1) die sehr unterschiedliche Zahl der Erstsemester (Schwundquote) und Wechsler des Studienortes pro Jahr dabei nicht berücksichtigt werden konnte und 2) die Promotionen zeitversetzt etwa fünf Jahre nach Beginn des Studiums abgeschlossen wurden. Es können also nur Tendenzen aufgezeigt werden. Vgl. zur Anzahl der bestandenen Staatsprüfungen im Fachgebiet Allgemeinmedizin und Zahnmedizin in den Jahren 1932-1940 Lorenz 1943, S. 37-40. Die Promotionen sind hier leider nicht erfaßt.

296 Zur Konkurrenzsituation zwischen klinischer Ausbildung und Arbeit an der Dissertation vgl. Becker 1995, S. 57.

Aussagen können nur über die Anzahl der abgeschlossenen Promotionen gemacht werden.

Im Promotionsbuch des Dekanats der Medizinischen Fakultät finden sich für die Zeit von 1924 bis Ende 1932 insgesamt 254 Promotionen, d.h. jährlich fanden durchschnittlich rund 30 Promotionen statt.[297] Etwa 17% (n=43) betrafen Ärztinnen, etwas mehr, als nach dem Frauenanteil an der Marburger Medizinstudentenschaft (1924-1932: 10 bis 17% mit steigender Tendenz) zu erwarten gewesen wäre.[298] Der Ausländeranteil (Balten, Bulgaren, Russen) lag mit etwa 5% sehr niedrig. Noch niedriger war der Anteil jüdischer Promovenden (0,8%) und entsprach damit der sehr geringen Zahl jüdischer Studenten.

Die Gesamtzahl der medizinischen Promotionen von Ende Juli 1933 (Beginn der Numerierung) bis Ende 1945 lag bei 1069; einschließlich der in der ersten Jahreshälfte 1933 Promovierten wurden im Zeitraum 1933 bis 1945 insgesamt 1166 Promotionen durchgeführt, d.h. der jährliche Durchschnitt war auf nahezu das dreifache (etwa 90) angewachsen.[299] Dies war zu erwarten, da die hohen Studentenzahlen Anfang der dreißiger Jahre sich nun zeitversetzt in einem Anstieg der Promotionsfrequenzen auswirkten.

Der Frauenanteil lag bei durchschnittlich 19% und entsprach in etwa dem Frauenanteil der Marburger Medizinstudentenschaft, der in den dreißiger Jahren zwischen 13 und 20% schwankte, in den Kriegsjahren jedoch stark anstieg. Diese Medizinstudentinnen wurden als Promovierende erst später erfaßt, da sie ihr Studium erst nach Kriegsende abschlossen. Ab 1938 ist ein leichter Anstieg der Zahl der weiblichen Promovenden zu verzeichnen, vermutlich zusammenhängend mit dem seit 1936 frauenfreundlicheren Kurs der NS-Regierung, die das Studium und die allgemeine Berufstätigkeit von Frauen nun nicht mehr behinderten, sondern kriegsvorbereitend eher förderten.[300] Durch bessere berufliche Aussichten fühlten sich wahrscheinlich auch angehende Medizinerinnen eher zur Promotion ermutigt. Zwischen 1940 und 1945 war der überwiegende Teil der promovierenden Frauen verheiratet.[301]

297 Promotionsbuch im Promotionsbüro im Dekanat des Fachbereichs Humanmedizin der Philipps-Universität Marburg.

298 Vgl. dazu Kap. III.6.2.

299 Zählung im Promotionsbuch und StAM 305a, 1975/79, Nr.45. Aufstellung der medizinischen Promotionen 1933-1945, 7.1.1948. Vgl. dazu die steigende Zahl der Promotionen in den dreißiger Jahren an der Medizinischen Fakultät München. Böhm 1995, S. 591, Tab.I.1. und S. 419-424.

300 Vgl. zur Situation der Frauen in der Medizin Kater 1989, S. 89-110 und Kap. III.6.2.

301 Über die Begründung kann nur spekuliert werden. Da auch verheiratete Medizinerinnen, die in den Jahren zuvor häufig ihren Beruf nicht ausgeübt hatten, in den Kriegsjahren wieder vermehrt zur Mitarbeit herangezogen wurden, fiel ihnen der Zugang zur Promotion u.U. leichter. Sie mußten vielleicht auch ihren eingezogenen Ehemann in seiner Arztpraxis vertreten (die Zahl der Ehen unter Medizinern war sehr hoch, vgl. Kater 1987, S. 319) und waren mit Doktortitel bei den Patienten eher als Ärztin anerkannt.

Der Ausländeranteil der Promovenden betrug im Zeitraum 1933-1939 nur noch 1%, da wie schon erwähnt die Zulassung zur Promotion für Ausländer sehr erschwert war. 1940 bis 1945 waren es 1,5%; die Promovenden entstammten dann vorzugsweise den besetzten Staatsgebieten (Niederlande, Luxemburg, Norwegen, Griechenland, Rumänien).[302]

In den beiden Nachkriegsjahren (1946/47) wurden 229 Promotionen durchgeführt; mit 62 weiblichen Promovierten war der Frauenanteil schlagartig auf 37%, also nahezu das Doppelte angestiegen, was aus der schon erwähnten hohen Zahl der Medizinstudentinnen im Krieg resultierte, die nun ihre Ausbildung mit der Promotion abschlossen.

Bei den insgesamt 288 zahnmedizinischen Promotionen zwischen 1933 und 1945 war die Geschlechterverteilung mit durchschnittlich 18,4% Frauen nahezu identisch wie bei den Medizinern. Auch der Ausländeranteil (2 Bulgaren) hatte den gleichen geringen Umfang und es gab – mit Ausnahme des mit 43% vorherrschenden Fachs Zahnheilkunde – ein Fächerspektrum ähnlich wie bei den Medizinern.

b. Fächerverteilung

Das Fächerspektrum der Promotionsarbeiten war über den gesamten Zeitraum weitgehend konstant und entsprach in etwa dem hierarchischen Ansehen der Fächer im Kanon der Medizin.[303] Die Chirurgie lag mit 22% der Promotionen an der Spitze, gefolgt von der Inneren Medizin (21%) und in erheblichem Abstand der Dermatologie (10%), der Hygiene (10%), der Pädiatrie (9%) und der Frauenheilkunde und Geburtshilfe (9%). Psychiatrie (6%), Hals-, Nasen-, Ohrenheilkunde (6%) und Pathologie (5%) stellten immer noch wesentlich mehr Promotionen als die Rechtsmedizin (3%), Physiologie (2%), Augenheilkunde (1%), Pharmakologie (1%) und Anatomie (1%). Röntgenheilkunde, Medizingeschichte und Zahnheilkunde lieferten zusammen 3% der medizinischen Promotionsthemen.

Deutliche Unterschiede ergeben sich bei der Einbindung der einzelnen Betreuer (Referenten). Da in der Promotionsordnung die Betreuung durch einen Nicht-Ordinarius nur ausnahmsweise vorgesehen war, vergaben in den kleineren Fächern wie der Dermatologie, Pathologie oder Hygiene nur die Lehrstuhlinhaber Doktorarbeiten, während in den größeren klinischen Fächern mit einem oder mehreren habilitierten Oberärzten diese ebenfalls als Doktorväter auftraten. Je nach Engagement der einzelnen Ordinarien ergab sich daher ein Häufigkeitsverteilungsmuster, das von der Betreuungsintensität und der Tätigkeitsdauer des betreffenden Hochschullehrers in der Fakultät abhing. Bei den Doktorvätern rangierte der Chirurg Rudolf

302 Vermutlich handelte es sich dabei um Sympathisanten des Regimes, denen man bei der Zulassung zur Promotion sehr entgegenkam, z.B. durch Zulassung gemäß den Bestimmungen für Inländer. Ein entsprechender Fall in StAM 305a 1975/79, Nr.43. Gesuch des holländischen Arztes Hoogenboom, Volontärassistent an der Frauenklinik bei Ernst Bach, 10.6.1941. Die von Gremels befürwortete Promotion nach dem Inländer-Verfahren wurde genehmigt.

303 Vgl. Kater 1989, S. 28-29.

Klapp mit 11% aller betreuten Dissertationen an der Spitze, dicht gefolgt von dem Dermatologen Ruete (10%), dem Hygieniker Pfannenstiel (9%) und dem Pädiater Becker (7%).

Etwa 4/5 aller Promotionen wurden von 15 verschiedenen Professoren betreut. Zu diesen gehörten weiterhin der Internist Klewitz (6%), der Gynäkologe Winkler (5%), der Chirurg Lauber (5%), der Pathologe Versé (4%), der Internist Schwenkenbecher (4%), der Otologe Uffenorde (4%), der Psychiater Kretschmer (4%), der Gynäkologe Kehrer (3%), der Gynäkologe Neumann (3%), der Rechtsmediziner Förster (3%) und der Chirurg und Urologe Boeminghaus (3%). Auffällig ist die sehr geringe Anzahl von Dissertationen in den beiden vorklinischen Fächern Physiologie und Anatomie und in der Augenheilkunde. Die Fachvertreter waren offenbar nur gering an der Betreuung von Doktoranden interessiert oder fanden wenig Zuspruch. Weitere Gründe könnten längerdauernde Vakanzen des Lehrstuhls oder häufiger Wechsel des Lehrstuhlinhabers (wie in der Anatomie) sein. Festzuhalten bleibt, daß nahezu ein Viertel aller Promotionen in der Chirurgie durchgeführt wurden.[304]

c. Kriegseinflüsse

Die Zahl der Promotionen nahm während des Krieges nur geringfügig ab, gleichzeitig verschob sich das Verhältnis männlicher zu weiblichen Promovenden mehr in Richtung der Frauen.

Gegen Ende des Krieges änderte sich das Format und die Qualität der Papiers bei den Promotionsarbeiten: anstelle der im Oktav-Format gedruckten Dissertationen wurden im DIN A4-Format, häufig auf Durchschlagpapier maschinengeschriebene und geheftete Formen üblich, die mit der Rationierung des Papiers zusammenhingen.[305] Die zeitliche Belastung der zumeist bei der Wehrmacht eingezogenen männlichen Promovenden führte zu einer Verminderung von Umfang und Inhalt der Dissertationen. 1943 kam aus dem RMWEV die Anordnung, für Kriegsteilnehmer eine Erleichterung der Doktor-Prüfung herbeizuführen. Das zweisemestrige Studium am Promotionsort war nun nicht mehr zwingend und das Colloquium doctorale konnte wegfallen, wenn die Arbeit mindestens mit „gut" benotet worden war. Im übrigen sollten Themen für Kriegsteilnehmer mit Entgegenkommen vergeben werden.[306] Am deutlichsten spiegelt sich der Kriegseinfluß jedoch in der Wahl der Dissertationsthemen wieder: im Bereich der Chirurgie wurden vermehrt Themen über kriegsbedingte Verletzungen bzw. Behandlungsformen vergeben und im Bereich der Pädiatrie gehäuft Themen über die kindliche Ernährung bzw. mangelbedingte Infektions- und Darmkrankheiten. Dazu einige Beispiele:

---

304 Vgl. die Angaben in StAM 305a, 1975/79, Nr.45.

305 StAM 307c, Acc. 1969/33, Nr.608. Kurator, Tbg.Nr.3230, 14.4.1941. Bei Kriegsbeginn hatte das RMWEV die Rektoren ermächtigt, aufgrund der herrschenden Zeitumstände Ausnahmen von den formellen und materiellen Bestimmungen der Promotionsordnung zu bewilligen, z.B. war die Beschränkung auf sechs maschinengeschriebene Pflichtexemplare der Dissertation zulässig. Vgl. StAM 305a, 1975/79, Nr.45. Erlaß RMWEV WA 2444, 4.9.1939.

306 StAM 307c, Acc. 1969/33, Nr.608. Erlaß RMWEV WA 1679, 8.10.1943.

Tab. 8: Dissertationen mit kriegsbezogener Thematik[307]

Doktorand	Thema	Betreuer	Jahr
Thon, F.	Der Verwundetentransport im Krieg	Klapp	1939
Jaster, W.	Die Chirurgie und der Vierjahrsplan	Klapp	1940
Dohmen, A.	Bericht über die Stillfreudigkeit während des ersten Kriegshalbjahres in Marburg/Lahn	Becker	1941
Bonorden, K.-B.	Wie finden sich unsere Kriegsverletzten mit der Amputation eines Gliedes ab?	Klapp	1942
Lerch, verw. Gerke-Bachmann, E.	Stillfähigkeit und Stilldauer in den Kriegswintern 1940/41 und 1941/42	Becker	1944
Geh, R.	Der Schmerz und seine Bekämpfung allgemein-chirurgisch mit besonderer Berücksichtigung der Kriegschirurgie	Lauber	1944
Puhl, H.	Indikation und Technik der Amputation im Kriege und im Frieden	Lauber	1944
Asbrand, H.	Die Säuglingsruhr während des Krieges an der Universitäts-Kinderklinik in Marburg/L.	Becker	1945
Bernotat, H.J.	Das Schicksal der jugendlichen Diabetiker in der Kriegszeit	Klewitz	1946

d. Themenschwerpunkte

In der weit überwiegenden Zahl der Dissertationen herrschten fachspezifische Themen vor, die teils mehr kasuistische, aus der täglichen Praxis abgeleitete Fragestellungen formulierten, teils erkennbar einem größeren wissenschaftlichen Zusammenhang zuzuordnen waren, der dem Forschungsgebiet des Doktorvaters entsprach. Typische Beispiele für den ersten Fall sind die unter dem Chirurgen Rudolf Klapp angefertigten Arbeiten, während die Arbeiten aus der Nervenklinik Kretschmers, der Kinderklinik Freudenbergs und auch die wenigen von dem Physiologen Dittler betreuten Doktorarbeiten einen aktuellen wissenschaftlichen Anspruch aufweisen. Mit der zunehmenden Zahl der Habilitierten, die damit als Betreuungsperson für die Doktoranden fungieren konnten, traten vor allem ab etwa 1937 Promotionsthemen hervor, die mit dem Habilitationsthema des Betreuers in Zusammenhang standen. Beispiel hierfür sind die zahlreichen experimentell-endokrinologischen Doktorarbeiten, die der Gynäkologe Neumann anfertigen ließ.

307 Die an der Fakultät abgeschlossenen Dissertationen wurden jährlich in den Chroniken der Philipps-Universität Marburg veröffentlicht (Verfasser und Titel). Die meisten Dissertationen befinden sich in der Universitätsbibliothek Marburg, einige im StAM.

Offenbar bestand von Seiten der Deutschen Studentenschaft ein Interesse an einer zentralen Erfassung der Promotionsthemen, möglicherweise um einen qualitativen oder auch quantitativen Überblick über die Aktivitäten an den einzelnen Fakultäten zu erhalten, wie mehrere Nachfragen nach Promotionsthemen belegen.[308]

Eine Hinwendung zur Erb- und Rassehygiene dokumentieren erbbiologische Untersuchungen und Arbeiten zur Sterilisierungsproblematik, die in fast allen Kliniken und Instituten zumeist unter jüngeren Professoren angefertigt wurden. Im folgenden werden einige Beispiele tabellarisch aufgeführt.

Tab. 9: Dissertationen mit „erbbiologischer" und Sterilisations-Thematik

Doktorand	**Thema**	**Betreuer**	**Jahr**
Lange, I.-E.	Ist eine Sterilisierung weiblicher Tiere durch Follikelhormon möglich?	Neumann/ Kehrer	1933
Pesenecker, K.	Ist eine Sterilisierung männlicher Tiere durch Hypophysenvorderlappen-Wirkstoffe möglich?	Neumann/ Kehrer	1933
Baldus, U.	Zur Physiologie der Samenblasen und Spermatozoen	Boeminghaus	1934
Scheifler, R.	Zur Frage der hormonalen Stimulierung nach Haberlandt	Neumann/ Kehrer	1935
von Jachmann, E.	Dermatologische Beiträge zur Erb- und Sterilisationsfrage	Ruete	1935
Sallmann, G.	Bedeutung und Methodik der Zwillingsforschung und Ergebnis eines Paares eineiiger Zwillinge	Boeminghaus	1935
Siebert, E. O.	Anatomische Untersuchungen über die Ähnlichkeit bei eineiigen und zweieiigen Zwillingen	Becher	1937
Lindner, G.	Eugenische Gesetzgebung und moralischer Schwachsinn anhand einer hessischen Sippe	Kretschmer	1938
Hellmich, H. R.	Zur Aetiologie und regionären Verbreitung der mongoloiden Idiotie	Wittneben/ Enke	1938
Poppinga, E.	Die postinfektiösen Psychosen, ihr Verlauf und ihre erbhygienische Bedeutung	Enke	1939
Wiese, H.	Vermögen peroraler Stilböstrolgaben bei der Kastration einen Aufbau der Uterusschleimhaut auszulösen?	Winkler/ Bach	1944

308 StAM 307c, Acc. 1969/33, Nr.609. Reichsleitung der Deutschen Studentenschaft an Dekan, 13.2.1935. Im Antwortschreiben der Fakultät (27.2.1935) ist eine nahezu komplette Liste der Promotionsthemen von Medizinern und Zahnmedizinern aus den Jahren 1932-34 erhalten.

Eine deutliche Ausweitung der von der Nazi-Ideologie beeinflußten Thematik weisen die von dem Hygieniker Pfannenstiel betreuten Doktorarbeiten auf. Neben rein fachlichen, bakteriologisch-hygienischen Themen finden sich solche, die insbesondere der Erforschung der „Blutbakterizidie“[309] gewidmet sind, einer zum damaligen Zeitpunkt postulierten, quasi immateriellen Eigenschaft des Blutes, die Pfannenstiel durch Vitamingaben zu stärken suchte und häufig tierexperimentell mit manchmal recht aufwendige Methoden erforschen ließ.

Die folgende Tabelle vermittelt eine (unvollständige) Übersicht über die von Pfannenstiel vergebenen Themen, die oft eher der „ganzheitlichen Schau“ biologischer Probleme im Sinne der naturheilkundlichen Nazi-Ideologie als einem analytischen, pragmatisch-wissenschaftlichen Zugang verpflichtet waren. Wie aus den Titeln ersichtlich, verstand sich Pfannenstiel zweifellos als der Repräsentant „nationalsozialistischer Wissenschaft“ in der Marburger Medizinischen Fakultät und betrieb mit großer Energie die Diffusion dieses ideologisch vorgefaßten Wissenschaftsbildes.

Tab. 10: NS-ideologisch orientierte Dissertationen, betreut von Pfannenstiel

Doktorand	**Thema**	**Jahr**
Hanke, W.	Vergleichende tierexperimentelle Untersuchungen über die Beeinflussung der Blutbakterizidie und des Blutchemismus durch die Vitamine A und D	1934
Lay, H. K.	Die Beeinflussung der natürlichen Abwehrkräfte und des Blutchemismus durch Mineralwassergaben	1935
Dötzer, W.	Die Tuberkulosemorbidität zweier kurhessischer Dörfer (Ginseldorf und Schönbach)	1937
Wüllner, W.	Tierexperimentelle Untersuchungen über die Einwirkung von Chinin, Redoxon und Chinin-Redoxon auf die Blutbakterizidie und Diurese	1937
Jäger, H.	Tierexperimentelle Untersuchungen über die blutzuckersenkende Wirkung einer Trinkkur mit frischem und gelagertem Heilbrunnen „Staatl. Fachingen“	1938
Corrinth, H.	Über Ursachen, Schäden und Geschichte des Alkoholismus und die Möglichkeit seiner vorsorglichen Bekämpfung	1939
Gebhardt, W.	Die Verbreitung und die Bekämpfung der Tuberkulose in Finnland	1939
Brobmann, F.	Beitrag zur Trinkbarmachung des Meerwassers	1939

309 Unter „Blutbakterizidie“ wurde das Keimtötungsvermögen des Blutes verstanden, das bei Aderlässen, Reizkörpertherapie und im Fieberzustand als besonders hoch nachgewiesen worden war. Sie ist als Vorläufer der heutigen Erkenntnisse über die Immunabwehr zu verstehen. Vgl. Definitionen in den oben genannten Doktorarbeiten.

Doktorand	Thema	Jahr
Baumgarten, F.	Untersuchungen über die Einwirkung unipolar geladener Luft auf die Resistenz mit Bact. enteritidis Gärtner infizierter Mäuse	1940
Müller, A.	Über den Einfluß von Vitamin C auf die Höhenfestigkeit sowie die Erythocytenzahl, den Hämoglobingehalt und den Katalase-Index in Unterdruckkammerversuchen bei Kaninchen	1941
Eschbach, W.	Über die Einwirkung von aromatischen Nitrokörpern aus den Abwässern der Sprengstoff-Industrie auf den Eiweissquotienten	1943
Klein, H.	Die Erprobung geeigneter Verfahren zur Unschädlichmachung von Abwässern aus Sprengstoff-Fabriken	1943

Die Arbeit über die Trinkbarmachung von Meerwasser hat einen eindeutig wehrwissenschaftlichen Hintergrund, ebenso diejenigen über die Sprengstoffrückstände im Wasser, die im Zusammenhang mit den Munitionsfabriken in der Nachbarschaft Marburgs (Stadtallendorf) zu sehen sind.[310] Forschungsaspekte der Luftwaffe – wie sie auch bei den grauenhaften Höhen- und Unterkühlungsversuchen Raschers eine Rolle spielten – motivierten die Untersuchungen über Höhenwirkungen auf das Blut.[311] Als weiteres Motiv der Themenvergabe kommt Pfannenstiels Interesse an der Kurort-Forschung und -Begutachtung zum Tragen.[312] Studien über Tuberkulose und Alkoholismus waren Pfannenstiels Beitrag zur Präzisierung der „Erblichkeits“definition dieser Erkrankungen im Zusammenhang mit der praktischen Umsetzung des Sterilisationsgesetzes.

Daneben finden sich rein ideologisch motivierte Arbeiten, die antisemitische, propagandistische oder rassenhygienische Themen aufweisen. In seiner Funktion als Studentenbeauftragter der SS in Marburg[313] und als Oberabschnittsarzt der SS im Oberabschnitt Fulda-Werra[314] mit Standort Arolsen[315] hatte Pfannenstiel Zugang zu jüngeren Ärzten oder Medizinalpraktikanten, die der SS nahestanden und leicht mit einer nationalsozialistischen Thematik als Promovenden gewonnen werden konnten.

310 Vgl. dazu die Bemerkung über die chemisch verunreinigten Abwässer der DAG Stadtallendorf in Bracht; Brinkmann-Frisch; Form; May; Roth 1989, S. 51.

311 Vgl. Kap. IV.4.4.

312 Vgl. Kap. III.7.4.

313 StAM 327,2 Fulda Werra, Nr.116. Semesterbericht der SS-Studentengemeinschaft WiSe 1938/39.

314 In dieser Funktion hatte Pfannenstiel auch die Oberaufsicht über die ärztlichen Untersuchungen der Bewachungsmannschaften für die Konzentrationslager Flossenbürg und Buchenwald. Vgl. StAM 327,2 Fulda-Werra, Nr.263. Schreiben des Obergruppenführer Erbprinz zu Waldeck, 30.8.1939. Vgl. auch Schmeling 1993, S. 60.

315 Über die in Arolsen untergebrachte SS-Führerschule und das KZ-Außenkommando vgl. Zimmer 1994, S. 206-268.

Ähnlich wie Pfannenstiel vergab auch der Leiter der Zahnklinik, Fliege, eine Reihe von politisch motivierten Doktorarbeiten, die mit seinem Engagement in der SA in Zusammenhang standen. Es folgt eine tabellarische Zusammenstellung dieser Doktorarbeiten, die von erbbiologischen über rassenhygienische zu rein politischen Themen reicht. Die hier genannten Arbeiten wurden nach dem Kriege vom Dekan beanstandet und dem Rektor gemeldet.[316] Es ist jedoch nicht bekannt, daß den Verfassern dieser Abhandlungen deswegen Schwierigkeiten gemacht wurden. Ein Teil der Arbeiten wurde 1946 beschlagnahmt, sie durften dann aber für Unterrichts- und Forschungszwecke benutzt werden.[317]

Tab. 11: Dissertationen mit nationalsozialistischer oder antisemitischer Thematik

Doktorand	**Thema**	**Doktorvater**	**Jahr**
Wacholder, R.	Die Ergebnisse der Untersuchungen von SA-Mannschaften der Standarte 83	Fliege	1935
Euler, R.	Zur Frage der jüdischen Durchsetzung innerhalb der ländlichen Bezirke Kurhessens	Pfannenstiel	1935
Bunge, E.	Das Ergebnis der zahnärtzlichen Untersuchung der SA-Mannschaften der Standarte 116 nebst Reservestandarte 116	Fliege	1936
Schievelbein, U.	Erfahrungen mit der Sterilisierung in der Provinzialanstalt Lauenburg und ihre zu erwartenden Auswirkungen auf die Volksgesundheit	Pfannenstiel	1937
Stade, F.	Die Ergebnisse der zahnärztlichen Untersuchungen der SA-Mannschaften der Standarte 30	Fliege	1937
Schütz, O.	Wert und Ergebnisse der Sippenforschung bei Schwachsinn, Epilepsie und Schizophrenie in zwei benachbarten Landkreisen	Pfannenstiel	1938
Schönhals, R.	Über die Auswirkung der nationalsozialistischen Bevölkerungspolitik in der Universitätsstadt Marburg	Pfannenstiel	1939
Buck, R.	Zahnärztliche Versorgung der Hitlerjugend. Betrachtungen auf Grund der zahnärztlichen Untersuchungen des Bannes 224 der H.J. in Marburg	Fliege	1939

316 StAM 305a, 1975/79, Nr.45. Dekan an Rektor, 16.1.1948.

317 StAM 310, Acc. 1975/42, Nr.720. Sichergestellt im Hygienischen Institut, 5.8.1946: Doktorarbeiten von Euler, Schievelbein, Schönhals, Jahnke. Alle Arbeiten bis auf die von Jahnke wurden als für die Forschung wichtig bezeichnet (ebd. Hygienisches Institut an Verwaltungsdirektor, 5.10.1946). Beim Zahnärztlichen Institut meldete man bei nazistischer Literatur Fehlanzeige (ebd. 1.8.1946).

Doktorand	Thema	Doktorvater	Jahr
Jahnke, G.	Die Hygiene in den Zeltlagern der Hitler-Jugend. (Untersuchungen und Erfahrungen in den Zeltlagern der Danziger Hitler-Jugend).	Pfannenstiel	1939
Gundelach, R.	Über die bei rassebiologischen Untersuchungen in weiblichen Reichsausleselagern feststellbaren Beziehungen zwischen rassischem Erscheinungsbild und Leistung	Pfannenstiel	1944

e. Referate und Benotung, Examen rigorosum

War der Umfang der Arbeiten in der Regel mit etwa 20 Seiten (zumeist zwischen 10 und 50, ausnahmsweise über 120 Seiten)[318] schon gering, so traf dies noch mehr auf den wissenschaftlichen Gehalt zu – es gab bei den Doktorarbeiten erhebliche qualitative Unterschiede. Die in den Arbeiten zitierte Literatur beschränkte sich zumeist auf das Allernotwendigste und umfaßte in der Regel zwischen 20 und 60 Zitate, wobei die Zitierweise uneinheitlich und fast immer oberflächlich und ungenau war. Einige wenige Arbeiten erreichten allerdings auch den Standard heutiger guter medizinischer Dissertationen.[319]

Die Referate der Gutachter waren in der Regel knapp (1/2 - 1 Seite) und zumeist kritisch.[320] Bei Pfannenstiels Begutachtungen fällt der überwiegend positive Tenor auf, der auf die Herausstellung der Leistung der Doktoranden bedacht war.[321] In der Wertung der Arbeiten recht kritisch waren die Referate von Freudenberg und

318 Vgl. die von Klewitz betreute Doktorarbeit von Tiedeken 1944, die 171 Seiten Text und 131 Literaturzitate sowie einen umfänglichen Tabellenband umfaßt.

319 Etwa die unter Aufsicht des Immunologen Schmidt verfaßte Arbeit von Pernice 1933.

320 So bewertete der Anatom Nauck die Arbeit seines Doktoranden Heinrich Böttner 1935 nur mit „genügend", was vom Dekan eher widerstrebend akzeptiert wurde. Im Colloquium doctorale wurde Böttners Leistung jedoch mit „gut" bewertet. Daraufhin versuchte Nauck in einem Schreiben an den Dekan Klapp, die Gesamtnote „gut" zu erzielen, die er mit der „sonstigen Einstellung und den Leistungen Böttners" begründete; dies wurde jedoch nicht akzeptiert. Vgl. StAM 307c, Acc. 1950/10, Nr.119. Promotion Heinrich Böttner.

321 Die von Pfannenstiel bzw. seinem Oberarzt Jusatz betreute Dissertation von Hans-Jürgen von Dieringshofen 1934, die mit 66 Seiten Umfang und 84 Literaturzitaten zu den umfänglicheren Dissertationen gehörte, bewertete Pfannenstiel z.B. mit „ausgezeichnet". Daraufhin wurde die Arbeit vom Korreferenten Versé, versehen mit einem beißenden Kommentar Freudenbergs, an den Dekan mit dem Vermerk zurückverwiesen, diese Benotung sei nur nach der mündlichen Prüfung durch 2/3-Beschluß der Gesamtfakultät möglich. Vgl. StAM 307c, Acc. 1950/10, Nr.117. Promotion von Dieringshofen. Vermutlich löste dies Pfannenstiels Nachforschungen über die Notwendigkeit der Zustimmung der Fakultät bei der Benotung aus. Er wies den Dekan auf eine soeben erlassene Verfügung des RMWEV (StAM 307c, Acc. 1969/33, Nr.608. Erlaß RMWEV U I 1275, 31.5.1934) hin, die besagte, daß ein Umlauf in der engeren Fakultät nicht mehr stattzufinden brauchte. Überschwenglich positive Kommentare finden sich auch im Referat zur Dissertation von Karl Mack 1937, der seine Arbeit an der Staatlichen Forschungsanstalt für Kurortwissenschaft und medizinische Klimatologie unter Pfannenstiel und seinen Mitarbeitern Dr. Flohn und Dr. Dörffel angefertigt hatte. Vgl. StAM 307c, Acc. 1950/10, Nr.125. Promotion Karl Mack 1937.

Kretschmer. Das als Kollegial-Prüfung von drei Professoren durchgeführte Colloquium doctorale zeigte kaum größere Abweichungen in der Benotung durch die einzelnen Prüfer und tendierte zu einer vorzugsweise positiven Bewertung. Während die meisten Prüfer durchweg rein fachliche Fragen stellten, wurden speziell von Pfannenstiel immer wieder rassenhygienische oder andere ideologische Themen angesprochen.[322] Ein Examen rigorosum mit umfänglicher Prüfung in allen wesentlichen medizinischen Fächern wurde bei Ausländern durchgeführt. Ein typisches Beispiel ist das bei dem aus Polen stammenden Dawid Barglowski, einem jüdischen Doktoranden Kretschmers, durchgeführte Rigorosum,[323] bei dem der Anatom Göppert als einziger zwar keine Frage formulierte, aber dennoch überraschenderweise die Note „sehr gut" erteilte. Während Barglowski augenscheinlich durch die gute Note der Neuanfang im Ausland erleichtert werden sollte, traf den Zahnarzt Albert Jacobs, dem trotz eines positiven Votums seines Doktorvaters Fliege nach Inkrafttreten des Erlasses über die Aushändigung des Doktordiploms an „nichtarische" (Zahn-)Mediziner wegen fehlender Druckexemplare sein Doktordiplom nicht ausgehändigt wurde, die ganze Härte der antisemitischen Schikane.[324]

Kurz nach Kriegsbeginn verfügte das RMWEV, daß auch Mediziner, die ohne das Staatsexamen abzulegen die Notbestallung als Arzt erhalten hatten, den medizinischen Doktorgrad nach den für Ausländer gültigen Bestimmungen erwerben konnten, d.h. sie mußten eine anerkannte Doktorarbeit vorlegen und das Rigorosum bestehen. Im Februar 1942 wurde dieser Erlaß noch erweitert, indem man in solchen Fällen sogar auf das Examen rigorosum verzichtete.[325] Während des Krieges wurden vermehrt Anfragen über Promotionsmöglichkeiten von Auslandsdeutschen oder Protektoratsangehörigen an das Dekanat gerichtet, ob und in welcher Form externe Promotionen durchgeführt werden könnten.[326] Für den letzteren Fall legte das RMWEV fest, daß aus dem Protektorat stammende Ärzte zwar zur Doktorprüfung zugelassen werden könnten, aber – ähnlich wie „nichtarische" Doktoranden – das Diplom und auch die Bestallungsurkunde nicht ausgehändigt erhielten, was einem Promotionsverbot gleichkam.[327]

---

322 StAM 307c Acc. 1950/10 Nr.114 und 115. Colloquium doctorale Erika Schmidt, 15.6.1933, Willy Hanke, 3.12.1934, Martin Garbe, 25.1.1935. In Einzelfällen, z.B. dem Colloquium doctorale von Rudolf Lenzner (26.10.1936), der eine Arbeit bei Klapp angefertigt hatte, benotete Pfannenstiel völlig abweichend von den übrigen Prüfern. Klapp und Uffenorde benoteten mit „gut", während Pfannenstiel mit „ungenügend" urteilte. Er hatte über Schutzimpfungen geprüft. Weil er offenbar mit dem Tenor der Doktorarbeit nicht einverstanden war, wollte er durch die ungünstige Benotung in der mündlichen Prüfung sein Mißfallen äußern. Der Prüfling bekam trotzdem die Gesamtnote „gut". Vgl. StAM 307c, Acc. 1950/10, Nr. 125. Promotion Lenzner.

323 StAM 307c, Acc. 1969/33, Nr.608. Promotion Dawid Barglowski.

324 StAM 305a, Acc. 1975/79, Nr.42. Vgl. dazu Kap. III.3.1 und Grüttner 1995, S. 219-221.

325 StAM 305a, 1975/79, Nr.45. Erlaß RMWEV WA 2833, 6.11.1939; Erlaß RMWEV WA 159, 17.2.1942.

326 StAM 307c, Acc. 1969/33, Nr.609. Haas, Behringwerke Lemberg, an Schmidt, Behringwerke Marburg, 17.12.1943.

327 StAM 307c, Acc. 1969/33, Nr.608. Erlaß RMWEV WF 1824, 10.11.1944.

f. Entzug der Promotion

Bereits die Promotionsordnung von 1931 sah den Entzug der Promotion bei falscher eidesstattlicher Erklärung und Täuschung sowie bei gerichtlicher Verurteilung wegen ehrenrühriger strafbarer Handlungen und bei Aberkennung der deutschen Staatsangehörigkeit vor.[328] 1933 wurde beispielsweise, wie schon erwähnt, eine Promotion von der Fakultät abgelehnt, weil der Promovend seinen Doktorvater Freudenberg denunziert und unberechtigt den Doktortitel geführt hatte.[329]

Unter den vergleichsweise wenigen Aberkennungen des Doktorgrades an der Marburger Universität war der Entzug des Dr. phil. von Rudolf Breitscheid am 10.3.1938 der weitaus spektakulärste,[330] der mit großem Aufwand bis hin zur Veröffentlichung im Staatsanzeiger propagandistisch ausgeschlachtet wurde. Auch dem emigrierten Juden Gustav Beckh wurde der Doktortitel entzogen, nachdem er in einem durch seine Mischung aus Sarkasmus, Trauer und Verachtung beeindruckenden Brief selbst darum gebeten hatte.[331]

Bei den zwischen 1937 und 1945 erfolgten insgesamt fünf Entzügen des medizinischen Doktorgrades[332] lagen in vier Fällen Verurteilungen wegen „Verbrechen gegen die Sittlichkeit" vor, die den Ausschluß aus der Partei, der SS oder SA, den Entzug der Approbation und schließlich den Entzug der Promotion nach sich zogen. In mindestens zwei Fällen erhielten die homosexuellen Ärzte die Auflage der „Bewährung" durch zweijährige ärztliche Tätigkeit in der „Organisation Todt".[333]

Der einzige dokumentierte Fall eines Entzuges des Doktorgrades nach erfolgter Ausbürgerung aus rassistischen Gründen betrifft die im Juli 1938 an der Augenkli-

---

328 Ebd. Promotionsordnung 1931.

329 StAM 307c, Acc. 1969/33, Nr.529. Vgl. dazu Kap. III.1.2.

330 StAM 305a, Acc. 1975/79 und 1976/19, Nr.536. Entzugsverfahren Rudolf Breitscheid, Bl.60.

331 StAM 310, Acc. 1983/15, Nr.4357, Bd.1. Beckh, New York University Division of General Education, an Rektor, 4.6.1937. Beckh war in Marburg zum Doctor philosophiae promoviert worden, er hatte bei Natorp und Cohen gehört und im Ersten Weltkrieg für Deutschland gekämpft. Er schrieb: „Nun haben aber die Universitäten unter der genialen Leitung von Verbrechern die Deutsche Wissenschaft derartig zum Gelächter der dümmsten Demokratien gemacht, dass ich einfach die Schmach eines deutschen Doktortitels nicht mehr ertragen kann. Nehmen Sie mir bitte denselben ab, zerreissen Sie das Papier, und sagen Sie den Kollegen von mir, dass bei der nächsten Welttragödie Deutschland überhaupt keinen Freund mehr hat. Armes Volk! Ich bin weder Sozialist noch Communist, sondern lediglich ein nacheifernder Schüler Goethes und Lessings. [...] Mit innigstem Bedauern, Beckh". Beckh wurde der Titel am 30.6.1937 entzogen, weil er „die Deutsche Regierung in gröblicher Weise beschimpft" hatte.

332 Zimmermann gibt für den gleichen Zeitraum fünf Fälle an der Medizinischen Fakultät Jena an, davon vier aus rassischen Gründen. Vgl. Zimmermann 2000, S. 96.

333 StAM 305a, Acc. 1975/79, Nr.540-552, Entziehung des Doktorgrades 1936-1948, hier Nr.547. Die Begründung des Entzuges spielte nach dem Kriege wegen der Wiedergutmachungsproblematik eine Rolle. So verweist in einem Fall von Entzug der Promotion wegen homosexueller Handlungen der Gutachter Villinger darauf, daß nach der damaligen Rechtsauffassung strafbare Handlungen vorgelegen hätten und der Gesichtspunkt der Wiedergutmachung nationalsozialistischen Unrechts hier wohl nicht zur Anwendung käme. Vgl. StAM 307c Acc. 1969/33, Nr.542. Villinger an Rektor, 18.7.1950.

nik promovierte Anita Krahmer.[334] In einem Schreiben an das RMWEV fragte der Rektor an, ob Frau Krahmer – „Mischling zweiten Grades“ und nach Frankreich ausgewandert – das Doktordiplom ausgehändigt werden dürfe.[335] Unter der Auflage, auf die Bestallung im Deutschen Reich und damit die Ausübung ärztlicher Tätigkeit in Deutschland zu verzichten, gestattete das Ministerium zunächst die Aushändigung der Promotionsurkunde. Nach Frau Krahmers Eheschließung mit dem Göttinger Mathematiker Dr. Wolfgang Huber wurde beiden 1944 nach erfolgter Ausbürgerung der Doktortitel entzogen.[336] Dies geschah lediglich durch einen Eintrag im Promotionsbuch, denn ab Mai 1943 brauchte aufgrund der zweiten Durchführungsverordnung zum Gesetz über die Führung akademischer Grade[337] kein Feststellungsbeschluß seitens der Hochschule mehr zu erfolgen, sondern es genügte ein Vermerk in den Promotionsakten. Der Entzug des Doktorgrades ist dementsprechend lakonisch im Promotionsbuch des Dekanats vermerkt.[338]

Der Senat der Philipps-Universität Marburg faßte im Jahr 1965 den Beschluß, die in den Jahren der NS-Herrschaft unter Druck ausgesprochenen Entziehungen des Doktorgrades aus rassischen oder politischen Gründen für Träger des Doktorgrades jüdischer Abstammung für unwirksam zu erklären. Dieser Beschluß bezog sich jedoch nicht auf „arische“ Promovierte, denen der Doktorgrad „nur“ aus politischen Gründen entzogen worden war. Die Rehabilitierung des SPD-Politikers Rudolf Breitscheid ließ deshalb bis 1983 auf sich warten.[339]

334 StAM 307c Acc. 1950/10, Nr.131. Promotion Krahmer.

335 StAM 305a, Acc. 1975/79, Nr.43. Dekan an RMWEV, 12.1.1939. Bereits im März 1938 hatte die Hopital-Fondation de Rothschild Paris Frau Krahmer eine Arbeitsstelle bei freier Verpflegung und Unterkunft angeboten. Im Schreiben des RMdI an den Rektor vom 18.2.1939 wird unter Verweis auf §16 der Reichsärzteordnung die Aushändigung des Doktordiploms gestattet.

336 StAM 305a, Acc. 1975/79, Nr.539. Entzugsakte Wolfgang und Anita Huber, 8.11.1944, Bl.25.

337 StAM 307c, Acc. 1969/33, Nr.542. Erlaß RMWEV WA 953, 19.5.1943.

338 StAM 305a, Acc. 1975/79, Nr.539. Entzugsakte Huber. Bl. 25. Der Entzug wurde von Dekan Kretschmer am 17.11.1944 bestätigt. Laut Eintragung im Promotionsbuch wurde 1960 eine Bescheinigung über die erfolgte Promotion und den Entzug angefordert; Einzelheiten über den weiteren Lebensweg des Ehepaars Dr. Huber konnten leider nicht ermittelt werden.

339 Schiller 1996, S. 59.

III.5 Die Lehre

Gerhard Aumüller

Die Auseinandersetzungen zwischen den beiden für die Mediziner-Ausbildung zuständigen Reichsministerien (RMWEV und RMdI), der Lobby der Ärzteverbände und den Krankenkassen einerseits und die große Zahl der in das Medizinstudium drängenden Abiturienten andererseits schafften eine breite Angriffsfläche für die nationalsozialistischen Ärztefunktionäre, um Einfluß auf den universitären Ausbildungsgang zu nehmen und ihre ideologisch verbrämte, aggressive Gesundheitspolitik durchzusetzen. In den Augen der Nationalsozialisten war das „Produkt" der „entseelten Universitätsmedizin" ein von Liberalismus und Individualismus beeinflußter, dem mechanistisch-materialistischen Denken mit seiner Überbewertung von Körper und Organen verhafteter Mediziner, der sich aufgrund der universitär vermittelten „jüdisch-kommunistischen Menschheitsideologie" vom Natürlichen und Urtümlichen abgewandt hatte, Blut und Boden mißachtete, Rasse und Erbmasse vernachlässigte und Seele und Konstitution unterbewertete.[1]

Auf der Basis der Vorstellungen des Danziger Arztes Erwin Liek[2] propagierten hingegen zahlreiche NS-Mediziner das Bild des Arztes als eines „volksverbundenen Gesundheitsführers" und „Rassenhygienikers", der sich dem „Wohl des Volkskörpers" in seiner „Ganzheit" widmen sollte und für den die Unterordnung des Einzelmenschen unter den „Erbstrom" und das „Bluterbe" der „blutmäßigen Volkseinheit" galt.[3] Damit war im Kern eine inhumane Ideologie der Medizin präformiert, die sich nicht mehr im hippokratischen Sinne der Heilung bzw. Linderung individuellen Leides annahm, sondern die „Führung der Hochwertigen" und die „Ausmerze der Minderwertigen" im Auge hatte.

Zwar reichten diese Schlagworte eines dumpfen Sozialdarwinismus, einer undifferenzierten Modernekritik und schon im Prinzip rückschrittlichen Blut-und-Boden-Ideologie zu einer eigenen Theoriebildung in keiner Weise aus,[4] dienten jedoch der Begründung neuer „ganzheitlicher" Ansätze wie der Naturheilkunde, der bäder- und klimakundlichen Verfahren und der naturgemäßen Körperertüchtigung, aber auch der Zwangssterilisierung „Erbkranker" und geistig Behinderter und der „Euthanasie", und führten schließlich in den Genozid.[5] Van den Bussche hat in seiner gründlichen Studie zur ärztlichen Ausbildung im Nationalsozialismus detailliert

1 Van den Bussche 1989a, S. 228.

2 Zur Rolle Lieks bei der Formung des nationalsozialistischen Arztbildes vgl. Labisch 1992, S. 281-282, dort auch weitere Literatur. Vgl. zum Thema auch Lauer 1991a, S. 157-158.

3 Ausführlich dazu Fahrenbach; Thom 1991; ebenso Labisch 1992, S. 242-244. Eine wissenschaftshistorische Analyse der Ablehnung des rationalen Wissenschaftsverständnisses durch die Nationalsozialisten findet sich in Krafft 1996, S. 188-190.

4 Über Theoriebildungen der nationalsozialistischen Medizin vgl. Labisch 1997.

5 Riedesser; Verderber 1985.

dargestellt,[6] wie diese initialen „Reformansätze" zunehmend von den Erfordernissen der Wehrmedizin und Kriegsvorbereitung überlagert wurden und wie die formale Umsetzung der hektischen Studienreformen an den widerstreitenden Interessen von untereinander verfeindeten Ministerialbürokratien, dem Instanzenwirrwarr der Parteiämter, dem inneren Widerstand von Lehrenden und Lernenden und der Einflußnahme von Industrie und Wehrmacht scheiterte. Zurück blieb ein Scherbenhaufen der noch zu Beginn des Jahrhunderts in ihrer Wissenschaftlichkeit führenden Medizinerausbildung, die Jahrzehnte brauchte, um wieder an den früheren Leistungsstandard anknüpfen zu können.

Bezogen auf die relativ kleine Marburger Medizinische Fakultät ergeben sich für die Veränderungen der Medizinerausbildung während des Nationalsozialismus folgende Fragen:
- Wie erfolgte die Umsetzung der ministeriellen Vorgaben durch die Fakultät und die einzelnen Hochschullehrer?
- Welche Marburg-spezifischen Besonderheiten sind festzustellen?
- Wie wurde die kriegsvorbereitende Ausbildung umgesetzt?
- Wie war die Akzeptanz neuer Fächer durch Hochschullehrer und Studierende?

Zunächst werden kurz die einzelnen Etappen der Änderungen der Studienordnung dargestellt, daran schließt sich ihre Umsetzung an der Marburger Medizinischen Fakultät an.

5.1 Änderungen der medizinischen Studienordnung

Zwischen 1933 und 1945 wurde das Mediziner-Curriculum fünfmal grundsätzlich umgestellt, rund 130 ministerielle Verordnungen griffen im gleichen Zeitraum in wesentliche strukturelle Elemente des Zulassungsverfahrens, des Studienablaufs, der Lehrinhalte und der Prüfungsanforderungen in einem sprunghaften und wenig zielgerichteten, oft auch widersprüchlichen „Reform"-Prozess ein. Die inhaltlichen Vorstellungen der Nationalsozialisten über die Gestaltung des Medizinstudiums waren bereits 1934 vom Mitglied der Hochschulkommission der NSDAP, Prof. Wirz, auf einer Tagung der Vertrauensmänner bei den medizinischen Fakultäten in Jena vorgetragen worden und umfaßten die folgenden wesentlichen Punkte:[7]

1. Verkürzung der Schulzeit auf 11 Jahre,
2. Arbeits- und Krankenpflegedienst vor Studienbeginn,

6 Zur Einführung neuer Studienfächer vgl. Van den Bussche 1989a, passim.
7 Van den Bussche 1989a, S. 67-69.

3. Verkürzung des vorklinischen Studiums auf vier Semester durch Straffung des naturwissenschaftlichen Unterrichts bei gleichzeitiger Einführung der Fächer Erbbiologie und Rassenhygiene,
4. Semesterweises Studium der großen klinischen Fächer und Ergänzung durch poliklinische Semester mit ausgewählten Spezialfächern,
5. Reduktion des Anteils der Hauptvorlesung zugunsten der praktischen Ausbildung am Krankenbett,
6. Beteiligung nichtuniversitärer Krankenhäuser und Ärzte an der Ausbildung,
7. Verkürzung des Staatsexamens und Durchführung als Kollegialprüfung.

Dieses an sich vernünftige, deutlich an angelsächsischen Traditionen orientierte Konzept wurde durch die ideologische Fokussierung auf rassenhygienische und erbbiologische Fragen jedoch massiv relativiert. Da man zudem mit dem erheblichen Widerstand der meisten Ordinarien der Fakultäten zu rechnen hatte, war seine Umsetzung von vornherein gefährdet. Außerdem wurde die Neuordnung durch den bereits Anfang der dreißiger Jahre konzipierten sog. „Preußischen Plan" (s.u.) wenigstens teilweise vorweggenommen, so daß die nationalsozialistischen Ärzteführer nur die Durchführung des Reformansatzes für sich in Anspruch nehmen konnten.

Mit einer weitgehend als Ersatzstrategie gedachten Intensivierung der extracurriculären Veranstaltungen versuchte Reichsärzteführer Wagner die nationalsozialistische Ausrichtung des Medizinstudiums zu untermauern. So waren ab 1933 zehn Wochen, ab 1934 vor Studienbeginn sechs Monate Arbeitsdienst zu absolvieren. Während des vorklinischen Studiums hatten die männlichen Studierenden am SA-Dienst, an Sport- und Leibesübungen, an politischen Schulungen, Kameradschaften und Fachschaftsarbeit, ab 1935 zusätzlich am Fabrik- oder Landdienst und ab 1937 am Krankenpflegedienst teilzunehmen. Für die weiblichen Studierenden war neben Fachschaftsarbeit und Sport ab 1935/36 die Ausbildung als DRK-Helferin verpflichtend. Im klinischen Studienabschnitt kam ab 1937 generell die Famulatur und für weibliche Studierende ab WiSe 1935/36 außerdem der Luftschutzsanitätsdienst hinzu.[8] Unter dem Druck der Partei wurde durch die neugebildeten studentischen NS-Organisationen (die Reichsfachgruppe Medizin als übergreifende Organisation der Fachschaften und den NSDStB) eine massive extracurriculare Vereinnahmung der Studierenden vorgenommen.[9] Dies hatte, konkurrierend mit der wissenschaftlichen Ausbildung, die Heranziehung von politischen Kämpfern zum Ziel. Die Maßnahmen gehörten gleichzeitig in das Umfeld der Kriegsvorbereitung, was sich auch an der Militarisierung verschiedener Unterrichtsfächer belegen läßt.

8 Vgl. zu den extracurricularen Veranstaltungen in Marburg Kap. III.1.4 und Kap. III.6.1.

9 Zu den Auswirkungen dieser extracurricularen Vereinnahmung auf die Lage der Medizinstudierenden in Marburg vgl. Kap. III.1.4 und Kap. III.6.1. Allgemein dazu Grüttner 1995, S. 245-271, S. 341-348. Zur Situation in Düsseldorf Felber 1997, S. 104-110.

Änderungen der Prüfungs- und Studienordnung bis 1939

Ende 1933 wurde mit dem „Preußischen Plan" des PrMWKV unter Umgehung der NSDAP und des RMdI ein neuer Stundenplan für die Studienordnung (StO) eingeführt, der durch eine deutliche Verringerung der Pflichtstundenzahl in den naturwissenschaftlichen und theoretischen Fächern und eine Konzentrierung auf die klinischen Hauptfächer eine Verstärkung des Praxisbezuges erzielen wollte.[10]

Änderungen der nunmehr als „Bestallungsordnung für Ärzte" (BOÄ) bezeichneten Prüfungsordnung für Ärzte (POÄ) 1934, 1936 und 1938 führten zu einer Verkürzung des vorklinischen Studiums um ein Semester und etablierten die „Rassenhygiene" als Prüfungsfach. Besonders kennzeichnend für die Ausrichtung des Studiums auf den kriegsführenden Staat war die Einführung weiterer neuer Fächer. Diese, insbesondere die Luftfahrtmedizin und die Kampfstoffkunde, wurden zunächst auf dem Erlaßwege verordnet. 1935 wies das RMWEV die Fakultäten an, die Medizinstudenten zum Besuch einer Vorlesung über Luftfahrtmedizin zu veranlassen. Im WiSe 1937/38 wurde verfügt, im Rahmen der Chemie- bzw. Pharmakologie-Vorlesung auch die chemischen Kampfstoffe zu behandeln, was dann im folgenden WiSe noch um die Pathologie und Therapie von Kampfstofferkrankungen erweitert wurde.[11]

1939 wurde dann nach umfangreichen Vorarbeiten eine grundlegende Änderung der BOÄ und der StO durchgeführt, die unter massiven Auseinandersetzungen zwischen den beiden beteiligten Ministerien zustande kam und in vielerlei Hinsicht von den Zielen, Bedürfnissen und Interessen der Kriegsvorbereitung durch das Regime geprägt war.[12] Um die bis 1938 deutlich zurückgegangenen Approbationszahlen zu erhöhen, wurde das Studium durch die Einführung einer sechsmonatigen Famulatur während des klinischen Studiums anstelle des Praktischen Jahres insgesamt um ein Jahr gekürzt. Als Zulassungsvoraussetzung zum Studium wurde ein halbjähriges Krankenpflegepraktikum eingeführt. Auch das Prüfungswesen änderte sich: das Vorphysikum fiel weg, und das Staatsexamen war innerhalb von sechs Wochen abzulegen. Die Kassenzulassung konnte statt nach 36 Monaten bereits nach 15 Monaten beantragt werden.

Entscheidende Änderungen wurden im Fächerkanon vorgenommen, bei dem zahlreiche etablierte Unterrichtsveranstaltungen durch den Zusatz „Wehr-" auf kriegsbezogene Inhalte ausgerichtet werden sollten. In diesem Zusammenhang wurde beispielsweise eine Vorlesung über „Arbeits-, Sport- und Wehrphysiologie (einschl. Luftfahrt)" eingerichtet. Die Rassenhygiene als das zentrale Dogma nationalsozialistischen Gesundheitsverständnisses sollte nun in insgesamt zehn Vorlesungsstunden vermittelt werden. Im zweiten Semester waren drei Semesterwochenstunden „Vererbungslehre und Rassenkunde", im dritten Semester eine Stunde „Bevölkerungspolitik", im neunten Semester drei Stunden „Menschliche Erblehre als

10 Van den Bussche, 1989a, S. 71-72.

11 Ebd. S. 112.

12 Ebd. S. 133-140.

Grundlage der Rassenhygiene" und im zehnten Semester drei Stunden „Rassenhygiene" pro Woche zu hören, die biologistische Ideologie der Nazis begleitete damit die Studierenden als roter Faden bei der ärztlichen Ausbildung.[13]

Ein weiteres neues Gebiet war die Sozial- und Versicherungsmedizin, die mit sieben Semesterwochenstunden die Behandlung der Berufskrankheiten (inklusive drei Betriebsbesichtigungen), die Unfallheilkunde und -begutachtung sowie Sozialversicherung und -begutachtung beinhaltete. Eine der nationalsozialistischen Ideologie und der „Neuen Deutschen Heilkunde" verpflichtete neue Veranstaltung waren Übungen in „Naturgemäßen Heilmethoden" mit Heilkräuter-Exkursionen, die im Rahmen des vorklinischen Botanik-Unterrichts durchzuführen waren. Für eine Reihe weiterer, bisher nur fakultativ durchgeführter Lehrveranstaltungen wurden Pflicht-Praktika bzw. -Vorlesungen eingeführt. Physikalisches Praktikum, Embryologie, Histologie, Geschichte der Medizin, Pathophysiologie, ärztliche Rechts- und Standeskunde, Kursus der klinischen Chemie, Pathohistologie-Kurs, Rezeptierkurs und Kinderfürsorge mußten nun gelesen werden, was zu Lasten der übrigen Fächer ging.

Insgesamt sollte mit diesen vorwiegend praktischen Übungen der Praxisbezug der Ausbildung gestärkt werden. Dies betraf insbesondere die zahlreichen klinischen Untersuchungskurse und klinischen Visiten in den großen Fächern (Innere Medizin, Chirurgie, Frauenheilkunde und Geburtshilfe, Kinderheilkunde), deren Status durch Gewichtungsfaktoren beim Staatsexamen angeglichen und gegenüber den anderen Fächern herausgehoben wurde. Eine ähnliche Aufwertung betraf die Hygiene und Rassenhygiene, die Dermatologie und die Pathologie.[14]

Van den Bussche hat in seiner grundlegenden Untersuchung hervorgehoben, daß von den ursprünglichen Reformkonzepten der nationalsozialistischen Ärzteführer um Wagner bis auf die Rassenhygiene und einige Aspekte der Naturheilkunde bei der großen Studienreform 1939 kaum etwas umgesetzt wurde. Inwieweit überhaupt von einer Reform bei dieser massiven Aufblähung des Fächerkanons gesprochen werden kann, bleibt angesichts fehlender innovativer didaktischer Konzepte, integrativer Ansätze und positiver handlungsleitender Normen ohnehin fraglich.[15]

5.2 Die Umsetzung der Reformkonzepte an der Medizinischen Fakultät Marburg

Übersicht über die Veränderungen der Stundenpläne 1934-1944

Das Vorlesungsverzeichnis für das WiSe 1934/35 stellte den Lehrveranstaltungen der Medizinischen Fakultät folgenden Passus voran: „Mit Beginn des Sommersemesters 1934 ist für das Studium der Medizin eine neue Lehrstoffverteilung einge-

13 Zur Etablierung der Rassenhygiene an den Universitäten vgl. Weingart; Kroll; Bayertz 1992, S. 424-459. Zur Ausbildung in der Rassenhygiene vgl. Verschuer 1943, S. 43-46.

14 Zur Begründung der Fächerumstellung und -erweiterung vgl. Mersmann 1978, S. 48-52.

15 Van den Bussche 1989a, S. 140-142. Kater 1989, S. 155-156.

führt worden. Die Studierenden werden auf den neuen, beim Dekanat erhältlichen Studienplan aufmerksam gemacht, dessen Befolgung ein sinngemäßes und reibungsloses Studium der pflichtmäßig zu hörenden Fächer ermöglicht".[16] Den Studenten wurde also ein fester Stundenplan vorgegeben, der wenig Eigeninitiative zuließ. Die Pflichtvorlesungen waren mit einem „P" und der Angabe der zugehörigen Semesterzahl gekennzeichnet. Das elfte Semester war als Prüfungssemester von allen Lehrveranstaltungen befreit.

Einerseits wurde die Lehre in der Anatomie und anderen vorklinischen Fächern nun drastisch reduziert, anderseits wurden neue Veranstaltungen angeboten, wobei besonderer Wert auf den praktischen Aspekt gelegt wurde. So gab es als Neuerung ein vierstündiges Praktikum in Physiologischer Chemie, einen pathologisch-anatomischen Demonstrationskurs, eine Pathophysiologie-Vorlesung in der Inneren Medizin sowie einen Krankenpflegekurs, einen physikalisch-propädeutischen Kurs, Practicando-Vorlesungen zur Röntgendiagnostik, physikalische Heilmethoden und einen chemisch-mikroskopischen Kurs. In der Kinderheilkunde wurde eine Pflichtvorlesung über Infektionskrankheiten und über Erziehungsschwierigkeiten eingeführt, in der Chirurgie eine Klinische Visite und eine Pflichtvorlesung über Frakturen, Luxationen und Verbandslehre sowie über klinische Gymnastik. Hinzu kamen ein Phantomkurs und ein geburtshilflicher Untersuchungskurs. Die Nervenklinik

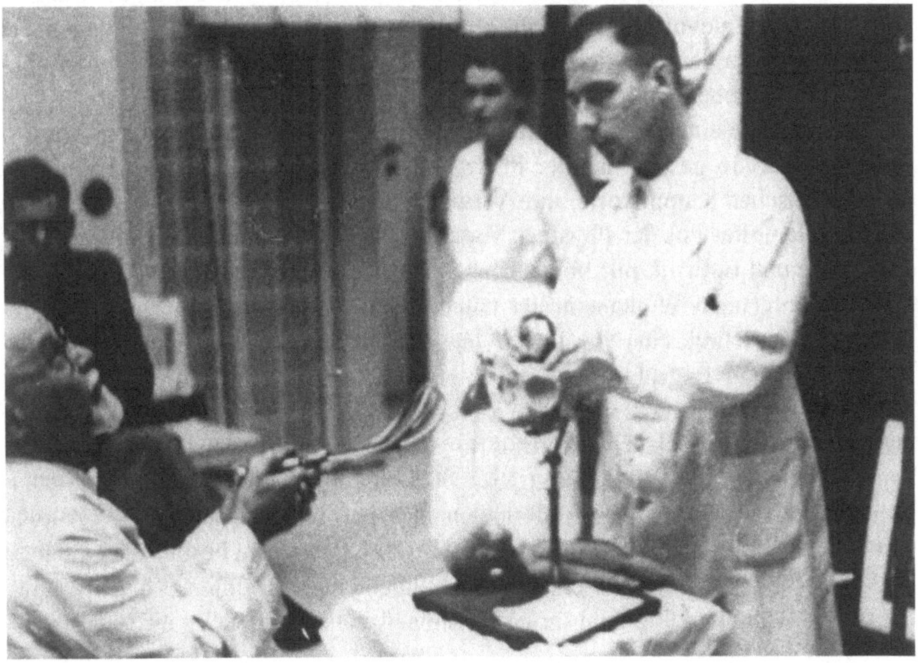

Abb. 17: Akademische Lehre alten Stils – Geheimrat Kehrer demonstriert den Gebrauch der Geburtszange an einem Beckenmodell (Original: Frau Dr. R. Friess, Marburg).

16 Zum Folgenden vgl. die Vorlesungsverzeichnisse der Universität Marburg ab WiSe 1934/35.

bot neben der Hauptvorlesung einen neuropsychiatrischen Untersuchungskurs, einen psychologischen Untersuchungskurs und eine Vorlesung über gerichtliche Psychiatrie als Pflichtveranstaltung an. In der Dermatologie, Hals-Nasen-Ohrenheilkunde und Augenheilkunde wurden ebenfalls Untersuchungskurse obligatorisch und in der Gerichtsmedizin kam eine Pflichtvorlesung über Sozialmedizin hinzu. Neue Unterrichtsformen waren „seminaristische Arbeitsgemeinschaften", wie sie der Zoologe Mattes für das Fach Vererbungslehre einführte. Als Zusatzveranstaltung während der ersten drei Semester waren „Pflichtmäßige Leibesübungen" mit bis zu zwei Stunden pro Woche angesetzt, die testatpflichtig und für die Anrechnung des Semesters obligatorisch waren.

Auch der Einführung „nationalsozialistischer Fächer" wurde Rechnung getragen. Für Hörer aller Fakultäten boten medizinische Hochschullehrer im Sommersemester 1935 Vorlesungen über „Körperbau und Rassenlehre mit praktischen Übungen" sowie „Rassenhygiene mit besonderer Berücksichtigung der Erblichkeitslehre des Menschen" (Pfannenstiel) an. Der Psychiater Westphal organisierte eine „Biologisch-psychiatrische Arbeitsgemeinschaft für Studierende der Medizin, Juristen und Pädagogen", die sich mit „Konstitutions- und erbbiologischer Psychiatrie" befassen sollte. Der anthropologisch interessierte Anatom Jacobshagen präsentierte im WiSe 1936/37 eine „Einführung in die Anthropologie und ihre Untersuchungsmethoden" sowie spezielle Vorlesungen über paläontologische Fragestellungen. Die Anthropologievorlesung wurde ab WiSe 1938/39 in „Die Grundlagen der menschlichen Rassenforschung unter besonderer Berücksichtigung der menschlichen Rassen" umbenannt.

Erste Akzente einer wehrmedizinischen Orientierung des Studiengangs wurden im WiSe 1935/36 gesetzt, als der Pharmakologe Baur für Hörer aller Fakultäten „Die chemischen Kampfstoffe, ihre Verwendung und ihre Wirkung" besprach. Im gleichen Semester bot der Physiker Vogt eine Vorlesung für die Vorkliniker über „Fluglehre und Ballistik mit Versuchen", später „Physik von Flug und Schuß" an. Im darauffolgenden Wintersemester tauchte dann unter den Veranstaltungen der Chirurgischen Klinik eine von Prof. Klapp und dem Dozenten Hempel gehaltene Vorlesung über „Kriegschirurgie" auf. Interessanterweise wurden diese Aktivitäten vorübergehend ausgesetzt; dann aber kam ab dem WiSe 1937/38 zu den bereits genannten eine neue Vorlesung „Luftfahrtmedizin" hinzu, die der Hygieniker Pfannenstiel hielt. Im SoSe 1938 bot er zusätzlich eine Sondervorlesung über „Sozialbiologische Hygiene" an. Die Änderungen der Approbationsordnung 1939 wurden erstmals im WiSe 1939/40 faßbar, als der Zusatz „Wehr-" zu bestimmten Fächern die Umsetzung der neuen Vorschriften des Studiengangs anzeigte.[17] Einige Mitglieder des Kollegiums kündigten ihre Vorlesungen vorschriftsmäßig ab 1. Trimester 1940 auf diese Weise an.

17 Van den Bussche 1989a, S. 134. Mersmann 1978, S. 81.

Der Polikliniker Klewitz las nicht mehr wie zuvor über Naturheilkunde, sondern nannte seine Veranstaltung nun „Naturgemäße Heilmethoden". Die Vorlesung „Ärztliche Rechts- und Standeskunde einschließlich der politischen Aufgaben des deutschen Arztes", hatte zunächst der Rechtsmediziner Förster übernommen. Er wurde jedoch durch den Gauamtsleiter im Amt für Volksgesundheit Heinrich Reinhardt ersetzt, nachdem dieser sich der Fakultät selbst für Vorlesungen angeboten hatte.[18] Man wollte sich die Gelegenheit zu einer engeren Zusammenarbeit mit der Gesundheitsbehörde nicht entgehen lassen und gab Reinhardt im SoSe 1943 einen Lehrauftrag.[19] Die Medizingeschichte, die in Marburg nicht durch einen Lehrstuhl vertreten war und mit der neuen Studienordnung zum Pflichtfach wurde, war bereits vor Kriegsbeginn von dem Physiologiedozenten Rosemann gelesen worden. Nachdem dieser eingezogen worden war, wurde das Fachgebiet ab SoSe 1942 von dem mit einem Lehrauftrag betrauten Mitarbeiter der Behringwerke, Alexander von Engelhardt, angeboten.[20] Noch im SoSe 1944 beeilten sich die soeben habilitierten Mitarbeiter Pfannenstiels, Vorlesungen im Geiste der Partei anzubieten: Heinrich Büsing las über „Ernährung und Nahrungsmittelhygiene" und Walter Dötzer über „Praktische Hygiene für den Truppen- und den Werksarzt". Beide Veranstaltungen sollten die neue Vorlesung ihres Chefs „Volksgesundheitspflege mit Praktikum" ergänzen.

In der ab 1939 entwickelten Form war der Vorlesungskanon weitgehend bis Kriegsende fixiert. Die erhebliche Fluktuation der Themen und Formen, der Akzente und Konzepte, die noch zu Beginn der dreißiger Jahre als vom Reformeifer getrieben spürbar war, war einem starren, zumeist nur äußerlich etikettierten Schematismus gewichen.

Auf die Umsetzung der neu eingeführten „nationalsozialistischen Fächer" an der Marburger Fakultät soll näher eingegangen werden.

Rassenhygiene

Die Rassenhygiene als ein zentrales Element der NS-Ideologie galt den Zeitgenossen als Paradigma einer „modernen" Wissenschaft. Schmuhl hat bereits dargestellt, daß „eine der Funktionen wissenschaftlicher Paradigmata darin besteht, den Mitgliedern wissenschaftlicher Gemeinschaften scheinbar wissenschaftlich abgesicherte Weltbilder zur Verfügung zu stellen", welche sie „als Resonanzboden für bildungsbürgerlich geprägte Deutungsmuster gesellschaftlicher Wirklichkeit" wahr-

18 StAM 307c, Acc. 1969/33, Nr.548. Reinhardt an Dekan Becher, 18.7.1940. Becher an Reinhardt, 22.7.1940. Vgl. zu Reinhardt Kap. II.5.

19 Emil von Behring-Bibliothek für Geschichte und Ethik der Medizin, Fakultätsbuch. Protokoll der Fakultätssitzung, 4.5.1943.

20 Vgl. zur Stellung der Medizingeschichte im Dritten Reich BA Berlin R 4901, Nr.808, Bd.VIII. Ebd. Diepgen, Paul: Die Geschichte der Medizin in Deutschland. Sonderabdruck aus: Forschung und Fortschritte 16 (1940), und Begleitschreiben Diepgens an den Reichsgesundheitsführer, Bl.307-325.

nehmen.[21] Diese Sichtweise trifft auch für den ersten und einzigen Vertreter der „Rassenhygiene" der Marburger Medizinischen Fakultät, den Hygiene-Professor Pfannenstiel, zu.[22] Unmittelbar nach Annahme seines Rufs auf den Marburger Lehrstuhl für Hygiene kündigte Pfannenstiel bereits im SoSe 1931 eine Vorlesung über „Rassen- und Fortpflanzungshygiene (Eugenik) mit Lichtbildern für Hörer aller Fakultäten" an.[23] Er vertrat dieses Fach bis zum Ende des Krieges kontinuierlich in seinen Vorlesungen,[24] da es in Marburg im Gegensatz zu den meisten anderen Universitäten nie Bestrebungen gab, entweder einen Lehrstuhl oder ein Extraordinariat für Rassenhygiene einzurichten.[25]

Vom Inhalt seiner Vorlesung über „Rassenhygiene und Erbbiologie", später alternierend gehalten mit einer Vorlesung über „Erbgesundheitspflege" und „Bevölkerungspolitik" sind leider keinerlei Aufzeichungen verfügbar. Sein Engagement für die Rassenhygiene führte dazu, daß Pfannenstiel im Herbst 1933, nachdem er der NSDAP beigetreten war, zum Vorsitzenden der Deutschen Gesellschaft für Rassenhygiene in Marburg gewählt wurde,[26] für die er an der Universität um Mitglieder warb.[27] Schon bald galt er deshalb als Spezialist auf dem Gebiet der Rassenhygiene und Rassenkunde, obwohl er sich mit der Rassenkunde im engeren anthropologischen Sinne nie explizit beschäftigt hatte. Diese wurde, wie schon erwähnt, ab 1938 von dem Anatomen Jacobshagen in einer Vorlesung vertreten,[28] nachdem Anstrengungen der Philosophischen Fakultät, den Rassenkundler Hans F.K. Günther nach Marburg zu holen, fehlgeschlagen waren.[29]

---

21 Schmuhl 1987, S. 71.

22 Vgl. zu Pfannenstiels Auffassung von Rassenhygiene Kap. III.7.4.

23 StAM 307c, Acc. 1969/33, Nr. 273. Vgl. zu Pfannenstiels Vita und Rolle in der Fakultät auch Kap. III.2, III.3.1 und IV.2.

24 Pfannenstiel wurde nur im 2. Trimester 1940 von seinem Kollegen, dem Rassenhygieniker Kranz aus Gießen, in seiner Vorlesung vertreten, als er in seiner Funktion als Hygieneinspekteur der Waffen-SS nicht in Marburg war. Vgl. StAM 305a, Acc. 1975/79, Nr.57. Kranz an Dekan, 13.4.1940.

25 Zur Einrichtung der Lehrstühle für Rassenhygiene an anderen Universitäten vgl. Weingart; Kroll; Bayertz 1992, S. 438-439. Ähnlich wie die Marburger war die Medizinische Fakultät Göttingen eine der wenigen, an der das nationalsozialistische Zentralfach nicht mit einem Institut vertreten war. Die Göttinger Fakultät bemühte sich jedoch ständig um die Einrichtung des Lehrstuhls. Vgl. Beushausen; Dahms; Koch; Massing; Obermann 1998, S. 204-205. Auch in Bonn wurde die Rassenhygiene nur durch einen Lehrauftrag abgedeckt; vgl. Höpfner 1999, S. 286.

26 StAM 307c, Acc. 1969/33, Nr. 273. Pfannenstiel an Dekan, 10.10.1933.

27 StAM 305a, Acc. 1975/79 und 1976/19, Nr. 791. Pfannenstiel an Rektor, 26.10.1933.

28 Universitätsbibliothek Marburg, Nachlaß Benninghoff. Ordner Schriftverkehr verschiedener Jahrgänge. Undatiertes Schreiben Benninghoffs ohne Adressaten. Benninghoff stellte fest, daß Jacobshagen die Rassenkunde nach Beauftragung durch die Fakultät gehalten und oft eine „abweichende Meinung vorgetragen" habe. Daher sei ihm auch nicht das Amt für Rassenkunde der Provinz übertragen worden. Vgl. zu Jacobshagens Rassenkundevorlesung im Kriege auch Kap. IV.1.3.

29 StAM 305a, Acc. 1975/76, Nr.3465. Besonders Erich Jaensch versuchte, Günther mit der Aussicht auf die Einrichtung einer neuen Professur zu ködern, Günther entschied sich jedoch für einen Lehrstuhl in Freiburg. Vgl. Nagel 2000, Dok. 202 und 203, S. 355-357.

Trotz zahlreicher Veröffentlichungen[30] scheint es Pfannenstiel nicht gelungen zu sein, mehr als nur örtliche Anerkennung als Rassenhygieniker zu finden. Auf einer 1934 in Bad Nauheim stattfindenden rassenhygienischen Fortbildungsveranstaltung,[31] die vom Leiter der Abteilung für Erbgesundheits- und Rassenpflege in Gießen, Kranz, organisiert worden war, taucht er nicht als Vortragender auf, wohl aber einige seiner Kollegen, wie der Leiter des Rassenpolitischen Amtes der NSDAP, Gross, der Direktor der Abteilung für menschliche Erblehre am Kaiser-Wilhelm-Institut in Berlin, von Verschuer, und der Münchner Vertreter der Rassenhygiene, Tirala.[32] Das Programm dieser Veranstaltung umfaßte im wesentlichen die Themen, die auch Pfannenstiel vermutlich in seiner rassenhygienischen Vorlesung präsentierte: 1. die Mendelsche Vererbungslehre, Erbgänge, Polymerie, Koppelung, multiple Allelie, Mutationen; 2. Erbanlage, Umwelt und genetische Variabilitätsanalyse, Rassenmischung und Rassenpathologie; 3. Erbbiologische Bestandsaufnahme, praktische Eheberatung, Erblichkeitsstatistik, Arzt und Sterilisationsgesetz; 4. Bevölkerungspolitik und Rassenpolitik.

Die Etablierung der Rassenhygiene als Prüfungsfach wurde 1934 durch die Änderung der Bestallungsordnung für Ärzte eingeleitet, allerdings war sie zunächst nur an den Universitäten, an denen Dozenturen oder Lehrstühle eingerichtet worden waren, obligatorisch (Berlin, München, Jena, Königsberg und Frankfurt).[33] Wenig später wurde die mündliche Prüfung durch eigens ernannte Prüfer in der Prüfungsordnung geregelt.[34] Erst mit der neuen Approbationsordnung von 1939 wurde die Rassenhygiene dann an allen medizinischen Fakultäten zum Pflichtprüfungsfach. Daraufhin bestätigte das RMdI Ende 1938, daß in Marburg kein eigener Lehrstuhl für Rassenhygiene bestehe und bisher auch kein Prüfer bestellt sei und Pfannenstiel diese also in der Hygieneprüfung mitzuvertreten habe.[35] Möglicherweise nahm Pfannenstiel wegen des unsicheren Status der Rassenhygiene in Marburg häufig die mündlichen Promotionsprüfungen (Colloquium doctorale) zum Anlaß, um dort rassenhygienische Fragen zu stellen.[36] Erst 1941 wurde er zum ordentlichen Prüfer für das „Spezialfach" Rassenhygiene bestellt.[37]

In unerwartete Turbulenzen geriet die Vertretung der Rassenhygiene in Marburg, als im Januar 1936 der hessische Oberpräsident in Kassel dem Kurator mitteilte, er wolle die bereits für den Bezirk Nassau eingerichtete Abteilung für Erb- und Rassenpflege, deren Leitung in der Hand von Herrn Professor Dr. Stemmler liege, auch für den Bereich des Bezirksverbandes Kassel nutzbar machen und nach Marburg

30 Vgl. Kap III.7.4.

31 StAM 307c, Acc. 1969/33, Nr.566. Kranz an Medizinische Fakultät, 13.11.1934.

32 Nach Böhm 1995, S. 240, war Tirala fachlich unqualifiziert und mitverantwortlich für die äußerst geringe Akzeptanz der Rassenhygiene durch die Münchner Medizinstudenten.

33 Van den Bussche 1989a, S. 103.

34 BA Berlin R 4901, Nr.39. Prüfungsordnung für Ärzte 6.4.1935, § 50.

35 StAM 307c, Acc.1950/10, Nr 78. Erlaß RMdI IV d 5411/38-3597 Marburg, 11.11.1938. In der Prüferbestellung für das Fach XIIIa Rassenhygiene ist nach dem Prüfernamen Pfannenstiel in roter Schrift vermerkt: „zurückgezogen".

36 Vgl. dazu Kap. III.4.4.

37 StAM 307c, Acc.1950/10, Nr 78. RMdI an den Vorsitzenden des Ausschusses für die ärztliche Prüfung, 5.9.1941.

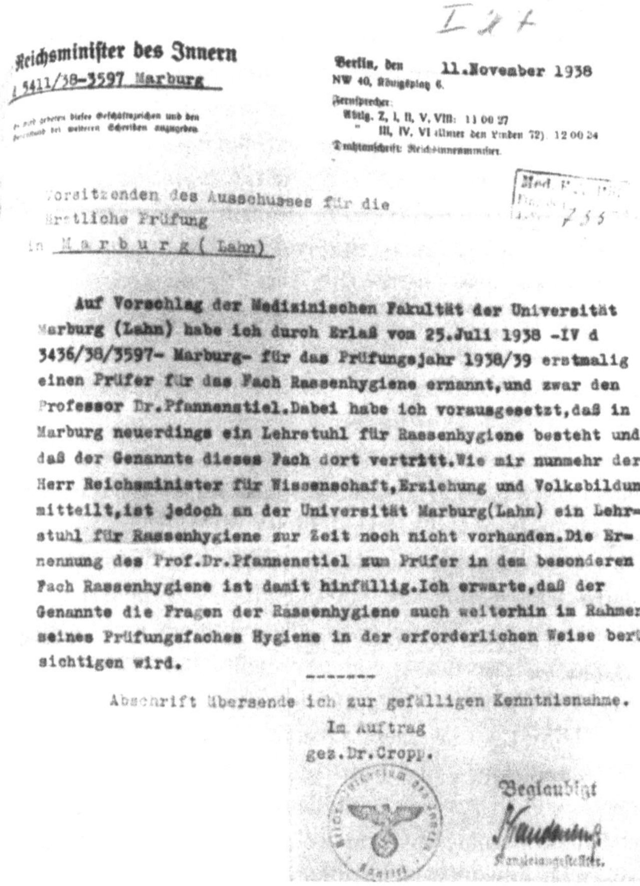
I 2 7

Reichsminister des Innern
I 5411/38-3597 Marburg

Es wird gebeten, dieses Geschäftszeichen und den Gegenstand bei weiteren Schreiben anzugeben

Berlin, den 11.November 1938
NW 40, Königsplatz 6.
Fernsprecher:
Abtlg. Z, I, II, V, VIII: 11 00 27
" III, IV, VI (Unter den Linden 72): 12 00 34
Drahtanschrift: Reichsinnenminister.

Vorsitzenden des Ausschusses für die
ärztliche Prüfung
in Marburg (Lahn)

Med. F... 755

Auf Vorschlag der Medizinischen Fakultät der Universität Marburg (Lahn) habe ich durch Erlaß vom 25.Juli 1938 -IV d 3436/38/3597- Marburg- für das Prüfungsjahr 1938/39 erstmalig einen Prüfer für das Fach Rassenhygiene ernannt,und zwar den Professor Dr.Pfannenstiel.Dabei habe ich vorausgesetzt,daß in Marburg neuerdings ein Lehrstuhl für Rassenhygiene besteht und daß der Genannte dieses Fach dort vertritt.Wie mir nunmehr der Herr Reichsminister für Wissenschaft,Erziehung und Volksbildung mitteilt,ist jedoch an der Universität Marburg(Lahn) ein Lehrstuhl für Rassenhygiene zur Zeit noch nicht vorhanden.Die Ernennung des Prof.Dr.Pfannenstiel zum Prüfer in dem besonderen Fach Rassenhygiene ist damit hinfällig.Ich erwarte,daß der Genannte die Fragen der Rassenhygiene auch weiterhin im Rahmen seines Prüfungsfaches Hygiene in der erforderlichen Weise berücksichtigen wird.

Abschrift übersende ich zur gefälligen Kenntnisnahme.

Im Auftrag
gez.Dr.Cropp.

Beglaubigt

Kanzleiangestellte.

Abb. 18: Schreiben des Reichsministeriums des Inneren zur Verpflichtung des Hygiene-Professors Pfannenstiel, auch ohne besonderen Lehrstuhl „Rassenhygiene" im Rahmen des Gesamtfachs Hygiene mitzuprüfen. (Original: StAM 307c. Acc. 1950/10, Nr. 78)

verlegen. Die Zusammenarbeit mit der Universität, insbesondere den Medizinern und dem Psychologen Jaensch, sei erwünscht.[38] Der Brief wurde in die örtliche Presse lanciert,[39] und bereits im Mai 1936 beantragte Dekan Klapp mit Unterstützung des Rektors Baur, der den Antrag wärmstens befürwortete, beim RMWEV einen bezahlten Lehrauftrag „Erblichkeitslehre des Menschen, Rassenlehre und praktische Erb- und Rassenpflege" für Wilhelm Stemmler in Wiesbaden. „Die in dem Lehrauftrag zusammengefaßten wichtigen Fragen", heißt es in der Begründung, „können nicht nebenamtlich, z.B. von dem Lehrer für Hygiene, mitbehandelt werden, sondern dieses Gebiet muß wegen der großen Fülle der sich ergebenden Fragen praktischer und wissenschaftlicher Art einem Arzte allein übergeben werden." Verbunden war dieser Vorstoß mit der Zusage der Landesregierung in Kassel, ein dem Zwecke voll entsprechendes Institut zur Verfügung zu stellen.[40] Der Chirurg

38 StAM 310, Acc. 1983/15, Nr. 4265a. Oberpräsident an Kurator, 22.1.1936.
39 Ebd. Kurhessische Landeszeitung 21.1.1936; OZ 22.1.1936.
40 Ebd. Dekan Klapp an RMWEV, 30.5.1936.

Stemmler, der für die Leitung des Instituts vorgesehen war, hatte zwischen 1934 und 1935 in den „Operationsstationen“ Herborn und Eichberg insgesamt 408 Sterilisationsoperationen durchgeführt (187 Männer und 221 Frauen) und sich mit organisatorischen Maßgaben für diese „praktische“ Form der Erbgesundheitslehre zu profilieren gesucht.[41] Die von Kurator und Rektor zunächst sehr unterstützte Initiative verlief jedoch bald im Sande, und weder der Lehrauftrag noch die Einrichtung des Instituts kamen zustande. Es ist aus den Akten nicht ersichtlich, weshalb die Einrichtung des geplanten „Instituts für Erb- und Rassenpflege“ in Marburg nicht realisiert wurde.[42] Denkbar ist, daß Pfannenstiel es verstand, dem unerwartet aufgetauchten Konkurrenten Steine in den Weg zu legen, und auch die Chirurgen und Frauenärzte dem Sterilisationsfanatiker nicht gewogen waren, zumal die Sterilisationswelle 1936 bereits langsam abflaute.[43] Es blieb also bei der Vertretung der Rassenhygiene in Marburg durch Pfannenstiel.

Chemische Kampfstoffe und Luftfahrtmedizin

Die Vorlesung des Pharmakologen Baur über chemische Kampfstoffe, die dieser bereits im WiSe 1931/32 abhielt, gehörte mit zu den frühesten Aktivitäten wehrmedizinischer Lehre durch Mediziner. Erst ab dem WiSe 1937/38 wurde vom Ministerium eine Pflichtvorlesung über chemische Kampfstoffe gefordert,[44] die aber auf nur geringes Interesse stieß.[45] Deshalb wurde von seiten des Ministeriums angeregt, mit „Lehrgemeinschaften“ (entsprechend den heutigen Ringvorlesungen) ein breiteres Angebot und eine höhere Akzeptanz zu schaffen.[46] Der Pharmakologe Gremels wurde zum Vertrauensmann bestimmt, der in Marburg eine Gemeinschaftsvorlesung über chemische Kampfstoffe und Behandlung von Kampfstofferkrankungen organisieren sollte. Im SoSe 1939 waren folgende Vorlesungen vorgesehen:[47]
Doz. Reiff: Chemie und physikalische Chemie der Kampfstoffe; Kampfstoffabwehr
Prof. Bersin: Wirkungsweise der Kampfstoffe
Prof. Rix: Pathologie und Kampfstofferkrankungen
Prof. Gremels: Pharmakologie und Toxikologie der Kampfstoffe
Doz. Kestermann: Innere Medizin der Kampfstofferkrankungen
Prof. Ruete: Hauterkrankungen und chemische Kampfstoffe

---

41 Ebd., Sonderdruck aus dem Verwaltungsbericht des Bezirksverbandes Nassau für das Jahr 1935. XI Abt. Erb- und Rassenpflege, S. 1. Trotz der Befürwortung des Lehrauftrages durch Dekan Klapp verfügte v. Hülsen nach Rücksprache mit Landesrat Dr. Schlemmer, die Angelegenheit ruhen zu lassen (Vermerk von Hülsens, 5.2.1937).

42 Vgl. zu den Vorgängen auch Kap. II.5.

43 Zur Sterilisationspraxis an der Marburger Medizinischen Fakultät s. Kap. III.8.3 sowie Krähwinkel 1999.

44 StAM 305a, Acc. 1975/79, Nr.57. Erlaß RMWEV W J 2070, 26.6.1937.

45 Van den Bussche 1993, S. 32.

46 StAM 307c, Acc. 1969/33, Nr. 549. Zusatz zum Erlaß WJ 2070, 18.11.1938.

47 Ebd. Gremels an Dekan, 23.6.1939. Eine ähnliche Ringvorlesung, die ebensowenig Anklang bei den Studenten fand, wurde auch an der Hamburger Medizinischen Fakultät angeboten; vgl. Van den Bussche 1989a, S. 112-113.

Prof. Grüter: Augenerkrankungen und chemische Kampfstoffe
Prof. Brand: Lebensmittel und Kampfstoffe und Kriegsanwendung chemischer Kampfstoffe

In Gremels' Bericht wurde betont, die Vorlesung sei auf eine Zeit gelegt worden, an der die Studierenden keine andere Vorlesung hätten. Trotzdem mußte Gremels dem Rektor mitteilen, daß die Veranstaltung wegen zu geringer Beteiligung der Studenten nicht zustande gekommen sei. Dies liege an der derzeitigen Überlastung der Medizinstudenten. Er empfahl, die Themen innerhalb der Hauptvorlesungen nach vorheriger Ankündigung zu behandeln, so wie es dann später auch gehandhabt wurde.

Die Vorlesung über Luftfahrtmedizin las der ehemalige Oberleutnant mit Fliegererfahrung im Ersten Weltkrieg, Prof. Pfannenstiel.[48] Sie wurde erstmals im SoSe 1937 für Hörer aller Fakultäten angeboten; Pfannenstiel erhielt dafür einen unbezahlten Lehrauftrag.[49] Nachdem dem Sanitätsinspekteur der Luftwaffe dies zu Ohren gekommen war, forderte er vom RMWEV, die Vorlesung von einem mit der Luftwaffe enger verbundenen Professor durchführen zu lassen. Pfannenstiel gehöre der Luftwaffe nicht mehr an und sei deshalb nicht geeignet.[50] Dekan Becher informierte Pfannenstiel, dem es anscheinend zunächst ganz gelegen kam, den Lehrauftrag wieder abzugeben. Er schlug den Physiologiedozenten Rosemann oder den aus Gießen empfohlenen Prof. Anthony vor.[51] Der Dekan hielt beide Herren für geeignet und teilte dies dem Kurator mit.[52] Pfannenstiel hatte sich die ganze Sache jedoch noch einmal überlegt, zumal bei ihm das Interesse an luftfahrtmedizinischen Fragestellungen neue Nahrung bekommen hatte.[53] Nachdem er im Herbst 1937 an der ersten Tagung für Luftfahrtmedizinische Forschung in Berlin teilgenommen hatte und nach Rücksprache mit dem Sanitätsinspekteur der Luftwaffe und dem Sachbearbeiter im RMWEV informierte er den Dekan, daß der Lehrauftrag nun doch von ihm selbst versehen werde, da er die Herren überzeugt habe, daß dieser in den Händen eines Ordinarius bleiben sollte.[54] Die Fakultät begrüßte diese Entscheidung,

48 Auch bei dieser Vorlesung, die zunächst freiwillig war und zusätzlich angeboten wurde, ist von einer geringen Beteiligung seitens der Studierenden auszugehen. Pfannenstiels nationalsozialistisch orientierte Vorlesungen waren nicht gut besucht (Aussage der ehemaligen technischen Assistentin im Anatomischen Institut, Frau K.). Im SoSe 1939 nahmen beispielsweise an den zusammen mit der Arbeitsgemeinschaft des NS-Dozentenbundes unter Leitung Pfannenstiels durchgeführten Veranstaltungen der SS-Studiengemeinschaft über die „naturwissenschaftlichen Grundlagen der nationalsozialistischen Weltanschauung" insgesamt nur 16 Studierende der Medizin, Zahnheilkunde und Pharmazie teil. Vgl. StAM 327,2 Fulda-Werra, Nr.116. Semesterbericht SS-Studiengemeinschaft Marburg, 16.7.1939.

49 StAM 305a, Acc. 1975/79, Nr.57. Lehrauftrag für Luftfahrtmedizin, 4.5.1937. Die Vorlesung sollte einstündig und notfalls als Übung gehalten werden.

50 StAM 310, Acc. 1975/42, Nr.2176. Sanitätsinspekteur der Luftwaffe an RMWEV, 5.7.1937.

51 StAM 307c, Acc. 1969/33, Nr.273. Pfannenstiel an Dekan (handschriftlich), 22.8.1937.

52 Ebd. Dekan an Kurator, 15.9.1937.

53 Vgl. zu Pfannenstiels luftfahrtmedizinischen Forschungen, die er 1937 aufnahm, Kap. IV.4.4.

54 StAM 307c, Acc. 1969/33, Nr.273. Pfannenstiel an Dekan, 30.10.1937.

und auch vom RMWEV wurde dem Ersuchen stattgegeben, so daß Pfannenstiel weiterhin Lehrbeauftragter blieb.[55] Er nutzte die Gelegenheit, um 500 RM pro Jahr für luftfahrtmedizinische Literatur zu beantragen.[56] Auch in den Kriegsjahren ließ sich Pfannenstiel die Durchführung dieses Kollegs im Rahmen der Hygiene-Vorlesung nicht nehmen und hatte dann bis zu 200 Hörer. Bei den meisten anderen Universitäten dagegen war die Luftfahrtmedizin der Vorlesung für Physiologie zugeordnet.[57]

Wehrwissenschaften und Wehrmedizin

Bereits vor der Machtübernahme der Nationalsozialisten gab es unter dem Eindruck des Versailler Vertrages an mehreren Hochschulen Initiativen und getarnte Aktivitäten, um wehrwissenschaftliche Themen universitär zu verankern.[58] In Marburg wandte sich Mitte 1932 der Vorstand der Allgemeinen Marburger Studentenschaft in einem Schreiben an Rektor und Senat mit der Bitte, die vom Rektor in diesem Semester eingerichteten wehrpolitischen Vorträge zu einem Lehrstuhl für Wehrwissenschaft und Kriegsgeschichte auszubauen.[59] Als Begründung wurde angeführt, daß den Deutschen durch die „Bestimmungen des Versailler Diktates" ihr „altes Volksheer genommen" sei. Infolgedessen breite sich die Unkenntnis über militärische Fragen immer weiter aus. Man sei deshalb auch bereits an das Kultusministerium mit der Bitte um Einrichtung eines solchen Lehrstuhls herangetreten. Der Senat begrüßte in seiner darauffolgenden Sitzung die Initiative der Studentenvertreter und teilte diesen mit, daß zunächst durch die freien Vorträge zum Thema Wehrwissenschaft, deren Besuch offenbar zu wünschen übrig ließ, der Bedarf als abgedeckt anzusehen sei. Später könne ein Lehrauftrag vergeben werden, für den ein geeigneter Dozent zu finden sei. Bei „Bewährung des Inhabers und bei dem nötigen Widerhall der Vorlesungen aus dem Kreise der Studierenden" könne sich der Lehrauftrag „zu einer Professur auswachsen".[60] In diesem Sinne wurde der Vorgang auch dem Preußischen Kultusminister mitgeteilt, allerdings mit dem Zusatz versehen, „zunächst noch eine abwartende Haltung einzunehmen".[61] Dem ist das Ministerium offenbar weitgehend gefolgt, denn auch eine Denkschrift des „Studentenamts des Stahlhelm" mit Vorschlägen zur Einrichtung von Lehrstühlen für Wehrwissenschaft führte nicht zum gewünschten Erfolg.[62] Der „Widerhall" der Studenten auf die freien Vorträge zur Wehrwissenschaft war demnach doch nicht stark genug, um die Einrichtung eines Lehrstuhls zu rechtfertigen.

---

55 Ebd. Kurator an Rektor, 2.11.1937. RMWEV an Kurator, 13.1.1938.

56 StAM 310, Acc. 1975/42, Nr.2176. Pfannenstiel an Kurator, 26.6.1937.

57 BA Berlin R 4901, Nr.808, Bd.VIII. Derzeitige Gestaltung des luftfahrtmedizinischen Unterrichts an den deutschen Hochschulen, Juni 1942, Bl.185-187.

58 Van den Bussche 1993, S. 25.

59 StAM 305a, Acc. 1975/79, Nr.659. AMSt an Rektor und Senat, 14.6.1931.

60 Ebd. Senat an AMSt, 23.6.1932.

61 Ebd. Rektor an PrMWKV, 6.7.1932.

62 Ebd. Denkschrift des Studentenamts des Stahlhelm, 2.8.1932.

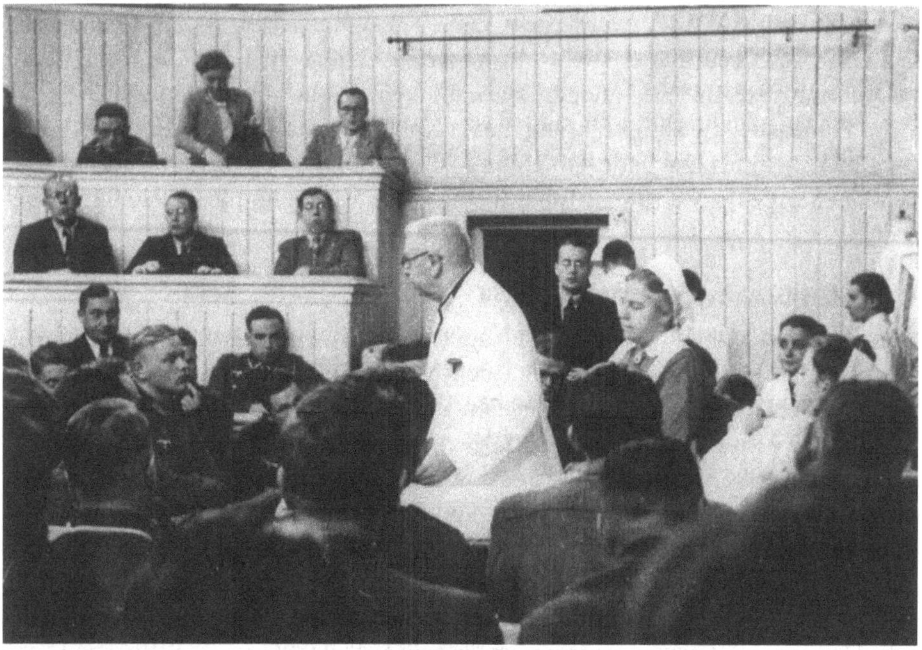

Abb. 19: Der Internist Prof. E. Schwenkenbecher während einer Vorlesung. Er trägt, wie viele seiner Hörer, eine Uniform, darüber einen Ärztekittel (Original: Frau Dr. R. Friess, Marburg).

Wie im Überblick über den Stundenplan bereits dargestellt, wurden in der Medizinischen und Philosophischen Fakultät sporadisch schon in den frühen dreißiger Jahren Vorlesungen mit wehrwissenschaftlichem Hintergrund angeboten. Sie blieben jedoch episodisch und waren deutlich auf die Selbstdarstellung der Fachvertreter als „völkisch-national" ausgelegt. Erst mit der Studienreform 1939 wurde der Kriegsvorbereitung Rechnung getragen und wehrwissenschaftliche Elemente, dann aber in breiter Front, wurden in die Medizinerausbildung eingefügt und durch den Zusatz „Wehr-" im Vorlesungstitel kenntlich gemacht. So kündigte der Chemiker Bersin seine Vorlesung nun als „Physiologische Chemie und Wehrchemie" an. Im 1. Trimester 1940 las der Pathologe Versé erstmals „Allgemeine Pathologie und Wehrpathologie", der Internist Schwenkenbecher „Medizinische Klinik einschließliche Wehrmedizin", der Chirurg Klapp „Chirurgische Klinik einschließlich Wehrchirurgie", der Psychiater Kretschmer „Psychiatrische und Nervenklinik einschließlich Wehrpsychologie" und natürlich auch der Hygieniker Pfannenstiel „Hygiene unter besonderer Berücksichtigung der Wehr- und Arbeitshygiene". Erst ab SoSe 1943 wurde die Pharmakologievorlesung von Gremels als „Wehrpharmakologie und -toxikologie" angekündigt.[63]

63 Vorlesungsverzeichnisse der Philipps-Universität Marburg 1939-1945.

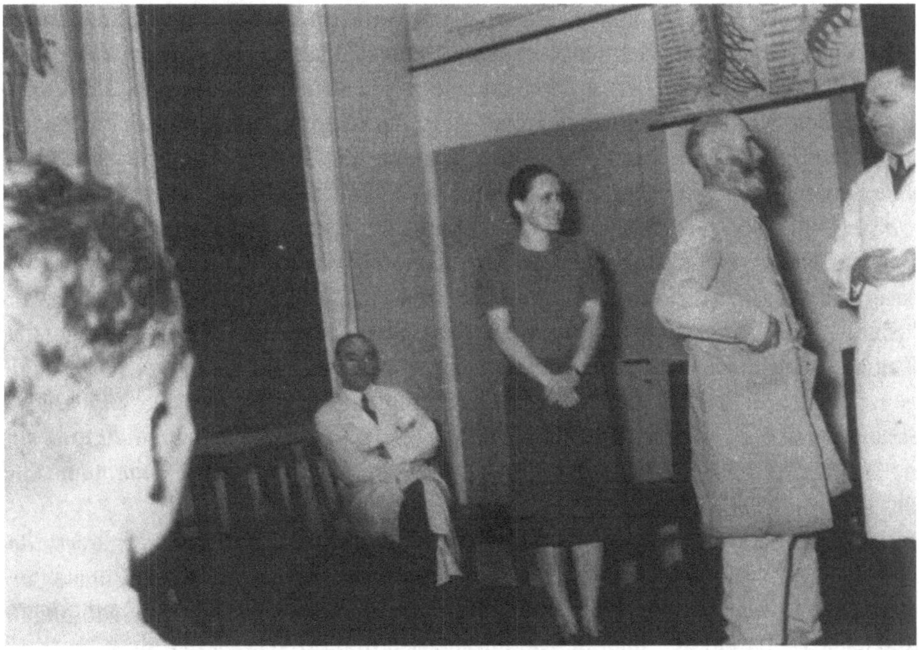

Abb. 20: Der Psychiater Prof. E. Kretschmer (rechts im Halbprofil) bei einer Patientenvorstellung. Unter dem Ärztekittel trägt er eine Uniform (Original: Frau Dr. R. Friess, Marburg).

Welche Inhalte sich bei den einzelnen Fächern hinter diesem Zusatz verbargen, kann für den Marburger Vorlesungskanon nur vermutet werden. Sie wurden wahrscheinlich von den einzelnen Hochschullehrern aus den „Richtlinien für die wehrmedizinischen Universitätsvorlesungen" entnommen, einer von Fachleuten ausgearbeiteten Zusammenstellung militärischer Probleme, die im medizinischen Unterricht zu behandeln waren. Aufgabe der Wehrmedizin als Lehr- und Studienfach sollte es sein, die zukünftigen Sanitätsoffiziere so auszubilden, daß sie dem kämpfenden Soldaten qualifizierte ärztliche Hilfe zukommen lassen, beim Auftreten von Seuchen und Epidemien Schaden verhüten und den Wehrwillen und die Belastbarkeit der Soldaten durch Leistungssteigerungsmaßnahmen unterstützen konnten. Das wehrmedizinische Stoffgebiet verschiedener Fachrichtungen wurde detailliert beschrieben, so z.B. das der Physiologie: 1. Anpassung an die besondere körperliche Beanspruchung durch die verschiedenen Waffen; 2. Erschwerter Gasaustausch (Gasmaske, Höhe, Kampfräume, Abgase); 3. Grenzen der Wärmeregulation; 4. Mechanische Störungen (Beschleunigung, Stoß, Erschütterung, Schall); 5. Körperliche und geistige Ermüdung; 6. Physiologie der Sinnesleistungen bei der Bedienung von Waffen und Wehrgerät.[64]

Ähnliche Zusammenstellungen gab es für die Physiologische Chemie (Blutersatzstoffe, Ernährung, Kampfstoffzusammensetzung, Gasschutz), die Pathologie

64 StAM 310, Acc. 1983/15, Nr.4372. Richtlinien für die wehrmedizinischen Universitätsvorlesungen, Bl.96-108.

(Verletzungen, Verbrennungen, Erfrierungen, Wirkung großer Höhen), die Chirurgie (Wundversorgung, Schmerzverhütung, Schußverletzungen, Wiederherstellung von Extremitäten), die Innere Medizin (Herz-Kreislauf-Erkrankungen, Kälte-Hitze-Schäden, Kollaps, Vergiftungen, Seuchen, Impfungen, Tuberkulose), die Psychiatrie (Kriegshysterie, Panik, seelische Hygiene der Truppe), die Pharmakologie (Vergiftungen durch Sprengstoffe, Kampfstoffe, Gase) und die Hygiene (Verhütung von Infektionskrankheiten, Entseuchung und Entwesung).

Nicht alle Professoren hielten sich an die Vorgaben des Ministeriums. Der Physiologe Dittler beispielsweise kündigte unverändert bis zum Kriegsende seine Vorlesung nur als „Experimentalphysiologie" an. Dies jedoch als Opposition gegen das Regime oder das Kriegsgeschehen zu werten, wäre zu hoch gegriffen.[65] Bezeichnend ist jedoch, daß der mit Dittler konkurrierende Extraordinarius der Physiologischen Chemie, Bersin, engagierter Nationalsozialist und Dozentenbundsführer, seine Vorlesung während des Krieges selbstverständlich stets als „Wehrchemische Physiologie" deklarierte.

In einem Fall wurde versucht, das Wehrelement der Vorlesung im Interesse des Instituts zu instrumentalisieren. Der Pathologe Versé, dessen Institut chronisch unterfinanziert war, versuchte vor dem Krieg zeitweise, durch den Verkauf pathohistologischer Präparate den Institutsetat aufzubessern.[66] Im WiSe 1939/40 kam er auf die Idee, für die Konservierung von Präparaten für „die Wehrpathologie, zu der jetzt während des Krieges die einzige Gelegenheit ist", beim Reichsforschungsrat (RFR) finanzielle Mittel für 100 kg Glycerin zu beantragen.[67]

Wie die Studenten die Berücksichtigung der Wehraspekte in den einzelnen Fächern annahmen, ist leider nicht bekannt. Da in den Kriegsjahren überwiegend männliche Studenten mit Fronterfahrung die Hörsäle der Medizinischen Fakultät bevölkerten, die jederzeit damit rechnen mußten, wieder einberufen zu werden, ist anzunehmen, daß sie diese Themen als praxisrelevant ansahen und dementsprechend akzeptierten. Die weiblichen Studierenden konnten sich vor der „Wehrmedizin" ebenfalls nicht drücken, weil sie in fast allen Pflichtvorlesungen neben dem normalen Unterrichtsstoff mitberücksichtigt wurde.

Erhaltene Fotografien aus Vorlesungen und Kursen in den späten dreißiger Jahren bzw. nach Kriegsbeginn zeigen gut gefüllte Hörsäle, häufig mit der Hakenkreuzfahne neben der Wandtafel. Für die von der Wehrmacht zum Studium abkommandierten Studenten war das Tragen von Uniformen obligatorisch und auch einige Hoch-

---

65 Über Dittler und seine abwartende Haltung dem Regime gegenüber vgl. auch Kap. III.3.2.

66 StAM 310, Acc. 1983/15, Nr. 4295. Versé an Kurator, 2.11.1937. Der Institutsetat der Pathologie betrug seit 1929 20000 RM und wurde ständig überzogen. Die durch den Präparateverkauf erzielten Mehreinnahmen wollte Versé zur Anschaffung von Mikroskopen verwenden. Zur schwierigen Lage der Pathologischen Institute während des Krieges vgl. Lampert 1991, S. 147.

67 StAM 310, Acc. 1983/15, Nr. 4295. Versé an RFR, 31.1.1940. Es ist unwahrscheinlich, daß ihm die Mittel zur Verfügung gestellt wurden, da auf seiner Karteikarte beim RFR keine Zuwendung vermerkt wurde. Vgl. BA Berlin (ehemals BDC), Karte RFR Versé.

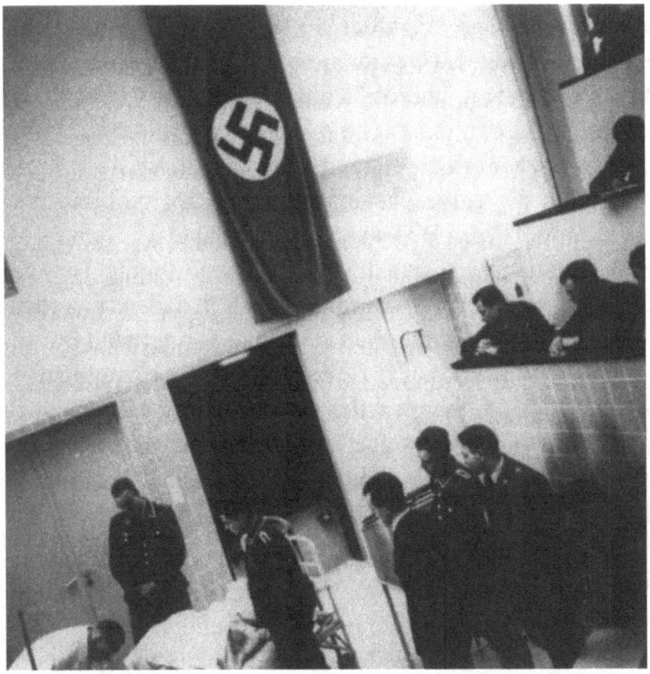

Abb. 21: Patientendemonstration unter der Hakenkreuz-Flagge in der Chirurgischen Klinik. (Original: Frau Dr. R. Friess, Marburg)

schullehrer ließen sich dies als Reserveoffiziere nicht nehmen. Zumindest nach außen war damit das Bild der partei- und wehrmachtskonformen Ausrichtung der Mediziner dokumentiert.

Die Akzeptanz der Reformen durch die Hochschullehrer und die Lehrbedingungen

Über die Reaktionen der Marburger Hochschullehrer auf die neuen Studien- und Prüfungsordnungen sowie eine Flut von zusätzlichen Erlassen ist nur wenig überliefert. Bereits Anfang der dreißiger Jahre hatten sich die Anatomen auf mehreren Versammlungen der Anatomischen Gesellschaft dezidiert zur Konzeption des vorklinischen Unterrichts geäußert, u.a. auch der Marburger Ordinarius Göppert.[68] Die Diskussion führte 1934 zu konkreten Veränderungen, als die Pflichtstundenzahl in der Anatomie zugunsten der Einführung neuer Fächer drastisch gekürzt wurde. Die Präparierübungen wurden von 30 Wochenstunden im WiSe 1931/32 auf zwölf Wochenstunden im WiSe 1934/35 gekürzt. Das rief den Anatomen Nauck auf den Plan, der inzwischen die Leitung des Anatomischen Instituts übernommen hatte. Er beschwerte sich in seinem Bericht in der Chronik der Philipps-Universität ausdrücklich über diese Kürzung,[69] ging jedoch nicht so weit, eine offizielle Beschwerde an das Ministerium zu verfassen.

---

68 Vgl. zu dieser Diskussion Grundmann; Aumüller 1996, S. 327.

69 Chronik der Philipps-Universität Marburg 1934, S. 36.

Mehr Staub wirbelte die bevorstehende Verabschiedung der neuen Studienordnung von 1939 auf. Bevor es so weit war, hatte es mehrere Besprechungen der medizinischen Dekane im RMWEV gegeben, und die Kommentare und Wünsche der einzelnen Fakultäten, auch die der Marburger Fakultät, waren gehört worden.[70] Der Marburger Anatom und Dekan Becher erhielt einige Briefe von auswärtigen Fachkollegen, die ihre Bedenken über die vorgesehene Verkürzung des vorklinischen Studiums äußerten. Becher stimmte diesen Bedenken zu. Er glaubte wie seine Kollegen Clara (Leipzig) und Volkmann (Jena), daß die neue Studienordnung der Anatomie nicht gerecht werde. Aus dem RMWEV war ihm jedoch signalisiert worden, daß grundsätzliche Änderungen nicht mehr möglich seien und Sonderwünsche zugunsten einer reichseinheitlichen Studienordnung zurückgestellt werden müßten.[71]

Auch der Fachvertreter der Hygiene, Pfannenstiel, beschwerte sich, wenn auch nicht beim Ministerium, so doch beim Dekan über die geringe Berücksichtigung seines Faches und versuchte, dessen Wichtigkeit durch mehrere seiner Veröffentlichungen zu belegen.[72] Becher hatte wenig Verständnis für Pfannenstiels Wünsche, wie aus seinem Schreiben an die Fakultätsmitglieder über die zu erwartenden Neuerungen hervorgeht: „Es wird an der neuen Studienordnung auch das eine oder andere auszusetzen, vielleicht auch noch zu ändern sein, aber ich möchte von vornherein hier schon einer Gefahr vorbeugen, nämlich das jeder Fachvertreter in der tiefsten Überzeugung, daß sein Fachgebiet für das Wohl und Wehe der Menschheit das wichtigste ist, sich zurückgesetzt und mißverstanden fühlt. Man vergesse nie, daß ärztliche Kunst immer eine Synthese war und bleiben wird von Wissen, Glauben und Güte des Herzens. Wenn letztere zwei Dinge fehlen, wird auch durch 8 Wochenstunden Chirurgie oder Hygiene der einzelne bestimmt kein besserer Arzt".[73]

Trotz eigener Bedenken verstand sich Becher in seiner Funktion als Dekan also als Mittler zum Ministerium und kam nicht auf die Idee, ernsthaft gegen die geplanten Neuerungen zu votieren oder etwa einen seiner Fakultätskollegen darin zu bestärken. So verstand es sich in all den Jahren von selbst, daß sämtliche die Lehre betreffenden Vorgaben und Erlasse des Ministeriums von den Mitgliedern der Fakultät ohne Zögern umgesetzt wurden.

Ebenso wie heute übte das Verhältnis der Anzahl der Hochschullehrer zur Anzahl der Studierenden einen nicht unbeträchtlichen Einfluß auf die Qualität der Lehre aus.[74] Betrachtet man die formalen Voraussetzungen für die Lehr- und Lernbedin-

---

70 GStPK I HA Rep. 76 Dahlem, Nr.188. Protokoll einer Besprechung im RMWEV am 3.9.1938 über die Änderung der Medizinischen Studienordnung, 28.9.1938. Kommentare der Universität Marburg zur Einführung der Physiologischen Chemie als zweisemestrige Pflichtvorlesung und zum Physikum, o.D.

71 StAM 307c, Acc. 1969/33, Nr.548. Dekan Becher an Clara (Leipzig), 19.11.1938.

72 Ebd. Pfannenstiel an Dekan, 22.11.1938 und mehrere Sonderdrucke.

73 StAM 307c, Acc. 1969/33, Nr.673. Dekan Becher an alle Fakultätsmitglieder, 28.9.1938.

74 Vgl. zur Relation Studenten/Hochschullehrer an allen Universitäten Titze 1995, S. 61-66. Daten für die Universität Tübingen bei Adam 1977, S. 155-159.

gungen an der Marburger Medizinischen Fakultät und ihren Nachbarfakultäten unter dem Aspekt der Kapazitätsverhältnisse, so ergibt sich folgendes Bild:

Tab. 12: Studenten-Dozenten-Relation an den Fakultäten der Marburger Universität von 1930-1943[75]

	Alle Fak.		**Med. Fak.**		**Philos. Fak.**		**Theol. Fak.**		**Jur. Fak.**	
SoSe	Stud.	Doz.	Stud.	Doz.	Stud.	Doz.	Stud.	Doz.	Stud.	Doz.
1930	4245	160	1125	35	1826	88	431	19	863	18
			26,5%	21,9%	43%	55%	10,2%	11,8%	20,3%	11,3%
	Relation 26:1		Relation 32:1		Relation 21:1		Relation 23:1		Relation 48:1	
1935	2025	171	837	37	633	96	298	18	257	20
			41,3%	21,6%	31,3%	56,1%	14,7%	10,6%	12,7%	11,7%
	Relation 12:1		Relation 23:1		Relation 7:1		Relation 17:1		Relation 13:1	
1939	1199	171	636	46	378	91	78	14	107	20
			53%	26,9%	31,5%	53,3%	6,5%	8,2%	8,9%	11,7%
	Relation 7:1		Relation 14:1		Relation 4:1		Relation 6:1		Relation 5:1	
1943	2026	173	1291	54	578	87	8	14	149	18
			63,7%	31,2%	28,5%	50,3%	0,4%	8,1%	7,4%	10,4%
	Relation 12:1		Relation 24:1		Relation 7:1		Relation 0,6:1		Relation 8:1	

Bis zum Kriegsbeginn fielen die Studentenzahlen an der gesamten Marburger Universität um etwa 70%, was in geringerem Maße für die Medizinstudenten zutraf. Die Zahl der Dozenten blieb über den gesamten Zeitraum etwa gleich und erhöhte sich nur in der Medizinischen Fakultät beträchtlich. Während des Krieges konnten viele Dozenten ihre Aufgaben an der Universität durch Einberufung an die Front nicht wahrnehmen, die Studentenzahlen stiegen jedoch wieder auf den Stand vom SoSe 1935. Daraus ergab sich für die einzelnen Fakultäten eine unterschiedliche Fluktuation in der Studenten-Dozenten-Relation. Während in der Theologischen Fakultät die Zahl der Dozenten im gesamten Zeitraum nur geringfügig sank, verminderten sich die Studentenzahlen beständig, so daß es im Extremfall in der 1943 kaum noch arbeitsfähigen Fakultät zu einer Relation von 0,6 Studenten pro Hochschullehrer kam. In der Juristischen und Philosophischen Fakultät verminderten

75 Zusammenstellung von Dr. K. Grundmann. Zu den Studentenzahlen vgl. die Erhebung in Kap. II.6.2; Dozentenzahlen aus den Personalverzeichnissen 1930-45. Unter Dozenten sind hier alle zur Lehre verpflichteten Hochschullehrer zu verstehen. Die Prozentzahlen geben das Verhältnis der Studenten/Hochschullehrer der einzelnen Fakultäten zu denen der Gesamtuniversität an, die Relation zeigt die Anzahl der betreuten Studenten pro Hochschullehrer. Die errechneten Relationen für das SoSe 1943 entsprechen nicht der Realität, sondern müssen schlechter angenommen werden, da die Dozentenzahlen durch Einberufungen stark schwankten.

sich die Studentenzahlen bis 1939 bei gleichbleibender Dozentenzahl, um dann im Kriege wieder leicht anzusteigen. Insgesamt war das Studenten-Lehrer-Verhältnis an diesen drei Fakultäten immer sehr viel günstiger als das an der Medizinischen Fakultät.

Bei den Medizinern ergab sich bis zum Kriegsbeginn zwar eine Reduktion der Studentenzahlen um fast 50%, ihr Anteil an der Gesamtstudentenzahl erhöhte sich jedoch kontinuierlich. Gleichzeitig nahm die Zahl der Dozenten der Medizin deutlich zu, so daß im SoSe 1939 eine nie wieder erreichte optimale Konstellation von einem Dozenten für 14 Studenten zustande kam. Dieser Durchschnittswert variierte in den einzelnen medizinischen Fächern natürlich erheblich, der Zuwachs an mit einer Lehrbefugnis ausgestatteten Habilitierten war hauptsächlich in den Fächern Chirurgie und Hygiene zu verzeichnen.

Während des Krieges verschlechterte sich die Relation trotz steigender Dozentenzahl bei stark ansteigenden Studentenzahlen wieder.[76] Insgesamt wird deutlich, daß eine im Verhältnis zu den anderen Studienfächern immer stärker steigende Anzahl von Medizinstudenten nur von etwa 30% des Lehrpersonals der gesamten Universität ausgebildet wurde.

Betrachtet man abschließend die Umsetzung der nationalsozialistischen Reformbestrebungen bezüglich des Medizinstudiums an der Marburger Medizinischen Fakultät, so ist offensichtlich, daß sich die Fakultät in allen Punkten den Vorgaben des Ministeriums unterordnete. Besonders Parteianhänger wie der Hygieniker Pfannenstiel waren nur zu gern bereit, sich den neuen nationalsozialistischen Fragestellungen zu widmen und sie den Studenten näherzubringen. Auch der wehrmedizinische Aspekt kam – besonders nach Kriegsbeginn – in kaum einem Fach zu kurz. Wie all diese Neuerungen bei den Studenten aufgenommen wurden, muß weitgehend offen bleiben.

76 Vgl. zu den Studentenzahlen im Krieg Kap. III.6.2, zum ärztlichen Personal Kap.IV.3.1.

III.6 Die Marburger Medizinstudentenschaft

Kornelia Grundmann

6.1 Die Umsetzung der nationalsozialistischen Studentenpolitik

Obwohl die Studentenschaft, wie in Kapitel III.1 beschrieben, 1933 als „Stoßtrupp der Bewegung" fungiert hatte, entwickelte sich die studentische Hochschulpolitik in den folgenden Jahren nicht zur Zufriedenheit der neuen Machthaber. Nachdem die SA durch den „Röhmputsch" als Machtfaktor ausgeschaltet worden war, waren es die Deutsche Studentenschaft (DSt, unter Führung des Hamburger Hochschulgruppenführers Andreas Feickert) und der Nationalsozialistische Deutsche Studentenbund (NSDStB, unter der Leitung von Albert Derichsweiler), die sich um die Vorherrschaft bei der politisch-weltanschaulichen Schulung der Studenten stritten.[1] Da beide Organisationen von Nationalsozialisten geführt wurden, handelte es sich weniger um inhaltliche Differenzen als um reine Machtkämpfe. In einem Stimmungsbericht des Marburger Studentenführers Todenhöfer vom Juni 1935 wird deutlich, daß sich die Auswirkungen der Querelen zwischen beiden Organisationen auch in der örtlichen Studentenschaft bemerkbar machten:

„Die Ungeklärtheit der gesamten studentischen Frage lastet noch immer schwer auf der gesamten Erziehung des akademischen Nachwuchses. Die einheitliche Linie der Gesamterziehung ist durch das organisatorische Auseinanderfallen völlig verschwunden. Damit ist zugleich verbunden eine Schwächung der Autorität der studentischen Dienststellen, da sie nur einen kleinen Teil der Studenten erfassen können, während der größte Teil und nicht immer der schlechteste, abseits beiseite steht. [...] Auf die Dauer gesehen ergibt sich so, dass ein geringer Prozentsatz zu guten Nationalsozialisten erzogen wird, dass aber der überwiegende Teil [...] dem Nationalsozialismus ablehnend oder zumindestens gleichgültig gegenübersteht. [...] Betrachtet man die Hochschule von heute, so macht sich weder äußerlich noch innerlich ein neuer Geist bemerkbar. Die mangelnde Stoßkraft der nationalsozialistischen Jugend an der Universität muss nun endlich durch eine klare und einheitliche Führung an allen studentischen Stellen beseitigt werden.[...] Die politische Stimmung in der Studentenschaft ist die Gleichgültigkeit!"[2]

Todenhöfer wünschte sich für die einheitliche Führung der Studentenschaft die Vorreiterrolle des NSDStB. Dieser setzte sich in den folgenden Jahren – besonders im Zusammenhang mit der Korporationsfrage – auch in Marburg immer mehr durch. Es sollte jedoch noch bis Ende 1936 dauern, bis der Stellvertreter des Führers, Rudolf Heß, zusammen mit Reichserziehungsminister Rust den SS-Ober-

1 Vgl. zu den Machtkämpfen zwischen DSt und NSDStB Grüttner 1995, S. 251-260.

2 StAWü RSF II 109. Gaustudentenbundsführer Todenhöfer an Reichsleitung des NSDStB, 4.6.1935. Stimmungsbericht für den Monat Juni 1935.

sturmbannführer Gustav Adolf Scheel als für alle Belange der studentischen Arbeit zuständigen Führer der gesamten Studentenschaft einsetzte.[3] Damit wurde dem Dualismus von NSDStB und DSt ein Ende gemacht und eine Phase der Stabilisierung in der nationalsozialistischen Studentenpolitik unter alleiniger Führung des NSDStB eingeleitet.

Das Amt des Marburger Studentenführers war schon seit 1933 in Personalunion geführt worden: der Führer der Marburger Studentenschaft (MSt) war gleichzeitig Führer der Hochschulgruppe des NSDStB. In der Reihe der fast jährlich wechselnden Studentenschaftsführer trat besonders der schon erwähnte cand. iur. Gerhard Todenhöfer hervor.[4] Im Sommersemester 1934 übernahm Todenhöfer, bisher als Stellvertreter des Studentenführers tätig und erst einundzwanzig Jahre alt, auf ausdrücklichen Wunsch seines Vorgängers Kluge das Amt.[5] Schon in den ersten Wochen kam es wegen Unregelmäßigkeiten bei der Kassenführung zu Unstimmigkeiten mit seinen Mitarbeitern, so daß Todenhöfer es nur der unklaren politischen Situation kurz nach der Rede des Vizekanzlers von Papen in Marburg zu verdanken hatte, daß der Führer des NSDStB Derichsweiler ihn nicht sofort wieder absetzte.[6] Dieser hielt Todenhöfer für unerfahren, unkameradschaftlich, leicht beeinflußbar und der Aufgabe nicht gewachsen; insbesondere bemängelte er, daß die Hochschulgruppe des NSDStB unter Todenhöfers Leitung kaum in Erscheinung trat. Als Gaustudentenbundsführer wollte er ihn auf keinen Fall einsetzen und legte auch Monate später, als Todenhöfer dafür vorgeschlagen wurde, noch sein Veto ein.[7] In der Beurteilung des Studentenschaftsführers war er sich mit dem Rektor der Marburger Universität Baur einig, der sich während seiner gesamten Amtszeit mit Todenhöfer nicht vertrug.[8] Der Marburger Studentenführer wurde jedoch offensichtlich von Derichsweilers Gegenspieler Feickert, dem Führer der DSt, protegiert, der ihn Anfang 1935 im Amt bestätigte und ihm seine Zufriedenheit über die geleistete Arbeit als jüngster Studentenschaftsführer Deutschlands und ältester Kämpfer der Bewegung aussprach.[9] Wider Erwarten konnte auch der Gebietsbeauftragte des NSDStB nach einem Besuch in Marburg berichten, daß Todenhöfer nun nach einigen Anfangsschwierigkeiten „die Führung mit Geschick in der

3 WAR 6, Nr.36 (1936), S. 1-2, Neuaufbau des deutschen Studententums.

4 Gerhard Todenhöfer, geb. 1913 in Wiggershain/Kreis Hersfeld, studierte von 1933-1937 Rechts- und Staatswissenschaften an der Philipps-Universität Marburg. Er gehörte seit 1927 der HJ an (Gauführer), seit 1929 der SA (Obersturmführer) und seit 1930 der NSDAP (Mitglieds-Nr. 223095). Vgl. die Angaben in der Studentenkartei in StAM 305a, Acc.1960/56, Nr.3.

5 OZ 4.5.1934, S. 4, Neuer Führer der Studentenschaft.

6 StAWü RSF II 107. Reichsamtsleiter Derichsweiler an Gauleiter Weinrich, 25.10.1934. Vgl. zu diesen Vorgängen Brockmeier 2001.

7 StAWü RSF II 107. Derichsweiler an Todenhöfer, 30.10.1934.

8 Vgl. Kap. III.1.1.

9 StAM 305a, Acc. 1975/79, Nr.1370. Bestätigung des Studentenschaftsführers im Amt, Bl. 182, OZ 9.1.1935.

Hand" halte.[10] Nach drei Semestern als Hochschulgruppenführer wurde Todenhöfer im Sommer 1935 zum Gaustudentenbundsführer ernannt und legte sein Marburger Amt nieder.[11]

Sofort nach seiner Ernennung 1934 richtete Todenhöfer sein Hauptaugenmerk auf die Bekämpfung der Korporationen, die er für einen Hort der Reaktion hielt und abgeschafft sehen wollte, wenn sie sich nicht voll und ganz den „nationalsozialistischen Erziehungsaufgaben" des NSDStB unterordneten.[12] In Zeitungsartikeln[13] und Reden[14] lief er Sturm gegen den Einfluß der „Alten Herren" und der Studentischen Verbände, der überregionalen Dachorganisationen der Verbindungen, denen er das Recht absprach, sich in studentische Angelegenheiten einzumischen. Dieses Engagement wurde von der Reichsstudentenführung honoriert, wenn man auch meinte, daß er mit seinem Konfrontationskurs oftmals die Grenzen des Notwendigen überschritt.[15] Todenhöfer hatte klar erkannt, daß es „ein schwerer Kampf" werden würde, in Marburg als ausgesprochener Korporationsstadt seine Ziele durchzusetzen.[16]

Die stürmische Hinwendung der Korporationsstudenten zum Nationalsozialismus ist von Grüttner ausführlich beschrieben worden.[17] Übereinstimmend damit standen auch die Marburger Korporationen dem „Neuen Staat" nicht ablehnend gegenüber, im Gegenteil hatten sie bereits seit Anfang der dreißiger Jahre intensiv mit dem NSDStB zusammengearbeitet, gemeinsam wurden politische Feste und Kundgebungen zur Demonstration der völkisch-nationalen Gesinnung organisiert.[18] 1933

10 StAWü RSF II 108. Bericht des Gebietsbeauftragten West Lürßen, 6.5.1935.

11 StAM 305a, Acc. 1975/79, Nr.1370. OZ 29.6.1935, Studentenschaftsführer Gerhard Todenhöfer verläßt Marburg, Bl.226.

12 StAWü RSF II 109. Stimmungsbericht des Gaues Kurhessen für die Monate Juli und August 1935.

13 WAR 5, Nr.11 (1935), S. 1-2. Gerhard Todenhöfer: Wider die faulen Kompromisse. WAR 5, Nr.19 (1935), S. 1-2. Gerhard Todenhöfer: Die studentische Krise. BA Koblenz R 128. Niedersächsische Hochschulzeitung, 30.6.1935, Bl. 78-79. Gerhard Todenhöfer: Studentische Erziehungsaufgaben.

14 BA Koblenz R 128. Gerhard Todenhöfer: Für die Reinheit der Idee an der Hochschule. Rede im Wortlaut, gehalten auf dem Gauparteitag in Kassel, 18.5.1935, Bl.15-17. OZ 7.11.1935, S. 4, Aufbruch der studentischen Jugend – Kundgebung des NSDStB auf dem Marktplatz.

15 StAWü RSF II 108. Bericht des Gebietsbeauftragten West, Juni 1935.

16 StAWü RSF II 109. Stimmungsbericht des Gaues Kurhessen für die Monate Juli und August 1935.

17 Grüttner 1995, S. 287-294. Vgl. dazu auch Kater 1975, S. 138-143. Näheres über die Korporationen im NS-Staat in Grüttner 1995, S. 287-316. Weber 1986. Giles 1985, S. 175-185. Elm; Heither; Schäfer 1992. Heither; Gehler; Kurth; Schäfer 1997, S. 113-130. Franze 1972, S. 254-288. Faust 1973, Bd.2, S. 121-135. Jarausch 1984, S. 165-175. Über die Marburger Korporationen vgl. Heer 1927. Heither; Lemling 1996. Koshar 1986, S. 257-261.

18 Vgl. Kap. I.4., außerdem Heither; Lemling 1996, S. 54. Matheis 1985, S. 105-110. Ein deutlicher Hinweis auf die Zusammenarbeit und die personelle Verflechtung von Korporationsmitgliedern und Parteimitgliedern ist die Liste des NSDStB für die Studentenschaftswahlen im Juni 1932: sie enhielt 40 Namen von Anhängern des NSDStB, von denen 29 gleichzeitig Korporationsstudenten waren. Immerhin acht der 40 Kandidaten waren Medizinstudenten (sechs Korporierte und zwei Freistudenten). Vgl. StAWü RSF II 18. Hessische Volkswacht 25./26.6.1932, Studentenwahlen in Marburg.

bekannte sich beispielsweise die Turnerschaft Saxonia durch geschlossenen Eintritt in den NSDStB grundsätzlich zum Führerprinzip und zur nationalsozialistischen Staatsauffassung, wenn auch die Führung des örtlichen Studentenbundsführers als diktatorisch kritisiert wurde[19] und man sich mit der radikalen, unakademischen Vorgehensweise und dem Absolutheitsanspruch des NSDStB nur schlecht anfreunden konnte. Der Marburger NSDStB unter Führung von Todenhöfer versuchte in den nächsten Jahren, die Verbindungen in NS-Erziehungsgemeinschaften umzuwandeln und die eigene Vormachtstellung auszubauen.[20] Dabei gab es häufig Schwierigkeiten. Todenhöfer verbot beispielsweise selbstherrlich einigen Studenten, die dem Verein Deutscher Studenten (VDSt) angehörten, die Teilnahme am Reichsberufswettkampf, da sie sich nicht dem NSDStB anschließen wollten.[21] Bei einem Ausmarsch zum Frauenberg, der vom NSDStB veranstaltet wurde, gab es bereits auf dem Hinweg Meinungsverschiedenheiten, als sich die Verbindungskameradschaften gesondert aufstellen sollten. Dann wurden Lieder und Gedichte mit antichristlichem Inhalt zitiert, die auf die Schuld der Kirche an der Entwicklung des deutschen Volkes abzielten. Etwa ein Viertel der Studenten verließ daraufhin demonstrativ die Veranstaltung. Vier der Abtrünnigen, darunter auch zwei Medizinstudenten aus den Verbindungen Germania und Arminia, wurden vom Rektor und vom Hochschulgruppenführer vernommen, danach ließ man den Vorfall jedoch auf sich beruhen.[22]

Obwohl im März 1935 die Existenzberechtigung der Korporationen durch eine Vereinbarung zwischen dem NSDStB und der Gemeinschaft Studentischer Verbände (GStV)[23] garantiert worden war, sahen sie sich ständig neuen Angriffen von Seiten des NSDStB ausgesetzt. Nachdem sich schließlich Hitler gegen die Verbindungen ausgesprochen und die GStV sich daraufhin im Oktober 1935 aufgelöst hatte, waren die Korporationen vor die Entscheidung gestellt, sich entweder selbst aufzulösen oder sich als Kameradschaften vom NSDStB übernehmen zu lassen. So erfolgte kurz darauf die Übernahme der ersten sieben von 62 Marburger Korporationen in Kameradschaften des NSDStB.[24] Nach dem wenig später erlassenen Verbot der

19 StAWü DSt I 04p 92. Turnerschaft Saxonia Marburg an den Vorsitzenden der DSt Krüger, 31.5.1933.

20 Dazu veranstaltete er beispielsweise Schulungen in Arbeitsgemeinschaften mit Korporationsmitgliedern, um diese für den NSDStB zu werben. Vgl. StAWü RSF II 109. Stimmungsbericht des Gaues Kurhessen für die Monate Juli und August 1935. Die spezielle weltanschaulich-politische Schulung der Korporationsstudenten war von Derichsweiler angeordnet worden (WAR 5, Nr.20/21 [1935], S. 4 Die weltanschaulich-politische Erziehung der Korporationsstudenten, Richtlinien des Nationalsozialistischen Deutschen Studentenbundes)

21 BA Berlin R 4901, Nr.907. Reichsstudentenbundsführung, Hauptstelle für politische Erziehung an RMWEV, 30.4.1936. StAM 310, Acc. 1983/15, Nr.4379, Bd.1. Kurator an RMWEV, 12./13.2.1936.

22 Ebd. Vernehmung von vier Studenten durch den Prorektor Gieseke, 13.2.1936.

23 13 Studentische Verbände schlossen sich im Januar 1935 zur Gemeinschaft Studentischer Verbände zusammen. Ihre Führung übernahm der Chef der Reichskanzlei Hans Heinrich Lammers. Vgl. dazu und zum folgenden Grüttner 1995, S. 302-316.

24 OZ 7.11.1935, S. 4, Aufbruch der studentischen Jugend. Die Verbindungen Arminia, Germania, Rheinfranken, Fridericiana, Hessen-Preußen, Schaumburgia und die Akademische Turn-

gleichzeitigen Mitgliedschaft in einer Parteiorganisation und einer Verbindung mußten die Studenten sich zwischen beiden Organisationen entscheiden, was im Laufe des Jahres 1936 die Auflösung der Aktivitas von 38 Marburger Verbindungen zur Folge hatte.[25] Davon waren die Altherrenschaften vorerst nicht betroffen. Die Verbindungshäuser blieben erhalten und dienten zum einen Teil den aus den Verbindungen hervorgegangenen Kameradschaften als Wohnheim und Versammlungsstätte, andere standen zwischenzeitlich leer.[26]

Ganz ohne Zwischenfälle verlief die Umwandlung der Korporationen in Kameradschaften jedoch nicht. Von verschiedenen Hochschulen, u.a. aus Marburg, wurde gemeldet, daß weiterhin Paukverbände in Erscheinung getreten und die inzwischen verbotenen Bestimmungsmensuren geschlagen worden seien.[27] Der SA-Sturmführer stud. med. dent. Nowotny mußte sich wegen Beleidigung und Körperverletzung vor Gericht verantworten, weil er einige Alte Herren, die Couleur trugen, auf offener Straße mißhandelt hatte. Dieser Vorfall wirbelte in der Studentenschaft so viel Staub auf, daß über hundert Studenten Marburg verließen.[28] In der Nacht vom 30. April zum 1. Mai 1936 kam es zu tätlichen Auseinandersetzungen zwischen farbentragenden Korporationsstudenten und Mitgliedern des NSDStB.[29] Der Rektor verbot daraufhin wegen der gespannten Lage das Abhalten von Maifeiern außerhalb der Verbindungshäuser sowie das Chargieren in der Öffentlichkeit. Bei der Untersuchung der Vorfälle verweigerte ein Mitglied des NSDStB die Aussage, da er sich nur noch der Studentenbundsführung und nicht mehr dem Rektor als disziplinarischer Gewalt unterordnen wollte.[30] Dies war eine Folge der trotz des propagierten Führerprinzips

---

vereinigung (ATV) wurden in den NSDStB überführt. HHStAW 483, Nr.11186. Rundschreiben der Reichsstudentenführung betr. Aufnahme- und Mitgliedschaftsbestimmungen, 2.11.1935. Im WiSe 1935/36 wurden in den NSDStB nur Mitglieder von Korporationen aufgenommen, die als Kameradschaften in den NSDStB eingegliedert wurden. Ansonsten galt eine Mitgliedersperre ab 1.12.1935.

25 StAM 305a, Acc. 1975/79, Nr.1380. Verzeichnis der Korporationen, die ihre Auflösung mitgeteilt haben, o.D. (wahrscheinlich Ende 1936). StadtAM C, Nr.4261. Auflösung der Aktivitas der Verbindung Rhenania, 19.5.1936, Bl.151. Auflösung der Aktivitas der Turnerschaft Saxonia, 19.5.1936, Bl.153. Auflösung der Aktivitas des Corps Teutonia, 20.5.1936, Bl.159.

26 Ebd. Schriftwechsel mit den Altherrenverbänden über Vermietung und Verpachtung von Korporationshäusern 1937. Vgl. auch Hussong 1997, S. 1060.

27 BA Berlin R 4901, Nr.872. Entwicklung der Korporationsfrage, S. 4-5, o.D. (wahrscheinlich Ende 1936), Bl.236. Nach dieser Aufstellung bestanden in Marburg noch 18 Verbindungen. Zu den Bestimmungsmensuren vgl. auch den Bericht des Rektors Zimmerl, der sich weigerte, in diesem Fall durchzugreifen, da er sonst die Hälfte der Marburger Studentenschaft hätte disziplinieren müssen (StAM 305a, Acc. 1975/79, Nr.1372. Rektor Zimmerl an RMWEV, Bl.41).

28 Klein 1985, S. 642.

29 StAM 307c, Acc. 1969/66, Nr.778. StAM 305a, Acc. 1975/79, Nr.1371. Rektor Baur an RMWEV, 4.5.1936. NAW T 81, roll 225, p.5005338-5005339. Rektor an Kreisleiter der NSDAP, 22.5.1936.

30 StAM 327/1, Nr.5642. Rektor Baur an Kreisleiter, 22.5.1936. Der Student berief sich auf eine Anordnung des Reichsstudentenführers Derichsweiler, der den Studenten verboten hatte, als Zeugen oder Angeklagte Aussagen zu machen.

ungeklärten Machtverhältnisse an der Universität, die die Kompetenzen von Rektor und Studentenbundsführung nicht klar abgrenzten.[31]

Rektor Baur betonte zwar im Sommer 1936 in einem Schreiben an den Kreispropagandaleiter, daß die Ruhe inzwischen wiederhergestellt sei, machte aber aus seiner Ansicht über die Entwicklung der Korporationsfrage kein Hehl:[32] obwohl der größte Teil der Studenten dem Nationalsozialismus positiv gegenüberstehe, gebe es bei den Angehörigen der ehemaligen Verbindungen keinerlei Vertrauen zum NSDStB und seinem Führer. Seit 1933 fühlten sich die Korporationsstudenten durch das ständige Hin und Her verschiedenster Maßnahmen betrogen. Durch die Umwidmung der Verbindungshäuser zu Kameradschaftshäusern, was durch die Umbauten enorme finanzielle Belastungen mit sich gebracht habe, sollte das Bestehen der Verbindungen abgesichert werden. Die Enttäuschung der Korporationen darüber sei groß, daß sie ohne Schaffung eines besseren Ersatzes aufgelöst worden seien, da sich gerade in Marburg die Korporationsstudenten durch ihren Einsatz in der Kampfzeit verdient gemacht hätten. Das Fehlen der straffen Organisation der Korporationen habe sich schon durch die Zunahme von Disziplinarsachen bemerkbar gemacht, und die kleine Universitätsstadt Marburg sei schwer getroffen durch den Wegzug vieler Studenten, für die Marburg allein als Korporationsstadt – häufig aus alter Familientradition – interessant gewesen sei. Baur war zwar auch der Meinung, daß die Korporationen in ihrer ursprünglichen Form so nicht weiterbestehen konnten, hielt jedoch die gefundene Lösung nicht für glücklich.[33]

Der Marburger Oberbürgermeister machte die Auflösung der Korporationen für den Rückgang der Studentenzahlen und die damit verbundenen Auswirkungen auf die Stadt verantwortlich und fand dafür ebenso deutliche Worte wie der Rektor: wenn sämtliche Korporationen „in Bausch und Bogen abgewürgt“ würden, so brauche man sich über die psychologische Rückwirkung auf die Marburger Studentenschaft nicht zu wundern. Der örtliche Studentenbundsführer habe sich dabei besonders ungeschickt verhalten und mit Drohung und Zwang anstatt durch Vorbild und Leistung versucht, die jungen Studenten zu gewinnen. Das habe jene Studenten abgeschreckt, die sich in der Kleinstadtuniversität zu sehr beobachtet glaubten. Das starke Absinken der Studentenzahlen sei ein Faktor, den Marburg wirtschaftlich kaum verkraften könne.[34]

Diese Äußerungen machen deutlich, wie stark das universitäre und gesellschaftliche Leben in Marburg von den studentischen Verbindungen geprägt worden war. Marburg war neben den beiden westdeutschen Universitätsstädten Tübingen und

31 Vgl. dazu auch Kap. III.1.1.

32 StAM 305a, Acc. 1975/79, Nr.1371. Rektor Baur an Kreisleitung der NSDAP, 6.8.1936.

33 Baur war absolut kein Verfechter der Erhaltung der Korporationen. Vgl. dazu Kap. III.1.1.

34 StadtAM C, Nr.4262. Unterlagen des Oberbürgermeisters für einen Bericht der Kreisleitung der NSDAP an die Landesgaustelle Kurhessen des Reichsministeriums für Volksaufklärung und Propaganda, 30.7.1936. Vgl. auch den Lagebericht des Oberbürgermeisters für November/Dezember 1935, bei Klein 1984, S. 132. Klein 1985, Teil 2, S. 640-649, Bericht vom 18.12.1935. Vgl. zum Absinken der Studentenzahlen in den dreißiger Jahren Kap. III.6.2.

Freiburg eine der Hochschulen, in denen Anfang der dreißiger Jahre wenigstens die Hälfte aller männlichen Studenten einer Verbindung angehörten. Im WiSe 1929 waren laut einer Statistik 50,5% der Immatrikulierten korporiert.[35] Die Medizinstudenten spielten in den Marburger Korporationen zahlenmäßig eine herausragende Rolle. Waren 1933 noch etwa 70% aller Marburger Medizinstudenten in einer Verbindung aktiv, so verringerte sich ihre Zahl – bedingt durch die ständige Konfrontation mit dem NSDStB und erste Suspendierungen einzelner Korporationen – kontinuierlich bis auf 52% im Jahre 1936 (1933: 70%; 1934: 69%; 1935: 63%; 1936: 52%).[36] Im Gegensatz dazu hatte sich die Zahl der Korporierten der Marburger Gesamtstudentenschaft im WiSe 1934 mit fallender Tendenz schon auf 39% dezimiert,[37] die Mediziner waren also bis zur Selbstauflösung der meisten Korporationen überdurchschnittlich in diesen vertreten. Bis zum Kriegsbeginn fiel die Quote der Mediziner, die einen Korporationsvermerk auf ihrer Karteikartei hatten, auf 10%, um dann in den Kriegsjahren völlig zu verschwinden. Das ist damit zu erklären, daß es ab 1936 so gut wie keine Aufnahme von neuen Mitgliedern mehr gab und in der Statistik nur noch die vor 1936 Immatrikulierten mit Korporationszugehörigkeit erschienen.

Die meisten Mediziner waren Mitglieder in den schlagenden Verbindungen (Burschenschaft Germania, Akademische Turnerverbindung, Turnerschaften Schaumburgia und Philippina, Burschenschaften Alemannia und Rheinfranken, Landsmannschaft Hasso-Borussia).[38] Auffällig ist, daß es sich dabei hauptsächlich um die Korporationen handelte, die sich im November 1935 als erste in Kameradschaften des NSDStB überführen ließen.[39] Auch in den christlichen Verbindungen waren die Medizinstudenten relativ stark vertreten, hier sind vor allem die Verbindung Wingolf und die katholischen Verbindungen Rhenania und Thuringia zu nennen. Das Corps Rhenania Straßburg war 1934 eines der wenigen gewesen, die sich geweigert hatten, ein „nichtarisch versipptes" Mitglied aus der Verbindung auszuschließen. Aktive und Altherrenschaft erklärten in einem Telegramm an den Reichsstudentenführer

35 StadtAM C, Nr.4261. Bericht des Oberbürgermeisters über die Auswirkungen der Entscheidung des NSDStB in der Korporationsfrage auf die typischen Universitätsstädte, 24.9.1935, Bl.9-29, hier Bl.13. Im SoSe 1929 waren 49,1%, im WiSe 1929/30 50,5%, im SoSe 1932 43,6%; im WiSe 1932/33 44,1%, im SoSe 1934 42,3%, im WiSe 1934/35 38,9% der Marburger Studentenschaft in Korporationen aktiv.

36 Die Zahlen über die Zugehörigkeit von Medizinstudenten zu den Korporationen ergeben sich aus der Auswertung von etwa einem Drittel (n=2263) der Karteikarten der Marburger Studentenkartei von 1934-1945 (StAM 305a, Acc. 1960/56, Nr.20-39). Vgl. zur Studentenkartei Kap. III.6.3. In Gießen waren vor 1933 34 %, nach 1933 28% aller Medizinstudenten korporiert, sehr viel weniger als in Marburg, aber im Vergleich zu den anderen Gießener Fakultäten ebenfalls überdurchschnittlich viele. Vgl. Chroust 1994, Bd.2, Abb.1.3.1.

37 StadtAM C, Nr.4261. Bericht des Oberbürgermeisters über die Auswirkungen der Entscheidung des NSDStB in der Korporationsfrage auf die typischen Universitätsstädte, 24.9.1935, Bl.9-29, hier Bl.13.

38 Häufigkeit der Mitgliedschaft in abnehmender Reihenfolge.

39 OZ 7.11.1935, S. 4, Aufbruch der studentischen Jugend.

einmütig, daß sie aus kameradschaftlicher Treue nicht anders handeln könnten.[40] Das Corps wurde daraufhin aus dem Verband und der DSt ausgeschlossen.[41] Schließlich gab es neben den ausschließlich den Männern vorbehaltenen Korporationen auch zwei christliche Verbindungen für Studentinnen, die Deutsch-Christliche Vereinigung studierender Frauen und den Verein Katholischer Studentinnen (Friedhort), in denen einige wenige Medizinstudentinnen organisiert waren.[42]

Im Laufe des Jahres 1936 verschwanden fast alle Korporationen von der Bildfläche und wurden durch Kameradschaften ersetzt.[43] Reichsstudentenbundsführer Derichsweiler teilte mit, daß geplant sei, zum WiSe 1936/37 die Kameradschaftserziehung auf alle Studenten der ersten bis dritten Semester auszudehnen. Zunächst sollten Gruppen von je 30 Studentenbundsmitgliedern, für die die Kameradschaftsarbeit obligatorisch war, als Stammannschaften entsprechend ihrer Zugehörigkeit zu den anderen Gliederungen der Partei (SA, SS) gebildet werden, für die übrige Studentenschaft war der Beitritt freiwillig.[44] Auch Derichsweilers Nachfolger Scheel hielt am Grundsatz der Freiwilligkeit fest. Da sich aber jeder Student vor der Einschreibung auf der Dienststelle des Studentenbundsführers melden mußte, ist davon auszugehen, daß viele zur Mitgliedschaft genötigt wurden.[45] Der Marburger Studentenführer ging 1939 dazu über, von jedem Studenten der ersten bis dritten Semester eine schriftliche Erklärung zu verlangen, wenn er keiner Kameradschaft angehörte, was sicherlich nicht unwesentlich zur Steigerung der Mitgliedszahlen beitrug. 98 Studenten äußerten sich dazu: neben Sachzwängen wie finanziellen und gesundheitlichen Problemen verwiesen einige auf religiöse und weltanschauliche Gründe, andere meinten, mit der Mitarbeit in einer anderen NS-Organisation (HJ, SA, SS) hätten sie ihrer Pflicht genüge getan. Immerhin sechs Studenten gaben an, keine „Vollarier" zu sein.[46] Mit der Teilnahme an einer Kameradschaft wurden die Studenten nicht automatisch in den NSDStB aufgenommen. Ab Anfang 1938 gab es eine Mitgliedersperre, und erst nach zweisemestriger erfolgreicher Kameradschaftsarbeit konnten die Studierenden in den NSDStB berufen werden.[47]

Die Kameradschaften entwickelten sich in den Jahren vor dem Krieg zu einer Mischung aus Parteiformation und studentischer Verbindung und sahen sich – ähnlich wie vorher die Korporationen – als politische Männerbünde fürs Leben. Geschickt

---

40 StAWü RSF I 04 C 7/1. Corps Rhenania Straßburg zu Marburg an Reichsstudentenführer Stäbel, 27.5.1934.

41 Vgl. Grüttner 1995, S. 297.

42 Vgl. zu den Marburger Studentinnenverbindungen auch Lemberg 1997.

43 Die Wohnkameradschaften der ersten bis dritten Semester, die 1933/34 gegründet worden waren, lebten hier wieder auf. Vgl. Kap III.1.4.

44 OZ 23.4.1936, S. 4, Kameradschaften des NSDStB für Studenten des ersten bis dritten Semesters.

45 OZ 29.1.1937, S. 5, Die Entwicklung des Studententums, Ausführungen von Dr. Scheel.

46 StAWü RSF II 359 alpha 65. Rechtfertigungsschreiben von 98 Marburger Medizinstudenten, die keiner Kameradschaft angehörten, November 1939. Vgl. Grüttner 1995, S. 388-389.

47 StAM 305a, Acc. 1975/79, Nr.1372. OZ 11.10.1937, Mitgliedschaft im NSDStB.

wurden dabei alte Traditionen übernommen, da Kameradschaftsmitglieder sich beispielsweise ebenso wie in den schlagenden Verbindungen zur „unbedingten Genugtuung“ verpflichten mußten. Aus den „Füchsen“ wurden „Jungkameraden“, aus den „Burschen“ (ab viertem Semester) „Altkameraden“. Mehr Überzeugungsarbeit als bei den Aktiven mußte bei den Alten Herren aufgewandt werden. Sie sollten sich der im Mai 1936 von Rudolf Heß gegründeten Studentenkampfhilfe, später NS-Altherrenbund der Deutschen Studenten, anschließen, die zunächst wenig Anklang fand, dann aber von den meisten Altherrenbünden akzeptiert wurde, da sie sonst zur Auflösung gezwungen gewesen wäre.[48]

Ende 1936 wurde die Kameradschaftsfrage vom Marburger Rektor Gieseke noch relativ vorsichtig beurteilt: von über 200 Studenten der ersten bis dritten Semester waren erst 50 in Kameradschaften zusammengefaßt. Eine Stammannschaft aus Mitgliedern des NSDStB gab es auf dem Duisberghaus, dem Studentenheim der Marburger Studentenschaft, und eine SS-Kameradschaft auf dem Hessen-Preußen-Haus sowie Zusammenkunftsmöglichkeiten im Haus der Alemannen und des ATV.[49] Ein Jahr später schätzte die Reichsstudentenführung die Universität Marburg immer noch als eine „hinsichtlich der Kameradschaftserziehung und der Altherren-Frage gefährdete Hochschule“ ein.[50] Gleichzeitig wurde jedoch aus Marburg gemeldet, daß „eine erwähnenswerte Opposition der Korporationen“ offenbar nicht mehr vorhanden sei. Allen Kameradschaften standen nun die Häuser der ehemaligen Korporationen zur Verfügung, und „bei den derzeitigen Aussichten“ würden bald mehr Häuser da sein als notwendig.[51] Im Frühjahr 1938 gab es bereits acht Kameradschaften des NSDStB, und vier weitere sollten zu Beginn des Wintersemesters ins Leben gerufen werden. Sämtliche waffenstudentischen Altherrenverbände waren dem NS-Altherrenbund beigetreten.[52] Im folgenden Wintersemester wurden alle – inzwischen elf – studentischen Kameradschaften und Altherrenbünde bei einem feierlichen Festakt in der Aula auf den nationalsozialistischen Staat verpflichtet.[53]

Im SoSe 1938 waren 285 der männlichen Marburger Studenten (von 884, also 32%) als Kameradschaftsmitglieder registriert; die Universität Marburg lag damit gleichauf mit Leipzig und an vierter Stelle hinter Königsberg, Göttingen und Bres-

---

48 Vgl. dazu Grüttner 1995, S. 317-331; Weber 1986, S. 142-162; Jarausch 1984, S. 190-192; Stuchlik 1984, S. 126-135. Kubach 1943, S. 107-114, hier S. 109. In der örtlichen Presse wurden die Alten Herren mehrfach aufgefordert, sich „in die Front einzureihen“. Vgl. OZ 14.5.1937, S. 2, Mitarbeit der Alten Herren; OZ 28.10.1937, S. 4, Vom Jungkameraden zum Alten Herrn. Der Hochschulring Marburg zählte im Sommer 1939 4000 alte Herren. Vgl. StAM 305a, Acc. 1975/79, Nr.225. Jahresbericht des Rektors, 16.7.1939.

49 StAM 310, Acc. 1983/15, Nr.4382b. Rektor Gieseke an Kurator, 24.11.1936.

50 StAWü RSF II 91. Stellungnahme der RSF, 6.12.1937.

51 StAWü RSF II 97 alpha 37. Bereichsführer Rhein, Groß, an Reichsstudentenführer Scheel, 16.12.1937.

52 OZ 4.6.1938, S. 9, Der Marburger Studententag. Eröffnungsfeier und politische Kundgebung in der Aula.

53 OZ 19.12.1938, S. 7, Kameradschaften – Kampfgemeinschaften!

lau.[54] Die Berichte der Kameradschaftsführer hörten sich dementsprechend positiv an:[55] die Kameradschaft auf dem ATV-Haus, inzwischen umbenannt in „Kameradschaft Friedrich Ludwig Jahn“,[56] bestand aus 30 Jungkameraden und hatte folglich „keine Sorgen“. Auch der größte Teil der Alten Herren hatte sich inzwischen der Studentenkampfhilfe angeschlossen und bereitete „keine Schwierigkeiten“. Ähnlich klangen die Berichte der anderen Kameradschaftsführer.[57] Trotzdem klagte einer darüber, daß es zwar eine gute Gemeinschaft gebe, das Ziel der Kameradschaftsarbeit aber für viele noch nicht erkennbar sei. Die Aufgabe der Kameradschaften war die politisch-weltanschauliche Erziehung der Studenten, wie sie bisher vom NSDStB wahrgenommen worden war. Regelmäßig wurden politische, sportliche und gesellige Abende durchgeführt, wobei das Hauptgewicht zunächst auf der politischen Arbeit lag. Die Oberhessische Zeitung berichtete, daß in den Marburger Kameradschaften einmal wöchentlich politische Abende und Erziehungsstunden stattfänden, um Disziplin und Selbstbewußtsein auf soldatischer Grundlage zu erarbeiten, außerdem vierzehntägig Gemeinschaftsstunden sowie Sport- und Kameradschaftsabende.[58]

Während die jüngeren Semester in den Kameradschaften erfaßt waren, wurde von den älteren die Mitarbeit in den Fachschaften erwartet. Über Aufgaben und Organisation der Fachschaften ist im Zusammenhang mit der Gleichschaltung der Medizinstudentenschaft schon berichtet worden.[59] Nachdem der Grundsatz der Freiwilligkeit bei der Teilnahme an der Fachschaftsarbeit in einem Erlaß des RMWEV vom Mai 1935 betont worden war,[60] konnte eine zusehends geringere Beteiligung an den Fachschaftsveranstaltungen beobachtet werden.[61] Wie in Göttingen und Rostock,[62] so klagte auch in Marburg der Vertreter des Wissenschaftsamtes der Studenten-

---

54 Vgl. Grüttner 1995, S. 502, Tab.29. Die Gesamtstudentenzahl (männlich) wurde nach Abgleich mit eigenen Erhebungen verändert. Über den Anteil der Medizinstudenten in den Marburger Kameradschaften lassen sich keine Angaben machen, da die Studentenkartei auf der Basis dieser Fragestellung nicht ausgewertet wurde.

55 StAWü RSF II 118 alpha 60a. Abschrift aus dem Protokoll der Besprechung des Bereichsführers Rhein, Pg. Groß, mit den Amtsleitern und Kameradschaftsführern der Studentenführung Marburg, 21.4.1938.

56 Zu den neuen Namen der Kameradschaften vgl. die Liste in Heither; Lemling 1996, S. 58.

57 StAWü RSF II 118 alpha 60a, Abschrift aus dem Protokoll der Besprechung des Bereichsführers Rhein, Pg. Groß, mit den Amtsleitern und Kameradschaftsführern der Studentenführung Marburg, 21.4.1938. Es lagen Berichte der Kameradschaftsführer des ATV-Hauses, des Nibelungenhauses, des Hessen-Preussen-Hauses, des Chattenhauses, des Schaumburgenhauses und des Germanenhauses vor. Berichte des Arminenhauses und der Kameradschaft „Kärnten“ (ehemals Turnerschaft Saxonia) standen noch aus.

58 StAM 305a, Acc. 1975/79, Nr.1372. OZ 24.2.1938, Kameradschaftsarbeit im NSDStB, Bl.231. Die Kameradschaft auf dem Duisberghaus beschäftigte sich auf ihren Schulungsabenden mit dem deutschen Grenzland.

59 Vgl. Kap. III.1.4.

60 StAM 305a, Acc. 1975/79, Nr.1370. StAM 307c, Acc. 1969/33, Nr.559. BA Berlin R 4901, Nr.907. Erlaß RMWEV W I i 1710, 15.5.1935.

61 Vgl. über die Entwicklung der Fachschaften der Medizin auch van den Bussche 1989a, S. 83-97.

62 Grüttner 1995, S. 333.

schaft, daß es verhältnismäßig viele junge, engagierte Studenten gebe, die mittleren und älteren Semester jedoch fehlten.[63] Dies galt besonders für die Studentinnen, bei denen es unmöglich war, eine tüchtige Klinikerin als Fachschaftsreferentin zu finden. Die Position blieb im SoSe 1936 deshalb unbesetzt.[64] Um die Fachschaftsarbeit nicht vollständig zum Erliegen zu bringen, verfügte das RMWEV Anfang 1936, daß bei einer Meldung zur Abschlußprüfung mindestens zwei Teilnahmescheine der angebotenen Veranstaltungen vorliegen müßten.[65]

Der Marburger Fachschaft Medizin gehörten im Juni 1936 477 Mediziner und 145 Zahnmediziner an, immatrikuliert waren an der Medizinischen Fakultät im SoSe 1936 639 Studenten; das heißt, daß fast alle Studenten in der Fachschaft namentlich erfaßt waren.[66] Trotzdem war anscheinend nur ein geringer Teil dieser Studenten zur aktiven Mitarbeit bereit, denn bei einer internen Auswertung der DSt wurden sowohl die Marburger Fachgruppenleiter als auch ihre Arbeit als nur „ausreichend" beurteilt.[67] Nach einem Wechsel in der Leitung des Amtes Wissenschaft der Marburger Studentenschaft nahmen die Aktivitäten jedoch wieder zu. In der Medizinischen Fakultät hatte Franz Brobmann daran entscheidenden Anteil, der Ende 1937 die Geschäfte der Medizinischen Fachschaft übernahm und später bis zum kommissarischen Gaustudentenbundsführer aufstieg.[68]

Zwölf bis fünfzehn Arbeitsgemeinschaften gab es nun wieder pro Semester an der Universität Marburg, davon allein sieben in der Medizin.[69] Eine dieser Arbeitsgemeinschaften beschäftigte sich mit den „Wissenschaftlichen Grundlagen der Rassenforschung" unter der Leitung des Anatomen Jacobshagen, über deren Verlauf Fachgruppenleiter Brobmann sich „sehr zufrieden" zeigte.[70] Da die Fachschaftsarbeit allein von den Studenten der älteren Semester nicht zu leisten war, wurden engagierte Dozenten zur Mitarbeit herangezogen und berichteten aus ihrem Fachgebiet.[71]

63 StAWü RSF I 11 g 218/3. HA VI Marburg an HA VI DSt, 30.6.1935.

64 Ebd. HA I Marburg an RFG Medizin der DSt, 15.9.1936.

65 StAM 305a, Acc. 1975/79, Nr.1371. Erlaß RMWEV W I i 3000 I, 12.2.1936.

66 StAM 307c, Acc. 1969/33, Nr.558. Liste der Mitglieder der Fachschaft Medizin, 30.6.1936.

67 StAWü RSF II 116. Tätigkeitsbericht des Amtes Wissenschaft und Facherziehung März 1937: „Die Fachgruppenarbeit macht einen sehr unterschiedlichen Eindruck. [...] Die geringste Leistung haben wohl Erlangen, Marburg und Münster aufzuweisen."

68 StAM 305a, Acc. 1975/79, Nr.1372. NSDStB an Rektor, 3.10.1939.

69 StAWü RSF II 118 alpha 60a. Besprechung des Bereichsführers Rhein mit den Amtsführern und Kameradschaftsleitern der Studentenführung Marburg, 21.4.1938.

70 StAM 307c, Acc. 1969/33, Nr.558. Fachgruppenleiter Medizin an Dekan, 18.1.1938.

71 Auf der Rektorenkonferenz im Mai 1937 in Berlin wurde die Fachschaftsarbeit als „schwieriges Kapitel" bezeichnet, da „die Jungens vielfach gar nicht recht wußten, was sie eigentlich machen wollten". Es war schwierig, geeignete Fachschaftsleiter zu finden, weil die tüchtigeren Studenten befürchteten, dadurch Zeit für ihr Studium zu verlieren. Es wurde von den Rektoren begrüßt, daß bei der Dozentenschaft Rat und Unterstützung eingeholt wurde. Vgl. BA Berlin R 4901, Nr.707/1. Diskussionsbeitrag Platzhoff (Frankfurt), Bl.320. Vgl. weiterhin BA Berlin R 4901, Nr.708, Bd.III. Referat Knick (Leipzig) auf der Rektorenkonferenz in Marburg am 15.12.1937, Bl.92-95. Knick bemerkte, daß die Fachschaftsarbeit insbesondere in den Medizinischen Fakultäten sehr zurückgegangen sei und sich teilweise totgelaufen habe, weil sie als frustrane und zeitraubende Betätigung empfunden wurde.

In einem Vortrag vor der vorklinischen Fachschaft sprach beispielsweise Professor Boeminghaus über die „Ärztlichen Aufgaben im Rahmen des Gesetzes zur Verhütung erbkranken Nachwuchses", ein Thema, das geeignet war, dem angehenden Mediziner eugenisches Gedankengut näherzubringen.[72]

Fachschaftsleiter Brobmann versuchte, beim Dekan die Erlaubnis zur Teilnahme an den Dekanatssitzungen durchzusetzen und forderte außerdem, daß die Fachschaften bei der Verteilung der Famulaturen zu beteiligen seien.[73] Letzteres war schon 1935 von der DSt gefordert worden und hätte den Einfluß der Fachschaften auf die Medizinstudenten sehr erhöht, besonders da die Famulatur 1939 mit der neuen Medizinischen Studienordnung zur Pflicht wurde.[74] Brobmann war anscheinend nicht bekannt, daß ein Erlaß des RMWEV den Fachschaften zwar 1936 verboten hatte, über die Zulassung von Famuli zu entscheiden, aber Gutachten über die fachliche und politische Eignung der Probanden abgegeben werden durften.[75] Brobmann konnte sich deshalb mit seinen Wünschen bei der Fakultät nicht durchsetzen, hatte jedoch mit seiner Gutachtertätigkeit genügend Einflußmöglichkeit bei der Vergabe der Famulaturplätze.

Eine der Hauptaufgaben der Fachschaften in den Jahren vor Kriegsbeginn war die Durchführung des Reichsberufswettkampfs (RBW).[76] Dieser wurde – angelehnt an den von der Deutschen Arbeitsfront ins Leben gerufenen Reichsberufswettkampf der Deutschen Jugend – ab 1935/36 vier Jahre lang auch für die deutsche Studentenschaft durchgeführt. Die Studenten sollten Arbeiten aus ihrem Fachgebiet einer Jury vorlegen, die dann die Reichssieger ermittelte. Revolutionäre Neuerung war die Möglichkeit der Gruppenarbeit. Es gab 16 Fachsparten – eine davon die Sparte „Rassen- und Gesundheitswesen", später „Volksgesundheitsführung" -, in denen Themen als Anregung und Hinweis auf besonders vordringliche Probleme vorgegeben wurden. Die Arbeiten sollten einen Beitrag liefern „zum Aufbau und zur Gestaltung des völkisch-nationalsozialistischen Lebens". Beim vierten RBW 1938/39 wurde in der Gesundheitssparte beispielsweise die Bearbeitung des „Einflusses von Erbmasse, Lebensraum und Lebensweise im Dorf auf die Volksgesundheit" erwartet, daneben sollten die Themen „Frühschäden im Betrieb und die Wege zu ihrer Bekämpfung", „Ernährungslage und Ernährungsform der deutschen Menschen", „Der Gebißzustand der heranwachsenden Jugend" und „Die Möglichkeit des Ersatzes ausländischer durch deutsche Drogen" bearbeitet werden.[77]

---

72 StAM 305a, Acc. 1975/79, Nr.1371. Vortrag Boeminghaus vor der vorklinischen Fachschaft, 28.1.1937.

73 StAM 307c, Acc. 1969/33, Nr.558. Brobmann an Dekan, 10.1.1938.

74 StAM 305a, Acc. 1975/79, Nr.1371. Die Deutsche Studentenschaft 18, 2.12.1935, Bl.32. Zur Medizinischen Studienordnung von 1939 vgl. Kap. III.5.1.

75 StAM 307c, Acc. 1969/33, Nr.559. Erlaß RMWEV W I i 1677, 10.4.1936.

76 Zum RBW vgl. Grüttner 1995, S. 336-341; Van den Bussche 1989a, S. 88-90; Kater 1974a, S. 225-261; Six 1937; Kubach 1939.

77 Kubach 1939, S. 30.

Bei den Marburger Studenten fand der RBW nur wenig Anklang. Beim ersten RBW nahmen immerhin 42 Marburger mit sechs Arbeiten teil, diese kamen aus der Psychologie, Theologie und Vorgeschichte, die Mediziner beteiligten sich nicht.[78] Ebenso war es beim zweiten RBW, bei dem nur vier Marburger Arbeiten eingereicht wurden. Beim dritten RBW war Marburg überhaupt nicht vertreten. Dies lag daran, daß die Reichsstudentenführung und ihr voran Gaustudentenbundsführer Todenhöfer von Rektor Zimmerl verlangt hatte, die Preisaufgaben der Fakultäten, die schon seit Jahren vergeben wurden, mit dem RBW zu verbinden.[79] Zimmerl weigerte sich mit der Begründung, daß die Themenstellung eine völlig andere sei: Volkstümlichkeit, Lebensnähe und Mannschaftsarbeit beim RBW stünden der wissenschaftlich anspruchsvollen Einzelarbeit bei der Preisaufgabe entgegen. Die Reichsstudentenführung wollte die Marburger Universität daraufhin vom RBW ausschließen, was nach Eingreifen des RMWEV jedoch zurückgenommen wurde. Dann war die Zeit jedoch so weit fortgeschritten, daß keine Arbeiten mehr eingereicht werden konnten.[80] Als Gauleiter Weinrich auf den Vorfall aufmerksam wurde, schäumte er vor Wut, besonders weil man ihm erst viel zu spät davon Mitteilung gemacht hatte, und sprach von nicht zu überbietender Interesselosigkeit von Seiten der Studenten und der Universitätsleitung, die seinem ständigen Einsatz für die Belange der Universität entgegenstünden. Wenn das so weiterginge, könne man von ihm keine Unterstützung in Universitätsfragen mehr erwarten.[81] Beim vierten RBW 1938/39 war die Universität Marburg dann wieder vertreten: von insgesamt sieben eingereichten Arbeiten gehörten zwei in die Sparte „Volksgesundheit",[82] und Marburg stellte den Reichssieger in der Sparte „Erziehung".[83]

---

78 Six 1937, S. 17 und 166.

79 Die Preisaufgaben waren jährlich von der Fakultät vorgegebene wissenschaftliche Themen, deren Bearbeitung prämiert wurde.

80 StAM 305a, Acc. 1975/79, Nr.1372. Rektor Zimmerl an RSF, 2.8.1937, Bl.15. Im Wortlaut bei Nagel 2000, S. 331-332, Dok. 181. StAM 307c, Acc. 1969/33, Nr.559. Erlaß RMWEV W J 3592, 30.8.1937. StadtAM C, Nr.4260. Rektor an Gauleiter Weinrich, 30.10.1939, Bl.327.

81 Ebd. Gauleiter Weinrich an Oberbürgermeister Scheller, 13.10.1939, Bl.321: „Es ist eine Schande, daß Marburg (die Universität Marburg, d. Verf.) abseits gestanden hat! [...] Da wird von allen Seiten Klage darüber geführt, daß Marburg zurückgeht, daß vom Reichserziehungsministerium dieses oder jenes nicht gefördert würde, daß namhafte Professoren in andere Städte gehen, d.h. versetzt werden etc. etc. und von Seiten derer, deren Pflicht es wäre, wird kein Finger krumm gemacht! [...] Ich hätte zum mindesten erwartet, dass man mir, als keinerlei Meldung der Marburger Studenten zum Reichsberufswettkampf einging, Mitteilung gemacht hätte, ganz gleich von welcher Seite. Man hat aber anscheinend kein Interesse gehabt! Wie kann man dann von mir verlangen, mich für die Universität einzusetzen! Ich muß schon sagen, eine Interesselosigkeit, die kaum zu überbieten ist! Die Auswirkungen werden selbstverständlich nicht auf sich warten lassen, denn mit denselben Augen, wie ich dies lese, lesen es alle anderen Stellen, die die Geschicke der Universität Marburg beeinflussen."

82 Kubach 1939, S. 87-88. Nur die Titel der beiden eingereichten Arbeiten sind bekannt: „Die Ernährung im Kurhessischen Raum, ihre landschaftliche und soziale Bedingtheit, dargestellt an dem Dorfe Moischt im Kreise Marburg a.d.Lahn" (vermutlich betreut von Pfannenstiel) und „Das Gebiß der heranwachsenden Jugend, Ergebnisse und Betrachtungen aufgrund von Kindergarten- und HJ-Untersuchungen in Marburg a.d.Lahn" (vermutlich betreut von Fliege).

83 Kubach 1939, S. 88. Das Thema der Arbeit lautete: „Beitrage zum Aufbau neuer Jugendpsychologie. (Neue Wege in der Jugendkunde)."

Insgesamt lag die Beteiligung der Marburger Studenten am RBW unter dem reichsweiten Durchschnitt.[84] Das offensichtlich besonders ausgeprägte Desinteresse der Fachschaft Medizin deckt sich jedoch mit dem anderer Medizinischer Fakultäten. 1936 nahmen nur die Hälfte aller Medizinischen Fachschaften des Reichs teil, und bis 1939 erhöhte sich trotz des allgemeinen Aufschwungs der Fachschaftsarbeit die Anzahl der eingereichten Arbeiten nur unwesentlich.[85]

Ihren persönlichen Einsatz für den Nationalsozialismus konnten die Studenten durch praktische Arbeit im Land- und Fabrikdienst beweisen.[86] Da es in Marburg nur wenig Industriebetriebe gab, wo in den Semesterferien der Fabrikdienst absolviert werden konnte, um den Arbeitern einen bezahlten Urlaub zu ermöglichen, kam hier eher der Landdienst in Frage, um die ländliche Bevölkerung zu unterstützen. Allerdings wurden die meisten Studenten, die sich freiwillig dazu meldeten, in die Ostgebiete des Reiches geschickt, denn sie sollten dort neben tatkräftiger Mithilfe völkisches Ideengut verbreiten. Sie wurden häufig zu schwerer körperlicher Arbeit herangezogen und fühlten sich ausgenutzt. Die Bewährung im studentischen Einsatz wurde im Pflichtenheft und in der Studentenkartei vermerkt, und viele nutzten diese Möglichkeit als Ausweichmanöver, um ihre Loyalität zum neuen Staat zu demonstrieren, aber den Eintritt in die Partei oder den NSDStB zu umgehen.[87]

Der Verfasser eines Artikels in der Westdeutschen Akademischen Rundschau fragte provokant: „Was geht uns Mediziner der Landdienst an?“, um dann darauf hinzuweisen, daß Ärzte an vorderster Front Träger der neuen Idee sein müßten, um im praktischen Einsatz fernab der trockenen, akademischen Ausbildung Erfahrungen zu sammeln.[88] In der Medizinischen Studienordnung von 1939 wurde dann auch vermerkt, daß vier Wochen Fabrik- oder Landdienst am Ende des dritten Semesters obligatorisch seien.[89]

Im Sommer 1939 wurden die Studenten als Ersatz für die polnischen Saisonarbeiter gebraucht, die aufgrund der politischen Spannungen nicht mehr auf den Bauernhöfen der Grenzgebiete eingesetzt wurden. Der Reichsstudentenführer wollte den sechswöchigen Einsatz in der Erntehilfe zunächst für alle Studierenden zur Pflicht machen, wurde dabei jedoch vom RMWEV nicht unterstützt.[90] Bereits zwei Wochen vor Ablauf des Sommersemesters wurden hauptsächlich die jüngeren Semester einberufen, und auch 500 Marburger Studenten – immerhin 42% aller Immatrikulierten – rückten nach Ostpreußen aus und wurden von der Bevölkerung mit Musik verabschiedet.[91] Von Protesten oder ablehnenden Reaktionen, wie sie an den Universitäten

84 Grüttner 1995, S. 339.
85 Van den Bussche 1989a, S. 89 und S. 95.
86 StadtAM C, Nr.4260. OZ 22.12.1937. Die studentische Kameradschaft, Bl.223.
87 Interview mit der Zeitzeugin Frau Dr. Ursula S. Vgl. zum Landdienst auch Roegele 1966, S. 12.
88 WAR 6, Nr.9/10 (1936), S. 7, Was geht uns Mediziner der Landdienst an?
89 StAM 307c, Acc. 1969/33, Nr. 548. RGBl II 1939, S. 1273. Fünfte Verordnung zur Durchführung der Reichsärzteordnung, 22.7.1939, §6.
90 StAM 305a, Acc. 1975/79, Nr.1372. Erlaß RMWEV W J 2335, 6.6.1939.
91 Ebd. OZ 13.7.1939, Die studentische Erntehilfe.

Bonn, Freiburg und München vorkamen, ist nichts bekannt.[92] Im Gegenteil bestimmte der Kurator zusätzlich 20 wissenschaftliche Assistenten und Angestellte der Universität zu Erntehelfern für die Bauern in der Umgebung.[93] Der Studentenführer konnte im folgenden Sommer melden, daß nun über die Hälfte aller, auch der weiblichen Studierenden, zur Erntehilfe herangezogen worden war, wobei vorwiegend die ersten bis dritten Semester zum Einsatz kamen, und dies nicht nur in den Ostgebieten, sondern auch im Gau Kurhessen.[94] Offensichtlich war es für den Studentenführer an einer kleinen Universität wie Marburg einfacher als an den Großstadtuniversitäten, die Studentenschaft vollständig zu erfassen und an ihre „Pflichten" zu erinnern. Die Behauptung des Marburger Rektors allerdings, 93% aller Marburger Studenten hätten ihrer Erntehilfspflicht genügt, war maßlos übertrieben.[95]

Schon Mitte der dreißiger Jahre wurden Überlegungen angestellt, den Praxisbezug im Medizinstudium mehr zu betonen und speziell für Medizinstudenten ein vierwöchiges Krankenpflegepraktikum vor oder während des vorklinischen Studiums anzubieten. 1937 wurden die Fakultäten reichsweit aufgefordert, Plätze für den vorerst freiwilligen Pflegedienst zur Verfügung zu stellen.[96] In den Semesterferien nach dem WiSe 1937/38 wurde auch in Marburg der Pflegedienst aufgenommen. Der Dekan berichtete über den Einsatz von Studenten als Pfleger in der Chirurgie und von Studentinnen als Helferinnen in der Frauenklinik und befürwortete die Etablierung dieser Neuerung als Pflichtveranstaltung in der neuen Studienordnung, was dann auch wenig später mit der Einführung des dreimonatigen Krankenpflegedienstes vor dem Studium geschah.[97]

Den Medizinstudentinnen wurde als extracurriculare Veranstaltung eine Ausbildung als Rot-Kreuz-Helferin zur Pflicht gemacht. Im ersten und zweiten Semester mußten insgesamt 20 Doppelstunden in Erster Hilfe abgeleistet werden, dann durften sich die Studentinnen „Samariterin" nennen. In den Semesterferien zwischen dem dritten und vierten Semester folgte die Ausbildung im Krankenhaus und als Abschluß nach dem Physikum ein dreimonatiges Praktikum.[98] Als kriegsvorbereitende Maßnahme war ab 1938 laut Erlaß des RMWEV die Teilnahme am Luftschutzsanitätsdienst obligatorisch, 20 Doppelstunden mußten in den Semesterferien abgeleistet werden.[99] An Sanitäts- und Luftschutzkursen im Rahmen des vom Hochschulamt VI der DSt organisierten „Frauendienstes" hatten alle Marburger Studentinnen schon seit 1934 grundsätzlich teilzunehmen.[100]

92 Grüttner 1995, S. 344-348; Höpfner 1999, S. 140.
93 StAM 310, Acc. 1975/42, Nr.2087. Anordnung des Kurators, 7.7.1939.
94 StAM 305a, Acc. 1975/79, Nr.1372. Studentenführer Brobmann an Rektor, 4.7.1940, Bl.129.
95 StAM 305a, Acc. 1975/79, Nr.213. Rede des Rektors Mayer zur Universitätsgründungsfeier 1940.
96 Van den Bussche 1989a, S. 81.
97 StAM 310, Acc. 1983/15, Nr.4372. Rektor an RMWEV, 14.3.1938. Dekan an Kurator, 19.11.1938. Vgl. zur neuen Medizinischen Studienordnung von 1939 Kap. III.5.1.
98 StAM 305a, Acc. 1975/79, Nr.1371. Verordnungs- und Mitteilungsblatt der DSt 16 (1935), Bl.10. Vgl. auch van den Bussche 1989a, S. 80-81.
99 BA Berlin R 4901 (alt R 21), Nr.485. Erlaß RMWEV W J 4085, 14.10.1938.
100 OZ 8.11.1934, S. 6, Pflichtversammlung der Studentinnen.

Überschauen wir die Umsetzung der nationalsozialistischen Studentenpolitik in Marburg in den Vorkriegsjahren, so fällt auf, daß zwar viel von den Marburger Studenten die Rede ist, die Medizinstudentenschaft jedoch wenig in Erscheinung tritt. Diese tat sich offensichtlich in diesen Jahren nicht besonders hervor, jedenfalls ist aus den oft nur spärlich vorhandenen Quellen nichts anderes ersichtlich. In den Listen der Vorsitzenden und der Leiter der sechs Hochschulämter für politische Erziehung, Kasse, Verwaltung usw. tauchte in den Jahren 1933-1939 nur selten ein Medizinstudent auf.[101] Erst bei Kriegsbeginn übernahm mit dem Medizinalassistenten Franz Brobmann, der sich bereits als Fachschaftsleiter einen Namen gemacht hatte, ein Mediziner die Führung,[102] zu einem Zeitpunkt allerdings, als die Zahl der Medizinstudenten an der Universität auf über 80% der Gesamtstudentenschaft angewachsen war. Das Engagement der Medizinstudenten, die auch in den Vorkriegsjahren immer mindestens ein Drittel aller Studenten an der Philipps-Universität stellten, ist also keinesfalls an der Ämterfülle ihrer Vertreter in DSt oder NSDStB ablesbar. Wie schon für die erste „revolutionäre Phase" nach dem Machtwechsel konstatiert wurde,[103] so deuten die fehlenden Namen von Medizinern in der Studentenschaftsführung eher auf eine gewisse Interesselosigkeit der Medizinstudenten an den politischen Vorgängen in der Universität hin. Da aus den Akten keine Fälle von oppositionellem Verhalten oder wenigstens Unmut gegen das Regime hervorgehen, ist davon auszugehen, daß der „normale" Marburger Medizinstudent der späten dreißiger Jahre versuchte, das beste aus der Situation zu machen, den vorgeschriebenen Dienst versah und ansonsten wenig nationalsozialistischen Aktionismus entwickelte.

Die unruhigen Jahre der Umorganisation der Reichsstudentenführung und des jahrelangen Kampfs des NSDStB um die Vormachtstellung fielen in Marburg mit der Ära des Studentenbundsführers Todenhöfer zusammen, der sich vehement in diese Querelen einmischte und damit auch an „seiner" Universität für Unfrieden sorgte, sei es durch ständige Opposition gegen den Rektor oder durch besonders scharfe Methoden, die Studentenschaft auf den Kurs des NSDStB einzuschwören. Von allen Seiten wurde ihm bescheinigt, wie ungeschickt er sich bei der Gleichschaltung der Korporationen verhalten und damit gutwillige Studenten „systematisch vergrämt" habe.[104] Die Marburger Korporationsstudenten hatten 1933 hinter der Führung des „Dritten

101 Liste der Führer und Unterführer in der Marburger Studentenschaft in Brockmeier 2001. SoSe 1934 bis Ende SoSe 1935: Leiter des Hauptamts I Wissenschaft cand. med. Adolf Stutz (OZ 19.3.1935, S. 5. Die Marburger Studentenschaft im WiSe 1934/35). WiSe 1934/35 bis Ende SoSe 1935: Leiter des Amts für Arbeitsdienst cand. med. Walter Sandvoß, Leiter des Außenamtes cand. med. Nitsch (WAR 5, Nr.10 (1935), S. 7, Ämterbesetzung der Studentenschaft).

102 StAM 305a, Acc. 1975/79, Nr.1372. NSDStB Marburg an Rektor, 3.10.1939.

103 Vgl. Kap. III.1.4.

104 StadtAM C, Nr.4262. Oberbürgermeister Scheller an Kreisleitung der NSDAP, 30.7.1936: „Es geht nicht an, daß ein Studentenbundsführer, selbst im besten Glauben, Maßnahmen trifft, die die ganze Arbeit der alten verantwortlichen Parteigenossen gefährden."

Reichs“ gestanden. In den folgenden Jahren hatte der NSDStB unter Führung von Todenhöfer es jedoch nicht verstanden, sie vollständig auf ihre Seite zu ziehen und ihnen Kameradschaften und Fachschaften als Ersatz für das Verbindungsleben schmackhaft zu machen. Viele waren enttäuscht von der immer größer werdenen Diskrepanz zwischen den Verbindungen und den nationalsozialistischen Organisationen, was zur schlechten Stimmung an der Universität beitrug.[105]

Die Vertreter der Partei, besonders Gauleiter Weinrich, sahen die Unruhe an der Universität mit Unmut. Weinrich meinte, in Kassel nicht immer rechtzeitig über alle Vorgänge informiert worden zu sein, um zur rechten Zeit von Parteiseite aus eingreifen zu können. Diesen Mangel wollte er dadurch abstellen, daß er den Marburger Kreisleiter Krawielitzki, der als ehemaliger Absolvent der Juristischen Fakultät mit dem Universitätsleben vertraut war, mit der Wahrnehmung aller die Universität betreffenden Belange beauftragte. Dieser sollte die gute Entwicklung der Universität garantieren und auch bei den zuständigen Ministerien als Vertreter des Gauleiters fungieren, wobei Weinrich natürlich weiterhin über alles informiert werden wollte.[106]

So sind von Krawielitzki zwei Stimmungsberichte aus dem Jahre 1937 erhalten, in denen er sich über die Studentenschaft äußerte. Er verurteilte das bisherige „Chaos auf dem Gebiet der Studentenorganisation“ und schätzte die Generation der letzten vier Jahre deshalb als „verdorben, mißtrauisch und ohne große Hoffnung für klare nationalsozialistische Zielsetzungen“ ein. Nun kämen auch noch Studenten an die Universität, die Arbeitsdienst und Wehrmacht hinter sich hätten und sich wohl kaum den Studentenführern unterordnen würden, die bisher in der Studentenschaft den Ton angaben, was zu neuen Schwierigkeiten Anlaß geben könne. Immerhin hätten sich 50% aller ersten Semester an der Arbeit des NSDStB beteiligt, was schon als Erfolg zu werten sei.[107] Ein halbes Jahr später berichtete Krawielitzki der Gauleitung allerdings über die wachsende Lustlosigkeit der Marburger Studierenden: „Die Mitarbeit aus studentischen Kreisen läßt oft zu wünschen übrig. Früher in der Kampfzeit waren gerade hier im Kreise Marburg aus der Studentenschaft heraus die fähigsten und tüchtigsten Mitarbeiter gekommen, die sich mit ihrer ganzen Kraft der Partei zur Verfügung stellten. Heute kann man leider feststellen, daß bei vielen Studenten über-

---

105 In den Jahren 1933-1935 waren im Vergleich zur gesamten Marburger Medizinstudentenschaft deutlich weniger Verbindungsstudenten im NSDStB organisiert, es ist allerdings keine abnehmende Tendenz der Mitgliedschaften feststellbar, an der die Enttäuschung über die schlechter werdenden Beziehungen abzulesen wäre (Prozentzahlen ermittelt durch Auswertung eines Teils der Studentenkartei, vgl. Kap. III.6.3).
Mitgliedschaft im NSDStB von Marburger Medizinstudenten gesamt (m):
1933: 9,9%; 1934: 10%; 1935: 13,1%
Von Marburger korporierten Medizinstudenten (m):
1933: 7%; 1934: 6,9%; 1935: 10,6%

106 StAM 310, Acc. 1983/15, Nr.4276. Gauleiter Weinrich an Kreisleiter Krawielitzki, 29.10.1937.

107 StAM 327/1, Nr.5657. Stimmungsbericht des Kreisleiters an Gauleitung Kurhessen, 5.4.1937. NAW T 81 roll 225, p.5006453-5006354.

haupt kein Interesse an der Partei besteht. [...] Es fällt auf, daß die Mitarbeit der Studenten bei der politischen Leitung vollkommen fehlt, im Gegensatz zu der Zeit der Kampfjahre, wo das Banner der Bewegung gerade in Marburg von Studenten hochgehalten wurde. Der Grund hierfür liegt wohl nicht zum geringsten Teil darin, daß es anscheinend immer noch Korporationen gibt, die im Stillen auf ihren Häusern tagen und den untauglichen und unzeitgemäßen Versuch unternehmen, alte Normen am Leben zu halten. Es ist wohl nicht zu viel vermutet, wenn man annimmt, daß in diesen, jedoch zahlenmäßig unbedeutenden Kreisen mancher reaktionäre Gedanke gepflegt wird, eine Tatsache, die jedoch für Partei und Staat in dieser Form ungefährlich ist."[108]

Krawielitzki gab demnach zu, daß das Marburger Korporationsleben Ende 1937 noch nicht vollständig zum Erliegen gekommen war, schätzte den Einfluß der Verbindungen jedoch nur noch als gering ein. Auch in der „Korporationsstadt" Marburg war es also gelungen, die neue Form der Kameradschafts- und Fachschaftserziehung bei den meisten Studenten durchzusetzen. Nachdem die Reichsstudentenführung unter Scheel „Ordnung, Linie und Haltung" in die Studentenschaft gebracht hatte, beruhigten sich auch hier die Gemüter, wenn sich die Begeisterung für die Neuerungen auch in Grenzen hielt. Wie schon für die Medizinstudenten festgestellt, so war auch in der Marburger Gesamtstudentenschaft der Aktionismus der „Kampfjahre" durch pflichtgemäßes Ableisten aller geforderten Einsätze abgelöst worden. Die Zahl der (Medizin-)Studenten im NSDStB war zwar 1937/38 – wahrscheinlich bedingt durch die Werbung in den Kameradschaften – auf etwa 23% gestiegen,[109] aber bis auf einen kleinen, aktiv mitarbeitenden Teil der Studenten waren die meisten politisch indifferent und „vertaten ihre Freizeit in Kaffeehäusern oder Kneipen, anstatt ihre überschüssige Kraft der Bewegung zum Aufbau des Dritten Reiches zur Verfügung zu stellen".[110] Damit unterschied sich die Marburger Szenerie nicht von der anderer Universitäten,[111] und diese Einstellung der Studenten sollte sich in den Kriegsjahren noch stärker manifestieren.

---

108 StAM 327/1, Nr.5657. Stimmungsbericht des Kreisleiters an Gauleitung Kurhessen, 4.12.1937. NAW T 81 roll 225, p.5006285.

109 Vgl. dazu Kap. III.6.3. In einer Statistik aus dem WiSe 1936/37 liegt die Mitgliederzahl der Marburger Gesamtstudentenschaft im NSDStB bei 24%. Vgl. StAM 305a, Acc. 1975/79, Nr.1371. Statistik der Jägerstandarte 11 WiSe 1936/37, 2.2.1937. Im Vergleich zu fast 40% Mitgliedern im NSDStB ein Jahr später an allen wissenschaftlichen Hochschulen (Grüttner 1995, S. 324) sind die Marburger Zahlen eher niedrig.

110 StAM 327/1, Nr.5657. Stimmungsbericht des Kreisleiters an Gauleitung Kurhessen, 4.12.1937.

111 Vgl. Grüttner 1995, S. 356-360. Boberach 1984, Bd.2, S. 140. Für Erlangen Franze 1972, S. 392. Für Frankfurt Stuchlik 1990, S. 76.

6.2 Die Entwicklung der Studentenzahlen

Es würde hier zu weit führen, die allgemeine Entwicklung der Studentenzahlen im „Dritten Reich“ im Detail zu beleuchten; dazu wird auf die einschlägige Literatur verwiesen.[112] Nur soviel sei zum Verständnis der Situation der Studenten in der zweiten Hälfte der Weimarer Republik und im „Dritten Reich“ gesagt: nachdem die Zahl der Studierenden seit 1925 ständig zugenommen hatte, erreichte sie ihren Höchststand 1931, als etwa 100 000 Studenten die deutschen Universitäten besuchten.[113] Bis 1939 dezimierte sich die Studentenzahl jedoch auf etwa 40 000, und der Beginn des Krieges reduzierte sie erneut, da die männlichen Studierenden eingezogen wurden. Erst in den Kriegsjahren strömten vermehrt Frauen an die Universitäten, und die Zahlen begannen wieder anzusteigen, erreichten aber bis Kriegsende nur das Vorkriegsniveau.

Für das rapide Absinken der Studentenzahlen in den ersten Jahren des „Dritten Reichs“ werden verschiedene Gründe angeführt.[114] Zum einen gab es ab 1933 Bestrebungen der neuen Machthaber zur Überwindung der „Überfüllungskrise“ der Hochschulen, die in der Relegation von jüdischen und politisch mißliebigen Studenten, einem zwei Semester andauernden Numerus clausus, fußend auf dem „Gesetz gegen die Überfüllung der Hochschulen und Schulen“[115] und dem reglementierten Zugang zur Hochschulreife besonders für Frauen[116] sowie Maßnahmen zur Einführung der Arbeitsdienstpflicht festgeschrieben wurden. Ausschlaggebender waren jedoch die sinkenden Abiturientenzahlen durch geburtenschwache Jahrgänge, die verminderte Studienbereitschaft wegen schlechter Berufsaussichten und die wachsende Attraktivität anderer Berufsfelder wie z.B. der Offizierslaufbahn.

---

112 Lorenz 1943; Deutsche Hochschulstatistik, Bd. 4-14, 1929-WiSe 1934/35; Titze 1987, Bd.I; Titze, 1995, Bd.I, 2. Teil.

113 Vgl. Graphik Va. Über die zahlenmäßige Entwicklung der Studentenschaft in der Weimarer Republik vgl. Kater 1975, S. 70-71, und Kater 1986, S. 57-59.

114 Grüttner 1995, S. 101-109. Die angeführten Gründe für das Absinken der Studentenzahlen wurden auf den Rektorenkonferenzen 1937 diskutiert, vgl. BA Berlin R 4901, Nr.707, Nr.707/1, Nr.708. Zur Reglementierung des Hochschulzugangs in den dreißiger Jahren vgl. auch Böhm 1995, S. 208-222.

115 RGBl 1933 I, S. 225. Gesetz vom 25.4.1933. Das Gesetz begrenzte den Anteil der neuimmatrikulierten weiblichen Studenten auf 10%, den der Nichtarier auf 1,5%. Die Restriktionen gegen Juden hatten in Marburg keinen Einfluß auf die Studentenzahlen, da deren Anteil 1933 nur bei etwa 1% lag. Vgl. Kap. III.3.1.

116 StAM 310, Acc. 1983/15, Nr.4369. Erlaß PrMWKV U II G 3256, 7.2.1934. Nur 15 000 national „zuverlässige“ Studenten des Abiturjahrgangs 1934 sollten die Hochschulreife erhalten, davon nur 10% Frauen. Dazu war ein Hochschulreifevermerk im Abiturzeugnis, das nun nicht mehr automatisch zum Studium berechtigte, nötig. Die Zulassungsbeschränkungen waren, bis auf die Nichtarierquote, nur im SoSe 1934 und im WiSe 1934/35 in Kraft.

Graphik Va: Studenten der deutschen Universitäten 1923-1950[117]

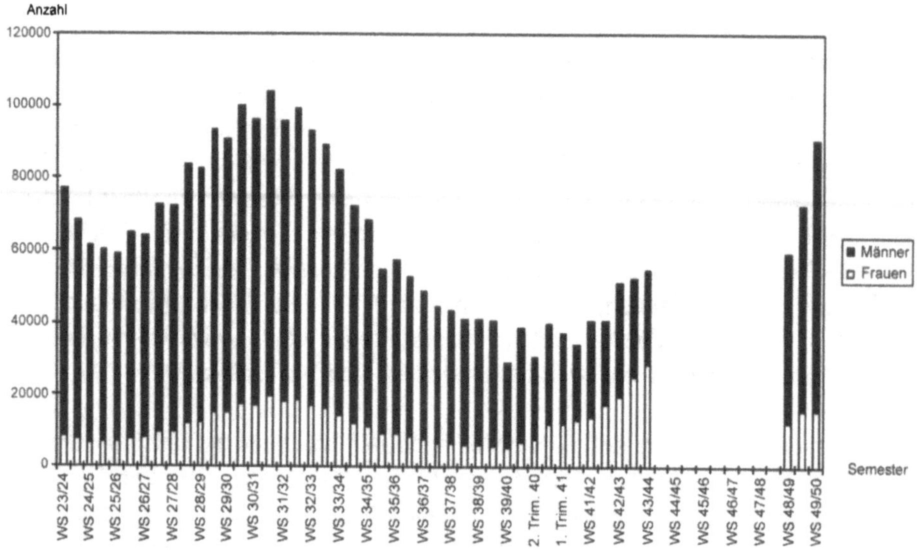

Graphik Vb: Studenten der Universität Marburg 1923-1950[118]

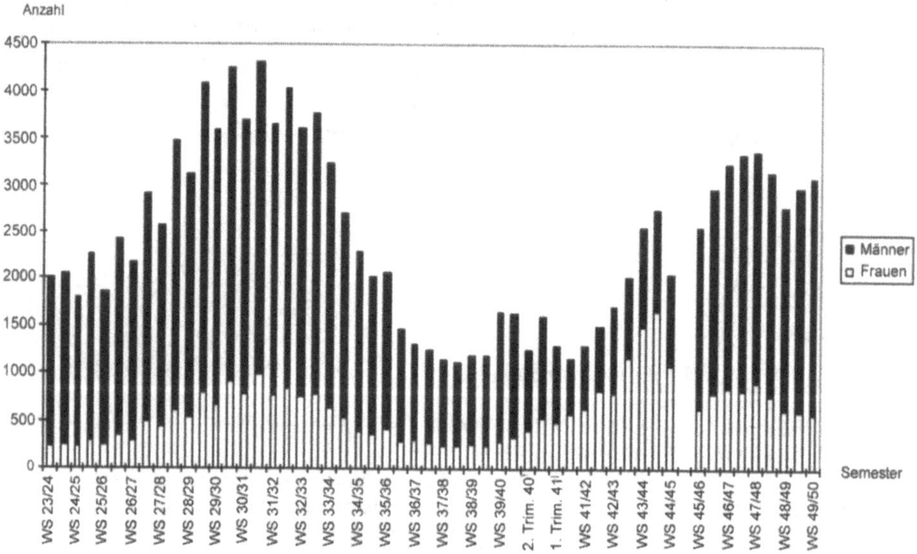

117 Quellen: Deutsche Hochschulstatistik Bd.4-14, 1929-1935. Chroust 1994, Bd.2, Tab.1.1.5. Statistisches Bundesamt Wiesbaden 1955.

118 Quellen: Vorlesungsverzeichnisse und Chroniken der Philipps-Universität Marburg. StAM 305a, Acc. 1975/79, Nr.27, Nr.881, Nr.924-932.

Graphik Vc: Deutsche Medizinstudenten 1923-1950[119]

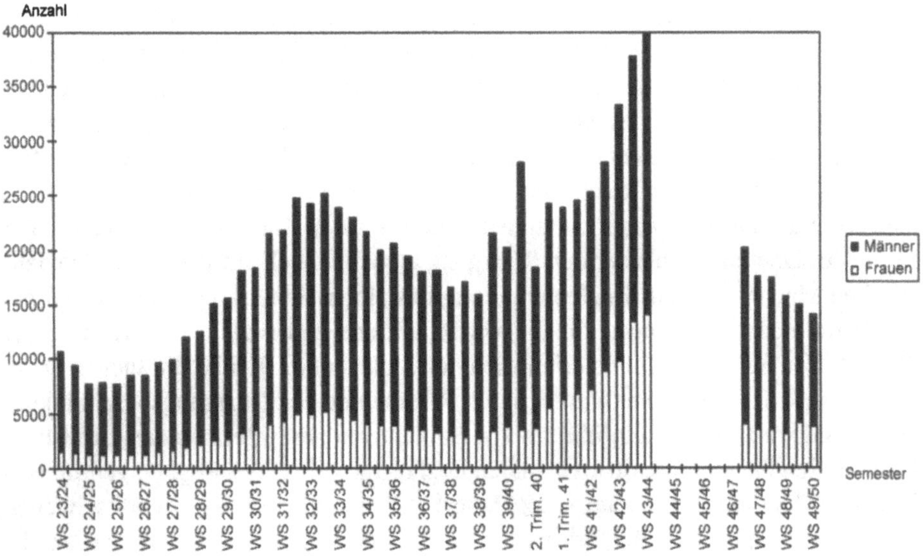

Graphik Vd: Studenten der Medizinischen Fakultät Marburg 1923-1950[120]

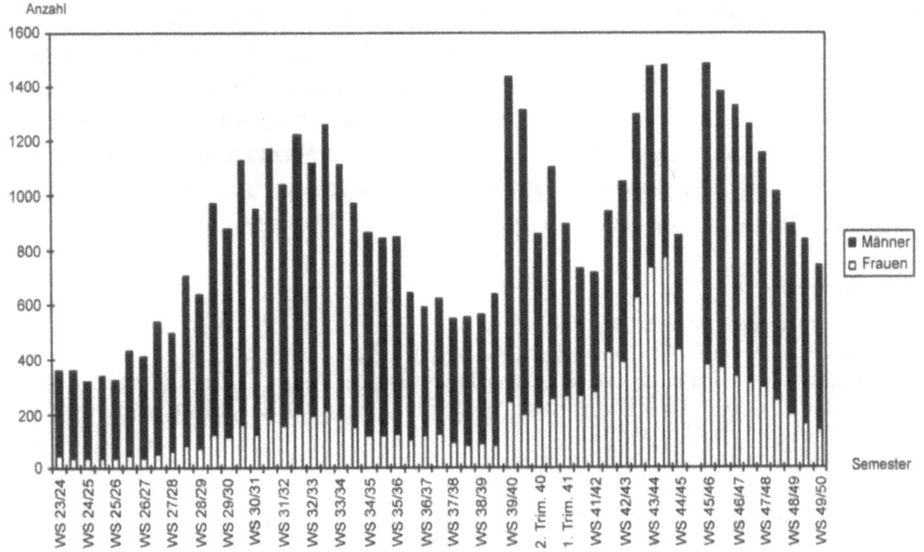

---

119 Quellen: Titze 1987, S.87-89. Van den Bussche 1989a, S.34, Tab.I. Länderrat des amerikanischen Besatzungsgebiets 1949, S.623. Deutsche Hochschulstatistik Bd.4-14, 1929-1935. Statistisches Bundesamt Wiesbaden 1955, Bd.130.

120 Quellen: Vorlesungsverzeichnisse und Chroniken der Philipps-Universität Marburg. StAM 305a, Acc. 1975/79, Nr. 27, Nr. 924-932.

Vergleicht man die Entwicklung der Studentenzahlen an allen deutschen Universitäten mit der der Universität Marburg, so ergibt sich ein ähnliches Bild.[121] Auffällig ist die leichte Erholung der Studentenzahlen im WiSe 1935/36. Sie ist wohl darauf zurückzuführen, daß in diesem Winter keine Abiturienten zum Arbeitsdienst einberufen wurden und diese deshalb wieder verstärkt an die Universitäten drängten.[122] Das allgemeine Absinken der Studentenzahlen seit dem WiSe 1932/33 war in Marburg ausgeprägter als im Reichsdurchschnitt[123] und rief nicht nur die Universitäts-, sondern auch die Marburger Stadtverwaltung auf den Plan. Schon Anfang 1935 führte der Oberbürgermeister den Rückgang ausschließlich auf die nationalsozialistischen Maßnahmen zur Reglementierung des Hochschulzugangs zurück und beklagte die negativen Folgen für die wirtschaftliche und soziale Entwicklung der Stadt.[124] Von Seiten des Ministeriums reagierte man auf die Kritik, die auch in anderen Universitätsstädten laut wurde, durch Rücknahme der Zulassungsbeschränkungen[125] und wollte durch Einführung von Studentenhöchstziffern an den Großstadthochschulen die kleineren Universitäten begünstigen.[126] Diese Regelungen führten jedoch in Marburg nicht zum Erfolg, die Studentenzahlen sanken vorerst weiter. Oberbürgermeister Scheller sah sich zu einem weiteren scharfen Bericht an die Kreisleitung der NSDAP veranlaßt, beginnend mit den Worten: „Die katastrophale Verschlechterung der wirtschaftlichen Lage der Stadt Marburg ist fast ausschließlich zurückzuführen auf die Vorgänge im Zusammenhang mit dem sogenannten Umbruch der Universitäten“.[127] Scheller stellte die Entwicklung in Marburg der ungleich günstigeren Situation an größeren Universitäten gegenüber und verlangte eine noch schärfere Kontingentierung der Studierenden an den Großstadthochschulen, die verhindern sollte, daß die Flucht aus den kleinen Universitätsstädten weiterhin zunahm. Kreisleiter Krawielitzki, dem die Probleme bekannt waren, hatte sich bereits mit einem Brief an den Stellvertreter des Führers für die Belange der Universität eingesetzt. Ihm war versichert worden, daß sich der der Hochschulkommission an-

121 Vgl. die Graphiken Va und Vb.

122 StAM 305a, Acc. 1975/79, Nr.948. Erlaß RMWEV K I 6862, 23.9.1935.

123 Zahlen aus den Vorlesungsverzeichnissen und Chroniken der Philipps-Universität Marburg: Höchststand SoSe 1932: 4017; Tiefststand SoSe 1938: 1124 immatrikulierte Studenten an der Marburger Philipps-Universität.

124 StadtAM D, Nr.1860. Oberbürgermeister an Gauleiter, 7.2.1935, Bl.33-49.

125 Ebd. OZ 26.2.1935, Das Ende der Hochschulreife.

126 Ebd. OZ 21.3.1935, Begünstigung der kleinen und mittleren Hochschulstädte. Vgl. auch DÄ 65, Nr.50 (1935), S. 1213-1216, Besuch der wissenschaftlichen Hochschulen 1934/35. Höchstziffern wurden für den Besuch der Universitäten Berlin, Frankfurt, Köln, Leipzig, Hamburg, München und Münster festgelegt. Man versuchte dadurch, die Studenten an die kleineren Hochschulen umzuverteilen. Vgl. die Beurteilung der Höchstziffernregelung am Beispiel der Großstadthochschule München in Böhm 1995, S. 210-213.

127 StadtAM C, Nr.4262. Oberbürgermeister an Kreisleitung, 3.10.1936. Ein weiterer Bericht des OB ebd. an Prof. Jung, 9.8.1937. Scheller berichtete hier, daß 2000 Studentenzimmer leer ständen. Bei Ausgaben von etwa 1000 RM pro Student liege der Verlust der Marburger Geschäftswelt bei 3 Millionen RM jährlich und zusätzlich würden die leerstehenden Korporationshäuser keine Steuern mehr abwerfen.

gehörende Reichsärzteführer Gerhard Wagner persönlich um die wirtschaftliche Seite der Studentenfrage in Marburg kümmern würde.[128] Durch eine Werbekampagne in der Oberhessischen Zeitung versuchten Stadt und Universität, wieder mehr Studenten nach Marburg zu ziehen. In einer Sonderbeilage wurden die Vorzüge der Kleinstadtuniversität in den schönsten Farben geschildert, nicht ohne mehrmals den Ausspruch von Eduard Helmer zu bemühen: „Göttingen hat eine Universität, Marburg ist eine!“[129]

Da die vom RMWEV verordneten Maßnahmen die Studenten augenscheinlich nicht in den Kleinstadtuniversitäten hielten, wo sie sich von den nationalsozialistischen Organisationen stärker beobachtet sahen, reagierte das Ministerium mit der Einführung der „Stammhochschulen“: Jeder neuimmatrikulierte Student mußte ab SoSe 1937 für mindestens drei Semester an einer Hochschule studieren, ehe er wechseln durfte.[130] Dadurch war es u.a. für die Reichsstudentenführung leichter, an den einzelnen Universitäten die Kameradschaftserziehung zu organisieren. In der Kurhessischen Landeszeitung wurden die Abiturienten umworben: „Kurhessische Abiturienten! Wählt zu Eurer Stammhochschule unsere alte Kurhessische Landesuniversität Marburg!“[131] Die neue Regelung in Verbindung mit der Kontingentierung war jedoch ebenfalls nicht sehr erfolgreich. Viele Studenten suchten bereits nach zwei Semestern um Exmatrikulation nach, da ihre Eltern das Studium an einer auswärtigen Universität nicht mehr bezahlen konnten. Der Marburger Rektor befürchtete sogar, daß die Einführung der Stammhochschulen zum völligen Zusammenbruch der Kleinstadtuniversitäten führen könnte, und bat um ministerielle Beihilfen für bedürftige Studenten.[132]

Der Rückgang der Studentenzahlen war natürlich auch ein Thema auf den Rektorenkonferenzen, auf denen man über mögliche Abhilfemaßnahmen ausführlich diskutierte. Hier gab es zwei Lager: die Meinung der Rektoren von großen Universitäten, die keine Studenten abgeben wollten, stand der der kleineren Universitäten entgegen, die ihre Existenzgrundlage gefährdet sahen.[133] Auf der Rektorenkonferenz im Mai 1937 in Berlin schlug der Marburger Rektor vor, die bedürftigen Studierenden an den Kleinstadtuniversitäten durch das Studentenwerk besonders zu unterstützen. Studenten, die eine solche Hochschule als Stammhochschule wählten, müßten bei entsprechender wissenschaftlicher Leistung und nationalsozialistischem Wohlverhalten

128 StAM 327/1, Nr.5642. Kreisleiter Krawielitzki an Hauptamtsleiter Friedrichs, 7.10.1936. Friedrichs an Krawielitzki, 16.10.1936.

129 OZ 28.7.1934, Sonderbeilage „Student sein in Marburg“. Der Ausspruch stammt aus „Prinz Rosa Stramin“ von Ernst Koch alias Eduard Helmer.

130 StAM 310, Acc. 1983/15, Nr.4371, Bd.1. Erlaß RMWEV W i 740 II (b), 22.2.1937.

131 StadtAM C, Nr.4262. Kurhessische Landeszeitung, 7.2.1937.

132 Ebd. Rektor Zimmerl an RMWEV, 2.8.1937.

133 BA Berlin R 4901, Nr. 707, Bd. II. Diskussionsbeitrag des Münchner Rektors Kölbel, Bl.135-139. Kölbel merkte an, daß die praktische Durchführung der Studentenhöchstziffernregelung an den großen Universitäten auf Schwierigkeiten stoße, weil sich viele Studenten an mehreren Hochschulen um einen Studienplatz bewarben, dann aber nur einen wahrnahmen.

einen Gebührenerlaß im zweiten und dritten Semester bekommen. Nur so könne man auch „arme" Studenten halten.[134] Staatsminister Wacker wollte sich jedoch nicht auf neue Zusatzregelungen einlassen. Er meinte, daß sich nach den Zeiten überfüllter Hörsäle die Lage nur normalisiert habe und die Anzahl der Immatrikulierten nun der vor dem ersten Weltkrieg entspreche, es bestehe also kein Grund zur Sorge.[135] Seine Einschätzung bestätigte sich insofern, als sich die Studentenzahlen in den nächsten beiden Jahren bis zum Ausbruch des Zweiten Weltkrieges stabilisierten. Dazu trug die Verkürzung der Gymnasialzeit von neun auf acht Jahre bei, wodurch 1937/38 zwei Abiturientenjahrgänge zur Hochschulreife gelangten.[136] Die Kontingentierungsmaßnahmen wurden daraufhin im Herbst 1938 stillschweigend aufgehoben.[137]

Die „Überfüllungskrise" der Hochschulen Anfang der dreißiger Jahre wurde Ende der dreißiger Jahre durch eine „Nachwuchskrise" abgelöst, als in den naturwissenschaftlich-technischen Berufen, aber auch in der Medizin, der akademische Nachwuchs knapp wurde.[138] Entgegen den Prognosen waren die Berufsaussichten der Hochschulabgänger, denen Massenarbeitslosigkeit und vermindertes Durchschnittseinkommen vorhergesagt worden waren, ab 1937/38 wieder besser.[139] Die Ärzte profitierten besonders von den nationalsozialistischen Maßnahmen, da sich durch die Ausschaltung jüdischer Kollegen und die Zunahme von Stellen bei den inzwischen eingerichteten Gesundheitsämtern und bei der Wehrmacht neue Beschäftigungsmöglichkeiten boten. Auch im Hinblick auf die Kriegsvorbereitung begann man verstärkt für das Medizinstudium zu werben.

Auf der Rektorenkonferenz in Marburg im Dezember 1937 behauptete ein Referent, daß die Besucherzahlen der Medizinischen Fakultäten „fast krisenfest" geblieben wären, den allgemeinen Abwärtstrend also nur in begrenztem Umfang mitgemacht hätten.[140] Ein Blick auf die Graphik Vc zeigt in der Tat, daß die Zahl der deutschen Medizinstudenten sich in den dreißiger Jahren im Gegensatz zur gesamten Studentenschaft des Reichs, die um drei Fünftel abnahm (von 100 000 auf 40 000), nur um etwas mehr als ein Drittel reduzierte[141] und bereits im SoSe 1939 wieder deutlich anstieg.

---

134 BA Berlin R 4901, Nr.707/1. Themenvorschläge für die Rektorenkonferenz in Berlin, Rektor Zimmerl an Professor Groh (Berlin), 3.5.1937, Bl.342-346.

135 Ebd. Diskussionsbeitrag Staatsminister Wacker auf der Rektorenkonferenz in Berlin am 11.5.1937, Bl.347.

136 Adam 1977, S. 222.

137 Grüttner 1995, S. 275.

138 Vgl zur zyklischen Über- bzw. Unterproduktion von Akademikern Titze 1984, zu den Medizinern ebd. S. 104-107.

139 OZ 26.2.1937, S. 5, Studieren oder nicht studieren? Die Aussichten des Hochschulstudiums.

140 BA Berlin R 4901, Nr.708 Bd.III. Referat Knick (Leipzig) auf der Rektorenkonferenz in Marburg am 15.12.1937, Bl.92-95, hier Bl.94.

141 Vgl. die Graphik Vc: Deutsche Medizinstudenten. Zahlen zur Entwicklung der Anzahl der deutschen Medizinstudenten bei van den Bussche 1989a, S. 34, Tab.1. Höchststand SoSe 1933: 25 264, Tiefststand WiSe 1938/39: 15 905 immatrikulierte Medizinstudenten an deutschen Hochschulen.

Die absolute Zahl der Medizinstudenten ging in den Jahren 1933-1938 also zurück, was auch an der sinkenden Zahl der Erstsemester deutlich wird: im SoSe 1932 waren es noch über 4000 Neuimmatrikulierte, in den folgenden Jahren dezimierte sich ihre Zahl reichsweit auf unter 2000.[142] Wenn man aber wie der Historiker Kater die Medizinerzahlen mit der Gesamtheit aller Studierenden vergleicht, so ergibt sich, daß sich der prozentuale Anteil der Medizinstudenten an der Gesamtstudentenschaft in dieser Zeit trotz des Abwärtstrends kontinuierlich steigerte, die Dezimierung der Studentenzahlen in den anderen Disziplinen also ungleich dramatischer gewesen sein muß.[143]

Eine ähnliche Entwicklung ist für die Marburger Medizinstudentenschaft zu verzeichnen. Die absolute Zahl der Studierenden nahm nach Erreichen einer Höchstzahl von 1255 im SoSe 1933 um die Hälfte ab und erreichte im WiSe 1937/38 mit nur noch 547 Medizinstudenten ihren Tiefpunkt.[144] Die Zahl der Erstsemester war schon Anfang der dreißiger Jahre leicht gesunken, betrug im SoSe 1933 noch 252 und sank dann auf unter 100, abgesehen von einer leicht erhöhten Quote im WiSe 1935/36, wie sie in allen hier vorgestellten Graphiken Va-Vd erkennbar ist. Vergleicht man die Medizinstudentenzahlen jedoch mit denen der gesamten Marburger Studentenschaft, so nahm der prozentuale Anteil der Medizinstudenten an der Gesamtstudentenschaft Marburgs – vergleichbar mit der Analyse Katers – kontinuierlich zu. Hatten die Mediziner im SoSe 1933 noch ein Drittel aller Studenten an der Hochschule gestellt, waren es im SoSe 1936 bereits 43%, im SoSe 1939 dann über die Hälfte (53%).[145] Der zyklische Abwärtstrend der Studierwilligen in den dreißiger Jahren ist in der Abnahme der absoluten Medizinstudentenzahlen zwar klar ersichtlich, die Medizin als Studienfach wurde jedoch sowohl in Marburg als auch reichsweit immer attraktiver und setzte sich vor den anderen Disziplinen wie Geistes-, Natur- und Rechtswissenschaften an die Spitze.

Verfügbar zum Vergleich mit den Marburger Medizinstudentenzahlen sind Statistiken der Universitäten Tübingen,[146] Würzburg,[147] München[148] und Münster[149] sowie eine Zusammenstellung der Medizinstudentenzahlen aller Fakultäten zwischen 1932 und 1938 bei Van den Bussche.[150] An letzterer läßt sich besonders gut ablesen,

142 Van den Bussche 1989a, S. 34, Tab.1.

143 Kater 1989, S. 150 und S. 253, Tab.5.1. Von 29,2% im WiSe 1933/34 stieg der Anteil der Medizinstudenten an der Gesamtstudentenschaft auf 38,6% im WiSe 1938/39.

144 Vgl. Graphik Vd: Marburger Medizinstudenten. Zahlen aus den Vorlesungsverzeichnissen und Chroniken der Philipps-Universität Marburg. Erstsemesterzahlen in StAM 305a, Acc. 1975/79, Nr.924-932.

145 Ein ähnlicher Trend war an der Universität Frankfurt zu beobachten, vgl. Stuchlik 1984, S. 122, Tab.6. Im Vergleich zu den anderen Universitäten des Reichs lag die Universität Marburg mit den Studentenzahlen der Medizinischen Fakultät an 15. Stelle, war also keine ausgeprägte „Medizineruniversität" wie z.B. Würzburg. Vgl. Titze 1995, S. 39-40.

146 Adam 1977, S. 226.

147 Spitznagel 1974, S. 381.

148 Böhm 1995, S. 594, Tab.I.4.

149 Vieten 1982, S. 327.

150 Van den Bussche 1989a, S. 35, Tab.2.

wie unterschiedlich die einzelnen Medizinischen Fakultäten vom Rückgang der Studentenzahlen betroffen waren. Während in den Großstadtuniversitäten wie Berlin, Hamburg und Köln nur ein geringer Rückgang zu verzeichnen war, traf es besonders die kleinen Universitätsstädte wie Gießen (-67%), Würzburg (-58%) und Rostock (-57%). Marburg hielt sich mit -47% noch im Mittelfeld. Aus den Erhebungen an den oben genannten Einzeluniversitäten ist dagegen zu entnehmen, daß es keine gravierenden Unterschiede zu der beschriebenen Entwicklung in Marburg gab: der Gipfel der Studentenquote lag auch hier jeweils im SoSe 1933, das Minimum 1938, um sich dann im SoSe 1939 leicht zu erholen. Nur in der Großstadtuniversität München stiegen die Studentenzahlen in der Humanmedizin bis zum WiSe 1934/35 weiter an und fielen erst nach Einführung der Höchstziffernregelung bis 1939 auf etwa die Hälfte.[151] Dies bestätigt die These, daß viele Studenten die stark frequentierten Großstadtuniversitäten in den ersten Jahren des „Dritten Reichs" bevorzugten, um in der Anonymität der Masse unterzutauchen, weil sie sich hier dem Druck der politischen Organisationen eher entziehen zu können glaubten.

An dieser Stelle soll die Entwicklung des Frauenstudiums im „Dritten Reich" – und hier insbesondere des Medizinstudiums in Marburg – beleuchtet werden.[152] Seit dem WiSe 1908/1909 war Frauen der Zugang zum Studium an preußischen Hochschulen und damit auch an der Marburger Philipps-Universität erlaubt. Ihre Zahl stieg im ersten Weltkrieg und in der Weimarer Republik stetig an und lag nach kurzer Stagnation Mitte der zwanziger Jahre immer drei bis vier Prozentpunkte über der reichsweiten Quote. Im SoSe 1931 waren beispielsweise 22,9% der Marburger Studenten weiblichen Geschlechts, im Vergleich dazu nur 18,6% reichsweit.[153] Katers These, daß die Großstadtuniversitäten von den Frauen bevorzugt wurden, bestätigt sich hier also nicht.[154] Mit der Sprachwissenschaftlerin Luise Berthold hatte sich 1923 erstmals eine Frau an der Philipps-Universität habilitiert, sie sollte aber für lange Jahre die einzige bleiben und wurde erst 1952 zur ao. Professorin ernannt.[155] Die meisten Marburger Professoren befürworteten ihr Habilitationsverfahren,[156] was auf ein relativ vorurteilsfreies Verhältnis von weiblichen Assistenten und Professoren in den

151 Böhm 1995, S. 594.

152 Vgl. zum Frauenstudium im Nationalsozialismus Pauwels 1984; Manns 1997; Mertens 1989. Zu den Marburger Studentinnen Lemberg 1997; außerdem Freisberg; Trostmann 1993, S. 24-36.

153 Vgl. Graphik VIa. Die Marburger Zahlen wurden den Chroniken und Vorlesungsverzeichnissen entnommen. Vgl. außerdem eine Liste in StAM 305a, Acc. 1975/79, Nr.926. Anteil der Frauen am Studium an der Universität Marburg im SoSe 1920 bis WiSe 1945/46, 28.3.1946. Anteil der Frauen an den reichsdeutschen Universitäten der Weimarer Republik in Kater 1972, S. 208.

154 Ebd. S. 210. Laut Titze 1995, S. 44 lag Marburg beim Vergleich des Frauenanteils an den Universitäten in der oberen Hälfte auf Platz 10 von 23 Hochschulen und war damit einer der wenigen mittelstädtischen Universitätsstandorte mit hohem Frauenanteil.

155 Berthold 1969.

156 StAM 307d, Acc. 1966/10, Nr.82.

Graphik VIa: Prozentualer Frauenanteil an den deutschen Universitäten im Vergleich zur Universität Marburg 1923-1950 [157]

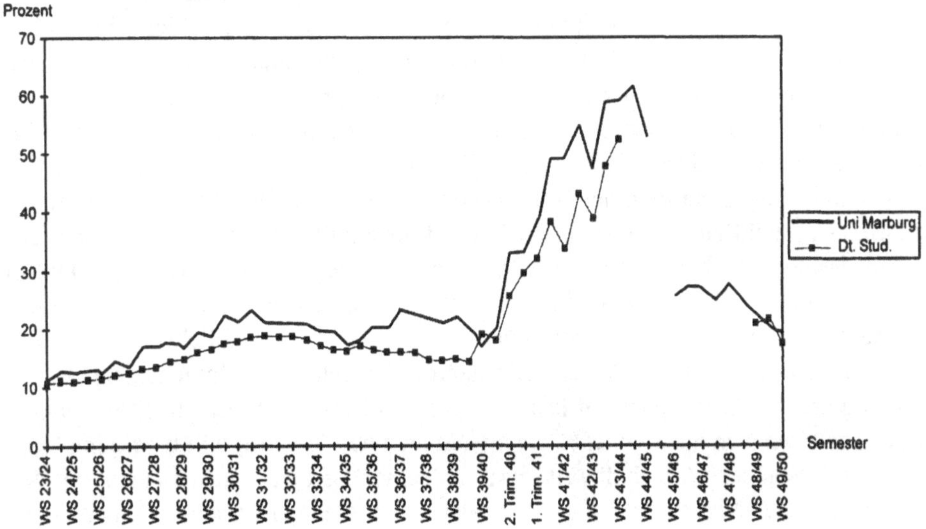

Graphik VIb: Prozentualer Frauenanteil am Medizinstudium 1923-1950: Deutsche im Vergleich zu Marburger Medizinstudentinnen [158]

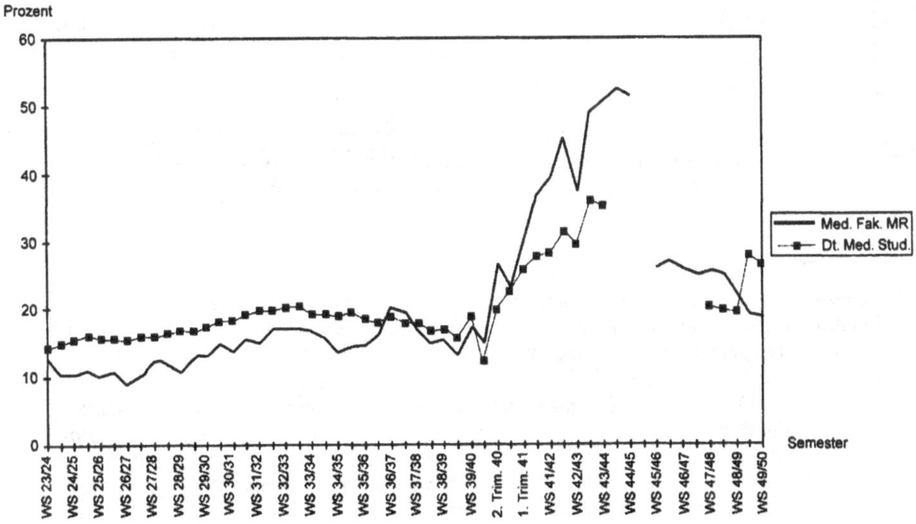

157 Quellen: Deutsche Hochschulstatistik Bd. 4-14, 1929-1935. Chroust 1994, Bd. 2, Tab. 1.1.5. Vorlesungsverzeichnisse und Chroniken der Philipps-Universität Marburg. StAM 305a, Acc. 1975/79, Nr. 27, Nr. 881, Nr. 924-932. Statistisches Bundesamt Wiesbaden 1955. Titze 1987, S. 87-89. Van den Bussche 1989a, S. 34, Tab. I. Länderrat des amerikanischen Besatzungsgebiets 1949, S. 623.

158 Quellen wie Graphik VIa.

zwanziger Jahren hindeutet.[159] Ein Stimmungsumschwung war jedoch mit Beginn des „Dritten Reichs“ zu spüren, als die ablehnende Haltung der neuen Machthaber gegen das Frauenstudium deutlich wurde. Exemplarisch dafür ist eine Schrift des Marburger Leiters des Instituts für Grenz- und Auslandsdeutschtum Mannhardt, der sich ganz im Sinne der nationalsozialistischen Doktrin zum Frauenstudium äußerte.[160] Der Führer der DSt Andreas Feickert war ebenfalls der Meinung, daß sich die Frauen für den „praktischen volkspolitischen Einsatz“ mehr eigneten als für geistige Dinge.[161]

Die ablehnende Haltung der Nationalsozialisten gegenüber studierenden Frauen führte zwar nicht zu der geforderten Relegation sämtlicher Studentinnen, aber das schon erwähnte „Überfüllungsgesetz“, das den Zugang zum Hochschulstudium im SoSe 1934 und im WiSe 1934/35 auf 15 000 Abiturienten beschränkte, traf die Frauen besonders: nur 10 % der Neuimmatrikulierten durften weiblichen Geschlechts sein. Dementsprechend sank der Frauenanteil der deutschen Studentenschaft, der Anfang der dreißiger Jahre bei fast 20% gelegen hatte, nach der Machtübernahme reichsweit, um sich bei etwa 15% einzupendeln. Die rückläufige Entwicklung hing, abgesehen von der Wirtschaftskrise und schlechten Berufsaussichten, auch mit den abschreckenden Maßnahmen der Nationalsozialisten gegen verheiratete, berufstätige Akademikerinnen zusammen, die als „Doppelverdienerinnen“ ihren männlichen Kollegen ihre Stellen überlassen mußten.[162] In Marburg sank der Studentinnenanteil an der Gesamtstudentenschaft ebenfalls, erholte sich aber nach der Novellierung des Gesetzes relativ rasch und hatte schon im WiSe 1936/37 wieder den alten Stand von 1931 (23%) erreicht. Betrachtet man die absoluten Zahlen, so läßt sich dies dadurch erklären, daß sich die Anzahl der männlichen Studierenden sehr viel stärker verringerte als die der weiblichen und sich das Verhältnis zugunsten der Studentinnen verbesserte. Außerdem schlug aufgrund des sich abzeichnenden Akademikermangels die zunächst frauenbildungsfeindliche Haltung der Nationalsozialisten nun in eine kriegsvorbereitende Förderung des Frauenstudiums um.[163] Studierwillige Abiturien-

159 Lemberg 1997, S. 22. Ähnliches wurde von der Bibliothekarin der Marburger Universitätsbibliothek Ingeborg Schnack über die Studentenschaft berichtet. Sie hatte während ihres Studiums kurz nach dem ersten Weltkrieg keine Benachteiligungen als Frau erfahren. Vgl. Freisberg; Trostmann 1993, S. 28.

160 Mannhardt 1933, S. 46-48: „Die neue Epoche ist männlich bestimmt und hebt sich deshalb von der weiblich bestimmten Vergangenheit bewußt ab. So wird der Staat wieder ausgesprochen eine Angelegenheit der Männer, weil das der natürlichen Berufung der Geschlechter entspricht. Die Frau ist die Hüterin der Familie.“ Zwar sollten alle jungen Mädchen „für alle Fälle“ eine abgeschlossene Ausbildung haben, ein Studium sei jedoch nur in Ausnahmefällen bei besonderer Begabung nötig. Die guten Examina der weiblichen Studierenden hielt Mannhardt für ein Zeichen von Fleiß und nicht etwa für wissenschaftliches Können. Das gemeinsame Studium beider Geschlechter berge die Gefahr der Gleichberechtigung von Mann und Frau „sich auszuleben“. Damit die Männer von ihren Mitstudentinnen nicht zu sehr mit Beschlag belegt und damit zu Pantoffelhelden würden, sei es unumgänglich, alle Frauen von der Hochschule zu entfernen, „die nicht hierher gehörten“.

161 Feickert 1935, S. 30-31.

162 Vgl. dazu Grüttner 1995, S. 109-126, hier S. 116.

163 Ebd., S. 120.

tinnen wurden Ende der dreißiger Jahre wieder umworben, so daß sich die Gesamtzahl der Studentinnen in den Vorkriegsjahren nur noch unwesentlich verminderte.

Betrachtet man die Verteilung der deutschen Studentinnen auf die einzelnen Studienfächer, so war zunächst keine bevorzugte Hinwendung der Frauen zum Medizinstudium festzustellen. Da vor dem Ersten Weltkrieg in Preußen keine Gymnasien für Mädchen existierten, an denen diese ihre Reifeprüfung ablegen konnten, mußten potentielle Studentinnen nach dem Besuch der Höheren Töchterschule ein Lehrerinnenseminar absolvieren und wurden erst dann an der Philosophischen Fakultät zur weiteren Ausbildung als Lehrerin zugelassen. Nur ganz wenigen standen aufgrund eines extern abgelegten Abiturs auch andere Studiengänge offen.[164] Auch in den zwanziger Jahren, als den Studentinnen prinzipiell alle Studiengänge zugänglich waren, lag der Anteil der Absolventinnen der philosophischen Fachrichtungen immer noch bei fast 80%, ein verschwindend geringer Teil studierte Rechtswissenschaften oder evangelische Theologie. Der Anteil der Medizinstudentinnen an der Gesamtheit der studierenden Frauen stieg erst gegen Ende der Weimarer Republik von 16% (1927) auf 21% (1931) und schließlich auf 47% (1937).[165] Hier wird deutlich, daß ähnlich wie bei den männlichen Studierenden die Popularität des Medizinstudiums auch bei den Frauen in den dreißiger Jahren immens zunahm.[166] Vergleicht man nun den prozentualen Frauenanteil am Medizinstudium[167] mit dem prozentualen Frauenanteil an der Gesamtstudentenschaft der deutschen Universitäten,[168] so lag ersterer sowohl in der Weimarer Republik als auch im „Dritten Reich" immer um einige Prozentpunkte höher (z.B. WiSe 1932/33: 20,2% Medizinstudentinnen; 18,6% Studentinnen reichsweit), auch dies ein Zeichen dafür, daß sich immer mehr Frauen zu dem „dem weiblichen Wesen entsprechenden" Heil- und Pflegeberuf hingezogen fühlten. Die Wellenbewegung der Zu- und Abnahme der absoluten Studentinnenzahlen verlief in den medizinischen Studiengängen ähnlich wie bei den männlichen Studierenden, war jedoch nicht ganz so stark ausgeprägt.

Bis Mitte der dreißiger Jahre lag der Anteil der Medizin studierenden Frauen in Marburg unter dem Reichsdurchschnitt: nach einem Gipfel von 17% im WiSe 1932/33 sank die Quote bis zum SoSe 1935 auf 14% und stieg nur im WiSe 1936/37 kurzzeitig auf 20% an.[169] Dies hing weniger mit der verstärkten Immatrikulation von Frauen an der Fakultät zusammen als mit der in hohem Maße abnehmenden Anzahl von männlichen Kommilitonen, wie es oben schon diskutiert wurde. Diese Entwicklung war in Marburg besonders auffällig, denn weder die Verhältniszahlen der deutschen Medizinstudenten[170] noch entsprechende Erhebungen aus der Medizinischen

164 Lemberg 1997, S. 4.
165 Angaben aus Huerkamp 1996, S. 101-109, hier S. 101. Einen autobiographischen Bericht einer Medizinstudentin in Hamburg im Dritten Reich gibt Wallis 1989.
166 Vgl. allgemein zum Medizinstudium der Frauen Kater 1989, S. 98-104; Van den Bussche 1989a, S. 43-48.
167 Vgl. Graphik VIb.
168 Vgl. Graphik VIa.
169 Ganss 1983.
170 Vgl. Graphik VIb.

Fakultät Münster[171] zeigen ein ähnliches Bild. Bis zum Kriegsbeginn war die Studentinnenquote in der Medizinischen Fakultät Marburg durch den stärkeren Zulauf von Männern zum Medizinstudium jedoch wieder gefallen. Der Anteil der Medizinstudentinnen an der Gesamtheit der Marburger Kommilitoninnen stieg allerdings, ähnlich wie für die Medizinstudentinnen des Reichs beschrieben, stetig von 14% (1927) auf 20% (1931) und 37% (1937). Der reichsweite Trend der Frauen zum Medizinstudium war also auch in Marburg – wenn auch etwas weniger ausgeprägt – zu erkennen und sollte sich in den Kriegsjahren noch verstärken.

6.3 Die Mitgliedschaft der Medizinstudenten in den NS-Organisationen

Aus denselben Erwägungen heraus, wie sie für die Hochschullehrerschaft der Marburger Medizinischen Fakultät diskutiert worden sind,[172] war zu untersuchen, welchen Einfluß die NSDAP und andere politische Organisationen auf die Marburger Medizinstudentenschaft hatten. Neben der Auswertung von zeitgenössischen Quellen und Stimmungsberichten von Parteifunktionären, die das allgemeine Verhalten der Studentenschaft widerspiegeln, erschien uns eine statistische Auswertung der im Marburger Staatsarchiv aufbewahrten Studentenkartei aus den Jahren 1934-1945 lohnend,[173] um dezidiertere Aussagen über das Organisationsverhalten der Medizinstudenten machen zu können.

Nachdem bis 1934 neben einem Verzeichnis der Studierenden und der von ihnen belegten Vorlesungen in der Hochschulquästur[174] nur eine von den studentischen Fachschaften erstellte Kartei existiert hatte,[175] wollten die neuen Machthaber eine bessere Übersicht über die Entwicklung der Studentenschaft sicherstellen und führten reichsweit ein einheitliches Karteiwesen ein, das zur Erstellung einer verbesserten Hochschulstatistik, aber auch zur Überwachung der Studentenschaft dienen sollte.[176] Die „Reichsorganisationsstelle der Studenten an den Deutschen Hochschulen", die mit der Erhebung der Statistik beauftragt worden war, setzte die Hochschulen Anfang 1935 davon in Kenntnis, daß bis zum SoSe 1935 die Aufstellung einer örtli-

---

171 Vieten 1982, S. 327.

172 Vgl. Kap. III.2.

173 Gesamte Studentenkartei StAM 305a, Acc. 1960/56, Nr.1-39. Medizinstudentenkartei ebd., Nr.20-39.

174 Quästur: StAM 305a, Acc. 1963/13, Nr.1-106. StAM 305a, Acc. 1971/26, Nr. 344-637. Diese Verzeichnisse enthalten nach Alphabet geordnet Name, Studienfach, Geburtsort, belegte Vorlesungen, Studiengebühren und Sozialabgaben.

175 Reste dieser Kartei befinden sich im Zwischenarchiv im Lichtbildarchiv der Universität Marburg.

176 Vgl. zur Einführung der Kartei auch Böhm 1995, S. 266. OZ 14.5.1934, S. 3, Aufruf der Studentenschaft.

chen Kartei, getrennt nach Fachschaften, durchzuführen sei.[177] Durch farblich unterschiedliche Karten sollte eine schnelle Unterscheidung zwischen den dem DSt angehörenden männlichen (grün) und weiblichen (rot) Studierenden sowie Nichtariern (gelb) und ausländischen (blau) Studenten ermöglicht werden. Jeder immatrikulierte Student erhielt eine Reichsnummer, die mit der Nummer im bereits 1934 eingeführten Hochschulpaß identisch war, und eine fortlaufende Hochschulnummer, die ihn als Mitglied einer bestimmten Hochschule auswies (die Universität Marburg hatte die Kennnummer 79). Bei der Reichsorganisationsstelle sollten die Karteien aller Hochschulen gesammelt werden,[178] und jegliche Veränderung bei Im- bzw. Exmatrikulation war dort zu melden. Der Marburger Rektor Baur teilte dem Studentenführer Todenhöfer mit, daß bis Anfang Juni 1935 jeder Student einen Meldebogen abzugeben habe. Falsche Angaben wurden disziplinarisch bestraft, und wer den Termin nicht einhielt, wurde exmatrikuliert.[179] Damit war den Studenten die Selbstverwaltung ihrer Kartei weitgehend aus der Hand genommen worden und auf die Hochschulverwaltung übergegangen.[180]

Die Karten der ausgewerteten Medizinerkartei geben umfassende Auskünfte über jeden einzelnen Studierenden: neben persönlichen Daten und Angaben über das Studium[181] wurden sämtliche Mitgliedschaften in NS-Organisationen und anderen Vereinigungen (z.B. Verbindungen) aufgeführt. Die Rückseite der Karten gibt Auskunft über die extracurricularen Aktivitäten[182] sowie über Prüfungen, Strafen und Stipendien. In einer zweiten Generation von Kartenvordrucken (ab Mitte 1941) fehlen die Felder für Nationalität, Konfession und studentische Verbindungen. Es ist bezeichnend, daß man sich für die statistische Erfassung dieser Parameter zu diesem Zeitpunkt nicht mehr interessierte.

Um Aussagen über die Mitgliedschaft der Marburger Medizinstudenten in der NSDAP und ihren Organisationen sowie in den studentischen Verbindungen machen zu können, wurde aus der Gesamtheit von 7186 vorhandenen Karten von Medizinstudenten[183] eine Stichprobe von n=2263 gezogen und datentechnisch er-

177 BA Berlin R 4901, Nr.991. Reichsorganisationsstelle der Studenten an den Deutschen Hochschulen an alle Hochschulen, 17.1.1935, Bl.72-73.

178 Es ist uns nicht bekannt, ob noch eine Reichskartei oder Teile davon existieren.

179 StAM 305a, Acc. 1975/79, Nr.931. Baur an Todenhöfer, 26.4.1935.

180 Es existiert allerdings noch eine separate Kartei des Marburger NSDStB, die ähnlich wie die Studentenkartei der Hochschulverwaltung aufgebaut ist, vgl. StAM 305a, Acc. 1954/14, Nr.426-441.

181 Name, Geschlecht, Geburtsdatum, Staatsangehörigkeit, Wohnort, Beruf und Wohnort des Vaters, Konfession, Hochschul-Fachsemester, Im- und Exmatrikulation, Hochschulwechsel, Studienfach.

182 Arbeitsdienst, Wehrdienst, Sport, Mitarbeit in der Studentenschaft, Fachschaftsarbeit.

183 Insgesamt wurden 14 765 Karten für alle vier Fakultäten ausgezählt: 7186 Studenten der Medizinischen Fakultät, 988 Studenten der Theologischen Fakultät, 1621 Studenten der Rechts- und Staatswissenschaftlichen Fakultät, 4970 Studenten der Philosophischen Fakultät.

faßt.[184] Es handelt sich um Karten von 1514 männlichen und 749 weiblichen Medizinstudenten. Der Anteil der Frauenkarten von 33% ist geringfügig höher als der durchschnittliche Frauenanteil an der Marburger Medizinischen Fakultät im Zeitraum 1934-45 (28%). Eine Übersicht über sämtliche Mitgliedschaften der Medizinstudenten in der NSDAP und ihren Organisationen im fraglichen Zeitraum wurde in Graphik VII zusammengestellt. Diese Graphik ist weniger aussagekräftig als die in Tab.13 dargestellte Aufschlüsselung der Mitgliedschaften pro Jahr (in Prozent), wurde jedoch benötigt, um unsere Ergebnisse mit den bisher einzigen verfügbaren Angaben für das Organisationsverhalten von Medizinstudenten bei Michael Kater zu vergleichen.[185]

Graphik VII: Mitgliedschaften der an der Medizinischen Fakultät Marburg zwischen 1934 und 1945 immatrikulierten Studenten in der NSDAP und ihren Organisationen (in %)

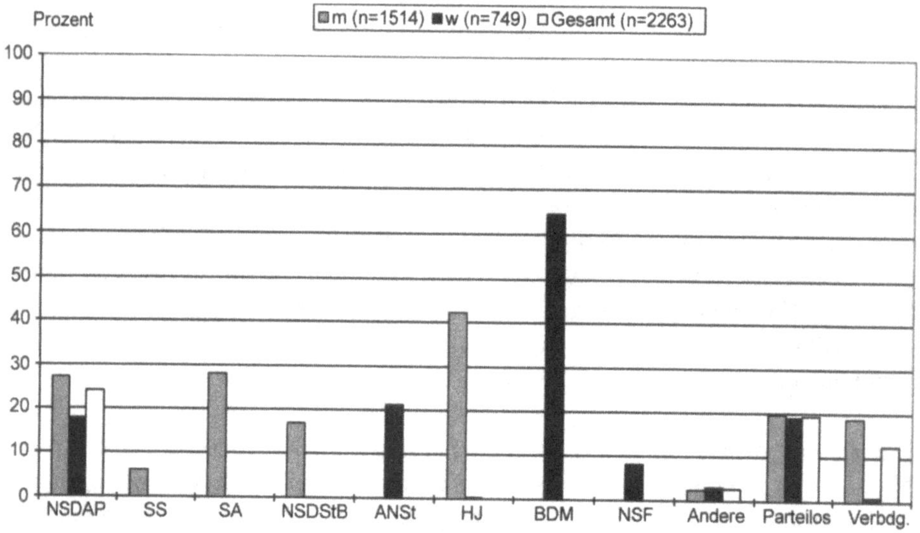

Absolute Zahlen/Prozentangaben												
n	m/w	NSDAP	SS	SA	NSDStB	ANSt	HJ	BDM	NSF	Andere	Parteilos	Vbdg.
1514	m	410/27,1	91/6,0	423/27,9	259/17,1	–	642/42,4	–	–	35/2,3	297/19,6	287/18,7
749	w	133/17,8	–	–	–	159/21,2	–	484/64,6	63/8,4	24/3,2	142/19,0	7/0,9
2263	Ges.	543/24,0	–	–	–	–	–	–	–	59/2,6	439/19,4	294/12,8

184 In die Datenbank aufgenommen wurden die vollständigen Karteikästen StAM 305a, Acc. 1960/56, Nr.20, 23, 25, 28, 29, 31, 34. Diese stichprobenartige Methode erschien uns im Hinblick auf eine eventuelle spätere Aufnahme sämtlicher Karteikarten am besten durchführbar.

185 Kater 1989, S. 251, Tab.3.7 und S. 257, Tab.5.5.

Tab. 13: Mitgliedschaften der Marburger Medizinstudenten in der NSDAP und ihren Organisationen (1933-1945), Aufschlüsselung pro Jahr (in %)

	n=		NSDAP		SS	SA	NSDStB	ANSt	HJ	BDM	NSF	Andere		Parteilos		Verbindungen	
Jahr	**m**	**w**	**m**	**w**	**m**	**m**	**m**	**w**	**m**	**w**	**w**	**m**	**w**	**m**	**w**	**m**	**w**
1933	203	33	26,6	6,1	1,5	74,9	9,9	6,1	8,9	6,1	0,0	2,0	6,1	10,8	63,6	70,0	3,0
1934	250	45	24,8	8,9	3,6	75,2	10,0	6,7	8,4	11,1	4,4	2,4	4,4	12,4	57,8	69,2	4,4
1935	313	66	23,0	6,1	6,4	64,9	13,1	10,6	11,8	15,2	12,1	2,6	3,0	15,3	54,5	63,3	1,5
1936	284	60	22,2	6,7	7,4	58,8	15,5	15,0	16,9	25,0	18,3	2,8	3,3	15,8	43,3	51,8	0,0
1937	245	62	30,2	6,5	5,3	50,6	22,9	17,7	25,7	33,9	25,8	3,3	1,6	20,0	35,5	36,7	0,0
1938	241	57	35,7	8,8	6,6	39,0	24,9	15,8	35,3	40,4	33,3	4,1	3,5	19,1	22,8	24,5	1,8
1939	550	118	30,4	6,8	5,1	21,1	20,4	17,8	56,5	67,8	11,0	2,0	3,4	14,9	16,9	10,2	0,8
1940	613	144	31,0	15,3	5,1	16,8	19,4	34,7	57,6	80,6	8,3	2,0	2,1	16,6	9,7	6,4	0,7
1941	436	170	29,4	18,2	4,4	14,4	20,0	34,7	61,0	78,2	8,2	1,8	2,9	17,0	7,1	4,1	0,6
1942	338	206	29,0	21,4	3,3	12,1	21,3	25,7	58,6	75,7	7,3	3,8	2,9	18,3	9,7	3,6	0,5
1943	350	333	24,3	24,6	8,0	8,0	19,4	20,4	52,3	73,3	6,6	3,1	3,9	23,4	12,9	2,0	0,0
1944	293	358	23,9	23,7	10,2	7,8	16,4	17,6	48,8	69,6	6,4	3,4	4,2	25,3	14,5	1,4	0,0
1945	120	138	25,8	21,7	10,8	7,5	13,3	25,4	44,2	61,6	6,5	0,8	2,9	29,2	18,1	1,7	0,0

Werfen wir zunächst einen Blick auf die Rubrik der parteilosen Studenten. Etwa 19% aller Marburger Medizinstudenten schlossen sich keiner parteilichen Gruppierung an, wobei auf den ersten Blick kaum ein Unterschied zwischen männlichen und weiblichen Studierenden auszumachen ist.[186] Betrachtet man die jährlich aufgeführten Daten,[187] so ist klar ersichtlich, daß die Zahl der parteilosen Männer bis 1937 stetig anstieg, dann bis nach Kriegsbeginn abfiel, um bis 1945 erneut auf etwa 30% zu steigen. In den Jahren 1937 bis 1942 drängte die Generation an die Universität, die bereits ihren Dienst in der Hitlerjugend (HJ) absolviert hatte, d.h. die sich dem nationalsozialistischen System schon in der Schule schwer entziehen konnte.[188] Erst in den letzten Kriegsjahren drückte sich die wachsende Ablehnung des Regimes sowie die Möglichkeit, sich als Soldat leichter dem Beitritt in eine Organisation zu entziehen, durch die wieder steigende Zahl der Parteilosen aus.

Dieses Phänomen ist auch bei den Studentinnen zu verzeichnen, aber nicht im selben Maße. Diese taten sich mit den den Parteiorganisationen zunächst schwerer, was aus der hohen Zahl der Parteilosen in den ersten Jahren nach der Machtübernahme Hitlers zu ersehen ist. In den Kriegsjahren war der Organisationsgrad der Frauen jedoch höher als der der Männer, die Zahl der Parteilosen dementsprechend niedriger. Wenn man die Mitgliedschaftszahlen der weiblichen Studierenden im Bund Deutscher Mädchen (BDM) heranzieht, wird auch hier der gegenläufige Trend ersichtlich: die hohen Mitgliedszahlen im BDM korrespondieren zeitgleich mit der geringen Zahl der parteilosen Frauen. In den ersten Kriegsjahren war ein großer Teil der Studentinnen bereits im BDM erfaßt.

In der zum Vergleich herangezogenen, von Kater untersuchten Gruppe von Medizinstudenten, die 1933-1945 reichsweit vom Reichsstudentenwerk gefördert wurde, waren 11,3% der Männer und 33,7% der Frauen parteilos,[189] was auf eine geringere Parteiabstinenz der Studenten und eine stärkere Parteiabstinenz der Studentinnen als in Marburg hindeutet. Die Zahlen sind jedoch nur bedingt kompatibel, da nach Katers eigenen Angaben für die von ihm untersuchte Gruppe spezielle Voraussetzungen galten: durch das Reichsstudentenwerk wurden weniger Frauen gefördert, überwiegend sozial schwächere Studenten kamen in den Genuß der Förderung, wobei Medizinstudenten unterrepräsentiert waren, da sie häufig gutverdienende Eltern hatten, und die Förderung wurde hauptsächlich in den Vorkriegsjahren und an besonders politisch engagierte Studenten vergeben.[190] Da jedoch vergleichbare Angaben anderer Autoren fehlen, mußten wir auf Katers Statistiken zurückgreifen.

186 Vgl. Graphik VII.

187 Vgl. Tab.13.

188 Dazu paßt der starke Anstieg der Mitgliedschaft der Medizinstudenten in der HJ ab 1937, vgl. Tab.13. Zur Funktion der Hitlerjugend vgl. Stachura 1980.

189 Kater 1989, S. 255, Tab.5.3. Kater bezog seine Daten aus der Kartei der Stipendiaten des Reichsstudentenwerks (damals noch im BA Koblenz, heute im BA Berlin). Er untersuchte neben Studenten anderer Fakultäten eine Gruppe von 2019 Medizinstudenten, davon 1749 Männer und 270 Frauen (ebd., S. 251, Tab.3.7.).

190 Ebd. S. 161-163.

Eine ältere Studie von Arminger über die Mitgliedschaft von Studenten aller Fakultäten, die ebenfalls auf der Kartei des Reichsstudentenwerks basiert, zeigt ein ähnliches Bild wie in Marburg: durchschnittlich 19,4% der Studenten waren ohne Mitgliedschaft.[191] Auch eine Statistik aller Marburger Studierenden nach Parteigliederung aus den Jahren 1935/36, aufgestellt vom Führer der Jägerstandarte der örtlichen SA, gibt für das SoSe 1936 21,9%, für das WiSe 1935/36 19% Parteilose an.[192] Dies würde bedeuten, daß sich das Organisationsverhalten der Marburger Mediziner zu diesem Zeitpunkt nur unwesentlich von dem der anderen Fakultäten unterschied: die männlichen Studierenden waren in den ersten Jahren aktiver beim Eintritt in die Partei und ihre Gliederungen, die Studentinnen hielten sich jedoch, wie schon erwähnt, zunächst merklich zurück.

Betrachten wir die Mitgliedschaft der Marburger Medizinstudenten in den drei Hauptorganisationen NSDAP, SS und SA: in der „Mutterpartei" NSDAP waren durchschnittlich 27% der männlichen und 18% der weiblichen Studierenden organisiert (gesamt 24%),[193] ein relativ geringer Prozentsatz, wenn man sich die Parteimitgliedschaften des Marburger Medizinischen Lehrkörpers (79%) in Erinnerung ruft.[194] Die Haupteintrittswellen zeigten sich wie vorauszusehen in den Jahren 1933 und dann 1937-39, als die Studenten durch die Kameradschaftserziehung am meisten von Parteiseite beeinflußt wurden. So liegt denn auch die Spitzenquote 1938 bei 36% Parteimitgliedern bei den männlichen Studierenden der Medizin. Bei den Frauen lag die Quote bis zum Kriegsbeginn unter 10% und steigerte sich erst in den Kriegsjahren auf etwa 25% im Jahr 1943. Dabei ist bemerkenswert, daß es in den späteren Kriegsjahren etwa ebensoviele Männer wie Frauen an der Fakultät gab, die sich in ihrer Affinität zur NSDAP kaum unterschieden.[195]

Direkt vergleichbare Daten über Medizinstudenten sind wiederum nur bei Kater zu finden, der errechnete, daß 32,6% der männlichen und 17,9% der weiblichen Medizinstudenten der von ihm untersuchten Gruppe zu irgendeinem Zeitpunkt der NSDAP beitraten.[196] Hier bestätigt sich Katers These, daß sich relativ viele Stipendiaten des Reichsstudentenwerks zum Nationalsozialismus bekannten. Dies bestätigt sich ebenfalls in der bereits erwähnten Studie von Arminger, der durchschnittlich 40% Parteimitglieder unter allen Stipendiaten des Reichsstudentenwerks ermittelte.[197] Weitere Angaben zur Mitgliedschaft von Studenten in der NSDAP sind nur für Studentenschaften einzelner Hochschulen veröffentlicht: eine Momentaufnahme aus dem WiSe 1937/38 ergab für die Universität München 43,7%, für Jena 43,8%,

---

191 Arminger 1984, S. 16.

192 StAM 305a, Acc. 1975/79, Nr.932. Statistik der Studierenden nach Parteigliederung, 4.5.1936, Bl.77.

193 Vgl. Graphik VII.

194 Vgl. Kap. III.2.1.

195 Vgl. Tab.13.

196 Kater 1989, S. 251, Tab.3.7. In Tab. 5.5., S. 257, gibt Kater dagegen einen Prozentsatz von 28,6% für die männlichen Medizinstudenten an, der Unterschied ist nicht klar ersichtlich.

197 Arminger 1984, S. 16.

für Gießen 41,9%, für Kiel 38,8% und für Göttingen 38% männliche Mitglieder, wobei als Durchschnittswert für alle 23 Universitäten 20,6% angegeben wurden.[198] Ein Semester später (SoSe 1938) gab es in Hamburg 43,9%, in Würzburg jedoch nur 28,9% Parteimitglieder.[199] Die männliche Marburger Medizinstudentenschaft konnte mit 36% Mitgliedern (1938) mit den anderen Universitäten mithalten, die Frauenquote lag jedoch zum diesem Zeitpunkt sehr viel niedriger (9%).

Der relative Mitgliederanteil der männlichen Studierenden an der benachbarten Gießener Hochschule lag 1938 schon bei ungefähr 45% und erhöhte sich bis zum Kriegsbeginn auf knapp 55%,[200] ein extrem hoher Prozentsatz, der von den Marburger Medizinstudenten niemals erreicht wurde. Chroust gibt an, daß an der Universität Gießen etwa ein Drittel aller studentischen Parteigenossen Mediziner waren,[201] der Schwerpunkt der Mitgliedschaften hier also deutlich im Fach Medizin lag. Dies ist eine Feststellung, die sich für die Marburger Universität so nicht treffen läßt, da die Erfassung und Auswertung der vollständigen Studentenkartei aller Fakultäten noch aussteht.

Durchschnittlich 6% aller Marburger Medizinstudenten gehörten der „Eliteorganisation" SS an.[202] Die Mitgliederquote bewegte sich ab 1935 stetig in diesem Bereich und stieg erst in den letzten Kriegsjahren an, was ohne Zweifel mit der erhöhten Anzahl von Studenten der Waffen-SS zusammenhing, die in Marburg in einer separaten Studentenkompanie zusammengefaßt waren.[203] Der Anteil war jedoch auch dann nicht so hoch wie beispielsweise in Gießen, wenn man die Marburger Zahlen (knapp 11% im Jahre 1945) mit der Zahl der Gießener SS-Studenten (22,6% bei Kriegsende) vergleicht.[204]

Auch im Vergleich mit Angaben anderer Autoren waren an der Marburger Fakultät nicht übermäßig viele Medizinstudenten der SS zuzuordnen. Kater gibt für die vom Reichsstudentenwerk geförderten Mediziner 6,6% SS-Mitglieder an,[205] Arminger errechnet für die geförderten Studenten aller Fakultäten 11,5%.[206] Punktuell gibt es Angaben von den Gesamtstudentenschaften einzelner Universitäten: in Heidelberg gehörten 1936 etwa 9% der Studierenden der SS an,[207] in München waren es im WiSe 1937/38 8,8%, der durchschnittliche Wert für alle Universitäten lag bei 6,8%.[208] Die

198 Böhm 1995, S. 352, und ebd., Fußnote 419. Die Angaben stammen aus dem Archiv der Reichsstudentenführung in Würzburg.

199 Grüttner 1995, S. 503, Tab.30.

200 Chroust 1994 Bd.1, S. 268, und Bd.2., Abb. 1.5.1. Es ist anzunehmen, daß Chroust die Gießener Studentenkartei für seine Berechnungen heranzog, was leider aus seiner Quellenbeschreibung nicht klar hervorgeht.

201 Ebd., Bd.1, S. 269, und Bd.2, Abb. 1.5.3.b.

202 Vgl. Graphik VII.

203 Interview mit dem Zeitzeugen Dr. Klaus-Jürgen E.

204 Chroust 1994, Bd.1, S. 268. In den Vorkriegsjahren war die Zahl der SS-Mitglieder in Gießen zu vernachlässigen. Vgl. ebd., Bd.2, Abb.1.5.1. (Blatt 2).

205 Kater 1989, S. 251, Tab.3.7.

206 Arminger 1984, S. 16.

207 Giovannini 1990, S. 206.

208 Böhm 1995, S. 352.

SS-Quote der Marburger Medizinstudentenschaft lag also mit 6% noch unter dem reichsweiten Durchschnitt. Die Marburger Statistik ergab im WiSe 1935/36 nur 3,1%, im SoSe 1936 4,9% SS-Mitglieder an sämtlichen heimischen Fakultäten.[209] Dies ist ein Hinweis darauf, daß die Marburger Medizinstudentenschaft in den Jahren 1935/36 offensichtlich häufiger in der SS vertreten war (6,4% 1935 bzw. 7,4% 1936) als die Studierenden der übrigen Fakultäten.[210] Allerdings läßt sich der Anteil der Mediziner auf der Grundlage dieser Einzelstatistik nicht so genau festlegen wie an der Universität Gießen, wo die Medizinstudenten über die Hälfte der SS-Mitglieder stellten.[211]

Ein Mitglied der Marburger Medizinstudentenschaft, das seit 1936 der SS angehörte und es dort während seiner Studienzeit bis zum Rottenführer[212] brachte, war der spätere Lagerarzt in den Konzentrationslagern Auschwitz und Natzweiler, Werner Rohde. Er studierte von 1938 bis 1942 Humanmedizin in Marburg, nachdem er in den zwanziger Jahren hier bereits ein Zahnmedizinstudium absolviert hatte.[213] Damit nahm er wie viele Zahnmediziner die Gelegenheit wahr, durch ein verkürztes Zweitstudium die zusätzliche Qualifikation als „Vollmediziner" zu erwerben.[214] Rohde war in Auschwitz an Menschenversuchen mit Narkotika und in Natzweiler an Massensterilisationen beteiligt.[215] Es liegen verschiedene Berichte darüber vor, daß er in Auschwitz der Häftlingsärztin und ehemaligen Marburger Kommilitonin Ella Lingens half zu überleben. Diese hatte polnischen Juden zur Flucht in die Schweiz verholfen und war dabei gefaßt worden.[216] Als sich Rohde vor dem Militärgericht verantworten mußte, sagte sein Lehrer, der Pathologe Versé, aus, daß Rohde „ein guter Student im besten Sinne des Wortes" gewesen sei, der nie durch besondere nationalsozialistische Aktivitäten aufgefallen war.[217] Rohde wurde 1946 von einem britischen Militärgericht zum Tode verurteilt und hingerichtet.[218]

Die SA war abgesehen von den Jugendorganisationen HJ und BDM die bevorzugte nationalsozialistische Plattform der Medizinstudenten, ihr gehörten durchschnittlich 28% der Studierenden an.[219] Betrachtet man allerdings die Jahre 1933 bis 1937 gesondert, so wird deutlich, daß 1933/34 drei Viertel, 1937 immerhin noch die Hälfte aller immatrikulierten Mediziner der SA angehörten, dann aber die Mitgliedsquote

---

209 StAM 305a, Acc. 1975/79, Nr.932. Statistik der Studierenden nach Parteigliederung, 4.5.1936, Bl.77.

210 Vgl. Tab.13.

211 Chroust 1994, Bd.1, S. 269.

212 Entspricht dem Wehrmachtsrang Gefreiter.

213 StAM 305a, Acc. 1960/56, Nr.33.

214 Auch die Marburger Zahnmediziner Fliege und Heuser bekamen 1940 die Erlaubnis, während ihrer dienstlichen Tätigkeit ein Medizinstudium zu absolvieren. Vgl. StAM 310, Acc. 1992/55, Nr.6176, Bd.1.

215 Klee 1997, S. 433 und S. 443.

216 Vgl. dazu ebd., S. 429-430. Außerdem Langbein 1987, S. 399-401. Lingens-Reiner 1966.

217 Langbein 1987, S. 401.

218 Oppitz 1999, S. 64-65. Nach Langbein wurde das Todesurteil von einem französischen Militärgericht vollstreckt, vgl. Langbein 1995, S. 996.

219 Vgl. Graphik VII.

stetig sank.[220] Die SA war eine Organisation der ersten Stunde. In den Anfangsjahren der „Bewegung" wurde sie besonders von den Studenten bevorzugt, und unter straffer Führung des 1933 gegründeten SA-Hochschulamtes wurden die in der Hauptsache wehrsportlichen Aktivitäten der Sturmabteilungen, darunter auch ein Medizinersturm, durchgeführt.[221] Mit der Entmachtung der SA-Führung im Sommer 1934 schwand die Attraktivität der NS-Organisation jedoch zusehends, und die Mitgliedschaft diente in den folgenden Jahren für viele, die sich nicht in der Partei selbst engagieren wollten, als Ausweichstation.

Für das Organisationsverhalten der Gießener Gesamtstudentenschaft in der SA zeichnet Chroust ein fast identisches Bild: auch hier waren drei Viertel aller Studierenden nach der Gleichschaltung der Studentenschaft SA-Mitglieder, mit abnehmender Tendenz in den dreißiger Jahren, bis sich die Quote in den Kriegsjahren bei etwa 15% einpendelte.[222] Für andere Universitäten gibt es nur unvollständiges Vergleichsmaterial: in München sollen im WiSe 1937/38 28,4% der Studenten den Sturmabteilungen angehört haben ebenso wie reichsweit,[223] und auch in Heidelberg waren im WiSe 1936/37 nur 29,8% der Studenten dort organisiert.[224] Dies sagt allerdings wenig darüber aus, ob die SA-Studenten auch hier die Avantgarde der „Bewegung" darstellten. Es ist belegt, daß in Heidelberg 1933 etwa die Hälfte aller Studenten SA-Mitglieder waren, mit fallender Tendenz in den folgenden Jahren.[225] Die Vergleichszahlen deuten darauf hin, daß der Zuspruch zur SA in Marburg und Gießen in den Jahren nach der Machtübernahme vergleichsweise hoch war, dann aber so stark abnahm, daß sich ein relativ niedriger Durchschnittswert ergibt. Er lag mit 28% um einiges niedriger als Katers Angabe über die vom Reichsstudentenwerk geförderte Medizinstudentenschaft (35,8% in der SA organisiert)[226] und die Quote von 35% SA-Mitgliedern aller Fakultäten bei Arminger.[227]

Will man eine Aussage über die Verteilung der Marburger Studenten aller Studienfächer auf die SA-Stürme machen, so kann wiederum nur die Statistik des SA-Standartenführers von 1936 herangezogen werden: hier ist auszumachen, daß die Studenten aller Fakultäten (42% mit SA-Mitgliedschaft) erheblich weniger Affinität zur SA zeigten als die Mediziner (59%) im gleichen Zeitraum.[228]

Wie stark war der NSDStB an der Marburger Hochschule und wie waren die Medizinstudenten involviert? Grüttner wies bereits darauf hin, daß der NSDStB keines-

220 Vgl. Tab.13. Letzteres wird auch belegt durch eine Statistik der Jägerstandarte 11, die für das WiSe 1936/37 noch 53% SA-Mitglieder angibt. Vgl. StAM 305a, Acc. 1975/79, Nr.1371. Statistik der Jägerstandarte 11 nach Parteigliederungen, 2.2.1937.

221 Vgl. Kap. III.1.4.

222 Chroust 1994, Bd.1, S. 268, und Bd.2, Abb.1.5.1 (Blatt2).

223 Böhm 1995, S. 352.

224 Giovannini 1990, S. 206.

225 Ebd. S. 205.

226 Kater 1989, S. 251, Tab.3.7.

227 Arminger 1984, S. 16.

228 StAM 305a, Acc. 1975/79, Nr.932. Statistik der Studierenden nach Parteigliederung, 4.5.1936, Bl.77.

wegs die von den Studenten am meisten bevorzugte Organisation an den Universitäten darstellte und daß er zahlenmäßig relativ schwach war.[229] Er gibt für Marburg eine Mitgliederzahl von 132 (5,7%) im WiSe 1932/33 an. Vergleicht man mit den anderen Hochschulen, so lag Marburg zu diesem Zeitpunkt immerhin an dritter Stelle hinter Tübingen und Freiburg,[230] im Gegensatz zur Marburger SA-Anhängerschaft war der Zuspruch der Studenten jedoch denkbar gering. Da sich dies auch in den folgenden Jahren kaum änderte, ergibt sich für die Marburger Medizinstudentenschaft eine durchschnittliche Mitgliederquote von 17%.[231] Dieser Wert erscheint jedoch immer noch hoch gegenüber 9,5%, die Kater in seiner Medizinerstatistik angibt.[232]

Über die Aktivitäten des Marburger NSDStB vor und nach der Machtübernahme wurde an anderer Stelle schon berichtet. Trotz der geringen Mitgliederzahl machte er schon Anfang der dreißiger Jahre viel von sich reden und konnte sich im Laufe der Jahre unter Führung von wechselnden Studentenbundsführern in Marburg durchsetzen.[233] Eine Beitrittswelle, wie sie 1933 in Gießen stattfand,[234] war hier allerdings nicht in diesem Umfang zu verzeichnen. Betrachtet man das Engagement der Marburger Medizinstudenten für diese NS-Organisation, so ist ein stetiger Anstieg der Mitgliedszahlen in den Vorkriegsjahren erkennbar, der 1938 mit 25% Anhängern seinen Höhepunkt erreichte.[235] Die Zahlen sind zeitlich gut korrelierbar mit der Erfassung der Studentenschaft in den Kameradschaften, die eng mit dem NSDStB verzahnt waren und das Organisationsverhalten der Studenten beeinflußten. Wie auch für die NSDAP und SA beobachtet, fiel das Interesse der Marburger Medizinstudierenden am Studentenbund in den Kriegsjahren wieder deutlich ab. Dies war kein örtliches Spezifikum. In einem Rundschreiben der Reichsstudentenführung im Frühjahr 1943 wurde beklagt, daß in allen Gliederungen der Partei ein deutlicher Rückgang der Mitgliedszahlen zu bemerken sei, dem man unbedingt entgegensteuern müsse.[236]

Vergleiche mit der Entwicklung an einzelnen Universitäten gestalten sich wegen des lückenhaften Datenmaterials schwierig. In Gießen war, wie schon erwähnt, ein völlig anderer Trend auszumachen als an der Marburger Medizinischen Fakultät. Nach einer Eintrittswelle 1933, die einen Mitgliederzuwachs von über 30% der Studenten brachte, waren hier in den nächsten Jahren keine nennenswerten Beitritte mehr festzustellen, und auch die Übernahme der Korporationen in die Kameradschaften hatte keine weiteren Auswirkungen.[237] Für München wird eine Quote von

229 Grüttner 1995, S. 51. Bei der Machtübernahme der Nationalsozialisten waren etwa 4-5% aller deutschen Studenten im NSDStB organisiert.

230 Ebd. S. 500, Tab.27.

231 Vgl. Graphik VII.

232 Kater 1989, S. 251, Tab. 3.7.

233 Vgl. Kap. III.1.4 und Kap. III.6.1.

234 Chroust 1994, Bd.1, S. 266, und Bd.2, Abb. 1.5.1 (Blatt1) und Abb.1.5.2.

235 Vgl. Tab.13.

236 HHStAW 483, Nr.11200. Rundschreiben der RStF St 11/43, 25.3.1943.

237 Chroust 1994, Bd.1, S. 266.

28,6% NSDStB-Mitgliedern im WiSe 1937/38 angegeben, der Reichsdurchschnitt soll zum selben Zeitpunkt bei 32,7% gelegen haben.[238] Für Hamburg liegen Daten aus den Jahren 1937-1943 vor: hier stieg die Mitgliederquote von 26,2% bis auf 55,5% im SoSe 1941, um dann bis Kriegsende wieder abzufallen. Ebenso hohe Werte sind aus Würzburg überliefert,[239] und in Tübingen soll es 1938 sogar 82% Organisierte gegeben haben.[240] Im Vergleich dazu waren die Marburger Medizinstudenten unterdurchschnittlich im NSDStB aktiv.

Schon 1975 ging Kater der Frage nach, ob Studenten bestimmter Disziplinen im NSDStB über- oder unterrepräsentiert waren.[241] Er konstatierte, daß sämtliche Studienrichtungen im NSDStB vertreten waren, und dies je nach Hochschule in unterschiedlicher Stärke, eine generelle Aussage ließ sich jedoch nicht machen. Für Marburg meinte Kater in den Jahren 1928/29 einen Medizinerüberschuß feststellen zu können, der sich jedoch anhand der uns zugänglichen Mitgliederlisten nicht verifizieren läßt.[242] In einer Mitgliederliste vom SoSe 1934 waren 95 von 256 Mitgliedern des NSDStB Medizinstudenten.[243] Sie stellten zwar den zahlenmäßig größten Anteil an der Hochschulgruppe, in Korrelation zur Gesamtzahl der Medizinstudenten waren jedoch nur knapp 12% organisiert.[244] Bei den Jurastudenten waren es dagegen 23%, bei den Theologiestudenten nur 5%[245] und in der Philosophischen Fakultät 7%.[246] Die Studenten der Rechtwissenschaften waren also 1934 in Marburg bei weitem am stärksten im NSDStB vertreten. Zwei Jahre später gehörten insgesamt 22% aller Marburger Studenten dem NSDStB an,[247] bei den Medizinstudenten konnten nur 16% Mitglieder festgestellt werden,[248] sie waren also noch immer unterrepräsentiert. Weitere Daten zum Organisationsverhalten der Marburger Gesamtstudentenschaft in den späteren Jahren sind bisher nicht verfügbar, so daß diesem Thema nicht weiter nachgegangen werden konnte.

---

238 Böhm 1995, S. 352.

239 Grüttner 1995, S. 503, Tab.30.

240 Adam 1977, S. 103.

241 Kater 1975, S. 123. Vgl. auch Grüttner 1995, S. 53.

242 Kater 1975, S. 124. Vgl. die Mitgliederlisten in StAM 305a, Acc. 1954/16, Nr.1. Mitgliederlisten WiSe 1928/29 und SoSe 1929. Außerdem Mann 1972, S. 280-290. Die Frage des Medizineranteils im Marburger NSDStB wird in der Doktorarbeit von Brockmeier 2001 diskutiert.

243 Liste ausgezählt ebd.: 95 Medizinstudenten, 80 Jurastudenten, 20 Theologiestudenten, 41 Studenten aus der Philosophischen Fakultät.

244 Bei der Auswertung der Studentenkartei ergaben sich für 1934 10% im NSDStB organisierte Medizinstudenten, d.h. vergleichbare Zahlen.

245 Grüttner glaubte nachweisen zu können, daß die evangelischen Theologen besonders oft unter den Mitgliedern des NSDStB zu finden waren. Diese Aussage ist für Marburg nicht zutreffend. Vgl. Grüttner 1995, S. 53 und S. 61.

246 Studentenzahlen SoSe 1934 (männliche Studenten): 349 Jurastudenten, 370 Theologiestudenten, 628 Philosophiestudenten. Vgl. StAM 305a, Acc. 1975/79, Nr.27. Stand der Studierenden der Philipps-Universität Marburg/Lahn der letzten 15 Jahre, Bl.79.

247 StAM 305a, Acc. 1975/79, Nr.932. Statistik der Studierenden nach Parteigliederung, 4.5.1936, Bl.77.

248 Vgl. Tab.13.

Die Arbeitsgemeinschaft Nationalsozialistischer Studentinnen (ANSt) war neben der Nationalsozialistischen Frauenschaft (NSF)[249] und dem Bund Deutscher Mädchen (BDM)[250] die studentische Frauenorganisation der NSDAP. Dem Wunsch der Studentinnen nach einer eigenen Interessenvertretung an den Universitäten wurde im August 1930 dadurch Rechnung getragen, daß eine eigenständige Parallelorganisation zum NSDStB gegründet wurde, die sich jedoch schon 1934 diesem unterordnen mußte. Anfang 1933 hatte die ANSt reichsweit etwa 750 Mitglieder (2,1% aller Studentinnen) und unterschied sich ideologisch in keiner Weise vom NSDStB. Die der ANSt angehörenden Studentinnen engagierten sich außer bei kulturellen Aktivitäten und politischen Schulungen hauptsächlich im kriegsvorbereitenden Frauendienst (Luftschutz, Erste Hilfe, Nachrichtendienst) und in der Nationalsozialistischen Volkswohlfahrt (NSV, Winterhilfe, Betreuung von Kindern).[251]

Die Marburger Gruppe der ANSt konstituierte sich am 11. Juni 1931; bis dahin waren vereinzelt Studentinnen als Mitglieder im NSDStB verzeichnet gewesen.[252] Aus den frühen Jahren sind einige Mitgliederlisten erhalten geblieben: ausgehend von zehn Gründungsmitgliedern gehörten der ANSt Anfang 1932 zwölf Studentinnen an, darunter waren drei Medizinerinnen. Im Oktober 1933 waren es bereits 54 Frauen, die sich bei einem Schulungsabend in die Liste aufnehmen ließen, darunter acht Medizinstudentinnen.[253] Weitere Angaben zur zahlenmäßigen Entwicklung der Marburger ANSt sind dünn gesät: bei einer Meldung des Mitgliedsstands im Mai 1937 wurden für Marburg 95 Mitglieder in sechs Kameradschaften genannt, das waren etwa 33% aller hier studierenden Frauen. Die Mitgliederquote lag damit knapp unter dem reichsweiten Durchschnitt (34,4%). Besonders hoch war der Prozentsatz von ANSt-Mitgliedern an den Universitäten Berlin (54,9%) und Tübingen (54,2%).[254] Kurz vor Kriegsbeginn sollen 71% aller Studentinnen des Reichs in der ANSt organisiert gewesen sein, damit wären sie weit häufiger in der Studentenorganisation vertreten gewesen als ihre männlichen Kommilitonen, bei denen zu diesem Zeitpunkt nur durchschnittlich 51% dem NSDStB angehörten.[255] An anderen Universitäten, beispielsweise in Hamburg, stieg die ANSt-Mitgliederquote erst in den

249 Vgl. zur NSF Stephenson 1980.

250 Vgl. zum BDM Klaus 1983.

251 Vgl. zur Gründung und Entwicklung der ANSt Grüttner 1995, S. 276-286, S. 500-501, Tab.27 und 28. Huerkamp 1996, S. 169-171; Manns 1997, S. 151-175. Zu den Pflichtdiensten der Studentinnen: WAR 4, Nr.24 (1934), S. 8, Studentinnen helft! WAR 5, Nr.11 (1935), S. 5, Die Arbeit der Studentinnen.

252 Zur Hochschulgruppe der ANSt in Marburg vgl. Matheis 1985, S. 72-75; Lemberg 1997, S. 26-28; Mann 1972, S. 280-281. Zeitgenössisch: Marburger Studentenschaft und Studentenwerk 1941, S. 30-33.

253 StAM 305a, Acc. 1954/16, Nr.13. Mitgliederlisten 9.2.1932, 27.10.1933. Im WiSe 1933/34 studierten an der Universität Marburg 184 Frauen Medizin, davon waren also etwa 4% in der ANSt aktiv.

254 StAWü II 359 alpha 265. Amt Studentinnen der RSF an Amt für Politische Schulung, 22.5.1937. Vgl. auch Grüttner 1995, S. 501, Tab.28.

255 HHStAW 483/11200. Rundschreiben der RSF St 11/43, 25.3.1943.

Kriegsjahren stark an (1941 85,3%),[256] in Gießen 1939/40 bis auf nahezu 100%.[257] Dieses Phänomen war wohl weniger auf die wachsende Attraktivität der Studentinnenorganisation zurückzuführen, sondern gekoppelt mit der Pflicht der Mädchen, dem BDM beizutreten. Durch eine Vereinbarung zwischen BDM und ANSt wurde ein großer Teil der BDM-Mitglieder bei Studienbeginn automatisch in die ANSt eingegliedert, was ab 1937 zu einer fast vollständigen Erfassung der weiblichen Erstsemester führte.[258]

1941 behauptete die Marburger Leiterin des Amtes Studentinnen, daß „fast alle Studentinnen" der örtlichen ANSt angehören würden, was angesichts der ermittelten Zahlen für die Medizinstudentinnen recht unwahrscheinlich ist.[259] Die durchschnittliche Mitgliederquote für die Marburger Medizinstudentinnen in der ANSt lag bei 21%.[260] Ausgehend von etwa 6% im Jahre 1933 wuchsen die Mitgliedszahlen nur langsam und erreichten 1940/41 ihren Höchststand mit knapp 35%. Dann ließ das Interesse – wie auch bei den anderen Organisationen – merklich nach, von einer vollständigen Erfassung sämtlicher Studentinnen konnte also in der Medizin nicht die Rede sein.[261] Dies wäre auch eine überraschende Wendung des Verhaltens gewesen, nachdem das Marburger Fachamt Medizin in den Vorkriegsjahren ständig über die Interesselosigkeit der Kameradinnen geklagt hatte und sich nicht eine einzige ANSt-Studentin für die Fachschaftslager fand.[262] Die Marburger ANSt-Referentin berichtete auf einer Besprechung mit anderen Kameradschaftsführern: „Wir leiten die Schulungsarbeit für die ersten drei Semester. Wie sichern wir uns dagegen, dass die Studentinnen diese Schulungen nicht als Universitätsübel ansehen? Es wird Frauendienst verlangt, wir haben Luftschutzkurse, Sanitäts- und Nachrichtenkurse. Die Pflichten werden testiert, doch werden die Testate nicht bei den Examen verlangt wie bei den Studenten. Darum beharren viele Studentinnen auf dem Standpunkt der Freiwilligkeit."[263] Eindrucksvolle Mitgliederstatistiken waren also in Marburg nicht zu verzeichnen und boten auch an anderen Hochschulen keine Gewähr dafür, daß es sich um politisch interessierte, einsatzfreudige ANSt-Gruppen handelte; im Gegenteil fühlten sich viele Studentinnen zur Mitgliedschaft mehr oder weniger gezwungen und sahen den Dienst als Pflichtübung an.[264]

Gemessen an der Mitgliedschaft war das Interesse der Marburger Medizinstudentinnen an einer der für sie spezifischen Gruppierungen wie der ANSt jedoch immer noch größer als das der Männer am NSDStB. Auch Kater kam zu dieser Feststellung

256 Grüttner 1995, S. 503, Tab.30.
257 Chroust 1994, Bd.2, Abb.1.5.1 (Blatt1).
258 Grüttner 1995, S. 354.
259 Marburger Studentenschaft und Studentenwerk 1941, S. 30.
260 Vgl. Graphik VII.
261 Vgl. Tab.13.
262 StAWü RSF I 11g 218/3. HA IV Marburg an HA IV DSt, 30.6.1935.
263 StAWü RSF II 118 alpha 60a. Besprechung des Reichsführers Rhein mit den Amtsleitern der Studentenführung Marburg, 21.4.1938.
264 Grüttner 1995, S. 354-356.

und führte es darauf zurück, daß gerade die Medizinstudentinnen die Aufgaben, die sie in der Krankenpflege und im Gesundheitsdienst übernahmen, als wichtiger ansahen als die obligatorische politisch-weltanschauliche Schulung, da sie merkten, daß sie hier wirklich gebraucht wurden.[265]

Vergleichsweise hoch sind die Mitgliederquoten der Marburger Medizinstudentinnen in der NSF und besonders im BDM. Während in der NSF, ähnlich wie in der ANSt, die höchsten Werte 1938 ermittelt wurden (33%, im gesamten Zeitraum 1933-45 waren es durchschnittlich nur 8%), waren in den ersten Kriegsjahren bis zu 80% aller Kommilitoninnen im BDM organisiert (Durchschnitt 65%).[266] Hier machte es sich bemerkbar, daß ab 1939 die Mitgliedschaft im BDM für die Medizinstudentinnen obligatorisch war.[267]

Zusammenfassend ergibt sich für die Marburger Medizinstudentenschaft folgendes Bild:

- Die Zahl der Parteilosen war mit etwa 20% vergleichbar mit anderen Universitäten, wobei Studenten deutlich früher zum Eintritt in eine Organisation tendierten als Studentinnen.
- Die NSDAP wurde von den Medizinstudenten weniger frequentiert als an anderen Universitäten, wobei besonders der geringe Frauenanteil in der Vorkriegszeit auffällt.
- Es gab weniger SS-Mitglieder als an anderen Hochschulen, jedoch waren die Medizinstudenten im Vergleich zu den übrigen Marburger Fakultäten in der SS führend.
- In den ersten Jahren nach der Machtübernahme der Nationalsozialisten war die Quote der SA-Mitglieder unter den Medizinern verglichen mit anderen Universitäten mit 75% sehr hoch, fiel aber in den folgenden Jahren stetig ab.
- Die Mitgliedszahlen im NSDStB waren unterdurchschnittlich, in dieser Organisation waren in Marburg hauptsächlich die Jurastudenten aktiv.
- Die Studentinnen der Medizin betätigten sich im ANSt recht wenig. Längst nicht alle der zahlreichen Mitglieder des BDM konnten für eine Mitgliedschaft gewonnen werden.

Erinnern wir uns an die Ausführungen, die in den vorangegangenen Kapiteln über das politische Verhalten der Marburger Medizinstudenten gemacht wurden, so ist dieses Ergebnis nicht überraschend. Hier bestätigt sich die aus den anderen Quellen gewonnene Einschätzung, daß das Gros der Medizinstudentenschaft politisch wenig interessiert war und sich hauptsächlich dem Studium widmete. Bei den männlichen

---

265 Kater 1989, S. 102. Aus Tab.3.7., S. 251 geht hervor, daß 32,4% der vom Reichsstudentenwerk geförderten Medizinstudentinnen in der ANSt aktiv waren, 20,1% gehörten der NSF an, 29,1% dem BDM.

266 Vgl. die Graphik VII und Tab.13.

267 Kater 1989, S. 102.

Studenten war es die Mitgliedschaft in der SA, bei den Studentinnen der BDM und vielleicht noch die ANSt, die für den einzelnen am ehesten in Frage kamen, um die Loyalität zum Regime zu demonstrieren. Nach Aussage einer Zeitzeugin wurde man in Marburg von den Vertretern der nationalsozialistischen Organisationen in Ruhe gelassen, wenn man sich beispielsweise freiwillig zum Landdienst meldete oder in der Fachschaft mitarbeitete. So konnte man sich „mit Erfolg vor einer Mitgliedschaft drücken" und hatte im Studium keine Nachteile.[268]

Trotzdem zogen es immerhin 80% der hier untersuchten Gruppe von Medizinstudenten vor, sich einer Parteigliederung anzuschließen,[269] teils aus Überzeugung, viele jedoch nur, um sich vor Eingriffen der Partei in ihr Studium zu schützen. Darin unterschieden sie sich nicht wesentlich von ihren Hochschullehrern, die – wie schon erläutert – beim Parteibeitritt häufig die Karriere im Blickfeld hatten. Die extrem hohe Zahl der Mitglieder in HJ und BDM Ende der dreißiger Jahre ergab sich automatisch aus der fast vollständigen Erfassung der deutschen Jugend in diesen Organisationen. Vernachlässigt man diese beiden Gruppierungen, so bleibt die SA übrig, die zunächst als Massenorganisation der Studenten fungierte und in vorderster Front daran beteiligt war, das nationalsozialistische Regime auch an der Marburger Universität zu etablieren. Die anderen Parteigliederungen fielen gemessen an ihrer Mitgliederzahl weniger ins Gewicht. Wenn man deren Mitgliederquoten mit denen der Marburger Verbindungen vergleicht, so wird deutlich, daß es in den ersten Jahren nach der Machtübernahme bis zur Auflösung der Korporationen sehr viel mehr Verbindungsstudenten gab als Parteimitglieder.[270] Das eine schloß natürlich das andere nicht aus. Man könnte vermuten, daß die Korporationsmitglieder, die den Nationalsozialismus freudig begrüßt hatten, sich in weit größerer Zahl den NS-Organisationen anschlossen als die nicht korporierten (Frei-) Studenten. Dies war jedoch bei den Medizinstudenten nicht der Fall: Korporationsstudenten wie Freistudenten waren etwa gleich häufig Mitglieder der NSDAP und der SS, nur in der SA waren Korporierte etwas häufiger vertreten, und der Prozentsatz, der dem NSDStB beitrat, war niedriger als der der gesamten Medizinstudentenschaft, was möglicherweise als Antwort auf die „Hetzreden" des örtlichen Studentenbundsführers Todenhöfer gegen die „reaktionären" Verbindungen zu deuten ist.[271]

Bleibt noch zu fragen, ob die Religionszugehörigkeit der Medizinstudentenschaft Einfluß auf ihr Organisationsverhalten hatte.[272] Die Studenten der Marburger Universität waren wie die hessische Bevölkerung traditionell protestantisch, was sich in

268 Interview mit der Zeitzeugin Frau Dr. U. S.

269 33% der Männer und 30% der Frauen waren Mitglied in mindestens zwei, 18% der Männer und 5% der Frauen in drei Parteiorganisationen.

270 Vgl. Tab.13: Verbindungsmitglieder 1933-1936.

271 Mitgliedschaft der männlichen korporierten Medizinstudenten in der Partei und ihren Organisationen im Jahr 1934 (in Klammern: gesamte Medizinstudentenschaft): NSDAP: 24% (25%); SS: 5% (4%); SA: 80% (75%); NSDStB: 7% (10%).

272 Hier konnten nur Karteikarten der Jahre 1933-1940 ausgewertet werden, da der Religionsvermerk später fehlte (n=1459: 1171 männliche Studenten; 288 weibliche Studenten).

der Konfession der Medizinstudenten widerspiegelt. Während 1933 bei den männliche Medizinstudenten 84% der Studierenden evangelisch und 11% katholisch waren,[273] gaben 1940 noch 55% an, evangelisch zu sein, 34% waren katholisch und als neue Gruppe kamen 4% Gottgläubige[274] hinzu, die sich unter dem Einfluß der nationalsozialistischen Lehre von den Landeskirchen losgesagt hatten. Die Zahl der katholischen Studenten hatte also zu Kriegsbeginn deutlich zugenommen, was sicherlich mit den nach Marburg kommandierten Wehrmachtsstudenten zusammenhing, die aus dem gesamten Reich und nicht nur aus dem protestantischen Umkreis der Hochschule kamen.[275] Bei den Studentinnen zeigt sich folgerichtig, daß das Verhältnis von etwa zwei Fünftel Katholischen und drei Fünftel Evangelischen im gesamten Zeitraum stabil blieb, 1940 gab es außerdem 3% Gottgläubige.[276]

Wie stand es nun mit der Parteimitgliedschaft dieser Gruppen?[277] Stellt man die Prozentzahlen gegenüber, so fällt sofort ins Auge, daß die gottgläubigen Studenten sehr viel häufiger in allen Organisationen vertreten waren als die gesamte Medizinstudentenschaft, besonders auffällig ist dies für die NSDAP. Es ist anzunehmen, daß hier die überzeugten Nationalsozialisten zu finden waren. Ebenso deutlich lagen die Mitgliedsquoten der evangelischen Medizinstudenten bei NSDAP, SS, SA und NSDStB über, die der katholischen Kommilitonen unter dem Durchschnitt, anders als bei ANSt, BDM, HJ und NSF, wo keine Unterschiede zwischen den Gruppen zu verzeichnen sind. Dies stimmt überein mit der von Kater und Grüttner geäußerten Meinung, daß Parteiformationen wie z.B. der NSDStB bei katholischen Studenten wegen der weltanschaulichen Gegensätze weniger Anklang fanden als bei protestantischen,[278] dies jedoch bei den Jugend- und Frauenorganisationen weniger zum Tragen kam.

---

273 Ähnliche Verhältnisse gab es an der Universität Gießen, wo etwa 80% Protestanten und 20% Katholiken studierten. Vgl. Chroust 1994, Bd.2, Abb. 1.1.31.

274 Nach einem Erlaß vom 26.11.1936 wurden Personen, die aus der Kirche ausgetreten waren und keiner Religionsgemeinschaft mehr angehörten, als gottgläubig bezeichnet. Hitler legte Wert auf die Feststellung, daß an der Spitze der nationalsozialistischen Bewegung keine Atheisten stünden. Vgl. Kammer; Bartsch 1992, S. 83-84.

275 StAM 305a, Acc. 1975/79, Nr.3. Studentenführer Brobmann an Rektor, 25.11.1939. Brobmann gab sogar an, daß etwa 60% der immatrikulierten Medizinstudenten katholisch seien, bei den Erstsemestern 70%. Sie stammten aus dem Rheinland und dem Münsterland.

276 Vereinzelte Angehörige anderer Religionen sind zu vernachlässigen. Es wurde nur ein jüdischer Student erfaßt.

277 Parteimitgliedschaft der Marburger Medizinstudentenschaft (1933-1940) nach Konfession:
evangelische Studenten: NSDAP 26%, SS 5%, SA 33%, NSDStB: 17%, ANSt: 4%, HJ 34%, BDM: 11%, NSF: 2%;
katholische Studenten: NSDAP 19%, SS 2%, SA 18%, NSDStB: 9%, ANSt: 5%, HJ 34% BDM: 11%, NSF: 3%;
gottgläubige Studenten: NSDAP 58%, SS 8%, SA 26%, NSDStB: 24%, ANSt: 8%, HJ 45% BDM: 11%, NSF: 3%;
alle Medizinstudenten: NSDAP 24%, SS 4%, SA 27%, NSDStB: 14%, ANSt: 5%, HJ 34% BDM: 11%, NSF: 2%

278 Kater 1975, S. 142. Grüttner 1995, S. 61.

Ein abschließender Blick auf die in Kap. III.2 diskutierten Mitgliedschaften des Lehrkörpers der Marburger Medizinischen Fakultät in der NSDAP und ihren Organisationen zeigt,[279] daß Hochschullehrer und Studenten ein recht unterschiedliches Organisationsverhalten hatten. Insgesamt gesehen waren die Professoren sehr viel stärker in allen Gruppierungen vertreten als die Studenten. Nach anfänglicher Zurückhaltung ist ein steter Anstieg ihrer Mitgliedszahlen in den Jahren 1933 bis 1945 zu verzeichnen. Die Studenten zeigten ihre Funktion als „Speerspitze" der Bewegung zunächst durch Mitgliedschaft in der SA, frequentierten aber die anderen großen Parteiorganisationen weniger. Nutzte die Professorenschaft verstärkt die Möglichkeit, ihre Zustimmung zum Regime durch Eintritt in eine der nationalsozialistischen Standesorganisationen zu demonstrieren, so machte die Studentenschaft wenig Gebrauch von den rein studentischen Gruppierungen. Die Rolle als besonders überzeugte Avantgarde des NS-Regimes, die der Studentenschaft der frühen dreißiger Jahre häufig nachgesagt wird, ist aus ihrem Mitgliedschaftsverhalten jedenfalls nur im Hinblick auf die SA ablesbar.

279 Vgl. Kap. III.2: Graphik I und Tab.6.

III.7 Medizinische Forschung im Spannungsfeld von Wissenschaft und Ideologie

Kornelia Grundmann

7.1 Die NS-Wissenschaftspolitik und ihre Auswirkungen auf die medizinische Forschung

Wissenschaft als solche ist in sich nicht wertfrei, sondern wie andere Lebensbereiche in politischen Zusammenhängen zu bewerten. In seiner Studie über den „Wissenschaftswandel in Zeiten politischer Umwälzungen" konnte der Wissenschaftshistoriker Mitchell Ash zeigen, daß Wissenschaftswandlungen konzeptioneller und institutioneller Art am häufigsten an historischen Bruchstellen wie nach Kriegen und bei sonstigen Verschiebungen von Machtpotentialen auftreten und zu einer Umverteilung der Ressourcen sowie zur wechselseitigen Indienstnahme von Wissenschaft und Politik führen.[1] Er stellte im Zusammenhang mit der Frage nach den Auswirkungen der Machtübernahme der Nationalsozialisten auf die deutsche Forschung fest, daß Eingriffe von außen, d.h. von Seiten des Staates, der Partei und der von diesen kontrollierten Institutionen für eine Zäsur verantwortlich waren. Besonders einschneidend machten sich an den Hochschulen auf personeller Ebene neben der Kontrolle der Berufungen durch das RMWEV und die Parteidienststellen die Entlassungen von rassisch und politisch mißliebigen Wissenschaftlern bemerkbar. Die Forschungsinhalte änderten sich insofern, als viele, jedoch längst nicht alle Disziplinen durch Hinwendung zu „völkischem" Gedankengut politisiert wurden. Mit der Förderung oder Unterdrückung bestimmter Forschungsfelder durch die neuen Machthaber hing die Finanzierung von Forschungsvorhaben durch Einwerbung von zusätzlichen Geldern (heute „Drittmittel" genannt), wie sie von der Notgemeinschaft der Deutschen Wissenschaft (später DFG) und vom Reichsforschungsrat (RFR) vergeben wurden, eng zusammen. Im Zuge des Vierjahresplans und mit Unterstützung der Wehrmacht sowie im Hinblick auf die Umsetzung der NS-Rassenideologie wurden in den Jahren vor dem Zweiten Weltkrieg anwendungsorientierte Projekte deutlich eher gefördert als die Grundlagenforschung und damit für den Krieg instrumentalisiert. Neben den Einflüssen von außen waren es jedoch auch die Wissenschaftler selbst, die sich in ihrem Verhalten der neuen Situation anpaßten: die „Selbstgleichschaltung" vieler wissenschaftlicher Gesellschaften zeugt von der Kollaboration eines Großteils ihrer Mitglieder mit den neuen Machthabern. Die persönliche Anpassungsbereitschaft der einzelnen Wissenschaftler an ideologische Vorgaben war häufig von der Hoffnung auf rein praktische, d.h. finanzielle Vorteile geleitet. Die inhaltlichen Forschungszielsetzungen blieben im allgemeinen die gleichen, wurden je-

1 Ash 1995.

doch nun mit denen des Staates gleichgesetzt und mit rhetorischer Emphase vertreten. Der im Wissenschaftsbetrieb von jeher geltenden Devise: „Follow the money!" wurde also eine weitere: „Follow the ideology!" zur Seite gestellt.[2]

Die immer wieder gestellte Frage nach Kontinuitäten und Diskontinuitäten in der deutschen Forschungslandschaft des „Dritten Reichs" wird heute von Wissenschaftshistorikern dahingehend beantwortet, daß es in den einzelnen Wissenschaftsbereichen in der überwiegenden Zahl der Fälle eine gewisse Kontinuität gab. Eine scharfe Trennung von Ideologie und Wissenschaft ist im allgemeinen kaum möglich, und die Übergänge sind fließend. Man ist sich deshalb darüber einig, daß die ohne Zweifel in Einzelfällen vorhandene diskontinuierliche Entwicklung nicht nur mit dem Aufschwung der stark ideologisch beeinflußten Fachgebiete gleichgesetzt werden darf, genausowenig wie die „normalen," d.h. von jeher bearbeiteten Wissenschaftszweige mit meist kontinuierlicher Entwicklung sich völlig von nationalsozialistischen Einflüssen fernhalten konnten.[3] Ebenso herrscht die Meinung vor, daß es im nationalsozialistischen Staat keine rationale, zielgerichtete staatliche Wissenschaftspolitik gab, sondern ein „an den Eigeninteressen orientiertes Zusammenwirken von Machtblöcken, Gruppen, Cliquen und Einzelpersonen".[4] Kontrovers wird die Frage der Förderung von Modernisierungstendenzen[5] und der Erhaltung von Qualitätsstandards während des nationalsozialistischen Regimes diskutiert. Während z. B. Geuter in seiner Studie über die Psychologie im Nationalsozialismus von einer Professionalisierung, d.h. Differenzierung neuer Fachgebiete bei gleichzeitiger Steigerung des Forschungsniveaus ausgeht,[6] favorisieren andere Autoren die These vom Niveauverlust und Rückzug auf Forschungsergebnisse aus den zwanziger Jahren.[7]

Vor dem Hintergrund des hier kurz zusammengefaßten Forschungsstands zum Thema NS-Wissenschaftspolitik werden auch für den Bereich der medizinischen Disziplinen an den Hochschulen eine Reihe von Fragen aufgeworfen, wobei im Vorfeld festzustellen ist, daß bisher nur Teilaspekte des Themenkomplexes „Medizinische Forschung an den Hochschulen im Dritten Reich" bearbeitet worden sind:

- Welchen Einfluß hatte die „Säuberungspolitik" der Nationalsozialisten auf die Personalausstattung an den Medizinischen Fakultäten, und wie wirkte sich dies auf die Qualität der Forschung aus?

---

2 Zitat aus Beyerchen 1992, S. 637. Weitere allgemeine Studien zur NS-Wissenschaftspolitik bei Lundgreen 1994. Mehrtens 1994. Lundgreen 1985. Renneberg; Walker 1994. Möller 1984.

3 Renneberg; Walker 1994, S. 15.

4 Mehrtens 1994, S. 265.

5 Mommsen 1990.

6 Geuter 1988.

7 Z.B. Seier 1990, S. 18. Von Ash wird die These anhand der deutschen Nobelpreisträger in den dreißiger Jahren belegt, die die Preise ausnahmslos für herausragende wissenschaftliche Leistungen in den zwanziger Jahren bekamen. Vgl. Ash 1995, S. 10.

- Beeinflußte die Hochschulpolitik des RMWEV, das durch Änderung der Berufungsmodalitäten und Dutzende von Erlassen massiv in die autonome Verwaltung der Hochschulen eingriff, die wissenschaftliche Produktivität?
- Welche Mediziner richteten ihre Forschungsziele nach 1933 auf die nationalsozialistische Ideologie aus?
- Wie weit ging die Kooperationsbereitschaft einzelner Wissenschaftler, wenn ihr Fachgebiet von den neuen Machthabern für ideologische Zwecke genutzt wurde oder wenn Fachgebiete im „völkischen" Sinne aufgewertet wurden, die bisher von untergeordneter Bedeutung gewesen waren?
- Inwieweit konnte sich die „Neue Deutsche Heilkunde" etablieren, und wer waren ihre Vertreter?
- War Kontinuität oder Diskontinuität bei den Forschungsinhalten der klassischen klinischen und theoretischen Fächer vorherrschend, und konnte das internationale Niveau trotz der erschwerten Kontakte zum Ausland gehalten werden?
- Wie veränderte sich der Zuweisungsmodus der Fördermittel der DFG und des RFR? War das Parteibuch des Geförderten wichtiger als die wissenschaftliche Reputation, und welche Art von Forschungsthemen wurde unterstützt?

Leider können viele dieser Fragen bisher nur unzureichend beantwortet werden, da es unter der großen Zahl von Veröffentlichungen zur Wissenschaft im Nationalsozialismus kaum fächerübergreifende Arbeiten über die Entwicklung der medizinischen Forschung an deutschen Hochschulen gibt. Es fehlt insbesondere ein umfassender allgemeiner Überblick über die Einflüsse der NS-Politik auf die Forschungstätigkeit in den klinischen und theoretisch-medizinischen Disziplinen, so wie er von Ute Deichmann für die Biologie geleistet wurde.[8] Auch in den Monographien über die einzelnen Hochschulen im „Dritten Reich" kommt das Thema „Forschung" meist zu kurz, nicht zuletzt deshalb, weil es schwierig und zeitaufwendig ist, allen Fachgebieten gleichermaßen gerecht zu werden. Nur Thom versuchte in seiner Studie über die Leipziger Fakultät, die Forschungsarbeit in allen Instituten und Kliniken kurz zu charakterisieren,[9] und seine Kollegin Kästner beschäftigte sich mit der Einbeziehung des Leipziger Forschungspotentials in die Kriegsvorbereitungen.[10] Für die Bearbeiter der nationalsozialistischen Geschichte der Göttinger Medizinischen Fakultät war dagegen nur die dort betriebene „kriegswichtige" Forschung beachtenswert.[11] Van den Bussche gibt einen Überblick über die Forschungsförderung an der Hamburger Medizinischen Fakultät und geht dann hauptsächlich auf die Zwillingsforschung und andere erbbiologische Forschungsvorhaben ein.[12]

---

8 Deichmann 1992.
9 Thom 1990.
10 Kästner 1991.
11 Beushausen; Dahms; Koch; Massing; Obermann 1998, S. 232-242.
12 Van den Bussche 1989, S. 165-266.

Auch in Einzelstudien über bestimmte Fachgebiete galt das hauptsächliche Interesse bisher den extrem ideologisch beeinflußten Fachrichtungen wie Rassenhygiene und Eugenik,[13] Anthropologie und Genetik,[14] wobei letztere nur bedingt in den medizinischen Fächerkanon einzuordnen sind, und natürlich der „Neuen Deutschen Heilkunde“,[15] während zur Wissenschaftsgeschichte der klassischen medizinischen Fächer im „Dritten Reich“ bisher nur wenige, kurze Studien erschienen sind.[16] Wir können also bei der Beurteilung der Forschungsaktivitäten die Marburger Medizinische Fakultät nur im Einzelfall mit schon vorhandenen Ergebnissen vergleichen.

7.2 Forschungsschwerpunkte an der Marburger Medizinischen Fakultät

Leider ist es auch im Rahmen dieser Studie nicht zu leisten, sich jedem Forschungsgebiet in adäquater Ausführlichkeit zu widmen und die Qualität aller Marburger Forschungsvorhaben an Hand von Originalarbeiten und ihrer Einordnung in den zeitlichen Kontext zu beurteilen. Eine Übersicht über die in den Jahren 1933-1945 in Marburg bearbeiteten medizinischen Gebiete[17] vermittelt den Eindruck, daß sich in den meisten Instituten und Kliniken neben Lehre und Krankenversorgung rege wissenschaftliche Tätigkeit entfaltete und auch die Wahl der Forschungsgebiete im allgemeinen auf der Höhe der neuesten wissenschaftlichen Erkenntnisse war. Es fällt bei Durchsicht der Akten jedoch auf, daß sowohl in den zwanziger als auch in der ersten Hälfte der dreißiger Jahre nur ganz vereinzelt Anträge auf Förderung durch die „Notgemeinschaft für die deutsche Wissenschaft“, die bereits 1929 in „Deutsche Gemeinschaft zur Erhaltung und Förderung der Forschung“, kurz „Deutsche Forschungsgemeinschaft“ (DFG), umbenannt worden war, gestellt wurden.[18] Vergleicht man dies mit der Drittmitteleinwerbung der Hamburger Medizinischen Fakultät,[19] so ist diese Zurückhaltung der Marburger Wissenschaftler schwer erklärlich. Wurde in Marburg zu wenig kostenintensive Forschung betrieben, oder war die materielle Ausstattung zu gut, um auf diese Gelder angewiesen zu sein? Beide Fragen müssen verneint werden. Zwar setzte im Zusammenhang mit der Weltwirtschaftskrise auch bei der DFG ein Rückgang der Mittelzuweisungen ein,[20] dies kann jedoch nicht als alleinige Erklärung dienen, da man ja nicht einmal ver-

13 Lilienthal 1979. Becker 1988, Bd.1 und 2. Weingart; Kroll; Bayertz 1992. Kröner 1999.
14 Lilienthal 1984. Roth 1986.
15 Wuttke-Groneberg 1980. Haug 1982. Haug 1982a. Bothe 1991. Sievert 1996.
16 Schneck 1994. Kästner 1994. Kümmel 1994.
17 Vgl. Tab.14.
18 Vgl. zur Geschichte der DFG Zierold 1968. Hammerstein 1999.
19 Van den Bussche 1989, S. 168. Allein bei der DFG wurden in Hamburg zwischen 1933 und 1939 etwa 100000 RM an Forschungsmitteln beantragt und bewilligt.
20 StAM 305a, Acc. 1975/79, Nr.611. Besprechung von Mitgliedern der Rektorenkonferenz mit der Notgemeinschaft über die schlechte finanzielle Lage, 5.1.1932.

suchte, größere Anträge einzubringen. Bis auf einige kleine Zuwendungen in den zwanziger Jahren für Druckkostenzuschüsse (Versé, Beneke) und medizinische Apparate (Versé, Schwenkenbecher, Gessner, Rix) war in den Akten der DFG für die erste Hälfte der dreißiger Jahre nichts zur Forschungsförderung in Marburg zu finden.[21] Auch an Anträgen der wissenschaftlichen Akademikerhilfe, die die DFG 1934/35 zur Beschäftigung erwerbsloser Akademiker ins Leben gerufen hatte, beteiligte sich die Fakultät nicht.[22] Erst in den Jahren vor Kriegsbeginn und besonders in den Kriegsjahren[23] waren nach Gründung des Reichsforschungsrats (RFR)[24] wieder eine ganze Reihe von Förderungsmaßnahmen für Marburger Mediziner und ihre wissenschaftlichen Arbeiten auszumachen. Da diese Gelder hauptsächlich in die „kriegswichtige" Forschung flossen, soll hier auf den Überblick über die Forschungsförderung in Kapitel IV.4. verwiesen werden. Auch von Seiten anderer Geldgeber, wie die besonders die Marburger Medizin fördernden Stiftungen der Gräfin Louise Bose und Julius Zehnter[25] sowie die 1937 ins Leben gerufene Stiftung des emeritierten Pharmakologen August Gürber[26] und die Rockefeller Foundation[27], sind für die frühen dreißiger Jahre bis etwa 1937 keine größeren Zuwendungen zu verzeichnen. Erst dann setzte bis in die Kriegsjahre hinein wieder eine Förderung der medizinischen Forschung ein.[28]

---

21 BA Berlin R 1501, Nr.26773 und 27774. BA Berlin R 1501, Nr.26775-26780, Bd 1-5. StAM 307c, Acc. 1969/33, Nr.619. Kürzlich wurde im Archiv einer privaten amerikanischen Stiftung, der Hoover Institution in Stanford, ein bisher unbekannter Aktenbestand zur Notgemeinschaft der deutschen Wissenschaft aus den Jahren 1934-1937 entdeckt. Vgl. Mertens 1996. Dieser Aktenbestand war uns leider nicht zugänglich.

22 StAM 305a, Acc. 1975/79, Nr.612. Schriftwechsel des Vertrauensmanns der DFG für die Philipps-Universität Marburg, Brand (Pharmazie), mit der DFG, 1934/35.

23 Einzelfallakten im BA Koblenz Bestand R 73.

24 Vgl. zum RFR die Kap. II.1 und IV.4. Vgl. außerdem Zierold 1968, S. 215-224 und Hammerstein 1999, S. 205-228.

25 Lemberg 1998, S. 125-146. StAM 307c, Acc. 1969/33, Nr.577 und 578.

26 StAM 305a, Acc. 1976/19, Nr.3524 und StAM 305a, Acc. 1975/79, Nr.862. Gürber hatte der Marburger Universität eine Stiftung von 10000 RM zur Verfügung gestellt.

27 Die Rockefeller Foundation vergab in den zwanziger Jahren Stipendien für Auslandsaufenthalte von jungen Medizinern und ermöglichte den Austausch von Assistenten der medizinischen Kliniken in Deutschland und den USA. An der Marburger Medizinischen Fakultät sind zwei Fälle der Förderung durch die Rockefeller Foundation aktenkundig. Es handelt sich um den Pathologen Erich Rix, der Mitte der zwanziger Jahren ein Stipendium bezog (StAM 307c, Acc. 1969/33, Nr.224). Des weiteren wurde 1930 der Assistent Heinz Brühl für einen Austausch mit den USA vorgeschlagen (StAM 307c, Acc. 1969/33, Nr.619). Die Unterstützung durch die unter jüdischer Verwaltung befindliche Stiftung war 1933 nicht überall in Deutschland beendet. Vgl. dazu Deichmann 1992, S. 60.

28 Vgl. den Überblick über die Forschungsförderung an der Marburger Medizinischen Fakultät in Kap. IV.4.

Tab. 14: Übersicht über die an den Instituten und Kliniken der Medizinischen Fakultät Marburg in den Jahren 1933 bis 1945 bearbeiteten Forschungsgebiete[29]

Institute:

Institut für Anatomie
- Vergleichende Anatomie der Wirbeltiere und Wirbellosen (Göppert, Jacobshagen)
- Vergleichende Entwicklungsgeschichte und Entwicklungsphysiologie (Nauck)
- Physiologisch-histologische Untersuchungen an der Niere (Becher)
- Funktionelle Anatomie der Kreislauforgane (Benninghoff)

Institut für Experimentelle Therapie
- Immunitätsforschung (Schmidt)
- Serumtherapie (Schmidt)
- Impfstoffe gegen Viruserkrankungen und bakterielle Erkrankungen (Bieling)
- Allergie (Bieling)

Institut für Gerichtsmedizin
- kein erkennbarer Forschungsschwerpunkt
- Mitarbeit am Handbuch für gerichtliche Medizin (Förster)
- Arbeitsschwerpunkt: Blutgruppenbestimmungen, Blutalkoholuntersuchungen

Institut für Hygiene
- Vitamine und Gesundheit (Pfannenstiel)
- Blutbakterizidie (Pfannenstiel)
- Ernährungsfragen (Pfannenstiel)
- Rassenhygiene/Eheberatung (Pfannenstiel)
- Versuche zur Höhenfestigkeit (Pfannenstiel)
- Forschungsstelle Kurortwissenschaften und Klimatologie (Pfannenstiel)

Institut für Pathologie
- Pathologische Anatomie der Lungenerkrankungen (Versé)
- Fettstoffwechsel, Gewebekultur (Rix)

Institut für Pharmakologie
- kein erkennbares Forschungsgebiet in der ersten Hälfte der dreißiger Jahre (Baur)
- Gifte, Lokalanästhetika (Geßner)
- Herzenergetik (Gremels)
- Vegetativ-hormonelle Stoffwechselsteuerung (Gremels)
- Wirkung von Energetika (Gremels)

29 Die Übersicht wurde anhand der Veröffentlichungslisten der einzelnen Institute und Kliniken in den Chroniken der Philipps-Universität Marburg (1930-1945) erstellt.

- Überträgerstoffe des vegetativen Nervensystems (Heim)
- Allergieprobleme (Heim)

Institut für Physiologie
- Elektrophysiologie der Muskulatur (Dittler)

Institut für Physiologische Chemie
- Enzymologie (Bersin)
- Vitaminforschung (Bersin)

Strahleninstitut
- Strahlentherapeutische Methodik (du Mesnil)
- Ansätze zur Krebsforschung 1943/44 (Luther)

Kliniken:

Augenklinik
- Erkrankungen der Hornhaut (Grüter)
- Viruserkrankungen des Auges (Grüter)
- Stereofotografie des vorderen Augenabschnitts (Grüter)

Chirurgische Klinik
- Drahtextension (Klapp)
- Behandlung von Frakturen (Klapp)
- Sterilisationsmethoden beim Mann (Boemingshaus)
- Vitamin C-Stoffwechsel bei chirurgischen Erkrankungen (Lauber)

Frauenklinik
- Endokrinologie in der Geburtshilfe (Kehrer)
- Schwangerschaftsunterbrechungen aus eugenischer Indikation (Naujoks)
- Hormontherapie in der Gynäkologie (Neumann)
- Hormonbehandlung bei gynäkologischen Erkrankungen (Winkler)

Hautklinik
- Psoriasis und andere Epidermophytien (Ruete)
- Behandlung der weiblichen Gonorrhoe (Ruete)
- Biologische Wirkung von Röntgenstrahlen (Schubert)
- Allergien der Haut (Albus)

Klinik für Hals-Nasen-Ohrenkrankheiten
- Entzündungen des Mittel- und Innenohres (Uffenorde)
- Erkrankungen des Labyrinths (Uffenorde)

- Mitarbeit an einer Operationslehre der HNO-Krankheiten (Uffenorde)
- Stimm- und Sprachstörungen (Loebell)

Kinderklinik
- Rachitis und Tetanie (Freudenberg)
- Verdauungsphysiologie im Säuglingsalter (Freudenberg)
- Biologie des Kindesalters (Brock)
- keine erkennbaren Forschungsschwerpunkte ab 1937 (Wiskott, Becker)

Medizinische Klinik
- Asthma bronchiale (Schwenkenbecher)
- Balneologie (Schwenkenbecher)
- Ernährungsprobleme (Eimer)
- Diabetes mellitus (Kestermann)
- Verhütung von Hitzeschäden (Böttner)
- Lungentuberkulose (Schedtler, Tbc-Krankenhaus Sonnenblick)

Medizinische Poliklinik
- Ulcus/Gastritis (Klewitz)
- Diätetik (Klewitz)
- Homöopathie (Klewitz)
- Allergie (Habs)
- Labordiagnostik (Habs)

Psychiatrische und Nervenklinik
- Beziehung der Konstitution zu Persönlichkeit, Charakter, Genie, Rasse (Kretschmer)
- Psychotherapie (Mauz)
- Endogene Psychosen (Enke)
- Epilepsie (Westphal und Conrad)
- Abwehrfermente (Mall)

Zahnklinik
- Probleme der chirurgischen Zahnentfernung (Fliege)
- Zahnärztliche Röntgenverfahren (von Reckow)
- Prothetik (Elbrecht)

Zur Einschätzung der Marburger Forschungsaktivitäten in den dreißiger Jahren waren zunächst die äußeren Einflüsse auf die Zusammensetzung des wissenschaftlichen Personals durch staatliche und parteiliche Dienststellen zu eruieren. Die Änderungen des Personalbestands an der Marburger Fakultät nach der Machtübernahme der Nationalsozialisten sind bereits in den vorangegangenen Kapiteln detailliert beleuchtet worden.[30] Da an der Medizinischen Fakultät nur ein Ordinarius und zwei Assistenten aus rassenpolitischen Gründen entlassen wurden, kann in personeller Hinsicht von einer gewissen Stabilität gesprochen werden: die nationalsozialistische „Säuberungspolitik“ hatte kaum Auswirkungen auf die Zusammensetzung des Lehrkörpers. Auch die Untersuchung der Berufungsverfahren zeigte, daß trotz der nun eingeschalteten staatlichen und parteilichen Entscheidungsinstanzen von Seiten der Fakultät darauf geachtet wurde, möglichst nur Bewerber mit wissenschaftlicher Reputation vorzuschlagen, und daß die Fakultät ihre Kandidaten in den meisten Fällen auch durchsetzen konnte.[31] Da außerdem in den zwanziger Jahren einige renommierte Forscherpersönlichkeiten berufen worden waren, die der Fakultät auch in den dreißiger Jahren erhalten blieben, ist von einer gewissen Kontinuität nicht nur der Personen, sondern auch der wissenschaftlichen Qualität ihrer Forschung auszugehen. Die Arbeitsgebiete dieser herausragenden Wissenschaftler sollen im folgenden ausführlicher dargestellt werden.

Daneben ist von Interesse, wie sich die Marburger Mediziner auf wissenschaftlichem Gebiet von der nationalsozialistischen Ideologie und ihren Auswirkungen auf die Medizin beeinflussen ließen. Es wird zu untersuchen sein, welchen Einfluß die Propagierung der „Neuen Deutschen Heilkunde“ auf die Etablierung oder Intensivierung neuer Forschungsrichtungen hatte und inwieweit man sich in den verschiedenen Disziplinen den Tendenzen der „Biologischen Medizin“ und der „Ganzheitslehre“ anschloß. Obwohl es in Marburg keinen Lehrstuhl für Rassenhygiene gab, beschäftigte sich ihr Fachvertreter in der Lehre, Wilhelm Pfannenstiel, doch in seinen Veröffentlichungen mit diesem Gebiet. Seine rassenhygienischen Auffassungen werden kurz skizziert.

Bei der Zusammenstellung der Forschungsübersicht fiel auf, daß die Vertreter verschiedener Fachrichtungen fächerübergreifend auf dem Gebiet der Vitaminforschung zusammenarbeiteten. Es erschien deshalb lohnend, auch auf diese, in den dreißiger Jahren noch junge Forschungsrichtung näher einzugehen.

7.3 Herausragende Forscherpersönlichkeiten und ihre Arbeitsgebiete

Ernst Kretschmer, der Begründer der psychiatrischen Konstitutionslehre

Als Ernst Kretschmer (1888-1964) im SoSe 1926 dem Ruf auf den Lehrstuhl für Psychiatrie und Neurologie folgte und die Direktion der Marburger Nervenklinik übernahm, war er bereits ein bekannter Mann. Nach seiner Habilitation bei Robert Gaupp in Tübingen hatte er einige Bücher verfaßt, die in der Fachwelt weite Beachtung und Anerkennung gefunden hatten. Schon mit seiner Habilitationsschrift „Der sensitive Beziehungswahn“,[32] in der er sich mit der Persönlichkeitsstruktur sensiti-

30 Vgl. Kap. III.3.
31 Vgl. dazu Kap. III.4.
32 Kretschmer 1918.

ver Persönlichkeiten und dem Auftreten von Wahnvorstellungen bei dieser Personengruppe aufgrund von Schlüsselerlebnissen in Konfliktsituationen beschäftigte, beschritt er neue Wege in der Psychiatrie und diskutierte erstmals die Möglichkeit der psychotherapeutischen Behandlung bei psychotischen Patienten.

Der Durchbruch als weltbekannter Forscher gelang Kretschmer wenig später mit der Begründung einer modernen Konstitutionslehre. Seine Monographie „Körperbau und Charakter. Untersuchungen zum Konstitutionsproblem und zur Lehre von den Temperamenten“[33] erfuhr ungeheure Verbreitung im In- und Ausland. Anhand der Auswertung eines Körperbauuntersuchungsschemas beschrieb er hier zunächst vier prägnante Körperbautypen: den Astheniker (oder Leptosomen, mit schmalem Körperbau), den Athletiker (breiter Brustkorb und Schultern, muskulös, grober Knochenbau), den Pykniker (mittelgroße gedrungene Figur, Fettansatz) und den dysplastischen Spezialtypus (dysharmonische Körperformen, z. B. Hoch- oder Minderwuchs). Davon ausgehend ordnete er diese Typen den Formenkreisen der zirkulären (manisch-depressiven) und schizophrenen Erkrankungen zu. Körperbau und Psychose sah Kretschmer als zusammenhängende Teile des Konstitutionsaufbaus von psychisch Kranken, zu dem seiner Ansicht nach auch der Aufbau der Persönlichkeit, das Temperament gehörte. Hier unterschied er zwischen zykloiden (mit zyklisch abwechselnden manischen und depressiven Stimmungslagen) und schizoiden psychiatrischen Patienten (mit emotionalen Persönlichkeitsstörungen wie Kontaktarmut und Gleichgültigkeit) und beim Gesunden in gleicher Weise zwischen zyklothymen und schizothymen Durchschnittsmenschen. Die Krankheitstypen sah er dabei als Endpunkte der Variationsreihe normaler Temperamente und versuchte, diese These mit der Beschreibung der Persönlichkeit von genialen Künstlern und Wissenschaftlern zu untermauern. Der Begriff der körperlichen Konstitution war für Kretschmer die Gesamtheit aller individuellen Eigenschaften, eine Gruppe in sich korrelierender Merkmale, die auf Vererbung beruhen, aber trotzdem als dynamisches System zu betrachten sind, während er die psychische Gesamtpersönlichkeit neben der Erbanlage auch für durch exogene Faktoren beeinflußbar hielt. Da er neben dem typologischen Denkansatz immer die Diagnostik psychiatrischer Erkrankungen mit einbezog, also körperliche und seelische Eigenschaften gleichermaßen beachtete, waren seine Forschungen zeitgemäß von der Beschreibung „ganzheitlicher Zusammenhänge“ geleitet, wie er selbst in einem seiner Aufsätze bemerkte.[34]

Die 1921 erstmals beschriebene Konstitutionslehre wurde zum Ausgangspunkt für Kretschmers weitere Arbeiten. Seine Bücher, zu denen in den zwanziger und dreißiger Jahren noch einige weitere hinzukamen,[35] erfuhren bis zu seinem Tod 1964 bis zu 25 Auflagen. In seiner wissenschaftlichen Arbeit war er in vielen Bereichen seiner Zeit voraus. In einem Artikel über die Weiterentwicklung der psychotherapeu-

33 Kretschmer 1921.

34 Kretschmer 1966, S. 86. Zur Ganzheitsauffassung in der Medizin siehe weiter unten in diesem Kapitel.

35 Weitere Monographien: Kretschmer 1922. Ders. 1929. Ders; Enke 1936. Ders. 1936a.

tischen Technik und Psychoanalyse befaßte er sich beispielsweise mit dem Werk Sigmund Freuds, der bis dato an den deutschen Medizinischen Fakultäten nicht anerkannt war.[36] Zu einem Zeitpunkt, als sich noch kaum jemand an die Psychotherapie heranwagte, publizierte er bereits über die Psychotherapie von Schizophrenen.[37] Einige Jahre später konnte er als erster das apallische Syndrom (Funktionsausfall der Großhirnrinde nach schweren Schädel-Hirn-Traumen und Intoxikationen) beschreiben, vom neurologischen Standpunkt aus eine seiner herausragendsten Leistungen.[38]

In den dreißiger Jahren schrieb Kretschmer nur wenige neue Bücher; die bereits vorhandenen wurden von ihm jedoch immer wieder unter Einbeziehung seiner neuesten Forschungsergebnisse überarbeitet, und es erschienen zahlreiche Aufsätze in Fachzeitschriften, die seine unverminderte Schaffenskraft unter Beweis stellen.[39] Er äußerte sich der politischen Entwicklung gemäß nun häufiger zu Fragen der Rassenhygiene, die er vom wissenschaftlichen Standpunkt aus bejahte,[40] konnte jedoch keine Identität zwischen seinen Konstitutions- und den Rassetypen, wie sie in der zeitgenössischen Literatur beschrieben wurden, feststellen. Die Konstitutionsforschung war seiner Meinung nach die Voraussetzung für die Rassenforschung der dreißiger Jahre.[41]

Nach seinem Tode wurde es still um Kretschmers Konstitutionslehre, was auch mit der Auflösung der von ihm mitbegründeten „Gesellschaft für Konstitutionsforschung" zusammenhing, die 1961 mit der „Deutschen Gesellschaft für Anthropologie" zur „Gesellschaft für Anthropologie und Humangenetik" fusionierte.[42] Der neue Name der Gesellschaft deutet darauf hin, daß die Konstitutionsforschung in den folgenden Jahren kein eigenständiges Forschungsgebiet mehr darstellte, sondern in der Humangenetik aufging. Trotzdem gehörte Ernst Kretschmer unbestritten zu den bedeutendsten Psychiatern seiner Zeit, und seinen Namen und seine Konstitutionstypen kennt noch heute jeder gebildete Laie. Unter den Hochschullehrern der Marburger Medizinischen Fakultät in den zwanziger und dreißiger Jahren nahm er auf wissenschaftlichem Gebiet immer die Führungsposition ein.

Wilhelm Grüter, ein Pionier der Erforschung der Viruserkrankungen des Auges

Wilhelm Grüters (1882-1963) Forschungen über die Virusätiologie der Hornhautentzündungen am Auge werden heute als herausragend in der internationalen Entwicklung der Ophthalmologie bewertet, obwohl er seine Forschungsergebnisse nur im engsten Kreis der Fachkollegen publik machte und damit kaum an die Öffentlich-

36 Ders. 1928.
37 Ders. 1929a.
38 Ders. 1940.
39 Bibliographie aller Schriften Kretschmers bei Langen 1965, S. 51-52.
40 Näheres zu Kretschmers Standpunkt zur Rassenhygiene in Kap. III.8.3.
41 Kretschmer 1932, S. 60. Ebenso Kretschmer 1966, S. 92.
42 Koch 1985. Weingart; Kroll; Bayertz 1992, S. 622-630.

keit trat.[43] Dies lag an seinem zurückhaltenden, eigenbrötlerischen Wesen; er liebte es nicht, im Rampenlicht zu stehen und war der typische Einzelforscher alter Prägung, wie er in der heutigen wissenschaftlichen Welt kaum noch vorstellbar ist.

Grüter war ein Schüler des Greifswalder Ophthalmologen Paul Römer und des Bakteriologen Friedrich Löffler. Seine wissenschaftliche Laufbahn in Marburg begann bereits 1911, als er sich habilitierte und anschließend unter Alfred Bielschowsky als Oberarzt tätig war. Hier gelang es ihm 1912 nachzuweisen, daß die bis dahin auf Nervendegenerationen zurückgeführte Hornhautentzündung (Keratitis dendritica, kriechende Hornhautflechte), die zu starken Schmerzen und Hornhauttrübungen bis zum Erblinden führt, durch Infektion mit einem unsichtbaren Krankheitsgift ausgelöst sein müsse. Die Übertragung von abgeschilfertem Material des erkrankten menschlichen Auges auf die Hornhaut von Kaninchenaugen erbrachte das gleiche Kankheitsbild wie bei seinen Patienten. Durch diese „Impfung" wurde die infektiöse Ätiologie der Hornhautentzündungen bewiesen. Grüter ordnete die unsichtbaren Krankheitserreger, die die Entzündung auslösten, als „ultravisible" Partikel oder Viren ein und konnte in weiterführenden Untersuchungen nachweisen, daß es sich um Erreger aus der Gruppe der Herpes simplex-Viren (Herpes corneae) handelte. Er bewegte sich damit auf einem noch wenig erschlossenen Forschungsgebiet, denn die Virologie war 1912 eine noch junge Wissenschaft. Nachdem einige Bakteriologen seit Anfang des Jahrhunderts vermutet hatten, daß es lichtmikroskopisch nicht sichtbare Krankheitserreger gibt, war es 1906 dem Hamburger Bakteriologen Enrique Paschen gelungen, die relativ großen Variola-Viren, die Erreger der Pocken, als sog. Elementarkörperchen mit den zur damaligen Zeit verfügbaren Mikroskopen darzustellen. Entscheidende Fortschritte in der Virologie wurden jedoch erst mit der Entwicklung des Elektronenmikroskops in den dreißiger Jahren möglich, und eine Beschreibung der charakteristischen viralen Eigenschaften in Abgrenzung zu anderen Mikroorganismen erfolgte in den fünfziger Jahren nach Entdeckung der DNS.[44]

Der Erste Weltkrieg und die damit verbundenen klinischen Aufgaben hielten Grüter zunächst davon ab, seine Ergebnisse zu veröffentlichen. Erst 1920 stellte er sie der Ophthalmologischen Gesellschaft vor[45] und mußte feststellen, daß ein Prager Kollege, dem er 1913 erlaubt hatte, seine Versuche zu wiederholen und zu bestätigen, sich nicht an die Absprachen gehalten und diese bereits als sein geistiges Eigentum publiziert hatte. Es folgte eine Auseinandersetzung, die schließlich mit der Anerkennung von Grüters Priorität endete. Dies erklärt vielleicht, warum Grüter in späteren Jahren nur wenige Kollegen in seine Forschungsarbeiten einweihte, sich mit der Publikation seiner Ergebnisse viel Zeit ließ und diese nur auf einigen Kongressen

43 Zum folgenden, besonders zu den biographischen Details vgl. Neubauer 1977, Kyrieleis 1958, S. 26-29.

44 Eckart 1994, S. 280. Der Physiker Ernst Ruska entwickelte 1931 in Berlin das Elektronenmikroskop, das er ein Jahr später zum Patent anmeldete. 1937 wurden erstmals Zellen und Bakterien dargestellt und 1938 war bereits eine 30000fache Vergrößerung möglich.

45 Grüter 1920.

vortrug. So verschob er eine umfassende Monographie über den Herpes corneae immer wieder auf spätere Jahre und konnte sich auch nach seiner Emeritierung nicht zu ihrem Abschluß überwinden, da er vermutlich wußte, daß ihn der technische Fortschritt in der „professionellen“ Virologie inzwischen überholt hatte. Schon vor Grüters Berufung auf das Ordinariat für Augenheilkunde in Marburg im Jahre 1927 wurde in den Voten seiner Kollegen deutlich, daß diese ihn als herausragenden Forscher anerkannten, dem „der große Wurf gelungen“ war, der seine Entdeckungen aber nicht genügend ausgewertet und öffentlich gemacht hatte.[46]

Grüter leitete über zwanzig Jahre die Marburger Augenklinik und setzte seine Virusforschungen hier fort. Er ordnete systematisch die Vielfalt der herpetischen Erkrankungen der Hornhaut, erforschte ihre Pathogenese und entwickelte wirksame diagnostische Methoden. Vergleichende Zellstudien bei verschiedenen Virusinfektionen, z. B. beim Herpes zoster ophthalmicus (Gürtelrose im Bereich des Nervus ophthalmicus) und beim Trachom (in tropischen Regionen mit mangelhafter Hygiene verbreitete Horn- und Bindehautentzündung, die zur Erblindung führt und – wie man heute weiß – durch Bakterien, Chlamydien, übertragen wird) führten Grüter zu einem neuen Bild der Mikrostruktur der Zelle, speziell dem Aufbau des Golgi-Apparates, den er mit Hilfe der Stereofotografie darstellen konnte.[47] Mit seinen lichtmikroskopischen Methoden kam er zu dem Schluß, daß unter Einwirkung der „ultravisiblen“ Krankheitserreger in den Zellen des erkrankten Gewebes keine für ihn sichtbaren pathologischen Veränderungen auftraten und die Infektion mit dem fraglichen Virus demnach biologisch-chemische Vorgänge in Gang setzen mußte. Hier kam er der späteren Erkenntnis sehr nahe, daß erst die Biochemie das Problem der intrazellulären Virusvermehrung lösen würde.

Trotz seiner Zurückgezogenheit hatte sich Grüters Spezialwissen auf dem Gebiet der herpetischen Erkrankungen so weit herumgesprochen, daß er 1942 eingeladen wurde, den schwer erkrankten spanischen Minister für öffentliche Arbeit in Madrid zu behandeln. Da es sich bei Spanien um „befreundetes“ Ausland handelte, wurde ihm die Ausreise während des Krieges gestattet. Grüter konnte die Augenerkrankung des Ministers heilen, hielt in Madrid Vorträge vor der Königlichen Akademie für Medizin und wurde zum Ehrenmitglied der spanischen Akademie der Medizin und der Sociedad Ophthalmologica Hispano-Americana ernannt. Bei einer zweiten Spanienreise im darauffolgenden Jahr wurde ihm der höchste Orden für Wissenschaftler, das spanische Großkreuz, verliehen.[48] Ehrungen von deutscher Seite erhielt er erst nach dem Krieg, so 1958 das Bundesverdienstkreuz und 1962 zum 80. Geburtstag die Goetheplakette des Landes Hessen.[49]

---

46 StAM 307c, Acc. 1969/33, Nr.344. Brückner, Basel, an Dekan, 20.5.1927. Szily, Münster an Dekan, 21.5.1927.

47 Grüter 1938.

48 StAM 307c, Acc. 1969/33, Nr.254. Berichte Grüters über seine Spanienreisen, 16.10.1942, 23.11.1943.

49 Ebd. und StAM 305a, Acc. 1992/55, Nr.4272.

Der Pädiater Ernst Freudenberg

Ernst Freudenberg (1884-1967)[50] beschäftigte sich während seines gesamten Forscherlebens mit den pathophysiologischen Ursachen verschiedener Erkrankungen des Kindes. Er war ebenso wie Grüter ein wissenschaftlicher Einzelgänger, der nur in seinen ersten Jahren in Heidelberg kurz nach dem Ersten Weltkrieg eine enge Arbeitsgemeinschaft mit seinem Freund und Kollegen Paul György, dem späteren Entdecker des Vitamin B_6, einging. Beide beschäftigten sich intensiv mit dem Fettstoffwechsel und der Untersuchung der Resorptionsvorgänge im Darmepithel. Davon ausgehend begannen sie mit der Erforschung der Kalziummangelkrankheiten, zunächst mit der Spasmophilie, einer Begleiterkrankung der Rachitis, die von Freudenberg später als Tetanie (durch einen erniedrigten Kalziumspiegel im Blut ausgelöste Krampfzustände) bezeichnet wurde. Damit rückte die Erforschung der Rachitis (gestörte Mineralisation des Knochens, die zu Skelettveränderungen führt) in den Blickpunkt seines Interesses. Diese Themen sollten im folgenden Jahrzehnt die Forschungsschwerpunkte in Freudenbergs weiterer Laufbahn bleiben.[51]

In Zusammenarbeit mit György entstanden eine Reihe von Arbeiten über die Kalziumbindungsfähigkeit des tierischen Gewebes. Als Ergebnis von Selbstversuchen konnten sie feststellen,[52] daß nicht der Gesamtkalziumgehalt des Blutes, sondern der Serumspiegel der Ca^{2+}-Ionen in Abhängigkeit vom pH-Wert und vom übrigen Mineralstoffwechsel für die Entstehung der Tetanie verantwortlich ist, ein Aspekt der Pathogenese dieser Krampfzustände, der bis heute so gesehen wird.[53]

Freudenbergs erste Veröffentlichung nach seiner Berufung nach Marburg hatte den Titel „Wege und Ziele der neueren Rachitisforschung"[54] und faßte Anfang der zwanziger Jahre die aktuelle Diskussion über die Ätiologie der „Englischen Krankheit" zusammen. In seinem Übersichtskapitel „Rachitis und Tetanie" für das Handbuch für Kinderheilkunde[55] referierte er einige Jahre später erneut den damaligen Wissensstand: nachdem man zunächst die soziale Situation der Kinder, Ernährungsfehler, aber auch Infektionskrankheiten als Ursache der Erkrankung verdächtigt hatte, machte man nun einen Mangel an Vitamin D und damit zusammenhängend den gestörten Kalzium-Phosphat-Stoffwechsel dafür verantwortlich. Das Provitamin D (Ergosterin) war seit seiner Identifikation durch Adolf Windaus im Jahre 1927 bekannt. Es fehlte allerdings noch die klare Erkenntnis, wie seine Aktivierung und die Umwandlung zu Vitamin D durch Licht, z. B. durch die inzwischen etablierte Therapie der Höhensonnenbestrahlung, in den Stoffwechsel eingriff. Freudenberg vermu-

50 Näheres zu Freudenbergs Biographie in Kap. III.3. Vgl. außerdem Bernhard 2000. Grundmann 2001. Buchs 1977.

51 Bibliographie von Freudenbergs Veröffentlichungen in Hottinger; Hauser 1954, S. XXI-XXVIII.

52 Freudenberg; György 1921.

53 Vgl. Györgys Serumelektrolytformel bei rachitogener Tetanie in Siegenthaler 1987, S. 347.

54 Freudenberg 1922.

55 Freudenberg 1931.

tete zu Recht, daß durch Bestrahlung in der Haut Substanzen aktiviert würden, die mit dem Ergosterin identisch sind.

Während des Baus und nach Fertigstellung der Marburger Kinderklinik wandte sich Freudenberg zusammen mit seinen Marburger Assistenten verschiedenen Problemen der Verdauungsphysiologie zu. Er untersuchte die Aziditätsverhältnisse (Säuregrad) des Magen-Darm-Trakts und die Vorgänge bei der Verdauung der Muttermilch.[56] Die Frage, warum Muttermilch vom Säugling sehr viel besser vertragen wird als Kuhmilch, war damals ein vieldiskutiertes Problem und führte dazu, daß das Stillen von Neugeborenen von den Pädiatern vermehrt empfohlen wurde.[57]

Als einer der ersten in der Kinderheilkunde widmete sich Freudenberg der Fermentforschung (heute Enzymologie). In einem Übersichtsartikel über die bereits bekannten Enzyme mußte er feststellen, daß seine Fachkollegen diese bisher für unbedeutend gehalten hatten und war im Gegensatz dazu und – wie man heute weiß – zu Recht der Ansicht, daß sie bei physiologischen und pathologischen Prozessen eine wesentliche Rolle spielen.[58] Die Aufklärung der enzymatischen Spaltung von Nahrungseiweißen macht nur einen Teil von Freudenbergs großem wissenschaftlichen Hauptwerk Ende der zwanziger Jahre zur „Physiologie und Pathologie der Verdauung im Säuglingsalter“ aus,[59] das ihm 1932 die höchste Ehrung der Deutschen Gesellschaft für Kinderheilkunde, den Otto-Heubner-Preis, einbrachte.[60] Er zog in diesem Buch Bilanz über fünfzehn Jahre klinischer Forschung und experimenteller Beobachtung auf dem Gebiet der Verdauungsphysiologie. Angesichts der vielen offenen Fragen fühlte er sich einerseits als Forscher „der kleinen Schritte“, andererseits als Arzt, der „sich täglich den großen Fragen gegenübergestellt sieht“.[61] Von der Verdauungsphysiologie zum Intermediärstoffwechsel war es für den klinischen Physiologen Freudenberg nur ein kleiner Schritt. In den dreißiger Jahren arbeitete er über Ernährungsstörungen, speziell die Zoeliakie (Unverträglichkeit von Klebereiweiß im Getreide), und über Toxikosen (durch giftige Substanzen hervorgerufene Erkrankungen) und konnte ein fettspaltendes Enzym (Lipase) in der Frauenmilch nachweisen.

Vorträge auf Kongressen im In- und Ausland machten Freudenberg und seine Forschungsergebnisse bei den Fachkollegen bekannt. Die Akademie der Naturforscher Leopoldina in Halle ernannte ihn 1933 zu ihrem Mitglied,[62] und 1935 wurde er als „Referent für Deutschland“ auf den Internationalen Kinderärztekongreß in Rom eingeladen.[63] Zu diesem Vortrag kam es allerdings nicht mehr, da der Kongreß wegen

56 Freudenberg 1924.
57 Manz; Manz; Lennert 1997.
58 Freudenberg 1923.
59 Freudenberg 1929.
60 StAM 307c, Acc. 1969/33, Nr.251. OZ, 24.1.1933, S. 4.
61 Freudenberg 1929, S. III.
62 StAM 305a, Acc. 1978/15, Nr.4036. Anzeige der Mitgliedschaft, 20.12.1933.
63 StAM 307c, Acc. 1969/33, Nr.251. Einladung vom 15.1.1935.

der politischen Lage auf 1937 verschoben wurde, als Freudenberg bereits nicht mehr Angehöriger der Marburger Medizinischen Fakultät war.[64]

Rudolf Klapp, der Erfinder der Drahtextension

Rudolf Klapps (1873-1949)[65] Berufung nach Marburg erfolgte 1928, als dieser bereits 54 Jahre alt war und viele Jahre intensiver und erfolgreicher Arbeit als Hochschullehrer, Kliniker und Forscher hinter ihm lagen. Als Schüler des berühmten Chirurgen August Bier war er diesem nach Greifswald, Bonn und Berlin gefolgt und wurde auch in seiner Forschungsarbeit stark von seinem Lehrer beeinflußt.

Schon in seinen Bonner Jahren interessierte sich Klapp intensiv für die Einrichtung von Oberschenkelfrakturen und deren Frühaktivierung, richtete sein Hauptaugenmerk aber auf die Skoliose (seitliche Verkrümmung der Wirbelsäule) und versuchte, die Beweglichkeit der Wirbelsäule durch eine aktive Behandlung im Vierfüßlergang zu beeinflussen. Er orientierte sich dabei an natürlichen Vorbildern wie der Bewegung seines Jagdhundes. Das „Klapp'sche Kriechverfahren" war so erfolgreich, daß Klapp noch in Bonn eine Krankengymnastikschule mit speziell ausgebildeten Lehrern aufbaute und sein Konzept in einer Monographie darstellte.[66]

Von besonderer Bedeutung für seine weitere wissenschaftliche Laufbahn war ein Aufenthalt als beratender Militärchirurg in Belgrad während des Balkankrieges 1913, wo er sich mit kriegsbedingten Extremitätenfrakturen befassen mußte. Hier entwickelte er ein neues Verfahren, um Knochenbrüche in richtiger Stellung und guter Funktion zur Heilung zu bringen. Bereits einige Jahre zuvor war von Klapps Kollegen, dem Berner Chirurgen Steinmann, das Nagelextensionsverfahren angewandt worden, bei dem quer durch das distale Knochenfragment ein Stahlstift getrieben wird, der mittels eines Drahtes Zugkräfte aufnehmen und dadurch die gerade Stellung des Gliedabschnitts gewährleisten soll.[67] Diese Methode führte infolge der Dicke des Nagels häufig zu Komplikationen, so daß Klapp auf den Gedanken kam, stattdessen flexible Stahldrähte wie etwa Klaviersaiten zur Durchbohrung des Knochens zu benutzen und die beiden Enden des Drahtes mit Gewichten zu belasten und dadurch zu fixieren. Der Draht wurde dabei so geführt, daß der Kanal durch Weichteile und Knochen nicht in einer Linie, sondern im rechten Winkel zueinander lag.[68] Bis zum Ersten Weltkrieg wurde das Verfahren so weit entwickelt, daß es bei der Behandlung von Frakturen angewandt werden konnte. Gleichzeitig mit Klapp arbeitete auch sein Konkurrent, der Chirurg Martin Kirschner, an der Verbesserung der Extension von Extremitätenfrakturen.[69] In den zwanziger Jahren entbrannte eine heftige Diskussion über Vor- und Nachteile der verschiedenen Extensionsverfahren und

64 Näheres zu Freudenbergs Entlassung in Kap. III.3.
65 Näheres zu Klapps Biographie bei Aumüller 2001. Klapp 1977.
66 Klapp 1907.
67 Steinmann 1907.
68 Klapp 1914.
69 Weißer 1994.

Klapp mußte anerkennen, daß Kirschner seine Methode entscheidend verbessert hatte.[70] Der flexible Draht zur Durchbohrung des Knochens wurde nach diesem als „Kirschner-Draht" benannt, und Klapp als Erfinder der Methode geriet darüber in Vergessenheit, obwohl er sich bis zu seiner Emeritierung mit der Weiterentwicklung des Verfahrens beschäftigte.[71] Das Thema wurde auch in den von ihm vergebenen Doktorarbeiten immer wieder aufgegriffen,[72] und zu Beginn des Zweiten Weltkrieges faßte Klapp unter dem Titel „Mein Beitrag zur Kriegschirurgie" alle von ihm entwickelten Verbesserungen wie z. B. die Schwebelagerung, die bei offenen Wunden auf der Unterseite der Extremität indiziert war, zusammen.[73] An seinem 70. Geburtstag 1943 wurde ihm daraufhin wegen seiner Verdienste um die Friedens- und Kriegschirurgie die Goethemedaille für Kunst und Wissenschaft verliehen.[74]

Im Ersten Weltkrieg war Klapp als Feldchirurg eingesetzt worden. Verletzungen der Extremitäten machten das Hauptkontingent aller chirurgischen Fälle aus, und das Problem der Infektionsbekämpfung und die Vermeidung der Wundinfektion mußten das Hauptziel der Chirurgen in den Feldlazaretten sein. Klapp konnte mit Hilfe der von ihm entwickelten Tiefenantisepsis mit Chininderivaten eine Verbesserung der Wundheilung erzielen und faßte die Ergebnisse dieser Methode nach dem Kriege in einer Monographie zusammen.[75] Nach seiner Rückkehr nach Berlin beschäftigte er sich mit den Spätschäden der Kriegsverletzungen und konnte durch plastische Wiederherstellung der Gesichtsknochen vielen Soldaten helfen.[76] Für seine Verdienste auf dem Grenzgebiet der Kieferchirurgie wurde ihm im Zweiten Weltkrieg die Ehrendoktorwürde der Zahnheilkunde verliehen.[77]

Während seiner Marburger Zeit konnte Klapp gleich nach seinem Amtsantritt eine Abteilung für Krankengymnastik, wie sie schon in Bonn und Berlin bestanden hatte, eröffnen, die noch heute am Marburger Universitätsklinikum existiert und seinen Namen trägt.[78] Lehrbasis der Schule war natürlich das „Klapp'sche Kriechverfahren", das inzwischen so bekannt war, daß es während der Olympiade in Berlin 1936 von einer Gruppe von Patienten vorgeführt wurde. Am zweiten Weltkrieg konnte Klapp wegen seines hohen Alters nicht mehr als aktiver Offizier teilnehmen, ließ es sich aber nicht nehmen, sich der Wehrmacht als beratender Chirurg zur Verfü-

---

70 Klapp; Rückert 1937, S. 2. Bemerkung Klapps in der Einleitung zu seiner Monographie: „Kirschner hat das Verfahren verbessert, geschaffen hat es Klapp ganz allein."

71 Weitere Veröffentlichungen Klapps zur Drahtextension: Klapp; Block 1930. Klapp; Rückert 1944.

72 Zwei Beispiele: Suabedissen 1935. Uffelmann 1935.

73 Klapp 1940.

74 StAM 307c, Acc. 1969/33, Nr.182. Antrag des Dekans, 18.9.1942.

75 Klapp 1925.

76 Klapp; Schröder 1917.

77 StAM 307c, Acc. 1969/33, Nr.182. Antrag Flieges an Dekan zum 70. Geburtstag Klapps, 3.11.1942.

78 BA Berlin R 4901, Nr.1972. Einrichtung einer Massageschule, 28.4.1931. Wuttke-Groneberg 1980, S. 254, Dok. 148. Fotografie: Tiefkriechen nach Prof. Klapp.

gung zu stellen.[79] In zahlreichen Veröffentlichungen wird deutlich, daß Klapp seine Forschungen auch im zweiten Krieg ganz in den Dienst der Kriegschirurgie stellte.[80] Von seinem Lehrstuhl konnte er sich nur schwer trennen; über die näheren Umstände seiner Emeritierung im Jahre 1944 wird an anderer Stelle zu berichten sein.[81] Zusammen mit Ernst Kretschmer war Rudolf Klapp zweifellos die dominante Figur an der Medizinischen Fakultät Marburg der dreißiger und vierziger Jahre.

7.4 Die Beeinflussung der Medizinischen Forschung durch die NS-Ideologie

„Neue Deutsche Heilkunde", Biologische Medizin und Ganzheitsmedizin

Das nationalsozialistische Regime wußte das deutsche Gesundheitswesen, die Ärzteschaft und die medizinische Forschung in unterschiedlicher Weise für ihre Zwecke einzuspannen. Zentralbegriff nationalsozialistischer Gesundheitsideologie war die „Neue Deutsche Heilkunde", die als „Staatsheilkunde" sowohl Eingang in die ärztliche Diagnostik als auch in wissenschaftliche Forschungsvorhaben finden sollte.[82] Es soll hier zunächst zusammenfassend dargestellt werden, was man sich unter diesem Begriff vorzustellen hat.

Die sich schon im 19. Jahrhundert anbahnende Aufspaltung der Medizin in ein duales System von naturwissenschaftlich orientierter, „mechanistischer Schulmedizin" und volksnaher Naturheilkunde brachte es mit sich, daß in den zwanziger und dreißiger Jahren unseres Jahrhunderts von einer Vertrauenskrise zwischen Ärzten und Patienten, einer „Krise der Medizin", gesprochen wurde. Sie beruhte u.a. auf den fehlenden Antworten der Schulmedizin auf gesundheitliche Probleme wie Tuberkulose und Krebs und gab Heilbehandlern außerhalb des ärztlichen Standes, sog. „Kurpfuschern", und einer starken volksheilkundlichen Laienbewegung Auftrieb. Den Nationalsozialisten mußte es nun darum gehen, die Vertrauenbasis der Ärzteschaft zur Bevölkerung für ihre Zwecke wiederherzustellen, denn die Ärzte sollten im „Dritten Reich" zu „Gesundheitsführern" werden, die bereit waren, sich in den Dienst einer präventiven und gesundheitserzieherischen Medizin nationalsozialistischer Prägung zu stellen.[83] Unter der Devise „Gesundsein ist Pflicht" sollten diese für die geistige und körperliche Leistungssteigerung des deutschen Volkes sorgen. Die Fürsorge für den einzelnen trat in den Hintergrund, denn, so Reichsärzteführer Wagner in einer Ansprache vor der Ärzteschaft, „wichtiger als das Wohl des Einzelnen ist [...] das

79 Vgl. hierzu Kap. IV.3.3.

80 So bestritt er 1939 mit seinen Assistenten die gesamte Ausgabe eines Heftes des Zentralblatts für Chirurgie [Heft 13 (1939)], um seine Klinik für die Kriegsaufgaben zu empfehlen.

81 Vgl. Kap. IV.2.2.

82 Die umfassendste Behandlung des Themas „Neue Deutsche Heilkunde" findet sich bei Sievert 1996, S. 121-225.

83 Vgl. Blome 1940.

Wohl des Volksganzen, wichtiger als die Fürsorge für das einzelne Glied der Nation ist die dem Volkskörper geltende heilende und wieder aufrichtende Arbeit der Deutschen Ärzteschaft".[84]

Wagner machte deutlich, wie er sich die Erreichung dieses Zieles vorstellte. Er strebte eine Synthese von Schulmedizin und Natur- und Volksheilkunde an, „die Vereinigung der verschiedenen medizinischen Richtungen zu einer umfassenden, jede Wirkungsmöglichkeit ausschöpfenden neuen deutschen Heilkunde".[85] Von den Ärzten wurde eine vorurteilsfreie Aufgeschlossenheit allen therapeutischen Verfahren gegenüber verlangt, was von Seiten der sich nun im Aufwind fühlenden Naturheilkundler auf Beifall stieß, jedoch zur Kritik aus den Reihen der Schulmediziner führte. Insbesondere die Homöopathie hielt ihrer Meinung nach den Kriterien der Wissenschaftlichkeit nicht stand, während sie wichtige Teile der Naturheilverfahren wie physikalische Therapie, Krankengymnastik und Diätetik bereits in die Schulmedizin integriert sahen. Die Betonung dieser „billigen" Therapiemöglichkeiten sollte dann auch in nicht geringem Maße zur Kostendämpfung im nationalsozialistischen Gesundheitswesen beitragen. Ebensogut fügte sich die Naturheilkunde in die Politik des Vierjahresplans von 1936 ein, wenn sie die deutschen Autarkiebestrebungen beispielsweise durch bevorzugte Verschreibung einheimischer Kräuter unter Umgehung importierter Medikamente unterstützte. In den Kriegsjahren konnte sich die Schulmedizin jedoch wieder stärker durchsetzen, denn in den Feldlazaretten waren chirurgische und internistische Kenntnisse eher vonnöten als naturgemäße Heilmethoden. Der Einfluß der pharmazeutischen Großindustrie, die um ihre Einnahmen fürchtete, trug außerdem nicht unwesentlich dazu bei, daß eine Synthese von naturwissenschaftlich orientierter Medizin und Naturheilkunde im Endeffekt nicht zustande kam.

Die Naturheilkunde paßte demnach in das politische Konzept der Nationalsozialisten. In der von Wagner 1935 ins Leben gerufenen „Reichsarbeitsgemeinschaft für eine Neue Deutsche Heilkunde" unter Vorsitz von Karl Kötschau waren diverse Verbände der „Biologischen" und Naturheilärzte vereinigt. Durchschlagende Wirkung zur Förderung einer einheitlichen „Biologischen Medizin" hatte dieser Zusammenschluß allerdings nicht, und die Arbeitsgemeinschaft wurde bald wieder aufgelöst.[86]

Einziger propagandistischer Höhepunkt war die erste und einzige gemeinsame Tagung der Deutschen Gesellschaft für Innere Medizin und der „Reichsarbeitsgemeinschaft" im April 1936 in Wiesbaden.[87] Der Vorsitzende des Kongresses war der Marburger Internist Alfred Schwenkenbecher. In seiner Begrüßungsansprache klang an, daß die gemeinsame Sitzung nicht auf Anregung der Internisten, sondern auf

84 Wagner 1936, S. 238.

85 Ebd. Der leitende Arzt des Rudolf-Heß-Krankenhauses in Dresden, das naturheilkundlich ausgerichtet war, sprach von einer Aufwertung der sog. Erfahrungsmedizin, die es immer neben der wissenschaftlichen Medizin gegeben habe. Vgl. Grote 1940, S. 298.

86 Über die Gründe der Auflösung vgl. Haug 1985, S. 73-83.

87 Vgl. die Reden von Schwenkenbecher, Wagner, Kötschau, Blome, Grote, Brauchle 1936 im Wortlaut sowie kommentiert bei Haug 1985, S. 59-71.

Wunsch des Reichsärzteführers abgehalten wurde. Schwenkenbecher zeigte sich jedoch zur Annäherung bereit, „der Boden für ein besseres gegenseitiges Verständnis" solle hier geschaffen werden. Käme eine solche Einigung nicht zustande, würde das Nebeneinander ungelöst bleibender Verschiedenheiten beide Teile zumindest zu neuen Überlegungen anregen. Die „Krise der Medizin" sah er als zu sehr aufgebauscht, die Abkehr von ausschließlich naturwissenschaftlicher Betrachtungsweise und die Sehnsucht nach einer Rückkehr zu naturgemäßer Heil- und Lebensweise als natürlich und seit dem Altertum periodisch wiederkehrend. Die therapeutischen Methoden beider medizinischer Richtungen müßten gleichberechtigt nebeneinander und dem jeweiligen Fall entsprechend eingesetzt werden, denn: „Ein Allheilmittel gibt es nicht!". Die wahre Naturheilkunde gehöre also zum therapeutischen Rüstzeug jedes Arztes; Erkenntnisse der Naturheilkunde, wie der Einsatz von Licht, Luft und Sonne, seien dementsprechend beim Bau von neuen Krankenhäusern zu beachten. Durch gemeinsame Tätigkeit am Krankenbett könne man sich in seinen therapeutischen Auffassungen annähern und das Alte mit dem Neuen verbinden, dies müsse aber immer „im Geiste echter Wissenschaft" geschehen.[88]

Schwenkenbecher bekannte sich also zu den Einheitsbestrebungen Wagners, steckte jedoch in diplomatischer Weise die Grenzen der Inneren Medizin zur Naturheilkunde ab: er zeigte sich bereit, alle naturheilkundlichen Therapieformen zu übernehmen, deren Nutzen erwiesen und wissenschaftlich begründbar war, und begrüßte die Bereicherung des Wissens aller Internisten. Er lehnte es jedoch ab, ohne chemisch hergestellte Medikamente auskommen zu wollen, und zeigte sich der Homöopathie gegenüber sehr zurückhaltend. Damit drückte er aus, was die meisten Schulmediziner ohne Vorbehalt zu unterschreiben bereit waren. Seine eigenen Veröffentlichungen über die Anwendung von Diäten, Bädern und Klimakuren bei bestimmten Erkrankungen zeigen, daß er den von Wagner vorgegebenen Kurs in seiner Arbeit an der Marburger Klinik als bedingte Synthese beider Richtungen der Medizin umsetzte.[89]

In seiner Auffassung wurde er von seinem Kollegen Felix Klewitz (Medizinische Poliklinik) unterstützt, der Schwenkenbechers in Wiesbaden geäußerte Ansichten in einer in der Studentenzeitschrift „Der Jungarzt" geführten Diskussion über Naturheilkunde und Schulmedizin mit ähnlichen Argumenten vertrat.[90] Klewitz beschäftigte sich seit Anfang der dreißiger Jahre intensiv mit Ernährungsfragen und Diätetik,[91] einem Gebiet, das durch die Aufwertung der Naturheilkunde immens an Bedeutung gewann. Sie wurde von deren Vertretern als wesentlicher Faktor für die Heilung von Krankheiten angesehen, war jedoch auch bei Schulmedizinern, und als solche sind die Marburger Ordinarien durchweg zu bezeichnen, durchaus als zusätzliche, wenn auch niemals ausschließliche Therapie anerkannt. Der Oberarzt an der Marburger Medizinischen Klinik, Eimer, beschäftigte sich beispielsweise mit der

88 Schwenkenbecher 1936, S. 231-235.
89 Schwenkenbecher 1934. Ders. 1935. Ders. 1936a. Ders. 1935a.
90 Klewitz 1936.
91 Klewitz 1932. Ders. 1937. Ders. 1938.

Rohkost und diskutierte deren Wert als Heilnahrung.[92] Auslöser war die Tatsache, daß nach dem Ersten Weltkrieg der Vegetarismus eine große Zahl von Anhängern in der Bevölkerung gefunden hatte, die, beeinflußt durch ernährungswissenschaftliche Erkenntnisse wie die Entdeckung der Vitamine, eine allgemeine Reform der Ernährungsgewohnheiten anstrebten. Verfechter der „Rohkostbewegung" forderten eine Umstellung der Ernährung für Gesunde und Kranke auf rein pflanzliche, unbehandelte Kost, was von den meisten Ärzten als ungesunde Mangelernährung abgelehnt wurde. Eimer kam in seinen Untersuchungen zu dem Schluß, daß die Rohkost durch ihre Kochsalzarmut sowie den geringen Säure- und Wassergehalt durchaus zur Behandlung von Herzkrankheiten, erhöhtem Blutdruck, chronischen Nierenerkrankungen und Fettsucht einsetzbar sei, warnte jedoch vor der ausschließlichen Anwendung beim Gesunden. Er zeigte sich damit ebenso wie seine Kollegen Schwenkenbecher und Klewitz naturheilkundlichen Einflüssen gegenüber aufgeschlossen und berücksichtigte deren Themen sowohl in der Therapie als auch in der Forschung. Er und die meisten seiner Kollegen begrüßten die Annäherung von Naturheilkunde und Schulmedizin, übernahmen jedoch das ideologische Gedankengut der „Neuen Deutschen Heilkunde" nicht.

Reichsärzteführer Wagner verbreitete seine beim Wiesbadener Internistenkongress vorgestellte Auffassung von einer „Neuen Deutschen Heilkunde" wenig später auch in Kurhessen. Auf dem ersten kurhessischen Ärztetag 1936 in Melsungen war die Marburger Medizinische Fakultät unter Führung von Dekan Klapp fast vollständig erschienen, um seiner dreistündigen Rede zu lauschen. Am Ende gelobte Kreisleiter Dr. Reinhardt im Namen der kurhessischen Ärzteschaft, Wagner auf dem vorgezeichneten Weg zu folgen und zu einem Gesundheitsführer des Volkes zu werden.[93] Wie im folgenden deutlich wird, wurden Wagners Forderungen nur im Einzelfall umgesetzt.

Bis 1933 wurde synonym mit der Naturheilkunde vielfach der Begriff der „Biologischen Medizin" benutzt. Ihr Hauptvertreter wurde im „Dritten Reich" der schon erwähnte Karl Kötschau, dessen Lehrstuhl für Naturheilkunde in Jena 1934 in einen „Lehrstuhl für Biologische Medizin" umbenannt worden war und der den Begriff im nationalsozialistischen Sinne umfunktionierte. Kötschau definierte seine Auffassung von „Biologischer Medizin" in seiner Antrittsrede. Er sah sie als die Wissenschaft, die den Menschen und seine naturgemäße gesundheitliche Behandlung zum Gegenstand hat, die, als eine Einheit untrennbar mit der Natur verbunden, sich mit den Umweltfaktoren Wasser, Licht, Luft und Ernährung, mit Massage, Heil- und Atemgymnastik und vor allem mit der Volksmedizin befaßt. Die Natur- und Volksverbundenheit dieser Medizin war für ihn mit der nationalsozialistischen Weltanschauung im Einklang, da hier wie in der Natur der Kampf ums Dasein vorherr-

92 Eimer 1931. Ders. 1934.
93 DÄ 66 (1936), S. 704-705. Erster kurhessischer Ärztetag in Melsungen.

schend sein müsse und sich nicht durch Schonung und Fürsorge ein „schwächliches Geschlecht“ entwickeln dürfe. Die Schaffung des biologisch vollwertigen Menschen erfordere eine Gesundheitsvorsorge durch Übung an der Natur zum Zwecke der Erhaltung der Leistungsfähigkeit.[94] Kötschau bediente sich also der Naturheilkunde und verquickte deren Behandlungsmethoden mit sozialdarwinistischen Tendenzen und dem Ruf nach der Leistungsgesellschaft, was den zeitgenössischen Vorstellungen von Gesundheitspolitik entgegenkam und ihn zum Gefolgsmann von Reichsärzteführer Wagner machte.

Auch zwei Marburger Professoren sahen sich genötigt, sich über die biologisch-naturheilkundlichen Einflüsse auf ihr Fachgebiet zu äußern. Was Rudolf Klapp („auf Anregung der Schriftleitung“) 1934 über die biologische Betrachtungsweise in der Chirurgie schrieb, hatte allerdings mit Kötschaus Auffassung wenig zu tun. Er bediente sich des Wortes „biologisch“ im alten, nicht ideologisierten Sinne der Anwendung von naturgegebenen Heilverfahren und erläuterte anhand von einigen Beispielen aus seinem Spezialgebiet, der Wundbehandlung, seine Einstellung zur operativen Gewebsschonung und Wundversorgung. Er wies darauf hin, daß seine schon 25 Jahre zuvor verfaßte Schrift über physiologische Chirurgie eben diese biologische Betrachtungsweise wiedergebe, die nun unter neuem Namen propagiert werde. Sein Lehrer August Bier habe ihn darin immer unterstützt, was in dessen zahlreichen Aufsätzen belegt sei.[95] Klapp zeigte sich damit ebenso wie die Kollegen aus der Inneren Medizin als ein typischer Vertreter der älteren Ärztegeneration, die in der „Neuen Deutschen Heilkunde“ nur eine Umwertung althergebrachter medizinischer Therapieformen sahen und ihren ideologischen Hintergrund nicht überblickten.

In einem Artikel von Friedrich Mauz, Oberarzt in der Psychiatrischen Klinik bei Ernst Kretschmer, klingt der zeitgemäße Wandel in der Bedeutung von biologischer Medizin dagegen schon an. Er erläuterte das biologische Denken in der Psychiatrie als die Bestrebung, die seelisch-körperliche Einheit des Menschen zu erfassen. Die Hauptursache aller Erkrankungen sei ein falscher Gesundheitsbegriff. Bei der Beurteilung von gesund oder krank müsse immer der Mensch in seiner Ganzheit von Leib und Seele, „von Ich und Volk, von Blut und Boden“ erfaßt werden.[96] Auffällig ist hier die etwas angestrengt wirkende Benutzung von nationalsozialistischer Ausdrucksweise, die Mauz 1934 noch nicht geläufig schien. Er bediente sich außerdem eines Begriffes, der in den dreißiger Jahren nicht nur in der Medizin, sondern auch in vielen anderen wissenschaftlichen Disziplinen auftauchen sollte: dem Postulat von der Ganzheit des Menschen.

Viele Kritiker der Schulmedizin waren schon in den zwanziger Jahren der Ansicht, daß die Reduktion einer Erkrankung auf den lokalen, organischen oder zellbiologischen Aspekt den Blick des Arztes auf die gesamte Lebenssituation des Kranken

---

94 Kötschau 1936.
95 Klapp 1934. Vgl. zu Biers Einstellung zur Naturheilkunde auch Haug 1982, S. 97.
96 Mauz 1934.

verstellt habe. Naturwissenschaftliche Forschung und medizinische Praxis sollten gleichrangig sein, der kranke Mensch sollte nicht zum Objekt einer als technisches Experiment verstandenen Medizin degradiert werden.[97] Sie hielten es für notwendig, im medizinischen Handeln wieder die Erfassung des Menschen in seiner Gesamtheit in den Vordergrund zu stellen. Eine der Antworten auf diese Forderung war die Aufwertung des Konstitutionsbegriffs, der, bereits Ende des 19. Jahrhunderts entwickelt, nicht zuletzt durch die Forschungen Kretschmers an Bedeutung gewann und bekannt wurde. Man wollte sich jedoch nicht nur auf die biologischen bzw. physiologischen Zusammenhänge der Funktionen des menschlichen Organismus beschränken, sondern man versuchte, den Menschen in seiner Gesamtheit von Leib und Seele zu erfassen. Einer der Hauptverfechter der Ganzheitsmedizin der zwanziger und dreißiger Jahre war Theodor Brugsch, der mit mehreren Veröffentlichungen zur Ganzheitsproblematik hervortrat und dessen Lehre in den Kontext der „Neuen Deutschen Heilkunde“ mit einbezogen wurde.[98] Deren Vertreter verherrlichten neben dem immer wieder zitierten Hippokrates vor allem Paracelsus als Arzt deutscher Prägung mit volkstümlich-naturorientierten Heilmethoden. Das Wirken von Paracelsus wurde so gedeutet, daß er immer den ganzen Menschen in sein ärztliches Denken und Handeln mit einbezogen hatte.[99]

Der ganzheitlich-philosophische Denkansatz schlug sich in den dreißiger Jahren in vielen Bereichen der Medizin nieder.[100] Auch an der Marburger Fakultät wurden einzelne Stimmen laut, die sich mit diesem Thema befaßten und zwar hauptsächlich unter den Anatomen. Theodor Nauck äußerte 1935, daß die Behandlung der Anatomie als ganzheitliche Wissenschaft nun im Vordergrund stehe. Es werde nicht mehr nach Einzelaspekten geforscht, sondern die Baueigentümlichkeiten des Körpers in seiner Gesamtheit seien von Interesse. So stehe die Anatomie „mitten in der Auseinandersetzung zwischen dem Heutigen und dem Vorgestrigen“ und sei zweifellos schon biologischer als manche andere medizinische Disziplin. Auch in der Lehre sei von einer Ganzheitszielsetzung auszugehen, die „Betrachtung des Ganzen, dann seine Analyse, dann seine Resynthese“ seien anzustreben. Auf die „Naturwidrigkeit“ der Abgrenzung von makroskopischer und mikroskopischer Anatomie habe soeben Alfred Benninghoff in seiner „Anatomie funktioneller Systeme“ hingewiesen.[101] Benninghoff, 1941 zweiter Nachfolger Naucks auf dem Marburger anatomischen Lehrstuhl, formulierte seine Gedankengänge in den dreißiger Jahren in mehreren theoretischen Abhandlungen und später in seinen Lehrbüchern.[102] Der von ihm geprägte Begriff des „funktionellen Systems“ in der Anatomie drückte die Erkenntnis

97 Neumann 1993a.
98 Brugsch 1936. Ders. 1933/1935.
99 Haug 1985, S. 67. Sievert 1996, S. 160-161.
100 Vgl. auch die Diskussion über Ganzheitsproblematik und Holismus in der Jenaer Medizinischen Fakultät. Zimmermann 2000, S. 49-59.
101 Nauck 1934.
102 Benninghoff 1939/1940/1942.

aus, daß es im Organismus keine selbständigen, einzeln zu betrachtenden Glieder gebe, sondern alle Teile im morphologischen wie im physiologischen Sinne ein geordnetes Ganzes ergeben mußten. Auf mikroskopischer wie auf makroskopischer Ebene müsse die Strukturverbundenheit der Teile betont werden. Benninghoffs ganzheitliches Wissenschaftsverständnis brachte ihm viele Anhänger unter den jüngeren Anatomen ein, so daß in der Anatomie der dreißiger und vierziger Jahre von der „Benninghoff'schen Schule" gesprochen werden kann.[103]

Nicht nur in der Medizinischen Fakultät gab es Anhänger der Ganzheitstheorie, so daß der Zoologieprofessor Friedrich Alverdes im WiSe 1937 mit Unterstützung des Rektors Zimmerl eine fächerübergreifende „Arbeitsgemeinschaft über Ganzheitliche Betrachtungsweise" ins Leben rief.[104] Ziel dieser Arbeitsgemeinschaft sollte es zunächst sein, die Begriffsverwirrung in den einzelnen Disziplinen zu klären. Referenten aus verschiedenen Fachgebieten waren aufgefordert, sich darüber zu äußern, ob und wie sich die ganzheitliche Betrachtungsweise auf ihr Forschungsgebiet ausgewirkt hatte, aber auch über die Bedeutung dieser Entwicklung für den Nationalsozialismus. Die Veröffentlichung der Vorträge in einem Sammelband war vorgesehen und alle vier Fakultäten waren zur Teilnahme eingeladen. Treffen der Arbeitsgemeinschaft sind für das WiSe 1937/38 überliefert.[105] Es wurden Vorträge über das Problem der Ganzheit in der Geschichte (Gadamer), der Biologie (Alverdes), in den Sprachwissenschaften (Deutschbein), den Rechtswissenschaften (Zimmerl) und der Psychologie (Jaensch) gehalten. Ernst Kretschmer äußerte sich zu „Gehirnphysiologischen und konstitutionellen Beziehungen zur Ganzheitlichen Betrachtung" und auch ein Referat des Anatomen Becher wurde angekündigt. Zur Veröffentlichung der Vorträge kam es aber offensichtlich nicht,[106] und aus den Anwesenheitslisten ist ersichtlich, daß sich das Interesse der übrigen Mitglieder der Medizinischen Fakultät in Grenzen hielt.

Balneologie, Klimatologie und Kurortwissenschaften

Die Deutsche Gesellschaft für Bäder- und Klimakunde war eine derjenigen Vereinigungen, die sich 1933 der „Reichsarbeitsgemeinschaft für eine Neue Deutsche Heilkunde" anschlossen. Sie war die Nachfolgeorganisation der Balneologischen Gesellschaft, die bereits seit 1889 existierte. Beziehungen zwischen Mitgliedern dieser Gesellschaft und den Anhängern der „Neuen Deutschen Heilkunde" ergaben sich aus

103 Näheres zu Benninghoffs wissenschaftlichem Werk bei Grundmann; Aumüller 1996.

104 StAM 305a, Acc. 1975/79, Nr.793. Alverdes/Zimmerl an interessierte Kollegen aller Fakultäten, 29.10.1937. Vgl. auch Nagel 2000, S. 319-321, Dok.173.

105 Die Arbeitsgemeinschaft wurde von Gaudozentenbundsführer Düring und dem örtlichen Dozentenbundsführer Bersin boykottiert. Zimmerl, der mit beiden im Streit lag, sah sich nicht in der Lage, diese im SoSe 1938 weiterzuführen (StAM 305a, Acc. 1975/79, Nr.733. Zimmerl an Gauleiter Weinrich, 11.4.1938, Bl.19-20). Vgl. zum Streit zwischen Rektor und Dozentenbundsführern Nagel 2000, S. 334-341, Dok. 184-189; außerdem Kap. III.2.3.

106 Leider sind keine Aufzeichnungen über den Inhalt der Vorträge überliefert.

der gemeinsamen Bestrebung, die natürlichen Heilkräfte der deutsche Mineralquellen und Bäder zu nutzen und physiotherapeutische Anwendungen zu fördern.[107]

Der Hygieniker Wilhelm Pfannenstiel interessierte sich von Anbeginn seiner Tätigkeit in Marburg für medizinisch-balneologische und klimatologische Fragestellungen. 1931 wurde er stellvertretender Generalsekretär der Balneologischen Gesellschaft und war an der Ausarbeitung des Reichskurortgesetzes beteiligt. Als Sachbearbeiter für Hygiene im wissenschaftlichen Ausschuß des Reichsfremdenverkehrsverbandes war er für die Einstufung von hessischen Ortschaften als Luftkurort oder Bad verantwortlich. Ein von ihm erarbeiteter Richtlinienkatalog zur klimatologischen Erforschung und Erschließung der Höhenluftkurorte und Bäder von Hessen und Waldeck sollte die Anforderungen an diese Orte standardisieren.[108] In diesem Zusammenhang wurde 1932 auf seine Initiative hin eine meteorologische Beobachtungsstation auf dem Gelände des Marburger Kurhotels am Ortenberg installiert, die für medizinisch-klimatologische Untersuchungen dienen sollte.[109]

Pfannenstiels Aktivitäten wurden wenig später belohnt, als Anfang 1934 mit Unterstützung des Kurators dem Marburger Hygiene-Institut eine „Staatliche Forschungsabteilung für Kurortwissenschaften und medizinische Klimatologie" angegliedert wurde. Pfannenstiels Studien über die Zusammenhänge zwischen Klima und Gesundheit seien im Interesse der Volksgesundheit wichtig, wie der Kurator feststellte. Da Räumlichkeiten im Hygiene-Institut zur Verfügung standen, weil das Gerichtsärztliche Institut gerade in die Lahnstraße 9 umgezogen war, und weitere staatliche Mittel nicht notwendig waren,[110] ließ die Einwilligung des Ministeriums „in Würdigung der Bedeutung kurortwissenschaftlicher und klimatologischer Arbeiten für die Kurorte" nicht lange auf sich warten.[111] Die Forschungsabteilung, einzige Forschungsstätte dieser Art in Deutschland, wurde vorerst durch Mittel des Landesverkehrsverbandes Kurhessen und Waldeck unterstützt und sollte nach fünfjährigem Bestehen in den Haushaltsplan der Universität aufgenommen werden. Zunächst wurde eine technische Assistentin eingestellt, doch bereits ein Jahr später konnte Pfannenstiel die Beschäftigung einer Meteorologin durchsetzen; beide Stellen wurden vom Verkehrsverband finanziert.[112]

Dementsprechend hatten die klimatologischen Arbeiten für die Kurorte Priorität und das Netz der meteorologischen Stationen wurde auf 14 im hessischen Raum ausgebaut.[113] Hier konnten laufend Messungen von Temperatur, Luftfeuchtigkeit, Luftdruck, Sonnenscheindauer und Windverhältnissen sowie der chemischen Bestandteile der Luft erfolgen. Ziel der medizinischen Klimatologie war nach Aussage Pfan-

---

107 Haug 1985, S. 103.

108 Pfannenstiel 1975-77, S. 61.

109 Ebd.

110 BA Berlin R 4901, Nr.2005. Kurator an PrMWKV, 22.8.1933.

111 Ebd. Erlaß PrMWKV U I 8716 III, 25.9.1933.

112 StAM 307c, Acc. 1969/33, Nr.569. Pfannenstiel an Dekan, 14.1.1934. BA Berlin R 4901, Nr.2006. RMWEV an Pfannenstiel, 15.2.1935.

113 Pfannenstiel 1934.

nenstiels die Erforschung der Beziehungen von Klima und Wetter auf die menschliche Gesundheit, und speziell das Heilklima der Kurorte sollte näher bestimmt werden. Für Bad Wildungen stellte er beispielsweise ein Strahlungsklima wie auf der Nordseeinsel Sylt fest und brachte den Ausbruch einer Grippeepidemie in Marburg im Jahr 1933 mit spezifischen meteorologisch-geographischen Gegebenheiten in Zusammenhang.[114] Schon Anfang 1934 meinte er aus seinen Untersuchungen ableiten zu können, daß Marburg alle Voraussetzungen als heilklimatischer Kurort erfülle, was dessen Anziehungskraft für den Fremdenverkehr erhöhen müsse.[115]

Ferner nahm die gesundheitliche Überwachung der Kurorte, die Kurorthygiene, großen Raum in der Arbeit der Forschungsstelle ein.[116] Zum einen wurden die hygienischen Verhältnissen in Gaststätten und Kureinrichtungen überprüft. Anderseits sollte das Marburger Institut als neutrale Zentralstelle zur Überwachung aller hessischen Kurorte bei Untersuchungen über die biologische Wirkung von Trink- und Badekuren sowie über die Qualität von Heil- und Mineralwässern und Heilschlamm und deren Einfluß auf die keimfeindliche Wirkung des Blutes[117] dienen. Zahlreiche Veröffentlichungen zu diesen Themen in verschiedenen Fachzeitschriften zeugen vom Engagement Pfannenstiels und seiner Mitarbeiter auf diesem Gebiet. Bis 1941 gab er zusätzlich 24 Hefte einer eigenen Schriftenreihe heraus.[118] In seiner Vorlesung über Sozialhygiene deckte er außerdem das Gebiet der Balneologie in der Lehre mit ab und organisierte Bäderbesichtigungsfahrten für interessierte Studenten und Mitarbeiter, so daß eine von der Deutschen Gesellschaft für Bäder- und Klimakunde geforderte gesonderte Vorlesung entfallen konnte.[119] Seine Funktion im wissenschaftlichen Beirat des hessischen Fremdenverkehrsverbandes führte er bis zum Kriegsbeginn fort und stellte seine Forschungsergebnisse auf mehreren Tagungen in Marburg vor.[120] Die Forschungsstelle existierte bis 1946 und wurde dann von Pfannenstiels Nachfolger Hans Schmidt aufgelöst.

Die gesundheitspolitischen Zielsetzungen der neuen Machthaber kamen somit der Entwicklung des Fachgebiets Hygiene entgegen. Pfannenstiel drückte dies so aus: „Die nationale und sozialistische Aufgabe der deutschen Hygiene ist die Gesunderhaltung des deutschen Volkes. Da Krankheitsverhütung weit wichtiger ist als -behandlung, bleibt der Ausbau der prophylaktischen Wissenschaft, der Hygiene, eine der vornehmsten Aufgaben des Staates. In ihrer Volksverbundenheit übertrifft die Hygiene alle anderen medizinischen Disziplinen. [...] Nur wenn die Hygiene ihre

114 Pfannenstiel 1934a. Eckardt; Flohn; Jusatz 1936.

115 OZ 18.1.1934, S. 4. Die Kurorthygiene.

116 Pfannenstiel 1934b.

117 Vgl. zur Blutbakterizidie Pfannenstiels Vitaminforschungen in Kap. III.7.5.

118 Arbeiten aus der Staatliche Forschungsabteilung für Kurortwissenschaften und medizinische Klimatologie beim Hygienischen Institut der Universität Marburg, 1934-1944. Hier erschienen zahlreiche in der Forschungstelle angefertigte Doktorarbeiten.

119 StAM 307c, Acc. 1969/33, Nr.569. Dekan an Kurator, 9.1.1935.

120 OZ 12.4.1937, S. 7. Systematische Klimaforschung in Kurhessen. OZ 16.5.1938, S. 4. Die Klimaforschung in Kurhessen.

Aufgaben aus der Praxis schöpft, kann die hygienische Lehre und Forschung lebendig und fruchtbar gestaltet werden. [...] Beim Hygieniker stehen die völkischen Gesichtspunkte völlig im Vordergrund seiner Blickrichtung."[121]

Pfannenstiel nutzte also geschickt die Gunst der Stunde, um politische und eigene Interessen zu korrelieren. Er etablierte die klimatologische Forschungsstelle an seinem Institut und verhalf diesem dadurch zu mehr Renommee, finanziellen Mitteln und Personal. Dementsprechend empfahl er allen Fachkollegen, ihre Arbeitskraft ausschließlich in den Dienst des nationalsozialistischen Staates und der Erhaltung der Gesundheit des deutschen Volkes zu stellen, und war einer derjenigen, die sich an vorderster Front dafür einsetzten.

Versuche zur Brotkonservierung

Die Präventivmedizin fand, wie schon mehrfach erwähnt, starke Resonanz in der NS-Ideologie, und die „Gesundheitsführung des Volkes" wurde zur staatlichen Aufgabe. Dazu gehörte auch die von Ärzten unterstützte Erziehung der Bevölkerung zu einer gesunderhaltenden, leistungssteigernden und den Ressourcen des Deutschen Reiches angepaßten Ernährung.[122] Im RMdI wurde dafür im Reichsausschuß für Volksgesundheit eine Arbeitsgemeinschaft für Volksernährung unter Vorsitz des Präsidenten des Reichsgesundheitsamtes, Reiter, ins Leben gerufen. Umfangreiche Aufklärungspropaganda gegen unnatürliche Lebensweisen wie das Rauchen und übermäßigen Alkoholgenuß sollte dazu dienen, den Krankenstand möglichst gering zu halten. Neben von Ernährungswissenschaftlern verfaßten wissenschaftlichen Artikeln über die optimale Zusammensetzung der Nahrung[123] wurden in Gesundheitsbüchern für den Hausgebrauch Tips für die Erhaltung des „körperlich und geistig gesunden Menschen" gegeben.[124] In allen Veröffentlichungen wurde einfache, bodenständige Kost mit viel Gemüse und Kartoffeln und wenig Fett, Fleisch und Genußmitteln angepriesen, um den „Kampf um die Nahrungsfreiheit, die Erzeugungsschlacht der deutschen Bauern" um Autarkie auf dem Gebiet der Lebensmittelversorgung zu unterstützen. Im Hintergrund stand dabei immer die Bestrebung, die Bevölkerung auf eine von ausländischen Erzeugnissen unabhängige Versorgung mit Lebensmitteln im Kriegsfall vorzubereiten.[125]

Auf einer Tagung der Hessischen Gesellschaft der Ärzte des öffentlichen Gesundheitsdienstes, die im Oktober 1938 in Marburg stattfand, fühlte sich auch der Ordinarius für Hygiene, Pfannenstiel, bemüßigt, sich über die „Sicherstellung der Ernährung des deutschen Volkes im Vierjahresplan" zu äußern.[126] Er wies darauf hin, daß

121 Pfannenstiel 1935, S. 313.

122 Vgl. zu Fragen der Ernährung im „Dritten Reich", vorzugsweise im Zusammenhang mit der Krebsprävention, Proctor 1999, S. 120-172.

123 Z.B. Bommer 1936.

124 Thomalla o.J. (etwa 1936), S. 254-267.

125 Wuttke-Groneberg 1980, S. 228-229, Dokument 128: W. Greiser: Die Reformernährung und der Vierjahresplan.

126 Pfannenstiel 1939.

die zur Verfügung stehenden Anbauflächen im Deutschen Reich bisher nicht für eine quantitativ und qualitativ gute Ernährung aus eigenen Pflanzen- und Tierbeständen ausreichten und stellte Überlegungen an, wie dem durch Steigerung der Produktion und Qualitätsverbesserung abzuhelfen sei. Er ließ dabei seine eigenen Forschungsergebnisse einfließen: seiner Meinung nach sollten sich einerseits durch zusätzliche Gabe von Vitamin C Leistungssteigerungen erreichen lassen,[127] andererseits müsse der Verzehr stark ausgemahlenen „weißen" Brotes vermieden und dafür Sorge getragen werden, daß wieder mehr Vollkornbrot gegessen werde.

Pfannenstiel hatte auch hier die Zeichen der Zeit relativ frühzeitig erkannt. Bereits 1935 hatte sein Mitarbeiter Jusatz unter seiner Anleitung Prüfungen der biologischen Wertigkeit von Vollkornbrot durchgeführt.[128] Zwei Jahre später wandte er sich an den Präsidenten des Reichsgesundheitsamtes und schlug vor, verschiedene Möglichkeiten der Brotkonservierung zu überprüfen. Für die „ausgedehnten Versuchsreihen mit wehrwissenschaftlicher Bedeutung" beantragte er eine Summe von 5000 RM.[129] Sein Antrag wurde mit Befürwortung Reiters an die DFG weitergereicht, die 2000 RM für die Unterstützung des Projektes bewilligte.[130]

In zwei Veröffentlichungen stellte Pfannenstiel die Ergebnisse seiner Versuche „zur Sicherstellung der Volksernährung in Notzeiten" dar.[131] In Zusammenarbeit mit einem Bäckermeister in Cölbe wurde zunächst die Herstellung von geschmacklich hochwertigem Brot in Blechdosen erprobt, die bei 100%iger Werterhaltung des Backgutes und hygienisch einwandfrei die Versorgung von Lagern, Notstandsgebieten und natürlich die Versorgung der Wehrmacht im Felde gewährleisten sollten. Im Tierversuch und an Freiwilligen wurde der Geschmack getestet und gleichzeitig der Säuregrad, Vitamingehalt und die Sterilität des Backgutes bestimmt. Durch den geringen Wasserverlust während des Backens in der geschlossenen Dose konnte sogar erreicht werden, das Mehl besser auszunutzen. Weiterführende Versuche galten der Ersetzung der teuren Blechbüchsen durch Beutel aus Spezialpapier, ein Verfahren, das Pfannenstiel zum Patent anmeldete. Nach Erprobung der Haltbarkeit auf einer Expedition zum Nanga Parbat (Himalaya) und unter verschiedenen extremen Witterungsverhältnissen wurde das Brot 1940 auch an die kämpfende Truppe und die Waffen-SS geliefert. Eine SS-Kompanie in Arolsen hatte es vorher getestet, und Pfannenstiel ließ es sich nicht nehmen, seine Männer durch Aufklärungsvorträge auf die Wichtigkeit des Unternehmens einzustimmen.[132]

127 Vgl. Pfannenstiels Vitaminforschungen in Kap. III.7.5.

128 Pfannenstiel; Jusatz 1936.

129 BA Koblenz, R 73, Nr.13599. Pfannenstiel an den Präsidenten des Reichsgesundheitsamtes Reiter, 21.2.1937.

130 BA Berlin (ehemals BDC), Karte RFR Pfannenstiel: 2000 RM, Biologische Wertigkeit verschieden gebackenen Brotes. Vgl. auch die Übersicht über vom RFR geförderte Forschungsvorhaben in Kap. IV.4.

131 Pfannenstiel; Salomon 1939a. Filling 1940.

132 StAM 327,2 Fulda-Werra, Nr. 116. Sanitätshalbjahresbericht des Oberabschnittsarztes Fulda-Werra Pfannenstiel an das SS-Hauptamt Berlin, 27.2.1939.

Nach anfänglichen Erfolgen machte es jedoch immer größere Schwierigkeiten, die Rohstoffe für das Verpackungsmaterial zu bekommen, und die kleine Bäckerei in der Nähe Marburgs war für die Herstellung des Brotes im großen Stil nicht geeignet. Große Bestände der Brotvorräte verschimmelten bei warmer Witterung. Pfannenstiel versuchte dies in einem Bericht an die DFG mit der minderwertigen Verpackung zu entschuldigen und machte Vorschläge zur Verbesserung des Verfahrens,[133] so daß ihm dafür nochmals 500 RM bewilligt wurden.[134] Der Backvorgang wurde letztendlich in eine Großbäckerei in Berlin verlegt, dies bewährte sich jedoch nicht, und die Herstellung wurde wenig später eingestellt.[135]

Pfannenstiels Forschungsprojekt zur Brotkonservierung war damit also kein anhaltender Erfolg beschieden, er hatte jedoch früh erkannt, daß die „Vollkornbrotfrage“ sowohl bei der Propagierung der gesunden Ernährung als auch bei der Sicherstellung der Lebensmittelversorgung einen wichtigen und deshalb von der DFG als förderungswürdig erachteten Punkt darstellen würde. Anläßlich des Parteitages 1937 in Nürnberg waren Grundsätze für eine gesunde Ernährung bekanntgegeben worden, die auch diese Frage mit einschlossen. Im Sommer 1939 wurde in Berlin der Reichsvollkornbrotausschuß gebildet, der alle interessierten Dienststellen von Partei und Staat unter Leitung des Reichsgesundheitsführers Conti zusammenfaßte. Die Qualität des in den Verkehr gebrachten Brotes wurde nun begutachtet und dieses durch eine dem Gesundheitsführer unterstehende „Reichsgesundheits-Prüfungs- und Beratungsstelle“ mit einem Gütesiegel versehen.[136]

Pfannenstiels Bemühungen um ein geeignetes Verfahren zur Brotkonservierung muten im nachhinein durchaus originell an und brachten ihm immerhin einige zusätzliche Forschungsgelder ein, scheiterten jedoch an der schlechter werdenden Rohstofflage in den Kriegsjahren, die er nicht in seine Überlegungen mit einbezogen hatte.

Pfannenstiels Bekenntnis zur Rassenhygiene

Wie aus den vorangegangenen Abschnitten ersichtlich, integrierte der Hygieniker Pfannenstiel Fragestellungen der Klimatologie, Balneologie und Ernährung, die durch die ideologische Nähe zur „Neuen Deutschen Heilkunde“ aufgewertet worden waren, mit Erfolg in sein Arbeitsgebiet. Als weiteres Teilgebiet der Hygiene wurde die Rassenhygiene von ihm ab SoSe 1931 in der Lehre vertreten[137] und beschäftigte ihn weit darüber hinaus, wenn man seine Aktivitäten in der Deutschen Gesellschaft für Rassenhygiene, die Anzahl seiner Veröffentlichungen und die ver-

---

133 BA Koblenz, R 73, Nr.13599. Bericht Pfannenstiels an die DFG, o.D.: Versuche über Brotkonservierung, III.Teil.

134 BA Berlin (ehemals BDC), Karte RFR Pfannenstiel: 500 RM, Biologische Wertigkeit verschieden gebackenen Brotes.

135 BA Berlin (ehemals BDC), SS-Ordner 639 Wilhelm Pfannenstiel.

136 Reichsgesundheitsdienst, Pressestelle 1941. Vgl. das Siegel in Proctor 1999, S. 123. Die Aktion wurde von Ärzten und Ernährungswissenschaftlern unterstützt, vgl. Bommer 1940.

137 Vgl. Kap. III.5.2.

gebenen Dissertationen[138] als Indizien bewertet. In einer Denkschrift über die Bedeutung der Hygiene für die deutschen Universitäten hob er hervor, daß die Rassenhygiene als wichtiges Teilgebiet der Gesamthygiene von deren Vertretern mit übernommen werden sollte, da sich hier die einzige Gelegenheit biete, um eine weltanschauliche und politische Schulung des Arztes im Rahmen des Medizinstudiums durchzuführen.[139] Als Vorsitzender der Deutschen Gesellschaft für Rassenhygiene, Ortsgruppe Marburg, entfaltete er rege propagandistische Tätigkeit auch außerhalb der Medizinischen Fakultät. Im Mai 1935 holte er in dieser Funktion zusammen mit der Kreisleitung der NSDAP, Amt für Volksgesundheit, eine Wanderausstellung mit dem Titel „Rasse- und Bevölkerungswesen" nach Marburg, die vom thüringischen Landesamt für Rassewesen konzipiert worden war.[140] Darüber hinaus hielten er und einige seiner Kollegen[141] Vorträge. Im Januar 1934 klärte Pfannenstiel beispielsweise den Nationalsozialistischen Lehrerbund über „Menschliche Vererbungslehre – Bevölkerungspolitik – Rassenhygiene" auf.[142] Pfannenstiels großes Interesse an der Rassenhygiene soll zum Anlaß genommen werden, seine schriftliche Äußerungen zum Thema näher zu beleuchten, auch wenn er selbst, abgesehen von der Betreuung einiger Doktorarbeiten, auf diesem Gebiet keine Forschungen betrieben hat.

Die Rassenhygiene war Anfang der dreißiger Jahre kein neuer Wissenschaftszweig, ihre Entwicklung reicht bis in das ausgehende 19. Jahrhundert zurück.[143] In den zwanziger Jahren hatte sich das Fachgebiet an den meisten deutschen Universitäten etabliert, und in Berlin wurde 1927 ein Kaiser-Wilhelm-Institut für Anthropologie, menschliche Erblehre und Eugenik[144] gegründet. Die medizinische Spezialdisziplin, die hauptsächlich von Hygienikern, aber auch von Anthropologen und Psychiatern vertreten wurde, versuchte Krankheitskonzeptionen mit rassenhygienischen Reformideen, wie sie von den Sozialdarwinisten Alfred Ploetz, Wilhelm Schallmayer u.a. vertreten wurden, zu verbinden. Prädisponiert für die Aufnahme rassenhygienischen Gedankenguts in die Medizin waren zum einen Fragen der Erblichkeitsproblematik, z.B. der genetischen Determination von Tuberkulose und

138 Vgl. Kap. III.4.4, Tab.11.

139 BA Berlin (ehemals BDC), Akte WI Pfannenstiel. Pfannenstiel an den Präsidenten des Reichsgesundheitsamtes, 25.11.1941.

140 StAM 305a, Acc.1975/79, Nr.649. Pfannenstiel an Rektor, 6.5.1935.

141 Kurt Westphal, Assistent in der Psychiatrischen Klinik, hielt im Oktober 1933 einen Vortrag vor der Kreisleitung der NSDAP zum Thema „Rasse und Rassenpflege des Deutschen Volkes", vgl. OZ 14.10.1933, S. 5. Sein Kollege Willi Enke führte im Dezember 1933 die Betriebszelle der Universität in das Thema „Rassenpflege und Volksgesundheit" ein, vgl. OZ 2.12.1933, S. 4.

142 OZ 11.1.1934, S. 4, Nationalsozialistischer Lehrerbund.

143 Vgl. zur Geschichte der Rassenhygiene und ihrer Protagonisten Becker 1988, und Weingart; Kroll; Bayertz 1992.

144 Der englische Begriff Eugenik, 1883 von Francis Galton eingeführt, wurde auch in Deutschland seit 1927 synonym zum deutschen Begriff Rassenhygiene gebraucht, der 1895 von Alfred Ploetz erstmalig benutzt worden war.

Geisteskrankheiten, zum anderen die präventive Medizin, die den Leistungs- und Volksgemeinschaftsgedanken in den Vordergrund stellte.[145] Die Hauptvertreter der wissenschaftlich etablierten Rassenhygiene der zwanziger Jahre, Eugen Fischer[146] und Fritz Lenz[147], veröffentlichten 1921 zusammen mit dem Züchtungsforscher Erwin Baur ein grundlegendes Buch über die menschliche Erblehre und Rassenhygiene, das in mehreren Auflagen erschien und in den nächsten beiden Jahrzehnten als Standardwerk galt.[148] Hitler übernahm Gedanken aus diesem Buch in seine Schrift „Mein Kampf", so die eugenische Forderung nach der Erziehung der Bevölkerung zur bewußten Fortpflanzung von erbbiologisch hochstehenden Personen (positive Rassenhygiene) und der Sterilisierung „Minderwertiger" (negative Rassenhygiene).[149] Er verband sie mit der Propagierung des Führungsanspruchs der arischen Rasse und der Hetze gegen „das Judentum" sowie der Furcht vor den vermeintlichen Gefahren der Rassenmischung.[150] Eine Allianz der nationalsozialistischen Bewegung mit der Rassenhygiene war damit vorgezeichnet. Die Nationalsozialisten vereinnahmten bei ihrer Machtübernahme deren wissenschaftlichen Inhalte und Forderungen, während die Rassenhygieniker nach Institutionalisierung und Anerkennung strebten – man profitierte also in den folgenden Jahren wechselseitig voneinander. Im „Dritten Reich" etablierten sich mehrere nationalsozialistische Institutionen der Erb- und Rassenpflege,[151] die eugenisches Gedankengut mit rassistischem Hintergrund auf der Grundlage des GzVeN und der Nürnberger Gesetze politisch umsetzten.

Pfannenstiel schloß sich mit seiner Auffassung über Rassenhygiene, die er ab 1934 in mehreren Aufsätzen und öffentlichen Vorträgen vertrat, im wesentlichen den Vorgaben an, die Hitler als „nationalsozialistische Weltanschauung" propagiert hatte. Er sah es als seine Aufgabe als Hygieniker an, nicht nur für die Gesunderhaltung der zur Zeit lebenden, sondern auch für die der kommenden Generationen zu sorgen und begrüßte es deshalb, daß im nationalsozialistischen Staat Rassenhygiene und Bevölkerungspolitik in den Vordergrund innenpolitischer Maßnahmen gerückt worden waren.[152] Die menschliche Rasse definierte Pfannenstiel als eine Menschengruppe, die sich von anderen Gruppen in ihren seelischen, geistigen und körperli-

145 Schmuhl 1987, S. 78-90.

146 Eugen Fischer (1874-1967), Anthropologe. Vgl. Lösch 1997.

147 Fritz Lenz (1887-1976), Hygieniker. Vgl. zur Biographie von Lenz Becker 1988, Teil I, S. 137-217.

148 Baur; Fischer; Lenz 1921.

149 Unter den Anhängern der Rassenhygiene begann die Diskussion, ob positive oder negative Rassenhygiene zu bevorzugen sei, bereits Ende des 19. Jahrhunderts und wurde in Abhängigkeit von der politischen Lage unterschiedlich bewertet. Vgl. Weingart; Kroll; Bayertz 1992, S. 39-40.

150 Hitler 1936, Bd.1, S. 311-362, und Bd.2, S. 441-451. Weingart; Kroll; Bayertz 1992, S. 367-381. Becker 1988, Teil I, S. 138-144. Vgl. auch Jäckel 1981.

151 Z.B. das Rassenpolitische Amt der NSDAP, der Sachverständigenbeirat für Bevölkerungs- und Rassenpolitik und das Amt für Sippenforschung.

152 Vgl. zum folgenden Pfannenstiel 1934c. Ders. 1934d. Ders. 1935/36.

chen Eigenschaften unterscheidet und immer wieder ihresgleichen zeugt. Um Bestand und Gesundheit dieser Rasse zu erhalten, mußten seiner Meinung nach vier Grundgesetze der Natur, die er für den besten Lehrmeister in dieser Frage hielt, beachtet werden: erste Grundbedingung war die „überschießende Fruchtbarkeit“ (Geburtenüberschuß), die notwendig alle Gesunden und Tüchtigen, die dem „Kampf ums Dasein“ z. B. in Kriegen nicht standhielten, ersetzen sollte. Daraus folgte für Pfannenstiel, daß die noch um die Jahrhundertwende geforderte Geburtenbeschränkung als liberalistisch-jüdische Propaganda abzulehnen sei. Zur Gesunderhaltung und Höherentwicklung des deutschen Volkes war des weiteren zweitens eine ständige Auslese der hochwertigen Erbgesunden notwendig, die „natürliche Bildung eines Adels“, der neben körperlicher und geistiger Tüchtigkeit auch besondere seelische Eigenschaften wie Charakterfestigkeit und Wahrheitsliebe an seine Nachkommen weitergeben konnte. Gleichzeitig mußte drittens eine Ausschaltung der Minderwertigen von der Fortpflanzung stattfinden, um Erbfehler zu eliminieren. Das vierte Grundgesetz bezog sich auf das „natürliche“ Streben nach Rassenhygiene durch Ablehnung jeglicher Rassenmischung. Zunehmender Verlust der Rassereinheit habe zu Wesensspaltungen und einem „Heer von Psychopathen“ geführt. Insgesamt gesehen war die im „Dritten Reich“ staatlich verordnete Rassenhygiene für Pfannenstiel also ein ganz natürlicher Vorgang, der auf der Rückbesinnung auf gegebene Naturgesetze beruhte.

Zu ihrer Durchsetzung forderte er, den Kampf gegen die immer stärkere Entfremdung von den natürlichen Verhältnissen aufzunehmen, in die das deutsche Volk durch Zivilisation und Kultur gedrängt worden war. Er warnte vor dem Schwinden der Bevölkerungszahlen (Deutschland – ein Volk ohne Jugend), der „Überfremdung“ durch Slawen und „Ostjuden“ und der Einengung des Lebensraumes (Volk ohne Raum). Erbgesunde Familien mit drei bis vier Kindern seien zur Bestanderhaltung dringend notwendig, und die Familiengründungen müßten mit allen Mitteln gefördert werden, wobei besonders die bodenständige Bauernbevölkerung zu berücksichtigen sei. Die Rassenhygiene durch Auslese der Höherwertigen und „Ausmerzung“ der Minderwertigen sah Pfannenstiel als staatspolitische Grundlage der qualitativen Verbesserung des deutschen Volkes an. In einer Normalverteilung zeigte er die „gesunde Uniformität“ eines „Volkskörpers“, hervorgebracht durch das Führer- und Leistungsprinzip, im Gegensatz zur abgeflachten Kurve des im Parteienstaat entstandenen kranken „Volkskörpers“ mit einer Vielzahl von degenerierten, minderwertigen Existenzen.[153] Pfannenstiel gestand den „Minderwertigen“ zwar den Anspruch zu, von der Allgemeinheit erhalten zu werden, das Recht auf Fortpflanzung hätten sie jedoch nicht. Die in Vorbereitung befindlichen Maßnahmen gegen die Vermischung mit den „fremdrassigen“ Juden (Nürnberger Gesetze) begrüßte Pfannenstiel ausdrücklich und behauptete, daß in

153 Pfannenstiel 1934c, S. 107.

jüdischen Mischehen besonders viele Erbfehler aufgetreten seien.[154] Den Einfluß des Judentums in Deutschland zu unterbinden hielt er aus diesem Grund nur für legitim, denn „wir können Adolf Hitler nicht dankbar genug sein, daß er uns durch die legalen Maßnahmen gegen das Judentum vor Pogromen bewahrt hat, die das Ansehen der deutschen Nation und der deutschen Kultur auf das schwerste erschüttert hätten".[155]

Immer wieder appellierte Pfannenstiel an das „Erbbewußtsein" seiner Leser, das er mit „Rassenbewußtsein" gleichsetzte und forderte „das klare Bewußtsein, Träger eines heiligen Erbes zu sein".[156] Er hielt diesen „Deutschen Glauben" für legitimiert, den christlichen Glauben zu ersetzen. Die „artfremde" Lehre der christlichen Kirche von Himmelreich und Hölle, vom klaglosen Ausharren im irdischen Dasein mit der Hoffnung auf Erlösung im Jenseits und der Gedanke an Schuld und Sühne seien nicht mit dem Leistungsprinzip des erbbewußten Deutschen zu vereinbaren, ebensowenig die Meinung der katholischen Kirche, daß das Recht der Familie auf Kinder höher stehe als das Recht des Staates auf gesunde Bürger. Für ihn galt die Pflicht zur Reinerhaltung der Rasse, zur Fortpflanzung und zur Erhaltung der Gesundheit und Leistungsfähigkeit als neues Glaubensbekenntnis.[157]

Bei der Durchsicht von Pfannenstiels Veröffentlichungen wird deutlich, daß dieser seine Auffassungen von Rassenhygiene und ihrer Durchsetzung schon in den frühen dreißiger Jahren vertrat, häufig über die Forderungen der wissenschaftlichen Vertreter der Eugenik hinausging und sich weitgehend zum Sprachrohr der von Hitler vorgegebenen „nationalsozialistischen Weltanschauung" machte. Neben den von Rassenhygienikern wie Fischer und Lenz favorisierten eugenischen Zielsetzungen der bewußten Fortpflanzung übernahm er Hitlers rassenideologisch motivierten Antisemitismus, dessen rassistische Vorstellungen von der Reinerhaltung der Rasse und seine imperialistische „Blut-und-Boden"-Theorie. Auch christliche Wertvorstellungen mußten nach Pfannenstiels Meinung bei der Befriedigung der „natürlichen" Bedürfnisse des deutschen „Herrenvolkes" zurückstehen. Er war der einzige Ordinarius der Marburger Medizinischen Fakultät mit dieser unbedingten Gefolgschaftstreue zu Hitlers Thesen, die er in Vorträgen und Vorlesungen verbreitete; kein anderer äußerte sich öffentlich in ähnlich aktivistischer Manier. Bei seinen Kollegen war er als „150prozentiger Nazi" bekannt und gefürchtet, und erst in den Kriegsjahren konnte der gemäßigte Flügel der Fakultät seinen Einfluß einschränken und seinen Intrigen Paroli bieten.[158]

---

154 Pfannenstiel 1934c, S. 108: „Es gibt wohl kaum ein Volk, welches so viele Psychopathen besitzt wie die Juden."

155 Ebd., S. 108.

156 Pfannenstiel 1935a.

157 Pfannenstiel 1935b. Ders. 1935c.

158 Vgl. dazu Kap. IV.2.

7.5 Die Vitaminforschung als fächerübergreifendes Forschungsprojekt

Zum Abschluß soll ein Forschungsgebiet kurz skizziert werden, daß von der nationalsozialistischen Ideologie wenig beeinflußt, aber interdisziplinär von Mitgliedern der Medizinischen Fakultät bearbeitet wurde.[159] In einer Vielzahl von Veröffentlichungen aus den dreißiger und vierziger Jahren wurde in Marburg die Bedeutung der Vitamintherapie in verschiedenen medizinischen Fachgebieten untersucht. Mitarbeiter aus der Augenklinik, der Hautklinik und besonders aus der Chirurgie, der Physiologischen Chemie und der Hygiene waren daran beteiligt.

Nach systematischen Ernährungsstudien wurden Anfang des Jahrhunderts die Ursachen von Mangelerkrankungen diskutiert, die ihren Ursprung in der Unterversorgung mit bisher unbekannten, essentiellen Nahrungsbestandteilen haben mußten. Mit seinen Untersuchungen zur Beriberi-Krankheit[160] begründete der Holländer Christiaan Eijkman (1858-1930) die experimentelle Vitaminforschung und erhielt 1929 für die Entdeckung des Vitamin B_1 den Nobelpreis. 1912 schon gab der polnische Biochemiker Casimir Funk (1884-1967) der Substanz, die diese Krankheit verhindern konnte, den Namen „Vitamin".[161] Obwohl sich später herausstellte, daß die Vitamine chemisch gesehen keine Amine sind, behielt man diesen Namen bei. Aufgrund zahlreicher experimenteller Befunde wurde die Vitamintheorie in den folgenden Jahren allgemein anerkannt. Weitere Vitamine wurden durch systematische Suche entdeckt, die Namensgebung erfolgte nach dem Alphabet und man trennte in wasserlösliche (B-Reihe und C) und fettlösliche (A,D,E,K) Substanzen. Die Entwicklung des Forschungsgebiets hing eng mit den Fortschritten der Chemie zusammen: verfeinerte Trenn- und Analysetechniken erleichterten Anfang der dreißiger Jahre den präparativen Zugang zur Aufklärung der Struktur und der Charakterisierung der chemisch recht unterschiedlichen Stoffe. In der Medizin wurden die verschiedensten Krankheitsbilder dahingehend untersucht, ob sie als Vitaminmangelzustände beschrieben und entsprechend therapiert werden konnten. Nachdem man anfangs auf natürliche Quellen zur Isolierung angewiesen war und nur mehr oder weniger reine, wirkungsvolle Extrakte herstellen konnte, wurde durch die verbesserten chemischen Möglichkeiten in den dreißiger Jahren die Synthese verschiedener Vitamine möglich (z.B. die Synthese des Vitamin C durch Reichstein und Haworth 1933). Mediziner und Chemiker arbeiteten Hand in Hand, was zwischen 1920 und 1940 einen ungeheuren Aufschwung in der Vitaminforschung zur Folge hatte. Bis zu

159 Im Jahresbericht des Rektors von 1939 wurde diese Arbeitsgemeinschaft lobend erwähnt. Vgl. StAM 305a, Acc. 1975/79, Nr.225. Jahresbericht des Rektors bei der Gründungsfeier 1939, 16.7.1939.

160 Beriberi-Krankheit: hauptsächlich in asiatischen Ländern auftretende Mangelerkrankung, ausgelöst durch ausschließliche Ernährung mit geschältem, poliertem Reis.

161 Vita (lat. Leben) + Amin = Vitamin. Mit dieser Bezeichnung sind in pflanzlicher und tierischer Nahrung vorkommende, lebenswichtige organische Substanzen gemeint, die der Organismus nicht oder nicht in genügender Menge herstellen kann und deren Energiegehalt keine Bedeutung hat.

Beginn des Zweiten Weltkrieges war die Wirkungsweise vieler Vitamine relativ gut untersucht, die chemische Struktur aufgeklärt und bei einigen die Reindarstellung gelungen.[162]

Die Vitamintheorie galt also ab Ende des Ersten Weltkrieges als bewiesen und ihre Erfolge brachten sie in Mode. Auch Theodor Bersin, der ab 1938 als außerordentlicher Professor das Physiologisch-chemische Institut leitete, interessierte sich für dieses Forschungsgebiet und faßte 1936, noch als Assistent bei Hans Meerwein, seine Kenntnisse über die Stoffgruppe in einem Übersichtsartikel zusammen.[163] Seine Angaben über den täglichen Bedarf eines gesunden Erwachsenen an Vitaminen unterschieden sich allerdings von den heute empfohlenen und waren – bis auf den Vitamin C-Bedarf – zu hoch gegriffen.[164] Die Forschungen über den richtigen Tagesbedarf an Vitaminen beschäftigten in den dreißiger Jahren viele Wissenschaftler und sollten im Hinblick auf die Zusammenstellung der Kost für die kämpfende Truppe bald zu einem wichtigen Thema werden.[165] Ebenso unklar war für Bersin die Höhe der toxischen Dosen, die zu Überdosierungserscheinungen führen konnten. Über die Wirkungsweise im Organismus war ihm immerhin schon bekannt, daß Vitamine als Bestandteile von Fermentsystemen, als sog. Coenzyme, die katalytische Wirkung von Enzymen im Stoffwechsel verstärken. Diese Auffassung wurde durch intensive Forschung auf diesem Gebiet in den folgenden Jahren bestätigt. Auch über die Entdeckung der Fähigkeit des Körpers, Vitamine mehr oder weniger lange zu speichern, konnte Bersin schon Aussagen machen.

Er war nicht der einzige an der Fakultät, den die Vitaminforschung interessierte. Auf einer Sitzung des Ärztlichen Vereins zu Marburg wurde 1935 von einzelnen Fachvertretern über Forschungsergebnisse in der Marburger Physiologischen Chemie, Hygiene und Chirurgie berichtet.[166] Pfannenstiel, der sich schon seit Jahren intensiv mit diesem Gebiet beschäftigte,[167] beschrieb die Wirkung der Vitamine D und B auf die keimfeindliche Kraft des Blutes, die sog. Blutbakterizidie. Seine Bestimmungen dieser Fähigkeit des Blutes sind so zu interpretieren, daß ihm die verschiedenen Wege, die es dem Körper ermöglichen, Bakterien durch das Immunsystem abzuwehren, wahrscheinlich schon bekannt waren, eine genaue Vorstellung der Verbindung von zellulären und humoralen Abwehrmechanismen jedoch noch fehlte.[168]

---

162 Böttcher 1965. Frankhauser 1997.

163 Bersin 1936.

164 Bersin hielt 10-25 mg Vitamin C/Tag für ausreichend im Gegensatz zu den heute favorisierten 75 mg. Bersin 1936, S. 22. Zum Vergleich Schmidt; Thews 1987, S. 724-725.

165 Scheunert 1940.

166 Pfannenstiel 1935d. Bersin 1935; Jusatz 1935; Lauber 1935.

167 Pfannenstiel 1930. Pfannenstiel 1932a.

168 Im Jahre 1883 erkannte der russisch-französiche Bakteriologe Ilja Metschnikoff (1845-1916) die Rolle der Makrophagen (Freßzellen) für die Immunreaktion. Die beiden deutschen Forscher Emil von Behring (1854-1917) und Paul Ehrlich (1854-1915) entdeckten die durch Antikörper vermittelte humorale Immunität. Das genaue Zusammenspiel beider Systeme wurde erst nach dem Zweiten Weltkrieg erkannt. Vgl. zum damaligen Kenntnisstand Pfannenstiel 1942.

Sein Mitarbeiter Jusatz beschäftigte sich mit der inzwischen allgemein anerkannten Wirkung der Vitamine als Therapeutika. Heilerfolge waren durch die spezifische Steigerung der Abwehrkräfte des Organismus gegenüber Infektionserregern erreicht worden. Ebenso wie Pfannenstiel[169] wies Jusatz auf die Einsetzbarkeit der bis zu diesem Zeitpunkt bekannten Vitamine bei der Bekämpfung von Infektionskrankheiten hin und betonte den erhöhten Bedarf bei chronischen Erkrankungen. Über die engen chemischen und physiologischen Beziehungen zwischen Vitaminen und Hormonen konnte allerdings nur spekuliert werden. Es war bereits bekannt, daß es Wechselwirkungen, beispielsweise regulierende Einflüsse auf die Inkretion der Schilddrüse bei Basedow-Patienten gab.[170] Unklar war jedoch noch, daß einige Vitamine wie das Vitamin A als Vorstufen (Provitamine) in den Körper aufgenommen und erst dort zum eigentlichen Wirkstoff umgebaut werden, was die Unterscheidung von endogenen Hormonen und exogenen Vitaminen schwierig machte. Hier soll nur kurz auf Pfannenstiels Versuche zur Vitaminbeeinflußbarkeit der Höhenfestigkeit hingewiesen werden, die 1938 anliefen und sich bis in die Kriegsjahre erstreckten. Auf sie wird im Kapitel über die kriegswichtige Forschung näher eingegangen werden.[171]

Bersin, der sich mit der Rolle der Vitamine im intermediären Stoffwechsel beschäftigte, arbeitete eng mit dem Oberarzt der Chirurgischen Klinik, Hans-Joachim Lauber, zusammen, um die Vitamintherapie bei chirurgischen Erkrankungen zu erforschen. Lauber hatte sich bereits vor seinem Wechsel nach Marburg an der Universitätsklinik in Königsberg in Tierversuchen mit dem Einfluß des Vitamin A auf die Wundheilung beschäftigt.[172] An der Marburger Klinik setzte er seine Forschungen fort und prüfte die Möglichkeiten der externen Vitaminbehandlung von Wunden auf Salbengrundlage. Er befürwortete die Gabe von reichlichen oralen Vitaminmengen vor Operationen, um dem erhöhten Bedarf in der Regenerationsphase zu begegnen.[173] Außerdem konnte er feststellen, daß Vitamine weder bei der Tumorentstehung noch bei ihrer Therapie einen nennenswerten Einfluß haben.[174] Sein besonderes Augenmerk richtete Lauber in Arbeitsgemeinschaft mit Bersin auf die Wirkungsweise des Vitamin C. Sie untersuchten im Tierversuch den Einfluß von Vitamin C auf die Narkose und testeten, wieviel Vitamin C notwendig ist, um den erwiesenermaßen erhöhten Bedarf nach chirurgischen Eingriffen auszugleichen.[175] Zwischen 1937 und 1939 wurden diese Versuche durch Gelder des RFR unterstützt; eine technische Assistentin konnte davon finanziert werden.[176] Lauber stellte die Befunde auf

169 Pfannenstiel 1933.
170 Kühnau; Stepp 1933.
171 Vgl. Kap. IV.4.4.
172 Böttcher 1965, S. 125.
173 Lauber 1937.
174 Lauber; Schocke; Bersin 1938.
175 Bersin; Lauber; Nafziger 1937. Lauber; Bersin; Nafziger 1937. Lauber; Nafziger; Bersin 1937.
176 BA Berlin (ehemals BDC), Karte RFR Lauber. BA Koblenz, R 73, Nr.12601, DFG-Akte Lauber. Berichte Laubers an die DFG, 2.12.1937, 6.12.1938. Vgl. zur Höhe der Förderung die Übersicht in Kap. IV.4.

dem Reichsärztelehrgang für Krankenernährung in Kassel im November 1937 interessierten Kollegen vor.[177]

Die Beschreibung der unterschiedlichen Aktivitäten auf dem Gebiet der Vitaminforschung zeigt, daß diese Stoffgruppe bei den Marburger Ärzten speziell für die Therapie interessant war. Durch Zusammenarbeit von Chemikern und Klinikern konnten in den Marburger Instituten einige, wenn auch nicht die bahnbrechenden Erkenntnisse gewonnen werden.[178] Damals wie heute kann man davon ausgehen, daß die interdisziplinäre Zusammenarbeit fruchtbar und für alle Beteiligten von Vorteil war.

Obwohl es nicht möglich war, die Forschungsaktivitäten an der Medizinischen Fakultät der dreißiger Jahre bis ins Detail zu beleuchten, geben die hier vorgestellten Persönlichkeiten und wissenschaftlichen Projekte doch ein recht umfassendes Bild von der damaligen Marburger Forschungslandschaft. Zusammenfassend sollen anhand der Marburger Verhältnisse die eingangs gestellten Fragen diskutiert werden. Ein Vergleich mit anderen Fakultäten oder gar eine reichsweite Verallgemeinerung ist dabei kaum möglich, da bisher keine vergleichbaren Studien existieren. Nur Thom stellte in seiner Bewertung der Forschungstätigkeit der Leipziger Fakultät fest, daß „ein eigentümliches Nebeneinander tradierter Arbeitsformen und neuer systembezogener Intentionen“ erkennbar wurde.[179]

Wie oben ausführlich beschrieben, gab es an der Marburger Fakultät einige sehr renommierte Wissenschaftler, allen voran den Psychiater Ernst Kretschmer und den Pädiater Ernst Freudenberg. Ebenso anerkannt war der Chirurg Rudolf Klapp, während der Ophthalmologe Grüter eher im Verborgenen wirkte. Bei allen fällt auf, daß ihre herausragenden wissenschaftlichen Erfolge bereits in die zwanziger Jahre fielen. Man kann jedoch von keinem behaupten, daß er sich im folgenden Jahrzehnt auf seinen Lorbeeren ausruhte. Von einem Niveauverlust und Rückzug auf ältere Forschungsergebnisse kann bei der wissenschaftlichen Arbeit dieser Kapazitäten auf ihrem Gebiet also nicht die Rede sein. Eher ist die These Katers zu unterstreichen, daß alteingesessene, international anerkannte Forscher ihre Arbeit im „Dritten Reich“ unbeirrt weiterführen konnten und dabei wenig behelligt wurden.[180]

Allerdings war die Forschungsintensität an den einzelnen Marburger Kliniken und Instituten unterschiedlich ausgeprägt. Es gab einige Fachgebiete, die sich hauptsächlich mit Lehre, Krankenversorgung und außeruniversitären Dienstleistungen beschäftigten wie zum Beispiel die Gerichtsmedizin, die Medizinische Poliklinik und auch die Zahnklinik. Auf anderen Gebieten wurde die Forschung weniger von den meist älteren Ordinarien betrieben als von den jungen, aufstrebenden Habilitierten. Bestes Beispiel ist die Marburger Frauenklinik, an der der ao. Professoren Naujoks und der

177 Lauber 1938.
178 Vgl. dazu Böttcher 1965, S. 361-364.
179 Thom 1990, S. 174.
180 Kater 1989, S. 121-126.

Dozent Neumann durch wissenschaftliche Veröffentlichungen hervortraten, während ihr Chef Kehrer in den dreißiger Jahren kaum noch etwas veröffentlichte. Ähnlich war es in der Medizinischen Klinik unter Leitung von Alfred Schwenkenbecher. Hier fallen vor allem die Arbeiten von PD Ewald Kestermann zur Behandlung des Diabetes mellitus auf, und in der HNO-Klinik war es der ao. Professor Helmuth Loebell, dessen Erfolge auf dem Gebiet der Erforschung der Stimm- und Sprachstörungen ihm 1938 eine Berufung nach Münster einbrachten. Bei den älteren, weniger renommierten Medizinern kann man also durchaus davon sprechen, daß sie in den dreißiger Jahren nicht mehr sehr produktiv waren und sich in ihren letzten Dienstjahren auf die Krankenversorgung und Lehre zurückzogen, was jedoch nicht ursächlich mit dem politischen Machtwechsel in Zusammenhang gebracht werden kann. Das Beispiel der interdisziplinären Zusammenarbeit in der Vitaminforschung unterstützt die These von der Produktivität der Jüngeren, auch hier waren es hauptsächlich Privatdozenten, die sich fächerübergreifend zusammenfanden, um ein gemeinsames Forschungsprojekt zu bearbeiten, das auch vom RFR als förderungswürdig erachtet wurde. Das gewählte Thema und dessen Bearbeitung und Diskussion zeigen zudem, daß die beteiligten Marburger Wissenschaftler sich in der internationalen Forschung auf diesem Gebiet gut auskannten und nicht etwa bereits bekannte Ergebnisse reproduzierten.

Warum es außer der Förderung dieses Projekts in den dreißiger Jahren nur so wenige weitere Unterstützungszahlungen der DFG gab, konnte nicht geklärt werden. Man könnte behaupten, daß die beiden einzigen geförderten Forschungsvorhaben – die Untersuchungen zur Wirkung von Vitamin C und Pfannenstiels Versuche zur Brotkonservierung – einen kriegswichtigen Hintergrund hatten und das Geld deshalb bewilligt wurde. Andererseits gibt es keine Beispiele von Anträgen, die abgelehnt wurden, weil es sich „nur“ um Grundlagenforschung handelte. Über die Frage, ob das Parteibuch des Antragstellers unter Umständen ausschlaggebend war, kann wegen der geringen Anzahl der Förderungen nur spekuliert werden. Setzt man dies voraus, so war Pfannenstiel als Mitglied der NSDAP und SS natürlich für eine finanzielle Zuwendung prädestiniert. Auch die beiden anderen Antragsteller, Lauber und Bersin, waren seit 1937 Parteimitglieder und dem Regime nicht abgeneigt; Bersin engagierte sich, wie schon beschrieben, als Dozentenbundsführer.[181] Da jedoch auch hier keine Gegenbeispiele von abgelehnten Anträgen von Nichtparteimitgliedern vorhanden sind, muß diese Frage offen bleiben.

Eines der Hauptanliegen unserer Untersuchung war es festzustellen, ob die Mitglieder der Marburger Medizinischen Fakultät sich durch die NS-Ideologie in ihrer wissenschaftlichen Forschungsarbeit beeinflussen ließen. Es ist offensichtlich, daß sich auch die Marburger Wissenschaftler der NS-Gesundheitspolitik und ihren Neuerungen nicht entziehen konnten oder wollten. Viele von ihnen waren der „Neuen Deutschen Heilkunde“, der „Biologischen Medizin“ und der Ganzheitsmedizin gegenüber aufgeschlossen, besonders deutlich wird dies bei den Anatomen und den

181 Vgl. Kap. III.1.3.

Vertretern der Inneren Medizin. Es drängt sich jedoch der Eindruck auf, daß sie zwar den naturheilkundlichen und ganzheitlichen Anregungen offen gegenüberstanden und auch Themen, die außerhalb der Schulmedizin lagen, in ihre Forschungen mit aufnahmen, dabei aber den ideologischen Hintergrund übersahen. Der fachliche Standpunkt stand immer im Vordergrund, und die besonders in der „Neuen Deutschen Heilkunde" deutlich werdende Überformung durch die nationalsozialistische Ideologie wurde als Beiwerk mit in Kauf genommen. Ob dies aus Kurzsichtigkeit gegenüber der Realität oder absichtlich geschah, ist im nachhinein nur schwer zu entscheiden. Schon aus den eingangs aufgelisteten Forschungsthemen ist allerdings ersichtlich, daß die allermeisten Marburger Hochschulmediziner nicht zu Gesundheitsführern, wie sie Reichsärzteführer Wagner gefordert hatte, wurden, sondern ideologisches Gedankengut bei ihrer wissenschaftlichen Arbeit weitgehend ignorierten.

Einzige Ausnahme sind die Forschungsaktivitäten des Hygienikers Pfannenstiel, der sich in seinen Veröffentlichungen zur Rassenhygiene und anderen populärwissenschaftlichen Schriften voll und ganz hinter die nationalsozialistischen Zielsetzungen stellte. Dementsprechend richtete er auch seine Forschungsvorhaben aus und hatte ein feines Gespür dafür, mit welchen Themen man sich im „Dritten Reich" profilieren konnte. Es gelang ihm in den dreißiger Jahren, sein Institut immens zu vergrößern, Forschungsgelder einzutreiben und sein Personal nahezu zu verdoppeln. Seine Forschungsstelle für Kurortwissenschaften baute er vorausschauend als Dienstleistungsunternehmen für den Fremdenverkehr im Gau Kurhessen aus. Bei Durchsicht seiner wissenschaftlichen Arbeiten zeigt sich, daß er einerseits ideologisch gefärbte Themen bevorzugte, sich andererseits mit der Vitaminforschung befaßte, die allerdings auch „zeitgemäß" war und dadurch Erfolg versprach. Insgesamt ist Pfannenstiel als ein mittelmäßiger Wissenschaftler zu beurteilen, der durch seine völlige Hinwendung zum Nationalsozialismus und die geschickte Auswahl seiner Forschungsgegenstände in seinem Fachgebiet und an der Fakultät einigen Einfluß hatte.

Nach allem, was bisher über die Marburger Medizinische Forschung gesagt wurde, ist die von Historikern am häufigsten gestellte Frage nach wissenschaftlicher Kontinuität oder Diskontinuität nur positiv im Bezug auf die Kontinuität zu beantworten. An nahezu sämtlichen Kliniken und Instituten wurden Forschungsvorhaben, die schon in den zwanziger und Anfang der dreißiger Jahre begonnen worden waren, weitergeführt. Tendenzen der „Neuen Deutschen Heilkunde" wurden beachtet, aber nicht überbewertet. Auch das Interesse an erblichen Erkrankungen und Sterilisationsverfahren steigerte sich nach der Verabschiedung des GzVeN, diesem Thema wurde ein eigenes Kapitel gewidmet.[182] Gegen Ende der dreißiger Jahre sind einige kriegswichtige Arbeiten auszumachen, die durch außeruniversitäre Forschungsmittel unterstützt wurden. Wie sich die Forschungsthemen und Inhalte den Kriegserfordernissen anpaßten, soll im Kapitel über die kriegswichtige Forschung untersucht werden.[183]

---

182 Vgl. dazu Kap. III.8.3 und Kräwinkel 1999.

183 Vgl. Kap. IV.4.

III.8 Die Krankenversorgung

Esther Krähwinkel

8.1 Krankenpflege und medizinische Versorgung an den Marburger Universitätskliniken

Neben den Ärzten oblag insbesondere den Krankenschwestern[1] als der zahlenmäßig größten Gruppe innerhalb der Gesundheitsberufe die Umsetzung der gesundheitspolitischen Vorgaben des Nationalsozialismus. Spezifische Berufscharakteristika wie dauernde Anwesenheit beim Patienten und persönlicher Kontakt zu ihm und seiner Familie ließen Krankenschwestern besonders geeignet erscheinen, eine wichtige Position in der „Gesundheitsführung" des Volkes zu übernehmen. So erfuhr die Krankenpflege vor dem Hintergrund des gesundheitspolitischen Paradigmenwechsels, den Frei prägnant mit den Schlagworten „Volksgesundheit statt Humanitätsduselei"[2] beschreibt, eine umfassende Aufwertung. Sie zeigte sich vor allem durch ein erstmals außerhalb der Medizin liegendes Arbeitsfeld für Krankenschwestern: die Gemeindepflege.[3] Die relative Eigenständigkeit in der Gemeindetätigkeit wie auch insgesamt der Ansehenszuwachs des Pflegeberufes bedeutete aber, wie Steppe betont, keinen Bruch mit dem bestehenden Berufsethos. Infolge fehlender Reflexion über die geänderten politischen Bedingungen waren Gehorsam, Opferbereitschaft und Selbstaufgabe weiterhin bestimmende Momente der Berufsausübung genauso wie das Selbstverständnis, als Schwester bloße Helferin des Arztes zu sein.[4]

Die Wichtigkeit, die den Krankenschwestern in der NS-Gesundheitspolitik zugemessen wurde, ist auch an den vielfältigen Aktionen erkennbar, mit denen die nationalsozialistischen Machthaber versuchten, Einfluß auf das Schwesternwesen zu gewinnen: Sie steigerten die Zahl der Schwestern, vereinheitlichten und ideologisierten die Ausbildung und strukturierten die verschiedenen Reichsspitzenorganisationen der Schwesternverbände um.[5]

1 Zur Begrifflichkeit „Krankenschwester" und „Pflegerin" vgl. Steppe 1993a, S. 49-53. Hier werden alle ausgebildeten Frauen in der Krankenpflege, unabhängig von einer Mutterhausanbindung, als Krankenschwester oder Schwester, die Auszubildenden als Schülerinnen und die Männer als Pfleger bezeichnet.

2 Frei 1991, S. 8.

3 Steppe 1997, S. 162.

4 Dies. 1997a, S. 72-73 und S. 81-82.

5 „Gesetz zur Ordnung der Krankenpflege" vom 28.9.1938, RGBl I 1938, S. 1309-1310. Vgl. dazu Weisbrod-Frey 1993, S. 87-95. Zu den organisatorischen Änderungen im Schwesternwesen vgl. Steppe 1993b, S. 61-66.

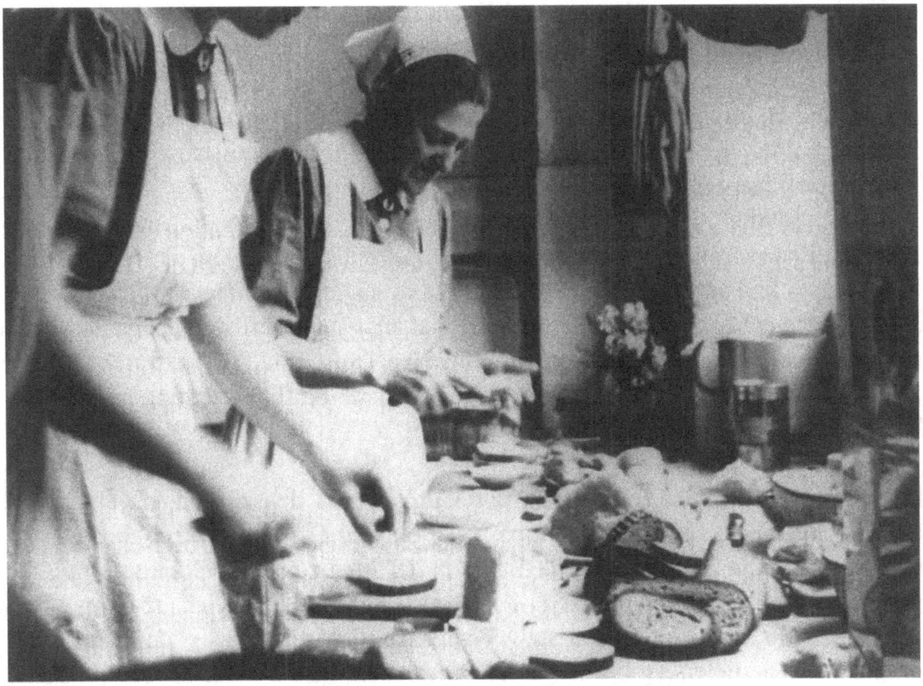

Abb. 22: Krankenschwestern bereiten in der Stationsküche der Medizinischen Klinik das Frühstück für die Patienten vor (Original: Frau Dr. R. Friess, Marburg).

Schwesternwesen zwischen NSV, DRK und konfessionellen Trägern

Die Konkurrenzsituation zwischen den dem Reichsärzteführer Wagner unterstellten sogenannten Braunen Schwestern[6] auf der einen und den traditionellen Schwesternverbänden – der katholischen Ordenspflege, der evangelischen Diakonie und dem mitgliederstärksten weltlichen Verband, dem DRK – auf der anderen Seite prägte den Hintergrund, vor dem die beschriebenen Maßnahmen umgesetzt wurden. Seinen Ausdruck fand das rivalisierende Verhältnis bis 1936 insbesondere in einer „Entkonfessionalisierung" der Pflege. Allerorten wurde versucht, die konfessionellen Schwestern von ihren angestammten Arbeitsplätzen zu verdrängen und durch NS-Schwestern zu ersetzen. Der offenkundige Schwesternmangel ab 1937 und die im Vergleich zu den anderen Schwesternschaften zurückbleibenden NS-Schülerin-

6 Der Terminus Braune Schwestern kann drei verschiedene Bedeutungen umfassen: Erstens können damit Schwestern gemeint sein, die sich bereits seit 1924 entsprechend ihrer Gesinnung um die Pflege verwundeter SA-Männer und Parteimitglieder kümmerten. Zweitens bezieht sich dieser Begriff auf die Schwestern der NS-Schwesternschaft, die im Mai 1934 auf Anordnung von Rudolf Hess gegründet wurde. Obwohl ihr offizieller Name NS-Schwestern war, wurden sie angesichts ihrer Tracht – einem braungemusterten Leinenkleid, weißer Schürze und Haube – als Braune Schwestern bezeichnet. Und schließlich drittens bezieht sich diese Benennung auf nationalsozialistisch eingestellte Schwestern jeder Schwesternorganisation. Vgl. Breiding 1998, S. 1. Wir gebrauchen die Bezeichnung Braune Schwester im zweiten Sinne.

nenzahlen setzten diesem Vorgehen aber deutliche Grenzen:[7] So wies der Reichsinnenminister im Juni 1937 die Landesregierungen und nochmals eindringlich im Juli 1937 die Reichsministerien für Arbeit, für Wissenschaft, Erziehung und Volksbildung sowie für kirchliche Angelegenheiten an, „unverzüglich alles Erforderliche zu veranlassen, um die örtlichen Stellen an der Einleitung übereilter und wegen ihrer Auswirkung unerwünschter Maßnahmen“[8] zu hindern.

Auch in Marburg zeigte sich die beschriebene Konkurrenzsituation in dem mindestens zwei Jahre währenden Versuch, den katholischen Schwestern der HNO-Klinik zu kündigen und an ihrer Stelle NS-Schwestern einzustellen. Die Vorgänge in diesem Zusammenhang sollen an dieser Stelle genauer analysiert werden, da daran das parallele Handeln verschiedener Institutionen wie Universität, Partei, Reich und einzelner Schwesternorganisationen mit dem Ziel ihrer Einflußsicherung deutlich erkennbar ist.

Die Marburger Universitätskliniken beschäftigten seit den zwanziger Jahren fast ausschließlich DRK-Schwestern;[9] einzig vier Schwestern der Chirurgischen Klinik, eine unbestimmte Zahl ihrer Kolleginnen in der Medizinischen Poliklinik und die gesamte Schwesternschaft der HNO-Klinik gehörten als Sankt-Vincenz-Schwestern einem katholischen Mutterhaus an.[10] Wahrscheinlich seit 1935 – im Januar verpflichteten sich die ersten zwölf „Berufsschwestern der NSV“ in Kassel[11] – wurde geplant, alle katholischen Schwestern der HNO-Klinik zu entlassen und sie durch NS-Schwestern und -schülerinnen zu ersetzen, wobei die Quellen keine Aussage darüber erlauben, wer dieses Vorhaben initiierte. An anderen Marburger Universitätskliniken kamen Entlassungen angesichts einer Zusage Hilgenfeldts nicht in Betracht. Als Leiter des Hauptamtes für Volkswohlfahrt hatte er für die NSV bereits im Mai 1934 in einer Besprechung im RMdI versichert, die Rote-Kreuz-Schwesternschaften nicht gefährden zu wollen.[12]

Als den Schwesternaustausch flankierende Maßnahme war zudem vorgesehen, in Marburg ein NS-Mutterhaus aufzubauen. Es sollte auf Dauer ermöglichen, Ausbildungskapazitäten bereitzustellen und für eigenen Nachwuchs zu sorgen.[13] Da neben

---

7 Zu der Entwicklung der NS-Schwesternschaften vgl. Vorländer 1988, S. 89-95. Hansen 1991, S. 160-169. Zu den Schwesternschaften des DRK vgl. Seithe; Hagemann 1993, S. 181-197. Zur evangelischen Krankenpflege vgl. Katscher 1990 und 1998, sowie Lauterer 1994.

8 BA Berlin R 4901, Nr. 757. Der RMdI 28.6.1937, Bl. 48-51 und 30.7.1937, Bl. 52.

9 StAM 310, Acc. 1975/42, Nr. 979. Hier verschiedene Verträge zwischen dem Deutschen Roten Kreuz und der Universitätsverwaltung mit Rückgriff auf die jeweiligen Vorläufer.

10 BA Berlin R 4901, Nr. 757. Pflege- und Wartungspersonal: II. Chirurgische Kliniken, VII. Hals-, Nasen-, Ohrenkliniken. Daß an der Medizinischen Poliklinik Vincenz-Schwestern tätig waren, geht aus HHStAW 520/MaB 1077 Klewitz hervor.

11 OZ, 10.1.1935, S. 5, Feierliche Verpflichtung von 12 NS. -Schwestern.

12 Seithe; Hagemann 1993, S. 186.

13 Zu den Bemühungen der NSV, eigene Ausbildungsstätten zu errichten bzw. Ausbildungsplätze für sich zu reklamieren, vgl. van den Bussche 1989, S. 271-274, und Blum-Geenen 1997, S. 132-134.

der Dresdner Zentrale zudem für jeden Gau ein Mutterhaus vorgesehen war, läßt sich vermuten, daß damit gleichzeitig Marburg als Gaustandort anvisiert wurde.[14]

Zu Beginn des Jahres 1936 waren die Planungen so weit gediehen, daß die Verwaltung den erforderlichen Besoldungsmehrbedarf errechnet hatte und ein Vertragsentwurf, ausgehandelt zwischen der NSV Gau Kurhessen und dem Preußischen Staat, vertreten durch den Marburger Universitätskurator von Hülsen, vorlag.[15]

Daß zumindest der Leiter der HNO-Klinik, Walther Uffenorde, dem Vorhaben mit gemischten Gefühlen gegenüberstand, zeigt sein Schreiben an den Kurator im Februar 1936. In der Hauptsache bezog sich seine Skepsis auf die Dienstwilligkeit der NS-Schwestern im Vergleich zu ihren konfessionellen Kolleginnen. Letztere hielt Uffenorde für deutlich einsatzbereiter, vielleicht durch ihre konfessionelle Anbindung auch für „berufener", wie er an der Gegenüberstellung ihrer jeweiligen Arbeitszeiten verdeutlichte: Die katholischen Schwestern arbeiteten zwölf Stunden und mehr, während er bei den Braunen Schwestern nur acht Stunden täglich und, auch wenn diese überschritten würden, keine den Vincenz-Schwestern vergleichbare Leistung erwartete. So argumentierte er, daß er selbst unter der Voraussetzung, die Braunen Schwestern arbeiteten mehr als acht Stunden pro Tag, mindestens 13 gegenüber den bisherigen elf Vollschwestern benötige und zudem maximal fünf Lernschwestern, um den täglichen Arbeitsanforderungen in der Klinik gerecht zu werden.[16]

Der Kurator von Hülsen wischte die Bedenken Uffenordes – zumindest teilweise – beiseite. Er verwies auf die von Benzing vorliegende Beteuerung, die Braunen Schwestern stünden ihren konfessionellen Kolleginnen in der Arbeitsmoral nichts nach. Allerdings gab er die Forderungen Uffenordes an den Leiter des NSÄB Marburg, Hermann, weiter und bat, eine allgemeine Prüfung durch den Gauwalter der NSV, Benzing, zu veranlassen.[17] Von Hülsen beabsichtigte allerdings nicht, den geplanten Wechsel in Frage zu stellen, sondern vielmehr, die Umbesetzung unter Absprache mit der NSV-Gauleitung so gründlich wie möglich vorzubereiten. Da nach

---

14 Breiding 1998, S. 72, S. 150.

15 StAM 310, Acc. 1975/42, Nr. 979. Entwurf einer Vereinbarung zwischen der NSV, Gau Kurhessen und dem Preußischen Staat (Unterrichtsverwaltung), vertreten durch den Kurator der Universität, o.D. Der Mehrbedarf verteilte sich auf Schwestern und Schülerinnen gleichermaßen. Für die Schwestern rechnete die Universitätsverwaltung mit einem Mehrbedarf von 5752 RM pro Jahr, der sich daraus ergab, daß zwar elf Vincenz-Schwestern an der HNO-Klinik beschäftigt waren, doch nicht alle wie ausgebildete Schwestern bezahlt wurden. Eine Schwester wurde der Klinik vom Mutterhaus kostenlos überlassen, drei andere wurden, obwohl sie voll ausgebildet waren, als Lernschwestern, d.h. mit nur der Hälfte des Gehaltes einer ausgebildeten Schwester, vergütet. Zudem hätten für die NS-Schwestern noch Sozialversicherungsanteile gezahlt werden müssen, deren Zahlung zwar auch für die Vincenz-Schwestern vertraglich festgelegt war, doch vom Mutterhaus nie eingefordert wurde. Ebd., Die Verwaltung, 6.2.1936.

16 StAM 310, Acc. 1975/42, Nr. 979. Uffenorde an den Kurator, 4.2.1936.

17 Bis Juni 1934 war die Schwesternschaft der NSV eingegliedert, ab dann unter dem Namen NS-Schwesternschaft als Parteiorganisation direkt dem Ärzteführer Wagner unterstellt. Organisation, Verwaltung und Finanzen blieben allerdings weiter im Zuständigkeitsbereich der NSV. Vgl. Steppe 1993a, S. 62, und Breiding 1998, S. 134-135.

seiner Einschätzung im Finanzministerium wenig Neigung bestand, den durch den Wechsel bedingten Mehrbedarf von ca. 10 000 RM zu finanzieren, von einer höheren Schwesternanzahl ganz zu schweigen, rechnete er mit langwierigen Verhandlungen. Um diese nicht noch zusätzlich zu verlängern, wollte er offensichtlich alle anstehenden Fragen klären, bevor er die Angelegenheit dem RMWEV vorzulegen gedachte.[18]

Während in Marburg demzufolge zu Beginn des Jahres 1936 zwar einige Bedenken bestanden, insgesamt aber doch von seiten der Universität und der Partei beständig daran gearbeitet wurde, den Wechsel in der HNO-Klinik voranzutreiben, stand inzwischen auch an höherer Stelle, im RMWEV, die Besetzung der Marburger HNO-Klinik auf der Tagesordnung. Auch hier bestand Konsens darüber, daß die Vincenz-Schwestern ihren Platz zu räumen hätten. So stellte sich unter dieser Voraussetzung allein noch die Frage, welche Schwesternschaft in Zukunft in der HNO-Klinik vertreten sein sollte. Das DRK hatte bereits erste Initiativen ergriffen und beim RMWEV anfragen lassen, ob sich für Marburg nicht die Lösung anbiete, die HNO-Klinik ebenso wie die anderen Kliniken mit DRK-Schwestern zu besetzen. Um die Frage zu klären, forderte das RMWEV eine Stellungnahme vom Oberpräsidenten der Provinz Hessen-Nassau an. In seiner Antwort bezog sich der Oberpräsident in erster Linie auf die – seiner Meinung nach gerechtfertigten – Anliegen der NSV-Gauamtsleitung, NS-Schwesternschülerinnen auszubilden, d.h. ein Mutterhaus zu gründen, und eine Klinik mit NS-Schwestern zu besetzen. Da sämtliche anderen Marburger Universitätskliniken sich bereits in der Hand des DRK befänden, bliebe dafür einzig die HNO-Klinik übrig. Handschriftlich ergänzte er, daß ihm allerdings durch Referenten des RMWEV mündlich angedeutet worden sei, daß grundsätzliche Bedenken bestünden, an der Marburger Universitätsklinik NS-Schwestern anzustellen. Argumente wurden an dieser Stelle nicht angeführt, doch kann die zurückhaltende Haltung im RMWEV zum einen darin begründet liegen, daß sich das DRK in der Auseinandersetzung mit der NSV um die Besetzung der Anstaltspflege deutlich behauptete. Zum anderen mag ähnlich wie in Hamburg befürchtet worden sein, die NSV könne die erforderliche Anzahl von Schwestern und deren „Arbeitsqualität“ nicht garantieren.[19]

Mitte April 1936 wandte sich das RMWEV erneut an den Oberpräsidenten und machte seine Präferenz deutlich, alle Universitätskliniken einheitlich mit DRK-Schwestern zu besetzen.[20] Vor diesem Hintergrund räumte von Hülsen in einem Schreiben an Benzing der Besetzung der HNO-Klinik mit Schwestern der NSV keine großen Chancen mehr ein, da er zudem grundsätzlich ausschloß, daß das Finanzministerium seine Zustimmung zu diesen Plänen geben würde.[21] Benzing sei-

18 StAM 310, Acc. 1975/42, Nr. 979. Der Kurator an den Kreisamtsleiter des NSÄB Hermann, 10.2.1936 und 14.2.1936.

19 Seithe; Hagemann 1993, S. 189, und zu Hamburg van den Bussche 1989, S. 273.

20 StAM 310, Acc. 1975/42, Nr. 979. RMWEV an den Oberpräsidenten der Provinz Hessen-Nassau, 24.3.1936. Der Oberpräsident an das RMWEV, 6.4.1936, und der RMWEV an den Oberpräsidenten, 15.4.1936.

21 Ebd., von Hülsen an den Gauamtsleiter Benzing, 4.6.1936.

nerseits wollte allerdings die Sache nicht auf sich beruhen lassen, entging ihm doch mit dieser Entscheidung die Möglichkeit, ein Mutterhaus in Marburg zu institutionalisieren. Zwar teilte er von Hülsen im Dezember 1936 die Entscheidung des Hauptamtes für Volkswohlfahrt mit, von der Besetzung der Marburger Klinik mit Braunen Schwestern abzusehen, wollte aber trotzdem von ihm die Auskunft haben, wer im RMWEV Bedenken gegen diese Lösung hegte, um eine grundsätzliche Klärung der Lage herbeizuführen.[22]

Wie wir heute wissen, gelang es der NSV trotz aller Versuche nicht, die Anstaltskrankenpflege reichsweit für sich zu beanspruchen. Diese blieb weitestgehend in den Händen der konfessionellen Schwesternschaften und des DRK, während die Gemeindepflege das wichtigste Arbeitsgebiet der NS-Schwestern wurde. Mit der Spitze des DRK einigte sich das Hauptamt für Volkswohlfahrt seit 1935 wiederholte Male. Im Verlauf des Einigungsprozesses, in dem beide Seiten versuchten, ihre Arbeitsgebiete gegeneinander abzugrenzen, übernahm die NSV zum 1. April 1938 sämtliche Gemeindestationen vom DRK.[23] Für die medizinischen Fakultäten bedeutsamer waren aber die beiderseitigen Regelungen über die Übernahme der Krankenpflege an den Universitätskliniken zugunsten des DRK. Im Februar 1937 wurde in einer Besprechung im Hauptamt für Volkswohlfahrt die Frage der Besetzung der Universitätskliniken erörtert und entschieden, „dass für die Bedürfnisse der NS.-Schwesternschaft in der praktischen Arbeit der Gemeindepflege die Ausbildung an kommunalen Krankenanstalten im allgemeinen der an Universitätskliniken vorzuziehen sei, während die Rotkreuz-Schwestern an der spezialistischen Ausbildung dort ein gewisses Interesse haben“.[24]

Dieser Unterredung lag eine detaillierte Aufstellung der einzelnen Universitätskliniken mit Angaben zu den dort arbeitenden Schwesternschaften zugrunde. Von den 24 aufgeführten Universitäten – an neun von ihnen war bis dahin ausschließlich oder zum größten Teil konfessionelles Pflegepersonal beschäftigt gewesen – sollten sieben mit NS-Schwestern und 13, u.a. Marburg, vollständig mit Rote-Kreuz-Schwestern besetzt werden. Dieses Vorhaben entsprach einem Bedarf von insgesamt rund 1800 DRK-Schwestern.[25] Über die Besetzung der Universitätskliniken Köln, Greifswald, Hamburg und Würzburg bestand zu diesem Zeitpunkt noch Uneinigkeit. Im August 1937 waren die strittigen Fragen so weit geklärt, daß zusätzlich zu den bereits im Februar für das DRK vorgesehenen Kliniken

22 Ebd., Benzing an den Kurator, 18.12.1936.

23 Vereinbarung mit dem Deutschen Roten Kreuz, 18.12.1937, abgedruckt in: Vorländer 1988, Nr. 147, S. 348-352.

24 BA Berlin R 4901, Nr. 757. Besprechung im Hauptamt für Volkswohlfahrt, 5.2.1937, S. 71. Eine etwas genauere Aufstellung findet sich in der Niederschrift über die Besprechung im Reichserziehungsministerium, 15.2.1937, S. 76-81.

25 Ebd., Besprechung im Hauptamt für Volkswohlfahrt, 5.2.1937, S. 71-73. Die Kliniken folgender Universitäten sollten zukünftig mit NS-Schwestern besetzt werden: Erlangen, Leipzig, Freiburg, Frankfurt a. M., Halle, Jena und Rostock. Für das DRK waren vorgesehen: München, Tübingen, Heidelberg, Gießen, Marburg, Göttingen, Breslau, Königsberg, Bonn, Düsseldorf, Kiel, Münster und Berlin.

auch in Freiburg und Greifswald Rote-Kreuz-Schwestern beschäftigt werden sollten.[26] Allerdings beurteilte der Preußische Finanzminister aus finanzpolitischen Erwägungen das Vorhaben äußerst skeptisch. Die aus der Umbesetzung resultierenden Ausgabensteigerungen konnten in seinen Augen nicht ohne entsprechende Einsparungen getragen werden. Eine mögliche Erhöhung der Pflegesätze war infolge der Preisstopverordnung nicht möglich, so daß im Finanzministerium nur drei mögliche Wege gesehen wurden, die erhöhten Kosten zu kompensieren: Verzicht auf den Besetzungsplan, konkrete Angebote, auf anderen Gebieten Geld einzusparen, oder aber geringere Vergütungssätze für die Rote-Kreuz- und NS-Schwestern.[27]

Ob und wie der notwendige Finanzbedarf schließlich gedeckt wurde, ist unklar. Es erging jedoch im September 1938 an alle preußischen Universitäten – außer Halle, da dort für den Pflegedienst NS-Schwestern vorgesehen waren – die Anordnung, bis auf die Psychiatrie sämtliche Kliniken ausschließlich mit DRK-Schwestern zu besetzen und die anhängigen Ausbildungsstätten in erster Linie für ihre Ausbildung zu nutzen. Um zudem die Vertragsgrundlagen zu vereinheitlichen, wurde verfügt, daß die Universitätskuratoren bzw. die Verwaltungsdirektoren mit den betreffenden DRK-Schwesternschaften neue Verträge gemäß eines Mustervertrages abzuschließen hätten. Darüber hinaus wurden, ebenfalls mit dem Ziel der Vereinheitlichung, genaue Pflegeschlüssel beigegeben, nach denen die Um- oder Neubesetzung der Universitätskliniken zu erfolgen hatte.[28] Um abwägen zu können, ob, wie und mit welchem Erfolg diese Anordnung durchgeführt wurden, fehlen an dieser Stelle Studien über die Schwestern einzelner Universitätskliniken. Denn wenn damit tatsächlich ein Bedarf von 1800 Schwestern entstand, ist angesichts ungenügender Ausbildungszahlen kaum vorstellbar, wie das DRK die notwendige Anzahl an Schwestern bereitsstellen konnte.

Nach dem von Benzing Ende 1936 angekündigten Verzicht der NSV auf die HNO-Klinik lassen sich keine weiteren Aktivitäten finden, die Vincenz-Schwestern zu entlassen. Erst 1938 wurde die Universität nach der genannten Anordnung wieder aktiv. Sie kündigte dem katholischen Mutterhaus in Fulda sowohl den Vertrag für die HNO-Klinik als auch den für die in der Chirurgie zur Nachtwache eingesetzten Schwestern, jedoch nicht ohne „größte Anerkennung und Dank“ auszudrücken. Ersetzt werden sollten sie durch bisher in Göttingen arbeitende Rote-Kreuz-Schwestern, deren Einsatz bereits zugesichert war.[29] Am 22. November 1938 schloß der

26 Ebd., DRK an den RMWEV, 3.8.1937.

27 GStAPK I. HA. Rep. 151 I C Merseburg, Nr. 6582. PrMdF an RMWEV, 28.2.1938.

28 BA Berlin R 4901, Nr. 757. RMWEV zu W A 1900 an die Vorsteher der nachgeordneten Dienststellen der preußischen Wissenschaftsverwaltung, 8.9.1938, Bl.298. Die Pflegeschlüssel finden sich StAM 310, Acc. 1975/42, Nr. 968. Richtlinien für den Einsatz des Pflege- und Wartungspersonals an den Universitätskliniken, Bl. 5-19.

29 Ebd. Der Kurator an das Mutterhaus der barmherzigen Schwestern St. Vincenz zu Fulda, 25.11.1938. Auch in der Chronik vom April 1939 – März 1940 wurde den Vincenzschwestern gedankt (S. 48).

Kurator mit der DRK-Schwesternschaft Marburg einen neuen Vertrag ab, in dem sowohl die Besetzung der einzelnen Universitätskliniken ausschließlich mit Rote-Kreuz-Schwestern geregelt als auch die der Universität angeschlossene Kranken- und Säuglingspflegeschule dem DRK zur Verfügung gestellt wurde. Das RMWEV billigte diesen Vertrag bis auf wenige Änderungsvorgaben abschließend im März 1939.[30]

Der auf seiten der Vincenz-Schwestern zuständige bischöfliche Kommissar nahm die Kündigung mit großem Unverständnis auf. In einem Schreiben an den Kurator wies er auf den aufopferungsvollen Einsatz der Schwestern hin, von denen zwei seit 1917 und eine weitere seit 1923 tätig waren. Seine Einschätzung, daß Opferbereitschaft allein durch den Hinweis auf die Volksgemeinschaft nicht zu erreichen sei, sondern sich erst in der Tat offenbare, schloß er mit den Worten, daß „die Schwestern [...] die bittere Empfindung nicht unterdrücken [können], daß sie, gleichsam geächtet, nicht für würdig befunden werden, unserem Volke in öffentlichen Anstalten zu dienen.“[31] Daß nicht automatisch allen konfessionellen Schwestern gekündigt werden mußte, zeigt die Weiterbeschäftigung einer unbestimmten Zahl an Vincenz-Schwestern in der Medizinischen Poliklinik. Kliniksdirektor Klewitz widersetzte sich nach Aussagen zweier Oberinnen 1939 erfolgreich ihrer Kündigung.[32]

Zusammenfassend betrachtet wird deutlich, daß sich die Konkurrenzsituation zwischen der NS-Schwesternschaft und den konfessionellen Schwesternverbänden sowie dem DRK auch in Marburg zeigte. Trotz aller Versuche gelang es aber der Gauleitung der NSV nicht, die HNO-Klinik der Universität mit NS-Schwestern zu besetzen. Damit scheiterte gleichzeitig das Vorhaben, in Marburg ein Mutterhaus aufzubauen. Daß sie sich nicht durchsetzen konnte, lag nicht an der Universitätsleitung, die bereits, bevor das RMWEV involviert war, eigeninitiativ mit der NSV-Gauleitung grundlegende Planungszusammenhänge geklärt hatte. Die Entscheidung fiel jedoch auf oberster Ebene. Die grundlegenden Bedenken der Referenten im RMWEV und die auf ihnen begründete ablehnende Haltung gegen die Braunen Schwestern wurden schließlich durch allgemeine, für alle preußischen Universitäten – mit Ausnahme von Halle – geltenden Regelungen quasi im nachhinein bestätigt.

Trotz der Richtlinien über die Besetzung der Universitätskliniken blieb die Konkurrenzsituation zwischen NSV und DRK in Marburg offensichtlich weiter bestehen.

---

30 StAM 310, Acc. 1975/42, Nr.968. Vertrag zwischen dem preußischen Staat vertreten durch den Kurator und dem DRK, Schwesternschaft Marburg, vertreten durch die Oberin von Trotha und den Vorsitzenden Prof. Dr. Wiskott, 22.11.38; und RMWEV an den Kurator, 10.3.1939.

31 Ebd., Der bischöfliche Kommissar der Vincenz-Schwestern Prof. Dr. Thielemann an den Kurator, 7.1.1939.

32 HHStAW 520/MaB-1077 Klewitz. Oberin der Klinik St. Elisabeth, Erklärung 4.12.1945, Generaloberin der barmherzigen Schwestern an Hartshorne, 9.12.1945.

Angesichts der NSV-Anfrage, wieviele Schwesternschülerinnen das DRK an den Kliniken der Philipps-Universiät eingesetzt habe, zeigte sich die Marburger DRK-Oberin von Trotha ausgesprochen mißtrauisch. Sie argwöhnte – eventuell mit Wissen um das Vorgehen der NSV in Düsseldorf und Heidelberg –,[33] daß die NSV-Gauamtsleitung, Abteilung Schwesternwesen, versuchen wolle, Braune Schülerinnen an den Universitätskliniken unterzubringen, und war darüber sehr beunruhigt. Nach ihren Erfahrungen war die Zusammenarbeit zwischen DRK- und NS-Schülerinnen eher unfruchtbar: Die NS-Schülerinnen hätten andere Dienstzeiten und legten während ihrer Ausbildung eine ganz andere Haltung an den Tag als ihre Mitschülerinnen vom DRK, womit sie unterschwellig wohl auf den von Uffenorde angesprochenen Vorwurf des mangelnden Arbeitsethos bei NS-Schwestern anspielte.[34]

Von der heutigen Aktenlage ausgehend kann geschlußfolgert werden, daß in den folgenden Jahren keine NS-Schwestern an den Kliniken der Universität Marburg angestellt oder ausgebildet wurden. Auch die im Rahmen der 1941 ergangenen „Richtlinien für den Einsatz des Pflege- und Wartungspersonals an den Psychiatrischen und Nervenkliniken" vorgesehene Besetzung führte in Marburg zu einem Vertrag zwischen der Universität und dem DRK Marburg.[35]

Pflegepersonal und Patientenversorgung

Ist somit der organisatorische Hintergrund des Schwesterneinsatzes und der Machtkampf um diesen auf Reichs- und Ortsebene skizziert, stellen sich im weiteren Fragen nach der Krankenversorgung an den Marburger Universitätskliniken: Wieviele Schwestern und Pfleger umfaßte das Krankenpflegepersonal, wie entwickelten sich die Patientenzahlen und wie hoch war die Bettenauslastung? Die Beantwortung dieser Fragen kann helfen, Aussagen über die Versorgungsfunktion der Kliniken zu treffen. Sie beziehen sich allerdings genau wie die Analyse des Pflegepersonals in erster Linie auf die „arische" Bevölkerung.[36]

Der gesamte Umfang des Pflegepersonals an den acht Universitätskliniken[37] sowie seine quantitative Entwicklung läßt sich heute nicht mehr eindeutig rekonstru-

33 Breiding 1998, S. 208-210. In Heidelberg sollte an den Universitätskliniken eine eigene NS-Krankenpflegeschule errichtet werden. Nachdem dieser Plan an der Finanzierung gescheitert war, erfolgte die Ausbildung der NS-Schwestern an den Heidelberger Kliniken in der Krankenpflegeschule des DRK. Dazu Blum-Geenen 1997, S. 132-133. Auch in Düsseldorf meldete die NSV beharrlich Ansprüche auf Ausbildungsplätze in der DRK Krankenpflegeschule an, allerdings ohne sich durchzusetzen.

34 StAM 310, Acc. 1975/42, Nr. 968. Die DRK-Schwesternschaft an den Kurator, vertraulich, 14.2.1939.

35 StAM 310, Acc. 1975/42, Nr. 1043. Vertrag zwischen der Universität und dem DRK Marburg, 2.10.1941, Bl. 54-57. Warum die Besetzung der Psychiatrischen und Nervenkliniken erst drei Jahre später erfolgte, konnte nicht herausgefunden werden.

36 Zur Behandlung jüdischer Patientinnen und Patienten vgl. Kap. III.3.1.

37 Medizinische Klinik, Chirurgische Klinik, Klinik für Haut- und Geschlechtskrankheiten, Hals-, Nasen- Ohrenklinik, Augenklinik, Frauenklinik, Kinderklinik und Psychiatrische und Nervenklinik.

ieren. Zwar sind für Marburg durchaus Bestände überliefert, die auch Aufstellungen über das Pflegepersonal an den einzelnen Universitätskliniken beinhalten,[38] doch sind die zeitgenössischen Erhebungsgrundlagen ausgesprochen divergent. So unterschied jede Klinik, zum Teil mit Variationen in den einzelnen Aufnahmejahren, jeweils anders, wer unter der Rubrik „Pflegepersonal“ genannt wurde. Durchgängig uneinheitlich erfolgte die Einbeziehung der Schwesternschülerinnen; nicht alle Kliniken rechneten sie in ihren Angaben dem Pflegepersonal zu. Als Folge der nur eingeschränkt möglichen Entschlüsselung der einzelnen Angabemodi liegen keine vollständigen und wahrscheinlich eher zu geringe Angaben über die Anzahl des vorhandenen Pflegepersonals vor. Deswegen wird auf eine umfassende Darstellung der quantitativen Entwicklung des Pflegepersonals an den Universitätskliniken zwischen 1933 und 1945 verzichtet. Eine Vergleichsmöglichkeit gewährleistet jedoch eine punktuelle Betrachtung der Jahre 1935/36 anhand einer zeitgenössischen Erhebung über das Pflegepersonal an Kliniken von 13 Universitäten.[39]

Bedingt durch das Material bezieht sich die folgende Analyse allerdings eher auf eine statistische und weniger auf eine qualitative Auswertung der realen Arbeitssituation und des Selbstverständnisses der Schwestern.[40] Folglich bleibt an dieser Stelle die Frage nach der Verantwortung des Pflegepersonals im Nationalsozialismus ausgespart, die in der seit den siebziger Jahren geführten Diskussion über Frauen als Täterinnen, Mittäterinnen und die Wirksamkeit ihres Handelns immer wieder thematisiert wird.[41]

Wie oben bereits angesprochen, erhielt die Universität Marburg im Herbst 1938 die „Richtlinien für den Einsatz des Pflege- und Wartungspersonals im Pflegedienst der Universitätskliniken“. Flankierend zu den „Anordnungen über die Besetzung der Universitätskliniken mit Schwestern des Deutschen Roten Kreuzes“ gedacht, sollten die Richtlinien, wie im Begleittext formuliert, die örtlichen Verhältnisse transparent machen. Erst auf dieser Grundlage könne der anstehende Ersatz der konfessionellen Schwestern durch DRK- oder NS-Schwestern an den Universitäten gezielt vorgenommen werden.[42] Den Richtlinien lagen detaillierte Aufschlüsselungen über die Pflegesituation an insgesamt 13 Universitäten durch den Reichsrechnungshof zu-

38 StAM 310, Acc. 1985/15, Nr. 4370. Übersicht über den Stand der Krankheiten in den Preußischen Universitätskliniken im Kalenderjahr 1936, 1937, 1938, 1941. StAM 310, Acc. 1983/15, Nr. 4372. Übersicht über den Stand der Krankheiten in den Preußischen Universitätskliniken im Kalenderjahr 1931, 1932, 1933, 1934, 1935. Zahlen für 1944 finden sich in GStAPK I. HA. Rep. 76 Dahlem, Nr. 957. Angestellte 1944.

39 Vgl. Tab.15.

40 Selbst eine freundlicherweise vom DRK Marburg ermöglichte Akteneinsicht blieb ergebnislos.

41 Einen kurzen, aber wesentlichen Überblick über die Diskussion bietet Breiding 1998, S. 2-4. Vgl. auch Wobbe 1992 und aktuell Schmidt 1999.

42 StAM 310, Acc. 1975/42, Nr. 968. Richtlinien für den Einsatz des Pflege- und Wartungspersonals an den Universitätskliniken, Bl. 5-19.

grunde,[43] die nach Einschätzung des Marburger Universitätsoberinspektors auf Erhebungen der Jahre 1935 und 1936 basierten.[44]

Neben der Feststellung, wie hoch die durchschnittliche Belegung an den einzelnen Kliniken war, dokumentierte sie die Zahl der Schwestern, Schülerinnen (jeweils unterschieden nach Mutterhäusern) und ungeprüften Pflegerinnen, Pfleger und Wärter. Auf der Grundlage des so aufgezeigten Personalstandes wurden Schlüssel für die Pflegekraft-Patienten-Relation festgelegt, um damit anschließend berechnen zu können, wieviele männliche und weibliche Pflegekräfte sowie Schülerinnen auf der einheitlichen Arbeitsgrundlage einer 60-Stunden-Woche in Zukunft notwendig seien. Die Psychiatrischen und Nervenkliniken fielen zu diesem Zeitpunkt allerdings aus der Aufstellung heraus; ihr Pflegepersonaleinsatz sollte später gesondert geregelt werden.

Der Marburger Universitätsinspektor, Backhaus, begrüßte die neue Regelung überschwenglich, da in seinen Augen der Pflegeeinsatz nun viel flexibler zu gestalten sei. Zuvor mußte ein gesteigerter Schwesterneinsatz erst langwierig begründet werden, um eine Genehmigung zu erwirken. Nun aber existiere mit den Pflegeschlüsseln eine festgeschriebene Relation zwischen Schwesterneinsatz und Patientenzahl, die es ermögliche, jederzeit zu reagieren. So könnten unter Anwendung des neuen Pflegeschlüssels in der Chirurgie insgesamt 30 Vollschwestern, 15 Schülerinnen und 13 Pfleger beschäftigt werden – anstelle des vorhandenen Personals von 20 Vollschwestern, 20 Schülerinnen und 11 Pflegern.[45]

Inwieweit den Universitätsverwaltungen damit tatsächlich ein flexibleres Instrument zur Anstellung von Pflegepersonal an die Hand gegeben worden war, bedarf weiterer Untersuchungen. Allerdings regelte die neue Bestimmung nur die Möglichkeit des Einsatzes, nicht aber die Kostenfrage zugunsten der Universitäten. Die Berechnungsbasis für die staatlich finanzierten Pflegekräfte bildete weiterhin die planmäßige und nicht die tatsächliche Bettenzahl; darüber hinaus war es auf der Grundla-

---

43 BA Berlin R 4901, Nr. 757. Pflege- und Wartungspersonal, I. Medizinische Kliniken; II. Chirurgische Kliniken; III. Frauenkliniken; IV. Augenkliniken; V. Hautkliniken; VI. Kinderkliniken; VII. Hals-, Nasen- und Ohrenkliniken; VIII. Psychiatrische und Nervenkliniken. Für folgende Universitäten wurde die Pflegesituation aufgeschlüsselt: Bonn, Breslau, Freiburg, Göttingen, Halle, Hamburg, Jena, Kiel, Königsberg, Marburg, München, Münster und Rostock. Die Erhebung über das Pflegepersonal an den Psychiatrischen und Nervenkliniken bezog noch Leipzig mit ein. Sie sind auch zu finden in GStAPK I. HA. Rep. 151 I C Merseburg, Nr. 6582. Schwestern und Krankenpflegerinnen 1931-1942.

44 StAM 310, Acc. 1975/42, Nr. 968. Universitätsinspektor Backhaus an den Kurator, 30.10.1938.

45 Ebd. In der Chirurgie sah der Schlüssel eine Schwester zur Versorgung von sieben stationären Patienten vor. Die durchschnittliche Tagesbelegung in Marburg betrug 207 Patienten, was insgesamt 30 Schwestern entspricht. Für ein Fünftel von ihnen sollten Schülerinnen eingestellt werden, wobei zwei Schülerinnen als eine ausgebildete Krankenschwester gerechnet wurden. Dadurch ergibt sich die Zahl von 24 Vollschwestern und 12 Schülerinnen, die für die Betreuung der stationär verpflegten Kranken zuständig sein sollten. Dazu addierten sich noch sechs Schwestern und drei Schülerinnen für den Operationsbetrieb und die Poliklinik sowie die Zahl der Pfleger. Zu den Richtlinien vgl. ebd., Richtlinien für den Einsatz des Pflege- und Wartungspersonals an den Universitätskliniken, Chirurgie.

ge des Pflegeschlüssels möglich, weiteres Personal einzustellen, das aber von den Kliniken selbst aus ihren Überschußeinkünften finanziert werden mußte.[46] So wird z.B. im Fall der Chirurgischen Klinik Marburg deutlich, daß sich das Einstellungsoptimum zwar in den von Backhaus genannten Relationen bewegte, aber auch nach dem neuen, mit dem DRK abgeschlossenen Vertrag wieder nur 20 Schwestern und 20 Schülerinnen vorgesehen waren, wobei neun Schülerinnen aus den eigenen Einnahmen der Klinik finanziert wurden.[47]

Wie aus Tabelle 15 über die „Stationäre Versorgung von Patienten pro Kopf Pflegepersonal" ersichtlich, pflegten die Schwestern, Schülerinnen und Wärterinnen in Marburg durchschnittlich mehr Patienten als in den meisten anderen Universitätskliniken. Im gesamten Durchschnitt aller Kliniken versorgte eine Pflegekraft 6,1 Patienten, während in Marburg die Relation 1:7,4 betrug. Vor Marburg erreichten nur Bonn (1:9,1), Freiburg (1:8,4) und Königsberg (1:8) eine höhere Versorgungsquote. Ein ähnliches Bild ergibt sich, wenn die Marburger Verhältnisse auf die – meist etwas höher als der errechnete Durchschnitt – festgesetzten Pflegeschlüssel bezogen werden. Allein in der Klinik für Haut- und Geschlechtskrankheiten lag die für 1935/36 festgestellte Relation von 6,7 zu versorgenden Patienten pro Pflegekraft unter dem festgelegten Schlüssel von 1:8, während sie in der Frauenklinik (1:5,1) geringfügig, in allen anderen Kliniken deutlich überboten wurde.

Allerdings bieten diese Erhebungen für die Beurteilung der Krankenpflege nur ungefähre Richtwerte. Medizinische Maßnahmen sowie Pflegeaufwand und -intensität, die zudem von der Mobilität der zu betreuenden Person abhängen, sind für jeden Patienten unterschiedlich und maßgebliche Bestimmungsgrößen für das Pflegeperson-Patienten-Verhältnis. Somit und vor dem Hintergrund des heutigen Krankenhausbetriebes mit spezialisierteren Schwestern und einer umfassenden Gerätemedizin ist es schwer, die damaligen Betreuungsrelationen einzuschätzen.[48] Zumindest überraschen sie, scheinen doch die Betreuungsleistungen[49] an den angeführten Universitätskliniken angesichts des drohenden Schwesternmangels nicht so schlecht gewesen zu sein wie in öffentlichen Krankenanstalten.[50] Allerdings muß bei den Berechnungen die tatsächliche Arbeitsorganisation mit berücksichtigt werden, die das festgestellte Pflegekraft-Patienten-Verhältnis relativiert. Die angeführten Zahlen

46 BA Berlin R 4901, Nr. 757. RMWEV an die Herren Vorsteher der nachgeordneten Dienststellen der preußischen Wissenschaftsverwaltung, 8.9.1938, S. 149.

47 StAM 310, Acc. 1975/42, Nr. 968. Vertrag zwischen dem preuß. Staat, vertreten durch den Kurator, und dem DRK, Schwesternschaft Marburg, vertreten durch die Oberin von Trotha und dem Vorsitzenden Prof. Dr. Wiskott, 17.3.39.

48 Die Anhaltszahlen der Deutschen Krankenhausgesellschaft sahen für die allgemeine Krankenpflege 1969 einen Schlüssel von 1:3,7, 1:3,8 (45-Stunden-Woche) und 1974 von 1:3,3 (40-Stunden-Woche) vor.

49 In Düsseldorf bewegten sie sich die Betreuungsrelationen auf ähnlichem Niveau, vgl. Blum-Geenen 1997, S. 135.

50 Steppe gibt für öffentliche Krankenanstalten eine Relation von 12 bis 20 Patienten pro Schwester an, allerdings ohne Quellenangabe. Steppe 1993b, S. 70.

rechneten alle an einer Klinik beschäftigten Schwestern, Schülerinnen und Pflegerinnen zusammen, aber nicht alle arbeiteten aufgrund des Schichtbetriebes zur gleichen Zeit. So sind die hier angeführten Relationen durchweg nach oben zu korrigieren.

Tab. 15: Stationäre Versorgung von Patienten pro Kopf Pflegepersonal an deutschen Universitätskliniken 1935/36 [51]

Universitäten	**Med.Klinik**	**Chirurg.Klinik**	**Frauenklinik**	**Augenklinik**	**Hautklinik**	**Kinderklinik**	**HNO-Klinik**	**Durchschnitt**	**Psychiatrische und Nervenklinik**
Bonn	9,8	7.8	6,5	16	5,6	-	8,8	9,1	8,5
Freiburg	5,7	9,5	6,2	9,9	12,5	3,6	11,6	8,4	4,0
Königsberg	7,6	9,0	3,9	12,1	12,2	4,2	6,8	8	2
Marburg	**6,9**	**9,6**	**5,1**	**11**	**6,7**	**4,2**	**8,5**	**7,4**	**3,1**
München	5,9	6,6	5,4	9,0	6,3	-	-	6,6	3,2
Halle	5,9	6,7	5,5	8,0	8,6	3,7	6,9	6,5	2,6
Breslau	4,9	5,0	6,0	9,2	7,1	2,4	5,6	5,7	2,5
Münster	3,6	11	3,7	7,3	7,8	4,1	3,9	5,5	2
Göttingen	5,0	3,7	6,5	6,6	8,1	3,0	3,4	5,2	3,0
Kiel	4,3	5,1	3,6	4,5	7,0	4,9	4,1	4,8	2,4
Jena	3,0	5,1	2,9	3,8	7,8	-	2,5	4,2	1,8
Rostock	4,0	5,2	3,0	4,0	4,4	3,6	5,4	3,8	-
Hamburg	-	-	4,3	6,2	3,2	3,9	3,8	3,7	2,5
Durchschnitt	5,6	7,0	4,8	8,3	7,5	3,8	5,9	6,1	2,9
Schlüssel	6	7	5	9	8	4	7	-	-

51 Erstellt und berechnet nach BA Berlin R 4901, Nr. 757. Pflege- und Wartungspersonal. Die Angaben beziehen sich – bis für die Hautklinik und Psychiatrische und Nervenklinik – auf weibliches Personal, da in der zeitgenössischen Diskussion das Schwesternwesen im Mittelpunkt stand. Zudem unterschieden auch die Aufstellungen mit Ausnahme der beiden genannten Kliniken zwischen weiblichem – Schwestern, Schülerinnen und ungeprüften Pflegerinnen (Wärterinnen) – und männlichem Personal – Pfleger und Wärter. Schülerinnen wurden nach der zeitgenössischen und hier übernommenen Berechnungsweise als halbe Kräfte verstanden, d.h. zwei Schülerinnen entsprachen einer ausgebildeten Krankenschwester.

Nach der zeitgenössischen Einschätzung über die anzustrebende Betreuungsquote scheinen die Ergebnisse von 1935/36 nicht oder gerade eben akzeptabel gewesen zu sein. Vor dem Hintergrund des sich seit 1937 abzeichnenden Schwesternmangels wurde in den Vereinbarungen zwischen dem DRK und dem Hauptamt für Volkswohlfahrt als Optimum ein Verhältnis von 1:5, für Kinderkliniken 1:2,5 genannt, wobei für besondere wissenschaftliche Tätigkeiten zusätzliche Schwestern herangezogen werden sollten.[52] Der RMdI präferierte 1937 für Kliniken, an denen „für [...] Spezialbeschäftigung (Schwestern im Operationssaal, Laboratorium, Verwaltung und Wirtschaft) viele Schwestern für die Pflege verloren gehen“ eine Relation von 1:4, ansonsten 1:5, wobei angesichts des Schwesternmangels auch hinzunehmen sei, daß eine Schwester vorübergehend sechs anstatt fünf Patienten versorge.[53] Dementsprechend war im gesamten Durchschnitt aller 13 Kliniken und ebenso im Durchschnitt vieler einzelner Universitätskliniken – über die Hälfte wies eine ungünstigere Betreuungsquote als 1:5 auf – das Verhältnis zwischen Schwestern und Patienten zu hoch.

Warum die Verhältnisse in den einzelnen Kliniken so unterschiedlich waren, ist für die Gesamtheit der Universitäten heute nicht zu beantworten. Das RMWEV schloß über die unterschiedliche Pflegekraft-Patienten-Relation auch auf die Arbeitsbereitschaft der Schwestern. Gute Leistungen in der Krankenpflege wurden hauptsächlich auf die an den Kliniken beschäftigten konfessionellen Schwestern zurückgeführt, die sich durch überdurchschnittlichen Arbeitseinsatz und hohes Engagement auszeichneten. In vielen Fällen bedeutete das für die einzelne Schwester, wie wir heute wissen, neben dem bereits regulär langen Arbeitstag eine Reihe von Überstunden. Die guten Pflegeleistungen waren sicherlich auch in der „normativen Macht des Faktischen“ begründet, d.h. in dem Bemühen, selbst unter schwierigen Bedingungen eine gute Patientenversorgung zu gewährleisten. So entsprach in Marburg die planmäßige Bettenzahl und damit die Grundlage für den Pflegepersonaleinsatz längst nicht mehr den Bedingungen vor Ort. 1935/36, zum Zeitpunkt der Erhebung, standen einer insgesamt durchschnittlichen Tagesbelegung aller acht Kliniken von 726 Patienten 649 planmäßige Betten gegenüber, das bedeutete eine Auslastung von 111,9%.[54]

Aufgrund des im März 1939 vom RMWEV gebilligten Vertrags zwischen der Universität und dem DRK über die Schwestern und Schülerinnen in der Chirurgie, der Medizinischen Klinik, der Kinderklinik, der Frauenklinik, der HNO-, der Augenklinik und der Hautklinik verbesserten sich die Betreuungsquoten so, daß sich Marburg danach im Mittelfeld der untersuchten Universitätskliniken bewegt hätte. Für die rein stationäre Versorgung von Patientinnen und Patienten, also ohne OP-

52 BA Berlin R 4901, Nr. 757. DRK an RMWEV, 3.8.1937.

53 Ebd., RMdI an die Landesregierungen, 28.6.1937.

54 Bettenzahl aus StAM 310, Acc. 1985/15, Nr. 4370 und Nr. 4372. Übersicht über den Stand der Krankheiten in den preußischen Universitätskliniken 1935 und 1936. Die durchschnittliche Belegung wurde entnommen aus BA Berlin R 4901, Nr. 757.

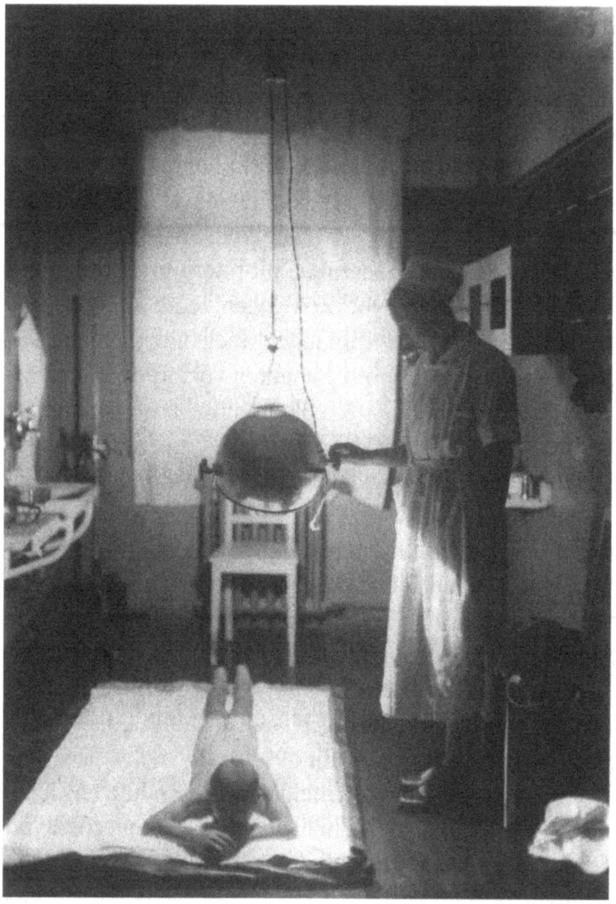

Abb. 23: Bestrahlungsraum zur Rachitisprophylaxe in der Kinderklinik um 1937 (Original: Bildarchiv Foto Marburg, Nr. 15.149).

und poliklinischen Betrieb, waren nach dem genannten Vertrag insgesamt 75 Schwestern und 64 Schülerinnen zuständig. Wenn letztere analog zu den Erhebungen von 1935/36 als halbe Kräfte gezählt werden, standen damit insgesamt 107 Vollschwestern zur Verfügung. Bei durchschnittlich ca. 640 Patienten pro Tag in den genannten Kliniken belief sich die Betreuungsrelation nun auf 1:6.[55]

Damit scheinen sich die Marburger Kliniksdirektoren zumindest in Friedenszeiten abgefunden zu haben. Trotz des allgemeinen Schwesternmangels seit 1937 sind keine Klagen über einen unzureichenden Schwesterneinsatz überliefert. Sorgen machte den Kliniken vielmehr das zusätzlich zu den Schwestern eingesetzte weibliche Personal.

55 StAM 310, Acc. 1975/42, Nr. 968. Vertrag zwischen dem preußischen Staat, vertreten durch den Kurator, und dem DRK, Schwesternschaft Marburg, vertreten durch die Oberin von Trotha, und den Vorsitzenden Prof. Dr. Wiskott, 22.11.38. RMWEV an den Kurator, 10.3.1939. Die Belegungszahlen sind der Chronik April 1939 – März 1940, S. 38, 40, 41, 42, 44, 45, 47 entnommen (Verpflegungstage insgesamt / 365).

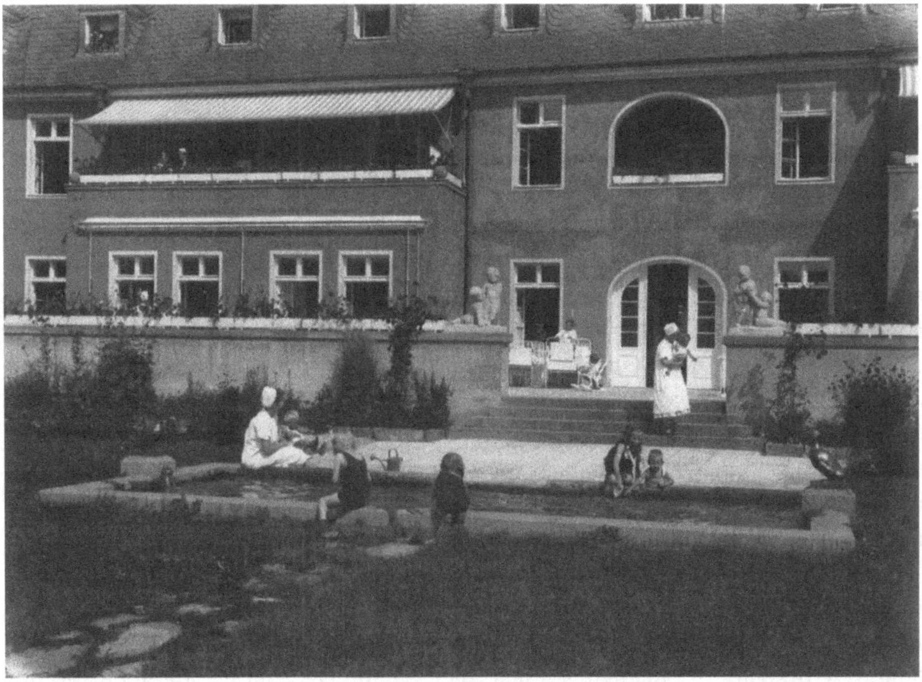

Abb. 24: Der Innenhof der Kinderklinik um 1937; einzelne Betten sind auf die sonnige Veranda geschoben worden (Original: Bildarchiv Foto Marburg, Nr. 15.135).

1937 veranlaßte das RMWEV, daß auszubildende Samariterinnen und Helferinnen des DRK im Monat 30 RM für ihre Beköstigung aufzubringen hätten.[56] Der Direktor der Chirurgischen Universitätsklinik Marburg, Klapp, und auch das DRK kritisierten diese Regelung vehement: Den massiven Einbruch in der Auszubildendenzahl für diese beiden Pflegezweige führten sie allein auf diese Regelung zurück. Als Folge davon fanden sich nach Meinung Klapps nicht genügend Samariterinnen für die Chirurgische Klinik, so daß für die normalerweise von ihnen übernommenen Aufgaben extra Aushilfskräfte angestellt werden mußten. Für die Klinik resultierte daraus ein finanzieller Mehraufwand von rund 700 RM jährlich. Trotz der dringenden Appelle des Kurators, davon abzusehen, ein Beköstigungsgeld zu erheben, reagierte das RMWEV zumindest bis Februar 1938 nicht.[57] Wie es sich schließlich entschied, läßt sich den Quellen nicht mehr entnehmen.

---

56 BA Berlin R 4901, Nr. 759. Kurator an RMWEV, 4.11.1937 (zu Erlaß 3.7.1937 WA 1434). Zur vorgeschriebenen Samariterinnenausbildung für Medizinstudentinnen vgl. Kap. III.6.1.

57 BA Berlin R 4901, Nr. 759. Kurator an den RMWEV, 4.11.1937, Bl.113. Oberinspektor Backhaus an den Kurator, 30.10.1937, Bl.114. Vaterländischer Frauenverein an den Kurator, 12.11.1937, Bl.115. Direktor der Chirurgischen Klinik an den Kurator, 11.9.1937, Bl.116. Kurator an den RMWEV, 9.2.1938, Bl. 117.

Zu Beginn des Jahres 1939 klagten verschiedene Kliniksdirektoren erneut über Personalmißstände. Auch dieses Mal bezog sich ihr Mißmut auf das pflegerische Hilfspersonal im weitesten Sinne, doch betraf es nun das weibliche Lohnpersonal (Küche, Wäscherei). Die Situation schien ungleich bedrohlicher als 1937, stellte doch Klapp im Mai 1939 die Betriebssicherheit seiner Klinik ernsthaft in Frage: Den Marburger Universitätskliniken mangelte es an einer ausreichenden Zahl von weiblichem Lohnpersonal. Nach Klapps Eindruck zogen die beschäftigten Frauen die weniger schwere und besser vergütete Arbeit in der Privatindustrie vor. Zur Lösung des Mißstandes wollte er zweigleisig vorgehen: Zum einen empfahl er, die Arbeitszeit wieder von 48 Stunden auf 54 Stunden pro Woche anzuheben, so daß die Beschäftigten in Zukunft ein höheres absolutes Einkommen erzielen könnten. Zum anderen sollte durch das Arbeitsamt – im Rahmen der nationalsozialistischen Kontrolle und Reglementierung des Arbeitsmarktes seit 1935 die zuständige Verwaltungsbehörde – eine Zuweisungssperre für jene Hausgehilfinnen verhängt werden, die bei den Universitätsklinken kündigten, um sich in einen gewerblichen Betrieb oder privaten Haushalt vermitteln zu lassen. Der Kurator griff Klapps Vorschläge auf, teilte sie dem RMWEV mit und setzte sich gleichzeitig wegen der Zuweisungssperre mit der DAF, Kreiswaltung Marburg, in Verbindung. Dort stießen Klapps Vorschläge auf Gehör. Bereits eine Woche, nachdem der Beschwerdebrief Klapps beim Kurator eingegangen war, meldete die DAF ihr erfolgreiches Vorgehen. Die Zuweisungssperre für Stations- und Küchenmädchen setzte sofort ein; falls sie an den Kliniken gekündigt hatten, wurden sie nicht weiter-, bzw. sogar wieder an ihre alte Arbeitsstelle zurückvermittelt.[58] Damit wurden die weiblichen Lohnempfängerinnen quasi für die Universitätskliniken, die „mit ihren rund 800 Kranken als lebenswichtiger Betrieb anzusehen“[59] waren, dienstverpflichtet, wozu die Arbeitsämter im Rahmen der Kriegsvorbereitungen seit dem 13. Februar 1939 befugt waren.[60]

Bisher war immer nur vom weiblichen Pflegepersonal die Rede. Selbst wenn nach den quantitativen Strukturen Pflegepersonal fast ausschließlich weiblichen und Ärzte eher männlichen Geschlechts waren, so arbeiteten auch Männer, in Marburg insgesamt 32, in der Krankenpflege.[61] In den bereits oben erwähnten „Richtlinien für den Einsatz des Pflege- und Wartungspersonals im Pflegedienst der Universitätskliniken“ wurde angemerkt, daß Pfleger zum Zeitpunkt der Erhebung in erster Linie dafür angestellt waren, die Schwestern entweder von körperlich schweren oder solchen pflegerischen Aufgaben zu entlasten, die Frauen bei männlichen Patienten nach der damaligen Auffassung nicht zuzumuten waren. Allein in den Kliniken für Haut- und

58 Ebd., Kurator an RMWEV, 22.5.1939, Bl. 236. Klapp an Kurator, 12.5.1939, Bl. 237. Kurator an RMWEV, 25.5.1939, Bl.238.

59 Ebd., Klapp an Kurator, 12.5.1939, Bl. 237.

60 Zum Arbeitsmarkt im „Dritten Reich“ vgl. Neumann 1993, S. 395-409.

61 Zahlen entnommen aus BA Berlin R 4901, Nr. 757. Pflege- und Wartungspersonal.

Geschlechtskrankheiten verrichteten Schwestern und Pfleger die gleichen Aufgaben. Allerdings wurde bemängelt, daß ein Großteil der männlichen Pflegekräfte seine Aufgaben ohne staatliche Prüfung versah.

In Marburg stellte sich das in der Praxis so dar, daß das Arbeitsamt den Kliniken ungelernte Pfleger, oft gelernte Handwerker, vermittelte. Nachdem sie eine Zeitlang unter der Anleitung eines geprüften Pflegers gearbeitet und damit in der Praxis ihre Eignung unter Beweis gestellt hatten, konnten sie die Krankenpflegeschule besuchen, die nach zweijährigem Unterricht mit einer Abschlußprüfung endete. Bei Bestehen erfolgte die Anstellung und die Bezahlung als geprüfte Kraft. Gegenüber den Schwesternschülerinnen bedeutete die vorherige Anstellung als ungeprüfter Pfleger – nicht als Schüler – ein deutlich höheres Einkommen, was der Marburger Universitätsoberinspektor, wie sicherlich andere seiner Zeitgenossen auch, geschlechtsspezifisch begründete: Ein Mann sei, wenn er sich für den Pflegeberuf entschied, im Gegensatz zur Schwester bereits in einem Alter, in dem er Verdienst benötige.[62]

Mit der Änderung zur ersten und zweiten „Verordnung über die berufsmäßige Ausübung der Krankenpflege und die Errichtung von Krankenpflegeschulen" vom 15. September 1939[63] wurde schließlich gesetzlich festgelegt, daß Krankenpfleger ab Oktober 1940 staatlich geprüft sein mußten. Angesichts des Mangels an ausgebildeten Krankenpflegern setzte 1942 die zweite Änderung zur Krankenpflegeverordnung den genannten Termin allerdings wieder aus und forderte die staatliche Prüfung erst „bis zu einem vom Reichsinnenministerium zu bestimmenden Zeitpunkt."[64] Durch dieses allgemeine Bestreben des Reiches, die Krankenpflegeausbildung zu vereinheitlichen und sicherlich auch wie bei den Frauen ideologisch zu kontrollieren sowie zu professionalisieren, wurde ein um die männliche Krankenpflege erweiterter Ausbildungsmarkt geschaffen. Obwohl in den meisten deutschen Ländern bis 1938 auch die weibliche Krankenpflegeausbildung unverbindlich war,[65] hatten sich im Verlauf der Geschichte weiblicher Krankenpflege bereits verschiedene konfessionelle und weltliche Verbände etabliert, die ihren Nachwuchs ausbildeten, wenn auch noch nicht nach einheitlichen Vorgaben oder unter staatlicher Kontrolle. In der Folge existierten damit bereits Institutionen, die die seit 1938 staatlich vorgeschriebene Schwesternausbildung übernehmen konnten.[66] Für die Ausbildung der Pfleger bestand bis 1938 kein ähnliches Pendant, so daß nicht nur ihre Ausbildung vereinheitlicht, sondern als Voraussetzung und Folge überhaupt erst ein Markt für die Ausbildung des männlichen Pflegepersonals geschaffen wurde. In dem Versuch, diesen zu besetzen, bezog sich das DRK 1941 auf die Ände-

62 StAM 310, Acc. 1975/42, Nr. 968. Oberinspektor Backhaus an den Universitätskurator, 26.10.1938.
63 RGBl I 1939, S. 1823.
64 RGBl I 1942, S. 679.
65 RGBl I 1938, S. 1309-1310 Gesetz zur Ordnung der Krankenpflege, 28.9.1938.
66 Zur Krankenschwesternausbildung vgl. Steppe 1993.

rungsregelung vom 15. September 1939 und wartete mit einer Reihe von Rahmenvorschlägen zur männlichen Krankenpflege auf. Neben der allgemeinen Feststellung, daß Universitätskliniken wegen ihres poliklinischen Betriebes besonders für die Ausbildung der Pfleger geeignet seien, wollte das DRK die Ausbildungsdauer auf eineinhalb Jahre festgelegt wissen, wovon ein Jahr in einer Klinik und ein weiteres halbes Jahr in einer Poliklinik absolviert werden sollte. Allerdings waren nicht die Universitätskliniken als allein leitender und verantwortlicher Ausbildungsträger vorgesehen, sondern genau wie bei den Schwestern das DRK, das seine Schüler auf die an den Kliniken eingerichteten Krankenpflegeschulen schicken wollte.[67] Daß das DRK mit seinen Vorschlägen auf offene Türen stieß, zeigte die uneingeschränkt positive Resonanz des RMWEV und einiger Universitätskuratoren, die betonten, das Problem der Pflegerausbildung sei so dringend, daß es endlich gelöst werden müsse. Auch das RMdF hatte keine grundlegenden Einwände, verwies die Lösung des Problems bzw. die Umsetzung der DRK-Vorschläge aber auf die Zeit nach dem Krieg.[68]

Auslastung und Umbau der Kliniken

So wie die Versorgung der Patientinnen und Patienten und die Arbeitsbelastung des Pflegepersonals voneinander abhängen, so spielen und spielten auch die Bettenauslastung und die räumlichen Bedingungen für den medizinischen Versorgungsauftrag der Kliniken eine Rolle. Die bereits oben aufgezeigte überplanmäßige Belegung der Marburger Kliniken ist bis zum Kriegsanfang 1939 deutlich zu erkennen.[69] Nachdem sie sich 1930 bei durchschnittlich 122,2% bewegte pendelte sie sich bis 1938 zwischen 112% und 118% ein. 1938 sank sie auf nur noch 102,7%,[70] was in baulichen Umbaumaßnahmen der Chirurgischen Klinik und der daraus resultierenden Vergrößerung der planmäßigen Bettenzahl begründet liegt, über die später noch zu sprechen sein wird.

Die einzelnen Kliniken unterschieden sich in ihrer Auslastung jedoch deutlich voneinander. Die Frauenklinik war, insbesondere nach ihrem großzügigen Umbau, ebenso wie die Augen- und die Hautklinik nicht vollständig belegt. Dagegen zeigte sich in der Psychiatrischen und Nervenklinik und der HNO-Klinik eine leichte, in der Medizinischen Klinik, der Chirurgischen und der Kinderklinik eine deutliche Bettenauslastung über den planmäßigen Bestand hinaus. Dabei war es die Chirurgi-

67 GStAPK I. HA. Rep. 151 I C Merseburg, Nr. 6582. DRK an RMWEV, 1.4.1941.

68 Ebd., RMWEV an das PrMdF, 25.9.1941. RMdF an RMWEV, 4.6.1942.

69 Die Angaben wurden auf der Grundlage „planmäßige Betten" berechnet, da Übersichten über die tatsächliche Bettenzahl nur für 1935 vorliegen. Vgl. BA Berlin R 4901 Nr. 2003, Aufstellung, November 1935.

70 Alle Berechnungen basieren auf den Angaben zur Belegung der einzelnen Kliniken in den Universitätschroniken und zum tatsächlichen Bettenbestand in StAM 310, Acc. 1985/15, Nr. 4370. Übersicht über den Stand der Krankheiten in den Preußischen Universitätskliniken im Kalenderjahr 1931, 1932, 1933, 1934, 1935, und StAM 310, Acc. 1983/15, Nr. 4372. Übersicht über den Stand der Krankheiten in den Preußischen Universitätskliniken im Kalenderjahr 1936, 1937, 1938.

sche Klinik, die zwischen 1933 und 1938 mit bis zu 67% täglicher Überbelegung permanent und übermäßig beansprucht war.

Tab.16: Bettenauslastung Chirurgische Klinik 1931-1938[71]

	1931	1932	1933	1934	1935	1936	1937	1938
Verpflegungstage	84651	78355	77164	80212	78475	76650	keine Angabe	76650
Tagesbelegung	232	215	211	220	215	210		210
planm. Bettenzahl	132	132	132	132	132	132	132	167
Auslastung in %	176	163	160	167	163	159		126

Daß diese Planvorgaben den täglichen Ansprüchen nicht mehr genügten, zeigt auch der tatsächliche Bettenbestand der Chirurgischen Klinik im November 1935: Anstelle von 132 vergrößerte sie ihre Kapazität auf 235 Betten,[72] was immerhin noch einer Auslastung von 91,5% entsprach.

Was das für die Patientinnen und Patienten, für ihre Unterbringung und ihre Behandlungsmöglichkeiten, aber auch für die Arbeitsbedingungen des ärztlichen und pflegerischen Personals bedeutete, wird in einer Rede anläßlich der Neueröffnung der Frauenklinik 1935 deutlich, in der Direktor Kehrer die bisherigen Bedingungen beschrieb: Die Patientinnen waren in Großräumen untergebracht gewesen, deren Anzahl völlig unzureichend war. Die aus der Überbelegung resultierende Enge hatte eine ordnungsgemäße Behandlung in seinen Augen unmöglich gemacht. Der einzig vorhandene Operationsraum mußte gleichzeitig von der gynäkologischen wie auch der geburtshilflichen Abteilung genutzt werden, was sich bei der dauernden Überbelegung als problematisch erwies. Auch diagnostischen und therapeutischen Ansprüchen genügte die alte Klinik nicht: Röntgenbetrieb oder Hydrotherapie waren infolge fehlender Räumlichkeiten vor dem Umbau nicht oder nur eingeschränkt in der Klinik durchführbar.[73]

Die deutlich sichtbare Divergenz zwischen vorhandenen und nachgefragten Bettenkapazitäten bzw. die Zunahme der Patientenzahlen zeigte sich nicht nur in Mar-

---

71 Ebd. für den Bettenbestand. Die Angaben zu den Verpflegungstagen entstammen den Chroniken 1931, S. 45; 1932, S. 46; 1933, S. 49; 1934, S. 48; 1935, S. 51; 1936, S. 44; 1937, S. 44; 1938, S. 45. Die durchschnittliche Tagesbelegung wurde aus Gesamtverpflegungstage pro Jahr dividiert durch 365, der Auslastungsgrad nach der Formel Pflegetage × 100 dividiert durch Betten × 365 berechnet. Vgl. Häntsch 1989, S. 542.

72 BA Berlin R 4901 Nr. 2003, Aufstellung, November 1935.

73 OZ, 4.2.1935, S. 9, Die modernste Frauenklinik Deutschlands. Vgl. Schröter 1969, S. 177-182. Er zitiert umfassend aus den seit Kehrers Amtsantritt 1925 immer wieder verfaßten, eindrucksvollen Beschreibungen über die Situation in der Universitätsfrauenklinik.

burg. Sie ist eine grundlegende und schon vor dem Nationalsozialismus zu beobachtende Tendenz im Verlauf der zunehmenden Akzeptanz des Krankenhauses als medizinische Regeleinrichtung mit Heil- und nicht mehr nur Verwahranspruch. Seit dem 19. Jahrhundert stiegen die Patientenzahlen und auch der Auslastungsgrad der Krankenhausbetten an, wenn auch nicht in dem Maße, wie für Marburg beschrieben. Grundlegend dafür waren u.a. die Entstehung und Durchsetzung moderner klinischer Methoden, die Einführung der Sozialversicherung unter Bismarck und auch die umfassenden gesundheitsfürsorgerischen Angebote in der Weimarer Republik.[74]

Inwieweit allerdings spezifische Marburger Charakteristika, wie beispielsweise der Ruf der Kliniken oder eigens nachgefragte Behandlungsmethoden, die sich eventuell in einem breiten Einzugsgebiet der Patientinnen und Patienten abgebildet hätten, die beschriebene Überbelastung bedingt haben, ist bis jetzt nicht zu sagen. Detaillierte Untersuchungen insbesondere im Längsschnitt über die Patientinnen und Patienten der Marburger Kliniken, ihre Sozialstruktur, Wohnorte und Krankheitsbilder liegen nicht vor. Von der Fakultät ist allerdings zu vermuten, daß sie trotz der räumlichen Probleme die steigenden Patientenzahlen angesichts ihres Lehr- und Forschungsauftrages begrüßte. Zumindest versuchte sie immer wieder, ihr medizinisches Versorgungsmonopol auszuweiten.[75]

Die permanente Kapazitätsauslastung war neben der dem Laborbetrieb und der Forschung nicht mehr genügenden Ausstattung der Kliniken ein entscheidender Grund für den Umbau und die Erweiterung der Marburger Kliniken in den dreißiger Jahren. Nachdem bereits 1931 die Bauarbeiten an der Frauenklinik begonnen hatten, erfolgte 1932 infolge der Weltwirtschaftskrise ein vorübergehender Baustop. Im Haushalt für das Jahr 1933 stand wieder Geld für den Erweiterungsbau zur Verfügung, wobei ein Brand und die vollkommene Zerstörung des Dachgeschosses im Altbau zusätzliche Mittel beanspruchten. Nachdem auch die Waschküche und der Hörsaal 1934 umgebaut bzw. erweitert worden waren, öffnete im Februar 1935 die „Modernste Frauenklinik Deutschlands" ihre Pforten.[76]

Kaum war die Frauenklinik fertiggestellt, wurde bereits über die Erweiterung der Chirurgischen Klinik verhandelt. Im Vergleich zur Frauenklinik war das Raumproblem hier ungleich drängender, wie schon an den Auslastungsgraden deutlich gemacht worden ist. In ihrer Vorstellung darüber, auf welche Kapazität die umzubauende Chirurgie ausgerichtet sein sollte, unterschieden sich die betreffenden Stellen allerdings. Laut dem PrMWKV genügten – insbesondere im Vergleich der Marburger mit anderen Chirurgischen Kliniken ähnlicher Struktur – 200 Bet-

74 Vgl. Spree 1996. Eine kurze Übersicht findet sich in Eckart 1998, S. 300-308.
75 Vgl. Kap. III.8.2.
76 OZ, 4.2.1935, S. 9, Die modernste Frauenklinik Deutschlands. Chronik Rechnungsjahr 1931, S. 6; 1932, S. 9-10; 1933, S. 14; 1934, S. 14. Zur inneren Aufteilung und Ausstattung der Klinik vgl. Schröter 1969, S. 183-186.

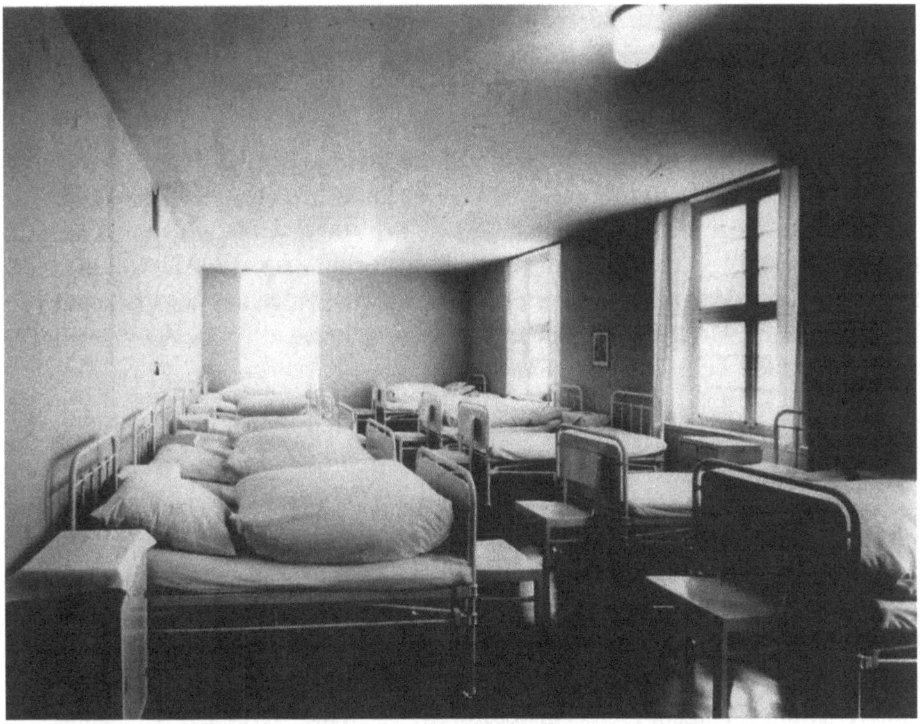

Abb. 25: Krankensaal in der Frauenklinik um 1935 (Original: Bildarchiv Foto Marburg, Nr. 72.570).

ten, während Direktor Klapp 238 Betten für notwendig hielt. Als Kompromiß waren in den Bauplanungen anstelle der bisherigen 132 schließlich 210 Planbetten vorgesehen.[77]

Insgesamt waren umfassende Umbaumaßnahmen anvisiert, die nicht nur die Aufnahmekapazität erweitern, sondern zeitgemäße Therapie- und Behandlungsmaßnahmen ermöglichen sollten. Geplant waren eine eigene Röntgenabteilung, ein Bad für Unterwassermassagen, ein aseptischer Operationssaal, Terrassen für Freiluftbehandlungen und eine Isolierstation für „Krebskranke mit jauchenden oder zerfallenden bösartigen Geschwülsten, [...] Kranke, die wegen widernatürlicher Leibesöffnungen unwillkürlichen Stuhlgang haben und daher riechen [und] für 6 wegen Schwachsinns zu sterilisierende sowie delirende Kranke."[78] Darüber hinaus schlug der Kura-

77 GStAPK I HA Rep. 151 IV Merseburg, Nr. 2211. Erlaß PrMWKV U I 7122 Bereitstellung der Mittel für den Um- und Erweiterungsbau der Chirurgischen Klinik, 25.6.34. Als Beispiele führte das Ministerium Königsberg: 140 Betten, Greifswald: 126 Betten, Halle: 163 Betten, Göttingen: 156 Betten und Bonn: 140 Betten an. Demgegenüber verfügte aber die Chirurgische Klinik der Universität Freiburg seit 1931 über 400 Betten. Vgl. Murken 1988, S. 217.

78 BA Berlin R 4901, Nr. 2082. Klapp an den Kurator, 2.2.1937. Alle genannten Einrichtungen wie eine Röntgenabteilung oder zwei Operationsräume – ein aseptischer und ein septischer – waren in der Chirurgischen Klinik bis zum Umbau nicht vorhanden. Daß die Klinik damit nicht den zeitgenössischen Anforderungen an Krankenhausbauten entsprach, wird auch an

tor vor, ein eigenständiges Röntgentherapieinstitut für alle Marburger Kliniken und eine neue Küche als zentrale Einrichtung für die Chirurgische und Medizinische Klinik sowie die Augen- und Kinderklinik zu errichten, die auch über eine Diätküche verfügen sollte.[79]

1936 begann der erste Bauabschnitt mit der Errichtung einer Baracke, die während der Umbauarbeiten als Provisorium für die Patientenbehandlung zur Verfügung stehen sollte.[80] Ab dem Kriegsbeginn am 1. September 1939 schleppten sich die Bauarbeiten infolge der vollkommenen Reglementierung des Marktes und des kriegsbedingten Mangels an Materialien und Arbeitskräften nur noch zögernd voran. Im Februar 1944 und 1945 wurde die Klinik während alliierter Bombenangriffe auf Marburg fast vollständig zerstört.[81]

Was zeichnete nun insgesamt die Situation der medizinischen Versorgung an den Marburger Kliniken aus?

Nach Erhebungen an 13 verschiedenen Universitätskliniken 1935/36 pflegte eine Pflegeperson in Marburg durchschnittlich 7,4 Patienten, womit die Philipps-Universität an vierter Stelle hinter Bonn, Freiburg und Königsberg stand. Auch der differenzierende Blick auf die einzelnen Marburger Kliniken zeigte, daß die Relationen zwischen Pflegepersonal und Patienten fast durchgängig über den festgelegten Pflegeschlüsseln und über den zeitgenössisch als Optimalversorgung angesehenen Betreuungsverhältnissen lagen. Trotzdem beschwerten sich die Marburger Kliniksdirektoren auch ab 1937, als der Schwesternmangel auf Reichsebene offenkundig war, nicht über mangelndes Pflegepersonal, sondern beklagten vielmehr die Schwierigkeiten, Samariterinnen und Lohnempfängerinnen in ausreichender Zahl beschäftigen zu können.

Die im Vergleich zu anderen Universitätskliniken dokumentierte hohe Arbeitsbelastung des Pflegepersonals bestätigte sich ebenfalls bei der Bettenbelegung der Kliniken. Bis 1938 lag die Kapazitätsauslastung jeweils bei 12% bis 18% über dem planmäßigen Bestand. Nicht nur daran wurde die Differenz zwischen räumlichen Gegebenheiten und tatsächlichen Versorgungsanforderungen deutlich. Am Beispiel der erforderlichen Um- und Erweiterungsbauten der Chirurgischen und der Frauenklinik zeigte sich, daß die überalterte räumliche Ausstattung nicht mehr den zeitgenössischen Therapieanforderungen entsprach. Dabei muß sicherlich mitbedacht

---

den im „Amtsarzt“ niedergelegten einzelnen Kriterien deutlich. Vgl. Der Amtsarzt 1936, S. 533-535. Zum Bautyp des zu dieser Zeit vorherrschenden Terassenkrankenhauses vgl. Murken 1988, S. 217-224.

79 GStAPK I HA Rep. 151 IV Merseburg Nr. 2211. Kurator an Hochbauabteilung, 26.5.1936. Vgl. zur Errichtung des Röntgentherapieinstituts Kap. III.4.2.

80 OZ 8.2.1936, S. 3, Ausbau der Chirurgischen Universitäts-Klinik.

81 StAM 305a, Acc. 1975/79 und 1976/19, Nr. 935. Rektor der Philipps-Universität an die Herrn Direktoren der Kliniken und Institute der Medizinischen Fakultät, 23.2.1944, und die Antworten der Kliniks- und Institutsdirektoren, sowie Vermerk Oberinspektor Gatzert, o.D. Das zuletzt genannte Schriftstück ist abgedruckt in Nagel 2000, Dokument 266, S. 489. Vgl. auch Kap. IV.3.1.

werden, daß sich angesichts der Verschiebung des ärztlichen Handlungsauftrages auch die Therapieziele und damit der Aufgabenbereich eines Krankenhauses änderten.[82] Gerade die beiden genannten Kliniken waren mit der Umsetzung des GzVeN in die erb- und rassenhygienischen Ziele des Nationalsozialismus eingebunden, so daß angesichts der Umbauten, aber auch allgemein zu fragen bleibt, ob und in welchem Maße Zwangssterilisationsoperationen die Auslastung einer Klinik erhöhten und das Operationsprofil veränderten.[83]

8.2 Die Medizinische Fakultät und ihre Bedeutung für das Gesundheitswesen der Stadt Marburg

Die Geschichte der Medizinischen Fakultät im Nationalsozialismus ist aufgrund ihrer engen Verflechtungen mit den Marburger Gesundheitsfürsorgeeinrichtungen seit den zwanziger Jahren auch eine Geschichte städtischer Gesundheitsfürsorge. Diese wurde im nationalsozialistischen Staat entsprechend dem rassenhygienischen Paradigma sowohl organisatorisch als auch inhaltlich umstrukturiert und umgewertet. Daher soll im folgenden untersucht werden, wie sich diese Änderungen auf die Arbeit der Gesundheitsfürsorgeeinrichtungen und ihre Patientinnen und Patienten sowie die Einbindung der Fakultät auswirkten.

Die Initiative und das vehemente Plädoyer für ein ab 1929 geplantes Tuberkulosesanatorium im Wald am Marburger Stadtrand zeigen die strategischen Überlegungen deutlich, die die Fakultät leiteten, ihr Arbeitsgebiet mit Hilfe vielfältiger Vernetzungen über die Universität hinaus auszudehnen. Vom Beginn der Projektplanung an wollte die Fakultät ihre personelle Mitarbeit, d.h. die Leitung des Sanatoriums durch die beiden Direktoren der Chirurgischen und der Medizinischen Klinik, vertraglich festschreiben. Für den Fall, daß ein Arrangement nicht zustandekommen sollte, befürchtete Dekan Dittler unermeßlichen Schaden für die Medizinische Fakultät. Seine Warnung begründete er mit dem Vorhaben der Landesversicherungsanstalt (LVA), alle Tuberkulosekranken der Provinz Hessen-Nassau zu erfassen, und den daraus resultierenden Folgen: Denn „damit würde sie [die LVA, E.K.] [...] der Medizinischen Fakultät einen sehr bedeutenden und unentbehrlichen Teil des Krankenmaterials entziehen".[84] Schwierigkeiten, auf Dauer genügend Patienten zur Verfügung zu haben, erwartete die Fakultät zudem dadurch, „daß selbst

82 Zur Bedeutung der Planwirtschaft im öffentlichen Krankenhauswesen bzw. der technokratischen Effizienz, Vorgaben umzusetzen, und der Kontinuität zwischen Weimarer Republik und „Drittem Reich" vgl. Labisch 1994, S. 83-91.

83 Vgl. Zimmermann 2000, S. 148, die zeigt, daß der Anteil der Sterilisationen an allen Operationen der Universitätsfrauenklinik Jena zwischen 1935 bis 1938 deutlich anstieg und sich bei etwas mehr als einem Drittel bewegte.

84 StAM 307c, Acc. 1969/33; Nr.570. Dekan an PrMWKV, 22.6.1929.

auch in allen kleinen Städten allmählich Krankenhäuser entstehen, die ebenfalls aus den ehemaligen Bezugsgebieten der Universitätskliniken Krankenmaterial an sich ziehen",[85] von der allgemeinen Konkurrenz mit Gießen einmal abgesehen. Hier zeigt sich, daß die Medizinische Fakultät durch die vielfältigen sozialhygienischen Initiativen der Weimarer Republik offensichtlich verunsichert war. Durch den geplanten Vertrag und der Zusammenarbeit mit den großen Versicherungsträgern hoffte die Fakultät, auch zukünftig umfangreiches „Krankenmaterial" als Grundlage für Lehre und Forschung an Marburg binden zu können und so ihre Stellung zu stärken. Dies findet sich, wie später gezeigt werden kann, auch in den dreißiger Jahren als Motivation für die Beteiligung an den einzelnen Gesundheitsfürsorgeeinrichtungen im Marburger Stadtgebiet.

Tuberkulosefürsorge

Als 1935 nach Verabschiedung des „Gesetzes zur Vereinheitlichung des Gesundheitswesens" (GVG) ein staatliches Gesundheitsamt eingerichtet wurde, griff der neue Amtsarzt Bräuler auf die an der Universität bestehende Beratungsstelle für Tuberkulosekranke zurück.[86] Organisatorisch existierte damit ein staatliches Gesundheitsamt, das die ihm in der Tuberkulosefürsorge obliegenden Aufgaben durch einen hauptamtlich bei der Beratungsstelle tätigen Facharzt ausführen ließ. Dieser wiederum war angestellt bei dem Träger der Tuberkuloseberatungseinrichtung, der LVA Hessen-Nassau.[87] Da die Beratungsstelle aber der Medizinischen Poliklinik angegliedert war, hatte nicht nur die LVA, sondern außerdem der Direktor der Poliklinik, der gleichzeitig die ärztliche Verantwortung für die Beratungsstelle trug, über die Stellenbesetzung zu entscheiden. Schließlich bedurfte es bei der Einstellung des Fürsorgearztes noch der Zustimmung des RMWEV, da dem Fürsorgearzt nach einem 1929 abgeschlossenen Vertrag zwischen der LVA und der Universität Marburg zudem das Recht zustand, im Personalverzeichnis der Universität Marburg aufgeführt zu werden.[88] Kurz gefaßt war die Marburger Tuberkuloseberatung demnach drei Ministerien unterstellt: über das Gesundheitsamt dem Innenministerium, über die LVA dem Arbeitsministerium und über die Universität dem Wissenschaftsministerium.

85 Ebd.

86 StadtAM E, Nr.1835. Staatliches Gesundheitsamt, 14.6.1935.

87 Der größte Teil der Tuberkuloseberatungsstellen (1771 von insgesamt 2098) war 1937 direkt bei den Gesundheitsämtern angesiedelt. Nur insgesamt 98 wurden von Versicherungsträgern eingerichtet. Nach Sachße; Tennstedt 1992, S. 170.

88 StAM 307c, Acc. 1969/33, Nr.570. Vertrag zwischen der Universität und der LVA Hessen-Nassau über die Tbc-Beratungsstelle in Marburg, 16./22. 5.1929, 1.8.1929.

Graphik VIII: Erstuntersuchungen der Marburger Tuberkuloseberatungsstelle 1930-1945[89]

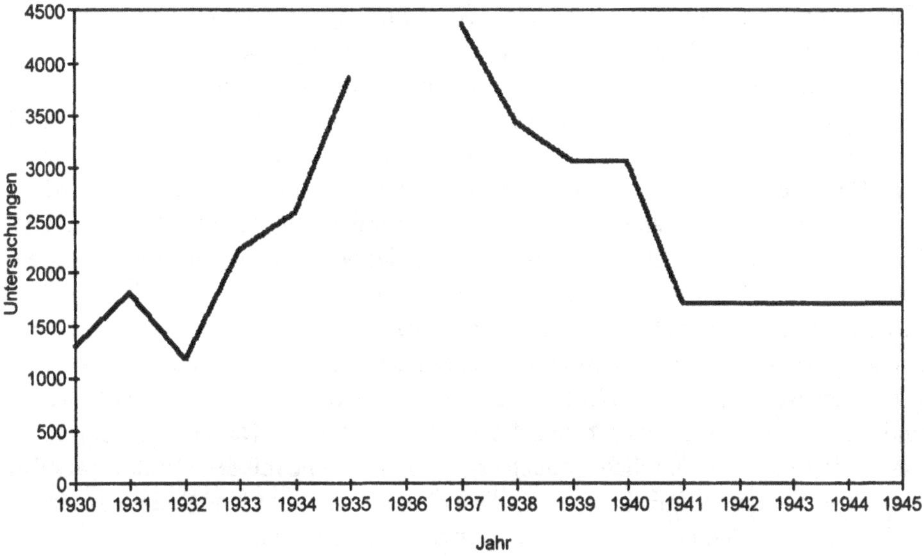

Allein gemessen an den durchgeführten Erstuntersuchungen war die Arbeit der Tuberkuloseberatungsstelle, die für die Stadt Marburg sowie die Kreise Biedenkopf, Korbach, Frankenberg, Marburg, Kirchhain und Ziegenhain zuständig war, ausgesprochen erfolgreich. Die seit 1930 in der Universitätschronik dokumentierte Arbeit zeigt eine ständige Steigerung der Anzahl der erstmals von der Fürsorgestelle betreuten Patientinnen und Patienten. Bis auf einen kurzzeitigen Rückgang 1932, bedingt durch die infolge der Weltwirtschaftskrise gekürzten Ausgaben im Gesundheitsfürsorgebereich,[90] konnte die Beratungsstelle in den Folgejahren ihren Zugriff permanent ausbauen.

Zweierlei war dafür verantwortlich. Angesichts der auf Erbgesundheit basierenden Fundierung der „arischen Volksgemeinschaft“ erfolgte zum einen eine zunehmende Vermassung ärztlicher Untersuchungen. Gewährleistungen jeder Art, wie Ehestandsdarlehen und Kinderbeihilfen, aber auch Eheschließungen, waren von der Zugehörigkeit zum „rassereinen“ Volkskörper und damit von „Gesundheit“ abhängig. Entsprechend der Ausrichtung nicht nur auf gegenwärtige, sondern insbesondere auch auf zukünftige Volksgesundheit hatten Maßnahmen, „Kranke“ zu erkennen, zu behandeln und zu registrieren, im nationalsozialistischen Staat einen hohen Stellenwert. Der erkennbare Unterschied zur Weimarer Republik war weniger das Instrumentari-

---

89 Erstellt nach den Angaben der Medizinischen Poliklinik in den Universitätschroniken. Für 1936 fehlt die Angabe.

90 StadtAM E, Nr.1157. Wohlfahrts- und Jugendamt an den RP, zur Verfügung vom 10.1.1932, A 11 M Nr. 22 betr. Abbau auf dem Gebiet der Gesundheitspflege und -fürsorge, 19.1.1932.

um als das Ausmaß und das spezifische Ziel „Erbgesundheit“, das als politischer Wille formuliert mit den Möglichkeiten der Diktatur umgesetzt werden konnte. Gerade Tuberkulose und Krebs als die nach Herzleiden häufigsten Todesursachen im Deutschen Reich der dreißiger Jahre erfuhren dabei – auch angesichts der wissenschaftlichen Diskussion um ihre Vererbung[91] – erhöhte Aufmerksamkeit, wie die seit 1933 umfangreich durchgeführten Reihenuntersuchungsprogramme zeigen. Die Anzahl röntgenologischer Untersuchungen stieg so enorm, daß das Ziel, die gesamte deutsche Bevölkerung zu durchleuchten, in manchen Landesteilen fast erreicht wurde.[92]

Zum anderen war gerade die kollektive Erfassung der Bevölkerung wie im BDM, in der HJ, der SA oder SS zum Gesundheitsziel der Nationalsozialisten in gewissem Sinne konträr. „Vermassung“ als neue Form der Gesellschaftsorganisation erhöhte das gesundheitliche Risiko von Tuberkulose, was wiederum durch kollektive Untersuchungen aufgefangen werden sollte. So erweiterte sich seit 1933 auch das Arbeitsgebiet der Medizinischen Poliklinik um die Untersuchungen von SA-Mitgliedern und -Anwärtern, Arbeitsdienst- und Landhilfepflichtigen.[93] Da die Tuberkuloseberatungsstelle sowohl räumlich als auch organisatorisch eng mit der Klinik verbunden war, ist anzunehmen, daß als Ergebnis dieser Untersuchungen eine Reihe von Untersuchten anschließend der Fürsorgestelle zugewiesen wurden.

Gesetzliche Träger dieser umfassenden Tuberkulosefürsorge waren die ab 1935 nach dem GVG einzurichtenden Gesundheitsämter, die die in der Weimarer Republik vielfältigen Institutionen und Initiativen auf dem Feld der Gesundheitsfürsorge bündeln und standardisieren sollten. Eine ihrer Hauptaufgaben war, anknüpfend an die Tuberkulosefürsorge der Weimarer Republik, Tuberkulosekranke zu ermitteln und zu erfassen. Im Unterschied zu vorher erfolgte diese Arbeit aber nun auf der Grundlage eines verdichteten Netzes an Beratungsstellen, eines vermehrten Personaleinsatzes und verbesserter Apparatur und zudem durch systematischere Reihenuntersuchungen.[94] Den neuen Ermittlungswegen folgte von seiten des Gesundheitsamts die herkömmliche weitere Behandlung. Angesichts fehlender therapeutischer Möglichkeiten blieb es allerdings im wesentlichen bei der gesundheitlichen Aufklärung und Belehrung über individuelle Verhaltensmaßnahmen.

So sinnvoll die intensivierte Tuberkulosefürsorge für den einzelnen sein konnte, so erfuhr gerade sie im Nationalsozialismus auch eine wesentliche Verschärfung. Die „Verordnung zur Bekämpfung übertragbarer Krankheiten“ vom 1. Dezember 1938 ermöglichte die Zwangsasylierung von „asozialen“ Offentuberkulösen und regelte damit das in Thüringen bereits seit 1930 bestehende Verfahren reichsweit. Vor

91 Zur zeitgenössischen Diskussion über die Frage, ob Tuberkulose erblich sei vgl. Kelting 1974, S. 15-23. Hahn 1985, S. 125-126.

92 Proctor 1999, S. 88. Kater gibt an, daß bis 1944 6.000.000 Menschen röntgenologisch untersucht wurden. Kater 1983, S. 363.

93 Chronik 1933, S. 44; 1934, S. 45 und 1935, S. 47.

94 Sachße; Tennstedt 1992, S. 170-171. Vgl. auch Klein 1938, S. 593-622.

dem Hintergrund der Gesundheitspflicht war der Schritt von „krank“ zu „asozial“ unter den Bedingungen der nationalsozialistischen Diktatur oftmals nur ein kleiner, so daß durch die Verordnung Tuberkulosekranke in das Blickfeld der repressiven und selektiven Gesundheitsverwaltung geraten konnten.[95]

Die zwangsweise Unterbringung erfolgte in einer extra dafür vorgesehenen Einrichtung oder in einer allgemeinen Klinik und damit auch in der Medizinischen Universitätsklinik erfolgen. Ein Fall aus Marburg mag das Vorgehen im Fall eines sich „asozial“ verhaltenden Patienten mit einer schweren und sich nicht bessernden Lungentuberkulose verdeutlichen. Der 20jährige F.B. wurde 1939 von der Göttmann‘schen Lungenheilstätte bei Reichelsheim aufgenommen, nachdem ihn vorher das Marburger Sanatorium Sonnenblick aus „disziplinarischen“ Gründen entlassen hatte. Elf Monate später mußte er aus dem gleichen Grund die Reichelsheimer Heilstätte verlassen und wurde in die Medizinische Klinik nach Marburg verlegt. Der ihn entlassende Arzt begründete die Verlegung in eine andere Klinik statt nach Hause mit der weiterhin ansteckenden Tuberkulose und mit der Erwartung eines nicht „ordnungsgemäßen“ Verhaltens des Patienten.[96]

1942 befand sich F.B. wieder – vielleicht auch ohne Unterbrechung – in Behandlung in einer Heilstätte in Sülzhayn, die er am 13. März 1942 verließ. Kurz nach seiner Rückkehr erhielt er einen Brief des Marburger Amtsarztes. Dem war zu Ohren gekommen, daß F.B. sich nach seiner Entlassung noch weitere vier Tage in Sülzhayn aufgehalten und dort mit einem Mädchen trotz seiner ansteckenden Lungentuberkulose Verkehr gehabt habe. Dieses in den Augen der Gesundheitsverwaltung eigenmächtige und gefährliche Verhalten galt es zu disziplinieren. Entsprechend seiner Eingriffsmöglichkeiten, Kranke auch gegen ihren Willen in einem Krankenhaus oder einer anderen geeigneten Anstalt unterzubringen, forderte der Marburger Amtsarzt F.B. auf, sich am 8. April 1942 zur Behandlung in der Marburger Medizinischen Klinik einzufinden. Falls sich F.B. widersetzten sollte, drohte er ihm Zwangsmaßnahmen an.[97] Nach dem Eintrag in der Krankenakte zu urteilen, fand F.B. sich am vorgeschriebenen Termin in der Medizinischen Klinik ein. Seine Entlassung sechs Wochen später begründete die Klinik auch dieses Mal mit seinem unangepaßten Verhalten, was allerdings weniger seine Krankheitseinsicht als vielmehr das Sozialverhalten seinen Mitpatienten gegenüber betraf.[98] Nachdem die bisherige Zwangsasylierung in den Augen der zuständigen Behörden und Krankenanstalten keinen Erfolg gehabt hatte, beschloß das OKW seine Einweisung in die eigens für die Asylierung

---

95 RGBl 1938 I, S. 1721-1724. Hähner-Rombach 1998, S. 59-76. Aly 1992, S. 131-146.

96 Akten im Dekanat des Fachbereichs Humanmedizin der Universität Marburg, Krankenakte Medizinische Klinik 1942, 22, F.B., 8.3.19 (Jahr, Code für Lungentuberkulose, Initialen des Patienten, Geburtsdatum), Ärztliches Schlußgutachten der Göttmann‘schen Heilstätte, 2.2.1940.

97 Ebd., Amtsarzt an F.B., 2.4.1942.

98 Ebd., Medizinische Klinik an Gesundheitsamt Marburg, 28.5.1942. Der Entlassung lag ein Beschwerdebrief eines Mitpatienten vom 25.5.1942 zugrunde, nach dem F.B. ihn und andere Kranke ständig naßgespritzt hatte.

von „asozialen Offentuberkulösen“ vorgesehene Zwangsanstalt Stadtroda in Thüringen.[99] Warum er schließlich doch nicht nach Stadtroda verlegt wurde, geht aus seiner Krankenakte nicht hervor. Am 26. Juni 1942 wurde er erneut in der Medizinischen Klinik aufgenommen. Nun betrug er sich zur Zufriedenheit der Ärzte und seiner Mitpatienten; der Oberarzt bestätigte ihm zur Vorlage für die zuständigen Stellen der Wehrmacht, daß er „sich in der letzten Zeit diszipliniert verhalten und zu keinerlei Klagen Anlass gegeben“ habe.[100] Nach seinem Aufenthalt in der Marburger Universitätsklinik, der im September endete, wurde er dann allerdings doch in der für Tuberkulosekranke vorgesehene Zwangsasylierungsanstalt Benninghausen bei Lippstadt untergebracht.[101] Was der ausschlaggebende Grund für seine Einweisung in die genannte Anstalt gewesen ist, geht aus seiner Krankenakte ebensowenig hervor wie der Anlaß für seine erneute Überführung in die Marburger Klinik. Nach insgesamt fast zwei Jahren Asylierung schätzte der Oberarzt im Januar 1943 sowohl den Krankheitsverlauf als auch sein Verhalten durchweg positiv ein und befürwortete eine Aufhebung der zwangsweisen Unterbringung:[102] Am 18. Januar 1943 wurde F.B., wahrscheinlich endgültig, entlassen.

Am Schicksal von F.B. wird deutlich, daß auch die Marburger Medizinische Universitätsklinik als Krankenhaus für Zwangsasylierte diente und damit strukturell in die nationalsozialistische Tuberkulosebekämpfung eingebunden war. Ob und inwieweit sich allerdings der Umgang und die Behandlung der Patienten änderte, ist nicht nur für diesen Aspekt, sondern insgesamt für die ärztliche „Alltagstätigkeit“ im Nationalsozialismus schwer zu beantworten.[103] Im dargestellten Fall disziplinierte die Medizinische Klinik F.B. durch seine Entlassung 1942 zweifellos. Doch bleibt die Frage, ob dieses Vorgehen der nationalsozialistischen Auffassung von Tuberkulosebekämpfung oder vielmehr der Fürsorge für die anderen Patienten, deren Heilungsverlauf durch das Verhalten von F.B. gestört wurde, zuzuschreiben ist. Bei der Durchsicht der Krankenakten von Lungentuberkulosepatienten der Medizinischen Klinik und der beigefügten Schriftwechsel überwiegt zudem der Eindruck,[104]

99 Ebd., Truppenarzt beim Wehrmachtsfürsorge- und -versorgungsamt Kassel an die Medizinische Klinik, 2.6.1942. Zu Stadtroda vgl. Aly 1992, S. 131-146.

100 Akten im Dekanat des Fachbereichs Humanmedizin der Universität Marburg, Krankenakte Medizinische Klinik 1938, 22, F.B., 8.3.1919. Ärztliche Bescheinigung zur Vorlage beim Wehrmachtsfürsorge- und -versorgungsamt in Kassel, 26.8.1942.

101 Ebd., Bescheinigung zur Vorlage beim Landratsamt, 5.10.1942.

102 Ebd., Medizinische Klinik an den Landrat des Landkreises Marburg, 14.1.1943.

103 Kudlien 1991, S. 99-111. Normale Alltagstätigkeit meint hier eine humane, medizinische Behandlung im Sinne ärztlicher Tradition ohne dezidierte Ausrichtung an nationalsozialistischen Medizinvorstellungen. Damit bezieht sich dieser Begriff erst einmal nur auf das Verhalten von Ärzten, ohne dieses in Beziehung zur geänderten politischen Umwelt zu setzen. Um bei dieser vorgeblich wertneutralen Beschreibung nicht stehenzubleiben, ist es wichtig, wie Kudlien in Anlehnung an Renate Jäckle hervorhebt, der vielen verfolgten und ermordeten Menschen zu gedenken, für die es keine normale Medizin mehr gab (S. 110).

104 Im Dekanatsarchiv des Fachbereichs Humanmedizin der Universität Marburg lagern noch insgesamt 7778 Krankenakten der Medizinischen Universitätsklinik von 1937 bis 1938 und 1940 bis 1945. Davon betreffen 729 die Diagnose 22, Lungentuberkulose. Welchen Kriterien

daß die Ärzte der Medizinischen Klinik Asylierte nicht allein als potentiell gefährlich und „asozial" oder nur im Hinblick auf ihre Verwahrung behandelten. Sie bezogen die psychischen Auswirkungen der Quarantäne für die Betroffenen immer wieder mit in ihr Handeln ein und begründeten Entlassungsgesuche an den Amtsarzt u.a. mit „depressiver Verstimmung" als Folge der zwangsweisen Unterbringung. Auch in ihren Anträgen auf eine Heilstättenbehandlung ließen die zuständigen Ärzte von sich aus kein verschärft angewendetes Selektionskriterium wie z.B. „wiederherzustellende Arbeitsfähigkeit für mindestens zwei bis drei Jahre" erkennen.[105] Ihre prinzipielle Entscheidung, einen Heilstättenaufenthalt bis zu einer Altersgrenze von 60 Jahren nur dann zu beantragen (und ihn von der LVA auch genehmigt zu bekommen), wenn dadurch drohende Invalidität oder Arbeitsunfähigkeit abgewendet werden konnte, gründete nicht auf einer nationalsozialistisch fundierten Einstellung zur Behandlung von Tuberkulosepatienten, sondern auf den bereits vor 1933 bestehenden Bestimmungen der Reichsversicherungsordnung und der Landesversicherungsanstalten.[106]

Allerdings gibt es auch Gegenbeispiele. So findet sich in den Akten ein Patient, der 1938 nicht nur wegen der Überfüllung der Tuberkulosestation vorzeitig mit entsprechenden Verhaltensmaßregeln entlassen wurde. Insbesondere sein fortgeschrittenes Alter – der Patient war 60 Jahre alt – erübrigte nach Ansicht des zuständigen Arztes eine eingreifende stationäre Behandlung.[107] Damit bestimmte in diesem Fall Alter – und angesichts der Verbindung von Gesundheit und (Arbeits-)Leistung eventuell auch Arbeitsfähigkeit – als Entscheidungskriterium die Zuteilung therapeutischer Maßnahmen.

Ab 1937 ging die Anzahl der Erstuntersuchungen in der Marburger Beratungsstelle deutlich zurück.[108] Mag der Rückgang ab 1939 durch den Zweiten Weltkrieg bedingt sein, so ist die Abnahme von 1937 bis 1939 nicht erklärbar. Es gibt keine Hinweise darauf, daß die Massenuntersuchungen eingeschränkt oder nicht mehr in der Medizinischen Poliklinik durchgeführt worden sind. Auch auf verstärkte Aktivitäten seitens der NSV, die für diesen Rückgang verantwortlich sein könnten, deutet nichts hin, und sie scheinen eher unwahrscheinlich, da der NSV Gauamtsleiter Kurhessen, Benzing, seinen Schwerpunkt eindeutig auf die Kinder- und Säuglingsfürsorge leg-

---

die Marburger Diagnoseneinteilung folgte, war bisher nicht herauszufinden. Die Auswertung der Krankenakten wurde nicht gezielt vorgenommen, sondern nur stichprobenartig. Eine dezidierte Auswertung und Untersuchung der Krankenakten steht noch aus.

105 Vgl. zum verschärften Selektionskriterium „Arbeit" für Heilstättenbehandlung Sachße; Tennstedt 1992, S. 171.

106 Für die LVA Hessen-Nassau vgl. beispielsweise die Bestimmungen über die Übernahme des Heilverfahrens vom 30.9.1927, Kassel o.D.

107 Akten im Dekanat des Fachbereichs Humanmedizin, Krankenakte Medizinische Klinik 1938, 22, H.M., 15.10.77. Medizinische Klinik an die Tuberkuloseberatungsstelle, 9.2.1938.

108 Auch die Entwicklung der Wiederholungsuntersuchungen (WU) zeigt diesen Trend deutlich: 1937: 3297 WU; 1938: 1188 WU; 1939: 1217 WU; 1940: 2151 WU. Vgl. Chronik 1937, S. 40; 1938, S. 43; 1939, S. 39; 1940, S. 42.

te.[109] Einzig der abgeschwächte Verlauf der Tuberkulosemortalität, der sich in Marburg zwar nicht so gradlinig wie im Reich zeigte, aber trotzdem ab 1933 auch hier zu erkennen war, könnte vielleicht eine Erklärung bieten.[110]

Die Strategie der Fakultät und insbesondere der Poliklinik, sich durch die Anbindung der Beratungsstelle ihr Versorgungsmonopol für Marburg und das Umland und zudem „Krankenmaterial" für die Ausbildung der Studierenden zu sichern, scheint angesichts der Patientenzahlen zumindest in den dreißiger Jahren aufgegangen zu sein. Doch spiegeln die steigenden Zahlen der Erstuntersuchungen bis 1937 auch das „Eigenleben" der Beratungsstelle wider. Eingebunden in das staatliche Gesundheitsamt und in ein vorrangig behandeltes Arbeitsfeld der Gesundheitsfürsorge waren es weniger die Fakultätsbelange, die das Handeln der Fürsorgestelle bestimmten, sondern eigene bzw. das zentrale staatliche Interesse einer umfassenden Tuberkulosebekämpfung. Deshalb war die Ausweitung der Beratungsarbeit und ihre Ausgestaltung nicht unproblematisch für das Verhältnis zwischen Medizinischer Poliklinik und Tuberkulosefürsorgestelle.

Ein Konfliktfeld war die sich sehr schnell als unzureichend herausstellende räumliche Unterbringung der Beratungsstelle. Bis 1937 verfügte sie nur über zwei Räume im Erdgeschoß der Poliklinik: einen größeren, der als Untersuchungszimmer fungierte, und einen kleineren als Wartezimmer. Unter diesen Umständen war es in Übereinstimmung aller Beteiligten (dem Beratungsstellenleiter Schedtler, dem Leiter der Medizinischen Klinik Schwenkenbecher und dem Leiter der LVA Hessen-Nassau) unmöglich, „dem Arzt das erforderliche Personal zur Verfügung zu stellen sowie ihm und seiner Mitarbeiterin bei der Ausübung der untersuchenden und beratenden Tätigkeit wie auch den Kranken den erforderlichen persönlichen Schutz zu gewährleisten."[111] Besonders die LVA drängte mit Nachdruck darauf, die Raumsituation zu verbessern, andernfalls kündigte sie eine Neuregelung an, nicht ohne mit Bedauern auf die negativen Folgen für die Fakultät hinzuweisen. Auf Seiten der Universität wurde der „Wink mit dem Zaunpfahl" durchaus verstanden. Angesichts der als untragbar eingeschätzten Situation suchte sie gezielt nach einer Lösung,[112] die sich schließlich im Umbau des Obergeschosses der Medizinischen Poliklinik fand.[113] Danach verfügte die Beratungsstelle, wie im Februar 1937 vom Innenminis-

109 Hansen 1991, S. 112. Zum Konflikt in der Tuberkulosefürsorge und -heilbehandlung vgl. Hansen 1991, S. 291-300, und Sachße; Tennstedt 1992, S. 172.

110 Tuberkulosemortalität (der Atmungsorgane) auf 10000 der mittleren Bevölkerung in Marburg bzw. für 1936 bis 1938 in Gemeinden der Größenordnung von 15000 bis 30000 Einwohner in der Provinz Hessen-Nassau:
1933: 4,3; 1934: 2,1; 1935: 3,3; 1936: 3,4; 1937: 2,9; 1938:3,3
Quelle: Reichsgesundheitsblatt (Statistische Sonderbeilagen) (10) 1935, S. 50; (11) 1936, S. 70; (12) 1937, S. 79; (13) 1938, S. 107.

111 StAM 310, Acc. 1975/42, Nr.2032. Leiter der LVA Hessen-Nassau an den Kurator, 13.1.1937.

112 Ebd., Klapp an Kurator, 19.1.1937.

113 Ebd., Kurator an den Leiter der LVA, 6.4.1937.

terium vorgegeben, über fünf Räume: ein Warteraum, ein Untersuchungszimmer, ein Röntgenzimmer, eine Dunkelkammer und ein Geschäftszimmer.[114]

Hatte die Fakultät 1937 die angegliederte Beratungsstelle vor dem Hintergrund zentraler Prämissen und der Steuerung der Tuberkulosefürsorge weiterhin als nützlich angesehen, so änderte sich das in den Folgejahren. Die bis dahin quantitativ erfolgreiche Arbeit und der daraus resultierende Umzug der Beratungsstelle erwiesen sich nach den Klauseln des 1929 zwischen der Universität und der LVA abgeschlossenen Vertrags für die Medizinische Poliklinik als finanzielle Belastung. Die Klinik war danach gezwungen, die steigenden Kosten für Reinigung, Wäsche und Stromverbrauch zu übernehmen. Neben diesem 1929 noch nicht abzusehenden Risiko beklagte Klewitz im Februar 1938 die zunehmende Störung des Kliniksbetriebes. Zu seinem großen Mißfallen beschränkte sich die Beratungsstelle bei Reihenuntersuchungen nicht auf ihre eigenen Räume, sondern nutzte zusätzlich den Hörsaal als Warteraum.[115]

Der eigentliche Grund, warum die Beratungsstelle schließlich vollkommen ihren Nutzen für die Fakultät zu verlieren drohte, lag jedoch nicht in den gesteigerten finanziellen Aufwendungen, die zum Teil von der LVA übernommen wurden.[116] Für die Fakultät und ihre Interessen war vielmehr die Entscheidung der Beratungsstelle 1938 relevant, die Pneumothoraxnachfüllungen, die bisher ambulant in der Medizinischen Poliklinik ausgeführt worden waren, selbst vorzunehmen. Damit rückte sie vom Grundprinzip der Ermittlung, Erfassung und Vermittlung der Behandlung ab. Die Beweggründe dafür sind unbekannt, doch ist denkbar, daß dieser Beschluß durch die enge personelle und institutionelle Verknüpfung der Fürsorgestelle mit dem Sanatorium Sonnenblick bedingt war. Der Oberarzt des Sanatoriums, Schedtler, war seit 1937 gleichzeitig Leiter der Tuberkuloseberatungsstelle, die ebenso wie Sonnenblick von der LVA unterhalten und finanziert wurde. Daher hätte es sich aus Kostengründen angeboten, die Möglichkeiten des Sanatoriums zu nutzen, um therapeutische Maßnahmen von der Beratungsstelle selbst ausführen zu lassen.[117] Für die Fakultät bedeutete die Entscheidung der Beratungsstelle, daß „auch der letzte Rest von Krankengut, was für Unterrichtszwecke zur Verfügung stehen könnte, weg"[118] und die angegliederte Beratungsstelle ausschließlich mit Kosten verbunden war.

Unter diesen Bedingungen erwies sich auch der 1937 zwischen der Universität und der LVA ausgehandelte Vertragsnachtrag als „Pferdefuß" für die Fakultät. Diese hatte, um nach dem Umbau das Risiko einer Kündigung für sich zu minimieren, die Zusammenarbeit mit der LVA auf sechs Jahre festschreiben lassen.[119] Als 1943 die

114 BA Berlin, R 96 II, Nr.36. Tuberkulosefürsorgestelle Stadt Marburg. Klein 1938, S. 597. Zu dem Runderlaß des RMdI vom 22.2.1937 vgl. RMBliV 1937, S. 343.

115 StAM 310, Acc. 1983/15, Nr.4313 Bd. 2. Klewitz an Kurator, 14.2.1938.

116 Ebd. LVA an Klewitz, 20.4.1938.

117 Zudem beschäftigte sich Schedtler offensichtlich mit dem Thema der Pneumothoraxnachfüllung, denn 1938 veröffentlichte er einen Aufsatz mit dem Titel „Über die Verwendbarkeit des Heliums zur Pneumothoraxfüllung". Kli. Wo. 17 (1938), S. 1153-1154.

118 StAM 310, Acc. 1983/15, Nr.4313 Bd. 2. Klewitz an Kurator, 14.2.1938.

119 StAM 310, Acc. 1975/42, Nr.2032. Kurator an den RuPrMWEV, 23.7.1937.

Vertragsverlängerung anstand, zog Klewitz dann auch fast verbittert Bilanz: Obwohl der Poliklinik nach wie vor die ärztliche Aufsicht zustehe, habe sich die Zusammenarbeit mit der Beratungsstelle seit 1937 sehr verschlechtert, die Klinik profitiere in keiner Weise von dem Krankengut, und zudem herrsche in der Klinik Platzmangel. Angesichts dieser Einschätzung empfahl Klewitz dann auch die Kündigung des Vertrages, von der der Kurator allerdings für die Zeit des Krieges absehen wollte.[120]

Während die Marburger Erfahrungen zu diesem Zeitpunkt alles andere als zufriedenstellend waren, favorisierten seit 1940 die Deutsche Gesellschaft für Innere Medizin und der Reichstuberkuloseausschuß in ihren Beratungen über die Ausbildung von Tuberkulosefachärzten das „Marburger Modell" als Teil eines großen Maßnahmenkataloges. Trotz der konträren Vorstellungen darüber, wie „in der Zukunft [...] der Tuberkulosekampf geführt werden" und „der Tuberkulose [...] bereits beim Universitätsstudium eine ganz andere Stellung eingeräumt werden"[121] könne, plädierten beide Institutionen für eine Verbindung von Fürsorgestellen mit Medizinischen Polikliniken. So könnten ohne großen Aufwand „Krankengut" und die Leiter der Einrichtungen in den Tuberkuloseunterricht einbezogen werden. Insbesondere die Möglichkeit, „die Studierenden in die ausserordentlich wichtigen Gebiete der Suchmethoden nach der unbekannten Tuberkulose, dem Schutz vor der Gefährung, der seuchenbekämpferischen Massnahmen, der Nachbehandlung und Nachfürsorge einzuführen",[122] wurde hervorgehoben. Daß es dabei aber auch ganz wesentlich auf die Verhältnisse vor Ort ankam, zeigte sich an der Marburger Kooperation deutlich.

Die Krebsberatungsstelle

Obwohl die Erwartungen der Fakultät im Fall der Tuberkulosefürsorge nicht erfüllt wurden, hielt sie doch an dem Konzept, sich durch die institutionelle Angliederung von Beratungsstellen ihren Patientenstamm für Lehre und aktuelle Forschung zu sichern, fest. Im November 1938 wurde nach energischer Initiative der Fakultät gegenüber dem RMWEV an der Medizinischen Poliklinik zusätzlich eine Krebsberatungsstelle eingerichtet. Angesichts „der großen Bedeutung, die die Frage der Krebsbekämpfung gerade in der neusten Zeit gewonnen hat" wollte die Universität „unter allen Umständen bei ihrer Mitwirkung zur Verfügung stehen".[123] Damit erkannte sie die hohe Bedeutung, die das Antikrebsprogramm in der nationalsozialistischen Gesundheitsfürsorge hatte, nach Proctor das aggressivste und modernste seiner Zeit.[124]

Finanziert wurde die Beratungsstelle zu einem Teil von der Arbeitsgemeinschaft Gesundheitsfürsorge und Volkspflege Hessen-Nassau und zum anderen aus den Über-

---

120 StAM 310, Acc. 1983/15, Nr.4313 Bd. 2. Klewitz an Kurator, 5.2.1944, und Kurator an Klewitz, 9.2.1944.

121 BA Berlin R 96 II, Nr. 8. Richtlinien zur Frage des Tuberkuloseunterrichts an den Universitäten, o.D. (wahrscheinlich 1940), S. 120.

122 Ebd. Niederschrift über eine Besprechung über die Gestaltung des Tuberkulose-Unterrichts im Reichstuberkuloseausschuß, 12.3.1942.

123 BA Berlin R 4901, Nr.2009. Kurator an das RMWEV, 9.11.1938. Chronik 1938, S. 43.

124 Proctor 1999, S. 17.

schußeinnahmen der Poliklinik, so daß dem Wissenschaftsministerium keine besonderen Kosten entstanden.[125] Neben einer regelmäßigen Sprechstunde hatte die Beratungsstelle insbesondere die Aufgabe, Krebskranke zu erfassen und eine Kartei über sie zu führen sowie im Fall einer notwendigen Behandlung für die Überweisung in entsprechende Kliniken zu sorgen.[126] Die Arbeit dieser Beratungsstelle war gemessen an den Besucherzahlen offenbar ähnlich erfolgreich wie die der Tuberkulosefürsorgestelle. Im ersten Tätigkeitsbericht der – vom RMWEV erst auf ein Jahr befristet genehmigten, dann aber weitergeführten[127] – Beratungsstelle berichtete Klewitz über die erfreuliche Zusammenarbeit mit den im Kreis ansässigen Ärzten und die nachträgliche Erfassung von etwa 1700 Krebskranken in den Marburger Kliniken seit 1934.[128] Vielleicht war es die Einschätzung von Klewitz, daß die Arbeit der Beratungsstelle ausbaufähig sei, die das Wissenschaftsministerium zur Verlängerungsgenehmigung bewog.

Der Besucherfrequenz nach, die leider nur für zwei Jahre vorliegt, bestätigte sich Klewitz' Urteil. Von November 1938 bis einschließlich März 1939 wurden 189 Besucher angegeben, im Rechnungsjahr 1939 (1.5.1939-31.4.1940) konnte die Beratungsstelle insgesamt 275 Tumorkranke zählen, und bis Dezember 1940 hatte sich die Besucherfrequenz mit 601 Patienten schon mehr als verdoppelt. Auch von seiten der Patienten selbst bestand offensichtlich die Bereitschaft, die Beratungsstelle zu nutzen. 1940 beispielsweise suchten 38 (von 275 insgesamt, 14%) Kranke die Krebsberatungsstelle direkt, ohne vorherige Überweisung auf.[129]

Der Einrichtung der Beratungsstelle vorausgegangen waren seit 1937 Diskussionen in der AG Gesundheitsfürsorge und Volkspflege in der Provinz Hessen-Nassau – ein Zusammenschluß verschiedenster Institutionen wie der LVA, der Städte, Landkreise und Krankenkassen – über einzelne Maßnahmen der Krebsbekämpfung. Den Anstoß dazu gab die Aufforderung des Reichsausschusses für Krebsbekämpfung, auch in der Provinz Hessen-Nassau eine Arbeitsgemeinschaft zur Krebsfrage einzurichten. In der Reflexion über die zukünftig zu ergreifenden Initiativen fiel die Bilanz der bisherigen Arbeit selbstkritisch aus: Obwohl die AG seit 1931 die Aufgaben eines Landes- und Provinzialausschusses für Krebsbekämpfung übernommen habe, sei „auf diesem Gebiet in den vergangenen Jahren wesentliche Tätigkeit nicht entstanden".[130] Allerdings verzichteten die Mitglieder darauf, eine neue Arbeitsgruppe einzurichten, sondern initiierten einen Sonderbeirat in der bereits bestehenden AG.

---

125 BA Berlin R 4901, Nr.2009. Kurator an das RMWEV, 9.11.1938. StAM 310, Acc. 1975/42, Nr.2108. AG Gesundheitsfürsorge und Volkspflege in der Provinz Hessen-Nassau an Kurator, 9.5.1938.

126 Ebd., Klewitz an Kurator, 31.3.1940.

127 Ebd., RMWEV W J 5034, 2.1.1939. Daß die Beratungsstelle weitergeführt wurde, geht aus einem Brief von Klewitz an den Kurator vom 13.1.1941 in ebd. hervor.

128 Ebd., Klewitz an Kurator, 31.3.1940.

129 Ebd., Klewitz an Kurator, 13.1.1941 und Chronik 1938, S. 42; Chronik 1939, S. 39.

130 StadtAM E, Nr.2060. Sitzung des erweiterten Beirates der Arbeitsgemeinschaft für Gesundheitsfürsorge und Volkspflege der Provinz Hessen-Nassau, 23.1.1937, Tagesordnungspunkt 2: Krebsbekämpfung.

Als seine Mitglieder wurden neben der LVA, Vertretern der Städte und Krankenkassen, der NSV und des Amtes für Volksgesundheit auch zwei ärztliche Sachverständige benannt. Einer von ihnen war der Leiter der Marburger Chirurgischen Klinik, Rudolf Klapp. Damit wählte die AG einen seit Jahren auch an oberster Stelle mit Fragen der Krebsbekämpfung vertrauten Mediziner in den Beirat, denn Klapp war bereits seit dessen Gründung Mitglied im Reichsausschuß für Krebsbekämpfung.[131]

Offensichtlich fruchtete die im Januar geäußerte Selbstkritik, denn im September 1937 lud die AG die Stadt Marburg zu einer vorbereitenden Besprechung über den von ihr geplanten Krebsaufklärungstag ein.[132] Auch die Formulierung von Zielvorstellungen über die zukünftige Arbeit in der Provinz schritt in der AG voran. Auf einer Sitzung im November 1937 zeigte Klapp das dringendste Problem in der Krebsbehandlung auf. Nach Erfahrungen aus seiner ärztlichen Praxis waren nur etwa zwei Prozent aller Fälle überhaupt behandlungsfähig, während 98 Prozent zu spät kamen; allein vor diesem Hintergrund ergebe sich als dringendste Aufgabe die Früherfassung. Landeshauptmann Traupel als Leiter der AG stimmte Klapp voll und ganz zu, da „die Hauptsache [...] die Früherkennung und Behandlung der Krebskrankheit [sei], um so für den Staat wertvolle Volksgenossen zu erhalten."[133] Beider Sicht entsprach der allgemeinen Auffassung, nach der im Zentrum der Krebsprävention die Früherkennung insbesondere bei Frauen mit Brust- oder Gebärmutterkrebs stand. Es wurden große Werbekampagnen initiiert, in denen durch Faltblätter, Vorträge und Filme, in Zeitungen und im Radio Frauen dazu aufgefordert wurden, einmal jährlich, zumindest aber alle zwei Jahre zur Vorsorgeuntersuchung zu gehen. Nicht nur das ist uns heute noch ausgesprochen vertraut, sondern auch die Broschüren, die zur Selbstuntersuchung der Brust aufriefen.[134]

Neben den umfangreichen Werbe- und Aufklärungsmaßnahmen war ein weiterer wichtiger Pfeiler der Krebsprävention die Einrichtung von Krebsberatungsstellen

131 StAM 310, Acc. 1975/42, Nr.2108. Dekan an Kurator 30.6.1931. Die Gründung des Reichsausschusses war ein wichtiger Schritt, der die Gewichtung der seit Anfang der dreißiger Jahre einsetzenden Maßnahmen zur Krebsbekämpfung verdeutlicht. Verstärkt tätig wurde das Deutsche Reich, nachdem die Reichsstatistik bis 1928 Krebs als dritthäufigste und danach als zweithäufigste Todesursache vor Tuberkulose und zudem eine der höchsten Krebssterblichkeiten weltweit auswies. Zudem war auch wissenschaftlich eine gute Basis für die vielfältigen „Antikrebsinitiativen" gegeben, da das Deutsche Reich zu dieser Zeit in der Krebsforschung weltweit führend war. Vgl. Proctor 1999, S. 20-22.

132 StadtAM E, Nr.2060. AG an OB der Stadt Marburg, 27.9.1937. Der Aufklärungstag wurde schließlich am 8.10.1937 in Marburg und am 9.10.1937 in Kassel abgehalten.

133 Ebd., Sitzung am 15.11.1937 in Kassel.

134 Proctor 1999, S. 27-32. Die Aufklärungskampagnen benannten Anzeichen, die auf verschiedene Krebsarten hindeuten konnten, und riefen in Form von Merksätzen wie beispielsweise „Grundsätzlich sollte jede Frau über dem 35. Lebensjahre ihre Brust auf das Vorhandensein von harten, schmerzlosen Knoten abtasten" zur Selbstuntersuchung auf. Vor Selbstbehandlung wurde allerdings eindringlich gewarnt, genauso wie vor der Inanspruchnahme aller anderen „Wunderdoktoren, Quacksalber und Kurpfuscher". Vgl. Thomalla o. J. (Mitte der dreißiger Jahre), S. 356-357.

wie in Marburg. Zu ihren Aufgaben gehörte es, eine Kartothek über die aufsuchenden Patientinnen und Patienten zu führen. War das Ziel, über solche Karteien statistische Ergebnisse über den Aufbau und die Zusammensetzung der Bevölkerung zu gewinnen, auch für die Weimarer Republik kennzeichnend gewesen,[135] zeigte sich ab 1933 das nationalsozialistische Interesse, Kontrolle über weite Bereiche menschlichen Lebens zu erhalten. Bisher war keiner Regierung so viel an Zählungen, Erhebungen und Auswertungen gelegen wie den nationalsozialistischen Machthabern, wie auch die ersten Ansätze von Krebsregistern deutlich machen. Die Bedeutung der Krebsbekämpfung zeigt sich in diesem Zusammenhang zudem an der Spezifizierung der Krebsstatistik. Um die Ausbreitung der Krebskrankheiten besser verfolgen zu können, wurde neben der Mortalitäts- auch eine Morbiditätsstatistik geführt.[136]

Parallel zur Beratungsstelle forderte Klapp im November 1938 auch die Einrichtung von „Krebsbekämpfungszentren" in der Provinz Hessen-Nassau, allerdings nicht ganz uneigennützig. Genau zu diesem Zeitpunkt plante die Medizinische Fakultät die Einrichtung eines Röntgeninstituts, das sich insbesondere der Krebstherapie annehmen sollte.[137] Allerdings fehlte es noch an Radium, so daß Klapp bei der AG anfragte, ob nicht ein Fonds zur Unterstützung des Ankaufs möglich sei. Insgesamt rechnete er mit einer Summe von etwa 5000 Reichsmark jährlich.[138] Damit war zumindest für Klapp klar, daß die Krebsbehandlung durch Röntgen- als auch Radiumbestrahlung erfolgen sollte. Dabei war der Einsatz von Röntgenstrahlen im „Dritten Reich" nicht unumstritten. Besonders Rassenhygieniker befürchteten schädigende Auswirkungen auf das Erbgut. Auch auf Seiten der von der „Neuen Deutschen Heilkunde" beeinflußten Medizin wurde der große technische Einsatz in der Krebsprävention und -therapie nicht begrüßt. Die Vertreter dieser Richtung unterstützten entsprechend ihrer Zivilisationskritik eher Ansätze, die auf eine Änderung der Lebensweise ausgerichtet waren, anstatt Symptome kurieren zu wollen.

In diesem Spannungsfeld, das kennzeichnend für die nationalsozialistische Krebsbekämpfung war, setzten sich allerdings eher orthodoxe Schulmediziner vom Schlage Klapps, die alternative Impulse in ihre Anschauungen integrierten, durch als umgekehrt:[139] Viele von ihnen waren unmittelbar in Präventionsmaßnahmen eingebunden – wie in Marburg Klapp oder Klewitz – und konnten so ihre Arbeit und damit die Krebsbehandlung und -prävention konkret gestalten. Zum anderen bot sich den Röntgenologen mit der Strahlentherapie eine Möglichkeit, ihr noch relativ neues Fachgebiet auszuweiten und sich so im medizinischen Fächerkanon zu etablieren.[140]

135 Proctor 1999, S. 40-44. Zudem Castell – Rüdenhausen 1991, S. 67-81.
136 Proctor 1999, S. 40-44. Einen kurzen zeitgenössischen Überblick über die Maßnahmen und den Stand in der Krebsforschung und Krebsbekämpfung gibt Borst 1939, S. 118-120.
137 Vgl. Kap. III.4.
138 StadtAM E, Nr.2060. Sitzung am 7.11.1938 in Kassel.
139 Vgl. auch Kap. III.7.4.
140 Proctor 1999, S. 55, 87. Zur Geschichte der Röntgenologie vgl. Eulner 1970, S. 421-426.

Das Medizinaluntersuchungsamt

Über die der Fakultät angegliederten Beratungsstellen hinaus war auch das Institut für Hygiene durch das mit ihm verbundene Medizinaluntersuchungsamt in den öffentlichen Gesundheitsdienst eingebunden. Gleichwohl erfolgte diese Einbindung früher als die der Beratungsstellen und ist vor allen Dingen auf staatliche Initiative zurückzuführen. Im Rahmen des 1905 erlassenen „Gesetzes zur Bekämpfung übertragbarer Krankheiten" wurden in Preußen die aus der Typhusbekämpfung stammenden Untersuchungsstellen gezielt zu Königlichen Medizinaluntersuchungsämtern oder -stellen ausgebaut.[141] Für den Regierungsbezirk Kassel wurde ein solches 1905 am Marburger Institut für Hygiene eingerichtet, 1915 allerdings nach Frankfurt am Main verlegt, aber schon 1920 wieder zurückgeholt.[142] Auch wenn es sich anhand der Akten nicht belegen läßt, kann sicherlich von einer positiven Einstellung seitens der Fakultät dem neuen Untersuchungsamt gegenüber ausgegangen werden. Immerhin garantierte es ihr ausreichend Material für die bakteriologischen Kurse.[143]

Graphik IX: Untersuchungen des Medizinaluntersuchungsamtes 1924 – 1939[144]

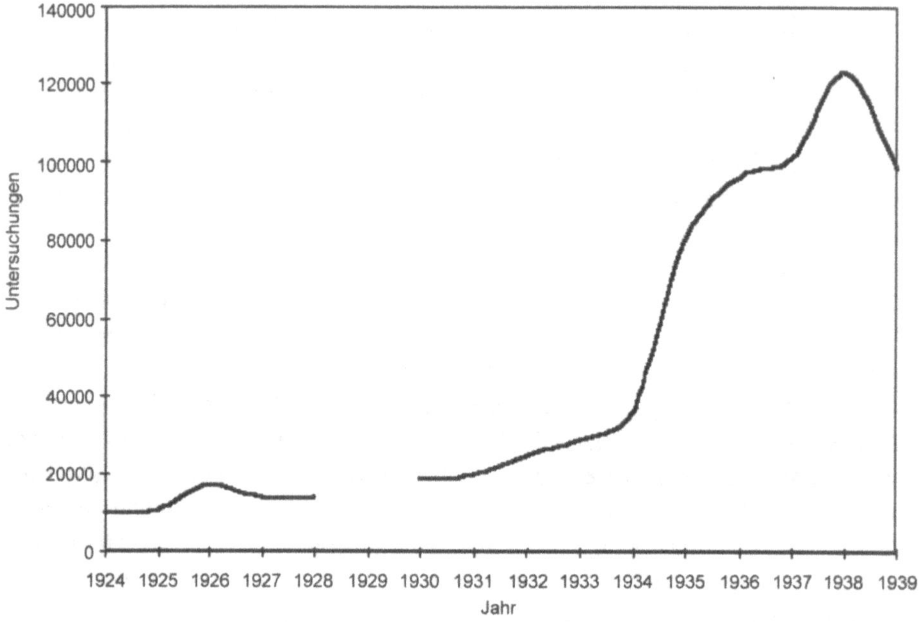

141 Labisch 1992, S. 151. Labisch; Tennstedt 1985, Teil 1, S. 54-55.

142 Denecke 1927, S. 665.

143 Dies war auch der Grund, warum das Hygiene-Institut der Berliner Universität der Einrichtung einer klinisch-bakteriologischen Untersuchungsstelle 1905 positiv gegenüberstand. Vgl. Troppens; Troppens 1988, S. 92.

144 Nach den Angaben des Hygiene-Instituts in den Universitätschroniken 1924 bis 1939. 1929 wurde keine Angabe zur Zahl der Untersuchungen gemacht.

Somit übernahm Pfannenstiel, als er 1931 berufen wurde, nicht nur die Leitung des Instituts für Hygiene, sondern auch die des Medizinaluntersuchungsamtes. Wie aus Graphik IX hervorgeht, expandierte die Zahl der Untersuchungen seit Pfannenstiels Amtsantritt: Erst zurückhaltend, aber erkennbar steigend, und ab 1934 deutlich.

Etwa ein halbes Jahr nach seiner Berufung stellte Pfannenstiel den Antrag, auch Blutgruppenuntersuchungen ausführen zu dürfen. Gleichzeitig wollte er die Alleinzuständigkeit des Medizinaluntersuchungsamtes für Syphilisuntersuchungen durchsetzen. Die so erwirtschafteten Einnahmen sollten zusammen mit den Gebühren für die Übernahme der staatlichen Milchkontrollen die Basis dafür sein, das bisherige Defizit auszugleichen und auf Dauer wirtschaftlich zu arbeiten.[145] Trotz oder gerade wegen der zeitgleichen Ausweitung der regionalen Zuständigkeit – seit 1932 war das Marburger Medizinaluntersuchungsamt auch für den Dillkreis, seit 1933 zudem für den Kreis Wetzlar zuständig[146] – reichten die Einnahmen allerdings nicht aus. Die Landkreise vergüteten dem Medizinaluntersuchungsamt seine Dienste mit einer jährlich abgeführten Pauschalsumme, die sich nach der Bevölkerungszahl bemaß, so daß ständig steigende Untersuchungszahlen nicht zugleich steigende Einnahmen bedeuteten. 1934 beantragte Pfannenstiel deshalb für das Rechnungsjahr 1935 einen Zuschuß von 10000 Reichsmark.[147]

Wahrscheinlich war die geforderte Unterstützung auch dringend notwendig, denn 1935 führte das Medizinaluntersuchungsamt mit 80689 mehr als doppelt so viele Untersuchungen durch wie noch 1934. Bis 1938 schließlich konnte ihre Zahl um weitere 50% gesteigert werden.[148] Hatte Pfannenstiel in den Jahren zuvor die regionalen Zuständigkeiten und die Untersuchungsmethoden beständig ausgebaut und erweitert, war dieser enorme Anstieg in den Jahren ab 1934/35 wie auch schon in der Tuberkulosefürsorge durch die massenhafte Ausweitung ärztlicher Untersuchungen begründet. Das Medizinaluntersuchungsamt untersuchte nun auch Proben von Mitgliedern verschiedener Parteigliederungen und angeschlossener Vereine wie der SA, der SS und der NSV, aus Ferien- und Arbeitslagern und Kinderlandverschickungen.[149] Darüber hinaus konnten epidemisch auftretende Krankheiten, wie 1934 und 1935 in Marburg die Diphtherie,[150] den Arbeitsumfang des Medizinaluntersuchungsamtes deutlich erhöhen.

Inwieweit die festgestellte Arbeitszunahme des Medizinaluntersuchungsamtes mit den SS-Aktivitäten von Pfannenstiel zusammenhing, bleibt unklar. Seit Januar 1937 war er Oberabschnittsarzt des SS-Oberabschnitts Fulda-Werra mit Hauptsitz in

145 BA Berlin R 4901, Nr.2005.
146 Chronik 1932, S. 38 und 1933, S. 39.
147 BA Berlin R 4901, Nr.2006.
148 Chronik 1934, S. 41: 36512 Untersuchungen; 1935, S. 43: 80689 Untersuchungen; 1938, S. 39: 123236 Untersuchungen.
149 StAM 310, Acc. 1983/15, Nr.4329 Bd.1. Die einzelnen Jahresberichte.
150 Chronik 1934, S. 41 und 1935, S. 43.

Arolsen, der Teile der Gaue Halle-Merseburg, Hessen-Nassau, Mainfranken, Thüringen und Westfalen-Süd umfaßte.[151] Bis 1939 war Pfannenstiel gleichzeitig Oberabschnittshygieniker und wurde dann von Erwin Filling abgelöst. Filling war ebenso wie Walter Dötzer sowohl Mitglied im Stab des SS-Oberabschnittsarztes als auch Pfannenstiels Assistent am Medizinialuntersuchungsamt.[152] Aufgrund der gleichen Aufgaben der Hygieniker am staatlichen Medizinaluntersuchungsamt und im SS-Oberabschnitt und bei der großen Überschneidung der regionalen Zuständigkeiten beider Institutionen liegt es nahe, die Nutzung des Medizinaluntersuchungsamtes auch für SS-Belange anzunehmen, ohne daß es sich anhand von Akten direkt belegen läßt. Auch der Halbjahresbericht Fillings von 1939 für den SS-Oberabschnitt läßt diese Annahme als wahrscheinlich erscheinen. In diesem postulierte Filling für sich selbst die „Verpflichtung, im Rahmen der Möglichkeiten des Instituts [des Medizinaluntersuchungsamtes, E.K.] bei der Bekämpfung der übertragbaren Krankheiten und der Seuchen mitzuwirken.“[153]

Mit dem beachtlichen Ausbau der Untersuchungsleistung ging die kontinuierliche Steigerung des Personalbestandes einher. 1931 fing Pfannenstiel mit einer technischen Assistentin an, stellte 1933 bereits drei ein, zwei Jahre später hatte sich ihr Kreis um eine weitere Kollegin vergrößert, 1936 waren sie zu fünft und 1938 schließlich beschäftigte das Medizinaluntersuchungsamt sechs technische Assistentinnen.[154] Die Anstellung neuen Personals und die ständig steigenden Untersuchungszahlen verbunden mit anwachsenden Kosten führten 1937 zu der Überlegung, die Zuständigkeiten der Medizinaluntersuchungsämter neu zu gestalten. So sollten einige Kreise aus dem Marburger Bezirk herausgenommen und dem Göttinger Medizinaluntersuchungsamt angegliedert werden. Dem widersprach Pfannenstiel allerdings vehement. Seit seiner Berufung hatte er sich um den Aus- und Umbau des Instituts gekümmert, so daß nach der Beendigung der Maßnahmen 1936 „die Marburger Universität heute das neuzeitlichste Hygienische Institut Deutschlands besitzen dürfte“,[155] dem nicht nur das Medizinaluntersuchungsamt, sondern seit 1934 auch eine staatliche Forschungsabteilung für Kurortwissenschaften und medi-

---

151 StAM 310, Acc. 1992/55, Nr.6370, Bd.2. Pfannenstiel an Kurator, 22.6.1937. Vorher war er als beratender Hygieniker im SS-Oberabschnitt Rhein tätig. Zur Einteilung der SS-Oberabschnitte vgl. Boberach; Thommes; Weiß 1997, S. 143.

152 Vgl. Kap. III.2. Auch der Zahnmediziner Fliege gehörte als persönlicher Referent zum Stab Pfannenstiels. StAM 327/2 Fulda-Werra, Nr. 116. Stellenbesetzung des Stabes des Oberabschnittsarztes Fulda-Werra, o.D. Diese Liste kann frühestens 1939 erstellt worden sein, da Filling als Oberabschnittshygieniker benannt ist, er dieses Amt aber erst im Januar 1939 übernahm.

153 Ebd., Halbjahresbericht des Oberabschnittshygienikers Fulda-Werra, o.D. Nach den Angaben Fillings zu urteilen bezieht er sich auf die erste Hälfte des Jahres.

154 Chronik 1931, S. 37; 1933, S. 38; 1935, S. 41; 1936, S. 37, und BA Berlin R 4901, Nr.2006. Ähnlich verlief die Entwicklung bei den Schreibgehilfinnen. Zudem konnte Pfannenstiel seinen Personalstamm um außerplanmäßige Assistenten und Laborgehilfen erweitern.

155 Chronik 1935, S. 42.

zinische Klimatologie angeschlossen worden waren.[156] Daher fürchtete er angesichts der Pläne von 1937 nicht nur Verluste für die Lehre, sondern ein zwar modernes, aber unausgelastetes Institut, was seine Bemühungen der letzten Jahre wertlos gemacht hätte.[157]

Zwar konnte Pfannenstiel zusammen mit dem Gauamtsleiter für Volksgesundheit, Reinhard, die Umstrukturierungspläne vereiteln, doch reduzierte sich seit 1938 die Zahl der im Medizinaluntersuchungsamt durchgeführten Untersuchungen. Während des Krieges wurden die Untersuchungsproben der Lazarettpatienten nach Kassel geschickt und nicht in Marburg ausgewertet, so daß auch in den vierziger Jahren der Arbeitsumfang weiter abgenommen haben dürfte.[158] Um den Personalüberhang, der sich daraus seit Anfang 1940 ergab, abzubauen, wurden zwei technische Assistentinnen an die Universität Posen versetzt.[159]

Zusammengefaßt zeigte sich die Bedeutung der Medizinischen Fakultät für das Gesundheitswesen der Stadt Marburg in der Angliederung verschiedener Beratungsstellen bzw. des Medizinaluntersuchungsamtes an die Fakultät. Damit stellte sie grundlegende medizinische Versorgungsstrukturen der Stadt. Geleitet war die Fakultät von der Entscheidung, sich bei der gesundheitlichen Versorgung der Bevölkerung über die poliklinische und stationäre Behandlung hinaus zu engagieren und sich so „Krankenmaterial" für Ausbildung und Forschung gerade auf den gesundheitspolitisch „drängendsten" Feldern der Zeit zu sichern. Die Intention selbst ist nicht neu. Angesichts der Bedeutung von Prävention sowohl in den Gesundheitskonzepten der Weimarer Republik als auch im Nationalsozialismus konnte diese in den zwanziger und dreißiger Jahren gleichermaßen von der Fakultät formuliert werden und nach entsprechendem Gehör in konkreten Projekten münden. Die quantitative Entwicklung der Besucherfrequenzen und der untersuchten Proben zeigte aber, daß das Kalkül der Fakultät offensichtlich erst im „Dritten Reich" richtig aufging. Das Bestreben, große Teile der Gesellschaft in organisierten Zusammenhängen zu erfassen, sowie die Zunahme und Ausdehnung ärztlicher Untersuchungen gerade auch im Hinblick auf gesundheitliche Prophylaxe verschafften der Fakultät durch die ihr angegliederten Einrichtungen einen großen Zulauf an Patienten. Für viele von ihnen konnten die umfassenden prophylaktischen Maßnahmen gerade auf den Gebieten der Tuberkulose- und der Krebsvermeidung, -erkennung und -behandlung sicherlich positiv sein, doch darf das nicht über das grundsätzlich selektive Prinzip nationalsozialistischer Gesundheitsfürsorge bis hin zur Verbindung von Tuberkulosefürsorge und „Euthanasie" hinwegtäuschen.

156 Ebd. 1933, S. 38. Vgl. Kap. III.7.4.
157 StAM 310, Acc. 1983/15, Nr.4329 Bd.1. Bl. 265.
158 Ebd.
159 BA Berlin R 4901, Nr. 2005.

8.3 Zwangssterilisation und das „Gesetz zur Verhütung erbkranken Nachwuchses“[160]

Mit dem Machtantritt der Nationalsozialisten wurden die bereits vielfach in der Weimarer Republik diskutierten rassenhygienischen Gedanken und Maßnahmen nun für viele Menschen eine reale Bedrohung. Am 14. Juli 1933 wurde das „Gesetz zur Verhütung erbkranken Nachwuchses“ (GzVeN) verabschiedet, das für eine Reihe von explizit aufgeführten, angeblich vererbbaren Krankheiten ab dem 1. Januar 1934 die Sterilisation vorschrieb. Paragraph 1 des Gesetzes bestimmte:
„(1) Wer erbkrank ist, kann durch chirurgischen Eingriff unfruchtbar gemacht (sterilisiert) werden, wenn nach den Erfahrungen der ärztlichen Wissenschaft mit großer Wahrscheinlichkeit zu erwarten ist, daß seine Nachkommen an schweren körperlichen oder geistigen Erbschäden leiden werden.
(2) Erbkrank im Sinne dieses Gesetzes ist, wer an einer der folgenden Krankheiten leidet:

1. angeborenem Schwachsinn
2. Schizophrenie
3. zirkulärem (manisch-depressivem) Irresein
4. erblicher Fallsucht
5. erblichem Veitstanz (Huntingtonscher Chorea)
6. erblicher Blindheit
7. erblicher Taubheit
8. schwerer körperlicher Mißbildung

(3) Ferner kann unfruchtbar gemacht werden, wer an schwerem Alkoholismus leidet.“[161]
Nach diesem Gesetz wurden in den folgenden zwölf Jahren nationalsozialistischer Herrschaft insgesamt etwa 350 000 bis 400 000 Menschen zwangssterilisiert.[162]

Trotz der inzwischen großen Zahl an Studien über das GzVeN ist bis heute die Frage, inwieweit einzelne Medizinische Fakultäten in die Umsetzung des Gesetzes eingebunden waren, kaum gestellt worden.[163] Bisher standen vor allen Dingen einzelne Kliniken wie Universitätsfrauen- oder -nervenkliniken, nicht aber Gesamtfakultäten

---

160 Dieses Kapitel ist eine stark gekürzte und geänderte Fassung meines Aufsatzes „Formen der Umsetzung des ‚Gesetzes zur Verhütung erbkranken Nachwuchses‘ an der Marburger Medizinischen Fakultät“, Medizinhistorisches Journal 34 (1999), S. 159-209. Für Überarbeitungshinweise danke ich Wolfram Schäfer, Fachbereich Erziehungswissenschaften, Universität Marburg.

161 Gütt; Rüdin; Ruttke 1936, S. 73. Vgl. auch Form 1997, S. 84-94 über den formalen Ablauf des Verfahrens.

162 Bock 1986, S. 8.

163 Vgl. die Studien von Bock 1986; Schmuhl 1987; Weingart; Kroll; Bayertz 1992; eher lokaler Art: Rothmaler 1991; Güse; Schmacke 1984; Daum; Deppe 1991. Vgl. auch den kurzen Überblicksaufsatz von Daum 1996; Vater-Dargel 1991.

im Mittelpunkt des Interesses.[164] Deswegen soll im folgenden am Beispiel der Medizinischen Fakultät der Philipps-Universität Marburg untersucht werden, in welchem Umfang, mit welchem Engagement und welchen Zielen die Angehörigen der Fakultät an der Durchsetzung des GzVeN beteiligt waren. Als Analyseraster diente der durch das GzVeN vorgegebene Verfahrensablauf.[165]

Die Analyse basiert auf einer Auswahl von 289 Einzelfällen aus dem heute noch im Staatsarchiv Marburg vorhandenen Bestand (918 Akten) des ehemaligen Erbgesundheitsgerichts Marburg, zu dem die Stadt- und der Landkreis Marburg sowie die Landkreise Frankenberg und Ziegenhain und Teile der Landkreise Biedenkopf, Kirchhain, Wetzlar und Fritzlar-Homberg gehörten. Entsprechend dem Auswahlkriterium „Sterilisation in einer Marburger Universitätsklinik" sind damit aus dem Gesamtbestand alle Männer (142) und Frauen (147) aufgenommen, die in den Jahren 1934 bis 1945 entweder in der Chirurgischen Klinik oder der Universitätsfrauenklinik zwangssterilisiert worden sind.[166]

Zusätzlich zu dieser Auswahl wurden 53 Akten des Erbgesundheitsobergerichts (Einspruchsinstanz) in Kassel zu Fällen herangezogen, in denen ein Mitglied der Medizinischen Fakultät Marburg als Richter beteiligt war. Zusammen mit den 38 Einspruchsakten, die sich bereits unter den ausgewerteten 289 Akten befanden, sind damit alle Beteiligungen Marburger Universitätsmediziner an der Einspruchsinstanz Erbgesundheitsobergericht Kassel erfaßt, d.h. alle, die sich heute noch aus dem Gesamtbestand der 918 Akten rekonstruieren lassen und die zudem Einsprüche gegen die Entscheidungen des Marburger Erbgesundheitsgerichts betreffen.

Mit der Aufnahme der Einspruchsakten war beabsichtigt, ein Korrektiv zu dem Grundsample (289 Akten) zu erhalten. Durch das Kriterium „Mitglied im Erbgesundheitsobergericht" sollte der Blick auf das Verhalten der Marburger Mediziner auch in Fällen von eventuell abgelehnter Sterilisation gewährleistet sein. Aus demselben Grund wurde zusätzlich eine Analyse von 20 willkürlich ausgewählten Patientenakten der ehemaligen Universitätsnervenklinik vorgenommen, in denen die begutachtenden Psychiater den Verdacht auf eine „Erbkrankheit" nicht bestätigten. Die wahrscheinlich aussagekräftigere Untersuchung sämtlicher Krankenakten der Psychiatrischen Klinik, die Sterilisationsverfahren betrafen, ließ sich leider aus zeitlichen und personellen Gründen nicht durchführen.[167]

---

164 Esch 1997; Koch 1994.

165 An dieser Stelle möchte ich Herrn Dipl.-Pol. Wolfgang Form, Universität Marburg, für seine wertvollen Hinweise und Hilfestellungen danken.

166 Leider waren keine Operationsbücher der Frauenklinik oder der Chirurgischen Klinik mehr aufzufinden, die genaue Angaben über die Anzahl der Sterilisationsoperationen und ihren Anteil an den Gesamtoperationen der jeweiligen Klinik ermöglicht hätten wie z.B. bei Zimmermann 2000, S. 148.

167 Die im Medizinischen Zentrum für Nervenheilkunde der Philipps-Universität Marburg überlieferten Krankenakten sind aufgrund ihrer Aufbewahrungsart (zusammen mit der aktuellen Ablage nach Geburtstag und -monat) nicht als Gesamtbestand zusammengeführt. So ist bis jetzt weder klar, wieviele Krankenakten aus der Zeit von 1933 bis 1945 vorhanden sind, noch war ihre vollständige Bearbeitung möglich.

Reaktionen Marburger Mediziner auf das „Gesetz zur Verhütung erbkranken Nachwuchses"

Auch von Teilen der Marburger Mediziner wurden dieses erste rassenhygienische Gesetz und die damit verbundenen neuen Aufgaben explizit begrüßt. Die einzelnen Äußerungen sind nach dem Grad der Zustimmung durchaus unterschiedlich, doch sind die Stellungnahmen in ihrem Grundtenor ähnlich. Mal mehr, mal weniger verhalten wird das Bewußtsein deutlich, als Arzt im Staat auf der Grundlage rassenhygienischer Paradigmen unabkömmlich zu sein. Allein die Beteiligung des Arztes an der Umsetzung dieser Paradigmen war unterschiedlich akzentuiert.

Der Oberarzt an der Chirurgischen Klinik, Hans Boeminghaus, beispielsweise stellte sein medizinisches Handeln ganz unter den Primat des Staates. Er sah seine ärztliche Pflicht darin, die vom Staat festgesetzten Aufgaben zu erfüllen, so gut er konnte. Das bedeutete für ihn, seine chirurgischen Kenntnisse und Fähigkeiten so einzusetzen, daß die von ihm sterilisierten Männer mit der größtmöglichen Sicherheit für immer zeugungsunfähig blieben.[168]

Hans Naujoks, Oberarzt an der Universitätsfrauenklinik, faßte die Aufgaben des Gynäkologen in der nationalsozialistischen Rassenpolitik bedeutend weiter als sein Kollege in der Chirurgie. Naujoks schrieb 1934: „Bei den Rasse- und Erbgesundheitsämtern, die in den nächsten Jahren wohl großen Einfluß und weitgehende Befugnisse erhalten werden, wird der Gynäkologe, der das Bewußtsein, die Überzeugung und die Kenntnisse über rassenhygienische Notwendigkeiten besitzt, als Mitarbeiter stets willkommen sein. Ihm fallen bei den großzügigen, neuen, bevölkerungspolitischen Maßnahmen weitreichende und schöne Aufgaben zu. Er hat hohe sittliche Pflichten, nicht nur dem Individuum, sondern auch dem Volke gegenüber. Er hat nicht nur die Frau als Einzelwesen zu behandeln und zu beraten, nicht nur ihre Wünsche und Nöte zu berücksichtigen, sondern er soll stets dessen eingedenk sein, daß diese Frau die Mutter eines Geschlechts darstellt oder werden soll, von dessen Gesundheit und Kraft das Schicksal und die Existenz des deutschen Volkes abhängt."[169]

Wie er den Balanceakt zwischen Individuum und Volk in der Behandlung seiner Patientinnen löste, beschrieb Naujoks 1934. In einem Aufsatz in der Deutschen Medizinischen Wochenschrift setzte er sich für die Legalisierung der eugenischen Schwangerschaftsunterbrechung ein.[170] Er spitzte seine Argumentation dahingehend zu, daß Ärzten so ein Druckmittel gegen sterilisationsunwillige Frauen an die Hand gegeben wäre. Durch die Vorgabe, nur beide Eingriffe – Schwangerschaftsunterbrechung und Sterilisation – durchzuführen, erhoffte er sich die reibungslose Sterilisati-

168 „Der Gesetzgeber hat aber ein berechtigtes Interesse daran, daß die Sterilisation so zuverlässig vorgenommen wird, wie das überhaupt nur möglich ist, und daß solche Erbkranke sich nicht doch trotz vorgenommener Sterilisation noch fortpflanzen können. Der Gesetzgeber hat ein Recht zu verlangen, daß von ärztlicher Seite alles geschieht, um diese Möglichkeit mit Sicherheit zu verhüten." Boeminghaus 1935, S. 13.

169 Naujoks 1934, S. 739. Dieser Aufsatz basiert auf einem Vortrag, den Naujoks am 10.1.1934 im Ärztlichen Verein Marburg gehalten hat. Vgl. dazu auch Lauer 1991a, S. 162-163.

170 Naujoks 1934a.

on jener Frauen, die zwar ihre Schwangerschaft abbrechen, nicht aber ihre Fruchtbarkeit verlieren wollten. Obwohl er konstatierte, daß „die Ankündigung der Ausschaltung der Fruchtbarkeit [...] für viele Frauen einen schweren Schlag" bedeute, weil sie „darin eine Herabminderung ihres Wertes, eine Verstümmelung, der sie sich mit aller Energie widersetzen", sähen[171], waren die individuellen Präferenzen der betroffenen Patientinnen für ihn vor dem Primat der Volksgesundheit nebensächlich.

Damit wirkte Naujoks genau wie Boeminghaus in seiner ärztlichen Tätigkeit nicht mehr für den einzelnen, ihm anvertrauten Menschen; beide setzten sich vielmehr für vorgeblich überindividuelle Erfordernisse ein, die unter dem Begriff „Volkskörper" vom nationalsozialistischen Staat definiert wurden. Die implizite Verschiebung des ärztlichen Handlungsauftrags nahmen sie dabei nicht wahr bzw. schätzten sie wohl vermutlich als wenig problematisch ein. Zwar wurde seit der zweiten Hälfte des 19. Jahrhunderts die Forderung erhoben, bei Behandlungen und Eingriffen an Menschen deren Einwilligung einzuholen oder sie über die Art und Weise des Eingriffs und die Risiken aufzuklären, doch blieb dies von Anfang an umstritten. Die Überzeugung, am Fortschritt der Wissenschaft und zum Wohl der Menschen zu arbeiten, ließ es nach dem Selbstverständnis vieler Ärzte nicht zu, ihren Patienten – und damit Laien – eigene Entscheidungsgewalt über ärztliche Maßnahmen einzuräumen.[172] Wenngleich, insbesondere von staatlicher Seite, von Zeit zu Zeit versucht wurde, die Position des Patienten zu stärken – zuletzt 1931 in den „Richtlinien für die neuartige Heilbehandlung und für die Vornahme wissenschaftlicher Versuche am Menschen"[173] –, zeigten sich im Ergebnis, wie auch an Naujoks deutlich wurde, keine grundlegenden Auswirkungen auf das Verhältnis zwischen Arzt und Patient.[174]

---

171 Ebd., S. 551.

172 Elkeles 1989, S. 63-91. Vgl. auch Elkeles 1996, S. 225-231.

173 Reichsgesundheitsblatt 6 (1931) S. 174-175. Rundschreiben des Reichsministers des Innern betr. Richtlinien für die neuartige Heilbehandlung und für die Vornahme wissenschaftlicher Versuche am Menschen (Auszug), 28. Februar 1931. Die Richtlinien wurden bereits im März 1930 vom Reichsgesundheitsamt beschlossen und im „Kassenarzt" abgedruckt. Richtlinien des Reichsgesundheitsrates für die neuartige Heilbehandlung und die Vornahme wissenschaftlicher Versuche am Menschen, Kassenarzt 7 (1930), S. 3-4. In den Richtlinien wurde erklärt, daß die ärztliche Ethik grundsätzlich die Ausnutzung sozialer Notlagen verbiete, und ferner, daß die Zustimmung des Patienten sowohl für die Heilbehandlung als auch für Versuche unabdingbar sei.

174 Staatliche Initiativen gab es bereits vor 1931. Schon 1891 und 1900 erließ das preußische Kultusministerium Anweisungen, die die Einwilligungspflicht von Patienten bei ärztlichen Versuchen festlegen sollten, für Strafanstalten, Krankenhäuser und Polikliniken. Auch in der öffentlichen Diskussion war die ärztliche Haltung nicht unumstritten. Anläßlich des besonders öffentlichkeitswirksamen Falles des Dermatologen Albert Neisser, der 1882 acht jungen Frauen ohne ihr Wissen zellfreies Serum von Syphiliskranken injiziert hatte, wurde in der Tagespresse immer wieder ein anderer Umgang mit den Patienten gefordert. Vgl. Winau 1998, und Elkeles, 1996, S. 191-206. Zu den Lübecker Impfungen gegen Tuberkulose, in deren Verlauf mehrere Säuglinge starben und die den Anlaß für die vom Reichsgesundheitsrat verabschiedeten „Richtlinien für die neuartige Heilbehandlung und die Vornahme wissenschaftlicher Versuche am Menschen" gaben, vgl. Hahn 1995.

Ähnlich positiv wie Naujoks' Äußerungen über die zukünftigen Aufgaben des Gynäkologen in der nationalsozialistischen Rassenpolitik waren die Einschätzungen des Direktors der Psychiatrischen und Nervenklinik, Ernst Kretschmer, für sein bevorzugtes Arbeitsgebiet, die Psychiatrie. Seinen Standpunkt äußerte er auf einem Lehrgang des Verbandes für psychische Hygiene und Rassenhygiene, veranstaltet vom 8. bis 16. Januar 1934 in der Deutschen Forschungsanstalt für Psychiatrie in München. Als Redner des Lehrgangs, der die Teilnehmer auf die Durchführung des GzVeN vorbereiten sollte, begrüßte er die wichtigen und weitgehenden Aufgaben, die sich dem Psychiater mit dem neuen Gesetz böten.[175]

Im Februar 1934 hielt er in Marburg einen Vortrag zu dem Thema „Arzt und Sterilisierungsgesetz“, in dem er seine Münchener Ausführungen verkürzt wiedergab.[176] Besonders für die Gruppe der „Schwachsinnigen“, zusammengefaßt unter dem Begriff „Defekt- und Kümmerformen“, forderte er ein energisches Vorgehen und wollte den Aspekt „Gesamtentartung“ in der Diagnose verankert wissen. Moral und Humanität waren nach seiner Meinung bei dieser Gruppe von „Erbkranken“ nicht mehr gefordert, denn „fragt man sich, welches Rechtsgut durch Ausschaltung dieser speziellen Defekt- und Kümmerformen aus der Fortpflanzung verletzt werden könnte, so ist eine Antwort schwer zu finden. Die Eltern solcher Defekten haben kein Interesse an Nachkommenschaft, die Nachkommen selbst sind nur zum Unglück geboren und die Volksgemeinschaft wird von ihnen mit moralischer Zersetzung, unerträglichen Lasten und zuletzt mit dem Untergang bedroht. Es gibt kein moralisches Gesetz und keine Art von durchdachter Humanität, die uns die Erhaltung dieser Erbstämme gebieten könnte.“[177]

Bei der nach Kretschmers Unterscheidung zweiten Gruppe, den konstitutionsspezifischen Entartungen, genügte ihm die Möglichkeit zur Sterilisation nicht. Neben sie sollte die Eheberatung treten, da „auch die bestmöglich durchgeführte Ausmerzung nur den kleineren Teil der Erbquellen erfassen“ könne und „die Neukombination dieser Erbkrankheiten aus dem Kreis der ihnen verwandten Konstitutionen, Temperamente und Psychopathien [...] auf diesem Weg allein nicht mehr wirkungsvoll verhindert“ werde.[178] Die Sterilisation wollte er weiter angewendet wissen, um schwere Krankheitsfälle aus dem Erbgang zu entfernen; die Eheberatung hatte die Aufgabe, konstitutionsbiologisch ungünstige Ehekombinationen zu verhindern und umgekehrt positive zu fördern.[179]

175 Kretschmer 1934, S. 185. Die Teilnahme an diesem Kongreß war u.a. ein Grund für Gaupp, Kretschmers Engagement für die nationalsozialistische Gesundheitspolitik bei der Neubesetzung des Tübinger Lehrstuhls für Psychiatrie (Nachfolge Gaupp) 1935 hervorzuheben. Vgl. Leonhardt 1996, S. 96-97. Zu Kretschmer vgl. auch Lauer 1991a, S. 163-164.

176 Wahl 1934, S. 620.

177 Kretschmer 1934, S. 186.

178 Ebd., S. 190.

179 Auch ein Schüler Kretschmers, der Assistenzarzt Kurt Westphal, sah 1935 die Eheberatung als eine der großen Aufgaben der Psychiatrie und beschrieb die zukünftige Arbeit. Es reiche nicht, zu warten, bis die Betroffenen von selbst in die Nervenklinik kämen, vielmehr müßten

Nach Kretschmers Vorstellungen war es dabei für den Erfolg der „rasseverbessernden“ Maßnahmen unabdingbar, daß sie „vom Arzt in Fühlung mit dem Volk und auf der Basis des vollen Vertrauens zwischen Arzt und Patient durchgeführt werden“.[180] Gleichwohl verstand er das Verhältnis zwischen Arzt und Patient nicht wie im heutigen Sinne als partnerschaftliche Beziehung. Es ging ihm nicht darum, Betroffenen individuelle und eigene Handlungsmöglichkeiten aufzuzeigen und zuzubilligen. Vielmehr sollte das von den konstitutionsbiologisch geschulten Spezialisten als rassenhygienisch notwendig bestimmte Vorgehen allgemein verbindlicher Maßstab allen Handelns werden, denn, so formulierte Kretschmer, „erst dann wird unser ärztliches Handeln in wahrhaft humanem Geist durchgreifen können, wenn das ganze Volk den Gedanken der züchterischen Verbesserung der Rasse als das verstanden hat, was es ist, nämlich als eine große sittliche Idee.“[181]

Um das „Volk“ für die Grundgedanken der Rassenpflege zu gewinnen, wollte er die ärztliche Autorität und eine geübte Menschenführung eingesetzt wissen, bejahte aber auch Zwang, wenngleich es nach seiner Auffassung zu den Hauptgrundsätzen des modernen Psychiaters gehörte, mit so wenig Zwang wie möglich auszukommen.[182] Insgesamt sollte die begutachtende und dabei ausgliedernde ärztliche Tätigkeit auf allgemein akzeptierten Prinzipien wie Freiwilligkeit, christlicher Nächstenliebe, Tradition, einer „guten deutschen“ Auffassung von Ehe und Familie und hohem ärztlichen Ethos beruhen.[183] Durch den Anspruch, diese Grundprinzipien als Rahmenbedingungen der praktischen Rassenhygiene zu setzen, forderte er eine gewisse Legalität der erbbiologischen Arbeit im Sinne ihrer allgemeinen Akzeptanz. Er zielte damit auf eine Vorstellung vom gesundheitsfürsorgerischen Staat, der eine verordnete Wohlfahrtspflege und geordnete Ausgliederung nach dem Prinzip „Wohlwollen durch Wissen“ durchführt, dabei aber auch die Betroffenen über die

---

sie in periodischen Nachuntersuchungen und prophylaktischen Beratungen erfaßt werden. „Wenn es so dem Psychiater gelingt, diesen oder jenen Erbgefährdeten vor dem ihm drohenden Schicksal zu bewahren und damit auch dem Volksganzen einen Dienst zu erweisen, so muß er um dieses Volksganzen willen von ihm aber verlangen, daß er – solange das Erbgesundheitsgesetz für die Sterilisierung solcher Fälle keine Handhabe bietet – freiwillig auf Nachkommenschaft verzichtet“. Westphal 1935, S. 37-38.

180 OZ, 16.12.1933, Arzt und Sterilisierungsgesetz, S. 5. In dem hier angeführten Artikel wird ein Vortrag Kretschmers wiedergegeben, den er im Rahmen der „sachpolitischen Schulung der jungen Mediziner“ im vollbesetzten Auditorium maximum der Universität Marburg im Dezember 1933 hielt. Ein Teil des Vortrages im Wortlaut befindet sich in GStAPK I. HA Rep. 76 Va Merseburg, Sektion 12, Titel IV, Nr.4 Bd.12. Arzt und Sterilisierungsgesetz. Vortrag vor der Klinikerschaft zu Marburg 12. XII. 1933 von Professor Kretschmer, Bl.153-157.

181 Ebd. Bl. 157.

182 Ebd., Bl.155. Vgl. zudem OZ, 16. 12.1933, Arzt und Steriliserungsgesetz, S. 5. Danach verwies Kretschmer außerdem auf indirekte Druckmittel, die dem Arzt durch seine Zusammenarbeit mit Fürsorgebehörden und Gerichten an die Hand gegeben seien.

183 GStAPK I HA Rep. 76 V a Merseburg Sektion 12, Titel IV, Nr.4. Arzt und Sterilisierungsgesetz. Vortrag vor der Klinikerschaft zu Marburg 12. XII. 1933 von Professor Kretschmer, Bl. 153-157.

Beratung in den Vorgang der Auslese involviert.[184] Die Rolle, die ihm dabei für den Arzt, im besonderen für den Psychiater, vorschwebte, war die eines väterlich autoritären Spezialisten, der mit Hilfe der wissenschaftlichen[185] Konstitutionsbiologie die „schlechten Erbanteile" vernichtet, die „guten" pflegt und durch wohlüberlegte Kombinationen von Erbgut nur noch Menschen ohne „Erbkrankheiten" gleichsam züchtet.[186] Im Rahmen dieser Vorstellungen verstand er das GzVeN auch nicht als zwingende Handlungsanleitung, sondern als gesetzlichen Rahmen, der den Ärzten einzig mögliche Optionen bot.[187]

An der Position Kretschmers wird deutlich, daß seine Mitwirkung an der nationalsozialistischen Sterilisationspolitik, ähnlich wie die vieler anderer Ärzte, auf der Akzeptanz des rassenhygienischen Paradigmas beruhte. Gleichwohl, und auch das zeigt sich an der Haltung Kretschmers und an der Kritik, die er erfuhr, differierte seine Auffassung über die Prinzipien der Erbgesundheitspolitik von der Auffassung anderer.

Das Rasse- und Siedlungsamt SS hielt Kretschmers Auffassungen von der Umsetzung des Gesetzes durchweg für abwegig, so daß Kretschmer sich genötigt sah, dem PrMWKV seinen Standpunkt als „Anhäger des aktiv eugenischen Gedanken[s]" darzulegen.[188] Als seine Grundgedanken betonte Kretschmer an dieser Stelle das ärztliche Einfühlungsvermögen, das nach ihm eine „durchgreifende Besserung der Erbgesundheit unseres Volkes" gewährte, und die „züchterisch richtige" Eheberatung.

In einer weiteren Stellungnahme im Mai 1935 wehrte er sich gegen die Beschuldigung, seine Mitarbeiter aufgefordert zu haben, die Diagnosen „manisch-depressives

184 Für die Beschreibung der einzelnen Richtungen von rassenhygienischen Vorstellungen vgl. Labisch; Tennstedt 1985, S. 187-190. Sie unterscheiden zwischen drei verschiedenen Strömungen in der Rassenhygiene: 1.) dem Versuch, die Gedanken der Auslese eher auf der Grundlage demokratischer Ansätze, d.h. insbesondere unter Wahrung der Persönlichkeitsrechte, umzusetzen, 2.) der absolutistischen Auffassung von verordneter Wohlfahrtspflege und 3.) einer elitären Position, für die andere Maßstäbe als Wert oder Unwert irrelevant waren und die schließlich das Kernelement nationalsozialistischer Vernichtungspolitik wurde.

185 Kretschmers starke Betonung der Wissenschaftlichkeit wird neben seiner Einstellung zur Erbgesundheitspflege auch in der Auseinandersetzung mit M. Göring um die Professionalisierung der Psychotherapie deutlich. Kretschmer zog sich vollständig auf den Standpunkt der Wissenschaftlichkeit zurück. Nach seiner Auffassung sollte die Psychotherapie nur von Psychiatern angewendet werden dürfen und zudem ausschließlich der ärztlichen Ausbildung vorbehalten sein. Vgl. Cocks 1985.

186 Kretschmer 1934, S. 189-193. Kretschmer selbst benutzt immer wieder das Wort züchten und zur Untermauerung seiner Argumentation Beispiele aus der Tier- und Pflanzenwelt.

187 GStAPK I HA Rep. 76 V a Merseburg Sektion 12, Titel IV, Nr.4. Arzt und Sterilisierungsgesetz. Vortrag vor der Klinikerschaft zu Marburg 12. XII. 1933 von Professor Kretschmer Bl. 154.

188 Ebd. Kretschmer an das PrMWKV, 23.1.1934, Bl.158. „Ich bin wie jeder vernünftige Psychiater Anhänger des aktiv eugenischen Gedankens und werbe seit Jahren in den mir nahestehenden Kreisen und auch in meinen Vorlesungen dafür." Vgl. Kap. III.1.2. Ein Teil des Schriftwechsels ist abgedruckt in Nagel 2000, Dokumente 120-122, S. 240-244.

Irresein" und „Schizophrenie" nur in ganz schweren Fällen zu stellen.[189] Er betonte die ausgesprochen eng an der Vorschrift orientierte Durchführung des GzVeN in seiner Klinik und verwies auf die hohe sittliche Pflicht des Arztes gegenüber dem deutschen Volk. In seinen weiteren Ausführungen wird das dem GzVeN immanente Grundproblem deutlich, das, angesichts eines der Wissenschaft verpflichteten Selbstverständnisses, immer wieder zu Konflikten in der Frage der Umsetzung führte: fehlende medizinische Kenntnisse über die im Gesetz erwähnten Diagnosen. So ließ nach Kretschmer der unfertige Sprachgebrauch die Sterilisation von Grenzfällen bei „Schizophrenie" und „manisch-depressivem Irresein" nicht zu, eine Position, in der er sich zumindest zu diesem Zeitpunkt noch in Übereinstimmung mit Rüdin wähnte.

Auch wenn aus den Akten nicht hervorgeht, mit welchem Ergebnis die Anschuldigungen gegen ihn schließlich geklärt wurden, zeigt sich an den Vorgängen zweierlei. An Kretschmer wird stellvertretend für eine Reihe von Psychiatern und anderen Medizinern deutlich, daß sein Handeln nicht opportunistisch, sondern auf der Grundlage einer konservativ-bürgerlichen Eugenikvorstellung von der Idee bestimmt war, durch professionelles Handeln die angeblich drohende Gefahr der „Degeneration" abzuwenden. Er begrüßte die Machtübernahme der Nationalsozialisten deshalb 1933 in der Erwartung, rassenhygienische Maßnahmen nun erstmals praktisch umsetzen zu können. An dem Konflikt zwischen dem Wissenschaftler Kretschmer und den nationalsozialistischen Machthabern läßt sich erkennen, daß er dabei hinsichtlich seiner erwarteten Handlungsmöglichkeiten einer Fehleinschätzung unterlag: Es ging zwar durchaus darum, die Erbgesundheitspolitik entsprechend wissenschaftlicher Erkenntnisse, aber eben auch auf der Grundlage eines radikal politisch motivierten Rassismus anzuwenden und auszubauen.[190]

Als einziger Angehöriger der Medizinischen Fakultät vertrat der Direktor des Hygieneinstituts, Wilhelm Pfannenstiel, schon vor 1933 in seinen Veröffentlichungen einen eindeutig rassenhygienischen Standpunkt.[191] Das GzVeN war für ihn nur eine folgerichtige Maßnahme in Anlehnung an die in der Natur geltenden Regeln, „die allein imstande sind, den Bestand und die Gesundheit eines Volkes zu erhalten".[192] Im

189 Ebd. Das Reichsministerium des Innern an das PrMWKV, 8.3.1934, Bl.163-164; Das PrMWKV an Kretschmer, 27.4.1934, Bl.165. Dieser Vorwurf hielt sich noch lange Jahre und wurde auch auf die Schüler Kretschmers übertragen. So fragte der Thüringer Gaudozentenbundführer beim Marburger Vertreter Möckelmann im Juli 1938 nach einem Gutachten über Mauz. Er war kurzzeitig als möglicher Kandidat für das Ordinariat für Psychiatrie in Jena (Nachfolge Hans Berger) im Gespräch, doch bestand dort der Eindruck, daß sich die „Kretschmerische Schule" in der Durchführung des GzVeN „typisch liberal passiv" verhielte. Zitiert nach Zimmermann 2000, S. 45.

190 Vgl. Weingart; Kroll; Bayertz 1992, S. 390-395.

191 Pfannenstiel 1931, S. 446-447. Zu Pfannenstiel vgl. Lauer 1991a, S. 150-151, 160, und Kap. III.7.4.

192 Wahl 1934, S. 268. Wahl gibt hier einen Vortrag von Pfannenstiel wieder, den letzterer am 10.1.1934 vor der Ärztlichen Gesellschaft zu Marburg gehalten hat.

Vergleich mit den anderen hier angeführten Marburger Medizinern formulierte Pfannenstiel bereits 1933 das rassenhygienische Zielprogramm ungleich weiter, indem er die „Euthanasie" als ein Mittel zur Umsetzung der nationalsozialistischen Rassenpolitik befürwortete.[193]

Insgesamt stieß das GzVeN in Marburg bei den Vertretern der Kliniken und medizinischen Institute, die grundlegend in die Umsetzung des Gesetzes eingebunden waren, auf Zustimmung. Niemand kritisierte die staatlich verordnete Verschiebung des ärztlichen Handlungsauftrages, der nicht mehr den einzelnen Patienten, sondern das Volksganze in den Vordergrund stellte. Ganz im Gegenteil wurden weitergehende Vorschläge laut, die sicherlich nicht originär auf die jeweiligen Marburger Wissenschaftler zurückzuführen sind, aber in ihrer Ausrichtung bereits 1933 und 1934 weitere nationalsozialistische Maßnahmen vorwegnahmen, beispielsweise die verpflichtende Eheberatung (1935), die Zwangsabtreibung (1936) und das „T4" benannte Mordprogramm an Psychiatriepatientinnen und -patienten (1939). Mit ihren weiterführenden Vorschlägen reihten sich die Marburger Universitätsmediziner schließlich in den Kreis jener ein, die im GzVeN nur den Anfang der nationalsozialistischen Erbgesundheitspolitik, keineswegs aber ihren Endpunkt erblickten, ohne daß sie damit automatisch potentielle Befürworter der „Euthanasieaktion" sein mußten.

Die Meldung von „Erbkrankheiten": Anzeigen und Anträge

Als Ergebnis der nationalsozialistischen Rassenpolitik sind heute anhand der überlieferten 914 Akten des Erbgesundheitsgerichts Marburg noch 289 (31,2%) Fälle nachweisbar, in denen Männer und Frauen entweder in der Chirurgischen Klinik oder der Frauenklinik der Universität zwangssterilisiert wurden. Von den insgesamt 289 Personen wurden 142 Männer in der Chirurgie und 147 Frauen in der Universitätsfrauenklinik sterilisiert, womit die Geschlechtsverteilung von fast jeweils 50% Männern und Frauen genau den damaligen Verhältnissen im Deutschen Reich entspricht.[194] 95% aller untersuchten Sterilisationen erfolgten bis 1939. Vor dem Hintergrund des Krieges und angesichts der beginnenden Ermordung von Psychiatriepatienten wurde am 31. August 1939 in der sechsten Ausführungsverordnung zum GzVeN bestimmt, nur noch die dringendsten, d.h. „fortpflanzungsgefährlichsten" Fälle zur Verhandlung zuzulassen. Dadurch ging die Zahl der Erbgesundheitsgerichtsverhandlungen bis zum Ende des Krieges drastisch zurück.[195]

Wie hoch der Anteil der Marburger Universitätskliniken an der Sterilisationsquote unter diesen 914 Einzelfällen insgesamt liegt, läßt sich nur vermuten. Nach Bock wurde reichsweit in etwa 10% aller verhandelten Fälle beschlossen, nicht zu sterilisie-

193 Pfannenstiel 1933a, S. 106-115, hier S. 108-109. Dieser Aufsatz ist eine Entgegnung auf die Schrift von Rudolf Krämer, wissenschaftlicher Mitarbeiter im Vorstand des Reichsdeutschen Blindenverbandes. Krämer 1933.

194 Bock 1986, S. 9.

195 RGBl I 1939, S. 1560-1561. Vgl. auch Bock 1986, S. 234, und Klee 1985, S. 85-86.

ren,[196] während für (das heutige Bundesland) Hessen der Anteil der abgelehnten Sterilisationsanträge etwa 25% betrug.[197] Auf der Grundlage dieser beiden Angaben läge der Anteil der Chirurgischen Universitätsklinik und der Frauenklinik an den durchgeführten 914 Erbgesundheitsgerichtsverfahren dann zwischen 35% und 42%.[198]

Angesichts des besonderen Profils der Stadt Marburg liegt aber die Vermutung nahe, daß für beide Kliniken eine insgesamt höhere Zahl an Sterilisationen angenommen werden muß. Wegen der Universitätskliniken und der vom Bezirksverband Hessen-Kassel getragenen Psychiatrischen Landesheilanstalt war der Anteil von Patientinnen und Patienten, die ihren ersten Wohnsitz nicht in Marburg hatten, ausgesprochen hoch. Bis Ende Mai 1934 war damit nicht das Erbgesundheitsgericht Marburg für das Sterilisationsverfahren zuständig, sondern dasjenige, das zum ersten Wohnsitz der betroffenen Person gehörte. Dementsprechend verblieben dort die Verfahrensakten.

Auch das seit dem 29. Mai 1934 geänderte Regular[199] stellt uns heute bei der Rekonstruktion örtlicher Sterilisationspraxis vor Schwierigkeiten. Nach dem neuen Verfahren war für Angezeigte, die sich zum Zeitpunkt der Anzeige in einer Kranken-, Straf- oder Heil- und Pflegeanstalt befanden, der Amtsarzt zuständig, in dessen Amtsbereich die jeweilige Anstalt lag. Analog waren die Bestimmungen für die Anträge an das Erbgesundheitsgericht. Doch auch diese Akten, die im Verlauf der Verhandlungen vor dem Erbgesundheitsgericht anfielen, wurden nach Abschluß des Verfahrens an das eigentlich zuständige Erbgesundheitsgericht geschickt, nämlich das am ersten Wohnsitz der betroffenen Person.

Die damalige Verfahrenspraxis führt heute dazu, daß hauptsächlich diejenigen Akten von Personen überliefert sind, die ihren ersten Wohnsitz in dem Bezirk des dem Amtsgericht Marburg angegliederten Erbgesundheitsgerichts hatten.

Der Weg, durch den die einzelnen Betroffenen in die Maschinerie von Amtsarzt, Erbgesundheitsgericht und Sterilisation gerieten, war durch das Gesetz vorgegeben. Bei Verdacht auf eine eventuelle „Erbkrankheit" waren die Angehörigen von Heil- und Pflegeberufen und die Leiter bestimmter Institutionen wie Wehrmacht, Strafanstalt, Krankenhaus und Kindergarten durch das Gesetz verpflichtet, Anzeige beim jeweiligen Gesundheitsamt zu erstatten. Der zuständige Leiter entschied dann nach einer Prüfung des Falls, ob ein Antrag beim zuständigen Erbgesundheitsgericht eingereicht werden sollte. Antragsberechtigt waren neben dem Amtsarzt die betroffenen „erbkranken" Personen selbst und wiederum die Leiter der angeführten Institutionen.[200]

196 Bock 1986, S. 233.
197 Form 1997, S. 93-94.
198 Werden von den 914 Fällen 10% (=91) abgezogen, bleiben 823 verhandelte Fälle mit dem Beschluß auf Sterilisation, bei 25% (=229) Abzug verbleiben 685 Sterilisationsbeschlüsse. 289 von 823 =35%, 289 von 685 = 42%.
199 Zweite Verordnung zur Ausführung des Gesetzes zur Verhütung erbkranken Nachwuchses vom 29.5.1934, in: Gütt; Rüdin; Ruttke 1936, S. 93.
200 Zu der Anzeigepflicht und der Antragstellung vgl. ebd., S. 207-212.

In Marburg wählten die Angehörigen der einzelnen Kliniken und Institute der Medizinischen Fakultät eher den Weg der Anzeige denn den des Antrages, wie sich auch in einer Untersuchung über die Umsetzung des GzVeN in der Landesheilanstalt Marburg zeigte. In dem dabei ausgewerteten Bestand von über 2000 Akten des örtlichen Gesundheitsamtes fanden sich für den Zeitraum 1934 bis 1945 aus der Medizinischen Fakultät insgesamt 197 Anzeigen (Anzeigen der Universitätsnervenklinik, der Augenklinik, der Kinderklinik, der Medizinischen Klinik, der Frauenklinik, des Instituts für Gerichtliche Medizin, der Hautklinik und schließlich der HNO – Klinik).[201] Damit liegen die Universitätskliniken für den Bezirk des Gesundheitsamtes Stadt und Kreis Marburg unter den anzeigenden Personen und Institutionen an fünfter Stelle, hinter der Landesheilanstalt Marburg, den Fürsorgerinnen, dem Gesundheitsamt und den niedergelassenen Ärzten.

Demgegenüber ergibt eine Auswertung der Antragsteller ein anderes Bild. Nach der Auswertung von Hilder tritt von den Universitätskliniken allein die Psychiatrische und Nervenklinik hervor, die für weniger als 1% der Fälle einen Antrag gestellt hat. In 90% der Fälle beantragten der Amtsarzt oder die Landesheilanstalt Marburg die Sterilisation beim Erbgesundheitsgericht.[202] Die Auswertung des hier zugrundegelegten Basissamples von 289 Erbgesundheitsgerichtsakten brachte ein ähnliches Ergebnis: Die Universitätsnervenklinik stellte nur für drei Patienten direkt einen Antrag beim zuständigen Erbgesundheitsgericht Marburg.

Warum die Anzeige- bzw. Antragsmöglichkeit unterschiedlich gehandhabt wurde, ist bis jetzt nicht nur für Marburg unklar.[203] Die Vorgabe aus dem GzVeN, daß alle Angehörigen von Heil- und Pflegeberufen anzeigepflichtig waren, erklärt wohl die hohe Zahl von Anzeigen aus den Universitätskliniken, nicht aber, warum die Leiter der verschiedenen Kliniken von ihrem alleinigen Antragsrecht anschließend keinen Gebrauch machten. Die Landesheilanstalt Marburg beispielsweise verfuhr im Gegensatz zu den Marburger Universitätskliniken mutmaßlich nach diesem Prinzip: Nach ihrer Position als Anzeigeinstitution an erster und als Antragsinstitution an zweiter Stelle liegt es nahe anzunehmen, daß sie nach ihren Anzeigen auch die Anträge stellte. Als weiterer Erklärungsansatz wäre denkbar, daß die betreffenden Mediziner über die alleinige Anzeige von Erbkrankheiten ihren Sitz in den Erbgesundheitsgerichten – für die Marburger Ärzte insbesondere im Erbgesundheitsobergericht[204] – nicht gefährden wollten, was sie mit einer Antragstellung jedoch getan hätten. So bestimmten die §§6 und 10 des GzVeN die Zusammensetzung des Erbgesundheits- und Erbgesundheits-

201 Hilder 1996, S. 35. Die Anzeigen sind von uns nicht ausgewertet worden, weil in den Erbgesundheitsgerichtsakten nur in den seltensten Fällen eine Anzeige vorlag, sondern die Aktenführung immer erst mit dem Antrag begann.

202 Ebd., S. 39.

203 Auch Koch führt in seiner Aufstellung über „Antragsteller zur Zwangssterilisation an der Göttinger Universitätsfrauenklinik von 1934 bis 1945" nur die Heil- und Pflegeanstalt Göttingen, nicht aber die Universitätsnervenklinik an. Allerdings war in Göttingen der Leiter der Universitätsnervenklinik zugleich Leiter der Heil- und Pflegeanstalt. Koch 1994, S. 38.

204 Vgl. den Abschnitt „Marburger Mediziner als Erbgesundheitsrichter".

obergerichts und legten fest, daß ein Arzt, der den Antrag auf Sterilisation gestellt hatte, nicht gleichzeitig Mitglied der Erbgesundheitsgerichte sein durfte. Zudem bestimmte die Zivilprozeßordnung, daß ein Arzt in richterlicher Funktion vom Erbgesundheitsobergericht dann ausgeschlossen war, wenn er in der vorherigen Instanz an der Entscheidung mitgewirkt hatte oder als Zeuge oder Sachverständiger vernommen wurde.[205] Allerdings erwies sich diese Hypothese bei näherer Untersuchung für Marburg als unhaltbar. Zum einen zeigte ein Vergleich mit der Landesheilanstalt, daß ihre beiden Leiter Jahrmärker und Langelüddeke trotz der höheren Zahl von Anträgen an mehr Sitzungen des Erbgesundheitsobergerichts Kassel teilnahmen als die Angehörigen der Medizinischen Fakultät. Zum anderen hätte gerade die geringe (absolute) Beteiligung Marburger Kliniksärzte an den Sitzungen des Erbgesundheitsobergerichts ein solches Verhalten nicht erfordert: Auch wenn sie mehr Anträge gestellt hätten, wäre die statistische Möglichkeit, deshalb von den Sitzungen des Erbgesundheitsobergerichts ausgeschlossen zu werden, gering gewesen. Schließlich ist mit diesem Erklärungsansatz auch nicht begründbar, warum die jeweiligen Leiter der Kliniken auch dann offensichtlich auf den Sterilisationsantrag verzichteten, wenn sie kein Mitglied in den Erbgesundheitsgerichten waren. Alles in allem ist damit die Frage nach der unterschiedlich ausgeprägten Wahrnehmung von Anzeige- und Antragsmöglichkeit weiterhin ungeklärt und infolgedessen ein wichtiger Aspekt der Gesetzeshandhabung.

Die bloßen Zahlenangaben über die Anzeigen und Anträge täuschen in ihrer Absolutheit zu einem gewissen Grad über die Beteiligung der Medizinischen Fakultät an den Zwangssterilisationen hinweg. Über die nach dem Gesetz institutionellen Vorgaben der Anzeige und des Antrags hinaus waren die einzelnen Mitglieder der Medizinischen Fakultät, wie alle Angehörigen von Krankenhäusern, in die Meldepflicht von Erbkrankheiten eingebunden. Die Wahrnehmung dieser Meldepflicht seitens des Krankenhauspersonals war sicherlich individuell unterschiedlich, für den einzelnen Patienten bedeutete sie jedoch bei jedem Krankenhausaufenthalt eine potentielle Gefahr. So wurde z.B. Frau E.M., die im Mai 1941 schwanger in der Frauenklinik lag,[206] erst auf Anordnung des Kliniksdirektors Bach in die Augenklinik verlegt: Er wollte dort klären lassen, ob ihre offensichtliche Augenkrankheit erblich sei. Die Untersuchung ergab, daß sie an einer „erblichen Pigmententartung der Netzhaut“ litt. Daraufhin hielt Wilhelm Grüter, der Direktor der Augenklinik, die Schwangerschaftsunterbrechung und die Sterilisation für angezeigt, die beide im Juli 1941 in der Universitätsfrauenklinik erfolgten.[207]

Die Gefahr einer Meldung an das Gesundheitsamt durch Angehörige der Medizinischen Fakultät bestand auch dann weiter, wenn die betroffene Person die Klinik bereits als „nicht erbkrank“ verlassen hatte. 1934 meldete der Psychiater Enke eine

205 Gütt; Rüdin; Ruttke 1936, S. 221-225, und Zivilprozeßordnung §41, Abs.5 und 6.

206 StAM 279 Marburg, Nr. 179. Frau E.M. war etwa im vierten oder fünften Monat schwanger, da im ärztlichen Bericht nach der Sterilisation angegeben wurde, daß der männliche Fötus circa 18 cm groß war.

207 StAM 279 Marburg, Nr. 179.

17jährige an das zuständige Gesundheitsamt, obwohl er sie selbst kurz zuvor als „nicht erbkrank" begutachtet hatte. Sein Entscheidungswandel wurde durch eine Fürsorgerin ausgelöst, die ihm beiläufig erzählt hatte, daß die verstorbene Mutter der Genannten als Dorfprostituierte galt.[208]

Die Bedeutung der Medizinischen Fakultät für die Erfassung von „Erbkrankheiten" in Marburg und Umgebung verstärkte sich zudem durch die enge Verzahnung von Stadt und Universität im Bereich der Gesundheitsfürsorge.[209] Wie schon erwähnt, war die örtliche Tuberkuloseberatungsstelle an die Medizinische Poliklinik angegliedert, der Leiter der Psychopathenberatungsstelle war der Direktor der Universitätsnervenklinik, Ernst Kretschmer, und die Geschlechtskrankenfürsorge wurde in der Klinik für Haut- und Geschlechtskrankheiten durchgeführt.[210]

Außer durch ihre Mitarbeit in der öffentlichen Gesundheitsfürsorge wirkten die Mitglieder der Medizinischen Fakultät ebenso durch eine Reihe von anderen Ämtern auf dem gesundheitlichen Sektor über die Universität hinaus. Wilhelm Pfannenstiel war seit 1933 Mitglied im Vorstand der Blindenstudienanstalt[211], der Direktor der Klinik für Haut- und Geschlechtskrankheiten, Alfred Ruete, beriet das Mütter- und Säuglingsheim Elisabethenhof in ärztlichen Fragen, und der Ordinarius des Instituts für Gerichtliche Medizin, Heinrich Hildebrand, war Kreisarzt für die Stadt und den Kreis Marburg, um nur drei Beispiele anzuführen. Die Folge war, daß die an der Universität Marburg tätigen Mediziner zusätzlich zu ihren eigentlichen Aufgaben genau an denjenigen Institutionen wirkten, die aufgrund der Krankheitsbilder ihrer Klientel besonders von der Durchführung des GzVeN betroffen waren. So haben beispielsweise Ruete in seiner Eigenschaft als beratender Arzt des Säuglings- und Mütterheims Elisabethenhof und Hildebrand in seiner Funktion als Kreisarzt eine Reihe von Eingaben auf Sterilisation beim Marburger Erbgesundheitsgericht gemacht.[212]

Erbgesundheitsgutachten und Diagnosen

Zu jedem Antrag auf Sterilisation nach dem GzVeN gehörte zwingend ein ärztliches Gutachten.[213] Dieses wurde vom Antragsteller nach vorgegebenem Muster erstellt.

---

208 Medizinisches Zentrum für Nervenheilkunde, Klinik und Poliklinik für Kinder- und Jugendpsychiatrie (MZ Nervenheilkunde). Krankenakte 1934/8/w.

209 Zur Charakterisierung der einzelnen Universitätsstädte vgl. Höroldt 1979.

210 StadtAM E, Nr. 1835. Bericht Oberbürgermeister betrifft Errichtung der Gesundheitsämter, 11.3.1935. Vgl. auch Kap. III.8.2.

211 Archiv und Dokumentationsstelle der Blindenstudienanstalt Marburg (AIDOS), Protokoll der Mitgliederversammlung der Blindenstudiensanstalt am 20.2.1933; vgl. auch StAM 310, Acc. 1975/42, Nr. 2082.

212 Im Dezember 1934 beantragte Ruete für ein 18jähriges Mädchen aus dem Elisabethenhof die Sterilisation wegen „Debilität und moralischem Schwachsinn", StAM 279 Marburg, Nr. 894, und im Januar 1935 ebenfalls für eine 18jährige wegen „moralischem und angeborenem Schwachsinn", StAM 279 Marburg, Nr. 104. Hildebrand stellte bis 1935, nach seiner Emeritierung und nach der Einrichtung eines staatlichen Gesundheitsamtes, 14 Anträge (Basis: 289 Erbgesundheitsgerichtsakten).

213 Gütt; Rüdin; Ruttke 1936, S. 215-216.

Der Vordruck für das Gutachten sah die Erhebung von persönlichen Angaben, der Familienanamnese sowie körperlichen und psychischen Befunden vor. Am Schluß des Gutachtens wurde die gestellte Diagnose begründet. Besonders bei dem Verdacht auf „Schwachsinn" war zusätzlich ein Intelligenztest vorgesehen. Am Anfang bestand dieser ebenfalls aus einem vorgeschriebenen Kanon an Fragen, später wurde die Möglichkeit der Intelligenzprüfung variabler gestaltet, da mit der Begutachtung der sogenannten „Lebensbewährung" auch die Intelligenz in lebenspraktischen Bereichen geprüft werden sollte.

Eine Vielzahl von Patientinnen und Patienten wurde zur genaueren Diagnosenklärung nicht nur einmal untersucht. Wie bereits oben am Beispiel von Frau M. deutlich wurde, konnten sie bereits vor der Antragstellung aus diagnostischen Gründen in eine andere Klinik verlegt werden.[214] Auch der Amtsarzt überwies Personen zur Prüfung der Diagnose weiter. Überdies konnte das Erbgesundheits- oder das Erbgesundheitsobergericht beschließen, daß eine der Erbkrankheit „verdächtige" Person bis zu sechs Wochen in eine Klinik eingewiesen werden sollte, um Diagnoseunsicherheiten zu beseitigen.[215]

Das vermehrte Gutachterwesen und die kurzfristigen Patientenaufenthalte,[216] bedingt durch die Untersuchungen zur Diagnosenstellung und -klärung, hatten erkennbare Auswirkungen auf die Arbeitsbelastung der Verwaltung der Universitätsnervenklinik. Der Aufwand wuchs: die Aufnahme- und Entlassungsformalitäten mußten ebenso geregelt werden wie die Frage der Bezahlung durch die verschiedenen Kostenträger, die Untersuchungsergebnisse wurden protokolliert, die Gutachten verfaßt, und schließlich war die eine oder andere Nachricht an die Erbgesundheitsgerichte oder die Amtsärzte erforderlich. Der im Rahmen des Erbgesundheitsgesetzes enorm angewachsene Schriftverkehr war die Begründung dafür, daß Kretschmer im März 1935 vom Kurator die Einstellung eines dritten Büroangestellten zum 1. April 1935 forderte.[217] Nachdem in der Änderung zum Sonderkassenanschlag der Psychiatrischen und Nervenklinik der Universität Marburg für das Rechnungsjahr 1937 drei statt wie bisher zwei Büroangestellte aufgeführt werden, ist davon auszugehen, daß er die Stelle bewilligt bekam.[218] Ebenfalls mit dem Hinweis auf die Erbgesundheitsgesetzgebung und dem expliziten Verweis auf die Arbeit im Erbgesundheitsge-

---

214 StAM 279 Marburg, Nr.179.

215 Von den hier untersuchten 289 Fällen wurden 12 Männer und Frauen aufgrund eines Erbgesundheitsgerichtsbeschlusses und eine weitere Frau aufgrund eines Erbgesundheitsobergerichtsbeschlusses in eine Universitätsklinik eingewiesen.

216 So zeigt eine Auswertung der Verweildauer von Frauen in der Universitätsnervenklinik anhand der Aufnahmebücher, daß die Zahl von Patientinnen, die weniger als eine Woche in der Psychiatrie verblieben, von 1932 bis 1935 merklich stieg. Gegenüber dem Jahr 1932 vergrößerte sich die Anzahl 1933 um ein Drittel (von 61 auf 91 Patientinnen), 1934 und 1935 verdreifachte sie sich fast (160 und 161 Patientinnen).

217 StAM 310, Acc. 1975/42, Nr. 980. Kretschmer an den Kurator der Universität Marburg, 1.3.1935.

218 BA Berlin R 4901, Nr. 2061. Änderung zum Sonderkassenanschlag der Psychiatrischen und Nervenklinik der Universität Marburg für das Rechnungsjahr 1937, S. 175.

richt forderte Kretschmer 1938 beim Minister für Wissenschaft, Erziehung und Volksbildung einen weiteren planmäßigen Assistenten.[219] Nach dem Personalbestand in den Personalverzeichnissen der Philipps-Universität und den Sonderkassenanschlägen wurde ihm dieser Assistent allerdings nicht genehmigt.

Die Diagnosen[220] der hier untersuchten 289 Frauen und Männer sind eindeutig verteilt: die meisten von ihnen (140 Fälle; 48,4%) wurden wegen „Schwachsinn" sterilisiert. Mit weitem Abstand folgten diejenigen, für die der Befund auf „Schizophrenie" lautete (87 Fälle; 30,1%). An dritter und vierter Stelle standen die Diagnosen „Manisch-depressives Irresein" (= „Zirkuläres Irresein"; 27; 9,3%) und „Epilepsie" (20; 6,9%). Desweiteren wurden mit jeweils zwei oder drei Fällen „Veitstanz" (2; 0,7%), „Erbliche Blindheit" (3; 1%), „Erbliche Taubheit" (2; 0,7%), „Körperliche Mißbildungen" (2; 0,7%), „Alkoholismus" (3; 1%) und „Sonstiges" (3; 1%) diagnostiziert.

Graphik X: Sterilisationsdiagnosen 1934 bis 1945 nach Geschlecht (n = 289; m:142; w:147)

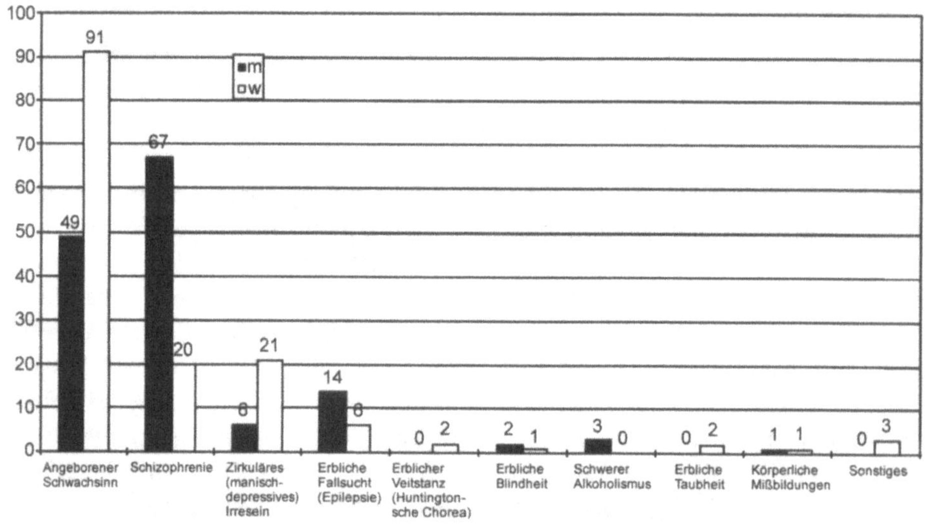

Gegenüber den bisher bekannten Ergebnissen zeigen sich deutliche Divergenzen.[221] „Zirkuläres Irresein" stand als Sterilisationsgrund in Marburg an dritter Stelle, gefolgt von „Epilepsie", während reichsweit die Reihenfolge umgekehrt war. Zudem

219 BA Berlin R 4901 Bd.2, Nr. 1980/6 Abt. X Nr. 14. Meldung der Arztstellen an der Nervenklinik an das RMWEV, 17.6.1938.

220 Zu der Fragwürdigkeit der Diagnosen und ihrer Funktion als Sammelbecken für soziale Abweichungen vgl. Bock 1986, S. 305-311.

221 Für das Reich ebd., S. 302-303. Demgemäß Koch 1994, S. 25, und Esch 1997, S. 206, für die Universitätsfrauenklinik Göttingen und das Erbgesundheitsgericht Düsseldorf sowie Form 1997, S. 88, für Frankfurt am Main und den Kreis Waldeck.

bewegte sich der Reichsanteil für „Schizophrenie" bei 20% bis 25% gegenüber 30% in Marburg. Auch der Anteil jener, die wegen der Diagnose „Zirkuläres Irresein" sterilisiert wurden, überstieg in Marburg mit 9,3% den Reichsdurchschnitt von 3%. Diese beiden „klassischen" psychiatrischen Anstaltsdiagnosen verweisen auch auf die Erklärung des Phänomens. In Marburg existierten mit der Universitätsnervenklinik und der Landesheilanstalt nicht nur zwei psychiatrische Einrichtungen nebeneinander, sondern zum Einzugsgebiet des Erbgesundheitsgerichts Marburg gehörte zudem die Landesheilanstalt Haina. Dadurch war der Anteil der beiden Diagnosen „Schizophrenie" und „zirkuläres Irresein", die in vielen Fällen zu einem Aufenthalt in einer psychiatrischen Klinik führten, überrepräsentiert. So begründete die Landesheilanstalt Marburg z.B. etwas mehr als drei Viertel aller ihrer Anträge mit einer dieser beiden Diagnosen.[222] Auch aus den untersuchten Erbgesundheitsgerichtsakten ergibt sich, daß für 72 von den 87 angeblich an „Schizophrenie" Erkrankten und für 18 von den 27 Patienten mit der Diagnose „Manisch-depressives Irresein" die Sterilisation von psychiatrischen Anstalten beantragt wurde.

Die am häufigsten gestellte Diagnose „Schwachsinn" wurde auf intellektuellem Gebiet mit einem Intelligenzfragebogen ermittelt. Mit seiner Hilfe sollten schulische Kenntnisse über Geographie, Geschichte, Politik und Mathematik genauso wie allgemeines Lebenswissen, sittliche Allgemeinvorstellungen und Gedächtnisleistungen geprüft werden. Bereits der Gesetzeskommentar von 1934 machte aber deutlich, daß weitergehende Maßnahmen vorgesehen waren. Die Einbeziehung der „anderen Ergebnisse[n] der Prüfung in Laboratorium, Schule und Leben"[223] war mit anvisiert. Auch das Innenministerium wies in Rundschreiben und Verordnungen immer wieder ausdrücklich darauf hin, daß für die Feststellung von „Schwachsinn" gleichermaßen „Lebensbewährung, die sittliche Einstellung und die Eingliederung in die Volksgemeinschaft" ausschlaggebend seien.[224] Am 7. Januar 1937 wurden die Amtsärzte schließlich durch eine Verordnung des Innenministers angewiesen, selbständig Fragen zu stellen und sich nicht mehr nur nach dem Fragebogen zu richten.[225]

Die Änderung des Fragemodus stand im Kontext einer genaueren Bestimmung der Gruppe von „Erbkranken", nämlich der Unterscheidung zwischen „Dummen" und „Schwachsinnigen". Mit der Vorgabe an die Amtsärzte, ihre Fragen sollten sich eindeutig und eingehend mit der Berufswelt und dem Berufsleben der eventuell „erbkranken" Person sowie mit deren Umwelt befassen, war das Kriterium für „erbkrank" oder „nicht erbkrank" vorgegeben: die „Lebensbewährung". Gütt, Rüdin und Ruttke beschreiben in ihrem Gesetzeskommentar von 1936 die Überprüfung der „Lebensbewährung": „Ergibt sich hier, daß er einen Beruf ausfüllt, der selbständige, ein gewisses eigenes Urteilsvermögen bedingende Leistungen verlangt, so wird da-

222 Hilder 1996, S. 76.
223 Gütt; Rüdin; Ruttke 1934, S. 94.
224 StAM 336.1, Nr. 480 NIIa. Rundschreiben des RMdI, 6.12.1934; Erlaß des RMdI, 22.8.1936.
225 Ebd., Rundschreiben des RMdI, 7.1.1937.

mit im allgemeinen die Sicherheit gegeben sein, daß ein Schwachsinn nicht vorliegt."[226] Gegen „Schwachsinn" sprach dabei nicht, daß die betreffende Person selbständig ihren Lebensunterhalt verdiente, vielmehr mußte sie sich aus eigener Kraft hochgearbeitet und so als nützliches Mitglied der Volksgemeinschaft gezeigt haben. Besonders für Jugendliche bedeutete dies, daß unter dieser Maxime nicht nur in ihre Fruchtbarkeit eingegriffen, sondern auch die Frage ihrer Erziehung und Unterbringung danach bestimmt wurde. So urteilte z.B. im August 1938 der Direktor der Universitätsnervenklinik im Fall des kurz zuvor sterilisierten H.G., daß er am zweckmäßigsten in der Anstalt Hephata untergebracht werde, „um ihn zu einer brauchbaren Arbeitskraft zu erziehen und das bestmögliche aus ihm herauszuholen."[227]

Gegenüber den Fällen der „mangelnden (beruflichen) Lebensbewährung" sind in der hier untersuchten Stichprobe diejenigen Begutachtungen, in denen aufgrund der expliziten Diagnose „moralischer Schwachsinn" für eine Sterilisation plädiert wurde, bedeutend häufiger. Als eigenständiges „Krankheitsbild" war sie formell nicht in das Sterilisationsgesetz eingegangen, auch wenn in einer breiten Diskussion in den Jahren 1934 bis 1936 eine Gesetzesänderung in diesem Sinne immer wieder gefordert wurde.[228] Sie unterblieb schließlich, weil in den folgenden Jahren durch die Praxis der Gesetzesdurchführung eine Präzisierung und Erweiterung der Kategorien für „Schwachsinn" erfolgte. Damit mußte die moralische Komponente nicht mehr ausdrücklich erwähnt werden, sondern war selbstverständlicher Teil der Kategorie „Schwachsinn". Die Kriterien für eine „asoziale Lebensführung", nach denen „Schwachsinn" nun diagnostiziert wurde, waren neben der „mangelnden Lebensbewährung" auch „mangelndes Eingliederungsvermögen" und „Abstumpfung des ethischen Gefühls".[229]

Unter jenen, die in den Marburger Universitätskliniken sterilisiert wurden, lassen sich nach dem heutigen Aktenbestand 16 Patienten und Patientinnen – 13 Frauen und 3 Männer – finden, deren Diagnose „moralischer Schwachsinn" lautete.[230] Alle 13 Frauen waren Insassinnen eines Fürsorgeheims.[231] Allein zehn von ihnen waren

226 Gütt; Rüdin; Ruttke 1936, S. 125.

227 MZ Nervenheilkunde. Krankenakte 1936/23/m.

228 Der Deutsche Verband für psychische Hygiene und Rassenhygiene hatte anläßlich der ersten Jahresversammlung der Gesellschaft Deutscher Neurologen und Psychiater in Dresden am 1.9.1935 eine Umfrage bei den Heil- und Pflegeanstalten, den psychiatrischen Kliniken und den psychiatrisch-neurologischen Fachabteilungen der Krankenhäuser veranstaltet und nach den Erfahrungen mit dem GzVeN und Verbesserungsvorschlägen gefragt. Nach den Ergebnissen der Umfrage wurde als häufigster Vorschlag angeregt, „das Gesetz auf die Psychopathen und Asozialen, namentlich auf Schwerbelastete, Haltlose, besonders Dirnen und Gewohnheitsverbrecher auszudehnen." Roemer 1935, S. 141. Roemer war 1934 und 1935 Assistenzarzt an der Psychiatrischen und Nervenklinik Marburg.

229 Gütt; Rüdin; Ruttke 1936, S. 125. Vgl. dazu auch Bock 1986, S. 320-326.

230 Der Einfachheit halber sind hier nur die Fälle untersucht worden, in denen die Diagnose „moralischer Schwachsinn" explizit im Antrag oder im Gutachten erwähnt wird. Darüber hinaus ist „moralischer Schwachsinn" genauso unter der Bezeichnung „Schwachsinn" subsumiert.

231 Der übergroße Anteil von Frauen weist hier auf die geschlechtsspezifische Determination der Kategorie „Schwachsinn" hin. Schon im Gesetzeskommentar von 1936 wird darauf hinge-

im Elisabethenhof untergebracht, den der Direktor der Klinik für Haut- und Geschlechtskrankheiten als beratender Arzt betreute. Von den 13 Frauen aus den Fürsorgeheimen wurden neun ebenso wie zwei Männer bereits in den Jahren 1934 und 1935 zwangssterilisiert. Acht dieser insgesamt elf Personen wurden vorher in die Universitätspsychiatrie eingewiesen, dort begutachtet und als eindeutig „erbkrank" befunden: „gilt als leicht schwachsinnig, triebhaft, verschlagen, frech und unzuverlässig",[232] „die Patientin ist sexuell haltlos, verlogen, frech, faul und oberflächlich",[233] „ist nicht zu geordneter Arbeit zu bringen",[234] das sind nur einige Beispiele aus den Diagnosebegründungen.

Wie die Direktion der Psychiatrischen und Nervenklinik „Schwachsinn" definierte, wird anhand eines Beschlusses deutlich, den das Erbgesundheitsobergericht Kassel 1935 unter Beteiligung von Prof. Ernst Kretschmer faßte. Danach „spielt der Grad des vorhandenen Schwachsinns auf intellektuellem Gebiet für die Frage der Unfruchtbarmachung keine irgendwie wesentliche Rolle, da unter angeborenem Schwachsinn im Sinne des Gesetzes zur Verhütung erbkranken Nachwuchses jeder im medizinischen Sinne eben noch als deutlich abnorm feststellbare Grad einer Geistesschwäche zu verstehen ist, die sich – wie bereits angedeutet – nicht nur in intellektuellen Fehlleistungen, sondern vor allem auch in Mängeln auf dem Gebiet der Willenssphäre sowie in der Entwicklung der ethischen, moralischen und sittlichen Begriffe und Vorgänge bemerkbar machen kann."[235]

Seine Einstellung, daß das GzVeN auch die „moralisch Schwachsinnigen" mit einbeziehen müsse, äußerte Kretschmer bereits Ende 1934 in einer „große[n] Aussprache über Sterilisation und den sie umgebenden Fragenkomplex" im Ärztlichen Verein zu Marburg, in der er sich zudem dafür aussprach, auch den eugenisch begründeten Schwangerschaftsabbruch zuzulassen.[236]

Damit wird deutlich, daß Angehörige der Medizinischen Fakultät Marburg in ganz unterschiedlichen Funktionen – als beratender Arzt einer Fürsorgeanstalt, als Gutachter, aber auch als Richter im Erbgesundheitsgericht und -obergericht – ihren Handlungsspielraum selbständig erweiterten: Bereits 1934 nahmen sie den Aspekt

wiesen, daß ein Grad von „Idiotie", der beim Mann die Zeugungsfähigkeit ausschließt, bei einer Frau trotzdem zu einer Schwangerschaft führen kann und weibliche „Schwachsinnige" von deshalb besonders „fortpflanzungsgefährlich" seien, Gütt; Rüdin; Ruttke 1936, S. 6, 7, 121, 129. Vgl. auch Bock 1986, S. 372-435.

232 StAM 279 Marburg, Nr. 61.

233 StAM 279 Marburg, Nr. 167.

234 StAM 279 Marburg, Nr. 216.

235 StAM 279 Marburg, Nr. 212. Vgl. auch Brücks; Rothmaler 1984, S. 35. Danach lehnten die drei Erbgesundheitsobergerichte Kassel, Kiel und Darmstadt Sterilisationsanträge aufgrund von „moralischem Schwachsinn" generell ab. Das kann jedoch für das Erbgesundheitsobergericht Kassel nicht bestätigt werden, wie der erwähnte Fall, in dem die Diagnose „Schwachsinn" grundlegend erweitert wurde, zeigt. Ein weiterer Fall findet sich in StAM 279 Marburg, Nr. 239. Vgl. zudem die bei Hilder 1996, S. 104, Anm. 250 angeführten Fälle.

236 Ärzteblatt für Hessen 3 (1935), S. 23.

„Gesamtentartung“ als Kriterium in ihre ärztliche Entscheidungsfindung mit auf und selektierten somit deutlich nach sozialen Kriterien.[237]

Die positive Einstellung gegenüber dem nationalsozialistischen Eugenikkonzept behielt Kretschmer auch in den folgenden Jahren bei,[238] doch wandelte sich nach bisherigen Erkenntnissen etwa mit Kriegsbeginn der Tenor der universitätspsychiatrischen Gutachten.[239] Genau wie zuvor wurden – entsprechend dem wissenschaftlichen Anspruch – neue medizinische Erkenntnisse und Methoden in die Untersuchung mit einbezogen. Was sich änderte, waren jedoch die aus dem Befund gezogenen Schlußfolgerungen: Sobald eine exogene Ursache für die Entstehung der „Erbkrankheit“ nicht ausgeschlossen werden konnte, wurde die Sterilisation nun eher abgelehnt.[240] Als Begründung wurde vorgebracht, daß die Voraussetzungen nach dem GzVeN nicht vorlägen oder die Diagnose nicht so einwandfrei gestellt werden könne, wie das Gesetz es verlange. So wurde z.B. im Fall einer 17jährigen, 1939 im Auftrag des Gesundheitsamtes Fulda begutachtet, die Diagnose „sexuelle Enthemmung, aber kein Schwachsinn“[241] gestellt und damit gegen die Sterilisation plädiert. Nach den ärztlichen Aufzeichnungen ist dieser Fall in seinen Erscheinungen durchaus vergleichbar mit denen jener Frauen, die 1934 und 1935 wegen „Schwachsinn“ sterilisiert worden waren.

Der Zeitpunkt für den gewandelten Ton der Gutachten fällt genau mit der sechsten Ausführungsverordnung zum GzVeN von 1939 zusammen, nur noch in dringenden Fällen vor dem Erbgesundheitsgericht zu verhandeln und schließlich zu sterilisieren. Doch geht die Art der Änderung weiter, als es der Erlaß fordert. Verfügt wurde, die Zwangssterilisation aller nicht besonders „fortpflanzungsgefährlichen“ Personen auf die Zeit nach dem Krieg zu verschieben, bis dahin allerdings jeden Fall einer „Erbkrankheit“ weiter festzustellen und zu vermerken.[242] Demgegenüber änderten

237 Kretschmer forderte dieses bereits 1934, vgl. Wahl 1934, S. 620.

238 Vgl. Kretschmer 1942. Dort betont er, daß in die notwendigen Lebensgesetze „wir nur insofern eingreifen können, als wir dem Überwuchern zerfallsgeneigter und schlecht angepaßter Varianten durch aktive Rassenhygiene entgegenwirken“ (S. XIV). Und weiter: „Was im wesentlichen entartet ist, das werden wir ruhig aus der Vererbung ausschalten können, sofern nicht die Natur selbst es schon tut. Damit ist auch schon die große Hauptmasse dessen getroffen, was unsere modernen rassenhygienischen Maßnahmen gesetzgeberisch im Auge haben“ (S. XVI).

239 Die Grundlage für diese Aussage ist nicht die quantitave Auswertung der 289 Erbgesundheitsgerichtsakten der Stichprobe, sondern eine erste qualitative Auswertung von zeitgenössischen Patientenakten aus dem Medizinischen Zentrum für Nervenheilkunde.

240 1939 wurde bei Kretschmer eine Dissertation über postinfektiöse Psychosen fertiggestellt, in der die Autorin explizit unter eugenischem Gesichtspunkt versucht, über eine genaue Symptombeschreibung postinfektiöse Psychosen als endogen oder exogen zu klassifizieren. Poppinga 1939

241 MZ Nervenheilkunde. Krankenakte 1939/1/w.

242 Daum; Deppe 1991, S. 22. So verfügte z.B. der RMWEV am 8.5.1943, Neuaufnahmen aus Universitätsnervenkliniken und der Orthopädie nur in Fällen des GzVeN an das zuständige Gesundheitsamt zu melden. Andere Fälle z.B. von Tumorerkrankungen und multipler Sklerose sollten auf die Zeit nach dem Krieg zurückgestellt werden. Vgl. StAM Best. 310, Acc. 1983/15, Nr. 4372. Der RMWEV an die Vorsteher der nachgeordneten Dienststellen der

die Ärzte der Marburger Universitätsnervenklinik jedoch ihre Haltung in der Frage, ob die betreffende Person grundsätzlich sterilisiert werden sollte, und nicht darüber, ob eine Sterilisation angesichts des Krieges jetzt oder später anzuraten sei. Wodurch dies ausgelöst wurde, konnte nicht geklärt werden.[243]

Fest steht nur, daß Kretschmer mit seiner Art der Umsetzung des GzVeN 1941 an prominenter Stelle in Mißkredit geriet. Der Direktor des Kaiser-Wilhelm-Instituts für Genealogie und Demographie der Deutschen Forschungsanstalt für Psychiatrie in München, Ernst Rüdin, drängte in einem Brief an Paul Nitsche, den medizinischen Leiter der „T4-Aktion", auf „die grundsätzliche Sanierung der sterilisatorischen Begutachterei und Rechtsprechung."[244] Unter anderem schwebte ihm dabei vor, die Erbgesundheitsrichter vor den Schlußfolgerungen jener Kollegen, wie beispielsweise Kretschmer, zu warnen, die sich in seinen Augen durch zu viel „Bedenkenmeierei" auszeichneten.[245]

Die mit Hilfe der Sterilisationspolitik beabsichtigte „Ausmerzung minderen Erbguts" betraf nicht nur Angehörige des „eigenen (deutschen) Volks". Auch geistig oder seelisch kranke Menschen anderer ethnischer Gruppen wurden nach den Diagnosen des GzVeN zwangssterilisiert. Obgleich Erbkranke damit unter dem eugenischen Primat quasi „rasseneutral" gleichbehandelt wurden, war die ethnische Differenz nicht unbedeutend. So schien nach der NS-spezifischen Definition anthropologischer Minderwertigkeit eine enge Verbindung zwischen ethnischer Zugehörigkeit und typischen „Entartungserscheinungen" gegeben: „Zigeuner" galten als „asozial" und „kriminell", während für Westjuden eine Neigung zu „Schizophrenie" und für Ostjuden die Disposition zu „Schwachsinn" angenommen wurde.[246] Dementspre-

Reichs- und Preuß. Wissenschaftsverwaltung, die Unterrichtsverwaltung der Länder mit Hochschulen, 8.5.1943.

243 Nach Cocks 1985, S. 18, 109, wählte Kretschmer als „Nichtnationalsozialist" lieber die Abgeschiedenheit hinter den Mauern seiner Klinik.

244 BA Berlin R 96 I, Nr. 11. Der Direktor des Kaiser-Wilhelm-Instituts für Genealogie und Demographie der Deutschen Forschungsanstalt für Psychiatrie in München, Rüdin, an Paul Nitsche, München, 6.2.1941, S. 124895-124896. Dort heißt es: „ Ich will nur ganz vertraulich ein Beispiel sagen: Wenn ein positives [für die Sterilisation, E.K.] Gutachten von Ihnen vorliegt und ein negatives von Kleist, so sollte man eben die Richter dazu bringen, aufgrund der freien Beweiswürdigung, die jedem Richter zusteht, sich den Schlussfolgerungen Ihres Gutachtens und nicht den Schlussfolgerungen des Herrn Kleist anzuschliessen. [...] Und wie Kleist würde ich auch solche Leute wie Creutzfeldt behandeln und wie es scheint ist nun auch Kretschmer mit einem Fall in dieses Lager übergegangen." Vgl. auch Weingart; Kroll; Bayertz 1992, S. 474.

245 Kretschmer geriet nicht nur wegen seiner Gutachten in Mißkredit. Spätestens seit 1942 war er wegen seiner Äußerungen über Rassenlehre und Konstitutionsbiologie und seiner Wissenschaftsauffassung in der Schußlinie von Pfannenstiel und Max de Crinis, vgl. BA Berlin (ehemals BDC) Akte WI Pfannenstiel. Vgl. zudem die Ausführungen von Heiber 1994, S. 566-567. Zu den Schwierigkeiten Kretschmers an der Medizinischen Fakultät Marburg vgl. Kap. III.3. und Kap. IV.2.1.

246 Bock 1986, S. 356, zur Thematik Zwangssterilisation und „fremde Rassen" ebd. S. 351-368. Vgl. zudem Friedländer 1997, S. 393-418.

chend war beispielsweise geplant, alle sogenannten „Rheinlandbastarde“[247] zu sterilisieren. Nachdem es sich als nicht realisierbar erwies, das Vorhaben allein auf der Grundlage des GzVeN umzusetzen, ermöglichte ein von Hitler 1937 erteilter Sonderauftrag die Durchführung.[248] Auch die Sterilisation der „Zigeuner“ fiel in diese Überschneidungszone zwischen anthropologischer und erbwissenschaftlicher Rassenhygiene. Nicht nur die im Rahmen der Erbgesundheitsgerichtsverfahren vorwiegend gestellten Diagnosen „Schwachsinn“ oder „Asozialität“, die der Zuschreibung ethnischer Minderwertigkeit entsprachen, zeigten dies, sondern auch die nach 1939 geplanten, aber nie realisierten Erweiterungen des Sterilisationsgesetzes, mit denen speziell „Zigeuner“ erfaßt werden sollten.[249]

Auch für Marburg ist zu belegen, daß an den Universitätskliniken Juden und „Zigeuner“ sterilisiert wurden, doch bringt die Aktenanalyse nur wenig Licht ins Dunkel. In der hier ausgewerteten Stichprobe findet sich als einziger Angehöriger jüdischen Glaubens ein Pferdehändler, der 1939 wegen „Schizophrenie“ in der Chirurgischen Universitätsklinik zwangssterilisiert wurde. Entgegen dem ärztlichen Befund versuchte der Vater, die offensichtlichen „Krankheitserscheinungen“ seines Sohnes kausal zu begründen. Wie viele andere Betroffene auch, führte er dabei gegen die für Laien abstrakte ärztliche Diagnose konkrete Begebenheiten an, die nach seiner Meinung für den Krankheitsausbruch verantwortlich waren. Er nannte als Ursachen einen Fahrradunfall und die „momentan für Juden sehr ungünstige[n] Verhältnisse“[250]. Bei diesen Angaben beließ es der Vater jedoch: Resigniert verzichtete er auf einen Einspruch beim Erbgesundheitsobergericht in Kassel in der seine Situation richtig einschätzenden Annahme, nichts weiter erreichen zu können.[251] Trotz der Singularität dieses Falls in der ausgewerteten Stichprobe wird die „doppelte Ausgrenzung“ von Juden deutlich. 1939, zum Zeitpunkt des Sterilisationsverfahrens, waren Juden bereits systematisch von den Rechten der „deutschen“ Bevölkerung ausgeschlossen, fielen aber unter die Zwangsmaßnahmen für die „deutschen Minderwertigen“. In dem hier vorliegenden Fall bedeutete das für den Betroffenen, daß seine offensicht-

247 Als „Rheinlandbastarde“ wurden die überwiegend unehelichen Kinder deutscher Frauen und farbiger Kolonialsoldaten der alliierten Armeen, die nach dem Ersten Weltkrieg das Rheinland besetzt hatten, bezeichnet. Insgesamt zu dem Thema Pommerin 1979.

248 Bock 1986, S. 354, Pommerin 1979, S. 77-84.

249 Weingart; Kroll; Bayertz 1992, S. 474-475. Ebenfalls seit 1939 sorgte der „Reichsausschuß zur wissenschaftlichen Erfassung erb- und anlagebedingter schwerer Leiden“ für die Sterilisation von „Zigeunern“. Mit dem „Auschwitz-Erlaß“ Himmlers vom 16.12.1942 und den Ausführungsverordnungen vom 29.1.1943 wurden „Zigeuner“ vor die „Wahl“ zwischen Konzentrationslager oder Sterilisation gestellt. Doch auch innerhalb der Lager wurden sie zwangssterilisiert. Vgl. Bock 1986, S. 362-363; Friedländer 1997, S. 412-417. Zur Sterilisation insgesamt von „Zigeunern“ vgl. Zimmermann 1996, S. 86-92, 208-213, 359-362. Wie weit ethnische Zugehörigkeit medikalisiert wurde, zeigen die Diagnosen von im Jahr 1944 in der Marburger Universitätschirurgie zwangssterilisierten Sinti. In dem ärztlichen Bericht heißt es: „Der an Zigeunermischling leidende XY ist [...] von mir unfruchtbar gemacht worden“. Zit. nach Schäfer 1991, Anmerkung 427, S. 262.

250 StAM 279 Marburg, Nr. 29.

251 Ebd.

lich labile Verfassung nicht als Resultat der Judenverfolgung wahrgenommen wurde, sondern als Ausdruck seiner genetisch bedingten „Minderwertigkeit".

Gleichermaßen schwierig zu beleuchten ist die Frage nach der Zwangssterilisation von „Zigeunern" in Marburg. In den bearbeiteten Erbgesundheitsgerichtsakten war kein dementsprechender Hinweis zu finden, zudem ist die Thematik „Marburger Sinti und Roma und das GzVeN" insgesamt vollständig unbearbeitet. Mehr bekannt ist über die seit 1942/43 „außergesetzlich" erfolgten Sterilisationen: Allein 1944 wurden mindestens 16 Sinti aus Marburg in der Chirurgischen Universitätsklinik zwangssterilisiert,[252] weitere vier wahrscheinlich 1943.[253] Im Vergleich zum Verfahren nach dem GzVeN wurde hier die Sterilisation vom Reichskriminalpolizeiamt beim Reichsausschuß zur Erfassung von erb- und anlagebedingten Leiden über das Reichsinnenministerium beantragt. Nach der erteilten Genehmigung wurde die Kriminalpolizei in Kassel informiert, die den Bescheid an die Marburger Polizei weiterleitete. Von hier aus wurden das Gesundheitsamt und die Chirurgische Universitätsklinik unterrichtet, die wiederum den Bericht über die erfolgte Operation der Kriminalpolizei zustellte.[254] Trotz der sehr lückenhaften Kenntnisse über die Zwangssterilisation von Sinti und Roma in Marburg wird zumindest deutlich, daß die 1947 vom Marburger Gesundheitsamt in einem Schreiben an den Kasseler Regierungspräsidenten genannte Zahl von acht in Marburg sterilisierten „Zigeunermischlingen"[255] bei weitem zu niedrig gegriffen ist.

Marburger Mediziner als Erbgesundheitsrichter

Die Entscheidung darüber, ob eine Sterilisation nach dem GzVeN erfolgen sollte oder nicht, fällte jeweils ein Erbgesundheitsgericht. Es setzte sich zusammen aus einem vorsitzenden Richter und zwei Ärzten, von denen einer ein beamteter Arzt sein mußte.[256] Damit waren Ärzte „Ankläger" und Richter zugleich. Für Angehörige der Marburger Universitätskliniken und -institute wird die Doppelung der ärztlichen Funktion besonders in den beiden Personen des Gerichtsmediziners und gleichzeitigen Kreisarztes Hildebrand und des Assistenzarztes an der Universitätsnervenklinik Enke deutlich. Wie oben bereits beschrieben, beantragte Hildebrand als Kreisarzt für eine Reihe von „erbkranken" Menschen die Zwangssterilisation, während Enke seine Patienten unter dem Gesichtspunkt eventuell vorliegender „Erbkrankheiten" begutachtete und dem Gesundheitsamt zur Sterilisation anzeigte. Beide waren gleichzeitig Mitglieder im Marburger Erbgesundheitsgericht und verantworteten somit die Beschlüsse auf Unfruchtbarmachung mit.

Obwohl Hildebrand bis zu seiner Emeritierung 1934 noch als staatlich eingesetzter Kreisarzt fungierte und somit den Staat vertrat, war er für das Erbgesundheitsge-

252 Engbring-Romang 1998, S. 136.
253 HHStAW 520/Ma,1055 Studemeister, Bl.8.
254 Engbring-Romang, 1998, S. 131.
255 StAM 401.15, Nr. 148.
256 Gütt; Rüdin; Ruttke 1936, S. 74.

richt Marburg nur als zweiter Stellvertreter für die Position des beamteten Arztes vorgesehen.[257] Nach dem GzVeN sollten die ins Gericht bestellten Ärzte auf dem "Boden der nationalsozialistischen Weltanschauung" stehen, was nach einem Gutachten des Vertrauensmannes der NSDAP an der Medizinischen Fakultät, des Dermatologen Schubert, für Hildebrand nicht in jeder Hinsicht gegeben war. Schubert bescheinigte Hildebrand zwar, immer nationalistisch eingestellt gewesen zu sein, seinen Einfluß auf die nationalsozialistische Bewegung bewertete er jedoch als eher hemmend. Nach Schubert war das hauptsächlich in der altersbedingten, deutlich reduzierten Leistungsfähigkeit Hildebrands und seiner eher stumpfen und apathischen Geisteshaltung begründet.[258]

Auch Hildebrands Nachfolger, der Professor für Gerichtliche Medizin, Gerhard Schrader, war als Mitglied des Erbgesundheitsgerichts 1935 nur an wenigen Gerichtsverhandlungen beteiligt. Im Gegensatz zu Hildebrand war Schrader kein Kreisarzt mehr, da die jahrzehntelange Ämterkoppelung des Direktorats der Gerichtsmedizin mit der Kreisarztstelle aufgehoben worden war, doch übte er weiterhin das Amt eines staatlich bestellten Gerichtsmediziners aus.[259] Da bis auf wenige Ausnahmen die Stelle des beamteten Arztes beim Erbgesundheitsgericht fast ausschließlich von Amtsärzten aus Bezirken rund um Marburg ausgefüllt wurde, kam Schrader genau wie Hildebrand, allerdings eher aus funktionellen denn aus politischen Gründen, für die Besetzung dieser Stelle nur als Vertretung in Betracht. Politische Gründe scheinen keine Rolle gespielt zu haben, da die Einschätzung seiner politischen Haltung seitens der Dozentenschaft durchaus positiv war.[260]

Die Beteiligung Hildebrands und Schraders als beamtete Ärzte am Erbgesundheitsgericht war mit 21 von 289 untersuchten Fällen (7,3%) wesentlich geringer als die Beteiligung der Marburger Kliniker als freie Ärzte. Der nbao. Professor an der Medizinischen Klinik, Karl Eimer, war 1934 in mindestens 35 Fällen als erste Besetzung für die Stelle des freien Arztes[261] Mitglied im Erbgesundheitsgericht Marburg, während der ebenfalls nbao. Professor für Psychiatrie, Willi Enke, in den Jahren 1934 bis 1937 in insgesamt 82 Fällen in derselben Position über eine Zwangssterilisation urteilte. Sie waren damit zusammen an insgesamt 117 (40,5%) der hier zugrundegelegten 289 Zwangssterilisationen mit ihrem befürwortenden Urteil beteiligt.

Eine Betrachtung der politischen und beruflichen Laufbahn der beiden Ärzte ergibt gewisse Ähnlichkeiten: Beide waren nichtbeamtete außerordentliche Professoren und etwa gleichen Alters; Eimer war 1933 bei der nationalsozialistischen Macht-

257 BA Berlin R 1501, Nr. 26252. Der Preußische Justizminister an den RMdI, 20.4.1934, Bl. 15.

258 StAM 307c, Acc. 1950/10, Nr. 166. Gutachten Schubert über Hildebrand o.D.

259 StAM 305a, Acc. 1975/79 und 1976/19, Nr. 559. Schrader an den Dekan der Medizinischen Fakultät Klapp, 16.2.1935.

260 HHStAW 483/4647b. Gutachten des Dozentenbundführers Düring über Schrader, 28.10.1936. Vgl. auch Kap. III.2.1.

261 BA Berlin R 1501, Nr. 26252. Der Preußische Justizminister an den Reichsinnenminister, 20.4.1934, Bl. 15.

übernahme 40 Jahre, Enke 38 Jahre alt; beide traten bereits im Mai 1933 in die NSDAP ein und waren zudem Mitglieder in weiteren Untergliederungen und angeschlossenen Verbänden der NSDAP.

Mit ihrem frühen Eintritt in die NSDAP repräsentierten sie den Teil des Marburger medizinischen Lehrkörpers (ohne Ordinarien), der sich bereits 1933 dem Nationalsozialismus angeschlossen hatte. In ihrer über das gruppentypische Muster hinausgehenden Haltung gehörten Enke und Eimer gleichwohl zu jenen, die sich durch aktive Mitarbeit in den einzelnen nationalsozialistischen Organisationen auszeichneten.[262]

Über dem Erbgesundheitsgericht war als nächsthöhere Instanz das Erbgesundheitsobergericht angesiedelt, das über die Veranlassung einer Zwangssterilisation dann verhandelte, wenn gegen den Beschluß des Erbgesundheitsgerichts Einspruch erhoben worden war. Die Zusammensetzung des Erbgesundheitsobergerichts war analog derjenigen des Erbgesundheitsgerichts. Auch in dem für Marburg zuständigen Erbgesundheitsobergericht Kassel fanden sich Angehörige der Marburger Medizinischen Fakultät, wobei diese Gruppe heterogener war als jene am Erbgesundheitsgericht. Neben dem bereits erwähnten Gerhard Schrader waren sein Nachfolger als Direktor der Gerichtsmedizin, Augustin Förster, aus der Universitätsnervenklinik der Direktor Ernst Kretschmer und der außerordentliche Professor Friedrich Mauz sowie die Leiter der Landesheilanstalt Marburg, Maximilian Jahrmärker und Albrecht Langelüddeke, beteiligt. Diese sechs Ärzte wirkten bis zum Ende der nationalsozialistischen Diktatur an insgesamt 38 Verhandlungen des Erbgesundheitsobergerichts mit.

Gemessen an der Zahl der Einsprüche, die von 58 der 289 zwangssterilisierten Männern und Frauen erhoben wurden, entspricht das einem Anteil von 65,5%. Diese hohe Beteiligung Marburger Mediziner bestätigt sich auch bei der Auswertung des gesamten Erbgesundheitsgerichtsbestandes im Staatsarchiv Marburg. Aus den dort lagernden 914 Akten geht hervor, daß 137 Personen von der Möglichkeit des Einspruchs gegen die Entscheidung des Erbgesundheitsgerichts Marburg Gebrauch machten. In den daraufhin folgenden Verhandlungen vor dem Erbgesundheitsobergericht Kassel waren in 87 Fällen Marburger Mediziner vertreten. Der relative Anteil von 63,5% entspricht damit dem auf der Basis der gewählten Stichprobe.[263]

In den Jahren 1934 und 1935 war von den Marburger Fakultätsangehörigen vorwiegend der damalige Leiter der Landesheilanstalt Marburg, Maximilian Jahrmärker, im Erbgesundheitsobergericht vertreten. Seit 1914 Direktor und gleichzeitig bis 1920 – bis zur Eröffnung der Universitätsklinik für Psychiatrie – als Lehrbeauftragter der Medizinischen Fakultät für den klinischen Unterricht im Fach Psychiatrie zuständig, leitete er die Anstalt bis 1937, d.h. er führte sie gleichermaßen durch drei un-

262 Vgl. Kap. III.2.1 und die Angaben im biographischen Anhang.

263 Die Angaben über die Zahl aller Einsprüche verdanke ich Herrn Dipl.-Pol. Wolfgang Form, Universität Marburg.

terschiedliche politische Systeme: das Kaiserreich, die Weimarer Republik und einen Teil des „Dritten Reichs". Die unter seinem Vorgänger eingeführten „no-restraint" – Bestrebungen[264] und die Konzepte der Arbeitstherapie wurden auch unter Jahrmärker zumindest bis in die Weimarer Republik weitergeführt, wenngleich in der arbeitstherapeutischen Praxis die Ökonomisierung des Patienten immer deutlicher in den Vordergrund rückte.[265] Bereits am Ende der Weimarer Republik wurden in der Landesheilanstalt im Zuge der Finanzkrise im Gesundheitswesen Sterilisationen durchgeführt. Obwohl sie gesetzlich durch die §§224 und 225 Reichsstrafgesetzbuch verboten waren, sahen besonders die Bezirksfürsorgeverbände in Zeiten knappen Geldes in der Sterilisation eine Möglichkeit, Insassen, die allein wegen ihrer „Fortpflanzungsgefahr" in der Anstalt verbleiben und für deren Kosten die Bezirksfürsorgeverbände aufkommen mußten, früher entlassen bzw. sie in die Familienfürsorge geben zu können.[266] Angesichts dessen stieß die mit dem Machtantritt der Nationalsozialisten staatlich fixierte Erbgesundheitspolitik in Form des GzVeN in der Landesheilanstalt auch nicht auf Widerspruch, vielmehr führten die dortigen Anstaltsärzte die neuen Maßnahmen schnell und reibungslos durch.[267]

Ähnlich wie bei Kretschmer, der ebenfalls in den Jahren 1934 und 1935 auf Vorschlag der Medizinischen Fakultät als zweiter Stellvertreter Mitglied im Erbgesundheitsobergericht war,[268] ist auch bei Jahrmärker kein besonderes parteipolitisches Engagement oder eine Mitgliedschaft in der NSDAP bzw. einer ihrer Untergliederungen festzustellen. Nach der Einschätzung von seiten des Vertrauensmannes der NSDAP an der Medizinischen Fakultät zeichnete sich Jahrmärker zwar durch eine gute nationale Einstellung, die er auch kämpferisch bewiesen hatte, vor allen Dingen aber dadurch aus, daß er „infolge seiner verknöcherten, konservativen Einstellung [...] für neue Ideen wenig zugänglich, deshalb auch kein Förderer des nat.soz. Ideengutes" sei.[269]

Mit der fortschreitenden Konsolidierung der nationalsozialistischen Herrschaft, d.h. ab 1936, zeigten diejenigen Vertreter der Marburger Medizinischen Fakultät, die im Erbgesundheitsobergericht über Einsprüche entschieden, ein anderes politisches Profil. Albrecht Langelüddeke, Friedrich Mauz, Gerhard Schrader und sein Nachfolger Augustin Förster waren alle im Gegensatz zu Kretschmer und Jahrmärker nicht nur Mitglieder der NSDAP, sondern auch weiterer Gliederungen oder an-

264 Als „freie Behandlung" übersetzt, bedeutete diese Art der Behandlung den Verzicht auf mechanische Zwangsmittel, d.h. eine Haltung dem Patienten gegenüber, nach der er als Individuum und nicht nur als Kranker angesehen wurde.

265 Hilder 1996, S. 49. Zur Entwicklung der Psychiatrie am Ende der Weimarer Republik insgesamt vgl. Siemen 1991.

266 Hilder 1996, S. 58-59. Zur allgemeinen Entwicklung der ungesetzlichen Sterilisationspraxis vgl. Schmuhl 1987, S. 99-105.

267 Hilder 1996, S. 64-69.

268 StAM 307c, Acc. 1969/33, Nr. 266. Der Kurator der Universität Marburg an das RMWEV, 7.2.1934, und BA Berlin R 1501, Nr. 26252. Der Preußische Justizminister an den RMdI, 20.4.1934, Bl. 15.

269 StAM 307c, Acc. 1950/10, Nr. 166. Gutachten Schubert über Jahrmärker o.D.

geschlossener Verbände der Partei wie der SA, des NSÄB, des NSD und der NSV.[270]

Obwohl er einem Gutachten des Vertrauensdozenten an der Medizinischen Fakultät zufolge dem faschistischen Regime äußerst reserviert gegenüberstand, setzte sich insbesondere Mauz für die nationalsozialistische Vernichtungspolitik ein. Als Ordinarius für Psychiatrie in Königsberg war er später sowohl „T4-Gutachter" als auch Mitautor des sogenannten, aber nie verabschiedeten „Euthanasiegesetzes".[271] Auch Langelüddeke war insofern in die „Euthanasieaktion" involviert, als unter seiner Leitung 226 seiner Patientinnen und Patienten in die Zwischenanstalten Scheuern, Herborn und Weilmünster verlegt wurden.[272] Inwieweit dieses als überzeugter und bewußter Einsatz für die „T4-Aktion" zu werten ist oder aber – wie Langelüddeke vor der Spruchkammer behauptete[273] – als Ergebnis einer Gewissensentscheidung, „nur" einige Patienten zu melden, um andere retten zu können, muß einer weiteren Klärung vorbehalten bleiben.

Angesichts ihres tatsächlichen Einsatzes während des „Dritten Reiches" ist nicht zu leugnen, daß die genannten Angehörigen der Medizinischen Fakultät als Vertreter der nationalsozialistischen Rassenhygiene gelten können. Die Heterogenität ihres politischen Profils zeigt aber auch, daß es nicht allein die politische Orientierung im Sinne nationalsozialistischer Überzeugung war, die die Mitwirkungsbereitschaft an der praktischen Umsetzung nationalsozialistischer Erbgesundheitspolitik bestimmte. Bei vielen erwies sich die Übereinstimmung mit dem bereits in der Weimarer Republik geführten rassenhygienischen Diskurs und die Loyalitäts- oder auch Opportunitätsbereitschaft als Grund für die heute so schwer verständliche Beteiligung am nationalsozialistischen Programm.

Die Durchführung der Zwangssterilisationen

Nach dem gültigen Beschluß auf Unfruchtbarmachung forderte der Amtsarzt die zur Sterilisation „verurteilte" Person auf, den Eingriff innerhalb der nächsten zwei Wo-

---

270 Zu Albrecht Langelüddeke vgl. StAM 310, Acc. 1992/55 Nr. 6298, BA Berlin (ehemals BDC) NSDAP-Kartei Langelüddeke und Ärztekartei Langelüddeke. Zu Friedrich Mauz vgl. BA Berlin (ehemals BDC) NSDAP-Kartei Mauz und Ärztekartei Mauz. Zu Gerhard Schrader vgl. StAM 307c, Acc. 1969/33, Nr. 362; StAM 305a, Acc. 1979/19, Nr. 2229; BA Berlin (ehemals BDC) NSDAP-Kartei Schrader und Ärztekartei Schrader. Zu Augustin Förster vgl. StAM 307c, Acc. 1969/33, Nr. 362; StAM 310, Acc. 1992/55, Nr. 6178; BA Berlin (ehemals BDC) NSDAP-Kartei Förster. Vgl. Kap. III.2.1.

271 Klee 1986, S. 169, und ders. 1985, S. 227-228, 241-242.

272 HHStAW 520 FuZ-1252 Langelüddeke. Protokoll der öffentlichen Sitzung am 19.8.1949, Begründung S. 14. Vgl. auch Hilder 1996, S. 144-149. Ab April/Mai 1940 wurden im Umfeld der Tötungseinrichtungen der „T4-Aktion" (Grafeneck/Württemberg, Brandenburg/Havel, Hartheim/Linz, Sonnenstein/Pirna, Bernburg a. d. Saale, Hadamar/Limburg) sogenannte Zwischenanstalten bestimmt, in die die Anstaltsinsassen vor ihrem Transport in die eigentlichen Anstalten verlegt wurden. Die genannten Zwischenanstalten Scheuern, Herborn und Weilmünster befanden sich alle im Umkreis von Hadamar. Vgl. Schmuhl 1987, S. 190-214.

273 HHStAW 520 FuZ-1252 Langelüddeke, Bericht vom 5.9.1947, Bl.10 Anlage 44 II, S. 4.

chen vornehmen zu lassen.[274] Erschien die betroffene Person nicht innerhalb dieser Frist, schrieb die vorher informierte Kliniksleitung an das Erbgesundheitsgericht, das wiederum den für den Wohnsitz des zu Sterilisierenden zuständigen Bürgermeister informierte. Daraufhin konnte dieser anordnen, die betreffende Person gegebenenfalls unter Anwendung von polizeilichem Zwang in die Klinik zu bringen.

Das GzVeN legte bis 1936,[275] als die Sterilisation durch Strahlenbehandlung gesetzlich verankert wurde, fest, daß die Unfruchtbarmachung ausschließlich durch einen chirurgischen Eingriff vorgenommen werden durfte. Die Sterilisation der Männer erfolgte durch eine Vasektomie, ein Verfahren, bei dem unter örtlicher Betäubung aus den beiden Samenleitern Segmente herausgeschnitten und die beiden Enden getrennt vernäht wurden. Demgegenüber war die Frauensterilisation von der operativen Seite her ein schwerwiegenderer Eingriff: Um die Tuben nach der in Marburg gängigen Methode von Madlener quetschen und damit unterbinden zu können, wurde den Frauen unter Vollnarkose die Bauchdecke eröffnet. Nicht nur die Narkose bedeutete dabei ein größeres Risiko, sondern vor allen Dingen die größere Wundfläche und die Gefahr einer Bauchfellentzündung.[276]

Aufgrund der unterschiedlich belastenden Operationsverfahren lag die Heilungsdauer von Frauen über der von Männern. Stationär behandelte Männer verbrachten im Schnitt fünf bis sechs Tage nach einer Sterilisationsoperation in der Klinik, während Frauen bis zu ihrer Entlassung mindestens 14 Tage dort verbleiben mußten. Nach zeitgenössischen Schätzungen des Reichsgesundheitsamts betrug zudem 1934 die Mortalitätsrate von Frauen 0,58% gegenüber 0,16% bei Männern.[277]

Im Vergleich dazu starb zwischen 1934 und 1945 in Marburg von den 142 zwangssterilisierten Männern und 147 zwangssterilisierten Frauen eine Frau im Oktober 1934. Damit hatten Frauen in diesem Jahr mit 0,68% ein leicht höheres Todesrisiko als im Reich, während es in den übrigen Jahren, zumindest nach den Angaben in den Entlassungsbögen, wie bei den Männern bei null lag. Allerdings muß für die Männer in Betracht gezogen werden, daß für 64 von ihnen keine Angaben zu Heilungsverlauf, eventuellen Komplikationen oder sogar Todesfall vorliegen: Sie wurden nur ambulant in der Universitätschirurgie sterilisiert. Allesamt Patienten aus Landesheilanstalten, in erster Linie aus Haina,[278] wurden sie unter Aufsicht in die

274 Ministerialblatt der Preußischen inneren Verwaltung 95 (1934), S. 490. Runderlaß Ministerium des Innern vom 13.4.1934. Seit der Gesetzesänderung von 1936 war das Verfahren auch im Gesetz festgeschrieben, vgl. Gütt; Rüdin; Ruttke 1936, S. 85.

275 Ebd., S. 73, 83.

276 So führte der Oberarzt der Universitätsfrauenklinik, Neumann, in der Sitzung des Ärztlichen Vereins zu Marburg am 5.12.1934 in einer „große[n] Aussprache über Sterilisation und den sie umgebenden Fragenkomplex" an, daß von den bis dahin 83 zwangssterilisierten Frauen sieben an einer Bauchdeckeneiterung erkrankten. Ärzteblatt für Hessen 3 (1935), S. 23.

277 BA Berlin R 43 II, Nr. 720. Statistik des Reichsgesundheitsamtes für das Jahr 1934, S. 72a. Die hier angegebene Todesrate ist nach Bock viel zu niedrig gegriffen, vgl. Bock 1986, S. 376-380.

278 Ambulante Sterilisation in der Marburger Universitätschirurgie: Hephata: 1 Mann; Landesheilanstalt Haina: 46 Männer; Landesheilanstalt Marburg: 16 Männer; Marburger Universitätsnervenklinik: 1 Mann.

Chirurgie transportiert, dort sterilisiert und nach beendeter Operation sofort zurück in die betreffende Anstalt gebracht. Aufgrund dieses Verfahrens wurde in den zwingend vorgeschriebenen ärztlichen Berichten nur die Angabe „ambulant“ vermerkt, so daß für diese 64 hier untersuchten Männer Angaben über den Heilungsprozeß fehlen.

Die ambulante Sterilisation erfolgte ab 1936 nicht mehr nur in der Marburger Chirurgischen Klinik, sondern auch in dem in der Landesheilanstalt Marburg eingerichteten Operationsraum.[279] Damit wurde u.a. einem Wunsch des chirurgischen Oberarztes Boeminghaus entsprochen, der diese Möglichkeit bereits 1934 gefordert hatte, um unliebsamen Konfrontationen in der Klinik zwischen dem im Umgang mit „Geisteskranken“ nicht geschulten chirurgischen Pflegepersonal und „schwer zu leitenden Kranken“ aus dem Wege zu gehen.[280]

An den Sterilisationsoperationen in der Universitätsfrauenklinik und der Chirurgischen Klinik Marburg waren fast alle Angehörigen der Kliniken beteiligt: vom Direktor über den Oberarzt bis zu den Assistenten und dem Pflegepersonal.[281] Widersprüche oder gar Weigerungen, diese Operationen durchzuführen, sind nicht überliefert. Einzig über Felix Mondry, Assistent an der Chirurgischen Klinik, tauchten im Zusammenhang mit seiner Habilitation 1941 Gerüchte auf, die besagten, er habe Sterilisationen aufgrund seiner konfessionellen Überzeugung abgelehnt. Der örtliche Dozentenbundsvertreter hielt diese Anschuldigungen zumindest erst für unbegründet, um Mondrys Habilitation dann doch zwei Tage später aus weltanschaulichen Bedenken, wegen seiner starken Verwurzelung im Katholizismus, abzulehnen.[282] Abgesehen von der Tatsache, daß allein der Vorwurf, eine Sterilisationsoperation verweigert zu haben, so schwerwiegend war, daß er der Prüfung bedurfte, ist Mondrys Unterschrift tatsächlich unter keinem der 289 hier untersuchten ärztlichen Berichte zu finden.

Auch von seiten des Pflegepersonals ist kein Einspruch gegen die Sterilisationsoperationen überliefert. Auf oberster Ebene ist besonders zu Beginn der Umsetzung des GzVeN, d.h. seit 1934, verstärkt auf das Problem der konfessionellen Schwestern und die Möglichkeit ihrer Verweigerung aufmerksam gemacht worden. Im August 1934 schickte der PrMWKV eine Anweisung an den Universitätskurator, daß Sterilisationen notfalls mit weltlichen Schwestern durchgeführt werden sollten und ein

279 Diese Fälle sind in den 289 untersuchten Sterilisationen nicht enthalten. Zur Einrichtung des Operationsraumes in der Landesheilanstalt Marburg vgl. Hilder 1996, S. 89-90.

280 Boeminghaus 1934, S. 999.

281 Als Grundlage für die Untersuchung, wer die Sterilisationen durchgeführt hat, dienen die ärztlichen Berichte, die nach jeder Sterilisation vom Operateur ausgefüllt und unterschrieben werden mußten.

282 StAM 307c, Acc. 1969/33, Nr. 321. Gutachten von Gremels über Mondry, 12.10.1946. Vgl. auch HHStAW 520/ Ma-B 1289 Gremels. Abschrift zum Protokoll der Fakultätssitzung vom 15.7.1941, Bl. 12. Vgl. Kap. IV.2.3.

Druck auf konfessionelles Pflegepersonal zu unterbleiben habe.[283] In Marburg stellte sich dieses Problem nicht, da die Frauenklinik, genau wie fast alle anderen Kliniken, seit Beginn der zwanziger Jahre zuerst mit Schwestern des Vaterländischen Frauenvereins und später mit Schwestern des Deutschen Roten Kreuzes besetzt war.[284] Einzig die Chirurgische und die HNO – Klinik beschäftigten Angehörige des Mutterhauses der Barmherzigen Schwestern St. Vincenz aus Fulda. Die katholischen Schwestern in der Chirurgie waren jedoch nur für die Nachtwachen zuständig, so daß sie mit Sterilisationsoperationen nicht direkt in Berührung kamen.[285]

Im Gegensatz zu der Tatsache, daß Einsprüche gegen die Operationen zur Unfruchtbarmachung offenbar nicht erhoben worden sind, sind sowohl in der Chirurgischen Klinik als auch in der Universitätsfrauenklinik tatkräftige Bemühungen unternommen worden, die Art des vorgeschriebenen Eingriffs zu erweitern bzw. zu verbessern.

Der Oberarzt der Frauenklinik, Hans Naujoks, setzte sich, wie schon oben gezeigt, 1934 nicht nur verbal für die eugenische Schwangerschaftsunterbrechung ein. Um seinen Standpunkt zu illustrieren, führte er in der Deutschen Medizinischen Wochenschrift ein Beispiel aus seiner ärztlichen Praxis an: Er berichtete von einer schwangeren, von Geburt an blinden jungen Frau. Da der Vater des ungeborenen Kindes ebenfalls seit seiner Geburt blind war, kamen verschiedene „autorisierte" Stellen zu dem Ergebnis, „daß die schwere Erbkrankheit beider Eltern sowohl die Unterbrechung der Schwangerschaft wie die Sterilisierung indiziert."[286] Nach Auskunft von Naujoks war die Patientin wohl mit der Schwangerschaftsunterbrechung, nicht aber mit der Sterilisation einverstanden. Deshalb wurde sie von ihm vor die Scheinalternative gestellt, entweder beide Eingriffe oder keinen durchführen zu lassen, wobei er sich mit der ersten Möglichkeit schließlich durchsetzte.[287]

---

283 StAM 310, Acc. 1983/15, Nr. 4372. Der PrMWKV an die Herren Universitätskuratoren, 22.8.1934.

284 Vgl. Kap. III.8.1.

285 GStPK I. HA. Rep. 76 Dahlem Nr. 923. Vertrag vom 30.6/15.8.1923 zwischen dem Mutterhaus der Barmherzigen Schwestern von St. Vincenz in Fulda vertreten durch den Superior Domkapitular Prof. Dr. Thielemann und die Generaloberin Schwester Alexia Adler und dem Preußischen Fiskus/Unterrichtsverwaltung vertreten durch den Universitätskurator der Universität Marburg/Lahn, Geheimen Oberregierungsrat Dr. v. Hülsen. StAM 310, Acc. 1975/42, Nr. 968. Oberinspektor Backhaus an den Universitätskurator, 26.10.1938. Der bischöfliche Kommissar der Vincenzschwestern Prof. Dr. Thielemann an den Kurator, 7.1.1939. GStPK I. HA. Rep. 151 I C Merseburg Nr. 6582. Richtlinien für den Einsatz des Heil- und Wartungspersonals im Pflegedienst der Universitätskliniken, Einsatz des Pflege- und Wartepersonals im Pflegedienst II Chirurgische Kliniken.

286 Naujoks 1934a, S. 552.

287 Neben diesem sehr drastischen Beispiel berichtet Naujoks auch über das praktische Verfahren, einen Schwangerschaftsabbruch zwar medizinisch zu begründen, ihn schließlich aber wegen einer eugenischen Indikation durchzuführen. Naujoks 1934a, S. 550-551. Zudem zeigt er, welche Wechselbeziehungen zwischen dem Einsatz von Röntgenstrahlen und Schwangerschaftsabbrüchen bestanden. Dem Kenntnisstand der Zeit entsprechend wurden Röntgenstrahlen diagnostisch oder therapeutisch eingesetzt. Das Ergebnis konnte eine Aussage über

Mit seinem Standpunkt zur eugenischen Schwangerschaftsunterbrechung und seiner tatsächlich ausgeübten Praxis reihte Naujoks sich in den Kreis derer ein, die bereits Anfang 1934 versuchten, den eugenischen Schwangerschaftsabbruch gesetzlich zu verankern. Nach dem damals gültigen Reichsstrafgesetzbuch war eine Abtreibung aufgrund eugenischer Indikation strafbar; der §218 RStGB sah keine Indikation für einen Schwangerschaftsabbruch vor. Allerdings hatte bereits im März 1934 das Erbgesundheitsgericht des „Mustergaus“ Hamburg die Schwangerschaftsunterbrechung aus eugenischen Gründen mit der Begründung freigegeben, daß der Bestand und die Gesundheit des deutschen Volkes gegenüber dem Leben eines „erbkranken“ Kindes als höheres Rechtsgut einzustufen seien.[288]

Auch auf oberster Parteiebene wurde die Frage der eugenischen Schwangerschaftsunterbrechung thematisiert. Reichsärzteführer Wagner forderte bereits am 8. Januar 1934 von Reichsinnenminister Frick, den Schwangerschaftsabbruch ebenfalls mit in das GzVeN einzuarbeiten. Nachdem dieses Anliegen zunächst durch den Einspruch Gütts nicht durchgesetzt werden konnte, wurde schließlich mit dem Änderungsgesetz zum GzVeN vom 26. Juni 1935 die Unterbrechung einer Schwangerschaft aus eugenischer Indikation bis zum sechsten Monat legalisiert.[289]

Über sein Engagement für die Freigabe der eugenischen Schwangerschaftsunterbrechung hinaus setzte sich Naujoks ab 1935 in einer öffentlich geführten Diskussion zudem für die Erweiterung der Sterilisationsmethoden bei Frauen ein. Bereits seit den zwanziger Jahren arbeitete er insbesondere über die Röntgensterilisation von Frauen und plädierte nun dafür, neben der operativen Unfruchtbarmachung auch die

---

den gesundheitlichen Zustand des ungeborenen Kindes, aber durchaus auch seine vorgeburtliche Schädigung infolge zu hoher, therapeutischer Strahlendosen sein. Wie diese beiden Phänomene hinsichtlich der Frage eines möglichen Schwangerschaftsabbruchs behandelt werden sollten, war Gegenstand vieler ärztlicher Diskussionen. Besonders Naujoks nahm sich immer wieder dieses Themas an und beschrieb anhand von Fallbeispielen aus seiner Praxis, wie er sich als Arzt dazu verhalten hatte. So führte er in zwei Fällen eine Abtreibung durch, obwohl er die rechtlich allein zulässige medizinische Indikation verneinte: Bei einer Patientin hatte er mit Hilfe von Röntgenstrahlen während der Schwangerschaft entdeckt, daß der Foetus an einer Anenzephalie (Mißbildung des Hirns, bei der die Schädeldecke und Teile des Gehirns fehlen) litt, während das ungeborene Kind einer anderen Patientin durch die Anwendung von Röntgenstrahlen zu therapeutischen Zwecken schwer geschädigt wurde. Naujoks 1931.

288 Das Hamburger Urteil zu Sterilisation und Schwangerschaftsunterbrechung aus eugenischer Indikation (16. März 1934), Zeitschrift für Medizinalbeamte 47 (1934), S. 454-465; Auszüge auch in: Kaiser; Nowak; Schwartz 1992, S. 134-141.

289 Gesetz zur Änderung des Gesetzes zur Verhütung erbkranken Nachwuchses vom 26.Juni 1935, in: Gütt; Rüdin; Ruttke 1936, S. 80; Wagner hatte von Hitler die Zusicherung erhalten, daß Ärzte wegen einer eugenischen Schwangerschaftsunterbrechung keinerlei Strafe zu erwarten hätten. Nachdem der Reichsärzteführer im September 1934 ein vertrauliches Rundschreiben mit dieser Zusicherung an alle Gauleiter des Amtes für Volksgesundheit und an alle Landes- und Provinzialstellen der Kassenärztlichen Vereinigung Deutschlands geschickt hatte, sah sich das Reichsministerium des Innern veranlaßt, auf die Forderungen Wagners einzugehen, da sein Vorgehen offensichtlich von Hitler gedeckt wurde. Vgl. Schmuhl 1987, S. 161-164.

Anwendung der Röntgen- und Radiumbestrahlung zuzulassen.[290] 1936 berichtete er, daß er bereits 1934 in Marburg an einer Frau die Radiumsterilisation durchgeführt hatte.[291] Zu diesem Zeitpunkt war die Strahlensterilisation noch nicht erlaubt, doch Naujoks bezog sich in seiner Argumentation darauf, daß nach dem Gesetzeskommentar von Gütt, Rüdin und Ruttke nur die Röntgensterilisation unzulässig gewesen sei. Trotzdem hatte er sich nach eigenen Angaben zur Klärung der Frage an das Reichsinnenministerium gewandt, worauf die Anwendung von Radiumbestrahlung mit dem Hinweis auf das GzVeN als unzulässig erklärt worden war.[292]

Im Oktober 1935 hatte sich die Einschätzung in den Reihen des Innenministeriums jedoch bereits gewandelt. Am 16. Oktober 1935 schickte der Innenminister auf eine Anfrage Hitlers an die Reichskanzlei ein Konzept Gütts zur Frage „In welchen Fällen empfiehlt sich eine Unfruchtbarmachung durch Röntgenstrahlen?"[293] Gütt hatte eine Umfrage bei „erfahrenen Ärzten" durchgeführt, deren Antworten und Ausführungen er in seinem Konzept verarbeitete. Seine Überlegungen liefen darauf hinaus, daß das operative Verfahren weiterhin die bevorzugte Methode sein sollte, aber bei Frauen ab 40 Jahren und zudem bei Bedenken gegen einen operativen Eingriff die Strahlensterilisation angewendet werden könnte. Als Wege zur Unfruchtbarmachung durch Strahlen waren sowohl die Röntgensterilisation als auch der Einsatz von Radium möglich. Als Nachteil der Röntgensterilisation wurde der infolge der Bestrahlung eintretende Kastrationseffekt durch die Zerstörung der Ovarien angesehen, der in den Augen der befragten Fachleute um so schwerer wog, je jünger die Frau war. Als Vorteil der Strahlensterilisation insgesamt versprach man sich die Senkung des Todesrisikos von Frauen mit „konstitutionellen Mängeln". Zudem war es auf diesem Weg problemloser möglich, auch Frauen zu sterilisieren, die sich der Unfruchtbarmachung widersetzten. Die große Belastung der Vollnarkose war damit nicht mehr gegeben.

Mit dem Zweiten Gesetz zur Änderung des GzVeN vom 4. Februar 1936 wurde die Möglichkeit der Strahlensterilisation gesetzlich verankert, wobei in der Ausführungsverordnung das Mindestalter der Anwendung auf 38 Jahre festgelegt wurde.[294] Genau wie bei der gesetzlichen Verankerung der eugenischen Schwangerschaftsunterbrechung war Naujoks auch hier nicht Urheber der Änderung des GzVeN. Doch in beiden Fällen trug er nicht nur durch seine Forderungen zur Erweiterung und Intensivierung der Maßnahmen bei, sondern auch durch sein ärztliches Handeln, indem er

---

290 Naujoks 1936. Zu seiner Arbeit in den zwanziger Jahren vgl. Jäckle 1988.

291 Naujoks 1936, S. 1. Darüber hinaus berichtete der Oberarzt der Universitätsfrauenklinik Neumann in einer Aussprache über die Erfahrungen mit den Sterilisationen auf einer Sitzung des Ärztlichen Vereins zu Marburg am 5.12.1934 davon, daß bereits 1934 in der Frauenklinik der Universität drei Frauen im Klimakterium mit einer intrauterinen Radiumeinlage sterilisiert worden seien. Ärzteblatt für Hessen 3 (1935), S. 23.

292 Naujoks 1936, S. 2.

293 BA Berlin R 43 II, Nr. 720. „In welchen Fällen empfiehlt sich eine Unfruchtbarmachung durch Röntgenstrahlen?", 16.10.1935, Bl. 72-75.

294 Gütt; Rüdin; Ruttke 1936, S. 83, 102.

gleichsam im Vorgriff auf die jeweils folgende Gesetzesnovellierung den nächsten Schritt bereits praktizierte.

Nach der Gesetzesänderung wurde auch die Marburger Universitätsfrauenklinik zur Strahlensterilisation zugelassen. Der Reichsinnenminister ermächtigte dazu 1936 den Direktor der Frauenklinik, Erwin Kehrer, und den Oberarzt Hans-Otto Neumann. Nachdem Neumann Marburg 1937 verlassen hatte, rückte Hellmut Winkler an seine Stelle.[295] In der hier vorliegenden Stichprobe lassen sich von den insgesamt 147 Frauen drei finden, die durch Strahlen zwangssterilisiert worden sind: eine von ihnen 1941 durch Röntgenstrahlen, die beiden anderen 1938 und 1943 jeweils durch eine intrauterine Radiumeinlage. Die Auswirkungen dieser Behandlung wurden in dem schon erwähnten Konzept Gütts genau benannt: Da es unmöglich war, die Strahlendosis durch eine in die Gebärmutter eingeführte Messinghülse gleichmäßig zu verteilen, traf die Strahlung unterschiedlich stark auf die Gebärmutterwand; infolgedessen kam es im Verlauf der Behandlung zu tiefen Nekrosen, die zu Vernarbungen und Verwachsungen führten.[296]

Ebenso wie Naujoks engagierte sich Boeminghaus an der Chirurgischen Klinik für die sichere Umsetzung des GzVeN. Bereits im April 1934 publizierte er zusammen mit Naujoks ein Buch, in dem beide die jeweiligen Techniken zur Sterilisation von Frauen und Männern beschrieben. Boeminghaus weist in seinem Teil auf die Gefahr hin, daß sich selbst nach erfolgter Sterilisation noch befruchtungsfähige Spermien in den Bläschendrüsen finden könnten und so die Möglichkeit einer Zeugung trotz Durchtrennung des Samenleiters weiter bestehe.[297]

Um die von ihm vorgeschlagene Lösung des „Problems" entspann sich in den Jahren 1934 und 1935 besonders im Zentralblatt für Chirurgie eine breite Diskussion. Boeminghaus plädierte dafür, den Samenleiter und die Bläschendrüsen mit einer Flüssigkeit zu durchspülen, um so auch die letzten vorhandenen Spermien auszuschwemmen und vor allen Dingen abzutöten. Im Laufe seiner Versuche, die geeignete Flüssigkeit dafür zu finden, entschied er sich für Rivanol, ein Tiefen- und Flächenantiseptikum mit stark bakterizider Wirkung.[298] Obwohl die meisten Chirurgen in der grundsätzlichen „Problemsicht" mit Boeminghaus übereinstimmten, hatten sie

295 Reichsministerialblatt 64 (1936), S. 225, Verzeichnis der zur Durchführung der Unfruchtbarmachung durch Strahlenbehandlung zugelassenen Institute und ermächtigten Ärzte. Vgl. auch Ärzteblatt für Hessen-Nassau und Kurhessen 4 (1936), S. 254. StAM. 310, Acc. 1983/15, Nr. 4372. Der RMdI an den Regierungspräsidenten in Kassel, 15.11.1937.

296 BA Berlin R 43 II, Nr. 720. 1936. „In welchen Fällen empfiehlt sich eine Unfruchtbarmachung durch Röntgenstrahlen?", 16.10.1935, Bl. 74-75.

297 Boeminghaus; Naujoks 1934, S. 16-20.

298 Boeminghaus 1935, S. 15-18. 1934 wurde unter Boeminghaus und dem Direktor der Chirurgischen Klinik Klapp eine Doktorarbeit zu dem Thema „Zur Physiologie der Samenblasen und Spermatozoen" angefertigt, in der u.a. Versuche mit unterschiedlichen Flüssigkeiten angeführt werden, die Boeminghaus 1935 im Zentralblatt für Chirurgie veröffentlichte. Baldus 1934.

Bedenken gegenüber seiner Methode.[299] Der allgemeine Tenor war, daß die Durchspülung die Operation zu sehr erschwere und die Gefahr von Komplikationen infolge der erhöhten Infektionsgefahr vergrößere.[300] Neben den operationstechnischen Bedenken wurden auch organisatorische Einwände erhoben und insbesondere auf die Verhältnismäßigkeit der Mittel hingewiesen. Viele schätzten die Gefahr einer Zeugung trotz der auch nach der Sterilisation noch möglicherweise vorhandenen Spermien als gering ein. So plädierten sie eher dafür, den Blick auf die Frage zu lenken, wie in der Zeit zwischen Sterilisationsbeschluß und -operation möglicher Nachwuchs verhindert werden könne.[301]

Trotz aller Argumente, die gegen Boeminghaus angeführt wurden, waren sich im Prinzip jedoch alle einig,[302] die Zwangssterilisation von Männern zugunsten des Volksganzen so effektiv wie möglich durchführen zu wollen.[303] Auch der Wunsch, möglichst schonend zu operieren, beruhte nicht allein auf der Verantwortung gegenüber dem einzelnen Patienten. Ein weiterer Gedanke war vielmehr, durch komplikationslose Operationen das Mißtrauen und die Angst vor diesen Eingriffen abzubauen. Wenn „ins Volk hinausgetragen wird, daß die Unfruchtbarmachung des Mannes ein leichter, ungefährlicher Eingriff ist, vor dem man sich nicht zu fürchten braucht",[304] konnte sie, so hoffte man, reibungsloser durchgeführt werden.

Inwieweit die Methode von Boeminghaus außerhalb Marburgs in der praktischen ärztlichen Arbeit umgesetzt wurde, bleibt unbestimmt. Nach seiner Aussage auf der ersten Tagung der Gesellschaft Reichsdeutscher Urologen 1936 war die Haltung der Chirurgen gespalten: ein Teil von ihnen übernahm die Rivanoldurchspülung, ein genauso großer Teil aber verzichtete auf sie.[305] Dessenungeachtet wurde dieses Verfahren aber insofern grundlegend, als es im Kommentar zum GzVeN von 1936 als selbstverständlicher Teil der männlichen Sterilisation angeführt wurde.[306]

---

299 Der einzige, der nicht mit ihm übereinstimmte, war Josef Schüller, Oberarzt an der Chirurgischen Klinik der Medizinischen Akademie Düsseldorf. Er warf Boeminghaus vor, einem anatomischen Irrtum erlegen zu sein. Die Samenblasen enthielten nach Schüller trotz ihres Namens nämlich keine Samenfäden. Schüller 1934. Zudem Sitzungsberichte aus chirurgischen Gesellschaften, XI. Tagung der Vereinigung Nordostdeutscher Chirurgen zu Johannisburg am 1. Juni 1935, Zentralblatt für Chirurgie 62 (1935), S. 2072-2085, hier S. 2079, Schoening, Königsberg.

300 Dege 1935; Oehlecker 1934; Hilgenfeld 1935.

301 Oehlecker 1934, S. 2888.

302 Der einzige, der sowohl die Verschiebung des ärztlichen Handlungsauftrags als auch die Bedeutung für den jeweils betroffenen Mann mitreflektierte, war Hilgenfeld, Oberarzt der Chirurgischen Universitätsklinik Köln. Seine Position wurde jedoch in den einzelnen Aufsätzen nicht weiter diskutiert bzw. in einem Vortrag auf der XI. Tagung der Vereinigung Nordostdeutscher Chirurgen in Johannisburg (Ostpreußen) am 1. Juni 1935 als unbegründet eingeschätzt. Hilgenfeld 1935, S. 559-568; Sitzungsberichte aus chirurgischen Gesellschaften, XI. Tagung der Vereinigung Nordostdeutscher Chirurgen zu Johannisburg am 1. Juni 1935, S. 2072-2085.

303 Hilgenfeld 1935, S. 559-568.

304 Oehlecker 1934, S. 2883.

305 Boeminghaus 1937, S. 88.

306 Lexer 1936, S. 323-324.

Für Boeminghaus bedeutete die Ausrichtung seiner Forschungen auf männliche Sterilisationsverfahren eine Stärkung seiner Position an der Universität. Als es 1934 um seine Weiterbeschäftigung ging, schätzte der Direktor der Chirurgischen Klinik, Rudolf Klapp, Boeminghaus in einem Brief an den Kurator als unentbehrlich ein. Zur Begründung führte er an, daß sich Boeminghaus im Moment mit der Ausarbeitung desjenigen Sterilisationsverfahrens beschäftige, das aller Wahrscheinlichkeit nach als das Verfahren der Wahl erklärt werde.[307] Darüber hinaus war zu diesem Zeitpunkt sein ärztlicher Einsatz für die Ziele der nationalsozialistischen Gesundheitspolitik bereits an höherer Stelle beim Reichsinnenministerium positiv vermerkt worden.[308]

Nicht nur mit der Sterilisationsforschung zielte Boeminghaus in seiner wissenschaftlichen Ausrichtung auf neue, der damaligen politischen Situation adäquate Forschungsfelder.[309] 1934 stellte er einen Antrag an die Deutsche Forschungsgemeinschaft (DFG) zu dem Thema der erbbiologischen Bedingtheit von Nierenmißbildungen. Der Leiter der Abteilung menschliche Erblehre beim Kaiser-Wilhelm-Institut für Anthropologie, menschliche Erblehre und Eugenik, Otmar von Verschuer, empfahl den Antrag von Boeminghaus „auf's wärmste", da dieses Thema noch völlig unbearbeitet und von großem praktischen und theoretischen Interesse sei.[310] Nachdem Boeminghaus ein Jahr später den positiven Förderungsbescheid der DFG mitgeteilt bekam, lehnte er die bewilligte Geldsumme von 1000 RM für Reisekosten und Röntgenuntersuchungen zu Beginn des Jahres 1936 jedoch ab. Er begründete dies damit, daß er angesichts der Unsicherheit über die Bewilligung seine Arbeit an der Nierenforschung eingestellt und sich zwischenzeitlich anderen Themen zugewandt habe.[311]

Am Beispiel von Boeminghaus zeigt sich die Beziehung zwischen politischen Vorgaben und der „Genese von Forschung" während des Nationalsozialismus.[312] Deutlich wird zum einen, daß er sich in der Formulierung seiner wissenschaftlichen Aufgabenstellung von den Erfordernissen und der Weltanschauung des Staates leiten ließ, zum anderen, daß dies nicht zwangsläufig eine explizite Ausrichtung an der nationalsozialistischen Ideologie bedeuten mußte, wie beispielsweise einige von

307 BA Berlin R 4901, Nr. 1973, Abt.X Nr.2. Der Direktor der Chirurgischen Universitätsklinik an den Kurator der Universität, 20.12.1934.

308 StAM 305a, Acc. 1976/19, Nr. 3474. Der Rektor der Universität an den Medizinalrat, Abt. Medizinalwesen im Reichsinnenministerium Conti, Juni 1934: „Wenn er auch erst spät zur Bewegung gekommen ist, so ist Boeminghaus eine Persönlichkeit, die heute auf dem Boden der Bewegung steht und sie auch in jeder Beziehung ärztlich vertritt, so daß er als ausgezeichnete Kraft für den Aufbau eingesetzt werden kann."

309 Zur Forschung allgemein an der Medizinischen Fakultät Marburg vgl. Kap. III.7 und IV.4. Zur langfristigen Entwicklung wissenschaftlicher Systeme und der Bedeutung wichtiger Zäsuren, wie z.B. die des Jahres 1933, in dieser Entwicklung vgl. Ash 1995, S. 6-11.

310 BA Koblenz R 73, Nr. 10370. Verschuer an die DFG, 31.1.1935.

311 Ebd., Boeminghaus an die Deutsche Forschungsgemeinschaft, 20.1.1936. Aus den Chroniken der Universität Marburg ist ersichtlich, daß er sich in den Jahren 1935 und 1936 verstärkt mit der Prostata beschäftigte. Chronik 1935, S. 51; ebd. 1936, S. 44.

312 Lundgreen 1994, S. 119.

Pfannenstiel angeleitete Arbeiten zeigen.[313] Auch traditionell medizinische Arbeits- und Forschungsfelder, wie z.B. von Boeminghaus zu Operationstechniken oder insbesondere zu Fragen der Erblichkeit, standen in Bezug zur politisch-kulturellen Umwelt, indem sie das gesteigerte Interesse an wissenschaftlichen Erkenntnissen zur Fundierung, Begleitung und Anwendung rassenhygienischer Maßnahmen aufgriffen. Welche Aspekte dabei das Forschungsinteresse nachhaltig lenken konnten, läßt sich ebenfalls am Verhalten von Boeminghaus erkennen: Die Finanzierungsmöglichkeit von Forschung und wissenschaftlicher Tätigkeit und darüber hinaus die Aussicht auf einen gesicherten Platz im Wissenschaftsbetrieb oder sogar eine Karriere.

Fazit

Am Anfang der Untersuchung standen die Fragen, in welchem Umfang, mit welchem Engagement und welchen Zielen die Angehörigen der Marburger Medizinischen Fakultät an der Durchsetzung des GzVeN beteiligt waren. Wie sieht nun die Bilanz aus? Die Analyse anhand der im GzVeN vorgegebenen Durchführungsebenen hat gezeigt, daß die betreffenden Marburger Mediziner an jedem einzelnen Schritt dieses Verfahrens beteiligt waren. Sie zeigten „erbkranke" Menschen an, sie stellten für sie den Antrag auf Sterilisation, sie begutachteten sie, „richteten" über sie in den Erbgesundheits- oder Erbgesundheitsobergerichten und führten schließlich die Zwangssterilisationen durch. Die Beteiligung an jedem Schritt der Umsetzung ist wenig überraschend, bestimmten doch die Universitätskliniken und ihre Mitarbeiter das Bild der medizinischen Versorgung in Marburg. Es zeigt sich hier einmal mehr die enge Verquickung der verschiedenen Funktionen von Ärzten in der nationalsozialistischen Sterilisationspolitik als „anklagende", richterliche und ausführende Gewalt zugleich.[314]

Auch in der quantitativen Untersuchung ergaben sich kaum Abweichungen: Die Geschlechterverteilung sowie der zeitliche Verlauf der Sterilisationen entsprachen in Marburg den bisher bekannten Strukturen.[315] Demgegenüber wurden aber Divergenzen in der Diagnosenverteilung festgestellt: „Epilepsie" lag als Sterilisationsgrund in Marburg hinter „zirkulärem Irresein" an vierter und nicht wie im Reich an dritter Stelle. Zudem wiesen die beiden „Anstaltsdiagnosen" „Schizophrenie" und „zirkuläres Irresein" im Vergleich zum Reichsdurchschnitt einen höheren relativen Anteil auf, was sich durch die spezifischen Marburger Verhältnisse erklären läßt, nach denen in den beiden zugelassenen Sterilisationskliniken Patientinnen und Patienten aus insgesamt drei psychiatrischen Einrichtungen sterilisiert wurden. Auffällig, aber ungeklärt bleibt die unterschiedliche Handhabung der Anzeige- und Antragsmöglichkeiten durch die Landesheilanstalt Marburg und die verschiedenen Universitätskliniken und -institute, vornehmlich die Psychiatrische und Nervenklinik.

---

313 Euler 1935; Schievelbein 1937; Schütz 1938; Schönhals 1939. Vgl. Kap. III.4.4 und III.7.2.2.
314 Bock 1986, S. 182-208.
315 Ebd., S. 302-303, 372.

An Ernst Kretschmer, dem Leiter der Psychiatrischen und Nervenklinik der Universität, wurde deutlich, welches Konfliktpotential trotz aller Übereinstimmungen dem Verhältnis zwischen Wissenschaftlern und Nationalsozialismus innewohnte. Wie gezeigt werden konnte, stimmte er dem GzVeN grundsätzlich zu, wobei er jedoch eigene Vorstellungen von der Umsetzung entwickelte: er erweiterte die Diagnose „Schwachsinn" sowohl theoretisch als auch praktisch durch seine Tätigkeit als Erbgesundheitsoberrichter um die moralische Komponente, wollte aber gleichzeitig „Grenzfälle von Schizophrenie und manisch-depressivem Irresein" nicht sterilisieren lassen. Um den Erfolg der erbbiologischen Arbeit zu gewährleisten, plädierte er immer wieder für eine enge Vertrauensbeziehung zwischen Arzt und Patient, akzeptierte aber grundsätzlich auch Zwang zur Anwendung des Gesetzes. Gerade die diagnostische Auslegung und die allgemeine Deutung des GzVeN als „Kannbestimmung" brachten ihm 1934 die Kritik des Rasse- und Siedlungsamtes SS und später, 1941, diejenige Rüdins ein. In der Auseinandersetzung mit dem Rasse- und Siedlungsamt SS ist deutlich erkennbar, wie selbstverständlich Kretschmer auch das GzVeN seinem professionellen Deutungsanspruch unterzog und damit seine Rolle als Wissenschaftler in der nationalsozialistischen Erbgesundheitspolitik realitätsfern einschätzte.[316] Erst einmal offen bleiben muß in diesem Zusammenhang die Frage, ob tatsächlich, wie sich nach einer ersten Untersuchung andeutet, in der Universitätsnervenklinik etwa mit Kriegsbeginn Sterilisationsgutachten zurückhaltender gestellt worden sind.

316 Weingart; Kroll; Bayertz 1992, S. 395.

IV. Die Medizinische Fakultät während des Krieges

Kornelia Grundmann, Esther Krähwinkel, Helmut Remschmidt und Gerhard Aumüller

IV.1 Das Studium im Krieg

Kornelia Grundmann

1.1 Die Schließung und Wiedereröffnung der Fakultät 1939

Im Zuge der Mobilmachung der deutschen Truppen am 1. September 1939 wurden die meisten Hochschulen des Reichs zunächst geschlossen. Auch die Marburger Philipps-Universität war von der Schließung betroffen, während die Universitäten Berlin, Wien, München, Leipzig und Jena ihren Lehrbetrieb fortsetzen durften. An den übrigen Hochschulen sollten die Prüfungen beschleunigt durchgeführt werden, und die wehruntauglichen und noch nicht einberufenen Studenten wurden aufgefordert, an einer der noch geöffneten Universitäten weiter zu studieren.[1] Der Kurator teilte dem Rektor und den Dekanen mit, daß der Lehr- und Forschungsbetrieb in Marburg auf Anordnung des RMWEV mit sofortiger Wirkung eingestellt werde. Ausgenommen von der Schließung seien jedoch die Kliniken und Institute der Medizinischen Fakultät, die, soweit nicht als Reservelazarette von der Wehrmacht in Anspruch genommen, für die Krankenversorgung der Zivilbevölkerung in Betrieb bleiben müßten. Der Lehrbetrieb sei aber auch hier vorerst auszusetzen.[2] Gleichzeitig kursierte ein als „Geheime Reichssache" deklarierter Erlaß des RMWEV, der besagte, daß die Ausbildung der Medizinstudenten und -studentinnen auch im Mobilmachungsfall fortgesetzt werden würde. Studieren sollten die Wehruntauglichen und die von der Wehrmacht noch nicht Eingezogenen sowie Soldaten, die vom Oberkommando der Wehrmacht hierzu abgeordnet worden waren. Das Semester sollte bereits am 11. September beginnen, und die Dekane der fünf geöffneten Universitäten wurden informiert, daß die Bestimmungen der erst im April 1939 in Kraft getretenen Medizinischen Studienordnung weiterhin galten.[3] Kurz vor dem Physikum stehende Studenten sollten die ärztliche Vorprüfung in den ersten drei Septemberwochen an ihrer Heimatuniversität ablegen und dann an einer der geöffneten Universitäten weiterstudieren.[4]

Der Dekan der Marburger Medizinischen Fakultät, Becher, wollte die Schließung des Lehrbetriebs nicht ohne weiteres hinnehmen. Er veranlaßte die Mitglieder der Fakultät zur Unterstützung einer Eingabe an das RMWEV, auch in Marburg das Medizinstudium zumindest für klinische Semester wieder zu genehmigen. Da die Medizinstudenten mehr als die Hälfte der Marburger Gesamtstudenten ausmachten, wa-

---

1 StAM 310, Acc. 1975/42, Nr.715. Erlaß RMWEV W A 2452/39, 5.9.1939, Bl.3. Vgl. allgemein zur Schließung und Wiedereröffnung der Universitäten Grüttner 1995, S. 361-386; Van den Bussche 1989a, S. 144-150.

2 StAM 310, Acc. 1975/42, Nr.715. Kurator an Rektor und Dekane, Tgb.Nr. 5765, 6.9.1939, Bl.1.

3 StAM 307c, Acc.1969/33, Nr.651. Erlaß RMWEV RV 534/39, 1.9.1939.

4 Ebd. Erlaß RMWEV RV 635/39, 6.9.1939.

ren sie ein nicht zu unterschätzender Wirtschaftsfaktor für die Stadt, deren Finanzlage sich ohne Studenten sehr verschärft hätte.[5] Die Eingabe wurde nach Rücksprache mit dem Kurator und dem Rektor nicht weitergeleitet, Kurator von Hülsen wurde jedoch bereits in der folgenden Woche beim Hochschulreferenten im RMWEV, Bach, vorstellig und brachte in Berlin persönlich das Anliegen der Fakultät zur Sprache. Natürlich hoffte er, in dem bereits für den Direktorenposten der Marburger Frauenklinik designierten Bach einen Fürsprecher zu finden. Er schilderte ihm die Lage der Medizinischen Fakultät: da die Kliniksdirektoren sowohl die Leitung der zivilen wie auch der militärärztlichen Kliniken in Händen hielten, sei der klinische Teil der Fakultät völlig intakt und der Unterricht für hunderte von Medizinstudenten möglich. Ihm sei zu Ohren gekommen, daß die wenigen noch geöffneten Fakultäten völlig überfüllt seien, in Jena beispielsweise hätten sich 8000 Studenten immatrikulieren wollen, die dort jedoch keine Wohnung fänden. Von Hülsen wies wie Becher darauf hin, daß die Marburger Bevölkerung von der Universität abhängig sei und auch aus diesem Grund wenigstens die Wiederaufnahme des klinischen Unterrichts, wenn nicht sofort, dann aber mit Beginn des nächsten Semesters dringend geboten sei.[6] Von Hülsen war nicht der einzige, der sich über die Schließung der kleineren Universitäten beklagte, die Vertreter aus Innsbruck, Greifswald und Erlangen äußerten sich in gleicher Weise, und Bach konnte nicht umhin, ihre Argumente zu übernehmen und sich für die Wiedereröffnung der Hochschulen auszusprechen, besonders da in Preußen nur noch die Berliner Universität in Betrieb war. Er wollte eine Besprechung der Dekane der Medizinischen Fakultäten einberufen, um die anstehenden Fragen zu erörtern.[7]

Offensichtlich unterstützte man in diesem Gremium das Anliegen der Marburger Fakultät, denn wenig später wurde der Medizinischen Fakultät und den der Philosophischen Fakultät zugeordneten naturwissenschaftlichen Fächern der Universität Marburg erlaubt, ihren Lehr- und Forschungsbetrieb am 1. Oktober in vollem Umfang wiederaufzunehmen.[8] Gleichzeitig öffneten die Hochschulen in Königsberg, Breslau, Göttingen und Erlangen.[9] Von Hülsen berichtete dem RMWEV wenig später, daß die Maßnahme sich in Marburg „vortrefflich ausgewirkt“ habe: „Es sind bereits jetzt 1500 Studierende der Medizin und der Naturwissenschaften in Marburg anwesend, davon etwa 600 Mediziner im ersten Semester“. Er bat, auch die Wiedereröffnung der übrigen Fakultäten in Erwägung zu ziehen, da der Lehrkörper nahezu vollständig präsent sei. Es liege ein dringendes Bedürfnis dafür vor, da die umliegenden Universitäten Köln, Bonn, Frankfurt, Gießen und Heidelberg geschlossen seien.

---

5 Ebd. Vorschlag Dekan Becher, 6.9.1939.

6 StAM 310. Acc. 1975/42, Nr.715. Kurator von Hülsen an Bach, RMWEV, 19.9.1939, Bl.4. BA Berlin R 4901 (alt R 21), Nr.484. Kurator an Bach, 19.9.1939.

7 Ebd. Bach an Amtschef W, 15.9.1939.

8 StAM 310. Acc. 1975/42, Nr.715. Erlaß RMWEV WA 2616 RV, 27.9.1939, Bl.12. OZ 30.9.1939, S. 4, Unterrichtsbetrieb an weiteren Hochschulen.

9 Grüttner 1995, S. 361; van den Bussche 1989a, S. 146; DÄ 69 (1939), S. 628.

Hinzu käme, daß die Marburger Blindenstudienanstalt, die einzige ihrer Art in Deutschland, die bei den Kämpfen der vorangegangenen Wochen kriegsblind gewordenen Soldaten aufnehme, für die Studienmöglichkeiten geschaffen werden müßten.[10] Dekan Becher, der die Rektoratsgeschäfte für einige Monate vertretungsweise übernommen hatte, sprach sich ebenfalls für die Rückkehr zum vollen Lehrbetrieb aus und begründete dies gegenüber der Heeresleitung in Kassel geschickt mit kriegswichtigen Lehr- und Forschungsaufgaben, die von den Mitgliedern der Philosophischen Fakultät ausgeführt werden konnten.[11] Zu guter Letzt setzten sich auch der Oberpräsident der Provinz Hessen-Nassau, Prinz Philipp von Hessen,[12] und der soeben ernannte Rektor Mayer[13] dafür ein, die Universität Marburg in vollem Umfang wieder zu öffnen. Es sollte jedoch noch bis zum Jahresende dauern, bis das RMWEV sich zur Wiedereröffnung sämtlicher universitärer Einrichtungen entschloß.[14]

Der Andrang an der Medizinischen Fakultät war erwartungsgemäß groß; Marburg war für den dichtbevölkerten Westen und Südwesten des Landes die einzige Anlaufstelle. So schätzte man Anfang Oktober 1939 die noch immer wachsende Zahl der Studierenden auf 1500-1700, davon etwa 1200 an der Medizinischen Fakultät. Der Kurator forderte Ausnahmebestimmungen für die Studenten der Medizin und der Naturwissenschaften für den Fall eines allgemeinen Aufrufs der Jahrgänge zum Heeresdienst, um sicherzustellen, daß diese für mehr als ein Semester an der Hochschule blieben, da er die finanziellen Aufwendungen für die Erstsemester sonst für nutzlos hielt.[15]

Die große Zahl der Erstsemester in der Medizin war zum einen darauf zurückzuführen, daß alle, die erklärt hatten, Chemie oder Medizin studieren zu wollen, aus dem Arbeitsdienst an die Hochschulen entlassen worden waren. Zum anderen war das Medizinstudium auf Drängen der Wehrmacht, der es an Sanitätsoffizieren mangelte, als kriegswichtig eingestuft worden, und alle, die sich hierzu entschlossen, wurden nach der Grundausbildung oder kurzem Aufenthalt an der Front an die Universitäten abkommandiert. Diese Regelung zog nach sich, daß die Medizinstudenten bald der „Drückebergerei vor der Frontbewährung" bezichtigt wurden.[16] Im RMWEV hatte man den extrem starken Zulauf zum Medizinstudium nicht vorausge-

10 StAM 310, Acc. 1975/42, Nr.715. Kurator an RMWEV, 11.10.1939, Bl.16-17.

11 Ebd. Rektor i.Vertr. Becher an stellvertretendes Generalkommando des Wehrkreis IX Kassel, 2.10.1939, Bl.19-23. Becher führte beispielsweise an, daß die Dozenten der sprachlichen Fächer zur Ausbildung von Dolmetschern herangezogen werden könnten. Der Psychologe Jaensch arbeite bereits auf dem Gebiet der Heerespsychologie und die photographischen Einrichtungen des Kunsthistorischen Instituts könnten für die Dokumentation von historischen Kulturdenkmälern in den besetzten Gebieten nutzbar gemacht werden.

12 Ebd. Oberpräsident der Provinz Hessen-Nassau, Prinz Philipp von Hessen, an das RMWEV, 1.11.1939, Bl.55-56.

13 StAM 305a, Acc. 1975/79, Nr.3. Rektor Mayer an Gauleiter Weinrich, 29.11.1939, Bl.128.

14 Ebd. Erlaß RMWEV WA 3450 RV, 8.12.1939, Bl.78.

15 Ebd. Kurator an RMWEV, 14.10.1939, Bl.37-38.

16 Vgl. dazu Grüttner 1995, S. 393-395.

sehen, wollte aber die Wahl des Studienfachs nicht nachträglich reglementieren. Der Referent im RMWEV, Huber, schlug vor, nur die Medizinstudenten zu bevorzugen, die ihr Studium bereits vor dem WiSe 1939 aufgenommen hatten, und sie für die Prüfungen kurzzeitig aus dem Wehrdienst zu entlassen. Alle anderen sollten in bezug auf die Einberufung nicht anders behandelt werden als andere Studierende.[17] Auch sein Vorgesetzter, Bach, wollte diesen „ungesunden und übermäßigen Zustrom zum Studium der Medizin" eindämmen, sah jedoch keine Möglichkeit, die zum Studium wirklich Geeigneten auszuwählen. Er wollte in Zukunft nur die Studenten zulassen, die bereits ein Jahr an der Front gedient hatten.[18]

Die Regelung des Zugangs zum Medizinstudium war nun jedoch nicht mehr nur Sache des RMWEV. Die Wehrmacht drängte massiv auf Erhöhung der Absolventenzahlen und setzte die Notbestallung von fast 6000 Jungärzten durch, die damit zu Kriegsbeginn zusätzlich für die Front zur Verfügung standen.[19] Durch die Einführung einer Trimestereinteilung sollte außerdem das Studium verkürzt werden: Der Unterricht des Herbsttrimesters schloß Weihnachten 1939. 1940 wurden drei Trimester eingerichtet, die nur von kurzen Semesterferien unterbrochen wurden, und 1941 war ein Frühjahrstrimester vorgesehen, nach dem der normale Betrieb des Sommersemesters wiederaufgenommen werden sollte. Von Lehrenden und Lernenden wurde erwartet, daß sie „durch erhöhten Einsatz unter schwierigen Verhältnissen" die ihnen gestellten Aufgaben erfüllten.[20] Der Lehrstoff des Winterhalbjahres war also bereits bis Ende 1939 abzuhandeln, im ersten Trimester 1940 sollte der Stoff des Sommersemesters gelesen werden, und das zweite Trimester im Sommer war einerseits vorgesehen für den praktischen Teil des Studiums wie Krankenpflegedienst und Famulatur, andererseits als Auffangsemester für von der Wehrmacht abgestellte Soldaten, für die die gesamte Angebotspalette der Unterrichtsveranstaltungen, auch die des Wintersemesters, zur Verfügung stehen sollte, um ihnen den Einstieg zu erleichtern.[21]

Dekan Becher schilderte die Situation an der Marburger Medizinischen Fakultät Anfang des Herbsttrimesters 1939:[22] neben 170 Klinikern hatten sich etwa 1000 Vorkliniker immatrikuliert, davon über 700 Erstsemester. Die Zahl der Studenten hatte sich gegenüber dem SoSe 1939 also mehr als verdoppelt. Man habe sich daher genötigt gesehen, für die Erstsemester die Einschreibung zu schließen, da das Lehrpersonal diesen Ansturm nicht bewältigen könne, auch wenn gemäß einer Anordnung des Mi-

17 BA Berlin R 4901 (alt R 21), Nr.484. Aktennotiz Huber an Bach, 2.11.1939.

18 Ebd. Bach an Huber, 15.11.1939.

19 Van den Bussche 1989a, S. 147.

20 Nachlaß Rosemann. Erlaß RMWEV WA 3190 WJ, 23.11.1939. 1. Trimester 1940: 8.1.-21.3.1940; 2. Trimester 1940: 15.4.-31.7.1940; 3. Trimester 1940: 2.9.-20.12.1940.

21 StAM 307c, Acc. 1969/33, Nr.548. Erlaß RMWEV W J 4650, 5.12.1939. BA Berlin R 4901 (alt R 21), Nr.484. Bach an Huber, 17.11.1939.

22 Ebd. Dekan Becher an Bach, 16.10.1939. StAM 307c, Acc.1969/33, Nr.651. Dekan Becher an Bach, 16.10.1939.

nisteriums die Vorlesungen dreifach gelesen würden.[23] Durch direkte Kommandierungen von der Wehrmacht sei auch die Zahl der Kliniker ständig am Wachsen, und der Wohnungsmangel mache sich in der Kleinstadt Marburg bereits bemerkbar. Becher sah in der unnatürlich großen Zahl von Erstsemestern eine negative Auslese und eine große Gefahr für den ärztlichen Nachwuchs. Er war der Meinung, daß das Medizinstudium von vielen Studenten gewählt würde, die früher nie daran gedacht hätten, Arzt zu werden.

Das Bild der Marburger Medizinischen Fakultät wurde in den ersten Kriegsmonaten also von Studenten im ersten Semester bestimmt. Diese oft erst 17 Jahre alten Studierenden, die das Gymnasium ein Jahr früher verlassen hatten und denen der Arbeitsdienst vorerst erlassen worden war, legten ein Verhalten an den Tag, das von verschiedenen Seiten Anlaß zur Kritik gab. Dem Sicherheitsdienst (SD) wurde aus Marburg berichtet, daß „es bei dem Pflichtappell der 1. bis 3. Semester beim Eintreffen des Studentenführers zu einem regelrechten Pfeifkonzert kam, daß sich auch bei den medizinischen Kollegs verschiedentlich lärmende Auftritte entwickelt hatten, daß sich Studenten weitgehend von den dienstlichen Verpflichtungen des NSDStB zu drücken versuchten, sich aber dafür mittlerweile ein regelrechter Poussier- und Saufbetrieb herausgebildet habe."[24] Nachdem ein großer Teil der Studenten der Langemarckfeier ferngeblieben war, hatte Gauleiter Weinrich gedroht, daß er gegen die „eingerissenen Zustände" vorgehen werde. Seiner Meinung nach studierte ein erheblicher Prozentsatz der Medizinstudenten nur, um sich vor dem Waffendienst zu drücken: „Gewiß gibt es eine Bestimmung des OKH [Oberkommando des Heeres, d. Verf.], wonach Studenten der Medizin nicht zur Wehrmacht einzuberufen sind; diese Bestimmung ist aber unter der Voraussetzung erfolgt, dass diese Medizinstudenten auch tatsächlich charaktervolle, einwandfreie Menschen sind. Denn schließlich sollen die zukünftigen Ärzte nicht nur Ärzte für den Körper, sondern auch Ärzte für die Seele sein. [...] Aus dieser Erwägung heraus muß in aller Kürze eine Sichtung in charakterlicher Hinsicht durchgeführt werden. Ich beabsichtige, einen Teil der Studenten nach dem ersten oder zweiten Semester der Wehrmacht zuzuführen, da sie ihren Beruf verfehlt haben. [...] Ich bin auch bereit, vor der gesamten Studentenschaft diese Meinung zu erhärten und den jungen Herren das ins Gesicht zu sagen, was sie verdienen. [...] Ich will hiermit nicht alle Studenten treffen, denn ein großer Teil mag von vornherein die Absicht gehabt haben, den Arztberuf zu ergreifen und diese finden wir auch in den nationalsozialistischen Organisationen. Die anderen aber sind charakterlich nicht so, dass wir sie als Ärzte haben möchten."[25]

Rektor Mayer versuchte den Gauleiter zu beruhigen, da er bei durchgreifenden Maßnahmen der Partei den Weggang von Studenten aus Marburg befürchtete. Die

23 Ebd. Erlaß RMWEV WJ 4180, 12.10.1939.
24 Boberach 1984, Bd.3, S. 493-494.
25 StAM 305a, Acc. 1975/79, Nr.3. Gauleiter Weinrich an Rektor, 14.11.1939, Bl.114. Im vollen Wortlaut bei Nagel 2000, Dok. 228, S. 416-417.

Möglichkeit einer gerechten „Säuberungsaktion“ sah er jedoch nicht.[26] Er erklärte die Unruhen an der Universität Weinrich und dem RMWEV gegenüber damit, daß 1400 Studenten im Herbsttrimester nicht aufgenommen werden konnten und die bereits immatrikulierten Studierenden häufig kein Quartier fanden. Der Vorlesungsbetrieb war wegen der Fülle nicht immer reibungslos verlaufen, die Hörsäle waren zu klein, und beim Betreten und Verlassen gab es Reibereien. Mayer wollte jedoch dafür sorgen, daß es keine Zwischenfälle mehr geben werde, auch seien bisher keine zusätzlichen Disziplinarverfahren gegen Studenten durch die Ortspolizei gemeldet worden. Während der besagten Langemarckfeier waren Studierende auf den Straßen gesehen worden, die in der völlig überfüllten Aula keinen Platz mehr bei dem Festakt gefunden hatten. Eine Befragung der Dozenten der Medizinischen Fakultät habe nichtsdestoweniger ergeben, daß die Studenten durchweg sehr fleißig und der Vorlesungsbesuch gut sei. Der Lehrerfolg sei trotz der Kürze des Semesters ausgezeichnet.[27]

Rektor Mayer, der gerade erst sein Amt angetreten hatte, tat natürlich alles, um nicht den Eindruck aufkommen zu lassen, daß die Marburger Universität sich durch eine übel beleumundete Studentenschaft auszeichnete. In einem Rundschreiben an die gesamte Dozentenschaft verwahrte er sich gegen „ungünstige Gerüchte und Erzählungen“, die teilweise von Hochschullehrern aus den eigenen Reihen verbreitet worden seien: „Was über die Studenten gesagt wird, fällt auch auf die Universität zurück!“ Mayer mahnte die Hochschullehrerschaft zum „restlosen und vertrauensvollen Zusammenstehen“ und wies sie an, in der Zukunft weitgehende Zurückhaltung zu üben und etwaige peinliche Vorfälle zunächst mit ihm zu besprechen. Die Verhältnisse in Marburg seien nicht schlechter als an anderen Universitäten.[28] Damit hatte er Recht, denn nicht nur in Marburg schlug die Studentenschaft über die Stränge. Der SD meldete, daß die Göttinger Studenten mit Knallerbsen bewaffnet in den Vorlesungen erschienen waren, in Wien hatten sie den „Deutschen Gruß“ verweigert, in Breslau sprach man von „halben Kindern“ und „drückebergerischen Flegeln“, die sich im Hörsaal der Anatomie gegenseitig geohrfeigt hätten.[29]

Die Überfüllung der Hörsäle im Herbsttrimester 1939 wirkte sich auch in Marburg besonders in der Anatomie aus, da die Studenten im ersten Semester laut Curriculum zunächst die anatomischen Vorlesungen zu absolvieren hatten. Es gab Be-

26 Ebd. Rektor an Gauleiter Weinrich, 16.11.1939. Im Wortlaut bei Nagel 2000, Dok.229, S. 417-420.

27 StAM 307c, Acc. 1969/33, Nr.559. Rektor Mayer an RMWEV, 9.2.1940. StadtAM C, Nr.4260. Oberbürgermeister an Rektor, 14.12.1939, Bl.343. „Im vergangenen Trimester gab es nicht mehr Strafverfügungen wegen ruhestörenden Lärms an Studenten als sonst. Die Universitätsstadt Marburg ist an derartige Übertretungen auch gewöhnt und nimmt sie nicht ernst. Denn es wird wohl in keiner Universitätsstadt, namentlich im Sommer, nachts mehr gesungen als in Marburg. Nur dann, wenn der jugendliche Übermut die Grenzen überschreitet, wird im Interesse der nächtlichen Ruhe eingeschritten.“.

28 Nachlaß Rosemann. Rektor Mayer an alle Dozenten, 23.12.1939.

29 BA Berlin R 4901 (alt R 21), Nr.724. Maßnahmen gegen die unwürdige Haltung von Studenten, 5.1.1940, Bl.6-10.

schwerden wegen Platzmangels, die der Studentenführer Brobmann wie folgt formulierte: „Es sind Beschwerden über unhaltbare Zustände im Anatomischen Institute eingegangen. Obwohl Herr Professor Becher Anordnungen erlassen hat, die einen ordentlichen Vorlesungsbetrieb im Institute gewährleisten, werden dieselben von den 1. Semestern einfach nicht berücksichtigt. Von 3-4 Uhr ist Topographische Anatomie für 3. und 4. Semester, an dieser Vorlesung sollen auch 2. Semester teilnehmen, da eine besondere Vorlesung über Eingeweide nicht gelesen wird. Von 4-5 Uhr ist Anatomie I für die 1. Semester. Nun sitzen diese 1. Semester aber schon in der Vorlesung von 3-4 Uhr, die doch nur für die 2.,3. und 4. Semester und vor allem für diejenigen bestimmt ist, die bald ihr Physikum machen sollen, und belegen dort die Plätze, um nachher in ihrer Vorlesung einen Platz zu haben. Sie verstehen von der Vorlesung nichts und lesen teilweise sogar Zeitungen. Man schlägt vor, daß den 1. Semestern das Betreten des Vorlesungsraumes vor 4 Uhr verboten wird, oder daß der Hörsaal nach der Vorlesung von 3-4 Uhr von allen Hörern durch den oberen Ausgang verlassen werden muß. Ferner könnten für die 3. und 4. Semester Karten ausgegeben werden, die nur zum Eintritt in die Vorlesung von 3-4 Uhr berechtigen. Ohne diese Karten dürfte niemand in den Hörsaal um 3 Uhr eingelassen werden."[30]

Ob sich der Andrang auf die Vorlesungen durch die vorgeschlagenen Maßnahmen reduzieren ließ, ist den Akten nicht zu entnehmen. Der Ordinarius für Anatomie, Becher, verlegte jedenfalls seine Vorlesungen in das Auditorium maximum und die histologischen Kurse mußten mit je zwei Studenten an einem Mikroskop abgehalten werden.[31] Bechers Kollege, der Gynäkologe Bach, meldete seinem Nachfolger im RMWEV Anfang 1941, daß „bei einer Zahl von 850 Vorklinikern in den letzten drei Trimestern sich keinerlei Schwierigkeiten ergeben haben, da Becher es immer verstanden hat, die Vorlesungen so einzurichten, daß jeder zu seinem Recht kam".[32] Nach Aussage einer früheren technischen Assistentin des Anatomischen Instituts wurden die Präparierkurse mehrmals täglich durchgeführt, und sämtliche verfügbaren Institutsmitglieder waren dafür abgestellt.[33] Die Teilnehmerzahlen an den Präparierkursen waren im Herbsttrimester 1939 sowie im ersten und dritten Trimester 1940 extrem hoch, aber auch in den Sommersemestern mußten – was in Friedenszeiten nicht üblich gewesen war – für die Nachzügler Kurse abgehalten werden.[34]

Voraussetzung für die Durchführung der Präparierübungen war die Beschaffung einer ausreichenden Anzahl von Leichen. Den erhalten gebliebenen Leichenbüchern des Anatomischen Instituts ist zu entnehmen, daß in den dreißiger Jahren gleichblei-

30 StAM 307c, Acc.1969/33, Nr.559. Studentenführer Brobmann an Dekan, 31.10.1939.

31 Zwischenarchiv im Lichtbildarchiv der Philipps-Universität Marburg. Akten des Anatomischen Instituts über technisches Personal. Becher an Müller, ehemalige technische Assistentin, 17.5.1940.

32 BA Berlin R 4901, Nr.808. Bach an Oberregierungsrat Scheer, 12.1.1941, Bl.114.

33 Interview mit der technischen Assistentin im Anatomischen Institut, Frau K.

34 Vgl. die Teilnehmerzahlen in den Chroniken der Philipps-Universität Marburg 1939-1945 sowie Grundmann; Aumüller 1996, S. 328. Herbsttrimester 1939: 769 Teilnehmer; 1.Trimester 1940: 619 Teilnehmer; 3.Trimester 1940: 608 Teilnehmer.

bend zwischen 50 und 70 Leichen in der Marburger Anatomie abgeliefert wurden. Etwa ein Viertel stammte aus den umliegenden Psychiatrischen Anstalten (Haina, Marburg, Merxhausen u.a.), die übrigen wurden von Strafanstalten (meist Kassel), Krankenhäusern und Altersheimen überstellt.[35] Mit Kriegsbeginn stieg die Zahl der Leichen auf fast 100 (1940), wobei bei einigen – meist russischen oder polnischen Strafgefangenen – im Leichenbuch extra vermerkt wurde, daß sie hingerichtet worden waren.[36] Durch eine Vereinbarung mit dem Oberkommando der Wehmacht waren die zum Tode Verurteilten nach ihrem Ableben dem Anatomischen Institut der nächstgelegenen Universität zu Lehr- und Forschungszwecken zur Verfügung zu stellen, sofern eine Freigabe des Leichnams an die Angehörigen nicht in Betracht kam.[37] Nach unseren Recherchen wurden die nach Marburg abgegebenen Leichen ausschließlich für die Lehre und nicht für Forschungsvorhaben genutzt.[38]

Auffällig viele Leichen kamen Anfang des Krieges aus dem Arbeitslager Breitenau südlich von Kassel, das 1933/34 kurzzeitig als Konzentrationslager gedient hatte[39] und in dem bis Ende der dreißiger Jahre Nichtseßhafte und Fürsorgefälle und dann kriegsgefangene Zwangsarbeiter untergebracht waren.[40] Auch die Zahl der Verstorbenen aus dem Psychiatrischen Krankenhaus Haina stieg sprunghaft an (1940). Es ist zu vermuten, daß dies die Folge einer gezielten Dezimierung der Anstaltsinsassen durch unzureichende Ernährung und Pflege war, um die Zahl der „überflüssigen" Esser möglichst klein zu halten. Allerdings war gerade zu diesem Zeitpunkt der Leichenbedarf der Marburger Anatomie durch die Überbelegung in den Präparierkursen besonders hoch. Es ist nicht mehr zu klären, ob Angebot und Nachfrage hier eine Rolle spielten, d.h. Leichen von diesen Einrichtungen gesondert angefordert wurden.

Van den Bussche berichtet von einigen Anatomischen Instituten (Jena, Innsbruck), die in den Kriegsjahren wegen unzureichender Aufbewahrungsmöglichkeiten die weitere Annahme der steigenden Zahl von Leichen verweigern mußten.[41] In Marburg dagegen wurden in den späteren Kriegsjahren auffällig wenige Leichen im Leichenbuch verzeichnet: 1943 waren es 14, obwohl im WiSe 1943/44 über 400 Studenten den Präparierkurs absolvierten und eine sehr viel größere Anzahl gebraucht wurde, und 1944 waren es nur noch vier Verstorbene. Es kann hier nur spekuliert werden, ob es dem buchführenden Institutsdiener vielleicht verboten worden war, die Herkunft der angelieferten Leichen für die Nachwelt festzuhalten. Für diese The-

35 Zwischenarchiv im Lichtbildarchiv der Philipps-Universität Marburg, Leichenbücher des Anatomischen Instituts 1930-1945.

36 Eine ähnliche Tendenz war in der Göttinger Anatomie zu beobachten. Vgl. Beushausen; Dahms; Koch; Massing; Obermann 1998, S. 233.

37 StAM 180 Marburg, Nr.3636. Vereinbarung des Oberkommandos der Wehrmacht mit dem Reichsführer SS, 7.8.1940.

38 Vgl. Grundmann; Aumüller 1996, S. 329.

39 Krause-Vilmar; Rügheimer; Wicke 1983.

40 Projektgruppe Breitenau, Gesamthochschule Kassel 1982. Ayaß 1992, S. 262-327.

41 Van den Bussche 1989a, S. 157.

se sprechen unsere Nachforschungen über den Verbleib von Leichen aus dem Zwangsarbeiter- und Kriegsgefangenenlager Stadtallendorf, die zusammen mit Mitarbeitern des dortigen Dokumentations- und Informationszentrums durchgeführt wurden. Bis auf zwei Ausnahmen sind die Namen der Verstorbenen, die nachweislich in die Marburger Anatomie gebracht wurden, in den Leichenbüchern nicht zu finden.[42] Ebenso wurde mit mindestens zehn Leichen aus dem Kriegsgefangenenlager Ziegenhain verfahren, über die es in der Marburger Anatomie ebenfalls keine Dokumente gibt.[43]

1.2 Veränderte Zusammensetzung der Studentenschaft

Wer durfte im Zweiten Weltkrieg studieren, während die Altersgenossen „im Felde standen"? Wirft man einen Blick auf die schon im Kapitel III.6 vorgestellten Studentenstatistiken, so fällt zunächst auf, daß die Studentenzahlen an den deutschen Universitäten im Herbsttrimester 1939 mit knapp 29 000 Studierenden ihren tiefsten Stand seit 1895 (!)[44] erreicht hatten und sich in den Kriegsjahren nur bis auf Vorkriegsniveau erholten. Das erklärt sich durch den großen Teil der männlichen Studenten, der zur Wehrmacht eingezogen worden war.

Gegenläufig war der Trend jedoch bei den Medizinstudenten, bei denen – wie beschrieben – die besonderen Maßnahmen zur Sicherung des Medizinernachwuchses für die Front zum Tragen kamen. Was sich bereits im SoSe 1939 angekündigt hatte, verstärkte sich in den ersten Kriegstrimestern: die Medizinstudentenzahlen schnellten in die Höhe, um sich bis Kriegsende zu verdoppeln.[45] Während sich durch die reichsweite Wiedereröffnung der Medizinischen Fakultäten im ersten Trimester

---

42 Magistrat der Stadt Stadtallendorf 1989, S. 256-257, S. 289, S. 292. StAM 180 Marburg, Nr.4946. Listen von verstorbenen Zwangsarbeitern, Bl.7. Die Mitarbeiter des seit 1994 bestehenden Dokumentations- und Informationszentrums (DIZ) befassen sich mit der Erforschung der Geschichte des Zwangsarbeitereinsatzes in den beiden Sprengstoffwerken Dynamit Nobel AG (DAG) und Westfälisch Anhaltische Sprengstoff AG (WASAG), in denen bis Kriegsende etwa 17 000 ausländische Arbeitskräfte eingesetzt wurden, u.a. 6500 Kriegsgefangene, 600 Strafgefangene und 1000 KZ-Häftlinge. 162 Menschen starben durch Hunger, Entkräftung und die gesundheitsschädlichen Arbeitsbedingungen. Nach unseren Recherchen wurden 1942-1944 mindestens zehn Leichen der Marburger Anatomie zur Verfügung gestellt, die in den Leichenbüchern nicht aufgeführt sind. Für die Auskünfte danken wir Herrn Wolfgang Form und Herrn Fritz Brinkmann-Frisch.

43 StAM 274 Marburg, Acc. 1984/94, Nr.11. Todeslisten von russischen Kriegsgefangenen des Stalag IX A Ziegenhain. Die Leichen wurden zwischen November 1944 und Januar 1945 der Marburger Anatomie übergeben. Im Lager Ziegenhain bei Schwalmstadt befanden sich 1944 etwa 50 000 Kriegsgefangene aus Frankreich, Holland, Großbritannien, Polen und der Sowjetunion, außerdem gab es ein Lager für ausländische Zwangsarbeiter und ein Zuchthaus für politische Strafgefangene. Die zahlreichen Toten des Lagers wurden im Regelfall auf dem Lagerfriedhof beerdigt. Vgl. Puvogel 1987, S. 366-368.

44 Vgl. Titze 1987, S. 29.

45 Der Anteil der deutschen Medizinstudenten an den Studierenden aller Fakultäten stieg in den Kriegsjahren bis auf 61%. Vgl. Grüttner 1995, S. 490, Tab.19.

1940 die Medizinerzahlen sprunghaft um 8000 Studenten erhöhten, wurde diese Entwicklung in Marburg durch die vorzeitige Öffnung im Herbsttrimester 1939 bereits vorweggenommen. Nachdem im SoSe 1939 nur 636 Medizinstudenten in Marburg immatrikuliert gewesen waren, sahen sich die Hochschullehrer bereits ein Semester später 1433 Studenten gegenüber. Der immense Zuwachs wurde, wie schon erwähnt, durch männliche Medizinstudenten im ersten Semester ausgelöst.

Mit dieser „Medizinerschwemme" hatte man im RMWEV nicht gerechnet. Nachdem Anfang 1940 der Arbeitsdienst für alle Abiturienten wieder eingeführt worden war[46] und damit die Erstsemesterzahlen gesenkt werden konnten, versuchte man, der Überfüllung und der chaotischen Zustände an den Medizinischen Fakultäten durch Begrenzung der Zulassung zum Studium Herr zu werden. Vom RMWEV wurde verfügt, daß die Einschreibquoten für das erste Trimester 1940 nicht mehr als 30% über der Zahl der im Winterhalbjahr 1938/39 immatrikulierten Studenten liegen durften.[47] Der Marburger Rektor teilte dem zuständigen Referenten mit, daß die vorgegebene Zahl zwar um 45 Studenten überschritten sei, sich durch Einberufungen auch noch täglich ändere, die ordnungsgemäße Durchführung des Unterrichts aber trotzdem gewährleistet bleibe.[48] Mit den von ihm gemeldeten 777 im ersten Trimester 1940 eingeschriebenen Medizinern war die zulässige Zahl in der Tat nur geringfügig höher als Anfang 1939, nicht mitgerechnet hatte der Rektor jedoch 507 „Wehrmachtsmediziner", die zum Studium nach Marburg abkommandiert worden waren und über die noch zu sprechen sein wird. Die Studentenzahl war also in Wirklichkeit mehr als doppelt so hoch wie im WiSe 1938/39.

Die Lage an der Marburger Fakultät entspannte sich mit der Wiedereröffnung der anderen Medizinischen Fakultäten Anfang Januar 1940,[49] und auch die Zahl der Erstsemester normalisierte sich in den nächsten Semestern auf 100-150. Die Medizinstudentenzahlen fielen bis zum WiSe 1941/42 wieder fast bis auf Vorkriegsniveau, wobei aus der Statistik die ständige Fluktuation von einberufenen und zum Studium beurlaubten Soldaten nicht zu ersehen ist. Ab SoSe 1942 war erneut ein stetiger Anstieg der Studentenzahlen zu beobachten, diesmal ausgelöst durch die vermehrte Immatrikulation von Frauen an der Fakultät. Während die Zahl der männlichen Kommilitonen nach dem starken Anstieg zu Kriegsbeginn in den Kriegsjahren abfiel und erst 1944 durch Überstellung von Studenten der umliegenden, inzwischen geschlossenen Universitäten (Köln, Bonn) wieder zunahm, hatte sich der Frauenanteil seit Beginn des Krieges stetig erhöht und erreichte im SoSe 1944 mit 52% seinen Höchststand. Bereits im WiSe 1942/43 hatte in Marburg das Frauenstudium gegenüber Herbst 1939 um 439% zugenommen, wie einer Berliner Statistik über die Ent-

46 StAM 310, Acc. 1975/42, Nr.664. Erlasse RMWEV K I 8600, 10.1.1940 und K Ib 8600, 8.2.1940.

47 BA Berlin R 4901 (alt R 21), Nr.439. Erlaß RMWEV WA 398 g,WJ, 30.12.1939.

48 Ebd. Rektor an RMWEV, 12.2.1940. Nach einem Vermerk des Referenten im RMWEV, Huber, hatten fast alle geöffneten Fakultäten die festgesetzten Kontingentzahlen überschritten. Vgl. ebd. Vermerk Huber, 2.4.1940.

49 Vgl. hierzu und zum folgenden die Graphiken V und VI in Kap. III.6.

wicklung des Medizinstudiums zu entnehmen ist. In Frankfurt waren es 319%, in Gießen jedoch, wo in den Vorkriegsjahren kaum Frauen Medizin studiert hatten, sogar 1040%.[50] Die starke Frequentierung der Medizinischen Fakultäten durch weibliche Studierende war also auch an den anderen Universitäten zu beobachten, lag in Marburg jedoch höher als der Reichsdurchschnitt von 36% Medizinstudentinnen im SoSe 1943.[51]

Obwohl man sich im RMWEV darüber im klaren sein mußte, daß das Medizinstudium von Frauen wegen des durch die Kriegssituation erhöhten Bedarfs an Ärzten unverzichtbar war, äußerte der Hochschulreferent und spätere Marburger Gynäkologie-Ordinarius Bach noch nach Kriegsbeginn seine Bedenken gegen die große Zahl der Medizinstudentinnen. Er hielt ihre medizinische Verwendbarkeit für beschränkt, da sie seiner Meinung nach nur zur praktischen Ärztin oder Kinderärztin taugten, für eine Landarzttätigkeit nicht in Frage kämen und nur ein geringer Prozentsatz Führungseigenschaften mitbrächte. Er wollte unbedingt an einer 10%-Quote für weibliche Medizinstudenten festhalten, konnte sich mit dieser Ansicht jedoch nicht durchsetzen, da einige seiner Kollegen im Ministerium die Verwendungsmöglichkeiten für Ärztinnen im Kriege durchaus positiv beurteilten.[52] Auch in den Berichten des Sicherheitsdienstes über die Lage an den Hochschulen wurde festgestellt, daß die hohe Zahl der weiblichen Studierenden „vereinzelt als ungesund" empfunden wurde.[53] Im Herbst 1943 macht man sich beim SD ernsthaft Gedanken darüber, ob im Hinblick auf die Tatsache, daß es inzwischen an vielen Hochschulen mehr Studentinnen als Studenten gab, der Universitätsbetrieb unverändert weitergeführt werden könne oder ob neue Formen der Wissensvermittlung gefunden werden müßten, die „die Mentalität und das Wesen der Frau in der Erfassung und Bearbeitung geistiger Dinge" berücksichtigten. Man war sich aber prinzipiell darüber einig, daß das Frauenstudium an den Universitäten zur Deckung des Nachwuchsbedarfs notwendig sei.[54]

An der Marburger Fakultät stand man den Studentinnen nicht ablehnend gegenüber, einzelne Vorbehalte wurden jedoch immer wieder laut. Der Anatom Benninghoff beispielsweise, dem nachgesagt wurde, daß er Medizinstudentinnen in den Präparierkursen nicht leiden konnte,[55] hielt die Studentinnenzahlen 1944 für zu hoch und schlug deshalb vor, wieder eine Quote für Erstsemester wie 1934 einzuführen, „falls eine Eindämmung des Frauenstudiums überhaupt als erwünscht erscheint".[56]

50 StAM 307c, Acc. 1969/33, Nr.559. Entwicklung des Studiums der Medizin während des Krieges, 13.4.1943.

51 Vgl. die Graphik VIb in Kap. III.6. Zum Frauenstudium im Krieg vgl. Giles 1984, S. 333; Giles 1985, S. 278-282; Jarausch 1984, S. 202-204; Krönig; Müller 1990, S. 45-50.

52 BA Berlin R 4901 (alt R 21), Nr.484. Bach an Huber, 18.11.1939. Huber an Bach, 20.11.1939.

53 Boberach 1984, Bd.7, S. 2509.

54 Ebd., Bd.15, S. 5781-5784.

55 Interview mit dem Zeitzeugen Dr. E. E. war 1943/44 Student an der Medizinischen Fakultät Marburg.

56 StAM 305a, Acc. 1979/59, Nr.2. Benninghoff an Rektor, 14.1.1944.

Im SoSe 1944 wurden im Marburger Senat Zulassungsbeschränkungen für Medizinstudentinnen diskutiert, und es wurde angeregt, einen Teil der studierenden Frauen in den klinischen Semestern für ein Semester zu beurlauben, um die Fakultät zu entlasten.[57] Andererseits war man in Marburg stolz darauf, als erste Universitätsstadt ein Heim für studierende Kriegerwitwen eingerichtet zu haben, in dem zehn Frauen mit ihren Kindern während ihres Studiums wohnen konnten. Das Studentenwerk hatte dafür ein Haus in der Calvinstraße 4 zur Verfügung gestellt und sorgte auch für die Betreuung der Kinder während der Abwesenheit der studierenden Mütter.[58]

Neben den Studentinnen gab es verschiedene Gruppen von männlichen Medizinstudenten an der Marburger Fakultät. Außer den Wehruntauglichen, die nicht der Wehrmacht angehörten, studierten zwei Gruppen von Wehrmachtsstudenten: Die erste Gruppe waren die „zum Studium beurlaubte Soldaten", die wiederum unterschieden wurden in die für ein oder zwei Prüfungssemester an die Hochschule Zurückkehrenden und die wachsende Zahl von Versehrten in den späteren Kriegsjahren, sofern sie nicht als nicht mehr kriegsverwendungsfähig völlig aus dem Wehrdienst ausgeschieden waren. Daneben gab es „zum nebendienstlichen Studium abkommandierte Soldaten", die der Wehrmacht unterstanden und in Studentenkompanien zusammengefaßt waren.

Die zum Studium beurlaubten Soldatenstudenten waren im allgemeinen nur für ein oder höchstens zwei Semester an der Universität immatrikuliert und mußten sich nach ihrer Prüfung sofort an die Front zurückmelden, da ausgebildete Mediziner dort dringend gebraucht wurden.[59] Im ersten Kriegsjahr wurden laut einer Verfügung des Oberkommandos des Heeres alle Medizinstudenten vom Kriegsdienst beurlaubt, die die ärztliche Vorprüfung bereits bestanden hatten und nur noch maximal zwei Semester bis zum Examen brauchten. Wenn sie schon eineinhalb Jahre aktiven Wehrdienst abgeleistet hatten – Sanitätsoffiziersanwärter brauchten bloß neun Monate vorzuweisen – konnten sie sich auch ohne Vorprüfung für den Studienurlaub melden.[60] Ende 1940 teilte der Rektor dem RMWEV mit, daß im dritten Trimester 1940 insgesamt 164 Personen zum Studium an die Marburger Universität beurlaubt worden waren, davon 43 Medizinstudenten, die ihr Physikum nachholen wollten.[61] Im Winter 1941, als abzusehen war, daß der Krieg noch einige Zeit dauern würde, wurden die Bestimmungen für die Beurlaubung verschärft: Studenten aller Fakultäten mußten nun mindestens drei Jahre Wehrdienst nachweisen; bei den Medizinern reichten eineinhalb Jahre, wenn sie von ihrem Truppenteil abkömmlich waren.[62] Die

57 Ebd. Protokoll der Senatssitzung, 9.6.1944.

58 OZ 14.11.1943, S. 3, Heim für studierende Kriegerwitwen.

59 Vgl. allgemein zu den Studienurlaubern an den Hochschulen Grüttner 1995, S. 364-366.

60 StAM 305a, Acc. 1975/79, Nr.925. Verfügung des OKH, 18.9.1940, Bl.27.

61 StAM 310, Acc. 1983/15, Nr.4371, Bd.1. Rektor an RMWEV, 12.11.1940. BA Berlin R 4901, Nr.898. Rektor an RMWEV, 12.11.1940, Bl.195.

62 BA Berlin R 4901, Nr.899. Beurlaubung von Studenten durch das OKH, August 1941, Bl.236-243. BA Berlin R 4901, Nr.900. Oberkommando der Kriegsmarine an RMWEV,

Studienurlauber waren am Studienort nicht sich selbst überlassen, sie wurden von einem Offizier des Standorts betreut, der sie einmal wöchentlich außerhalb der Vorlesungszeiten zusammenrief und in Zusammenarbeit mit der Hochschule auch den regelmäßigen Besuch der Vorlesungen kontrollierte. Urlauber, die ihren Studienverpflichtungen nicht nachkamen, wurden unverzüglich zur Truppe in Marsch gesetzt.[63] Der Rektor beauftragte den Anatomen Benninghoff mit der Betreuung der nach Marburg beurlaubten Medizinstudenten,[64] und mit einer Kundgebung ehrte die Marburger Studentenschaft die Soldaten von der Ostfront, denen es „nach langer Zeit vergönnt" war, ein Semester zu studieren. Man beschwor das „enge Band der Kameradschaft": was sich in Friedenszeiten bewährt habe, bewähre sich nun an der Front![65]

Es bereitete einige Schwierigkeiten, die Fronturlauber, die sich ja nur kurzfristig an der Medizinischen Fakultät aufhielten, in den Studienbetrieb zu integrieren. Alle Vorlesungen, die sonst entweder im Sommer- oder im Wintersemester gelesen worden waren, mußten nun in jedem Semester durchgeführt werden, damit die Wehrmachtsurlauber keine Nachteile erlitten. Der Dekan konnte dem Rektor mitteilen, daß der Studienbetrieb in vollem Umfang aufrecht erhalten werde, und da das „Patientenmaterial" durch die Überbelegung der Kliniken größer sei als sonst, ließe sich der praktische Unterricht hervorragend gestalten. Mängel und Kenntnislücken seien vor allem bei denjenigen Studenten feststellbar, die das Studium mehrmals für längere Zeit unterbrechen mußten.[66] In einer Umfrage des RMWEV bestätigte der Marburger Rektor, Mayer, den Eindruck des Dekans der Medizinischen Fakultät. Er hob den großen Eifer, den „erklärlichen Hunger nach geistiger Anregung" und die Reife der Fronturlauber hervor, die sich auch positiv auf die übrige Studentenschaft ausgewirkt habe. Ein großes Manko sei jedoch das verspätete Eintreffen vieler Urlauber erst nach Semesterbeginn. Mayer schlug vor, die Studenten schon vierzehn Tage vor Semesterbeginn in die Heimat zu entlassen, damit auch die Unterbringungsfrage durch Einquartierung besser zu regeln sei.[67] Er reagierte damit auf eine Beschwerde der Wehrmachtskommandantur beim RMWEV, die die mangelnde Rücksicht der Dozenten auf später eintreffende Studienurlauber, überfüllte Vorlesungen und vergriffene Vorlesungsverzeichnisse und Lehrbücher beklagt hatte,[68] und schob die Verantwortung der fehlenden Koordination den Wehrmachtsstellen zu.

Angesichts der militärischen Lage konnten ab Ende 1942 nur noch wenige Studenten mit einer Beurlaubung zum Studium rechnen. Während der Studienurlaub für

21.10.1941, Bl.64-70. Reichsweit wurden im WiSe 1941/42 über 15 000 Studenten zum Studium beurlaubt, die meisten aus den Ingenieurwissenschaften. Die Mediziner machten mit 857 nur einen geringen Teil aus, da sie größtenteils in den Studentenkompanien zusammengefaßt waren. Vgl. ebd., OKH an RMWEV, 11.2.1942, Bl.196-197.

63 StAM 307c, Acc. 1969/33, Nr.559. Verfügung des OKH, 9.4.1942.

64 Ebd. Rektor an RMWEV, 10.12.1941, Bl.252.

65 OZ 16.1.1942, S. 3, Kundgebung der Marburger Studentenschaft.

66 StAM 307c, Acc. 1969/33, Nr.559. Dekan an Rektor, 5.3.1942.

67 BA Berlin R 4901, Nr.901. Rektor an RMWEV, 8.4.1942, Bl.438-441.

68 StAM 307c, Acc. 1969/33, Nr.559. Erlaß RMWEV WJ 2769, 18.9.1942.

das gesamte Ostheer gesperrt war, gab es in der Luftwaffe nach wie vor Sonderregelungen für Medizinstudenten und Studenten der technischen Berufe.[69] Die Zahl der beurlaubten Studenten der Medizin in Marburg wurde erst ab SoSe 1942 statistisch erfaßt, sie schwankte zwischen 25 (im Sommersemester) und 45 Studenten (im Wintersemester).[70] Es ist nicht klar ersichtlich, ob die niedrigen Zahlen aufgrund der Urlaubssperre zustande kamen und ob vorher höhere Quoten für Studienurlauber an der Tagesordnung gewesen waren.

Ab 1942 vergrößerte sich die Zahl der kriegsversehrten Studenten an der Universität, die zum Studium beurlaubt wurden, wenn ihre Verwundung nicht zur Entlassung aus der Wehrmacht ausreichte. Ihnen wurden Vergünstigungen für die Zulassung zum Hochschulstudium gewährt, versehrte Abiturienten konnten nach Sonderlehrgängen eine Reifeprüfung für Kriegsteilnehmer ablegen und bekamen Gebührenerlasse bei der Immatrikulation und laufende Unterhaltszuschüsse.[71] Die ärztliche Betreuung war in Marburg in den verschiedenen Reservelazaretten gewährleistet, und auch Lazarettinsassen bekamen, soweit es der Gesundheitszustand erlaubte, in den letzten beiden Kriegsjahren die Möglichkeit zum Studium.[72] Marburg scheint 1944/45 bevorzugte Auffangstation für kriegsversehrte Studenten gewesen zu sein, wie aus Berichten des Rektors, des Kurators und des Oberbürgermeisters hervorgeht.[73] Dabei handelte es sich häufig um Kriegsblinde, denen jedoch das Medizinstudium wegen der zumeist praktischen Tätigkeit nur im Ausnahmefall gestattet wurde.[74] Außerdem war ein Sonderlazarett für hirnverletzte Soldaten als spezielle Einrichtung der Wehrmacht im Jägerheim am Ortenberg geschaffen worden, das von dem Psychiater Kretschmer betreut wurde.[75] Über die genaue Zahl der in Marburg studierenden Versehrten können keine Angaben gemacht werden.

Vom RMWEV wurden Kurse in der vorlesungsfreien Zeit zwischen Sommer- und Wintersemester vorgeschlagen, um die kriegsversehrten Studenten besser auf den Einstieg in den Studienbetrieb vorzubereiten und eventuelle Lücken auszugleichen.[76] Bei einer internen Umfrage unter den Hochschullehrern der Medizinischen Fakultät stellte sich jedoch heraus, daß nur einige zu dieser Mehrbelastung bereit waren, die meisten hielten das Marburger Lehrangebot für Kriegsteilnehmer für ausreichend. Da es allen Kriegsteilnehmern möglich war, in den Semesterferien an den

69 BA Berlin R 4901, Nr.901. Erlaß RMWEV WJ 3650, 14.12.1942, Bl.70.

70 StAM 305a, Acc. 1975/79, Nr.926. Frequenzmeldungen der Universität Marburg.

71 OZ 20.10.42, S. 3, Das Studium der Kriegsteilnehmer. StAM 310, Acc. 1983/15, Nr.4371, Bd.1. Merkblatt für Kriegsteilnehmer 1941.

72 Ebd. Erlaß RMWEV WJ 2336, 21.10.1943.

73 StAM 310, Acc. 1975/42, Nr.660. Rektor an RMWEV, 24.10.1944. StAM 305a, Acc. 1975/79, Nr.2. Kurator an RMWEV, 2.2.1943, Bl.14. StAM 307c, Acc. 1969/33, Nr.559. Oberbürgermeister an Rektor, 17.3.1944.

74 OZ 21.10.1943, S. 4, Die Blindenstudienanstalt im Kriege. Im WiSe 1943/44 bereiteten sich zwei kriegserblindete Ärzte durch Sonderstudium auf ihren Beruf vor.

75 StAM 307c, Acc. 1969/33, Nr.617. Dekan an Rektor, 24.10.1944.

76 StAM 307c, Acc. 1969/33, Nr.673. Erlaß RMWEV W J 1092, 17.7.1943.

Kliniken zu hospitieren, sah man keinen Bedarf für zusätzliche Kurse. Man informierte das Ministerium, daß sich kein Teilnehmer für die Kurse gemeldet habe.[77]

Einen weitaus größeren Anteil an der männlichen Marburger Medizinstudentenschaft als die beurlaubten Wehrmachtssoldaten hatten die zum nebendienstlichen Studium abkommandierten Soldaten. Laut Jarausch waren sie „ein seltsames Zwitterding, halb Soldat und halb Student".[78] Die Luftwaffe hatte bereits im März 1940 Medizinstudenten, die ein halbes Jahr Arbeitsdienst und ein Jahr Militärdienst nachweisen konnten, für das Medizinstudium freigestellt. Für den Luftgau XII kam die Universität Marburg als nächstgelegene Hochschule zur Abkommandierung in Betracht.[79] An jeder Universität sollten nicht mehr als 200 Soldatenstudenten zugelassen werden, die in den Luftwaffenkasernen unterzubringen waren. Die dienstältesten Soldaten als Hörsaalälteste und Vorgesetzte waren verantwortlich für Disziplin und regelmäßigen Besuch des Kollegs. Außer den Vorlesungen wurden Schießübungen und Exerzierdienst zur Pflicht gemacht, der militärische Dienst als „vaterländische Pflicht" sollte also neben dem Studium nicht zu kurz kommen. Im SoSe 1941 zog die Heeresleitung mit einer entsprechenden Verordnung nach, und die verschiedenen Wehrmachtsteile bildeten ihre eigenen Studentenkompanien, denen fast ausschließlich Medizinstudenten angehörten.[80] In Marburg existierten vier derartige Kompanien,[81] deren Angehörige das Bild der Universitätsstadt bestimmten, da sie in Uniform die Vorlesungen besuchten. Im Zeitraum SoSe 1942 bis SoSe 1944 waren laut Statistik etwa drei Viertel aller männlichen Medizinstudenten in Marburg zum Studium abkommandiert, im SoSe 1944 waren es sogar 80%.[82] Die privilegierte Stellung dieser Studenten wurde noch dadurch unterstützt, daß sie Wehrsold bekamen, der bei geringen Ansprüchen zum Leben ausreichte.[83]

Die Führer der Studentenkompanien bemühten sich um gute Zusammenarbeit mit der Fakultät. Sie überwachten den regelmäßigen Besuch der Pflichtvorlesungen und baten das Dekanat um die Beleglisten zum Vergleich des Vorlesungsbesuchs. Da das Verhalten der Wehrmachtsstudenten jedoch nicht immer den Vorschriften entsprach – sie fielen z.B. durch mangelhaftes Grüßen auf -, setzte der Standortälteste kurzer-

77 Ebd. Versé an Ministerium in Vertretung des Dekans, o.D. (Juli 1943).

78 Jarausch 1984, S. 204. Vgl. zu den Studentenkompanien auch Krönig; Müller 1990, S. 25.

79 StAM 307c, Acc. 1969/33, Nr.548. RMdI für Luftfahrt, Hippke, zum Erlaß RMWEV WJ 2660, RV/40, 4.3.1940.

80 Vereinzelt auch Pharmazeuten, Veterinärmediziner und Studenten der Ingenieurwissenschaften. Zur Einrichtung der Studentenkompanien allgemein vgl. Grüttner 1995, S. 362-364. Über die Studentenkompanien an den Universitäten Freiburg, Münster, Tübingen und Frankfurt vgl. Seidler 1991, S. 374; Vieten 1982, S. 251; Adam 1977, S. 195; HHStAW 483, Nr.11282. Semesterzwischenbericht des SD Frankfurt am Main, 10.1.1944.

81 Chronik der Philipps-Universität Marburg 1941-1947, S. 2.

82 StAM 305a, Acc. 1975/79, Nr.926. Frequenzmeldungen der Universität Marburg. In Hamburg waren im SoSe 1944 85% der männlichen Studenten Wehrmachtsangehörige, in Gießen im WiSe 1943/44 91,5%. Vgl. van den Bussche 1989a, S. 155 und Chroust 1994, S. 245.

83 Interview mit dem Zeitzeugen Dr. E.

hand für eine Woche von 14-15 Uhr Strafexerzieren an, ohne sich groß um die zum selben Zeitpunkt stattfindenden Vorlesungen zu kümmern.[84] Diese Kollision von studentischen und militärischen Belangen scheint jedoch ein Einzelfall geblieben zu sein, denn Dekan Kretschmer äußerte sich 1943 positiv über die praktische Bewährung der militärischen Studentenabteilungen. Die Haltung der Soldatenstudenten sei nicht zu beanstanden, und Unterrichts- und Examenstermine ließen sich mit den militärischen Übungen gut vereinbaren. Eine schärfere Kontrolle des Unterrichtsbesuchs hielt er nicht für erforderlich, sie würde auch gegen die Selbstverantwortung der künftigen Ärzte sprechen. Bei den Examensanforderungen werde auf die kriegsbedingten Schwierigkeiten der Vorbereitung Rücksicht genommen, weshalb auch eine Verteilung der Studenten auf Stadtwohnungen der Kasernierung vorzuziehen sei, in denen die Studenten sich besser auf das Lernen konzentrieren könnten. Es gebe bisher keinen erkennbaren Leistungsabfall in der Medizinstudentenschaft, sogar vermehrte Meldungen zu schwierigen Doktorarbeiten und Forschungsaufgaben seien zu verzeichnen.[85]

Entgegen den Äußerungen Kretschmers und der Dekane anderer Hochschulen, die sich im großen und ganzen für die Beibehaltung des Soldatenstudententums aussprachen,[86] zeigte sich der Rektor der Marburger Universität, der Jurist Reinhardt, weniger einverstanden mit den Studentenkompanien. Er gab besonders zu bedenken, daß die Kopplung von militärischen und universitären Interessen von der disziplinarrechtlichen Seite schwierig zu handhaben sei, da beide Instanzen gleichermaßen für diese Studierenden zuständig seien.[87] Auch die Reichsstudentenführung wollte die Beurlaubung der Studenten lieber einheitlich nur durch Urlaubssemester regeln, ohne die Medizinstudenten zu bevorzugen. Man kritisierte die fehlende politische Betreuung und Führung in den Studentenkompanien, da die Studierenden sich nur noch als Soldaten sahen und politisch desinteressiert waren. Die Studenten sollten wieder nur dem Rektor und natürlich dem Studentenführer unterstellt werden, dessen Einfluß in den Kriegsjahren mehr und mehr geschwunden war.[88] Trotz aller Bedenken und Kritik, die auch vom SD kam, der das Auftreten und die Haltung der in den Medizinerkompanien zusammengefaßten Studenten bemängelte,[89] blieben die Kompanien bis zum Kriegsende bestehen und bildeten dann oft die letzte Reserve, die den Wehrkreiskommandos als kämpfende Truppe zur Verfügung stand.[90]

---

84 StAM 307c, Acc. 1969/33, Nr.559. Kompanieführer der Heeresstudentenkompanie an Dekan, 18.12.1941.

85 Ebd. Dekan an Abteilungskommandeur der Studentenabteilung Marburg, 28.8.1943.

86 BA Berlin R 4901, Nr.808, Bd.VIII. Dekan Medizinische Fakultät Freiburg an RMWEV, 5.9.1943, Bl.356, und Äußerungen aus anderen Fakultäten ebd.

87 Ebd. Handschriftliche Notiz Reinhardts zu den Studentenkompanien, Bl.351.

88 Ebd. Anhang zur Stellungnahme des Reichsstudentenführers betr. Studentenkompanien und Schülerkompanien (med.), o.D. (etwa August 1943), Bl.399-412.

89 Boberach 1985, Bd.10, S. 3794.

90 Vgl. den Bericht über das Leben in einer Studentenkompanie in Hamburg bei von Dithfurth 1989, S. 142-203.

Beide Gruppen von Wehrmachtsstudenten, die beurlaubten und die abkommandierten zusammengenommen, übertrafen zahlenmäßig die von der Universität „zur Wehrmacht beurlaubten Studenten“, die sich als Soldaten an der Front befanden und in den Universitätsstatistiken gesondert als nicht anwesend geführt wurden. Die Medizinstudenten machten am Anfang des Krieges etwa zwei Drittel der zum Wehrdienst beurlaubten Studenten der gesamten Universität Marburg aus, im weiteren Kriegsverlauf waren es jedoch immer öfter die Studierenden der anderen Fakultäten, die eingezogen wurden.[91] Die Medizinstudenten wurden nun eher durch Abkommandierung zum Studium an der Hochschule gehalten, um erst nach beendeter Ausbildung als Jungarzt zum Einsatz zu kommen. Dementsprechend waren während des gesamten Krieges immer mindestens zwei Drittel der an der Universität tatsächlich anwesenden männlichen Studierenden Mediziner.

Ab Herbst 1941 gab es Bestrebungen der Luftwaffe, Fernunterricht für die Jungakademiker unter den Frontsoldaten zu organisieren; zunächst sollte von den Universitäten Unterrichtsmaterial an Studenten verschiedener Fachrichtungen verschickt werden.[92] Daraufhin meldeten sich 140 eingezogene Soldaten, die von der Marburger Universität betreut werden wollten. Der Anatom Benninghoff, der sich schon um die beurlaubten Medizinstudenten in Marburg kümmerte, wurde auch mit der Fernbetreuung der eingezogenen Mediziner beauftragt. Er teilte dem Rektor mit, daß er im SoSe 1942 88 Jungakademiker der Luftwaffe – 40 Abiturienten und 48, die ihr Studium bereits vor dem Krieg aufgenommen hatten –, mit verschiedenen Schriften und Teilen von Lehrbüchern versorgt habe, und bat die Kollegen, Sonderdrucke aus ihren Privatbibliotheken zur Verfügung zu stellen, um das Angebot zu bereichern.[93] 1800 RM wurden vom RMWEV zunächst für die Beschaffung der Veröffentlichungen zur Verfügung gestellt. Diese erreichten leider nicht immer ihr Ziel, da die Feldpostadressen der Soldaten sich häufig änderten. Jeder Adressat wurde gebeten, die Sendungen der Universität mit anderen Interessenten in der Truppe auszutauschen, um sie optimal auszunutzen. Nachdem Benninghoff schwer erkrankt war,

91 StAM 305a, Acc. 1975/79, Nr.924-926. Frequenzmeldungen der Universität Marburg.
Zum Heer beurlaubte Studenten:
Gesamte Universität Marburg: 2. Trimester 1940: 499; SoSe 1942: 679; SoSe 1944: 579
davon Medizinstudenten: 2. Trimester 1940: 331; SoSe 1942: 325; SoSe 1944: 198
Ab 1941 wurden Statistiken über die gefallenen Studenten der Universität geführt. Vom SoSe 1941 bis Kriegsende waren es insgesamt 155.

92 StAM 305a, Acc. 1975/79, Nr.702. Verfügung des Oberbefehlshabers der Luftwaffe 8426/41, 11.9.1941. Über die Fernbetreuung und Fernimmatrikulation vgl. auch Grüttner 1995, S. 367-369; Giles 1984, S. 334-337, OZ 13.7.1943, S. 3, Studentische Weiterbildung im Wehrdienst.

93 StAM 305a, Acc. 1975/79, Nr.702. Benninghoff an Rektor, 11.5.1942. Bericht Benninghoffs über die Fernbetreuung der Jungakademiker, 18.8.1942. Unter den von Benninghoff verschickten Schriften waren z.B. Klare: Soll ich Medizin studieren?; von Eickstedt: Die rassischen Grundlagen des deutschen Volkes; Schwinge: Soldatischer Gehorsam und Verantwortung; aber auch Sonderdrucke der Medizinischen und Klinischen Wochenschrift und Mitteilungen des Universitätsbundes.

übernahm sein Vertreter Jacobshagen im Herbst 1942 die weitere Betreuung der Fernimmatrikulierten der Medizinischen Fakultät.[94]

Anfang 1943 wurde für sämtliche Wehrmachtsangehörigen, die im Frieden zum Studium berechtigt gewesen wären, die Fernimmatrikulation genehmigt; immatrikulieren konnten sich nun alle Studierwilligen der Truppe, insbesondere Abiturienten, die gleich nach der Reifeprüfung eingezogen worden waren.[95] Die Bereitstellung des Unterrichtsmaterials sollte zentral geregelt werden, man wollte einheitliche Soldatenbriefe zur Berufsförderung unter Mitwirkung der Reichsstudentenführung erstellen, und für jeden Fernstudenten wurden vom RMWEV acht RM veranschlagt, um das Lehrmaterial zu finanzieren. Ein Semester nach Aufnahme des Fernstudiums sollte eine Zwischenprüfung über die Anerkennung des Semesters entscheiden,[96] die Prüfungen kamen jedoch nie zur Durchführung, da man schnell erkannte, daß das Fernstudium ein reguläres Studium keinesfalls ersetzen konnte. Da sehr viele Soldaten von der neuen Regelung Gebrauch machten und sich an der Marburger Hochschule immatrikulieren wollten, wurde der Jurist von Hippel als Studienreferent der Philipps-Universität eingesetzt, an der Medizinischen Fakultät blieb Jacobshagen für die Fernbetreuung zuständig.

Schon im März 1943 meldeten sich 149 Jungakademiker, die im Fernstudium Medizin studieren wollten,[97] und ihre Zahl stieg im Lauf der nächsten zwei Jahre ständig an: 303 Aspiranten für das Medizinstudium im September 1943 (601 an der gesamten Unversität),[98] Ende Oktober 1943 310 (634), Ende Juni 1944 473 (1029), Anfang Dezember 1944 497 (Fern-)Medizinstudenten (1093).[99] Die Massenbetreuung machte besonders dem Vertreter der Medizinischen Fakultät Schwierigkeiten, denn Bücher und Lehrmittel waren immer schwerer zu beschaffen, da das Papier knapp wurde. Von den angekündigten Studienführern und Soldatenbriefen der Reichsstudentenführung waren Mitte 1944 erst wenige erschienen,[100] so daß sich Jacobshagen dazu entschloß, in Zusammenarbeit mit anderen vorklinischen Lehrkräften ein eigenes, abgekürztes Kolleg für die Fernstudenten herauszugeben, das von der Kinderheilkunde bis zur Rassenlehre alle medizinischen Themen umfassen sollte.[101] Er scheint bei den Kollegen allerdings nicht auf allzuviel Unterstützung gestoßen zu

94 Ebd. Meldung Jacobshagen an Rektor, 26.11.1942.

95 StAM 310, Acc. 1983/15, Nr.4371, Bd.2. Erlaß RMWEV W J 3740 (b), 15.1.1943.

96 StAM 305a, Acc. 1975/79, Nr.703. Erlaß RMWEV W J 1831 (b), 23.7.1943.

97 StAM 310, Acc. 1983/15, Nr.4371, Bd.2. Rektor an RMWEV, 17.3.1943. Zur reichsweiten Akzeptanz der Fernimmatrikulation vgl. BA Berlin R 4901 (alt R 21), Nr.10935. Oberregierungsrat Brandt: Die akademische Nachwuchslage und die Zukunftsaussichten des Besuchs der deutschen wissenschaftlichen Hochschulen, 25.2.1944. Brandt gab an, daß 12 100 Fernimmatrikulierte den Studienwunsch Medizin angaben.

98 Ebd. Rektor an RMWEV, 24.9.1943.

99 StAM 305a, Acc. 1975/79, Nr.819. Meldungen der Universität Marburg, 31.10.1943, 30.6.1944, 1.12.1944. Zahlen in Klammern: Fernimmatrikulierte der gesamten Universität Marburg.

100 Darunter der Studienführer der Medizin von Ernst Bach 1943.

101 StAM 305a, Acc. 1975/79, Nr.703. Sitzung der Referenten für die Fernbetreuung, 14.3.1944.

sein, denn es sind uns nur Rundbriefe von Jacobshagen selbst in seiner Eigenschaft als Rassenbiologe überliefert sowie eine kurze Abhandlung seines Chefs Benninghoff über „Das Epithelgewebe und seine Bedeutung".[102] Ende 1944 übersandte Jacobshagen dem RMWEV vier dieser gedruckten Fernbriefe,[103] von denen drei mit rassenkundlicher Themenstellung erhalten geblieben sind:[104] „Ein Kapitel Rassenkunde" befaßt sich mit der Dynamik des körperlichen Wachstums, „Rassenkunde der äußeren Nase" mit der Anatomie der Nase in den verschiedenen Rassen, wie sie von Eickstedt und anderen zeitgenössischen Rassenkundlern definiert worden waren. Der dritte Fernbrief beschäftigt sich mit der „Hautfarbe des Menschen im Lichte der Rassenkunde", in dem Jacobshagen Unterschiede der Hautfarbe mit Unterschieden im Pigmentstoffwechsel zu erklären suchte. Er beschränkte sich in allen Veröffentlichungen auf die Beschreibung der anatomischen und physiologischen Gegebenheiten, ohne eine rassistische Wertung vorzunehmen. Seinen letzten Brief schloß er mit den Worten: „Meine jungen Kameraden! Aus meinen drei bisherigen rassenkundlichen Aufsätzen wird Ihnen klar geworden sein, welch entscheidenden Anteil die Art der Befragung der Natur durch den Forscher für die mögliche Antwort besitzt, und wie beschränkt demgegenüber selbst der Wert höchst genauer Beobachtungen an sich ist. Dann darf ich hoffen, daß diese ihre Erkenntnis dazu beiträgt, daß Sie biologischen Fragen gegenüber sich stets bemühen, das eigene Hirn anzustrengen, und daß Sie sich nicht mit stumpfer Nachrede begnügen. Das ist von entscheidender Bedeutung! Ihr biologisches Weltbild soll ja wachsen! Es soll einmal tragfähige Grundlage werden Ihres Handelns, Ihrer ärztlichen Kunst."[105]

So sehr sich Jacobshagen auch bemühte, seine Leser an der Front zum Nachdenken über wissenschaftliche Fragestellungen anzuregen, so kann man sich heute kaum vorstellen, daß seine Ausführungen mit Interesse gelesen wurden, denn die Soldaten hatten genug andere Sorgen. Wie auch Grüttner feststellte, konnte das Fernstudium nie den normalen Lehrbetrieb ersetzen und erfüllte nur den Zweck, den Kontakt der Studenten mit der Hochschule nicht abreißen zu lassen und ihnen das Gefühl zu geben, daß man sich in der Heimat um sie kümmerte.[106] Darüber war man sich bereits in den Kriegsjahren im klaren, wie aus einem SD-Bericht über die Universität Frankfurt am Main hervorgeht. Dort wurde besonders der psychologische Effekt betont, den die Fernbetreuung auf die Soldaten ausübte.[107]

---

102 HHStAW 520, Ma 33, Spruchkammerakte Jacobshagen. Fernbriefe des Beauftragten für die Fernbetreuung der Medizinstudierenden Professor Dr. Jacobshagen, S. 1-28, Bl.106-108.

103 StAM 305a, Acc. 1975/79, Nr.819. Jacobshagen an RMWEV, 8.12.1944.

104 HHStAW 520, Ma 33, Spruchkammerakte Jacobshagen. Fernbriefe des Beauftragten für die Fernbetreuung der Medizinstudierenden Professor Dr. Jacobshagen, S. 1-28, Bl.106-108. Wir danken außerdem Prof. Dr. Volker Jacobshagen für die Überlassung der Fernbriefe „Ein Kapitel Rassenkunde" und „Rassenkunde der äußeren Nase".

105 HHStAW 520, Ma 33. Fernbrief „Die Hautfarbe des Menschen im Lichte der Rassenkunde", S. 27. Unterstreichungen im Original.

106 Grüttner 1995, S. 369.

107 HHStAW 483, Nr.11282. Bericht des SD-Abschnitts Frankfurt am Main über die Universität Frankfurt im WiSe 1943/44, 10.1.1944, S. 4.

Angesichts des regen Interesses an der Fernimmatrikulation und der Versorgung mit Lehrmitteln wurde im August 1943 auf der Rektorenkonferenz in Salzburg ein Konzept vorgelegt, das die zusätzliche Betreuung der Kriegsteilnehmer durch Wehrmachtskurse zur Berufsförderung vorsah, die hinter der Front für die geistige Beschäftigung der Soldaten sorgen sollten.[108] Die Hochschullehrer wurden aufgefordert, in der vorlesungsfreien Zeit anzureisen und Vorträge zu halten, wobei die Universitäten Göttingen und Marburg der Truppenbetreuung der Wehrmacht in Smolensk zugeordnet wurden.[109] Dort sollte im September 1943 ein dreitägiger Kurs durchgeführt werden, der dann durch die Kriegseinwirkungen mehrmals verschoben werden mußte und für den Marburger Dozenten der Geschichte und der Sprachwissenschaften als Lehrkräfte vorgesehen waren, jedoch keine Hochschullehrer der Medizin.[110] Auch für Kriegsgefangene und zivilinternierte Deutsche im Ausland wurde eine Regelung getroffen: sie konnten sich an einigen Hochschulen des Reichs fernimmatrikulieren, zu denen die Marburger Universität jedoch nicht gehörte.[111]

1.3 Der Einfluß des Krieges auf die Studienmöglichkeiten

Reichserziehungsminister Rust forderte kurz nach Kriegsbeginn alle deutschen Studenten und Studentinnen zur Mitarbeit bei der Reichsverteidigung auf: „Das deutsche Studententum hat in den vergangenen Jahren unter der tatkräftigen Führung des Studentenführers bewiesen, daß es sich mit ganzem Herzen und allen Kräften dem Dienst für sein Volk verschrieben hat. Die Lösung unserer Lebensfragen durch schöpferische Arbeit in Wissenschaft und Kunst ist zur großen Aufgabe des deutschen Studententums geworden. Das Gesetz des Krieges, das heute unsere Volksgemeinschaft beherrscht, hebt diese Aufgabe auf die Ebene des unmittelbaren Einsatzes im geistig-politischen Kampf der Zeit. Aus dieser Erkenntnis heraus hat der Reichsstudentenführer einen besonderen studentischen Einsatz angeordnet, der dazu beiträgt, die wissenschaftlichen Grundlagen für die Auseinandersetzung mit England zu bearbeiten. Alle deutschen Studenten und Studentinnen, die zu diesen Arbeiten herangezogen werden, fordere ich auf, bei der Lösung dieser umfassenden und wichtigen Aufgabe mitzuwirken.“[112]

Die „Studentische Dienstpflicht“, der Kriegseinsatz der Studenten, wurde zunächst von der Reichsstudentenführung überwacht, ab 1941 erfolgte die Dienstver-

---

108 StAM 305a, Acc. 1975/79, Nr.812. Oberregierungsrat Heitzer: Betreuung der Kriegsteilnehmer während des Wehrdienstes und in der Kriegsgefangenschaft. Referat gehalten auf der Rektorenkonferenz in Salzburg, 28.8.1943. Vgl. auch OZ 25./26.3.1944, S. 5, Fronthochschulen und Frontstudenten.

109 StAM 305a, Acc. 1975/79, Nr.819. Erlaß RMWEV W J 1343, 1.6.1943.

110 Ebd. Truppenbetreuung Außenstelle Smolensk an Universität Marburg, 8.7.1943. Universität Marburg an Truppenbetreuung Smolensk, 26.8.1943.

111 StAM 310, Acc. 1983/15, Nr.4371, Bd.2. Erlaß RMWEV W J 2630, 12.11.1943.

112 StAM 307c, Acc. 1969/33, Nr.559. Aufruf des RMWEV, Rust, 9.2.1940.

pflichtung über die Arbeitsämter und den Reichsarbeitsdienst.[113] In der Presse wurde darauf hingewiesen, daß „in Kriegszeiten die Forderung des Einzelnen nach akademischer Freiheit unangebracht sei". Wer das Glück habe, jetzt noch studieren zu dürfen, müsse jede Minute in den Dienst der Gemeinschaft stellen und bereit sein, sich für alle anfallenden Arbeiten zur Verfügung zu halten.[114] Die Studenten in Marburg konnten der Dienstpflicht in einer der Kameradschaften des NSDStB und der ANSt oder – wenn sie dort nicht organisiert waren – in einer „Dienstgemeinschaft" nachkommen. Herangezogen wurden bevorzugt die ersten bis dritten Semester und alle, die einer der 14 Kameradschaften nicht beitreten wollten, sondern sich für eine Dienstgemeinschaft entschieden. Sie hatten ihre Gründe schriftlich darzulegen, eine Repressalie, die der „Freiwilligkeit" des Kameradschaftsbeitritts Hohn sprach. Ab Mitte Februar 1940 nahmen die neu aufgestellten Bereitschaften ihre Tätigkeit auf.[115] Aus den so erfaßten Studenten wurde ein Katastrophendienst von 275 Mann rekrutiert, der für den Schutz der Universität im Angriffsfall zuständig war.[116] Der Einsatz in der Erntehilfe, der schon vor Kriegsbeginn im Sommer 1939 durchgeführt worden war,[117] wurde nun intensiviert, und die Ableistung des Dienstes mußte vom Studentenführer per Stempel bescheinigt werden.[118] Daneben wurde der geschlossene Einsatz in Rüstungsbetrieben, in Lazaretten und Krankenhäusern, in der kriegswichtigen Forschung und in den Ostgebieten propagiert. Marburger Studenten beteiligten sich am Kriegspropagandaeinsatz und trugen in einem von Fachdozenten geleiteten Arbeitskreis Material zur Propaganda gegen England und Frankreich zusammen.[119]

Durch all diese zusätzlichen Belastungen in den ohnehin durch die Trimesterregelung verkürzten Semesterferien – acht Wochen, ab 1943 neun Wochen waren für die Dienstverpflichtung angesetzt – gab es Unruhe unter den Medizinstudenten, die nicht mehr pflichtgemäß ihre Famulatur (nach der Studienordnung von 1939 jeweils drei Monate nach dem siebenten und neunten Semester) ableisten konnten. Der Dekan fragte über den Rektor beim RMWEV an, ob die Famulatur nach der Prüfung nachgeholt werden könne, die Studenten müßten sonst ihr Studium um ein Semester verlängern.[120] Darauf wollte man sich im Ministerium natürlich nicht einlassen und benachrichtigte die Reichsstudentenführung, daß die Famulatur nach der gültigen Bestallungsordnung durchzuführen und in den Kriegseinsatz mit einzubeziehen sei.[121]

---

113 StAM 305a, Acc. 1975/79, Nr.1372. RSF an Rektor, 18.3.1940. Vgl. zur studentischen Dienstpflicht Grüttner 1995, S. 375-384.

114 OZ 6.12.1939, S. 4, Studenteneinsatz für die Gemeinschaft. Keine Zeit mehr für Freistudenten – Lücken in der inneren Front schließen!

115 OZ 3.2.1940, S. 5, Pflichtversammlung der Studentenschaft.

116 StAM 305a, Acc. 1975/79, Nr.1372. Studentenführer Brobmann an Rektor, 20.2.1940.

117 Vgl. Kap. III.6.1.

118 StAM 310, Acc. 1983/15, Nr.4371, Bd.1. Erlaß RMWEV W J 2080 (b), 2.10.1940.

119 OZ 15.2.1940, S. 4, Ein aktueller studentischer Einsatz.

120 StAM 310, Acc. 1983/15, Nr.4372. Rektor an RMWEV, 26.4 1940, Bl.138/139.

121 Ebd. RMdI an RSF, 15.4.1940. Vgl. zur Durchführung des Kriegseinsatzes in den späteren Jahren auch BA Berlin R 4901 (alt R 21), Nr.439. Schnellbrief RMWEV W J 1900, 22.6.1942, Bl.215.

Da das kriegswichtige Medizinstudium nicht unnötig verzögert werden sollte, ging man bald dazu über, den studentischen Einsatz der Medizinstudenten entweder als den in der Studienordnung vorgeschriebenen Fabrik- und Landdienst nach dem dritten Semester anzuerkennen oder für Mediziner von vornherein einen Facheinsatz in Krankenhäusern anzubieten. Beispielsweise konnte die pflegerische Tätigkeit von Medizinstudenten als Krankenpflegepraktikum vor Beginn des Studiums angerechnet werden,[122] aber auch der Einsatz in der Rüstungsindustrie war bis zu acht Wochen auf die ärztliche Tätigkeit anrechenbar.[123] Für den Facheinsatz Medizin wurden bevorzugt die Studentinnen herangezogen, da alle Wehrmachtsangehörigen von der Dienstpflicht befreit waren. Sie halfen in der Kinderlandverschickung, machten Röntgenaufnahmen von Tuberkulosekranken, führten in Lazaretten therapeutischen Werkunterricht durch und wurden als Wehrmachtsbetreuerinnen in den Osten geschickt.[124] Die Bereitschaftsleiterin des Roten Kreuzes in Marburg, die Ehefrau des Hygienikers Pfannenstiel, berichtete in der Oberhessischen Zeitung über den Einsatz der Marburger Studentinnen: diese betätigten sich als Schwesternhelferinnen im Sonntagsdienst in den Kliniken, im Bahnhofsdienst und in der Nachbarschaftshilfe und halfen den kriegsblinden Soldaten.[125] Auch in Rüstungsbetrieben wurden sie eingesetzt: im SoSe 1941 arbeiteten 401 Studentinnen und 162 Marburger Studenten in der Rüstungsindustrie,[126] im SoSe 1942 waren es 303 Studentinnen und 52 Studenten.[127] Die meisten mußten in einer Marburger Fabrik Wehrmachtsuniformen herstellen.[128] Vollständige Zahlen über die Erfassung der Studentenschaft für den Kriegseinsatz in Marburg sind nicht dokumentiert; wegen der disziplinarischen Strafen, die „Drückebergern" drohten, ist jedoch davon auszugehen, daß sich kaum einer der Dienstpflicht entzog. Im Sommer 1940 meldete der Studentenführer, daß über 90% aller immatrikulierten Marburger Studierenden von der Studentenführung auf ihre Tauglichkeit zur Dienstverpflichtung überprüft worden seien.[129]

Nachdem der Reichsarbeitsdienst die Verteilung der Dienstverpflichteten übernommen hatte, forderten auch die Universitätsverwaltung und die Kliniken Hilfskräfte an. Im Oktober 1941 wurden dem Kurator 19 Kriegshilfsdienstverpflichtete avisiert, sechs für die Chirurgische Klinik, sechs für die Frauenklinik, drei für die Medizinische Klinik und jeweils zwei für die Nerven- und Kinderklinik.[130] Diese wurden für sechs Monate als Büroangestellte und Hausmädchen eingesetzt, wurden in den Kliniken untergebracht und verpflegt, bekamen ein Taschengeld von 50 Pfen-

122 StAM 305a, Acc. 1975/79, Nr.948. Führerin des RAD Bezirk XI Hessen an die Chefärzte in Marburg, 15.10.1941.
123 StAM 307c, Acc. 1969/33, Nr.548. Erlaß RMWEV W J 3230, 15.11.1941.
124 StAM 305a, Acc. 1975/79, Nr.1372. Deutsche Studentinnen im Kriegseinsatz 1943.
125 OZ 8./9.5.1943, S. 4, Studentinnen wollen helfen.
126 OZ 6.12.1941, S. 4 563, Marburger Studierende im Rüstungseinsatz.
127 NAW T-77 roll 355, p. 1195373. Rüstungsinspektion Wehrmachtsbezirk Kassel, 10.10.1942.
128 Willertz 1969, S. 402.
129 StAM 305a, Acc. 1975/79, Nr.1372. Studentenführer Brobmann an Rektor, 4.7.1940, Bl.129.
130 StAM 310, Acc. 1975/42, Nr.664. RAD Wiesbaden an Kurator, 8.10.1941.

nig pro Tag und mußten 51 Stunden in der Woche arbeiten, was in etwa der normalen Arbeitszeit entsprach.[131] Der Einsatz in der Pflege wurde vom Kurator mit dem Hinweis auf die Verträge mit dem Deutschen Roten Kreuz abgelehnt; auch für „Arbeitsmaiden", die später Medizin studieren wollten, wurde hier keine Ausnahme gemacht.[132] Der Arbeitseinsatz war eine einmalige Angelegenheit. Als der Kurator nach sechs Monaten neue Arbeitskräfte anforderte, wurde ihm mitgeteilt, daß die Kriegshilfsdienstverpflichteten in der Landwirtschaft und in der Rüstungsindustrie dringender gebraucht würden.[133]

Die Dienstpflicht in den Semesterferien war eine der Maßnahmen, die eine drastische Senkung des Leistungsniveaus der Studierenden nach sich zog. Grüttner führt als weitere Begründungen für den Leistungsabfall nach Kriegsbeginn die Wiedereinführung des Arbeitsdienstes, zusätzliche außerfachliche Belastungen durch Dienst in anderen NS-Formationen, die Verkürzung der Schul- und der Studienzeit und nicht zuletzt die Personalpolitik an den Unversitäten an.[134] Die Situation verschärfte sich durch die Einführung der Trimester, wodurch der Unterrichtsstoff komprimiert und die Semesterferien so verkürzt wurden, daß den Studierenden jede Möglichkeit zur Vertiefung ihrer Kenntnisse und Aufarbeitung von Lücken genommen war. In SD-Berichten wurde bald die Gefahr der ungenügenden ärztlichen Ausbildung diskutiert und auf das sinkende Niveau hingewiesen. Hier wurden mangelhafte schulische Vorkenntnisse, mangelnde Konzentrationsfähigkeit sowie geistige Unbeweglichkeit und Uninteressiertheit der Studenten als Ursachen angegeben.[135] Reichsgesundheitsführer Conti beschwerte sich beim Reichserziehungsminister, daß „die Leistungen der Medizinstudierenden im Laufe von vier Semestern auf einen Stand zurückgegangen sind, der nur als erschreckend zu bezeichnen ist". Er sah „die Sicherheit des späteren ärztlichen Wirkens ernstlich gefährdet".[136]

Die Medizinischen Fakultäten wurden Anfang 1941 vom RMWEV zu einer Stellungnahme aufgefordert. Der amtierende Dekan Gremels bestätigte, daß auch an der Marburger Fakultät ein Absinken der allgemeinen Wissensgrundlagen sowie ein Mangel an Denkfähigkeit bei den Studenten zu verzeichnen sei. Seiner Meinung nach war die humanistische Bildung eine unumgängliche Voraussetzung für die Universitätsausbildung. Geistige Arbeitsleistung sei nur möglich, wenn die nötige freie Zeit dafür zur Verfügung stände, und die Einstellung, der Student sei der Mensch mit der meisten Freizeit, „den man für alle möglichen und unmöglichen Aufgaben einspan-

131 Ebd. Merkblatt für die Einsatzstellen des Kriegshilfsdienstes des Reichsarbeitsdienstes.
132 Ebd. RAD an Kurator, 6.11.1941. Kurator an RAD, 2.1.1942.
133 Ebd. RAD an Kurator, 23.3.1942.
134 Grüttner 1995, S. 371-372.
135 Boberach 1985, Bd.4, S. 1765; Bd.6, S. 2141; Bd.11, S. 4281-4284. Vgl. zur Frage des Niveauverlusts der Studentenschaft den Artikel von Seier 1976. Seier beschreibt ausführlich die Eingabe des Professors für Metallurgie William Guertler an Hitler, der als erster öffentlich auf den Leistungsverfall hinwies.
136 GStPK I HA Rep. 76 Dahlem, Nr.188. Conti an Rust, 3.3.1941.

nen könne“, treffe spätestens seit Beginn des Krieges nicht mehr zu. Eine Verringerung der fachlichen Anforderungen an die Kriegsteilnehmer hielt er als Reaktion für falsch und gefährlich.[137] Auch der Gynäkologe Bach, der sich als Prorektor und ehemaliger Hochschulreferent äußerte, bezeichnete die humanistische Bildung des „Studentenmaterials“ als nicht mehr vergleichbar mit früheren Zeiten. Er schlug vor, an allen Hochschulen die gleichen Lehrpläne umzusetzen, um die Kriegsfluktuation der Studenten damit besser auszugleichen.[138] Bei einer Besprechung im RMWEV wurde einige Monate später von allen Dekanen der Medizinischen Fakultäten übereinstimmend festgestellt, daß der Leistungsabfall auf die fehlende Vorbildung und die übermäßige Nebenbeanspruchung der Studierenden zurückzuführen sei. Man wollte in diesem Punkt mit der Reichsstudentenführung zusammenarbeiten, um eine Besserung zu erreichen. Der Prüfungsstandard sollte aber keinesfalls gesenkt werden.[139]

Da sich der Reichsstudentenführer jedoch weigerte, den politischen Zugriff auf die Studenten zu lockern, entschloß sich Dekan Gremels, den Marburger Medizinstudenten ins Gewissen zu reden, und hielt am Ende des SoSe 1941 eine Ansprache: „Ziehe ich Bilanz dieses Semesters, so muß ich sagen, dass es das enttäuschendste in meiner nunmehr fast 40-jährigen akademischen Tätigkeit gewesen ist. Von allen Seiten hört man Klagen über die schlechten Leistungen der Unterärzte! Das ist durchaus verständlich, wenn man sich allein schon die Vorgänge, die sich in diesem Kurs abgespielt haben, vergegenwärtigt. Besonders bedauerlich und unbegreiflich erscheint mir die hierbei hervorgetretene mangelhafte Pflichtauffassung vieler Wehrmachtsangehöriger, die zum Studium kommandiert sind und dadurch Vorteile genießen, die anderen Studenten abgehen. Sie sind abkommandiert zum Studium, damit Sie eine gute Ausbildung erhalten und brauchbare Ärzte werden, Sie nehmen aber diese Ihnen gebotene Gelegenheit nur ganz ungenügend wahr. Vom Herausklettern aus den Fenstern, der Meldung beim Aufrufen anstelle von fehlenden Kameraden usw. führt der Weg zur Fälschung von Prüfungsergebnissen oder zur Ablegung von Prüfungen für schwache Kandidaten, wie das alles in diesem Semester an anderen Universitäten vorgekommen ist. Ich trage, solange ich dieses öffentliche Amt bekleide, die Verantwortung, dass Sie etwas lernen und für den schweren und ernsten Beruf des Arztes ausreichend vorbereitet werden. Ich und meine Fakultätskollegen können Sie nicht zwingen, etwas zu lernen, aber wir müssen und werden aus dieser abwegigen Einstellung vieler von Ihnen die entsprechenden Konsequenzen ziehen gemäss unserer Pflicht! Nehmen Sie, die es angeht, in Ihrem eigenen Interesse diese Warnung nicht auf die leichte Schulter, wozu Sie vielleicht geneigt sind, da Sie die Folgen nicht zu übersehen vermögen.“[140]

---

137 StAM 307c, Acc. 1969/33, Nr.642. Dekan Gremels an Oberregierungsrat Scheer, 11.2.1941.

138 Ebd. Bach an Gremels, 14.2.1941.

139 Ebd. Bericht über die Besprechung im RMWEV mit den Dekanen der Medizinischen Fakultäten, 15.5.1941.

140 StAM 307c, Acc. 1969/33, Nr.558. Ansprache des Dekans an die Studenten zum Ende des Demonstrationskurses, 5.7.1941.

Ob sich diese Strafpredigt auf die Leistungen der Studentenschaft auswirkte, ist schwer zu beurteilen, da uns keine Informationen über die Prüfungsergebnisse der Marburger Medizinstudenten jener Jahre vorliegen. Trotz der vom RMWEV angeordneten Überprüfung der Studienleistungen durch An- und Abtestate[141] und hohe Anforderungen im Physikum und in der Abschlußprüfung gab es sicherlich auch an der Marburger Fakultät eine Reihe von Studenten, die nicht an einem schnellen Studienabschluß interessiert waren, sondern es benutzten, um dem Front- oder Rüstungseinsatz zu entgehen. Um den Typ des „Ewigen Studenten" von den Hochschulen zu entfernen, wurde vom Ministerium zunächst die Festsetzung von Semesterhöchstzahlen vorgeschlagen,[142] was von der Marburger Fakultät begrüßt wurde. Der Dekan hielt acht Semester (Regelstudienzeit vier Semester) bis zur Vorprüfung und 20 Semester bis zur ärztlichen Prüfung (Regelstudienzeit 10 Semester) für angemessen.[143]

Im Frühjahr 1943, als im Zuge der totalen Mobilmachung auch die Studienbedingungen verschärft wurden, entschloß sich das RMWEV zur Überprüfung der Studierenden. Fachliche Leistung, Gesamthaltung und Einsatzbereitschaft sollten von der Studentenführung und den Hochschullehrern beurteilt und auffällige Studenten dem Rektor gemeldet werden. Ein Ausschuß unter Vorsitz des Rektors sollte dann darüber entscheiden, ob diese Studenten, die z. B. ihren Abschluß nicht in der vorgeschriebenen Mindestzeit geschafft hatten, weiter an der Hochschule bleiben durften oder zum Arbeitseinsatz geschickt wurden.[144] Der Gaustudentenführer in Kurhessen, Küppers, reagierte prompt und meldete dem Marburger Rektor eine Liste von Studenten, die „ausgemerzt werden" sollten. Von den einzelnen Fakultäten und von der Marburger Studentenführung kamen weitere Meldungen.[145] Die Fachgruppe Volksgesundheit zeigte acht Medizinstudenten an: zwei studierten im Zweitstudium, drei hatten sich nach 12, 13 und 15 Semestern noch nicht zum Examen gemeldet, einer war bei einem Diebstahl in der Anatomie erwischt worden, eine Studentin hatte ihr Physikum erst nach der zweiten Wiederholung im siebenten Semester bestanden und bei einer weiteren waren die Papiere nicht in Ordnung.[146] Bei der folgenden Besprechung des Rektors und der Dekane waren auch der Studentenführer und der Gaustudentenführer anwesend.[147] In der Frage der „Ausmerze unerwünschter Elemente" unter den Studierenden kam man schnell zum Konsens. Da an der Universität nur ein „krasser Fall" – eine Medizinstudentin, die bereits acht Semester ohne

---

141 Nachlaß Rosemann. Erlaß RMWEV W J 150/40 (a), 18.1.1940. BA Berlin R 4901 (alt R 21), Nr.724. Bericht vom 12.2.1940, Bl.79.

142 StAM 307c, Acc. 1969/33, Nr.559. Erlaß RMWEV W J 1795, 11.7.1940.

143 Ebd. Dekan an Rektor, 23.7.1940.

144 StAM 305a, Acc. 1975/79, Nr.812. Schnellbrief RMWEV WJ 1310, Va (a), 30.4.1943. Vgl auch OZ 12.4.1943, S. 3, Der Einsatz der Studierenden. OZ 22./23.5.1943, S. 4, Die Auslese an den Hochschulen. OZ 10.12.1943, S. 3, Studium bedeutet erhöhte Verpflichtung.

145 StAM 305a, Acc. 1975/79, Nr.812. Gaustudentenführer Kurhessen an Rektor, 3.5.1943.

146 Ebd. Fachgruppenleiter Volksgesundheit der Studentenführung an Rektor, 15.5.1943.

147 Ebd. Besprechung beim Rektor, 18.5.1943.

Vorprüfung studiert hatte[148] – auszumachen war, wollte man von vornherein mehr auf die rechtzeitige Ablegung der Prüfungen achten und Studenten, die nicht zum Termin erschienen, bei den Prüfungsvorsitzenden vorladen und nach ihren Gründen befragen. Die erhalten gebliebenen Protokolle von solchen „Vernehmungen" zeigen, daß es die unterschiedlichsten Gründe für die Prüfungsverzögerungen gab, die von der Fakultät auch meistens akzeptiert wurden: eine Medizinstudentin hatte ihre schwerkranke Mutter zu versorgen, eine mußte den ausgebombten Eltern beistehen, und eine weitere hatte gerade selbst einen schweren Luftangriff überstanden.[149]

Insgesamt gesehen war das Resultat der „Ausmerzverfahren" weder in Marburg noch an den anderen Universitäten adäquat zum Aufwand und entvölkerte keinesfalls die Hochschulen. Auf der Rektorenkonferenz im August 1943 in Salzburg wurde mitgeteilt, daß 99,5% aller Zivilstudierenden den erhöhten Kriegsanforderungen entsprochen hätten. Von mehr als 43000 Studierenden waren nur 250 als „schräge Vögel" entfernt worden, davon über 100 in Berlin. Die Studentinnen waren besonders streng überprüft worden, man beeilte sich jedoch, darauf hinzuweisen, daß das Frauenstudium nichtsdestoweniger vollauf bejaht werde.[150] 1944 wurde das Überprüfungsverfahren noch verschärft. Die Prüfungen mußten nun nach der vorgeschriebenen Semesterzahl abgelegt werden. Wenn einer der Zivilstudenten auch bei der Wiederholungsprüfung durchfiel, wurde er dem Arbeitsamt zum Arbeitseinsatz gemeldet, Mitglieder der Studentenkompanien wurden zur Truppe versetzt.[151]

Das Absinken des Leistungsniveaus der Medizinstudenten hing neben den schon diskutierten Ursachen auch mit der Änderung der Medizinischen Studienordnung zusammen, die zum WiSe 1939 in Kraft getreten und im Hinblick auf den bevorstehenden Krieg konzipiert worden war. Auf die Inhalte der Ordnung ist schon detailliert eingegangen worden.[152] Bei Kriegsbeginn trafen die erhöhten Anforderungen an die Studenten durch fünf zusätzliche Prüfungsfächer bei gleichzeitiger Verkürzung der Studienzeit auf zehn Semester mit der unerwartet großen Zunahme der Studentenzahlen zusammen. Hinzu kam die Trimestereinteilung, die sowohl von Reichsgesundheitsführer Conti als auch vom RMWEV nachträglich als völlig verfehlte Maßnahme bezeichnet wurde.[153] Mit Fortschreiten des Krieges wurde es außerdem zunehmend schwieriger, eine ausreichende Zahl von Dozenten zur Durch-

148 Ebd. Gaustudentenführer Kurhessen an Rektor, 28.7.1943.

149 Ebd. Protokoll einer Befragung von vier Medizinstudentinnen, 30.12.1943.

150 StAM 307c, Acc. 1969/33, Nr.559. Überprüfung der Studierenden, Referat von Regierungsdirektor Kock, gehalten auf der Rektorenkonferenz in Salzburg, 26.-28.8.1943. Vgl. dazu auch Grüttner 1995, S. 415-416. An anderen Universitäten wurde das Verfahren weit rigider gehandhabt, vgl. für Jena Zimmermann 2000, S. 121-123.

151 StAM 307c, Acc. 1969/33, Nr.559. Vorsitzender des Prüfungsausschusses Dittler an Rektor, 4.4.1944.

152 Vgl. Kap. III.5.1.

153 GStPK I HA Rep. 76 Dahlem, Nr.188. Conti an Rust, 3.3.1941. BA Berlin R 4901 (alt R 21), Nr.476. Protokoll über die Dekansbesprechung der Medizinischen Fakultäten am 13. und 14. April 1943.

führung der Lehrveranstaltungen zu finden. Die Ordinarien, die häufig aufgrund ihres Alters weiter an der Hochschule lehrten, konnten nicht mehr wie in der Vorkriegszeit einen Teil der Vorlesungen ihren habilitierten Oberärzten überlassen, weil diese im Normalfall eingezogen worden waren.[154]

Die Lehrveranstaltungen mit kriegsbezogenen Inhalten (Kriegschirurgie, Wehrtoxikologie usw.) und die des rassenhygienischen Themenkomplexes (inklusive Rassenkunde, Menschliche Erblehre und Bevölkerungspolitik) wurden wie die Veranstaltungen über „Naturgemäße Heilmethoden" neben dem übrigen medizinischen Fächerkanon in der Marburger Fakultät vorschriftsmäßig durchgeführt. Ein Vergleich der vorgeschriebenen mit der in den Vorlesungsverzeichnissen angegebenen Stundenzahl ergab, daß hier kaum Abweichungen zu verzeichnen waren. Im Gegenteil bemühte sich die Hochschullehrerschaft trotz der personellen Engpässe, außer den Pflichtveranstaltungen auch zusätzliche Vorlesungen anzubieten. Dazu wurden teilweise auswärtige Lehrkräfte verpflichtet. So lasen der Leiter der Marburger Blindenstudienanstalt, Strehl, über „Blindenrecht und Blindenfürsorge" und der Kinderarzt Becker über „Naturgemäße Behandlungsmethoden in der Kinderheilkunde", der Internist Klewitz bot eine „Einführung in die Homöopathie" an, der Physiologe Bersin informierte über „Vitamine, Enzyme und Hormone" und für Hörer aller Fakultäten wurde im SoSe 1943 von dem Radiologen Meyer über die „Fortschritte in der Tuberkulose- und Krebsforschung in ihrer Bedeutung für die Volksgesundheit" berichtet.[155] „Die Volksgesundheitspflege in der Familie und Fürsorge" war das Thema einer Vorlesung und Übung, die ab SoSe 1943 von Honorarprofessor Richard Benzing, gleichzeitig Leiter des Kinderkrankenhauses in Kassel und Gauwalter der NSV, angeboten wurde.[156] In einer fächerübergreifenden Vortragsreihe „Das 19. Jahrhundert und Wir", die im SoSe 1943 mittwochs abends für Hörer aller Fakultäten stattfand, machten einige Mediziner den Versuch, ihr Fach aus medizingeschichtlicher Sicht zu beleuchten.[157]

Einige Ordinarien, die mit der Lehre und Krankenversorgung besonders belastet waren, wußten sich nicht anders zu helfen, als mit ihren (Pflicht-)Lehrveranstaltungen auf den Sonntag vormittag auszuweichen. So führte der Gynäkologe Bach seine „Geburtshilfliche Visite" sonntags um 11.30 Uhr durch, der Anatom Becher las die „Demonstrationen zur Systematischen Anatomie" von 10-12 Uhr und der Radiologe du Mesnil seine Vorlesung „Strahlenkunde" zur selben Zeit. Über die Inhalte all die-

---

154 Vgl. dazu van den Bussche 1989a, S. 150-153; Grüttner 1995, S. 190-193, und Kap. IV.3.1.

155 Vgl. die Vorlesungsverzeichnisse der Philipps-Universität Marburg WiSe 1939 – WiSe 1943/44.

156 StAM 307c, Acc. 1969/33, Nr.653. Benzing war seit Dezember 1942 Honorarprofessor an der Medizinischen Fakultät Marburg. Vgl. zu Benzing Kap. II.5.

157 Vorlesungsverzeichnis SoSe 1943, S. 37. Vorträge von Prof. Kestermann: Die innere Medizin im 19. und 20. Jahrhundert; Prof. Kretschmer: Gehirn und Psyche; Prof. Pfannenstiel: Der moderne Krieg als Lehrmeister der Hygiene; Prof. Lauber: Die Chirurgie im 19. Jahrhundert und die Kriegschirurgie. Vgl. zum Inhalt dieser Vorträge OZ 11.6.1943, S. 4, Vortrag Prof. Kestermann; OZ 1.7.1943, S. 3, Vortrag Prof. Pfannenstiel.

ser Vorlesungen und Übungen, die Darstellungsweise der Professoren und die Reaktion der Studentenschaft können im nachhinein leider kaum Aussagen gemacht werden, da schriftliche Aufzeichnungen und Vorlesungskonzepte fehlen. In Interviews mit Zeitzeugen, d.h. Studenten der Kriegssemester, wurde uns immer wieder bestätigt, daß der überwiegende Teil der Hochschullehrer seine Vorlesungen streng fachlich ausrichtete. Eine Ausnahme bildete der Hygieniker Pfannenstiel, der häufig in Uniform oder wenigstens mit Parteiabzeichen erschien und dessen Vorlesungsthemen der nationalsozialistischen Doktrin entsprachen. Er ließ es sich z.B. nicht nehmen, seinen Kollegen und Erzfeind, den Psychiater Kretschmer, in einer Rassenhygienevorlesung des Jahres 1944 vor den Studenten öffentlich wegen dessen Lehre der Konstitutionstypologie anzugreifen, die seiner Meinung nach nicht der gültigen Auffassung der nationalsozialistischen Rassenlehre entsprach.[158] Im Gegensatz zu Pfannenstiel soll der Anatom Jacobshagen, der die Vorlesung „Rassenkunde" übernommen hatte, nach Aussage von Studenten stets nur über physische Rassenkunde und den Begriff Rasse als naturwissenschaftlichen Begriff ohne ideologische oder politische Wertung gelesen haben.[159]

Schon Anfang 1941 war der Dekan der Medizinischen Fakultät vom RMWEV aufgefordert worden, zur Frage einer erneuten Studienreform Stellung zu nehmen, da die allgemeine Unzufriedenheit mit der Umsetzung der Studienordnung von 1939 dem Ministerium nicht verborgen geblieben war. Man wollte eine Änderung jedoch erst dann vornehmen, wenn genügend Erfahrungen über die Bewährung dieser Ordnung vorlagen.[160] Dekan Gremels sprach sich in seiner Stellungnahme gegen den Schnellunterricht und eine Verringerung der fachlichen Anforderungen an die Studenten aus, forderte aber wie sein Kollege Bach die Wiedereinführung des Vorphysikums. Dadurch wäre die Möglichkeit gegeben, die Prüfungsfächer zeitlich besser zu verteilen.[161] Der Vorschlag wurde auf der nächsten Besprechung der Dekane allgemein befürwortet,[162] und auch Reichsgesundheitsführer Conti sprach sich für die Verteilung des Physikums auf die ersten Wochen nach dem zweiten und vierten Semester aus.[163] Das Ablegen der Vorprüfung in den naturwissenschaftlichen Fächern nach dem zweiten Semester wurde daraufhin schon im Sommer 1943 gestattet, und die Durchführung lag nun im Ermessen der Vorsitzenden der Prüfungsausschüsse.[164] Die Prüfungsvorsitzenden wurden vom RMdI aufgefordert, die ärztlichen Prüfun-

158 StAM 307c, Acc. 1969/33, Nr.273. Aussage von H.-J. T., Student in den Kriegsjahren in Marburg, dann Universitätsnervenklinik Tübingen, im Spruchkammerverfahren Pfannenstiel, 2.6.1949.

159 Vgl. Grundmann; Aumüller 1996, S. 339.

160 Van den Bussche 1989a, S. 152.

161 StAM 307c, Acc. 1969/33, Nr.642. Stellungnahme Gremels, 11.2.1941. Stellungnahme Bach, 14.2.1941.

162 Ebd. Bericht über die Besprechung der Dekane der Medizinischen Fakultäten, 15.5.1941.

163 BA Berlin R 4901 (alt R 21), Nr.476. Protokoll über die Dekansbesprechung der Medizinischen Fakultäten am 13. und 14. April 1943.

164 OZ 12./13.6.1943, S. 4, Für Studierende der Medizin – Kriegsbedingte Erleichterungen.

gen allgemein zu beschleunigen, da der Bedarf an Ärzten an der Front immer mehr zunahm.[165]

Zur Verabschiedung einer neuen Medizinischen Studienordnung äußerte sich als weitere Instanz der Bevollmächtigte für das Sanitäts- und Gesundheitswesen, Rostock, in einer Denkschrift. Er schlug vor, die Zahl der Pflichtstunden stark zu begrenzen, um den Studenten Zeit zu geben, auch Vorlesungen anderer Fakultäten zu hören. Er wollte die in der Studienordnung vorgeschriebenen Dienste im Krankenhaus in den Semesterferien zwar beibehalten, aber sämtliche anderen Einsätze verbieten. Schließlich hielt er die Wiedereinführung des Praktischen Jahres anstelle der Famulatur für notwendig, um wieder Medizinalpraktikanten an den Kliniken einsetzen zu können.[166]

Noch im September 1943 sagte der Hochschulreferent de Crinis auf einer Besprechung mit Fakultätsvertretern im RMWEV, daß die Studienordnung während des Krieges nicht geändert werden könne.[167] Der Druck der Medizinischen Fakultäten scheint jedoch zu groß gewesen zu sein, so daß man sich im Ministerium Anfang 1944 zum Erlaß einer neuen Ordnung entschloß, die zum WiSe 1944/45 in Kraft treten sollte.[168] Studienzeit und Dienste, auch die Famulatur, blieben unverändert bis auf die Kürzung des Krankenpflegedienstes von sechs auf vier Monate. Das Vorphysikum wurde wieder eingeführt, die rassenhygienischen Vorlesungen wurden zugunsten der wehrmedizinischen Fächer um ein Drittel reduziert, und auf Wunsch der Studenten war nun im ersten Semester eine Vorlesung „Einführung in die Medizin" vorgesehen.[169] Ansonsten blieb alles beim alten. Da die neue Ordnung formal nur für Studienanfänger dieses Semesters galt, ist sie wohl kaum noch zur Anwendung gekommen.

Das politische Engagement der Medizinstudenten

In den Berichten des Sicherheitsdienstes wurde schon kurz nach Kriegsbeginn beklagt, daß sich „unter den Studenten ein bedauerlich geringes Interesse für das politische Leben feststellen lasse".[170] Die sehr jungen Erstsemester, die in den ersten Kriegsjahren an die Hochschulen strömten, waren der politischen Schulung in HJ und BDM überdrüssig und wollten das „freie" Studentenleben genießen. Da sich der überwiegende Teil der studentischen Funktionäre freiwillig an die Front gemeldet

---

165 BA Berlin R 4901, Nr.808. RMdI an die Herren Vorsitzenden der Ausschüsse für die ärztliche Prüfung, 2.7.1943, Bl.278-281.

166 BA Berlin 4901, Nr.809, Bd.II. Paul Rostock: Denkschrift über eine Neuordnung des medizinischen Studiums, 30.7.1943, Bl.67-75.

167 Ebd. Besprechung über die Änderung der medizinischen Studienordnung im Reichserziehungsministerium, 7.9.1943, Bl.287-295.

168 Ebd. Sonderdruck aus Deutsche Wissenschaft, Erziehung und Volksbildung 1944, Heft 15, Bl.429. OZ 2.3.1944, S. 4, Neue Studienordnung für Mediziner.

169 Vgl. Van den Bussche 1989a, S. 162-166 und StAM 305a, Acc. 1975/79, Nr.244. RMdI an die Vorsitzenden der Prüfungsausschüsse, 2.2.1944, Bl.214.

170 Boberach 1985, Bd.7, S. 2510.

hatte, wurde der Personalmangel in den örtlichen Studentenführungen schnell spürbar. Lustlosigkeit und Entpolitisierung der Studentenschaft konnte durch die Aktivitäten von einigen wenigen an den Hochschulen verbliebenen Mitgliedern der Studentenführung nicht aufgefangen werden. Die Universitäten im Zweiten Weltkrieg waren, wie Grüttner feststellt, bezüglich ihrer Studenten deshalb keine nationalsozialistischen Hochburgen.[171]

In Marburg verhielten sich die Medizinstudenten, ähnlich wie an anderen Hochschulen, dem NSDStB und ANSt gegenüber abwartend. Gauleiter Weinrich empörte sich schon kurz nach Kriegsbeginn, daß die Mediziner sich vor dem Wehrdienst drücken wollten und es darüber hinaus nicht einmal für nötig hielten, sich den studentischen Organisationen anzuschließen.[172] Auch das Benehmen der Studentinnen wurde als skandalös bezeichnet. Während der Reden und Frontberichte, die in den Lokalen übertragen wurden, unterhielten sie sich laut weiter und zeigten dadurch ihre „Unreife" und ihr Desinteresse am politischen Geschehen.[173] Vom SD wurde berichtet, daß besonders die Marburger Wehrmachtsstudenten „dem studentischen Leben mit ziemlicher Gleichgültigkeit gegenüberstünden."[174] Das überrascht nicht, da – wie schon berichtet – der überwiegende Teil der hier Studierenden den Studentenkompanien angehörte, die sich weniger als Studenten denn als Soldaten fühlten. Die finanzielle Förderung für Kriegsteilnehmer machte sie unabhängig von Stipendien des von der RSF überwachten Reichsstudentenwerks, so daß sie die Möglichkeit zum Studium nicht mit politischer Anpassung erkaufen mußten.

Dem reichsweiten Trend entsprechend entwickelte sich das politische Organisationsverhalten der Marburger Medizinstudentenschaft im Kriege. Wie in Kap. III.6.3 schon beschrieben, erreichten die Mitgliedszahlen der Medizinstudenten im NSDStB bereits 1938 ihren Höhepunkt (25%), um dann in den Kriegsjahren deutlich abzufallen. Etwas anders sah es bei den Medizinstudentinnen aus, bei denen 1941 mit 35% die höchste Mitgliedsquote im ANSt erreicht wurde. Aber auch hier fiel der Anteil der organisierten Studentinnen bis zum Kriegsende stetig. Im Vergleich zu Daten aus Hamburg, Würzburg und Tübingen waren die Marburger Medizinstudenten in diesen Jahren unterdurchschnittlich in den studentischen Organisationen vertreten.[175]

NSDStB und ANSt hatten alle Mühe, die durch die Einberufungen ständig wechselnden studentischen Mitglieder in den Kameradschaften zusammenzufassen und die Fachschaftsarbeit zu organisieren. Über die Aktivitäten von NSDStB und ANSt

171 Grüttner 1995, S. 387-397, hier S. 392.

172 StAM 305a, Acc. 1975/79, Nr.3. Weinrich an Rektor, 14.11.1939, Bl.114.

173 StAM 305a, Acc. 1975/79, Nr.1372. Beschwerde des PG Dr. Ruppersberg an Kreisleiter Krawielitzki, 12.5.1943, Bl.185. Der Rektor, der sofort informiert wurde, schickte ein Rundschreiben an alle Dozenten, die in ihren Vorlesungen auf die Mißstände hinweisen sollten, und in einem Anschlag drohte er der Studentenschaft „Maßnahmen gegen undeutsches Verhalten" an.

174 Boberach 1985, Bd.9, S. 3322.

175 Vgl. Kap. III.6.3, dort besonders Tab.13.

in den Kriegsjahren ist wenig überliefert, da die Akten der Marburger Studentenführung nicht mehr existieren. 1941, in einer Feierstunde der Studentenschaft zum 15jährigen Bestehen des örtlichen NSDStB, wurde die vierzehnte Marburger Kameradschaft auf den Namen „Wilhelm von Dörnberg" getauft.[176] Auch die anderen Kameradschaften, die zum großen Teil auf den Häusern der ehemaligen Korporationen untergebracht waren, erhielten nach und nach die Namen von „verdienten Volksgenossen",[177] und in der Oberhessischen Presse wurde in einer Reihe von Artikeln über die einzelnen Kameradschaften berichtet.[178] Natürlich ist aus diesen Zeitungsartikeln nicht ersichtlich, ob auch in Marburg, wie von anderen Universitäten wie Frankfurt,[179] Gießen[180] und Würzburg[181] überliefert, das waffenstudentische Verbindungsleben unter NS-Vorzeichen wieder auflebte. Diese Rekorporierungstendenzen wurden vom SD und RSF zwar registriert, aber mit der Sehnsucht nach studentischer Romantik begründet und toleriert, was auf den schwindenden Einfluß der Studentenführer hindeutet.

Bei jeder Gelegenheit brachte sich der Marburger NSDStB durch Kundgebungen und Feiern in Erinnerung, so wie es von der Reichsstudentenführung empfohlen worden war.[182] In einem Rundbrief der RSF wurde gefordert, jedes Semester mit einer rein studentischen Veranstaltung zu schließen, die die wieder an die Front zurückkehrenden Studenten „tief beeindrucken" sollte. Das Bild ihrer Hochschule und natürlich auch das des Studentenbundes sollte sich einprägen und sie sollten „in die Reihen ihrer studentischen Mannschaft später gern und freudig wieder zurückkehren".[183] In der Marburger ANSt hielt man sich eher an den praktischen Einsatz: in Sonderdiensten kümmerten sich die Studentinnen um die Kriegsblinden und Verwundeten in den Lazaretten oder schickten Päckchen an die Studenten an der Front.[184] „Mädchen, die trotz eifriger wissenschaftlicher Arbeit mit klaren Augen mitten im Leben stehen, überall anpacken und helfen, wo es not tut: das sind die Studentinnen der ANSt" so wurden sie in der Oberhessischen Zeitung mit zeitgenössischem Pathos beschrieben.[185]

---

176 OZ 3.2.1941, S. 5, 15 Jahre NSDStB. Feierstunde der Marburger Studentenschaft.

177 OZ 13.11.1940, S. 7, Langemarckfeier der Marburger Studentenschaft.

178 OZ 5./6.6.1943, S. 4, Die Marburger Kameradschaften, und weitere Artikel in der OZ in loser Folge.

179 HHStAW 483, Nr.11282. Bericht über die weltanschaulich-politische Haltung der Studenten und ihre politische Erziehung durch den NSDStB im SD-Abschnitt Frankfurt am Main, 17.1.1944. Vgl. auch Stuchlik 1984, S. 205.

180 HHStAW 483, Nr.11282. Semesterzwischenbericht des SD Wintersemester 1943/44 – Ludwigsuniversität Gießen, 10.1.1944.

181 Grüttner 1995, S. 403-406; Jarausch 1984, S. 205-206.

182 OZ 10.2.1942, S. 3, Gründungsfeier des NSDStB. OZ 2.7.1943, S. 4, Studentische Großkundgebung. Gauleiter Weinrich bei Marburgs Studenten.

183 HHStAW 483, Nr.11200. Rundbrief Nr.5 der Reichsstudentenführung, 31.1.1942.

184 Marburger Studentenschaft und Studentenwerk 1941, S. 30-32. OZ 2.5.1944, S. 4, Semesterappell der Studentinnen.

185 OZ 25.4.1944, S. 3, Studentinnen von heute.

Es fällt auf, daß in den Kriegsjahren von politischer Schulung kaum noch die Rede war. Lediglich die Fachschaftsarbeit wurde mehr schlecht als recht aufrechterhalten. Die Reichsfachgruppe Volksgesundheit hatte noch nach Kriegsbeginn die örtlichen Fachschaften zur Bildung von Arbeitsgemeinschaften aufgefordert, die Betriebs- und Dorfuntersuchungen sowie Reihenuntersuchungen von Kindern durchführen sollten.[186] Diese Aufgaben erwiesen sich jedoch als nicht durchführbar, da die Studenten selten mehr als ein oder zwei Semester kontinuierlich mitarbeiten und die überbelasteten Hochschullehrer keine Zeit für die Betreuung dieser Arbeitsgemeinschaften aufbringen konnten. So beschränkte sich das Aufgabengebiet der Fachschaften auf die Organisation des „Einsatzes im Osten", d.h. Erntehilfe und Landdienst. Auch für die Verteilung der Plätze für das Krankenpflegepraktikum und die Famulatur der Medizinstudenten, die mit Einführung der Studienordnung von 1939 obligatorisch wurden, war nun die Fachschaft zuständig.[187] Diese Regelung führte umgehend wieder zu einem Kompetenzgerangel zwischen Studentenführung und Universitätsleitung. Der Rektor ließ sich vom RMWEV bestätigen, daß der Studentenführung zwar die Verteilung der Famulaturplätze, nicht aber die Entscheidung über die Anrechenbarkeit von Diensten in den Krankenhäusern zustehe.[188]

1.4 Die Medizinstudenten im „Totalen Krieg"

Nach der Niederlage bei Stalingrad im Januar 1943 befand sich Deutschland im „Totalen Krieg" und es stand zur Diskussion, wie sich die Mobilmachung sämtlicher noch verfügbarer Kräfte auf die Arbeit der Hochschulen auswirken würde.[189] Da der akademische Nachwuchs dringend gebraucht wurde, entschied man sich, die Studenten nur in der vorlesungsfreien Zeit zum Arbeitseinsatz heranzuziehen und ihnen das Studium weiterhin zu gestatten.[190] Soweit geeignete Lehrkräfte und Räumlichkeiten zur Verfügung standen, sollte der Lehrbetrieb an den wissenschaftlichen Hochschulen weitergeführt werden, wobei zunächst kein Unterschied zwischen mehr oder weniger kriegswichtigen Fächern gemacht wurde. Die Rektoren der Universitäten sollten dem RMWEV einen entsprechenden Lagebericht zukommen lassen.[191] Der Prodekan der Medizinischen Fakultät teilte dem Marburger Rektor dar-

186 Van den Bussche 1989a, S. 157-158. OZ 3.2.1940, S. 5, Medizinstudenten werden Gesundheitsführer.

187 Marburger Studentenschaft und Studentenwerk 1941, S. 33-34.

188 StAM 310, Acc. 1983/15, Nr.4372. Rektor an RMWEV, 24.5.1940. Erlaß RMWEV W J 1775, 14.8.1940, Bl.142-143.

189 StAM 305a, Acc. 1975/79, Nr.2. Erlaß RMWEV WA 151, Va, Z I (a), 29.1.1943. Ebd. Kurator an Kreisleiter Krawielitzki, 2.2.1943. Der Kurator plädierte für eine uneingeschränkte Fortführung des Lehrbetriebs. Er bezeichnete alle Marburger Fakultäten als kriegswichtig, da die Universität Marburg als Auffangstation für westdeutsche und nordwestdeutsche Universitätsstädte vorgesehen war. Vgl. auch OZ 3.2.1943, S. 3, Die Hochschule im totalen Krieg.

190 StAM 307c, Acc. 1969/33, Nr.559. Erlaß RMWEV W J 900/43, Va (b), 22.3.1943.

191 BA Berlin R 4901 (alt R 21), Nr.484. Erlaß RMWEV WA 590/43, RV (b), 26.3.1943.

aufhin mit, daß der Unterricht in allen medizinischen Fächern personell gesichert sei bis auf die Anatomie, wo der seit längerer Zeit erkrankte Professor Benninghoff vertreten werden müsse.[192]

Der Fortführung des Lehrbetriebs stand demnach in Marburg nichts im Wege, und auch im WiSe 1943/44 konnte die Fakultät Medizinstudenten immatrikulieren, da die Kapazitäten offiziell nicht voll ausgeschöpft waren.[193] Im Gegensatz zu den Großstädten, die seit Sommer 1943 von den Alliierten bombardiert wurden, gestaltete sich das Studium in der Kleinstadt Marburg noch relativ problemlos. Stadt und Universität waren bisher weitgehend unzerstört und auch vom Bombenalarm verschont geblieben.[194] Erst im Februar 1944 wurden der Bahnhof und drei der benachbarten Universitätskliniken bei einem Luftangriff getroffen, wobei die Augenklinik völlig, die Chirurgische und die Medizinische Klinik teilweise zerstört wurden.[195] Der Dekan hatte schon im Herbst 1943 mit dem Kurator über Evakuierungsmaßnahmen gesprochen und einen Eventualplan erstellt, so daß der medizinische Unterricht bis auf weiteres gesichert war.[196] Allerdings sollten Vorlesungen in den späten Abendstunden vermieden werden, um die Störungen des Unterrichts durch eventuellen Luftalarm auf ein Minimum herabzusetzen.[197]

Die zunehmend schlechter werdende Versorgung mit Lebensmitteln traf die Studenten im gleichen Maße wie die übrige Bevölkerung. Bereits im Frühjahr 1942 hatte sich der Oberbürgermeister beim Kurator beschwert, daß die Studenten mehr und mehr die Gaststätten in Kliniksnähe frequentierten, so daß normale Bürger dort kein Essen mehr erhielten. Die Studenten sollten dazu angehalten werden, die Mensa aufzusuchen, taten dies jedoch nicht, weil das Essen dort immer schlechter wurde. Das Reichsstudentenwerk als Betreiber der Mensa wehrte sich gegen die Vorwürfe: bedingt durch die hohen Studentenzahlen müßten bei gleicher Personalstärke fast doppelt so viele Essensportionen ausgegeben werden wie im Semester zuvor.[198] Über die Qualität des Mensaessens äußerte man sich nicht. Einen weiteren Hinweis auf die schlechter werdende Versorgungslage gibt eine Warnung der Reichsärztekammer an die Apotheken der Stadt Marburg. Es sei zu unterbinden, daß Medizinstudenten mit Rezeptvordrucken des Vaters Olivenöl „organisierten", um damit Bratkartoffeln zuzubereiten.[199]

---

192 StAM 307c, Acc. 1969/33, Nr.673. Prodekan an Rektor, 7.4.1943. Benninghoff hatte sich eine Lungenentzündung zugezogen und hielt sich zu einem längeren Kuraufenthalt in der Schweiz auf.

193 StAM 310, Acc. 1983/15, Nr.4371, Bd.2. Rektor an RMWEV, 30.9.1943.

194 StAM PII 14.663, Stadtplan der Stadt Marburg mit den verzeichneten Bombeneinschlägen 1940-1945. Vgl. auch Willertz 1980, S. 643.

195 Vgl. dazu Kap. IV.3.

196 StAM 307c, Acc. 1969/33, Nr.673. Dekan an RMWEV, 16.9.1943.

197 Ebd. Rektor an Dozenten, 23.10.1943.

198 StAM 305a, Acc. 1975/79, Nr.1372. Oberbürgermeister an Kurator, 9.4.1942. Stellungnahme Reichsstudentenwerk, 2.5.1942.

199 StAM 307c, Acc. 1969/33, Nr.559. RÄK an die Apotheken der Stadt Marburg, 4.8.1943.

Während die Lebensmittelversorgung nach Aussage eines damaligen Marburger Medizinstudenten durch das bäuerliche Umland Marburgs in den Kriegsjahren immer noch akzeptabel war und niemand hungerte,[200] wurde die Unterbringungsfrage für die Studierenden zum Problem. Nach den Bombenangriffen auf verschiedene Großstädte, u.a. auf Kassel im Oktober 1943, strömten zunehmend Flüchtlinge in die unzerstörte Stadt Marburg, und die Studenten hatten Schwierigkeiten bei der Wohnungssuche. Der Oberbürgermeister schlug vor, die Immatrikulation erst nach polizeilicher Anmeldung zuzulassen, und wies darauf hin, daß aus den Lazaretten nach Marburg entlassene Kriegsversehrte und Kriegsblinde bei der Wohnungsvergabe zu bevorzugen seien. Mit etwa 3000 Studenten sei die Stadt jedoch mehr als ausgelastet.[201]

Genauso schwierig war die Beschaffung einer ausreichenden Zahl von Lehrbüchern für das Studium. Wegen Papiermangels wurden die gängigen Lehrbücher nicht mehr aufgelegt, und den Studenten blieb nichts anderes übrig, als in den Vorlesungen alles mitzuschreiben. Für die Examensvorbereitungen mußten die wenigen in den Bibliotheken vorhandenen Bücher von mehreren Studenten abwechselnd benutzt werden.[202] Reichsstudentenführer Scheel appellierte an die Besitzer entbehrlicher Fachbücher, Eltern von gefallenen Studenten und Alte Herren, ihre ungenutzten Bestände den Studierenden zur Verfügung zu stellen.[203] Auf der Dienstbesprechung der Dekane der Medizinischen Fakultäten im Juli 1944 kam das Thema Lehrbuchmangel zur Sprache. Der Beauftragte für das Gesundheitswesen, Rostock, versicherte, daß der Druck von Lehrbüchern sowohl papiermäßig als auch produktionsmäßig gesichert sei, aber noch mindestens ein dreiviertel Jahr in Anspruch nehmen würde.[204] Das half den Studenten wenig, denn zu diesem Zeitpunkt war der Krieg zu Ende und die Beschaffung von Lehrbüchern stellte ein zweitrangiges Problem dar.

Nach Aussage eines ehemaligen Studenten waren Marburg und seine Universität bis Anfang 1944 eine „Friedensinsel"; die Marburger glaubten, daß ihnen der Krieg nicht viel anhaben könne. Diese Auffassung änderte sich erst nach dem ersten schwereren Bombenangriff im Februar 1944, als auch der letzte merkte, daß der Krieg an Marburg nicht vorbeiziehen würde. Die verschärften Bedingungen wirkten sich natürlich auf die Studentenschaft aus. Der studentische Kriegseinsatz in den Rüstungsbetrieben wurde intensiviert, und wegen Überfüllung der Medizinischen Fakultät wurde im SoSe 1944 die Zulassung für die ersten und zweiten Semester eingeschränkt, die Neuzugänge für das dritte und zehnte Semester sogar gänzlich gesperrt, weil die Höchstzahl an zumutbaren Immatrikulationen erreicht war. Die Einschrei-

200 Interview mit dem Zeitzeugen Dr.E.

201 StAM 307c, Acc. 1969/33, Nr.559. Oberbürgermeister Voß an Rektor, 17.3.1944.

202 Interview mit dem Zeitzeugen Dr.E.

203 OZ 19./20.6.1943, S. 4, Gebt Lehrbücher für studierende Soldaten!

204 BA Berlin R 4901 (alt R 21), Nr.476. Dienstbesprechung der Dekane der Medizinischen Fakultäten in Halle, 28.7.1944, S. 4.

bung wurde außerdem vom Nachweis einer Wohnung abhängig gemacht.[205] Das Sommersemester wurde jedoch noch ohne größere Einschränkungen durchgeführt.

Im Juli 1944 wurde Goebbels zum „Generalbevollmächtigten für den totalen Kriegseinsatz“ ernannt und verfügte bald darauf die „totale Mobilmachung sämtlicher Kräfte an den Hochschulen.“[206] Die Erstimmatrikulationen an allen Universitäten wurden gesperrt; ausgenommen von dieser Regelung waren nur Versehrte und Kriegerwitwen, die für den Arbeitseinsatz untauglich waren. Alle anderen Studierwilligen wurden auf die Fernimmatrikulation verwiesen. Für den Arbeitseinsatz, den die Gauarbeitsämter organisierten, mußten sich zunächst alle Studentinnen und nicht zur Wehrmacht gehörigen Studenten der Medizin bereithalten, die im Sommersemester im vierten bis siebenten Fachsemester standen. Ausgenommen waren hier nur die Prüfungskandidaten für das Physikum.

Die vom RMWEV verfügten Einschränkungen des Lehrbetriebs betrafen die Marburger Medizinische Fakultät in geringerem Maße als andere Fakultäten. Da die Kliniken für die ärztliche Versorgung der Wehrmacht und der Zivilbevölkerung weiter geöffnet blieben, hätte die Stillegung des Unterrichts für die klinischen Semester weder Lehrkräfte noch Räume freigemacht und lediglich den Hochschulwechsel der Studenten zur Folge gehabt. Deshalb wurde den Medizinstudenten des vierten Fachsemesters und der höheren klinischen Semester das Weiterstudium gestattet, um sie so schnell wie möglich durch die Prüfungen zu schleusen.[207] Der Dekan der Medizinischen Fakultät konnte dem Rektor melden, daß der Betrieb im WiSe 1944/45 ohne Einschränkungen weiterlaufe, ja keine Einsparung von Vorlesungen und Personal möglich sei, weil zahlreiche Medizinstudenten Kriegsversehrte und Kriegerwitwen seien.[208] Alle übrigen Studenten mußten jedoch die Hochschule verlassen und wurden zum Arbeits- oder Fronteinsatz gemeldet. Die Marburger Universität stellte Ende 1944 1048 Studenten für den „totalen Kriegseinsatz“ zur Verfügung, davon waren 528 Medizinstudenten (49 Männer und 479 Frauen).[209] Dementsprechend reduzierte sich die Medizinstudentenzahl in Marburg im letzten Kriegssemester um fast die Hälfte und es wurden nur noch 28 Erstsemester immatrikuliert.[210]

Weitere Kräfte für den „kriegswichtigen Einsatz“ sollten durch Zusammenlegung des Lehrbetriebs von Hochschulen freigemacht werden.[211] Auch alle wehrfähigen „Gefolgschaftsmitglieder“ der Marburger Universität wurden für den Volkssturm

---

205 StAM 305a, Acc. 1975/79, Nr.812. Rektor an RMWEV, 30.3.1944.

206 StAM 307c, Acc. 1969/33, Nr.617. Erlaß RMWEV RV 391/44, 1.9.1944.

207 StAM 310, Acc. 1975/42, Nr.660. Erlaß RMWEV W A 1220, 12.10.1944.

208 Ebd. Dekan an Rektor, 24.10.1944. OZ 24.10.1944, S. 4, Das Kriegsgesicht der deutschen Hochschulen. OZ 4./5.11.1944, S. 3, Gedrosselter Hochschulbetrieb.

209 StAM 305a, Acc. 1975/79, Nr.926. Rektor an die Organisationsstelle des Amtes Wissenschaft, 18.12.1944, Bl.84.

210 Vgl. Graphik Vd in Kap. III.6. Reichsweit wurden im Herbst 1944 über 30 000 Zivilstudierende zum Arbeitseinsatz, weitere 16 000 Studenten zur Wehrmacht eingezogen. Von insgesamt 85 000 Studenten blieben nur knapp 40 000 auf den Hochschulen. Vgl. StAM 310, Acc. 1975/42, Nr.659. Erlaß RMWEV WA 1960, 30.12.1944; Grüttner 1995, S. 425.

211 StAM 307c, Acc. 1969/33, Nr.617. Erlaß RMWEV RV 391/44, 1.9.1944.

gemustert.[212] Für alle noch an der Universität verbliebenen Mitarbeiter wurde eine Urlaubssperre verhängt und die Arbeitszeit auf 60 Stunden wöchentlich heraufgesetzt. Mit „möglichst wenig Arbeitskräften" war „eine möglichst große Leistung zu erzielen".[213] Alle kriegsverwendungsfähigen Männer ab Jahrgang 1906 und jünger wurden zu guter Letzt noch zur Wehrmacht eingezogen.[214] 26 Professoren und Angestellte der Marburger Universität bis einschließlich Jahrgang 1885 leisteten der Aufforderung zur Notdienstverpflichtung bei Schanzarbeiten am Westwall im Raum Saarburg/Trier Folge. Der Rektor berichtete dem Gauleiter, daß zwar ein vorzüglicher Gemeinschaftsgeist geherrscht habe, die Professoren aufgrund ihres Alters teilweise den Anstrengungen jedoch nicht gewachsen waren und nach Hause geschickt werden mußten.[215]

Die Universität Marburg wurde als Aufnahmehochschule für die Universitäten Gießen, Frankfurt und Köln benannt. Dies betraf jedoch hauptsächlich die natur- und geisteswissenschaftlichen Fakultäten und die Rechtswissenschaften. 14 Kölner Professoren wurden aufgenommen, denen zahlreiche Kölner Hörer folgten.[216] Auch im Physiologischen Institut fand ein Kölner Kollege mit seinen Mitarbeitern übergangsweise neue Räumlichkeiten,[217] nachdem sein Institut und andere Gebäude der Kölner Hochschule schon im Sommer 1942 schwer beschädigt und der dortige Universitätsbetrieb nach mehreren Luftangriffen, im WiSe 1944/45 vollständig eingestellt worden war.[218]

Das WiSe 1944/45 wurde trotz der verringerten Studentenzahl noch ordnungsgemäß zu Ende geführt. Die letzte Fakultätssitzung vor Kriegsende, auf der neben einem Habilitationsantrag und der Preisaufgabe für 1945 die Wiederbesetzung des Lehrstuhls für Frauenheilkunde auf der Tagesordnung stand, fand am 31. Januar 1945 statt.[219]

Am 28. März 1945 vormittags gegen 11 Uhr wurde die Stadt Marburg kampflos den amerikanischen Truppen übergeben. Während der Betrieb der Universitätskliniken für die medizinische Versorgung der Bevölkerung weiter aufrechterhalten werden konnte, wurde der Lehrbetrieb von den amerikanischen Militärbehörden im SoSe 1945 untersagt.

---

212 StAM 310, Acc. 1975/42, Nr.868. Liste mit Einstufungen in den Volkssturm, 6.12.1944. 13 Assistenten, Becker und Bersin wurden als kriegsverwendungsfähig eingestuft. Nicht mehr verwendbar waren Benninghoff und Klewitz (Erkrankung der Lunge), Gremels (wehruntauglich), Jacobshagen (als versehrt entlassen), du Mesnil (chronischer Gelenkrheumatismus).

213 StAM 310, Acc. 1975/42, Nr.660. Kurator an Institutsleiter, 25.8.1944.

214 Ebd. Erlaß RMWEV RV 338/44, 15.8.1944.

215 StAM 305a, Acc. 1975/79, Nr.746. Bericht über den Westwalleinsatz der Universität Marburg, 17.10.1944. StAM 310, Acc. 1975/42, Nr.660. Rektor Reinhardt an Gauleiter Gerland, 21.9.1944.

216 Chronik der Philipps-Universität Marburg 1941-1947, S. 3.

217 StAM 307c, Acc. 1969/33, Nr.617. Dekan an Rektor, 24.10.1944.

218 Golczewski 1988, S. 287-297.

219 Emil von Behring-Bibliothek für Geschichte und Ethik der Medizin der Philipps-Universität Marburg, Fakultätsbuch.

In der zum Vergleich mit der Situation der Marburger Medizinstudentenschaft herangezogenen Literatur fällt auf, daß die Jahre des Zweiten Weltkriegs in der Geschichte der meisten Universitäten recht kurz abgehandelt werden.[220] Sehr viel ausführlicher wird über die Gleichschaltung der Studentenschaft 1933 und die folgenden Friedensjahre berichtet. Dies liegt wahrscheinlich nicht zuletzt daran, daß die Aktenüberlieferungen häufig entweder vernichtet wurden oder nur spärlich vorhanden sind. Da die Marburger Universitätsakten, wenn auch ungeordnet, so doch nahezu vollständig vorlagen, wurde auf der Basis dieser Quellen versucht, die Lücke durch eine eingehende Schilderung der Lebens- und Studienumstände im Kriege am Beispiel der Marburger Fakultät zu schließen.

Soweit dies anhand der vorliegenden Untersuchungen zu beurteilen ist, unterschied sich die Marburger Medizinstudentenschaft in den Kriegsjahren nicht wesentlich von der anderer Medizinischer Fakultäten des Reichs. Wie auch aus Göttingen[221] und Gießen[222] überliefert, entwickelte sich die Universität durch steigende Studentenzahlen der Medizin und stetige Abnahme in den anderen Fachgebieten immer mehr in Richtung einer Medizinischen Hochschule. Im SoSe 1943 gehörten bereits 64% aller an der Hochschule immatrikulierten Studenten der Medizinischen Fakultät an.[223] Dementsprechend sind die hier beschriebenen Sachverhalte als für den überwiegenden Teil der Marburger Studentenschaft des Zweiten Weltkriegs zutreffend anzusehen.

Die Marburger Universitätsleitung setzte 1939 couragiert die sofortige Wiedereröffnung der für sie lebenswichtigen Medizinischen Fakultät durch, und die Fakultätsleitung schaffte es auch relativ problemlos, der „Medizinerschwemme" und der dadurch bedingten Unruhen Herr zu werden. Die extrem hohen Erstsemesterzahlen stellten die Fakultät vor große Herausforderungen bei der Bewältigung des Lehrangebots. Da aber alle Hochschullehrer zur Mehrarbeit und damit zur Unterstützung der Kriegsziele an der „Heimatfront" bereit waren, ergaben sich keine größeren Engpässe. Wie an anderen Fakultäten mußte man sich mit den Studentenkompanien arrangieren und beobachtete mit mehr oder weniger Zustimmung die ständig steigenden Studentinnenzahlen. Die Fernimmatrikulationen wurden mit Blick auf die Nachkriegszeit mit viel Engagement durchgeführt, und die Hochschullehrerschaft wehrte sich massiv gegen den Leistungsabfall im Medizinstudium, u.a. durch Unterstützung der sogenannten „Ausmerzverfahren".

Die Studentenschaft war durch Dienstpflicht, Trimesterregelung und die veränderte Studienordnung von 1939 sehr stark belastet. Hatte schon in den Vorkriegsjahren die Zeit für Examensvorbereitungen oder außeruniversitäre Aktivitäten gefehlt, so waren nun auch die Semesterferien für den Kriegseinsatz eingeplant. Dement-

220 Die einzige eingehende Schilderung der Situation der Studentenschaft im Krieg findet sich bei Grüttner 1995, S. 361-426.

221 Beushausen; Dahms; Koch, Massing; Obermann 1998, S. 299.

222 Chroust 1994, S. 191.

223 Vgl. Tab.12 in Kap. III.5.

sprechend rückläufig war das politische Interesse. Die durch Abkommandierungen und Einberufungen ständig wechselnde Studentenschaft der Medizinischen Fakultät war von den studentischen Organisationen kaum noch zu erreichen, geschweige denn vollständig zu erfassen. Besonders in den letzten beiden Kriegsjahren war wahrscheinlich den meisten Marburger Studenten klar, was für ein Glück sie hatten, in einer ruhigen Kleinstadt mit wenig Bombenalarm und Luftangriffen studieren zu dürfen, in der die Lebensmittelversorgung noch halbwegs funktionierte und man ein Dach über dem Kopf hatte. So ist die Situation der Marburger Fakultät in den Kriegsjahren schon wegen der weitgehend fehlenden äußeren Kriegseinwirkungen mit der der Großstadtuniversitäten wie Hamburg,[224] Frankfurt[225] und Berlin[226] sicherlich nur teilweise vergleichbar, eher schon mit Freiburg[227], Göttingen[228] und Tübingen[229], die aufgrund ihrer Lage und Größe ähnliche Rahmenbedingungen aufzuweisen hatten.

224 Van den Bussche 1989, S. 394-396.
225 Hammerstein 1989, S. 470-546, hier besonders S. 481-485.
226 Der Verfasserin ist keine Untersuchung über die Kriegsjahre an der Berliner Universität bekannt.
227 Seidler 1991, S. 370-383. Im November 1944 wurde ein Großteil der Freiburger Institute und Kliniken der Medizinischen Fakultät zerstört.
228 Beushausen; Dahms; Koch, Massing; Obermann 1998, S. 229-232.
229 Adam 1977, S. 188-201. Tübingen wurde ebenso wie Marburg 1945 kampflos übergeben.

IV.2 Die Situation der Fakultät

Kornelia Grundmann

2.1 Die Fakultätsleitung

Bei Kriegsbeginn fungierte der Anatom Hellmut Becher als Dekan der Marburger Medizinischen Fakultät. Er hatte das Amt seit Oktober 1937 inne, da sein Vorgänger, der Chirurg Klapp, wegen Arbeitsüberlastung eine erneute Ernennung abgelehnt hatte. Als Prodekan amtierte der Otologe Uffenorde.[1] Becher hatte bei seinem Amtsantritt auch das neue Haus der Medizinischen Fakultät, das nach dem in den zwanziger Jahren in Marburg lehrenden, inzwischen emeritierten Ordinarius für Pharmakologie August-Gürber-Haus benannt worden war, übernommen. Die alte Privatklinik in der Mannkopfstraße 3 (heute Lahnstraße) konnte dank einer Stiftung Gürbers 1937 von der Universität gekauft und ausgebaut werden. Dort war nun ein großes Sitzungszimmer für die Fakultätssitzungen untergebracht, weiterhin eine Bibliothek, die auch den niedergelassenen Ärzten des Kreises offenstand, und im Obergeschoß die Schule für Technische Assistentinnen, deren Leiter Becher seit 1937 war.[2] Das Gebäude wurde bei dem Luftangriff auf Marburg im Februar 1944 völlig zerstört.[3]

Becher war schon vor seiner Berufung nach Marburg hochschulpolitisch engagiert gewesen und führte die Fakultät ohne besondere Zwischenfälle bis zu seiner Berufung nach Münster Anfang 1941.[4] Unter Beibehaltung seiner Position als Dekan wurde er Anfang 1939 zum Prorektor der Universität ernannt[5] und mußte im Herbst 1939, nach der Abberufung des Rektors Gieseke nach Berlin, kurzzeitig die Rektoratsgeschäfte führen.[6] Der endgültige Sprung in dieses Amt gelang ihm jedoch nicht: als Führer der Marburger Hochschule wurde kurz nach Kriegsbeginn der Ordinarius für Mittelalterliche Geschichte Theodor Mayer eingesetzt.[7]

1 StAM 305a, Acc. 1975/79, Nr.111. Ernennung von Becher zum Dekan, 1.10.1937.

2 OZ 13.3.1937, S. 5, Das Haus der Medizinischen Fakultät. StAM 305a, Acc. 1976/19, Nr.3524.

3 StAM 305a, Acc. 1975/79, Nr.120.

4 StAM 305a, Acc. 1976/19, Nr.3454. Berufung Bechers nach Münster zum 1.1.1941, Bl.49. Becher wurde 1940 vom Kurator wegen seiner besonderen Verdienste als erster Kriegsdekan der Medizinischen Fakultät für das Kriegsverdienstkreuz II. Klasse ohne Schwerter vorgeschlagen. Vgl. StAM 310, Acc. 1975/42, Nr.717. Kurator an RMWEV, 12.11.1940, Bl.17. Näheres zur Person Bechers und seiner Forschungsleistungen in Grundmann; Aumüller 1996, S. 342-345.

5 StAM 305a, Acc. 1976/19, Nr.3454. Ernennung Bechers zum Prorektor, 1.1.1939, Bl.29.

6 Vgl. Heiber 1994, S. 555.

7 Zu Mayer vgl. Nagel 1994, S. 343-364.

Becher wurde Ende 1940 von Rektor Mayer verabschiedet. Ihm folgten als Dekan der Pharmakologe Hans Gremels und als Prorektor der Gynäkologe Ernst Bach, der sich durch seine Erfahrungen als ehemaliger Referent im RMWEV und alter Parteigenosse für diesen Posten anbot.[8] Die Ernennung von Gremels war überraschender, da er sich in nationalsozialistischer Hinsicht nie hervorgetan hatte. Im Gegenteil hatte er sich bereits vor seiner Ernennung zum Dekan in einer Senatssitzung exponiert, indem er dem Rektor vehement widersprach, als dieser eine Änderung der Reihenfolge der Fakultäten beim Einzug in die Aula und bei anderen öffentlichen Gelegenheiten vorschlug. Mayer vertrat im parteilichen Auftrag den Standpunkt, daß die Theologische Fakultät nicht mehr als erste in Erscheinung treten dürfe. Gremels wandte sich gegen dieses religionsfeindliche Ansinnen, und die Dekane der Juristischen und natürlich auch der Theologischen Fakultät schlossen sich dem an, so daß der Antrag abgelehnt wurde.[9]

Der nächste Konflikt zwischen Rektor und Dekan kündigte sich im Sommer 1941 an und sollte zur Suspendierung von Gremels nach nur zehnmonatiger Amtszeit führen.[10] In der Fakultätssitzung im Juli 1941 beantragte der Chirurg Klapp die Habilitation für seinen Oberarzt und Sanitätsoffizier der Reserve, Felix Mondry. Aus der Fakultät erhob sich zunächst kein Widerspruch, nur Bach stellte die Frage nach Mondrys politischer Zuverlässigkeit. Der Vertreter des Dozentenbundes, Kestermann, wurde nach seinem Gutachten befragt, erklärte den Einwand jedoch für unbegründet, so daß das Habilitationsverfahren in die Wege geleitet werden konnte.[11] Zwei Tage später erhob Kestermann doch noch nachträglich Einspruch, wobei er offensichtlich durch Bach beeinflußt worden war. Gremels sah seine und Mondrys Offiziersehre angegriffen und zwang Kestermann durch eine Pistolenforderung wegen Beleidigung zu einer schriftlichen Rücknahme seiner Forderung.[12] Mondrys Habilitation wurde daraufhin durchgeführt, wenn die Parteiaktivisten auch weiterhin versuchten, sie zu torpedieren.[13]

Die Sache schien damit erledigt, als sich der Rektor einschaltete. Er machte Gremels Vorhaltungen wegen der Behandlung des Falles als Offiziers-Ehrenangelegenheit, wogegen Gremels sich wiederum verwahrte. Durch Vermittlung des Kollegen Klapp und des Kommandeurs der Militärärztlichen Akademie, Wirth, Gremels' militärischem Vorgesetzten, sowie des Standortältesten der Marburger Garnison von Cochenhausen schien auch dieser Streit nach einigem Hin und Her beigelegt zu sein,

8 StAM 305a, Acc. 1975/79, Nr.165. Mayer an Becher, 19.12.1940.

9 HHStAW 520, Ma-B 1289, Spruchkammerakte Gremels. Erklärung Gremels 28.2.47, Bl.11. Eidesstattliche Erklärung von Hülsen, 25.9.1947.

10 Vgl. zum folgenden neben Nagel 1994 auch den Bericht Kurator von Hülsens über die Ereignisse. HHStAW 520, MSt Newabl.19, Spruchkammerakte von Hülsen. Anlage zum Fragebogen des Kurators, 15.5.1945, Bl.1d.

11 HHStAW 520, Ma-B 1289, Spruchkammerakte Gremels. Abschrift des Protokolls der Fakultätssitzung vom 15.7.1941, Bl.12.

12 Ebd. Gutachten Gremels, 12.10.1946, Bl.13.

13 Vgl. nährere Einzelheiten in Kap. IV.2.3.

als Mayer von Gremels innerhalb von fünf Tagen eine dienstliche Erklärung über sein Verhalten verlangte, da „der jetzige Zustand eine gedeihliche Zusammenarbeit zwischen dem Rektor und der Medizinischen Fakultät unmöglich" mache.[14] Gremels konnte und wollte sich aufgrund des schwebenden Verfahrens nicht äußern, worauf Mayer ihn zum 31. Oktober kurzerhand von seinem Dekansamt suspendierte.[15] Die Empörung in der Fakultät war groß, und auch der Kurator, der mit der Amtsführung des Rektors schon seit einiger Zeit nicht einverstanden war,[16] verteidigte Gremels. Er fragte sofort bei Mayer an, welche Bestimmungen ihm das Recht gäben, Dekane zu entlassen, das wäre wohl immer noch Sache des Ministeriums.[17] Einem Telegramm an das RMWEV folgte wenig später ein ausführlicher Bericht von Hülsens, in dem er betonte, daß es der Rektor sei, der den Frieden und die Arbeit der Universität störe. Dessen Absetzung sei unbedingt erforderlich, Gremels jedoch als Dekan zu bestätigen.[18] Nur der Gaudozentenbundsführer unterstützte Gremels – wie zu erwarten – nicht. Er machte ihm den Vorwurf, die Mitwirkung des Dozentenbundsvertreters bei Habilitationsverfahren von Reserveoffizieren anscheinend für überflüssig zu halten, und forderte eine Erklärung, da dies ein Angriff auf die NSDAP und den NSD als Vertreter der Partei an der Hochschule sei.[19]

Ungerührt von allen Solidaritätsbezeugungen für Gremels forderte Rektor Mayer den Prodekan der Medizinischen Fakultät, Uffenorde, auf, die Geschäfte einstweilen zu übernehmen und einen neuen Dekansvorschlag zu machen. Der berief eine Fakultätssitzung ein, auf der der folgende Beschluß gefaßt wurde: „Die Medizinische Fakultät kann sich unter den gegebenen Verhältnissen nicht entschließen, den ihr aufgegebenen Dekansvorschlag zu machen, da der bisherige Dekan ihr volles Vertrauen genießt und die Fakultät grundsätzliche Bedenken gegen das von dem Herrn Rektor eingeschlagene Verfahren hegen muß, ein verdientes und anerkanntes Mitglied ohne für sie ersichtliche sachliche Gründe abzusetzen".[20] Die Erklärung erfolgte einstimmig und wurde von allen Fakultätsmitgliedern unterschrieben, nur Pfannenstiel, du Mesnil (krank) und Bach (verreist) waren als entschuldigt vermerkt. Die Unterschriften des Dozentenbundsvertreters Kestermann und die der beiden Parteiaktivisten Fliege und Becker fehlten jedoch nicht. Nach dieser Weigerung der Fakultät ver-

14 HHStAW 520, Ma-B 1289, Spruchkammerakte Gremels. Abschrift: Mayer an Dekan Gremels, 25.9.1941, Bl.14. Zum folgenden vgl. auch Nagel 1994, S. 357-358.

15 HHStAW 520, Ma-B 1289, Spruchkammerakte Gremels. Abschrift: Mayer an Gremels, 29.10.1941, Bl.15.

16 Vgl. Nagel 1994, S. 356, und Nagel 2000, S. 430-450, Dok. 236-240.

17 StAM 310, Acc. 1983/15, Nr.4179. Kurator an Rektor, 31.10.1941.

18 Ebd. Telegramm Kurator von Hülsen an RMWEV, 1.11.1941. Bericht Kurator von Hülsen an RMWEV, 3.11.1941.

19 HHStAW 520, Ma-B 1289, Spruchkammerakte Gremels. Abschrift: Gaudozentenbundsführer Martin an Gremels, 19.11.1941.

20 Emil von Behring-Bibliothek für Geschichte und Ethik der Medizin. Fakultätsbuch der Medizinischen Fakultät, Fakultätssitzung vom 31.10.1941. StAM 307c, Acc. 1969/33, Nr.621. Uffenorde an Mayer, 31.10.1941. HHStAW 520, M-St 4750, Spruchkammerakte Uffenorde. Erklärung Uffenorde, Bl.16.

merkte Mayer nur, daß die ordnungsgemäße Bestellung eines Dekans unmöglich gemacht worden sei, die Ernennung deshalb ohne Befragen der Fakultät vorgenommen werden müsse, und ernannte Bach zum neuen Dekan.[21] Bach behauptete später, er hätte zur Übernahme des Dekanats vom Rektor überredet werden müssen.[22]

Die offizielle Beilegung des Streits erfolgte erst drei Tage später in einer Besprechung mit dem Ministerialdirigenten im RMWEV, Ritterbusch, der eigens aus Berlin angereist war und nun mit den Herren Mayer, Bach, Gremels, Uffenorde und Kestermann konferierte. Jeder legte noch einmal seinen Standpunkt dar, und Ritterbusch war mit dem Rektor einer Meinung, daß die Abberufung von Gremels keine Maßregelung war, sondern eine vorbeugende Maßnahme, um weitere Konfliktfälle zu vermeiden. Das Dekanat solle keinesfalls wieder mit einem aktiven Offizier besetzt werden, da die Rechtslage der im Heeresdienst stehenden Sanitätsoffiziere und ihre gleichzeitige Unterstellung unter die Universitätsbehörden nicht geklärt war.[23] Die Weigerung der Medizinischen Fakultät, einen neuen Dekan vorzuschlagen, hielt Ritterbusch für unzulässig, da deren Beschluß „ein Vertrauensvotum darstellt, wie es wohl in der liberalistischen Zeit möglich war, für das aber heute kein Raum vorhanden ist".[24] Die Fakultätsvertreter bedauerten daraufhin ausdrücklich ihr Verhalten und sprachen von einem Mißverständnis. Die Entlassung von Gremels blieb bestehen, und von einer Ablösung des Rektors, wie von von Hülsen gefordert, war vorerst keine Rede mehr.[25]

Der Konflikt und der Versuch von Gremels, sich gegen die Parteivertreter durchzusetzen, blieben keine lokale, interne Angelegenheit, sie hatten sich bald in Universitätskreisen herumgesprochen. So erhielt Gremels zu Weihnachten 1941 von dem ihm persönlich nicht bekannten Geheimrat Sauerbruch ein Schreiben mit dem handschriftlichen Gruß: „Mein Kompliment und Dank für diese Weihnachtsfreude. Gruß Sauerbruch."[26]

Nach Einschätzung von Gremels war es der Parteiaktivist Ernst Bach, der ihn durch geschickt eingefädelte Intrigen aus dem Amt zu drängen suchte, um selbst das

21 StAM 305a, Acc. 1975/79, Nr.165. Aktennotiz Mayer, 8.12.1941; Ernennung Bach, 8.12.1941. Man beachte das übereinstimmende Datum. Uffenorde behauptete in seiner Erklärung vor der Spruchkammer, daß die Ernennung Bachs erst nach der Unterredung mit Ministerialrat Ritterbusch erfolgte (vgl. HHStAW 520, M-St 4750, Spruchkammerakte Uffenorde. Erklärung Uffenorde, Bl.15), dies ist in Anbetracht der Aktenlage jedoch unwahrscheinlich.

22 StAM 307c, Acc. 1969/33, Nr.621. Bach an Rektor, 31.3.1943.

23 Gremels Nachfolger Bach sollte sich allerdings als gleichzeitiger Betreuer der Studentenkompanie ebenfalls schwertun, beide Ämter auszufüllen. Vgl. weiter unten in diesem Kapitel.

24 StAM 307c, Acc. 1969/33, Nr.621. Protokoll der Zusammenkunft mit Ministerialdirigent Ritterbusch, 11.12.1941.

25 Pfannenstiels Kommentar zu diesem Vorfall in BA Berlin (ehemals BDC), Akte WI Pfannenstiel. Pfannenstiel an de Crinis, 11.2.1942: „Wegen der Absetzung von Gremels als Dekan haben sich die Gemüter beruhigt, nachdem die Standpauke von Ritterbusch und vor allem das völlige Schweigen des Rektors in der ersten von dem neuen Dekan Bach geleiteten Fakultätssitzung etwas peinlich wirkten".

26 HHStAW 520, Ma-B 1289, Spruchkammerakte Gremels. Gremels an die Berufungskammer Marburg, o.D. (September 1947), Bl 83.

Dekanat zu übernehmen, dabei jedoch im Hintergrund fungierte und nicht offen in Erscheinung trat.[27] Dies wurde Gremels nach dem Krieg von seinem ehemaligen Vorgesetzten in der Militärärztlichen Akademie, Wirth, bestätigt. Nur durch die Erklärung, daß Gremels wissenschaftliche Arbeiten bis Kriegsende unentbehrlich seien, hatte ihn dieser wenigstens vor der endgültigen Amtsenthebung als Universitätsprofessor schützen können, die Bach in die Wege leiten wollte.[28] Demzufolge ist es denkbar, daß man Bach nicht zur Übernahme des Dekanats hat überreden müssen. Dieser konnte sich später nicht mehr zu den Vorfällen äußern, denn er starb im September 1944 an einem Herzinfarkt.[29] Bach war für Gremels ein mächtiger Gegner, unterhielt gute Beziehungen zum RMWEV und zu den höchsten Parteidienststellen. Gremels war sich dessen bewußt und entschied sich deshalb, den Konflikt allein auszufechten und niemanden mit hineinzuziehen. Er lehnte auch die angebotene Hilfe der Theologischen Fakultät ab, um diese nicht zu kompromittieren.[30] Die starke nervliche Belastung führte im Spätsommer 1942 zu Gremels Zusammenbruch, dem ein Aufenthalt in der Marburger Psychiatrischen Klinik folgte. Ende 1943 fragte der medizinische Referent im RMWEV, de Crinis,[31] bei Dekan Bach an, ob er ihm ein ärztliches Gesundheitszeugnis von Gremels übermitteln könne.[32] Bald lagen dem Ministerium zwei Gutachten des Psychiaters Kretschmer vor, die nach Ansicht von de Crinis zwar keine eindeutige Diagnose enthielten, Alkohol und Morphium als Ursache der Erkrankung jedoch ausschlossen.[33] Kretschmer bescheinigte, der Patient sei wiederhergestellt und gegen die Wiederaufnahme seines Berufs würden keine Bedenken erhoben.[34] Wegen seiner nervösen Erschöpfung, die offiziell auf „Überarbeitung" zurückgeführt wurde, wurde Gremels im Herbst 1943 aus der Wehrmacht entlassen.

Bach fungierte nun wie vorher Becher als Dekan und gleichzeitig als Prorektor. Als Protagonist der Parteiaktivisten führte er die Fakultät ganz im nationalsozialistischen Sinne und hatte beste Kontakte zu seinem Nachfolger im RMWEV, Max de

27 Ebd. Bl 81.

28 Ebd. Bl.84.

29 StAM 307c, Acc. 1969/33, Nr.240. Nachruf auf Bach, 11.9.1944. StAM 305a, Acc. 1978/15, Nr.4003, Personalakte Ernst Bach. Trauerfeier der Fakultät für Bach.

30 HHStAW 520, Ma-B 1289, Spruchkammerakte Gremels. Gremels an die Berufungskammer Marburg, o.D. Erklärung Professor Frick, Bl.82.

31 Vgl. zu Max de Crinis Jasper 1991; Lifton 1988, S. 141-143.

32 BA Berlin (ehemals BDC), Akte WI Bach. De Crinis an Bach, 8.12.1942.

33 Gremels hatte wegen vorübergehender Morphiumabhängigkeit Mitte der dreißiger Jahre Schwierigkeiten bei seiner Berufung. Vgl. Kap. III.4.2.

34 BA Berlin (ehemals BDC), Akte Gremels, Kartei des RMWEV. Ärztliche Gutachten von Kretschmer, 30.12.1942 und 26.1.1943. BA Berlin (ehemals BDC), Akte WI Bach. Aktenvermerk de Crinis zu Gremels, 5.12.1943. Nachlaß Benninghoff. Benninghoff an Beringer, Freiburg, 5.3.1949. „Gremels hatte paranoide Wahnideen, halluzinatorische Erlebnisse und wurde noch schrulliger und absonderlicher, als er sonst schon war. Dabei galt er immer als eine Leuchte unserer Fakultät und hat, wie Sie wissen, sehr Wertvolles geleistet. Er war damals Dekan, geriet mit dem Rektor und anderen in Streit, schickte Pistolenforderungen etc."

Crinis.[35] In seine Amtszeit fiel dementsprechend die Einrichtung eines Instituts für Volksgesundheitspflege unter der Trägerschaft der NSV, gleichzeitig Forschungsstelle der Hohen Schule Rosenbergs, die unter Leitung des Kasseler Kinderarztes Richard Benzing der Universität angegliedert wurde.[36] Benzing wurde Ende 1942 zum Honorarprofessor ernannt und erhielt einen Lehrauftrag für Volksgesundheitspflege, was von Bach ausdrücklich begrüßt wurde.[37] Dem Gaugesundheitsführer Heinrich Reinhardt verschaffte Bach den Lehrauftrag für Ärztliche Rechts- und Standeskunde, nachdem er diesen dem Gerichtsmediziner Förster entzogen hatte.[38]

Mit Maßnahmen dieser Art machte er sich in der Fakultät keine Freunde, es gab häufig Meinungsverschiedenheiten mit seinen Kollegen. So mußte der Prodekan Uffenorde nach eigener Aussage bei Schwierigkeiten wiederholt für ihn einspringen und persönliche Differenzen zwischen ihm und Fakultätsangehörigen schlichten.[39] Nachdem er ein Jahr im Amt war, beklagte sich Bach bei seinem Freund de Crinis, daß es nicht leicht sei, „als Jüngster der Fakultät den Dekan zu machen".[40] An anderer Stelle betonte er, „wie schwer es für einen verhältnismäßig jungen Dekan einer Fakultät ist, in der das Gros der Ordnarii dem Alter nach Vater von ihm sein könnte, sich in einem solchen Fall so zu benehmen, daß man nicht mit Gift und Galle bespritzt wird".[41]

Bach stellte im Frühjahr 1943 überraschend sein Amt zur Verfügung; er begründete dies mit Kollisionen in seiner Doppelfunktion als Stabsarzt und Dekan.[42] Schon beim Antritt seines Amtes hatte er betont, daß er das Dekanat nur so lange führen wolle, wie seine Aufgaben sich nicht mit seiner militärischen Dienststellung überschnitten. Nun war er mit dem Prüfungsvorsitzenden Dittler hart aneinandergeraten, weil die vom Generalstabsarzt vorgesehene Woche der militärischen Besichtigung seiner Studentenkompanie genau in die Zeit des Physikums einiger Studenten fiel. Dittler forderte von ihm als Dekan, etwas gegen die Terminüberschneidungen zu unternehmen, Bach hatte jedoch den Wehrmachtsdienststellen gegenüber keine Handhabe. Gleichzeitig wurde ihm vom Freitod eines Physikumskandidaten Mitteilung gemacht, der sich wegen seiner Examensschwierigkeiten umgebracht hatte, nachdem er in einer Prüfung bei dem Physiologen Bersin durchgefallen war. Bach wehrte sich zwar gegen die Un-

35 BA Berlin (ehemals BDC), Akte Research Bach. Schriftwechsel Bach – de Crinis 1942-1944.

36 BA Berlin (ehemals BDC), Akte WI Richard Benzing. Denkschriften über einen geplanten Lehrauftrag für Volksgesundheitspflege und ein zu errichtendes Institut für Volkswohlfahrtspflege in Marburg, o.D., vgl. Kap. II.5. Vgl. auch Losemann 1994, S. 365-386.

37 Emil von Behring-Bibliothek für Geschichte und Ethik der Medizin, Fakultätsbuch. Beschluß auf der Fakultätssitzung, 29.10.1942. StAM 310, Acc. 1978/15, Nr.2330. Ernennung Benzing zum Honorarprofessor, 2.12.1942.

38 BA Berlin (ehemals BDC), Akte Heinrich Reinhardt. Lehrauftrag im SoSe 1943. HHStAW 520, Ma-B 280, Spruchkammerakte Förster. Spruch vom 10.6.1947, S. 3, Bl.59b.

39 HHStAW 520, MSt-4750, Spruchkammerakte Uffenorde. Erklärung Uffenorde, Bl.15.

40 BA Berlin (ehemals BDC), Akte WI Bach. Bach an de Crinis, 10.12.1942.

41 BA Berlin (ehemals BDC), Akte REM Rudolf Klapp. Bach an Ministerialrat Klingelhöfer, 15.3.1943, Bl.1262-1263, hier Bl.1262.

42 StAM 307c, Acc. 1969/33, Nr.621. Bach an Rektor, 31.3.1943.

terstellung, daß der Tod des Studenten irgend etwas mit der Unvereinbarkeit von Examen und militärischem Dienst zu tun habe, fühlte sich als Dekan jedoch anscheinend für dieses Vorkommnis in gewisser Weise verantwortlich. Jedenfalls wollte er sich nicht weiter dem Konflikt aussetzen, als Soldat Befehle entgegennehmen und gleichzeitig als Dekan dagegen protestieren zu müssen. Ob Bachs Rücktritt wirklich nur auf die von ihm vorgebrachten Gründe zurückzuführen war, ob er vielleicht schon zu diesem Zeitpunkt gesundheitliche Probleme hatte oder ob er enttäuscht war über die vielen kleinen Mißerfolge bei der Führung der Fakultät, ist aus den Akten leider nicht zu ersehen. Der Marburger Rektor Reinhardt behauptete später, Bachs Rücktritt sei „affektbestimmt" und nicht in Übereinstimmung mit den Plänen des Marburger SD-Vertreters gewesen. Bach habe sein Amt im Anschluß an eine nicht näher bezeichnete Auseinandersetzung mit dem Rektor zur Verfügung gestellt.[43]

Es ist gut vorstellbar, daß die Fakultätsmitglieder diesem Dekan, der ihnen ja vom Rektor verordnet worden war, nicht nachtrauerten. Die Suche nach einem Nachfolger gestaltete sich zunächst schwierig, da die Situation der Fakultät im vierten Kriegsjahr nicht einfach und mit der Übernahme des Dekanats große Verantwortung verbunden war; niemand drängte sich nach diesem Amt. Inzwischen war nach der Abberufung Mayers nach Berlin der Jurist Rudolf Reinhardt zum Rektor ernannt worden. Er bat den langjährigen Prodekan Uffenorde, das Amt des Dekans zu übernehmen, doch der lehnte ab und schlug der Fakultät vor, den Psychiater Ernst Kretschmer zu wählen, obwohl dieser kein Parteigenosse war. Uffenorde erklärte nach dem Krieg, daß er die Fakultätsmitglieder einzeln aufgesucht und davon überzeugt habe, daß Kretschmer als international bekannter Psychiater besonders als Dekan geeignet sei. Er habe so verhindern wollen, daß „ein weiterer aktivistischer Vertreter aus der Fakultät ans Ruder kam". Endlich sollte eine von Parteieinflüssen freie Hochschulpolitik durchgeführt werden.[44] Uffenorde setzte sich mit seinem Votum durch, Kretschmer wurde vorgeschlagen und mit Unterstützung des Rektors ernannt.[45] Was dies später für die Fakultät bedeuten würde, war zu diesem Zeitpunkt noch nicht abzusehen. Nach Kriegsende wurde der politisch unbelastete Kretschmer als Dekan der Medizinischen Fakultät sofort wieder eingesetzt und konnte seine internationalen Beziehungen als Vermittler zur amerikanischen Militärregierung und Mitglied im Planungsausschuß der Universität nutzen.

Über Kretschmers oppositionelles Verhalten während der letzten beiden Kriegsjahre ist an anderer Stelle schon berichtet worden.[46] Sein Hauptwidersacher war der

43 HHStAW 520, W 28127, Spruchkammerakte Reinhardt. Reinhardt an den Vorsitzenden der Spruchkammer, 19.6.1946, Anlage Bl.3-25, hier Bl.6. Reinhardt 1977, S. 7.

44 HHStAW 520, MSt-4750, Spruchkammerakte Uffenorde. Erklärung Uffenorde, Bl.14.

45 StAM 305a, Acc. 1975/79, Nr.111. Ernennung Kretschmer zum Dekan, 30.4.1943. Der Dermatologe Ruete wurde Prodekan, da Uffenorde nicht länger zur Verfügung stand. Emil von Behring-Bibliothek für Geschichte und Ethik der Medizin, Fakultätsbuch. Einführung des Dekans auf der Fakultätssitzung am 4.5.1943.

46 Vgl. Kap. III.3.2.

Hygieniker Pfannenstiel, der in einem regen Schriftwechsel mit de Crinis im RMWEV über die Vorfälle an der Fakultät berichtete und dabei versuchte, Kretschmer als Dekan in jeder Weise zu diskreditieren.[47] Pfannenstiel selbst bezeichnete die letzten beiden Kriegsjahre als „liberalistische Aera" der Marburger Universität, und so erscheinen sie auch im Vergleich zu den Jahren zuvor. Die Fakultät mit ihrem Dekan Kretschmer an der Spitze war nicht mehr allein ausführendes Organ von Verordnungen des Ministeriums und der Partei, sondern setzte im Rahmen des Möglichen eigene Vorstellungen durch. So konnte es Pfannenstiel trotz seiner guten Beziehungen zum Ministerium nicht verhindern, daß der Chirurg Wiedhopf mit Unterstützung Kretschmers und der Fakultät den Lehrstuhl für Chirurgie als Nachfolger Rudolf Klapps bekam.[48] Auch als Pfannenstiel versuchte, mit Hilfe von de Crinis und der Gynäkologischen Gesellschaft seinem Freund, dem emeritierten Gynäkologen Erwin Kehrer, die Goethe-Medaille zu verschaffen, sprach sich Kretschmer dagegen aus. Er hielt Kehrer für nicht bedeutend genug und beeinflußte die Fakultätsmitglieder derart, daß der Antrag abgelehnt wurde.[49] Es wundert also nicht, daß Pfannenstiel sich Anfang 1944 über die Zustände an der Marburger Universität bei de Crinis bitter beschwerte: „Wir leben hier immer noch wie auf einer friedlichen Insel, wenn auch häufig Alarm gegeben wird. Weniger friedlich sieht es in unserer Universitätspolitik aus. Die Tatsache, dass der Rektor und alle vier Dekane, von denen drei überhaupt nicht einmal Parteigenossen sind, keinerlei Verständnis für eine nationalsozialistische Hochschulpolitik besitzen, läßt Zustände heranreifen, die immer unerträglicher werden."[50] Kretschmer dagegen beschrieb zwanzig Jahre später in seinen Erinnerungen die beiden letzten Kriegsjahre und seine Aufgabe als Dekan der Fakultät folgendermaßen: „Innerhalb des extrem eingeengten Rahmens, in dem überhaupt noch eine öffentlich wirksame Willensbildung für den Einzelnen möglich war, war man ständig in Gefahr, bald zu wenig, bald zu viel zu wagen. [...] Wer für die bedrohten großen Werte und sittlichen Forderungen, auf die es hier ankam, kämpfen wollte, der durfte sich nicht immer geräuschvoll in Streitereien über kleine Dinge einlassen, die gerade oft von der Partei ausgespielt und als eine Art von Gesinnungstest in den Vordergrund geschoben und aufgedrängt oder auch erpreßt wurden."[51]

Kretschmer verstand es geschickt, sich nicht provozieren zu lassen, sich keine Blöße zu geben und trotzdem seine Vorstellungen von der Führung der Fakultät durchzusetzen, ohne sich offen mit dem Ministerium und den Parteidienststellen zu streiten. Dazu war sicherlich einiges Fingerspitzengefühl notwendig, da er ständig von den Par-

---

47 BA Berlin (ehemals BDC), Akte WI Pfannenstiel. Briefwechsel 1942-1944.

48 Vgl. weiter unten Kap. IV.2.2.

49 BA Berlin (ehemals BDC), Akte WI Pfannenstiel. Pfannenstiel an de Crinis, 2.1.1944. De Crinis an Pfannenstiel, 6.1.1944. Pfannenstiel an F. Kehrer, Münster, 1.4.1944.

50 BA Berlin (ehemals BDC), Akte WI Pfannenstiel. Pfannenstiel an de Crinis, 2.1.1944. Vgl. auch Heiber 1994, S. 559.

51 Kretschmer 1963, S. 154-155. Vgl. auch HHStAW 520, W 28127, Spruchkammerakte Rudolf Reinhardt. Reinhardt an den Öffentlichen Kläger der Spruchkammer Marburg, 19.6.1946, Anlage Bl.3-25, hier Bl.7.

teiaktivisten beobachtet, aber auch vom Gauleiter öffentlich angegriffen wurde. Kretschmer selbst berichtet, daß Gauleiter Gerland im Februar 1944 in aggressiver Rede in einer öffentlichen Versammlung der Lehrer und Erzieher im Marburger Kino Capitol erklärt habe, mit Leuten wie ihm würde jetzt Schluß gemacht. Kretschmers Mitarbeiter hatten schon ein Versteck vorbereitet, in dem er sich im Ernstfall hätte verbergen können.[52] Der Gauleiter hatte ihm vorgeworfen, er habe öffentlich die Frage erörtert, ob Bismarck ein Geisteskranker gewesen sei. Dieser Vorwurf bezog sich auf einen Passus in Kretschmers Buch „Geniale Menschen", in dem er Bismarck als ein Genie bezeichnete, dessen Willenskraft durch seine Nervenschwäche angestachelt worden sei. Es ist anzunehmen, daß Gauleiter Gerland nicht von allein auf dieses Zitat gestoßen war, sondern von Pfannenstiel darauf aufmerksam gemacht wurde.[53] Dieser hatte kommentierte Auszüge aus Kretschmers Buch auch an de Crinis im RMWEV geschickt,[54] um die Verleihung der Ehrendoktorwürde an Kretschmer zu verhindern. Nur durch den Einsatz des Rektors Reinhardt konnte die Entlassung Kretschmers aus dem Dekansamt abgewendet werden.[55] Reinhardt hatte die Kontrahenten Pfannenstiel und Kretschmer nach dem Vorfall zu einer Unterredung ins Rektorat geladen, bei der sich Pfannenstiel nach Aussage des Rektors „erhebliche Blößen" gab. Pfannenstiel, in die Enge getrieben, forderte daraufhin beim Gauleiter die Maßregelung der beiden und wurde vom Dozentenbundsführer und vom Leiter des SD unterstützt: der Rektor erhielt eine offizielle Verwarnung der Gestapo, und Kretschmer sollte des Amtes enthoben werden. Einer Aussprache Reinhardts mit dem Gauleiter in Kassel und interner Fürsprache für Kretschmer durch den Stellvertreter des Gauleiters war es zu verdanken, daß der bereits gefaßte Entschluß des Gauleiters nicht zur Durchführung kam und Kretschmer unbeschadet im Amt bleiben konnte. Reinhardt sagte später vor der Spruchkammer aus, daß die Situation sich so zugespitzt hatte, daß er den Anatomen Benninghoff schon darum gebeten hatte, notfalls für Kretschmer als Dekan einzuspringen.[56]

---

52 Kretschmer 1963, S. 154.

53 Dafür spricht auch die Aussage des Rektors Reinhardt, Gerland habe das Buch weder gelesen noch sei es bei der Gauleitung vorhanden gewesen. Er habe ihm sein Exemplar nachträglich borgen müssen. Vgl. HHStAW 520 W 28127, Spruchkammerakte Rudolf Reinhardt. Reinhardt an den Öffentlichen Kläger der Spruchkammer Marburg, 19.6.1946, Anlage Bl.3-25, hier Bl.9.

54 BA Berlin (ehemals BDC), Akte WI Pfannenstiel. Auszüge aus Kretschmer 1931, S. 152-155, handschriftlich kommentiert von Pfannenstiel. Vgl. hierzu auch die Aussage eines Doktoranden von Kretschmer, der von Pfannenstiel über die Widersprüche zwischen der Kretschmer'schen Lehre und der nationalsozialistischen Weltanschauung aufgeklärt wurde (HHStAW 520, Ma-St 1537/48, Spruchkammerakte Pfannenstiel. Erklärung H. V., 3.6.1949, Bl.108).

55 StAM 310, Acc. 1992/55, Nr.6383. Begründung des Spruchs im Spruchkammerverfahren Rudolf Reinhardt, 8.8.1946, Aussage Reinhardt. Zum folgenden HHStAW 520, W 28127, Spruchkammerakte Rudolf Reinhardt. Reinhardt an den Öffentlichen Kläger der Spruchkammer Marburg, 19.6.1946, Anlage Bl.3-25, hier Bl.7-10. Bericht Kretschmer, 5.4.1946, B.15. Kaltwasser an Reinhardt, 29.9.1945, Bl.34.

56 HHStAW 520, MA-B 1167, Spruchkammerakte Benninghoff. Aussage Rudolf Reinhardt 12.10.1947. Benninghoff an die Spruchkammer der Stadt Marburg, 11.10.1947.

Es erhebt sich die Frage, ob „regimekritisches" Verhalten, wie Kretschmer es an den Tag legte, auch in den Anfangsjahren des „Dritten Reichs" für einen Dekan möglich gewesen wäre. Es ist unwahrscheinlich, daß er sich hätte im Amt halten können. Erst in den letzten Kriegsjahren wurden in Anbetracht der Anforderungen des Krieges parteiliche Belange nicht mehr so wichtig genommen, und über den Ereignissen an der Front wurde die Maßregelung der „aufmüpfigen Heimatfront" vernachlässigt. Wenn man so will, nutzte Kretschmer also die Gunst der Stunde, um die Fakultät in den letzten Kriegsjahren relativ unbeschadet von Parteieinflüssen zu führen. Inwieweit er sich dabei persönlich als Gegner des Regimes exponierte, wurde bereits diskutiert.[57]

Überschaut man noch einmal alle Kriegsjahre mit ihren wechselnden „Führern" der Fakultät, so wird deutlich, daß diese als „Befehlsempfänger" von Rektor und RMWEV theoretisch zwar wenig eigenständigen Entscheidungsspielraum hatten, es aber trotzdem verstanden, kraft ihrer Persönlichkeit und ihrer politischen Überzeugung einiges zu bewegen. Eine große Rolle spielte es, ob der Dekan für oder gegen das Regime eingestellt war, da er die Fakultät nach außen vertrat und seinen Einfluß auf die anderen Fakultätsmitglieder geltend machen konnte. War es den Parteiaktivisten 1941 noch möglich gewesen, einen mißliebigen Dekan aus dem Amt zu drängen, so gelang dies in den letzten beiden Kriegsjahren selbst Pfannenstiel nicht mehr.

2.2 Die Berufungen

Geht man von den Graphiken aus, die bereits vorgestellt wurden und die Fluktuation des Lehrkörpers im Zeitraum 1933-1952 deutlich machen,[58] so veränderte sich die Zahl der Professoren an der Marburger Medizinischen Fakultät in den Kriegsjahren nicht. Vier Berufungsverfahren wurden durchgeführt, nachdem Vakanzen durch zwei Wegberufungen,[59] eine Emeritierung[60] und den Tod eines Fakultätsmitglieds[61] entstanden waren. Die relativ geringe Zahl der Berufungen ist u.a. darauf zurückzuführen, daß zwei Entpflichtungen aus Altersgründen durch die Kriegsumstände verschoben werden mußten.[62] Nachdem die gesetzliche Altersgrenze für Professoren kurz nach Kriegsbeginn aufgehoben worden war, versahen sowohl der Internist

57 Vgl. Kap. III.3.2.

58 Vgl. die Graphik IV in Kap. III.4.

59 Ende 1939: Berufung von Josef Becker (Pädiatrie) nach Wegberufung von Alfred Wiskott nach München. Ende 1940: Berufung von Alfred Benninghoff (Anatomie) nach Wegberufung von Hellmuth Becher nach Münster.

60 April 1945: nach einjähriger Vertretungszeit Berufung von Oskar Wiedhopf (Chirurgie) nach Emeritierung von Rudolf Klapp.

61 April 1945: Berufung von Hans Christian Naujoks (Gynäkologie) nach dem Tod von Ernst Bach.

62 Kasper; Huber; Kaebsch; Senger 1943, S. 11-12. Erlaß RMWEV W A 2573/39, 24.10.1939, Aufhebung der gesetzlichen Altersgrenze für planmäßige Hochschullehrer.

Schwenkenbecher als auch der Pathologe Versé ihr Amt bis 1949, obwohl sie das 65. Lebensjahr längst überschritten hatten.[63] Die Altersverteilung der Professoren verschob sich dementsprechend auf die älteren Jahrgänge, so daß bei Kriegsende nur noch drei von 17 Professoren unter fünfzig Jahre alt waren, der Lehrkörper also immer mehr überalterte.[64]

Die Berufungsmodalitäten, wie sie vom Ministerium 1938 durch Erlaß festgelegt worden waren, veränderten sich in den Kriegsjahren nicht mehr.[65] Allerdings kam als zusätzliche Entscheidungsinstanz ab 1942 der Bevollmächtigte für das Sanitäts- und Gesundheitswesen, Karl Brandt, mit seinem Leiter des Amtes für Medizinische Wissenschaft und Forschung, Paul Rostock, hinzu, die als vorgesetzte Dienststelle für das RMWEV weisungsbefugt waren.[66] Es soll im folgenden untersucht werden, ob die Umsetzung der administrativen Vorgaben in die Praxis sich im Kriege veränderte und welche Kriterien für die Wiederbesetzung von Lehrstühlen nun wichtig wurden. Dazu werden die folgenden vier Berufungsverfahren an der Marburger Medizinischen Fakultät näher beleuchtet:

1939	Ordinariat für Pädiatrie
1941	Ordinariat für Anatomie
1940-45	Ordinariat für Chirurgie
1945	Ordinariat für Gynäkologie

63 Schwenkenbecher (geb. 1875) hatte 1940, Versé (geb. 1877) 1942 das 65. Lebensjahr und damit das bis 1939 vorgeschriebene Emeritierungsalter erreicht. Für Schwenkenbechers Nachfolge wurde 1940 von der Fakultät eine Liste aufgestellt, seine Entpflichtung wurde dann jedoch zurückgestellt, weil er die Altersgrenze erst nach Kriegsbeginn erreicht hatte (StAM 307c, Acc. 1969/33, Nr.353).

64 Sieben Professoren gehörten der Altersgruppe der 50-60jährigen, sieben weitere der Altersgruppe der 60-70jährigen an. Das sollte sich auch nach Kriegsende zunächst nicht ändern. Bis 1952 gab es nur einen Ordinarius unter 40 Jahren und die alten Ordinarien konnten durch den akuten Personalmangel erst 1949/50 emeritiert werden. Vgl. dazu Kap.V.

65 BA Berlin R 4901 (alt R 21), Nr.10815 Berufungsverfahren, Bd.II 1937-41. Erlaß RMWEV WA 500(a), 14.5.1938, Bl.53-54. Vgl. dazu Kap. III.4.2.

66 Zur Organisation des Gesundheitswesens im Kriege vgl. Bromberger; Mausbach; Thomann 1985, S. 208-209. Der Reichskommissar für das Gesundheits- und Sanitätswesen Karl Brandt war per Führerbefehl vom 28.7.1942 bis 5.9.1943 als Vorgesetzter des Reichsgesundheitsführers und Staatssekretärs für das Gesundheitswesen, Conti, (ziviles Gesundheitswesen) und des Chefs des Sanitätswesens der Wehrmacht, Handloser, (militärisches Gesundheitswesen) eingesetzt worden. Sein Amt für medizinische Wissenschaft und Forschung leitete der Direktor der Berliner Universitätschirurgie, Paul Rostock, (RGBl 1942, S. 515 und RGBl 1943, S. 533).

Die Besetzung des Ordinariats für Pädiatrie 1939

Freudenbergs Nachfolger Wiskott war erst eineinhalb Jahre im Amt, als er von seiner Heimatuniversität München wieder zurückberufen wurde und diesen Ruf auch ohne Zögern annahm.[67] So mußte sich die Fakultät im Sommer 1939 erneut nach einem Pädiater umsehen. Die Wahl fiel auf Josef Becker (Bremen), nachdem der Prodekan Uffenorde sich bei Beckers Vorgänger in Bremen, Otto Hess, nach ihm erkundigt hatte. Becker hatte 1933 die Leitung der Bremer Kinderklinik übernommen, nachdem Hess als Halbjude seinen Platz dort hatte räumen müssen. Hess trug ihm dies anscheinend nicht nach. Er lobte ihn als eine aufrichtige, liebenswürdige Persönlichkeit mit gutem Charakter und als ungeheuer leistungsfähigen, wissenschaftlich interessierten Pädiater.[68] Natürlich erwähnte er auch Beckers langjährige Partei- und SS-Mitgliedschaft. Becker war im Mai 1933 in beide Organisationen eingetreten und seitdem als aktiver SS-Sturmbannarzt und Berater der NSV und des DRK tätig.[69]

Beckers politischer Hintergrund störte den Dekan der Marburger Fakultät Becher offensichtlich nicht, im Gegenteil waren dadurch keine Einwände von Parteiseite gegen die Berufung zu erwarten. Becher wandte sich an den Referenten im RMWEV, Bach, um im Vorfeld dessen Meinung zu erkunden,[70] und setzte sich außerdem mit Becker selbst in Verbindung. Nachdem dieser signalisiert hatte, daß er den Ruf nach Marburg gerne annehmen würde,[71] und auch Bach von Seiten des Ministeriums einverstanden war, wurde eine offizielle Liste erstellt. In Übereinstimmung mit dem Votum des Rektors und des Dozentenbundsführers enthielt sie neben Becker – an erster Stelle – Mai (München) und Bennholt-Thomsen (Frankfurt am Main) auf dem zweiten und dritten Listenplatz. Auch die beiden anderen Bewerber waren Parteigenossen und als Vertrauensleute des NSD tätig, Becker wurde jedoch als der aussichtsreichste Kandidat mit besonderen Verdiensten auf dem Gebiet der Haut- und Infektionskrankheiten im Kindesalter und der kindlichen Röntgendiagnostik herausgestellt.[72]

Bereits eine Woche später reiste Becker zu Berufungsverhandlungen nach Berlin und wurde mit Bach schnell einig. Der Marburger Dekan bedankte sich schriftlich für die prompte Erledigung des Verfahrens.[73] Der Krieg hatte inzwischen begonnen, und Becker war als Reserveoffizier zur Wehrmacht eingezogen worden. So blieb nur noch übrig, ihn vom Generalkommando der Wehrmacht in Kassel für ein Marburger Reservelazarett anzufordern. Becker wurde aus dem aktiven Heeresdienst entlassen

67 StAM 307c, Acc. 1969/33, Nr.191. Berufung von Wiskott nach München, 1.11.1939.

68 StAM 307c, Acc. 1969/33, Nr.357. Hess an Uffenorde, 26.7.1939.

69 Vgl. dazu Kap. III.2.1. BA Berlin (ehemals BDC), Akte Josef Becker. Eintritt in die NSDAP 1.5.1933, Mitgliedsnr. 3 144 656. Eintritt in die SS 10.5.1933, Mitgliedsnr. 223 652.

70 StAM 307c, Acc. 1969/33, Nr.357. Becher an Bach, 4.8.1939. Bach an Becher, 16.8.1939.

71 Ebd. Urlaubskarte und Privatbrief Becker an Becher, 5.8.1939 und 12.8.1939.

72 Ebd. Berufungsliste, Dekan an RMWEV, 30.8.1939. Emil von Behring-Bibliothek für Geschichte und Ethik der Medizin, Fakultätsbuch. Fakultätssitzung 1.9.1939.

73 StAM 307c, Acc. 1969/33, Nr.357. Bach an Becher, 6.9.1939. Becher an Bach, 8.9.1939.

und für die Marburger Kinderklinik unabkömmlich (uk) gestellt.[74] Seine Berufungsurkunde erhielt er Anfang 1940, nachdem er im November 1939 zunächst vertretungsweise seinen Dienst in Marburg angetreten hatte.[75]

Der Psychiater Kretschmer äußerte sich nach dem Krieg positiv über Becker: alle Erwartungen in die wissenschaftlichen und ärztlichen Qualitäten Beckers, die auch bei seiner Berufung ausschlaggebend gewesen waren, seien erfüllt worden. Er habe bei Fakultätssitzungen und auch bei Lehrstuhlbesetzungen stets eine sachliche, loyale Haltung gezeigt und keine Parteiinteressen vertreten.[76] Es war in Marburg zwar bekannt, daß Becker ab 1940 die Lebensborn-Kinderheime der SS betreute, er verstand es jedoch anscheinend, diese Tätigkeit und seinen hohen SS-Rang so im Hintergrund zu halten, daß er von seinen Kollegen nach Kriegsende nicht als fanatischer Aktivist beurteilt wurde.[77] Von einem Bremer Kollegen wurde Beckers Berufung nach Marburg allerdings als rein politisch motiviert eingestuft, die er nur seiner Zugehörigkeit zur SS zu verdanken gehabt habe.[78] Nach dem Studium der vorhandenen Akten ist dem nicht uneingeschränkt zuzustimmen. Es ergibt sich vielmehr der Eindruck, daß Beckers SS-Zugehörigkeit bei der Auswahl des Bewerbers eine eher untergeordnete Rolle spielte. Der dem Regime gegenüber positiv eingestellte Dekan Becher hielt es sicherlich für einen Vorteil, daß der Erstplazierte in politischer Hinsicht keine Schwierigkeiten zu erwarten hatte. Das Verfahren konnte so schneller abgewickelt werden, und Becker sein Ordinariat ohne Vakanz der Stelle übernehmen, ein Glücksfall gleich nach Kriegsbeginn, als ein Großteil der verfügbaren Ärzte eingezogen worden war. Beckers eigentliche SS-Karriere und seine damit verbundenen Beförderungen bis zum Standartenführer (entspricht dem Rang eines Obersten) begann erst nach seinem Amtsantritt in Marburg, und es war bei seiner Berufung noch nicht abzusehen, daß er sich derart profilieren würde.[79]

Becker wurde bereits im März 1945 vom amerikanischen Sicherheitsdienst verhaftet[80] und in einem britischen Lager interniert. Ende September 1945 wurde er offiziell aus dem Universitätsdienst entlassen.[81] Aus dem Internierungslager wurde er schon Anfang 1946 „wegen seines Gesundheitszustands" in eine Klinik in Bonn überführt.[82] Nach Aussage eines Bremer Pfarrers der Bekennenden Kirche hatte er mit Hilfe eines befreundeten Chirurgen ein Oberkiefersarkom fingiert und versteckte sich zwei Jahre in dieser Klinik, um so der ersten „wilden" Zeit der Verurteilung

74 StAM 307c, Acc. 1969/33, Nr.241. Mitteilung der Wehrersatzinspektion an den Dekan, 12.10.1939.

75 Ebd. Berufung von Becker, 8.1.1940.

76 Ebd. Bericht Kretschmer über Becker, 2.7.1946.

77 Ebd. Gutachten von Ruete, 30.10.1949. Gutachten von Schwenkenbecher, 31.10.1949. Gutachten von Grüter, 1.11.1949. Gutachten von Wiedhopf, 1.11.1949.

78 Ebd. Gutachten Meyer, 15.11.1949.

79 BA Berlin (ehemals BDC), Akte SSO Becker.

80 StAM 310, Acc. 1992/55, Nr.6113, Bd.2. Becker an von Hülsen, 6.3.1945.

81 Ebd. Entlassungschreiben Becker, 26.9.1945.

82 StAM 307c, Acc. 1969/33, Nr.241. Becker an Dekan, 22.1.1946.

von SS-Angehörigen zu entgehen.[83] Er schaffte es sogar, den britischen Behörden seine Gegnerschaft zum Nationalsozialismus glaubhaft zu machen, so daß man ihn in die Gruppe V der Entlasteten einstufte.[84] Becker eröffnete nach seiner „Genesung" und Entlassung zunächst eine Praxis in Bonn. Nach erfolgreicher Entnazifizierung fragte er Anfang 1949 bei der Marburger Fakultät an, ob er das noch immer vakante Ordinariat für Kinderheilkunde wieder übernehmen könne. Die Fakultät lehnte nach Einholung diverser Gutachten dieses Ansinnen ab, emeritierte ihn jedoch 1960 mit Beendigung seines 65. Lebensjahres.[85]

Die Besetzung des Ordinariats für Anatomie 1941

Im Mai 1940 informierte der Inhaber des Marburger Ordinariats für Anatomie, Hellmuth Becher, seinen Kollegen Alfred Benninghoff in Kiel, daß ihm der anatomische Lehrstuhl in Münster angeboten worden sei. Er als Dekan und die gesamte Fakultät würden es gern sehen, wenn Benninghoff als sein Nachfolger nach Marburg wechseln würde.[86] Benninghoff war den meisten Marburger Professoren aus früheren Jahren bekannt: er hatte sich als Assistent von Ernst Göppert 1921 in Marburg habilitiert und war einige Jahre später nach Kiel berufen worden.[87] Schon auf den Listen der letzten beiden Berufungsverfahren in der Marburger Anatomie stand er an vorderster Stelle, war aber in beiden Verfahren wegen „politischer Unzuverlässigkeit" übergangen worden.[88] 1935 hatte ihn der Dekan der Universität Kiel, Löhr, als liberalistisch, judenfreundlich und konfessionell gebunden beim SD denunziert. Daraufhin erhielt Benninghoff keine Chance mehr für eine Berufung auf einen anderen Lehrstuhl, obwohl er seit 1933 wegen seiner herausragenden wissenschaftlichen Leistungen auf zehn Berufungslisten gestanden hatte.[89] Benninghoff nahm das Angebot der Marburger Fakultät deshalb gerne an,[90] obwohl er sicherlich unter anderen Voraussetzungen einen Lehrstuhl an einer der großen Universitäten wie Berlin oder München vorgezogen hätte.

Auf der Fakultätssitzung im Oktober wurde die Liste präsentiert, die an erster Stelle Benninghoff (Kiel), an zweiter Stelle Goerttler (Heidelberg) und an dritter

83 Ebd. Pfarrer Stoevesand, Bremen, an Villinger, 5.2.1950.

84 NWHStDü NW, 1049-53701, Spruchkammerakte Becker. Spruchkammerverfahren 13.12.1948. Becker hatte seine SS-Zugehörigkeit und seine Tätigkeit beim Lebensborn e.V. nicht verheimlicht. In der Begründung des Urteils heißt es trotzdem, Becker sei während seiner Mitgliedschaft in der Partei und der SS mit dem Nationalsozialismus nicht in praktische Berührung gekommen!

85 StAM 310, Acc. 1992/55, Nr.6113, Bd.2. Becker an Dekan, 14.4.1949. Dekan an Verwaltungsdirektor, 25.7.1949.

86 Nachlaß Benninghoff. Becher an Benninghoff, 10.5.1940.

87 Vgl. zur Biographie und zum wissenschaftlichen Werk Benninghoffs Grundmann; Aumüller 1996, hier S. 330 und 345-354.

88 Vgl. Kap. III.4.2.

89 Nachlaß Benninghoff. Schriftliche Aussage Benninghoffs vor der Spruchkammer, o.D. HHStAW 520, MA-B 1167, Spruchkammerakte Benninghoff. Begründung des Spruchs vom 12.8.1947, Bl.21-24, hier Bl.22.

90 Nachlaß Benninghoff. Benninghoff an Becher, 25.5.1940.

Stelle Dabelow (München) enthielt, letzterer ebenfalls in Marburg kein Unbekannter, da er bis 1935 hier als Privatdozent tätig gewesen war.[91] Der Kurator reichte die Berufungsliste an das RMWEV weiter und bat um baldige Entscheidung, da eine Vakanz gerade auf dem Anatomielehrstuhl für die Universität wegen der hohen Zahl der nach Marburg abgeordneten Wehrmachtsstudenten untragbar sei.[92] Natürlich äußerte sich auch der Gaudozentenbundsführer Bersin. Während er den Zweitplazierten Goerttler als liberalistisch und reaktionär ablehnte, befürwortete er die Nennung von Dabelow und besonders von Benninghoff: „Benninghoff-Kiel gehört sicher zu den gescheitesten und erfolgreichsten deutschen Anatomen. [...] In der Systemzeit zeigte er unter dem Einfluß seines Chefs (Göppert, d. Verf.) liberalistische Neigungen, hat aber nach der Machtübernahme nichts unternommen, was irgendwie gegen den nationalsozialistischen Staat gerichtet ist. Eine gewisse Kleinräumigkeit seiner ganzen Persönlichkeit wird ihm nachgesagt. Aber diese Bedenken sind unerheblich gegenüber seinen Leistungen als Wissenschaftler und Lehrer. Daher begrüße ich seine Berufung nach Marburg."[93]

Benninghoff war zu diesem Zeitpunkt noch nicht Parteigenosse, er trat erst nach seiner Berufung in die NSDAP und den NSD ein.[94] Nach seiner eigenen Aussage und der seiner Assistentin Hilde Krantz wurde er dazu von seinem ehemaligen Kollegen und Kieler Dozentenbundsführer Enno Freerksen genötigt, als dieser einen Besuch in Marburg machte. Benninghoff meinte, sich der Beitrittserklärung im Beisein von Zeugen nicht entziehen zu können, ohne sein wissenschaftliches Werk zu gefährden.[95] Freerksen hatte die Berufung seines Chefs Benninghoff nach Marburg unterstützt, da er selbst hoffte, auf den Kieler Lehrstuhl nachzurücken, was ihm auch wenig später gelang. Er war als Dozentenbundsführer gleichzeitig Fachgutachter für Anatomie für das Amt für Wissenschaftsbeobachtung im Amt Rosenberg und hatte die Möglichkeit, seinen Einfluß bei Berufungen geltend zu machen, dabei seinen eigenen Vorteil zu wahren und im Hintergrund die Fäden zu ziehen.[96] Da auch von Parteiseite kein Widerspruch laut wurde, stand der Ernennung Benninghoffs zum Ordinarius für Anatomie in Marburg am 1. Januar 1941 nichts mehr im Wege.[97]

---

91 Emil von Behring-Bibliothek für Geschichte und Ethik der Medizin, Fakultätsbuch. Fakultätssitzung 7.10.1940.

92 StAM 310, Acc. 1983/15, Nr.4268, Bd.1. Kurator an RMWEV, 23.10.1940.

93 StAM 305a, Acc. 1978/15, Nr.4007. Gaudozentenbundsführer i.V. Bersin zur Wiederbesetzung des Lehrstuhls für Anatomie, Bl.9.

94 BA Berlin (ehemals BDC), Akte Benninghoff. Eintritt in die NSDAP 1.4.1941, Mitgliedsnr. 8 843 728. Mitglied im NSD rückwirkend seit 1.1.1941, Mitgliedsnr. 7505.

95 Nachlaß Benninghoff. Benninghoff an den Vorsitzenden der Spruchkammer I Marburg, 24.10.1946. HHStAW 520, MA-B 1167, Spruchkammerakte Benninghoff. Aussage Hilde Krantz, Spruchkammerverfahren 12.8.1947, Bl.22-23.

96 NS 15, Nr.243. Gutachten Freerksen über Benninghoff, 1.9.1942, Bl.22. Dieses Gutachten wurde fast wörtlich vom Leiter des Amtes für Wissenschaftsbeobachtung, Erxleben, übernommen, vgl. ebd. Bl.20.

97 StAM 310, Acc. 1978/15, Nr.2328. Berufungsvereinbarungen zum 1.1.1941, Bl.21.

Der Marburger Fakultät war es nun endlich gelungen, ihren Wunschkandidaten durchzusetzen. Benninghoffs wissenschaftliches Renommee war so überragend, daß sich das Ministerium einer Berufung nicht entgegenstellen konnte. Seine ganzheitliche Betrachtungsweise der Anatomie, die er in dem von ihm geprägten Begriff der „funktionellen Systeme" zusammenfaßte, kam außerdem dem in jenen Tagen propagierten Wissenschaftsverständnis entgegen.[98] Die politische Beurteilung war hauptsächlich deshalb nicht mehr ausschlaggebend, weil der jüngere Hochschullehrernachwuchs an die Front abkommandiert war und man froh war, die heimischen Lehrstühle überhaupt besetzen zu können. Da war es zweitrangig, ob der Kandidat ein Nationalsozialist aus innerer Überzeugung war, wenn er nur nicht offen gegen das Regime opponierte. Dies hat Benninghoff nie getan: sein später Parteibeitritt kam überraschend, ist aber vor dem Hintergrund seiner Furcht, in seiner wissenschaftlichen Arbeit durch Repressionen eingeschränkt zu werden, zu sehen.

Die Besetzung des Lehrstuhls für Chirurgie 1940-1945[99]

Der Chirurg Rudolf Klapp (geb. 1873) war neben dem Internisten Alfred Schwenkenbecher (geb. 1875) und dem Pathologen Max Versé (geb. 1877) einer der ältesten Ordinarien der Marburger Fakultät. Als 1938 seine Emeritierung mit Erreichen des 65. Lebensjahrs heranrückte, sprach sich die Fakultät für eine Verlängerung seiner Dienstzeit aus. Klapp zeigte noch auffällige körperliche und geistige Frische, und man wollte seine Erfahrung und seinen Einsatz beim Ausbau der Chirurgischen Klinik nicht missen.[100] Der Gauleiter Weinrich dagegen hatte ein Interesse an der Neubesetzung des Lehrstuhls, da er „in Marburg mit der Universität nicht recht weiter kam" und sich durch einen neuen Mann frischen Wind in der Fakultät erhoffte. Er behauptete dem Ministerium gegenüber, Klapp sei „körperlich nicht mehr auf der Höhe".[101] Dort schloß man sich jedoch der Meinung der Fakultät an, und die Weiterbeschäftigung wurde vorerst bis 1940 genehmigt. Unter Kriegsbedingungen kam dann eine Emeritierung – wie auch der beiden anderen genannten Ordinarien – aufgrund eines Erlasses des RMWEV[102] vorerst wegen Personalmangels nicht mehr in Frage.

Trotz der verschobenen Entpflichtung wurde der Fakultät die Erstellung einer Vorschlagsliste zur Wiederbesetzung des chirurgischen Lehrstuhls aufgegeben. Man entschied sich für Frey (Düsseldorf) an erster Stelle, an zweiter Stelle Wiedhopf (Wiesbaden) und aequo loco Puhl (Kassel). An dritter Stelle wurde Klapps Oberarzt

98 Vgl. zur ganzheitlichen Betrachtungsweise Kap. III.7.4.

99 Vgl. zur Besetzung des Marburger Lehrstuhls für Chirurgie auch Heiber 1994, S. 565-571. Soweit ersichtlich, benutzte Heiber als Quelle nur die Akten im BA Berlin (ehemals BDC).

100 StAM 307c, Acc. 1969/33, Nr.182. Dekan an Kurator, 20.11.1937.

101 BA Berlin (ehemals BDC), Akte REM Rudolf Klapp. Aktenvermerk Ministerialrat Scheer, 1.2.1939. Auch der Führer des NSD, Berger, schloß sich der Meinung Weinrichs an und hielt Klapp nicht mehr für fähig, die Zügel in seiner Klinik straff zu führen. Ebd. Berger an RMWEV, 24.8.1939.

102 Kasper; Huber; Kaebsch; Senger 1943, S. 11-12. Erlaß RMWEV W A 2573/39.

Johannes Baumann lobend erwähnt, jedoch nicht in die engere Wahl gezogen.[103] Die Aufgaben des zukünftigen Lehrstuhlinhabers umfaßten neben der Leitung der großen Chirurgischen Universitätsklinik und des Reservelazaretts auch die Betreuung des Tuberkulose-Sanatoriums Sonnenblick sowie des geplanten Instituts für Experimentelle Therapie,[104] das direkt nach Friedenschluß gemeinsam mit den Behringwerken zur Erforschung therapeutischer Fragen errichtet werden sollte. Als das Ministerium die Fakultät aufforderte, die Liste um Westhues (Erlangen) zu erweitern, der aus haushaltsrechtlichen Gründen auf einem Lehrstuhl untergebracht werden mußte, konnte man unter Berufung auf die besonderen Fähigkeiten, die der Marburger Lehrstuhlinhaber dafür mitbringen mußte, an der ursprünglichen Liste festhalten.[105] Einspruch kam auch von der Gauleitung des NSD:[106] der Erstplazierte Frey wurde zwar als bedeutender Chirurg gewürdigt, charakterlich und politisch jedoch äußerst ungünstig beurteilt. Wiedhopf und Puhl waren erwünscht, wobei Puhl als der bessere Wissenschaftler bezeichnet wurde, Wiedhopf hingegen den Vorteil hatte, in Marburg schon bekannt zu sein. Er war von 1919 bis 1933 Assistent und Oberarzt an der Marburger Klinik gewesen, hatte sich unter Klapp habilitiert und war seit 1933 Chefarzt einer Klinik in Wiesbaden. Besonders Klapp selbst wollte seinen Schüler gern als seinen Nachfolger sehen.

In den nächsten zwei Jahren ruhte das Verfahren, da die Emeritierung Klapps anscheinend nicht als vordringlich angesehen wurde. Im Februar 1943 sollte sein 70. Geburtstag feierlich begangen werden, und Dekan Bach beantragte beim Ministerium, Klapp wegen seiner Verdienste in der Kriegs- und Friedenschirurgie, besonders auf dem Gebiet der Frakturbehandlung durch Drahtextension,[107] die Goethe-Medaille zu verleihen.[108] Dieser Vorschlag war dem Ministerium bereits durch Klapps Lehrer August Bier unterbreitet worden und wurde vom Chef der Reichskanzlei befürwortet.[109] Für seine Verdienste auf dem Grenzgebiet der Kieferchirurgie erhielt Klapp außerdem auf Betreiben des Zahnmediziners Fliege die Ehrendoktorwürde für Zahnheilkunde.[110]

Durch den Festakt war die Aufmerksamkeit des Ministeriums wieder auf Klapps Entpflichtung gelenkt worden. Man erkundigte sich jedenfalls kurz darauf beim Dekan und Kurator nach seinem Gesundheitszustand. Dekan Bach schilderte die anste-

---

103 StAM 307c, Acc. 1969/33, Nr.359. Dekan an RMWEV, 21.12.1940.

104 Vgl. dazu Kap. IV.4.5.

105 StAM 307c, Acc. 1969/33, Nr.359. RMWEV an Dekan, 12.3.1941. Dekan Gremels an RMWEV, 2.4.1941.

106 StAM 305a, Acc. 1975/79, Nr.660. Gauleitung NSD an Rektor, 12.5.1941.

107 Vgl. Kap. III.7.3.

108 StAM 307c, Acc. 1969/33, Nr.182. Dekan an RMWEV, 18.9.1942. BA Berlin (ehemals BDC), Akte REM Rudolf Klapp. Dekan an RMWEV, 18.9.1942, Bl.1228-1231. OZ 15.2.1943, S. 3, Professor Dr. R. Klapp 70 Jahre alt. OZ 17.2.1943, S. 4, Goethe-Medaille für Prof. Dr. Klapp.

109 BA Berlin (ehemals BDC), Akte REM Rudolf Klapp. Bier, Berlin an RMWEV, 22.6.1942. Chef der Kanzlei des Führers an RMWEV, 16.12.1942.

110 StAM 307c, Acc. 1969/33, Nr.182. Fliege an Dekan, 29.6.1942.

hende Wiederbesetzung des chirurgischen Lehrstuhls als eine heikle Angelegenheit: Klapps Gesundheit habe zwar in den letzten drei Jahren zu wünschen übriggelassen, und er habe sich auch oft vertreten lassen müssen, sein 70. Geburtstag und die damit verbundenen Ehrungen hätten ihm jedoch so großen Auftrieb gegeben, daß er von sich aus nicht an Rücktritt denke. Die Fakultätsmitglieder seien jedoch durchweg der Ansicht, daß die Leitung der Klinik und des Reservelazaretts sowie die Lehrverpflichtungen kaum von einem gesunden Chirurgen im besten Alter zu tragen wären, geschweige denn von einem über Siebzigjährigen. Klapp überschätze seine physische Leistungskraft, und es sei unumgänglich, daß die Stelle in absehbarer Zeit mit einem jüngeren Chirurgen besetzt werden müsse. Um örtliche Schwierigkeiten zu vermeiden, bat Bach um einen vom Ministerium festgesetzten Emeritierungstermin.[111]

Vom Ministerium kam daraufhin die Order, eine neue Berufungsliste einzureichen, da man die Entpflichtung von Klapp zum WiSe 1943 in Aussicht genommen habe.[112] Dem neuen Dekan Kretschmer fiel nun die Aufgabe zu, Klapp die Entscheidung des Ministeriums mitzuteilen. Dieser sperrte sich gegen den Erlaß, wollte keinen Emeritierungsantrag stellen und lehnte es auch ab, bei der Suche nach seinem Nachfolger behilflich zu sein. Der Rektor versuchte zu vermitteln, konnte ihn jedoch nicht umstimmen.[113] Klapp wurde von seinen Assistenten und Studenten unterstützt, die ihn gern behalten wollten, und auch der Generalkommissar für das Sanitäts- und Gesundheitswesen, Brandt, plädierte auf Anregung von Klapps Sohn für seine Weiterbeschäftigung.[114]

Kurz vor der Fakultätsitzung, auf der die Berufungsliste beschlossen werden sollte,[115] wandte sich Pfannenstiel an seinen Vertrauten im Ministerium, Max de Crinis, und brachte seine Besorgnis über die Entwicklung an der Fakultät zum Ausdruck. Kretschmer wolle unbedingt seinen Kandidaten Wiedhopf durchsetzen, der als einziger noch von der alten Liste übrig geblieben sei. Wiedhopf sei kein Mann von Format und schon gar kein Nationalsozialist, und de Crinis solle ihm so schnell wie möglich tüchtige SS-Chirurgen als Alternative vorschlagen, da sich Pfannenstiel auf diesem Gebiet nicht genügend auskenne.[116] De Crinis teilte dem Marburger Dekan daraufhin mit, daß die Professoren Westhues, van Seemen, Strauss[117] und Nägeli zu

111 BA Berlin (ehemals BDC), Akte REM Rudolf Klapp. Dekan Bach an Kurator, 22.3.1943, Bl.1267-1269.

112 Ebd. Kurator an RMWEV, 22.3.1943, Bl.1265-1266. Bleistiftnotiz des Bearbeiters vom 5.4.1943, Bl.1266.

113 StAM 307c, Acc. 1969/33, Nr.359. Dekan Kretschmer an Klapp, 20.5.1943. Rektor an Klapp, 2.6.1943. Klapp an Ministerium, 22.6.1943.

114 BA Berlin (ehemals BDC), Akte REM Rudolf Klapp. Lauber an RMWEV, 21.6.1943. Studentenführung der Philipps-Universität Marburg an RMWEV, 6.7.1943. Wolrad Klapp (Sohn) an Generalkommissar für das Sanitäts- und Gesundheitswesen, Brandt, 30.6.1943. Brandt an RMWEV, 11.7.1943.

115 Emil von Behring-Bibliothek für Geschichte und Ethik der Medizin, Fakultätsbuch. Fakultätssitzung 17.6.1943.

116 BA Berlin (ehemals BDC), Akte WI Pfannenstiel. Pfannenstiel an de Crinis, 11.6.1943.

117 Zu Kurt Strauss vgl. Kater 1989, S. 132.

berücksichtigen seien, der Brief traf jedoch erst nach der Sitzung ein und hatte keinen Einfluß mehr auf die Entscheidung der Fakultät.[118]

Pfannenstiel berichtete de Crinis umgehend vom Verlauf der Fakultätssitzung. Auf die Liste wurden drei „Außenseiter" gesetzt: Wiedhopf (Wiesbaden) an erster Stelle, dann Bosshammer (Gelsenkirchen) und Bürkle de la Camp (Bochum). Pfannenstiel hatte mit dem Argument Einspruch zu erheben versucht, daß es doch möglich sein müsse, statt der genannten Krankenhausdirektoren einen an der Universität tätigen Chirurgen für die Nachfolge zu finden. Kretschmer antwortete darauf, daß der chirurgische Nachwuchs derart schlecht sei, daß an den Universitätskliniken kein geeigneter Hochschullehrer ausfindig gemacht werden konnte. Klapp war äußerst verbittert, weil er das Gefühl hatte, daß „er abgesägt werden solle";[119] Wiedhopf war ihm jedoch als Nachfolger recht. Pfannenstiel wies abschließend darauf hin, daß es bei den unerquicklichen Verhältnissen in der Fakultät besonders wichtig sei, daß ein politisch zuverlässiger Mann berufen würde, und bat darum, die Liste abzulehnen. De Crinis versprach, sich darum zu kümmern, seiner Meinung nach hatte diese Liste sowieso keine Chance.[120] Er bat daraufhin verschiedene Lehrstuhlinhaber um eine Stellungnahme zu Wiedhopf. Die meisten äußerten sich positiv, nur Sauerbruch zeigte sich – allerdings mit gänzlich anderer Intention – erstaunt darüber, daß überhaupt erwogen wurde, einem praktischen Chirurgen ein Ordinariat zu geben, und bestätigte damit ohne sein Wissen Pfannenstiels ablehnende Haltung.[121]

Dekan Kretschmer machte nach der Fakultätssitzung dem Ministerium gegenüber noch einmal deutlich, daß das Votum der Fakultät für einen Wechsel eindeutig war, und Kurator und Rektor schlossen sich dem an.[122] Zunächst erfolgte keine offizielle Reaktion, Pfannenstiel korrespondierte jedoch im Hintergrund mit de Crinis. Er hatte in Erfahrung gebracht, daß Prodekan Uffenorde von Ministerialrat Klingelhöfer bereits die Zusicherung erhalten hatte, daß von Seiten des Ministeriums keine Einwände gegen die vorliegende Liste gemacht werden würden. De Crinis beruhigte ihn: er würde sich von Klingelhöfer nicht hineinreden lassen und eine neue Liste verlangen.[123]

Das Wintersemester und damit der angestrebte Emeritierungstermin rückten näher, und das Ministerium hatte noch keine Entscheidung getroffen. Der Marburger Kurator erhielt auf eine telefonische Anfrage die Auskunft, man habe Bedenken, die Entpflichtung auszusprechen. Eine militärische Dienststelle habe Klapp als noch

118 GStPK I HA Rep. 76 Dahlem, Nr.928. De Crinis an Dekan, 15.6.1943.

119 BA Berlin (ehemals BDC), Akte WI Pfannenstiel. Pfannenstiel an de Crinis, 19.6.1943. Vgl. auch die kommentierte Berufungsliste der Fakultät in GStPK I HA Rep. 76 Dahlem, Nr.928. Dekan an RMWEV, 22.6.1943, Bl.5-11.

120 BA Berlin (ehemals BDC), Akte WI Pfannenstiel. De Crinis an Pfannenstiel, 21.6.1943.

121 GStPK I HA Rep. 76 Dahlem, Nr.928. De Crinis an Sauerbruch-Berlin, Guleke-Jena, Bauer-Heidelberg, Stich-Göttingen, Goetze-Erlangen, Schmieden-Frankfurt, 27.7.1943. Sauerbruch an de Crinis, 3.8.1943, und weitere Antwortschreiben.

122 BA Berlin (ehemals BDC), Akte REM Rudolf Klapp. Dekan an Kurator, 27.7.1943. Rektor an Kurator, 2.8.1943. Kurator an RMWEV, 2.8.1943, Bl.1289-1291.

123 BA Berlin (ehemals BDC), Akte WI Pfannenstiel. Pfannenstiel an de Crinis, 23.8.1943. De Crinis an Pfannenstiel, 31.8.1943.

voll arbeitsfähig bezeichnet, und die Universitätsstellen hätten sich bisher bezüglich der Dienstunfähigkeit zu allgemein ausgedrückt.[124] Bereits eine Woche vor diesem Telefongespräch hatte derselbe Ministerialrat allerdings seinem Kollegen de Crinis mitgeteilt, daß er keinen zwingenden Grund für Klapps Emeritierung im Wintersemester sehe und ein erneuter Beschluß erst im Dezember gefaßt werden solle.[125] Dies wußte man in Marburg natürlich nicht, und Dekan, Rektor und Kurator bemühten sich, den Fall Klapp noch einmal detailliert darzulegen, um das Ministerium zufriedenzustellen.[126] Der Kurator beschrieb in einem mehrseitigen Brief die Situation an der ständig überfüllten Chirurgischen Klinik, die nach dem Weggang des Oberarztes Baumann nur unzureichend ärztlich versorgt war. Er wies außerdem darauf hin, daß Klapp seinen Sohn Bernhard habe uk stellen lassen und ihn an seiner Klinik beschäftige, obwohl die Anstellung von Verwandten durch Erlaß verboten worden sei. Er vermutete, daß dieser als Stabsarzt und Führer einer Studentenkompanie auch hinter der Äußerung der militärischen Dienststelle stecke. Diese Vetternwirtschaft führe zu Spannungen in der Belegschaft der Chirurgischen Klinik und sei nur geduldet worden, weil man mit einer baldigen Emeritierung Klapps gerechnet habe.

Man mußte in Marburg weitere zwei Monate auf eine Entscheidung des Ministeriums warten. Mitte November endlich forderte das RMWEV bei der Fakultät eine neue Berufungsliste an, wie zu erwarten mit der von Pfannenstiel initiierten Begründung, daß alle bisher genannten Fachvertreter in der Praxis tätig und der wertvolle klinische Nachwuchs nicht berücksichtigt worden sei. Der Kandidat an dritter Stelle (Bürkle de la Camp) war außerdem vom NSD so schlecht beurteilt worden, daß er für eine Berufung nicht in Frage kam.[127] Offensichtlich fühlte man sich nun im Ministerium durch Anfragen des Reichsdozentenbundsführers Schultze[128] sowie des Beauftragten für die medizinische Wissenschaft und Forschung beim Bevollmächtigten für das Sanitäts- und Gesundheitswesen, Rostock, gedrängt,[129] der über den Fortgang der Dinge unterrichtet werden wollte. Der Marburger Dekan teilte ihm und dem Ministerium mit, daß die Fakultät sich nicht in der Lage sehe, nochmals eine neue Liste aufzustellen. Drei Listen seien schon ausgearbeitet worden, und die Aufstellung einer vierten sei bei der Arbeitsüberlastung der Fakultätsmitglieder im militärischen und zivilen Bereich nicht zu leisten. Eine dreimalige Durcharbeitung aller eingeholten Gutachten habe nicht zu neuen Gesichtspunkten geführt, beim Universitätsnachwuchs fehle es einfach an prägnanten Köpfen. Klapp sei außerdem nicht zur

124 BA Berlin (ehemals BDC), Akte REM Rudolf Klapp. Kurator an RMWEV, 25.9.1943, Bl.1303-1309, hier Bl.1303.

125 Ebd. Ministerialrat Breuer an de Crinis, 8.9.1943.

126 Ebd. Dekan an RMWEV, 21.9.1943, Bl.1312-1313. Rektor an RMWEV, 22.9.1943, Bl.1310-1311. Kurator an RMWEV, 25.9.1943, Bl.1303-1309. Dekan an Kurator, 16.10.1943, Bl.1324-1325.

127 StAM 307c, Acc. 1969/33, Nr.359. RMWEV an Dekan, 20.11.1943.

128 BA Berlin (ehemals BDC), Akte WI Rudolf Klapp. De Crinis an Schultze, 16.11.1943.

129 BA Berlin (ehemals BDC), Akte WI Rudolf Klapp. Rostock an RMWEV, 16.11.1943. BA Berlin (ehemals BDC), Akte WI Oskar Wiedhopf. Rostock an de Crinis, 17.11.1943.

Mitarbeit bereit, die Fakultät habe also keinen Fachberater, und das mache die Aufstellung einer neuen Liste technisch unmöglich. Da die Liste vom Sommer 1943 bereits die Zustimmung des Ministerialrats Klingelhöfer gefunden habe, bleibe die Fakultät also bei ihren Vorschlägen und bitte um eine baldige Besetzung des Lehrstuhls mit Wiedhopf.[130] Rostock forderte daraufhin die Berufungsunterlagen beim RMWEV an, um die Sache besser im Auge behalten zu können.[131]

Nach der Rückkehr von einer dreimonatigen Inspektionsreise in seiner Eigenschaft als Hygiene-Inspekteur der Waffen-SS intrigierte auch Pfannenstiel wieder im Hintergrund. Seine Neujahrsgrüße an de Crinis enthielten die neuesten Nachrichten von der „Berufungsfront". Klapp sei jetzt zum Rücktritt bereit, wenn nur sein Nachfolger seinen Sohn Bernhard habilitieren würde, aber die Fakultät erachte die Aufforderung zur Erstellung einer neuen Liste bisher offenbar als belanglos.[132] De Crinis beruhigte ihn: mit der Marburger reaktionären „Gerusia" werde man schon fertig werden.[133] In der Tat beschloß die Fakultät auf der nächsten Fakultätssitzung,[134] die Berufungsliste zu ergänzen. Wiedhopf und Boshammer blieben auf Platz eins und zwei, an die dritte Stelle wurde jedoch Krauss (Berlin) gesetzt, Oberarzt bei Sauerbruch und SS-Mitglied, der sich mit seinem Arbeitsgebiet Thoraxchirurgie gut für die Leitung der Tuberkuloseklinik eignete.[135] Klapp war bei der Sitzung nicht anwesend,[136] alle anderen gaben jedoch ihr einhelliges Votum ab.[137]

Am 22. Februar 1944 vormittags hielt Rudolf Klapp seine letzte Vorlesung und wurde mit allen Ehren verabschiedet.[138] Nur wenige Stunden später wurden große Teile der Chirurgischen Klinik beim ersten schweren Bombenangriff auf das Marburger Bahnhofsviertel zerstört.[139] Wenige Tage darauf wandte sich der Rektor mit einem Telegramm ans Ministerium und bat unter den gegebenen Bedingungen um die baldige Berufung Wiedhopfs.[140] Dekan Kretschmer bemühte sich über Paul Rostock, die Angelegenheit zu beschleunigen.[141] Pfannenstiel versuchte es nun mit einer Denunziation der Fakultät, nachdem persönliche Verleumdungen gegen Wiedhopf wegen politischer Unzuverlässigkeit und Nähe zum Katholizismus nicht den

130 StAM 307c, Acc. 1969/33, Nr.359. Dekan an RMWEV, 17.12.1943. BA Berlin (ehemals BDC), Akte WI Oskar Wiedhopf. Dekan an Rostock, 16.12.1943.
131 Ebd. Rostock an RMWEV, 21.12.1943.
132 BA Berlin (ehemals BDC), Akte WI Pfannenstiel. Pfannenstiel an de Crinis, 2.1.1944.
133 Ebd. De Crinis an Pfannenstiel. 6.1.1944.
134 Emil von Behring-Bibliothek für Geschichte und Ethik der Medizin, Fakultätsbuch. Fakultätssitzung 24.1.1944.
135 HHStAW 520, Ma/1098, Spruchkammerakte Winkler. Zeugenaussage Winkler, 28.10.1946, Bl.98. Krauss war von Prof. Kestermann vorgeschlagen worden.
136 Außerdem entschuldigt: Fliege, Dittler, Ruete, Klewitz. Die Unterschriften von Pfannenstiel und Becker fehlen.
137 GStPK I HA Rep. 76 Dahlem, Nr.928. Dekan an RMWEV, 31.1.1944, Bl.31-32.
138 OZ 24.2.1944, S. 4, Der Führer dankt Professor Dr. Klapp.
139 StAM 305a, Acc. 1992/55, Nr.4319. OZ 24.2.1944. Kurhessische Landeszeitung, 23.2.1944, S. 3.
140 GStPK I HA Rep. 76 Dahlem, Nr.928. Telegramm Rektor an RMWEV, 28.2.1944, Bl.37.
141 BA Berlin (ehemals BDC), Akte WI Oskar Wiedhopf. Kretschmer an Rostock, 29.2.1944.

gewünschten Erfolg gezeigt hatten. Er teilte de Crinis in einem vertraulichen Brief mit, daß er und der Kinderarzt Becker sowie einige andere nationalsozialistisch gesinnte Fakultätsmitglieder für die Neuaufstellung einer Liste mit anderen Namen gewesen seien. Es stimme also nicht, daß die Fakultät auf der letzten Fakultätssitzung einstimmig für Wiedhopf votiert habe.[142] De Crinis beließ es zunächst bei einem Aktenvermerk und zeigte sich außerdem beleidigt, daß andere Mitglieder des Ministeriums über seinen Kopf hinweg Berufungszusagen gemacht hatten.

Man sah nun wohl auch im Ministerium ein, daß die Wiederbesetzung des Lehrstuhls nach dem Bombenschaden nicht länger blockiert werden konnte. De Crinis Vorgesetzter, der Amtschef Mentzel, holte noch die Zustimmung von Rostock und Brandt ein und gab dann Anweisung, alles weitere im Hinblick auf Wiedhopfs Berufung zu veranlassen. De Crinis war inzwischen erkrankt und konnte nicht noch einmal gehört werden.[143] So wurde letztendlich Wiedhopf zum SoSe 1944 zunächst mit der vertretungsweisen Wahrnehmung der Professur beauftragt.[144] Pfannenstiel schäumte: diese Berufung bedeute nichts anderes als einen Sieg der „Reaktion". Er blieb dabei, es sei unwahr, daß die gesamte Fakultät einhellig für Wiedhopf gestimmt habe. Bach habe resigniert geäußert: „Die anderen sind eben doch stärker als wir Nationalsozialisten!"[145] De Crinis weigerte sich daraufhin, die Berufungsvereinbarung zu unterzeichnen und legte Pfannenstiels Brief dem Amtschef vor.[146] Dieser war gezwungen zu prüfen, ob der Rektor wirklich ein falsches Bild über das Abstimmungsergebnis in der Fakultät gegeben hatte.[147] De Crinis bekam nochmal die Gelegenheit, in einem Gutachten über Wiedhopf seinen Standpunkt darzulegen, und schilderte das Verhalten der Fakultät und des Rektors als eigenartig und wenig erfreulich.[148]

Rektor Reinhardt wollte dies nicht auf sich sitzen lassen: um etwaige Mißverständnisse auszuräumen, berichtete er dem Ministerium über den Verlauf der entscheidenden Fakultätssitzung im Januar. Pfannenstiel habe empfohlen, die Kandidaten alle an gleicher Stelle zu benennen, angeblich, um eine Entscheidung des Ministeriums für einen anderen Kandidaten über den Kopf der Fakultät hinweg zu verhindern. Dies war wohl ein versteckter Versuch, Wiedhopf von Platz eins zu verdrängen. Der Vorschlag wurde nach längerer Diskussion abgelehnt, und man beschloß, die Liste nicht zu verändern. Dieser Beschluß war einhellig, auch Becker, Bach und der Dozentenbundsvertreter waren damit einverstanden. Erst durch spätere Rücksprache mit Mentzel war bekannt geworden, daß Pfannenstiel den Sachverhalt in

142 Ebd. Aktenvermerk de Crinis, 28.2.1944.

143 GStPK I HA Rep. 76 Dahlem, Nr.928. Aktenvermerk Amtschef W Mentzel, 29.3.1944, Bl.44.

144 BA Berlin (ehemals BDC), Akte WI Oskar Wiedhopf. RMWEV, Mentzel an Rostock, 3.4.1944. StAM 305a, Acc. 1992/55, Nr.4445. RMWEV Erlaß WP 216 II, 3.4.1944.

145 GStPK I HA Rep. 76 Dahlem, Nr.928. Pfannenstiel an de Crinis, 17.4.1944, Bl.52.

146 BA Berlin (ehemals BDC), Akte WI Oskar Wiedhopf. De Crinis an Amtschef W, 28.4.1944. BA Berlin (ehemals BDC), Akte WI Pfannenstiel. De Crinis an Pfannenstiel, 2.5.1944.

147 BA Berlin (ehemals BDC), Akte WI Oskar Wiedhopf. Aktenvermerk de Crinis, 14.7.1944.

148 Ebd. Gutachten de Crinis, 27.7.1944.

entstellender Weise geschildert hatte. Lange nach der Sitzung hatte sich Pfannenstiel, auf seine Behauptung angesprochen, dem Rektor gegenüber herausgeredet, gegen den einhelligen Beschluß habe tatsächlich niemand Widerspruch erhoben, er und andere seien jedoch nicht ganz einverstanden gewesen.[149] Ähnlich äußerte er sich auch in einer Erklärung für die Spruchkammer, wo die „Nachfolge Klapp“ in mehreren Verfahren zur Sprache kam.[150]

Die endgültige Ernennung Wiedhopfs zum ordentlichen Professor erfolgte aufgrund der geschilderten Querelen erst ganz kurz vor Kriegsende, nachdem dieser schon ein Jahr lang die kommissarische Leitung der Chirurgischen Klinik innegehabt hatte.[151]

Ein „kläglicher Abschied des Nationalsozialismus“ und der „Endsieg der Reaktion über die arme kleine nationalsozialistische Kampfgruppe“ an der Fakultät – so bewertet Heiber den Ausgang dieses Berufungsverfahrens.[152] Der Ablauf wurde hier im Detail geschildert, um deutlich zu machen, welche verdeckten Kämpfe sich die „Naziclique“ und die übrigen Fakultätsmitglieder in den letzten beiden Kriegsjahren lieferten. Dabei wurden alle Register gezogen: vom offenen Schlagabtausch mit den Ministerien bis zur verdeckten Denunziation. Die Person des zur Berufung vorgeschlagenen Kandidaten erschien dabei oft nur Mittel zum Zweck, ausschlaggebend war eher, den eigenen Standpunkt durchzusetzen und damit zu demonstrieren, welche Gruppe an der Fakultät das Sagen hatte. Die Fakultätsmitglieder mit ihrem Dekan Kretschmer an der Spitze ließen sich vom Hochschulreferenten de Crinis nicht einschüchtern, besonders da man wußte, daß andere Ministerialbeamte durchaus eine andere Position vertraten. So wurde versucht, diese gegeneinander auszuspielen, was im Fall Klingelhöfer – de Crinis auch recht gut gelang. Pfannenstiel arbeitete mit allen Mitteln gegen die „reaktionäre Gerusia“ in der Fakultät und konnte sich dabei der Unterstützung seines Freundes de Crinis und einiger weniger Fakultätsmitglieder gewiß sein. Zu dieser sogenannten „Naziclique“ gehörten außer ihm noch die Gynäkologen Bach und Winkler, der Zahnmediziner Fliege und der Internist Kestermann,[153] während sich der Pädiater Becker, obwohl SS-Mitglied, eher

149 GStPK I HA Rep. 76 Dahlem, Nr.928. Rektor Reinhardt an RMWEV, 9.12.1944. Die Fakultätssitzung wurde von Reinhardt auf den 25.3.1944 datiert. Zu diesem Zeitpunkt fand jedoch keine Sitzung statt, und die Entscheidung für Wiedhopf war schon getroffen worden. Er muß die Sitzung am 24.1.1944 gemeint haben.

150 HHStAW 520, Ma/1098, Spruchkammerakte Winkler. Pfannenstiel an Winkler, o.D., Bl.147. Weitere Aussagen über das Berufungsverfahren Wiedhopf in HHStAW 520, Ma/1500, Spruchkammerakte Wiedhopf, HHStAW 520, MSt-4750, Spruchkammerakte Uffenorde sowie HHStAW 520, W 28127, Spruchkammerakte Reinhardt.

151 StAM 307c, Acc. 1969/33, Nr.284. Ernennung zum ordentlichen Professor, 6.4.1945.

152 Heiber 1994, S. 571.

153 HHStAW 520, Ma/1098, Spruchkammerakte Winkler. Aussage Prof. Hans Schmidt, 22.10.1946, Bl.77. Eine Spaltung der Professorenschaft in zwei Lager der politisch Aktiven und der Unpolitischen gab es auch an der Medizinischen Fakultät Bonn. Dort entstand die „Naziclique“ bereits 1935 nach der Berufung von mehreren ausgewiesenen Nationalsozialisten, verlor aber bei Kriegsbeginn durch Einberufung vieler Kollegen an Einfluß. Vgl. Höpfner 1999, S. 274.

bedeckt hielt. Trotz der intriganten Denunziationen Pfannenstiels gelang es dieser Gruppe nicht, zu ihrer Verstärkung einen SS-Kandidaten auf den Chirurgie-Lehrstuhl zu setzen. Unterstützt von Prodekan Uffenorde und Rektor Reinhardt nutzte es Dekan Kretschmer durch geschicktes Taktieren aus, daß Klapp zwar nicht abtreten wollte, jedoch im Prinzip nichts gegen seinen Schüler Wiedhopf als Nachfolger einzuwenden hatte. Ohne die kriegsbedingten Umstände und den fehlenden, da an die Front kommandierten Hochschullehrernachwuchs hätte sich Kretschmer jedoch sicherlich nicht so erfolgreich gegen seine Widersacher in der Fakultät und im Ministerium durchsetzten können. Von seiner Person als Dekan und seinem Beharrungsvermögen hing Wiedhopfs Berufung entscheidend ab. Wenn Kretschmers Vorgänger Bach noch Dekan gewesen wäre, hätte das Verfahren wohl einen anderen Ausgang genommen.

Die Besetzung des Lehrstuhls für Gynäkologie 1944/45

Im September 1944 erlag der Gynäkologe Ernst Bach überraschend einem Herzinfarkt.[154] Die Trauerfeier wurde mit allem nationalsozialistischen Pomp begangen. Neben dem von einem Hakenkreuzbanner umhüllten Sarg waren Ehrenwachen der SA-Standarte und der Studentenkompanie aufgezogen, und in mehreren Reden wurden Bachs Verdienste hervorgehoben. Pfannenstiel wandte sich nach der Feier sofort an de Crinis und bat um die Nennung geeigneter Dozenten für Bachs Nachfolge, damit diesmal der richtige Mann nach Marburg berufen würde. De Crinis reagierte auch prompt mit einer Liste von Vorschlägen.[155]

Pfannenstiel gehörte der Berufungskommission nicht an, hatte jedoch in Kestermann, dem Vertreter des NSD, ein Kommissionsmitglied, das seine Interessen vertrat. Diverse Vorschläge der Fachkollegen wurden eingeholt, wobei die Gynäkologen Kaufmann und Caffier (beide Berlin) am häufigsten genannt wurden. Einige Vertreter der Marburger Schule wie Neumann (Siegen), Wahl (Köln) und Winkler (Marburg), Bachs Oberarzt, standen ebenfalls zur Debatte, kamen jedoch nicht in die engere Wahl. Seltener genannt wurde Hans Naujoks (Köln), wahrscheinlich, weil er schon seit 1934 einen Lehrstuhl innehatte und bisher nicht bereit gewesen war, die Universität zu wechseln.[156] Trotzdem entschied man sich auf der Fakultätssitzung im Januar 1945 einstimmig, Naujoks an die erste Stelle der Liste zu setzen. An zweiter Stelle folgte Kaufmann, an dritter Stelle Caffier, der auch von de Crinis empfohlen worden war.[157]

154 StAM 307c, Acc. 1969/33, Nr.240. Nachruf für Bach, verstorben am 11.9.1944.

155 BA Berlin (ehehmals BDC), Akte WI Pfannenstiel. Pfannenstiel an de Crinis, 12.9.1944. De Crinis an Pfannenstiel, 22.9.1944.

156 StAM 307c, Acc. 1969/33, Nr.355. Besetzung Lehrstuhl für Gynäkologie 1944/45.

157 Emil von Behring-Bibliothek für Geschichte und Ethik der Medizin, Fakultätsbuch. Fakultätssitzung 31.1.1945. Pfannenstiel und Fliege waren nicht anwesend, beide waren zur Waffen-SS eingezogen worden. StAM 305a, Acc. 1975/79, Nr.661. Einrichtungen von Professuren, Berufungen 1941-1946. Dekan an RMWEV, 5.2.1945.

Interessanterweise wurden in den Beurteilungen der Fakultät die Parteimitgliedschaften der vorgeschlagenen Kandidaten nicht mehr – wie sonst üblich – erwähnt. Dabei hätte es bei Naujoks deswegen keine Probleme gegeben, denn er war seit 1933 Mitglied der NSDAP, des NSD, des NSÄB und der SA, schien also ein überzeugter Nationalsozialist zu sein.[158] Daß Dekan Kretschmer und die anderen Fakultätsmitglieder sich für einen solchen Kandidaten einsetzten, erscheint vor dem Hintergrund der gerade durchgefochtenen Berufung von Wiedhopf auf den ersten Blick verwunderlich und ist damit zu erklären, daß sie Naujoks aus seinen früheren Marburger Jahren kannten: Seit 1926 war er bei Bachs Vorgänger Erwin Kehrer Oberarzt gewesen und kurz nach der Machtübernahme der Nationalsozialisten auf den Kölner Lehrstuhl berufen worden.[159] Naujoks sagte später vor der Spruchkammer aus, daß er 1933 vom Kreisärzteführer Hermann gezwungen worden war, in die Partei und die anderen Organisationen einzutreten. Um sein Amt als Vorsitzender des Marburger Akademischen Assistentenverbandes, der nach der Machtübernahme in die Dozentenschaft überführt wurde, zu behalten, blieb ihm angeblich nichts anderes übrig.[160] Kretschmer unterstützte dies mit der Aussage, daß Naujoks „in der tumultarischen Zeit der nationalsozialistischen Revolution seinen persönlichen Einfluß genutzt [hätte], um die Assistenten und Dozenten zu Ruhe und Besonnenheit zu mahnen und damit dafür gesorgt [hätte], daß Ausschreitungen gegen verdiente Mitglieder des Lehrkörpers in Marburg nur wenig an Boden gewinnen konnten."[161] Was auch immer Naujoks Beweggründe für den Parteibeitritt gewesen sein mögen, so gab er doch selbst zu, daß er als Arzt die Abtreibungs- und Sterilisierungspolitik der Nationalsozialisten von Anfang an begrüßt und der „Bewegung" anfangs nicht ablehnend gegenübergestanden hatte.[162] In den Kölner Jahren scheint seine Begeisterung für den Nationalsozialismus nachgelassen zu haben, wie er durch Aussagen verschiedener Zeugen in seinem Spruchkammerverfahren belegen konnte.[163] Jedenfalls war 1944 die politische Beurteilung durch den Marburger SD-Chef Müller nicht besonders günstig, er sprach sich gegen Naujoks als Nachfolger von Bach aus.[164]

---

158 BA Berlin (ehemals BDC), Ärztekartei Hans Naujoks. HHStAW 520 W 28072, Spruchkammerakte Naujoks. Meldebogen aufgrund des Gesetzes zur Befreiung von Nationalsozialismus und Militarismus.

159 Naujoks war außerdem der Schwiegersohn des Marburger HNO-Ordinarius Uffenorde.

160 HHStAW 520, W 28072, Spruchkammerakte Naujoks. Spruchkammerverfahren Naujoks, 26.11.1946, Aussage Naujoks, Bl.53i. Naujoks wurde nach der Übernahme stellvertretender Führer der Dozentenschaft. Vgl. WAR 4, Nr.5 (1934), S. 5.

161 HHStAW 520, W 28072, Spruchkammerakte Naujoks. Bericht Kretschmer, 23.11.1945, Bl.22.

162 Ebd. Spruchkammerverfahren Naujoks, 26.11.1946, Aussage Naujoks, Bl.53i. Vgl. auch Kap. III.8.3.

163 HHStAW 520, W 28072, Spruchkammerverfahren Naujoks, 26.11.1946. Aussagen seiner Sekretärin, Bl.53b, von Prof. Kleinschmidt, Bl.53c, und Prof. Schüller, Bl.53d. Zu der Art und Weise, wie Naujoks sich seine „Persilscheine" beschaffte, vgl. Golczewski 1988, S. 382, Anm.19.

164 HHStAW 520, W 28072, Spruchkammerverfahren Naujoks, 26.11.1946, Aussage der beiden Sekretärinnen des Marburger SD, Bl.53h.

Dies spielte wegen des nahenden Kriegsendes jedoch keine Rolle mehr, da der Postverkehr zusammenbrach. Naujoks reiste selbst nach Berlin, um sich seine Ernennung vom Ministerium bestätigen zu lassen, und konnte am 1. April 1945 den Lehrstuhl und die Direktion der Frauenklinik vertretungsweise übernehmen.[165] Im September 1945 wurde er wegen seiner politischen Belastung (Mitgliedschaft in der NSDAP seit 1933) von den amerikanischen Militärbehörden entlassen.[166] Die Fakultät bemühte sich zwar um seine Weiterbeschäftigung, da die Versorgung der Klinik gewährleistet sein mußte, jedoch ohne Erfolg. Anfang 1946 wurde Naujoks der endgültige Ablehnungsbescheid der Entnazifizierungsbehörden mitgeteilt, der trotz eines positiven Gutachtens des Planungsausschusses erfolgt war.[167] Nach einem Bittbrief seiner Kliniksangestellten wurde ihm wenigstens erlaubt, noch drei Monate im Amt zu bleiben.[168] Inzwischen hatte die Fakultät wegen des akuten Notstands in der Frauenklinik mit dem zweiten auf der Berufungsliste, Carl Kaufmann, in Berlin Kontakt aufgenommen. Dieser erklärte sich bereit, nach Marburg zu kommen, hatte als Parteiloser auch keine politischen Probleme und wurde Anfang Juli 1946 berufen.[169] Nachdem Naujoks Ende 1946 von der Spruchkammer als entlastet eingestuft worden war, stand er als Kliniksdirektor und Universitätslehrer wieder zur Verfügung.[170] Sein Ordinariat in Marburg war jedoch inzwischen besetzt, und Naujoks blieb nichts anderes übrig, als einen Ruf nach Frankfurt anzunehmen.[171]

Dieses letzte Berufungsverfahren nach nationalsozialistischen Kriterien wurde erst nach dem „Zusammenbruch" zu Ende geführt, ist also nicht mehr mit den im „Dritten Reich" gültigen Maßstäben zu bewerten. Immerhin erfolgte das Auswahlverfahren der Kandidaten noch unter regulären, wenn auch kriegsbedingten Umständen, die endgültige Entscheidungsfindung ging jedoch in den Kriegswirren unter. Es ist nicht bekannt, auf welche Weise Naujoks die Zustimmung des Ministeriums bekam, da der Schriftverkehr in den letzten Kriegsmonaten zum Erliegen kam.[172] In seinem Spruchkammerverfahren behauptete er jedenfalls, daß die NSDAP Schwierigkeiten gemacht habe und er deshalb nur vertretungsweise eingestellt wurde.[173] Naujoks gelang es nach dem Krieg, die Spruchkammer davon zu überzeugen, daß er trotz seiner „formalen" politischen Belastung kein überzeugter Nationalsozialist gewesen war. Das Urteil und die Eingruppierung in Gruppe V stammt von Ende 1946,

165 StAM 307c, Acc. 1969/33, Nr.271. Kurator an Naujoks, 24.3.1945.
166 StAM 305a, Acc. 1975/79, Nr.13. Mandatory and Discretionary Removals, Medical Faculty, 28.9.1945.
167 StAM 305a, Acc. 1975/79, Nr.1762. Rektor an Naujoks, 3.1.1946.
168 StAM 307c, Acc. 1969/33, Nr.271. Bittbrief Oberarzt Dr. Klees und Oberhebamme Julia an das Hessische Kultusministerium, 12.2.1946. Minister des Innern an Naujoks, 18.2.1946.
169 StAM 307c, Acc. 1969/33, Nr.261. Ernennung zum ordentlichen Professor, 29.6.1946.
170 HHStAW 520 W 28072, Spruchkammerakte Naujoks. Spruchkammerverfahren 26.11.1946.
171 StAM 307c, Acc. 1969/33, Nr.271. Rektor an Naujoks, 6.6.1947.
172 StAM 310, Acc. 1983/15, Nr.4268 Bd.1. Vereinbarung zwischen Kurator und Naujoks vorbehaltlich der Genehmigung des Ministeriums, 20.3.1945.
173 HHStAW 520, W 28072, Spruchkammerakte Naujoks. Spruchkammerverfahren 26.11.1946, Bl.53a.

als nach Artikel 13 des Befreiungsgesetzes[174] nur entlastet wurde, wer nachweisen konnte, daß er aktiven Widerstand geleistet oder selbst Nachteile durch das nationalsozialistische Regime erlitten hatte, und es noch keine Amnestien für schwerer Belastete gab. Das spricht dafür, daß seine Kollegen, darunter auch Kretschmer, überzeugend für ihn ausgesagt hatten. Trotzdem war sein Lehrstuhl inzwischen anderweitig besetzt. In der Fakultät ging man anscheinend davon aus, daß Naujoks für Marburg in absehbarer Zeit nicht mehr zur Verfügung stehen würde, sonst hätte man sich vielleicht mit einem Vertreter beholfen. Es entsprach sonst nicht der gängigen Nachkriegspraxis, daß vakante Lehrstühle sofort wieder besetzt wurden, wenn nur irgendeine Aussicht auf die Rückkehr des amtierenden Ordinarius bestand.

Van den Bussche unterscheidet bei den Berufungsverfahren an der Hamburger Medizinischen Fakultät drei Phasen: die nationale Revolution (1933/34), die Konsolidierungsphase (1935-1939) und die Kriegsphase.[175] Für die Marburger Verhältnisse trifft diese Einteilung ebenfalls zu, auch wenn die beiden ersten Phasen wegen der geringen Anzahl der Verfahren nicht gesondert aufgeführt wurden. Lohnend erschien uns jedoch eine besondere Betrachtung der Kriegsphase. Obwohl an der Marburger Medizinischen Fakultät in den Kriegsjahren nur vier Berufungen stattfanden, konnten anhand der wenigen Beispiele einige neue Aspekte bei der Wiederbesetzung von Lehrstühlen aufgezeigt werden, die nicht immer mit der reichsweiten Berufungspraxis im Zweiten Weltkrieg übereinstimmen müssen. Es läßt sich recht gut zeigen, daß sich zwar die administrativen Kriterien für die Berufungen im Vergleich zu den Vorkriegsjahren nicht grundlegend änderten, wohl aber die Präferenzen für die Auswahl der Kandidaten.

Betrachten wir zunächst die Parteimitgliedschaften der ausgewählten Kandidaten, so ist festzustellen, daß es Anfang der vierziger Jahre anscheinend kaum noch einen jüngeren medizinischen Hochschullehrer gab, der kein Parteibuch besaß oder sich in einer der angeschlossenen Organisationen betätigte.[176] So verwundert es nicht, daß alle Kandidaten auf den Marburger Berufungslisten wenigstens die nominelle Parteimitgliedschaft vorweisen konnten, nur Benninghoff machte eine Ausnahme. Nachdem dieser bei Berufungen mehrmals übergangen worden war, kamen ihm nun die Kriegsverhältnisse zugute. Sein wissenschaftlicher Ruf hatte bisher nicht ausgereicht, um die Hürde der Parteiabstinenz zu überspringen. Nun standen jedoch so wenige jüngere Hochschullehrer zur Verfügung, die ein Ordinariat ausfül-

174 Vgl. zum Gesetz zur Befreiung von Nationalsozialismus und Militarismus (Befreiungsgesetz vom 5.3.1946) Vollnhals 1991, S. 19 und S. 262-272.

175 Van den Bussche 1989, S. 73-105.

176 Dies stellte auch van den Bussche für die Hamburger Medizinische Fakultät fest. Vgl. van den Bussche, 1989, S. 110. Die amerikanischen Besatzungsbehörden kamen ebenfalls zu dem Schluß, daß die Verjüngung des Lehrkörpers der Universitäten in den Kriegsjahren fast ausschließlich aus dem Kreis der eifrigen Nazianhänger geschah. Vgl. BA Berlin R 4901 (alt R 21), Nr.707. Akten der Education Division des Ministerial Collecting Center Fürstenhagen bei Kassel 1945. XVI. Universitäten, S. 146-165, hier S. 152.

len konnten, daß man sowohl im Ministerium als auch beim NSD darüber hinwegsah, und da Benninghoff nicht als Oppositioneller aufgefallen war, legte man ihm keine Steine mehr in den Weg. Das heißt natürlich nicht, daß auf die obligatorischen Gutachten von Parteiseite verzichtet wurde. Das Beispiel Benninghoff zeigt, daß es durch den Mangel an Hochschullehrern nun möglich wurde, auch als Parteiloser nur aufgrund fachlicher Qualifikation einen Lehrstuhl zu bekommen, was in den Vorkriegsjahren sehr viel schwieriger gewesen war.

Da andererseits nach der zweiten großen Eintrittswelle in die NSDAP im Mai 1937 nahezu jeder Hochschuldozent ein Parteibuch in der Tasche hatte, war die Parteimitgliedschaft als Berufungsvoraussetzung inzwischen fast so „normal" geworden wie die Habilitation. Noch besser als Grundvoraussetzung für einen guten Listenplatz war allerdings die Mitgliedschaft in der nationalsozialistischen Eliteorganisation SS. Wenn man sicher gehen wollte, einen aktiven Nationalsozialisten zu berufen, suchte man unter den Kandidaten bevorzugt ein SS-Mitglied aus. So war sich beispielsweise Obersturmbannführer Pfannenstiel mit dem ebenfalls der SS angehörenden Ministerialbeamten und Psychiater de Crinis einig, daß für die Nachfolge des Chirurgen Klapp nur ein SS-Chirurg in Frage kam.

Max de Crinis, der die Nachfolge Bachs als medizinischer Hochschulreferent im Amt Wissenschaft Anfang 1940 angetreten hatte, ließ sich das Heft bei Berufungen nur ungern aus der Hand nehmen.[177] So wehrte er sich erfolgreich gegen die Einflußnahme von verschiedenen Seiten wie z.B. von Gesundheitsführer Conti, dem er nicht direkt unterstellt war.[178] Er zeigte sich ebenso empört, als sein Kollege im RMWEV, Klingelhöfer, hinter seinem Rücken der Marburger Fakultät Zusagen für den Kandidaten Wiedhopf machte. Beugen mußte er sich jedoch den Weisungen seines Amtschefs im RMWEV, Mentzel, und des Bevollmächtigten für das Gesundheitswesen, Brandt, und konnte deshalb die Berufung Wiedhopfs letztendlich nicht verhindern. Es blieb ihm nur die Weigerung, die Vereinbarungen zu unterzeichnen. Bei den langwierigen Verhandlungen um die Wiederbesetzung des Lehrstuhls für Chirurgie wird deutlich, daß de Crinis Entscheidungsbefugnis in den späten Kriegsjahren zwar durch eine weitere Instanz, nämlich Karl Brandt und seinen Untergebenen Rostock, eingeschränkt wurde und er auch auf die Gutachten der Parteidienststellen nicht verzichten konnte, aber trotzdem mit allen Mitteln versuchte, die Berufung des mißliebigen Kandidaten zu verhindern und das Ordinariat in seinem Sinne zu besetzen.

Weitere wichtige Kriterien für die Besetzung von Lehrstühlen nach Kriegsbeginn waren einerseits die Schnelligkeit, mit der das Verfahren abgewickelt werden konnte, und andererseits die Verfügbarkeit des designierten Kandidaten. Es war wichtig, daß bei der Neubesetzung von Lehrstühlen keine allzugroßen Vakanzen auftraten, da

177 Vgl. zu de Crinis Einfluß bei Berufungen Kater 1989, S. 128-129. Zu de Crinis Rolle als Wissenschaftsfunktionär vgl. Jasper 1991, S. 92-101.

178 BA Berlin R 4901 Nr.734. Schriftwechsel Conti – de Crinis, Januar – Februar 1943, Bl.59-62. Conti gehörte zum Ministerium des Innern.

die Medizinischen Fakultäten überfüllt waren, und man es sich nicht leisten konnte, einen Lehrstuhl für ein Semester unbesetzt zu lassen. Die Ausbildung von Ärzten für die Front hatte höchste Priorität, und fast alle Kliniksdirektoren waren außerdem für die Mitversorgung von Reservelazaretten zuständig. Ein zum Heeresdienst eingezogener Hochschullehrer, der sein Amt nicht antreten konnte, war auch für die Marburger Fakultät als Kandidat auf der Berufungsliste nicht diskutabel. So erschien es als ein Glücksfall, daß der Pädiater Becker den Lehrstuhl für Kinderheilkunde direkt anschließend an seinen Vorgänger Wiskott übernehmen konnte, und das war wohl auch die Hauptvoraussetzung für seine Nennung auf Platz eins der Berufungsliste. Daß der bereits für den Marburger Lehrstuhl für Gynäkologie vorgesehene Ministerialbeamte Bach bei dieser Berufung die Fäden in der Hand hielt, beschleunigte das Verfahren beträchtlich. Auch Beckers Freistellung von der Wehrmacht gestaltete sich zu Kriegsbeginn noch unproblematisch.

Wie schon in den Vorkriegsjahren, so war der Ablauf der Marburger Berufungsverfahren im Kriege verstärkt von der Person des jeweiligen Dekans der Fakultät abhängig. Unter dem nationalsozialistischen Dekan Becher gab es in den Jahren 1939/40 keine größeren Differenzen mit dem Ministerium und den Parteidienststellen. Die Berufung des Pädiaters Becker führte er ohne Probleme durch, da dieser als SS-Mitglied sofort von allen maßgeblichen Stellen akzeptiert wurde. Die Berufung seines Nachfolgers auf dem Anatomielehrstuhl lag Becher natürlich ganz besonders am Herzen, hier schaute er mehr auf wissenschaftliche Qualität als auf politische Voraussetzungen. Unter Dekan Gremels wurde dann die erste Liste für die Wiederbesetzung des Chirurgielehrstuhls erstellt, bezeichnenderweise mit einem Kandidaten an erster Stelle, der vom NSD abgelehnt wurde. Der nach einem Jahr nachfolgende Dekan Bach wurde erst zum Schluß seiner Amtszeit bei der Emeritierung Klapps aktiv und hatte nach seinem Rücktritt wenig Einfluß auf den Ausgang des Verfahrens. Die Verhandlungen um die sich jahrelang hinziehende Berufung Wiedhopfs führte dann Dekan Kretschmer, der mit sehr viel Durchsetzungsvermögen verhindern konnte, daß der Fakultät ein SS-Chirurg aufoktroyiert wurde. Sein Vorschlag war es ebenfalls, den Kehrer-Schüler Naujoks auf die Liste für die Nachfolge des verstorbenen Bach zu setzen, bei dem er durch persönliche Bekanntschaft sicher sein konnte, daß dieser sich der „Naziclique" der Fakultät nicht anschließen würde.

Der eskalierende Streit zwischen der „Naziclique" der Fakultät und der „unpolitischen" Fraktion bestimmte besonders das Berufungsverfahren Wiedhopf. Dadurch erhielt diese Berufung eine eigene Qualität als Mittel zur Machtdemonstration der Kontrahenten. In den letzten Kriegsjahren konnte niemand mehr übersehen, daß die Fakultät in zwei Lager gespalten war, die sich erbitterte Gefechte lieferten. Durch das Kriegsende blieb die Frage offen, welche Fraktion sich bei einem längeren Schlagabtausch letztlich durchgesetzt hätte.

2.3 Die Habilitationen

Der junge Hochschullehrernachwuchs, der an den Kliniken und Instituten der Marburger Medizinischen Fakultät beschäftigt war, wurde in den ersten Kriegsjahren fast vollständig eingezogen, da ausgebildete Ärzte an der Front dringend gebraucht wurden. Nimmt man jedoch die Personalverzeichnisse als Maßstab,[179] so stieg die Zahl der Privatdozenten und außerordentlichen Professoren – hier bezeichnet als übriger Lehrkörper – in den Jahren 1939 bis 1945 stark an. Waren 1938 noch 23 Dozenten an den Kliniken und Instituten beschäftigt gewesen, so waren es 1945 nominell bereits 39; diese Hochschullehrer waren aber nur zu einem kleinen Teil vor Ort verfügbar.[180]

In den Kriegsjahren wurden an der Marburger Fakultät auf der Grundlage der 1939 erlassenen Reichshabilitationsordnung 16 Habilitationen durchgeführt, vergleichsweise mehr als in den Vorkriegsjahren,[181] davon die meisten in den Jahren 1942 (sechs) und 1944 (vier). Sieben Privatdozenten wurden zu außerordentlichen Professoren ernannt. Zugleich wurden sehr viel mehr Honorarprofessoren und Lehrbeauftragte als in der Vorkriegszeit herangezogen,[182] weniger um die Lücken durch Einberufungen zu schließen als um zusätzliche Fächer wie Luftfahrtmedizin, Ärztliche Rechts- und Standeskunde und Volksgesundheitspflege abzudecken. Glücklicherweise gab es beim Lehrkörper kaum Abgänge durch Kriegsverluste. 1943 wurde noch gemeldet, daß keiner der Marburger Mediziner bisher gefallen sei,[183] im Juni 1944 fand jedoch der Zahnmediziner August Elbrecht bei Cherbourg den Tod.[184] Weitere Verluste von Dozenten der Marburger Fakultät sind nicht bekannt geworden.

Das RMWEV machte in den Kriegsjahren besondere Anstrengungen, um den allgemeinen Hochschullehrernachwuchs zu fördern. Mit wachsender Sorge – so 1942 der Amtschef im RMWEV, Mentzel, – mußte man bereits zu Kriegsbeginn feststellen, daß dieser zahlenmäßig und auch qualitativ zurückgegangen war. In vielen Wissenschaftzweigen, vor allem auf dem Gebiet der Medizin und Technik, war es fast unmöglich, geeignete wissenschaftliche Assistenten zu finden, die sich habilitieren wollten. Der wissenschaftliche Nachwuchs, der infolge Einziehung zum Wehrdienst bisher keine Gelegenheit gehabt hatte, die Voraussetzungen für eine Habilitation zu erfüllen, drohte in andere Berufssparten abzuwandern. Mentzel wandte sich an das

179 Vgl. Graphik III in Kap. III.4.

180 Ähnliche Verhältnisse herrschten an der Universität Gießen, wo die Zahl der Privatdozenten in den Kriegsjahren ebenfalls stark anstieg. Vgl. Chroust 1994, Bd.2, Abb.2.1.7.

181 Vgl. Kap. III.4.1: 13 Habilitationen im Zeitraum 1933-1939.

182 Fünf Dozenten waren mit Lehraufträgen beauftragt, fünf fungierten als Honorarprofessoren.

183 StAM 305a, Acc. 1979/59, Nr.2. Beilage zum Protokoll der Senatssitzung vom 27.9.1943: Vier Dozenten sind bisher gefallen, davon kein Angehöriger der Medizinischen Fakultät. Gefallen außerdem 119 Studenten.

184 StAM 307c, Acc. 1969/33, Nr.298. Gefallen im Kampf um Cherbourg, 12.6.1944.

Oberkommando der Wehrmacht, um die vorübergehende Beurlaubung von reichsweit etwa 300 Habilitanden für ein halbes Jahr zu erwirken, damit diese die Lehrbefugnis erwerben konnten. Er hoffte so, den Nachwuchsbedarf an Lehrkräften auch für die Nachkriegszeit zu sichern.[185] In Marburg fanden 1942 zwar besonders viele Habilitationen statt, die Kandidaten waren jedoch aus den verschiedensten Gründen uk gestellt, und keiner konnte allein durch eine kurzfristige Freistellung von der Front seine Habilitationsleistungen erbringen. Der Vorstoß Mentzels bei der Heeresleitung griff hier also nicht.

Weitere Lockerungen der Reichshabilitationsordnung für Kriegsteilnehmer wurden vom RMWEV Ende 1942 verfügt. Bisher war eine mindestens zweijährige wissenschaftliche Tätigkeit Voraussetzung für die Habilitation gewesen. Die Dekane wurden nun angewiesen, zum Ausgleich des Zeitverlustes durch den Wehrdienst davon ganz oder teilweise abzusehen. Auch sollten die Kriegsteilnehmer von der Einreichung einer Habilitationsschrift befreit werden können, wenn genügend Veröffentlichungen vorlagen.[186] Man merkte erst zu spät, daß mit diesem Erlaß das Niveau der wissenschaftlichen Leistungen so stark gesenkt wurde, daß es sich beim Habilitationverfahren nur noch „um ein besseres Staatsexamen" handelte, wie der Reichsdozentenführer ein Jahr vor Kriegsende feststellen mußte.[187]

Auch an der Marburger Fakultät wurden Habilitationsverfahren durchgeführt, bei denen die im Frieden geforderten Voraussetzungen nicht erfüllt wurden. So wurde der Pharmakologe Wilhelm Schroeder 1944 ohne Einreichen einer besonderen Habilitationsschrift zur Habilitation zugelassen. Er hatte seit 1941 in einem Sonderlazarett des Oberkommandos des Heeres über die Erforschung von Ohnmachtszuständen gearbeitet und konnte eine Reihe von wehrwissenschaftlichen Veröffentlichungen über die Pathophysiologie der Kreislaufzustände vorlegen. Nach Prüfung seiner Arbeiten und einem unterstützenden Gutachten seines Chefs Gremels wurde auf der Fakultätssitzung beschlossen, ihn auch ohne Schrift zu habiliteren.[188]

Ein weiteres recht umstrittenes Verfahren war das des Gynäkologen Heinz Tüscher.[189] Als Chefarzt einer Geburtshilflichen Abteilung in Remscheid bemühte er sich Ende 1941 um die Lehrbefugnis an der Marburger Fakultät. Prorektor Bach klärte die Kollegen auf, daß es sich bei Tüscher um den Schwiegersohn des Gauleiters handelte. Für die Fakultät und die gesamte Universität würde es von Vorteil sein, wenn der übliche Gang der Habilitation möglichst abgekürzt würde.[190] So wurde das

185 BA Berlin R 4901 (alt R 21), Nr.343. RMWEV, Mentzel, an Oberkomando der Wehrmacht, 13.7.1942, Bl.89-90.

186 Ebd. Erlaß RMWEV WA 2100 II, RV, 28.11.1942, Bl.100.

187 BA Berlin R 4901 (alt R 21), Nr.10807. Reichsdozentenführer an Mentzel, RMWEV, 28.2.1944, Bl.72.

188 StAM 307c, Acc. 1969/33, Nr.230. Lebenslauf Schroeder. Fakultätsbeschluß, 24.1.1944. Gutachten Gremels, 22.1.1944. Habiliation von Schroeder am 20.7.1944.

189 StAM 307c, Acc. 1969/33, Nr.233. Habilitation von Tüscher am 4.3.1942.

190 Ebd. Bach an Prodekan, 18.11.1941.

Verfahren innerhalb von drei Monaten – allerdings ordnungsgemäß mit öffentlicher Lehrprobe – durchgeführt. Tüscher trat seinen Dienst in Marburg nie an. Hatte er sich Marburg als Habilitationsort ausgesucht, weil er sich seines Fürsprechers Bach sicher war? Er wurde auf eigenen Wunsch zum nächsten Semester der Akademie Düsseldorf zugewiesen. Die geschilderte Protektion durch Parteigrößen war sicherlich kein nationalsozialistsches Spezifikum, aber die Fakultät hatte in diesem Fall kaum eine Handhabe dagegen, da die treibende Kraft Bach kurz nach der Eröffnung des Verfahrens auch noch Dekan wurde.

Zweifelhafte wissenschaftliche Leistungen wurden von Pfannenstiels Habilitanden Walter Dötzer erbracht. Dötzer war seit 1937 Assistent im Medizinaluntersuchungsamt des Hygienischen Instituts und hatte dort bereits seine Doktorarbeit über „Die Tuberkulosemorbidität zweier kurhessischer Dörfer" verfaßt. Gleichzeitig war er Pfannenstiels SS-Kamerad, er gehörte der SS seit 1933 an und brachte es bis zum Sturmbannführer.[191] Bei Kriegsbeginn wurde Dötzer zur Waffen-SS eingezogen, folgte seinem Chef in die Hygiene-Sanitätsinspektion und war zeitweise stellvertretender Leiter des Hygiene-Instituts der Waffen-SS in Berlin (Leitung: Dr. Mrugowski). In dieser Funktion beschäftigte er sich mit der Auswertung und Prüfung neuer Desinfektionsmittel.[192] Nachdem 1942 einem Antrag Pfannenstiels auf Zulassung zur Habilitation ohne Habilitationsschrift von der Fakultät nicht stattgegeben worden war, da Dötzer kaum etwas veröffentlicht hatte, legte er eine Schrift „Über die Entkeimung, Entseuchung und Entwesung" vor, in der er seine Erfahrungen als Sanitätsinspekteur und Truppenarzt der Totenkopfstandarte verarbeitet hatte, die allerdings vom Umfang und Inhalt einer Habilitationsarbeit nicht entsprach.[193] Gutachter war neben Pfannenstiel der Hygieniker Hans Schmidt, Leiter des Instituts für Experimentelle Therapie der Behringwerke und gleichzeitig Honorarprofessor an der Marburger Fakultät. Dieser kritisierte zwar, daß es sich bei Dötzers Schrift um keine experimentelle wissenschaftliche Arbeit handelte, sprach sich jedoch für die Habilitation aus mit der Begründung, daß sie „die Frucht wissenschaftlicher Kritik an eigener Erfahrung" sei.[194] Er getraute sich zu diesem Zeitpunkt nicht, die mangelhafte Habilitationsschrift eines SS-Mitglieds abzulehnen. Nach dem Krieg allerdings, bei einem Antrag Dötzers auf Erneuerung seiner Venia legendi, bezeichnete er Dötzers Schrift als keine vollwertige Habilitationsleistung.[195] Die Fakultät schloß sich auch diesmal dem Votum Schmidts an und lehnte die erneute Erteilung der Lehrbefugnis ab.[196]

191 BA Dahlwitz, ZSK 1, Walter Dötzer. Verordnungsblatt der Waffen-SS, 30.1.1945, S. 6.

192 BA Berlin (ehemals BDC), Akte SSO Dötzer, SS-Kartei. Ebd. Akte WI Heinrich Zeiss. Bericht Zeiss über die Arbeiten am Hygiene-Institut der Waffen-SS Berlin, 9.12.1941.

193 StAM 307c, Acc. 1969/33, Nr.200. Die Habilitationsschrift im Original liegt in der Akte vor.

194 Ebd. Gutachten Schmidt, 16.6.1943.

195 Ebd. Gutachten Schmidt über Dötzers Habilitationsleistung, 28.1.1955.

196 Ebd. Beschluß der Fakultät, 6.5.1955.

Diese Beispiele zeigen, daß der wissenschaftliche Standard bei Habilitationen insbesondere in den Kriegsjahren, beeinflußt sowohl durch die Vorgaben des RMWEV als auch durch politische Zwänge, in einigen Fällen nicht gehalten wurde. Der überwiegende Teil der Habilitationsverfahren lief jedoch „friedensmäßig" ab und den Kandidaten wurde nichts geschenkt.

Aus verschiedenen Gründen, meistens wegen mangelhafter wissenschaftlicher Leistungen, wurden von der Marburger Fakultät Habilitationen abgelehnt; nur auf zwei soll hier besonders eingegangen werden. Abgelehnt wurde vom Leiter der Kinderklinik, Becker, das Habilitationsersuchen des griechischen Arztes Roufogalis aus Düsseldorf, obwohl dessen positive Einstellung zum Nationalsozialismus von der NSDAP-Kreisleitung bezeugt worden war.[197] Becker sprach sich gegen Roufogalis aus, weil er es für ungerecht hielt, einen auswärtigen Arzt den Bewerbern aus seiner eigenen Klinik, die alle eingezogen worden waren, vorzuziehen. Er hielt es „für ein unverständliches Unrecht und geradezu eine Verletzung der Gefolgschaftstreue, wenn diesen in jeder Hinsicht ausgezeichneten Anwärtern auf eine Dozentur ein Ausländer vorgezogen würde, der uns kaum bekannt ist". Außerdem hatte er Bedenken, ob Roufogalis als Grieche überhaupt „als Lehrer der deutschen akademischen Jugend" geeignet sei.[198] Wegen des zunehmenden Ärztemangels in den letzten Kriegsjahren konnte also zwar niemand etwas dagegen haben, wenn Ärzte aus den „befreundeten" Staaten die eingezogenen Kollegen in den Kliniken ersetzten, eine Karriere als Hochschullehrer kam aber nicht in Frage und wurde konsequent blokkiert.

Ungleich spektakulärer waren die Vorfälle, die zur Ablehnung der Habilitation des Stabsarztes der Luftwaffe und SS-Hauptsturmführers Sigmund Rascher führten. Rascher war schon seit 1939 für Himmlers Forschungs- und Lehrgemeinschaft „Das Ahnenerbe" in der Krebsforschung tätig gewesen.[199] Anfang 1942 hatte er auf Befehl Himmlers in Zusammenarbeit mit der Luftwaffe im Konzentrationslager Dachau mit Versuchen begonnen, bei denen in Unterdruckkammern eine Höhe von bis zu 15 km simuliert wurde, um die Überlebensdauer von Menschen in sauerstoffarmer Luft bei niedrigem Druck zu testen. Die Gültigkeit der bisher im Tierversuch erzielten Resultate sollte auf den Menschen übertragen werden, und da sich in der Luftwaffe keine Freiwilligen fanden, benutzte Rascher etwa 200 Insassen des Kon-

197 StAM 307c, Acc. 1969/33, Nr.485. Habilitationsersuchen Roufogalis 1942-1943. Gutachten Kreisleitung der NSDAP Düsseldorf, 25.11.1942.

198 Ebd. Gutachten Becker, 14.6.1943.

199 Vgl. dazu Kater 1974, S. 231-243. Der Verein „Ahnenerbe" war 1935 von Heinrich Himmler und dem Marburger Prähistoriker und Privatgelehrten Hermann Wirth gegründet worden. Zunächst war der Verein nur zur Ahnenforschung und dem Nachweis der geistigen Weltherrschaft des arischen Germanentums gedacht, wurde jedoch von Himmler nach und nach zum Kulturreferat der SS ausgebaut, in dem verschiedenste Forschungsvorhaben auch der Medizin und der Naturwissenschaften gefördert wurden. Raschers Versuche wurden im Rahmen des Instituts für Wehrwissenschaftliche Zweckforschung durchgeführt (Abteilung R), dem auch der Anatom August Hirt (Abteilung H) angehörte.

zentrationslagers für seine Versuche, bei denen etwa 80 Menschen ums Leben kamen.[200] Himmler zeigte sich so begeistert von den Ergebnissen der „Versuche zur Rettung aus großen Höhen“, daß er Rascher schon im Sommer 1942 vorschlug, sich mit diesen Forschungsergebnissen zu habilitieren. Der an den Versuchen beteiligte Vertreter der Luftwaffe, der Physiologe Ernst Holzlöhner aus Kiel, lehnte allerdings die wissenschaftliche Verwertung der Versuchsergebnisse im Interesse seines guten Namens ab,[201] und auch an der Universität München, dem KZ Dachau am nächsten gelegen, war niemand bereit, Raschers Arbeit als Habilitationsleistung anzuerkennen.

So entschloß sich Rascher, seinem SS-Kameraden Pfannenstiel den Vorschlag zu machen, die Auswertung der Versuche über dessen Universitätsinstitut vorzunehmen. Pfannenstiel hatte sich seit einigen Jahren mit der Bekämpfung der Höhenkrankheit durch Vitamine befaßt und war Rascher durch den befreundeten Psychologen Gert Heinz Fischer empfohlen worden, mit dem dieser schon bei einem Wehrmachtsauftrag zusammengearbeitet hatte.[202] Er traf sich Ende August 1942 mit Fischer und Pfannenstiel in Marburg, und letzterer sagte ihm zu, das Marburger Institut als Ausgangspunkt für Raschers Veröffentlichungen zur Verfügung zu stellen. Der Geschäftsführer des Amtes „Ahnenerbe“, Wolfram Sievers, wollte alle Kosten übernehmen, die bei der eventuellen Schaffung einer Assistentenstelle für Rascher entstehen würden.[203] Im November erhielt Pfannenstiel Raschers Versuchsprotokolle durch einen Kurier als „Geheime Kommandosache“.[204] Pfannenstiel zeigte sich sehr angetan von den „sehr schönen Experimentalarbeiten“ und den „eindeutigen Versuchsergebnissen“. Er lud Rascher zu einem Gespräch nach Marburg ein, da er selbst „leider“ keine Gelegenheit habe, Rascher an seiner Wirkungsstätte zu besuchen und sich die Versuchsdurchführung anzusehen.[205] Er fügte seinem Schreiben einige seiner Versuchsvorschriften und Sonderdrucke bei, um seine Bereitwilligkeit zur Kooperation zu demonstrieren.

---

200 Mitscherlich; Mielke 1949, S. 20-50. Klee 1997, S. 216-228. Benz 1993, S. 190-214. Kogon 1995, S. 199-203. BA Berlin (ehemals BDC), NS 19, Nr.1580. Geheimbericht Rascher über die Unterdruckkammerversuche, 11.5.1942.

201 Mitscherlich; Mielke 1949, S. 61. Dies hielt ihn jedoch nicht davon ab, bei einer Tagung über „Ärztliche Fragen bei Seenot und Winternot“ im Oktober 1942 vor etwa 90 Kollegen über seine zusammen mit Rascher durchgeführten Unterkühlungsversuche am Menschen zu berichten, vgl. Klee 1997, S. 235-243, und Fischer 1984, S. 2107-2111. BA Berlin (ehemals BDC) NS 21, Nr.913. Rascher an Sievers, 23.8.1942.

202 Rascher hatte 1939 mit Gert Heinz Fischer – der war 1935 bis 1939 Heerespsychologe – eine „Methode zur ärztlichen Auswahl von Soldaten, welche zum räumlichen Sehen geeignet sind“ ausgearbeitet (BA Berlin [ehemals BDC] NS 19, Nr. 1580. Ausbildungsverlauf Rascher, 17.5.1943). Unvollständige Beschreibung der Vorgänge um Raschers Habilitation bei Vondra 1990, S. 146-148.

203 BA Berlin (ehemals BDC) NS 21, Nr.914. Sievers an Pfannenstiel, 8.9.1942.

204 Ebd. Rascher an Sievers, 12.11.1942. Sievers an Führer, 18.11.1942.

205 Ebd. Pfannenstiel an Rascher, 25.11.1942 und 16.12.1942. Die Reaktion Pfannenstiels deutet darauf hin, daß es sich bei den von Rascher übersandten Versuchsprotokollen um die Unterdruckkammerversuche handelte.

Die Kommandierung Raschers zu einem Besuch der Marburger Universität ließ auf sich warten, bis dieser von der Luftwaffe zur Waffen-SS überstellt worden war. Die positiv verlaufende Besprechung fand dann Anfang 1943 statt und wurde von Sievers als Auftakt zur Verwirklichung von Raschers Habilitation gewertet.[206] Einige Monate später erhielt Rascher durch seinen Freund Fischer die Nachricht, daß Pfannenstiel, als er die Habilitationsmöglichkeit Raschers in den Marburger Professorenkreisen angesprach, strikte Ablehnung erfahren hatte, besonders als er durchblicken ließ, daß es sich um einen SS-Angehörigen handelte. Sowohl Pfannenstiel als auch Fischer befürchteten, daß die Geheimhaltung der Arbeit bei einem Habilitationsverfahren an der Marburger Fakultät nicht gewährleistet sei. Rascher fragte daraufhin beim persönlichen Referenten des Reichsführers SS, Rudolf Brandt, um Unterstützung an, nicht ohne sich detailliert über die „reaktionären" Machenschaften an der Marburger Universität zu verbreiten.[207] Brandt wies nun Sievers an, ein Gespräch mit dem Stellvertreter des Reichsgesundheitsführers Conti, Kurt Blome, und dem Amtschef im Amt Wissenschaft des RMWEV und gleichzeitigen SS-Brigadeführer, Mentzel, zu arrangieren, um so die Wege für die Habilitation zu ebnen.[208] Rascher hatte inzwischen eine Habilitationsschrift[209] verfaßt, die zunächst dem Reichsforschungsrat vorgelegt und dann Pfannenstiel zugestellt wurde, da Rascher die „geheime Reichssache" nicht selbst überbringen durfte.[210] Pfannenstiel meldete sich erst nach einem längeren Einsatz bei der Waffen-SS, und es war ihm außerordentlich unangenehm, sowohl Blome als auch Rascher mitteilen zu müssen, daß die Marburger Medizinische Fakultät nicht zur Übernahme der Habilitation bereit sei, solange eine Geheimhaltungspflicht bestand. Er hielt es für das zweckmäßigste, wenn Rascher seine Forschungsstätte in Dachau beibehielt, und empfahl das Luftfahrtmedizinische Institut der Universität Frankfurt als für das Habilitationsanliegen besser geeignet.[211]

Die Ablehnung der Marburger Fakultät erfolgte nach einer Unterredung Pfannenstiels mit Dekan Kretschmer und war kein offizieller Beschluß auf einer Fakultätssitzung, deshalb ist in den Universitätsakten nur eine kurze Notiz darüber zu fin-

206 BA Berlin (ehemals BDC) NS 21, Nr.915. Sievers an Pfannenstiel, 15.2.1943.

207 BA Berlin (ehemals BDC) NS 21, Nr.916. Rascher an Brandt, 28.5.1943.

208 BA Berlin (ehemals BDC) NS 19, Nr.1580. Sievers an Brandt, 27.9.1943.

209 Klee und Benz geben den Titel der Habilitationsarbeit mit „Experimentelle Untersuchungen über die Erscheinungen während der Auskühlung des menschlichen Körpers" an, vgl. Klee 1997, S. 350, und Benz 1993, S. 211. Rascher verarbeitete darin die Versuchsergebnisse aus seiner Versuchsreihe über die Wiedererwärmung bei allgemeiner Abkühlung des menschlichen Körpers (zur Seenotrettung), die er in Zusammenarbeit mit Prof. Holzlöhner vom Luftfahrtministerium in der zweiten Hälfte des Jahres 1942 durchgeführt hatte (vgl. zu den Versuchen Klee 1997, S. 231-235; Benz, S. 205-208; Mitscherlich; Mielke 1949, S. 51-71).

210 BA Berlin (ehemals BDC) NS 21, Nr.923. Rascher an Pfannenstiel, 18.11.1943.

211 BA Berlin (ehemals BDC) NS 21, Nr.918. Pfannenstiel an Blome, 30.11.1943. Pfannenstiel an Rascher, 2.12.1943.

den.[212] Raschers Freund Fischer kommentierte diesem gegenüber die Lage in Marburg mit folgenden Worten: „Die Reaktion marschiert hier mit Riesenschritten. Mit Pfannenstiel hatte ich eine lange Besprechung. Er wagt es nicht, die Habilitationsschrift einzureichen, da ihm der Dekan Kretschmer nicht zuverlässig genug ist – das stimmt auch; aber an seiner Stelle würde ich es darauf ankommen lassen. [...] Die Habilitation muß doch noch durchgesetzt werden, und wenn gewartet werden muß, bis wir wieder Herren der Lage sind. Nach dem Kriege dürfte es aber kein Pardon für die alten Säcke geben, und wenn sie fachlich noch so hervorragend und politisch so vorsichtig sind."[213] Trotz der Ablehnung kam Rascher noch einmal nach Marburg, um sich von Pfannenstiel Rat und Unterstützung zu holen.[214] Da Mentzel von Seiten des Ministeriums keinen Druck auf die Marburger Fakultät ausüben wollte und auch die Frankfurter Fakultät die Habilitation nicht annahm, bekam Rascher von Sievers schließlich den Rat, sich mit dem Anatomen Hirt in Straßburg, ebenfalls Mitglied des „Ahnenerbes", in Verbindung zu setzen, denn dort konnten ausschließlich SS-Ordinarien für die Begutachtung herangezogen werden.[215] Hirt jedoch hatte von wissenschaftlichen Bedenken über Raschers Forschungen aus dem Kollegenkreis gehört und nahm eine abwartende Haltung ein.[216] Die Sache erledigte sich dann quasi von selbst: im Frühjahr 1944 wurden Rascher und seine Frau wegen Kindesunterschiebung verhaftet, und Rascher wurde noch kurz vor dem Einrücken der Amerikaner in Dachau von der SS hingerichtet.[217] Pfannenstiel wurde Anfang 1945 von Sievers gebeten, die Habilitationsarbeit unter Beachtung der Geheimhaltungsvorschriften zurückzugeben.[218]

Die Marburger Fakultät und allen voran Dekan Kretschmer hatten die Habilitation Raschers also mit Erfolg abgelehnt. Es ist möglich, daß Kretschmer von Pfannenstiel darüber informiert worden war, wo Rascher arbeitete oder wenigstens, daß er ein Protegé Himmlers war, denn Pfannnenstiel mußte die Geheimhaltungsforderung ja irgendwie begründen. Kretschmer wird vielleicht geahnt haben, daß es sich bei den in Raschers Habilitationsschrift beschriebenen Versuchen um menschenverachtende Experimente handelte. Er war vorsichtig genug, diese nicht unbesehen anzunehmen, und hatte Glück, daß von Seiten des RMWEV nicht auf der Durchführung der Habilitation bestanden wurde. Mit der Ablehnung hatte er außerdem die Möglichkeit,

---

212 StAM 307c, Acc. 1969/33, Nr.273. Aktennotiz Dekan Mittermaier, 10.2.1955. Vgl. auch Vondra 1990, S. 147.

213 BA Berlin (ehemals BDC) NS 21, Nr.918. Fischer an Rascher, 20.12.1943.

214 BA Berlin (ehemals BDC) NS 21, Nr.923. Rascher an Fischer, 25.1.1944.

215 BA Berlin (ehemals BDC) NS 21, Nr.918. Sievers an Rascher, 18.1.1944. Sievers an Brandt, 21.3.1944.

216 Ebd. Hirt an Sievers, 27.3.1944.

217 Mitscherlich; Mielke 1949, S. 71. Kater 1989, S. 125-126. Da Raschers Frau keine Kinder bekommen konnte, dies aber bei SS-Ehen vorausgesetzt wurde, hatte das Ehepaar insgesamt vier Säuglinge entführt und als ihre eigenen Kinder ausgegeben. Raschers Frau endete im KZ Ravensbrück. Vgl. hierzu Vondra 1990, S. 153-155.

218 Vondra 1990, S. 148.

dem Ansehen seines Gegenspielers Pfannenstiel zu schaden, denn für den war es überaus peinlich, die Absage weiterleiten zu müssen.

Pfannenstiel behauptete nach dem Krieg, er habe die Habilitationsarbeit Raschers nur in einem verschlossenen Umschlag gesehen, also nichts von ihrem Inhalt und von Raschers sonstigen Machenschaften gewußt.[219] Mit Hilfe der hier zitierten Akten konnte jedoch gezeigt werden, daß Pfannenstiel wenigstens über den ersten Versuchskomplex, die Höhenversuche, bis in alle schrecklichen Details informiert war. Das heißt, er wußte, daß KZ-Häftlinge benutzt wurden und daß die Experimente in vielen Fällen bis zum Exitus der Probanden führten – das aber war für ihn kein Ablehnungsgrund für die Zusammenarbeit mit Rascher. Im Gegenteil, er fühlte sich geschmeichelt, Himmler einen Dienst erweisen zu können, und freute sich, seine bereits an Tieren durchgeführten Höhenfestigkeitsversuche nun am Menschen bestätigt zu sehen. Um die Umstände, durch die die Versuchsergebnisse zustande kamen, scherte er sich dabei nicht. Es ist vom heutigen Standpunkt aus weder nachvollziehbar noch begreifbar,[220] wie ein Arzt, sei es aus wissenschaftlicher Neugier oder wie bei Rascher aus Profilierungssucht, zu solchen Versuchen fähig war, aber genausowenig ist es zu verstehen, daß ein Universitätsprofessor, der davon Kenntnis erhielt, sich nicht zurückzog oder dagegen opponierte, sondern diese Versuche auch noch guthieß und förderte. Hier wird deutlich, wie Pfannenstiel seine nationalsozialistischen Ideen von Bevölkerungs- und Rassenpolitik[221] konsequent weiterverfolgte, auch wenn bei ihrer praktischen Umsetzung unter Mißachtung des Lebens Polen, Russen und Juden, die bei diesen Versuchen gequält wurden, zu Tode kamen.

Bei einem weiteren Habilitationsverfahren an der Marburger Medizinischen Fakultät gab es Schwierigkeiten wegen des weltanschaulich-politischen Hintergrunds des Kandidaten. Es war die Habilitation des Chirurgen Felix Mondry, die schon im Zusammenhang mit der Absetzung des Dekans Gremels erwähnt wurde.[222] Als Gremels Anfang 1941 das Dekanat übernahm, war Mondry bereits 13 Jahre als Assistent an der Marburger Chirurgischen Klinik tätig und noch nicht habilitiert. Auf Befragen begründete er dies mit seiner Zugehörigkeit zur katholischen Kirche. Als gläubiger Christ hätte er nie das im Dozentenlager verlangte offene Bekenntnis zur nationalsozialistischen Weltanschauung abgeben können. Gremels ermutigte ihn mit Unterstützung des Kliniksdirektors Klapp, trotzdem seine Habilitationsschrift einzureichen, da der Dienst im Dozentenlager während des Krieges nicht mehr gefordert wurde.[223] In der folgenden Fakultätssitzung erhielt das Habilitationsersuchen die Zu-

219 StAM 307c, Acc. 1969/33, Nr.273. Aktennotiz Dekan Mittermaier, 10.2.1955.

220 Vgl. als Beispiel für die zahlreichen Versuche, die ärztlichen Verbrechen in den Konzentrationslagern „begreifbarer" zu machen Lifton 1988, S. 490-610.

221 Vgl. Pfannenstiel 1932. Ders. 1934c, S. 95. Ders. 1936a, S. 15-16.

222 Vgl. Kap. IV.2.1.

223 HHStAW 520, W-11318, Spruchkammerakte Mondry. Mondry an den Vorsitzenden der Spruchkammer Wiesbaden, 18.8.1948, Bl.61-70, hier Bl.69. HHStAW 520, Ma/1098, Spruchkammerakte Winkler. Gutachten Gremels, 12.10.1946, Bl.72.

stimmung aller Fakultätsmitglieder mit Ausnahme des Gynäkologen Bach, der Mondrys politische Zuverlässigkeit bezweifelte und behauptete, ihm sei zu Ohren gekommen, daß Mondry aus weltanschaulichen Gründen als Katholik Sterilisationsoperationen abgelehnt habe. Der Dozentenbundsvertreter Kestermann gab auf Befragen an, daß man den Gerüchten bereits nachgegangen war. Eine Nachprüfung habe jedoch ergeben, daß die Anschuldigungen vollkommen grundlos seien. Gremels lehnte daraufhin unter scharfer Zurückweisung Bachs den Einspruch ab.[224] Zwei Tage später erschien Kestermann jedoch beim Dekan und teilte ihm mit, daß Mondry aus politisch-religiösen Gründen für den NSD untragbar sei. Gremels bezichtigte Kestermann unsauberer Machenschaften und nannte ihn einen „Stänkerer", weil er erst 48 Stunden nach der Sitzung seine Bedenken erhob und dies nicht öffentlich tat. Mondry würde dadurch als Wehrmachtsoffizier unmöglich gemacht. Er zwang Kestermann durch eine Pistolenforderung wegen Beleidigung zur schriftlichen Rücknahme seiner Anschuldigungen.[225]

Das Habilitationsverfahren wurde nun in die Wege geleitet, verlief aber auch weiterhin nicht problemlos. Pfannenstiel focht Mondrys Habilitationsschrift als unzureichend an, konnte sich damit jedoch nicht durchsetzen, da Gremels das Korreferat übernahm und die Arbeit als ausgezeichnet beurteilte.[226] Nachdem Gremels vom Rektor aufgefordert worden war, den Fall Mondry zu revidieren, und das Ansinnen abgelehnt hatte, setzte Mayer ihn – wie schon beschrieben – von seinem Amt als Dekan ab, und auch von einem Schlichtungsausschuß wurde diese Entscheidung nicht rückgängig gemacht.[227] Der neue Dekan der Medizinischen Fakultät, Bach, konnte zwar nicht verhindern, daß die bereits eingeleitete Habilitation Anfang Januar 1942 durchgeführt wurde,[228] versuchte jedoch die Ernennung Mondrys zum Dozenten zu hintertreiben, indem er seine Probevorlesung für unzureichend erklärte. Es wurde eine zweite Probevorlesung angesetzt, in der Mondry mit überwältigendem Erfolg vor der gesamten Fakultät und Studentenschaft einen geradezu klassischen Vortrag über die Blutersatztherapie hielt.[229] Daraufhin mußte Bach wohl oder übel nachgeben.

---

224 HHStAW 520, Ma-B 1289, Spruchkammerakte Gremels. Abschrift des Protokolls der Fakultätssitzung vom 15.7.1941, Bl.12.

225 Vgl. dies und das folgende ebd. Gutachten Gremels, 12.10.1946, Bl.13. Ebd. Gutachten des Untersuchungsausschusses der Universität Marburg über Prof. Dr. med. Gremels, 17.3.1947, Bl.20. HHStAW 520, W-11318, Spruchkammer Mondry. Begründung des Spruchs vom 25.11.1946, Bl.43. StAM 307c, Acc. 1969/33, Nr.621. Protokoll über die Zusammenkunft von Ministerialdirigent Ritterbusch mit Mayer, Bach, Gremels, Uffenorde, Kestermann, 11.12.1941.

226 StAM 307c, Acc, 1969/33, Nr.321. Mondry hatte eine Habilitationsschrift „Über die antiseptische Wundbehandlung, insbesondere über die prophylaktische Tiefenantisepsis akzidenteller Wunden" eingereicht.

227 Vgl. die Absetzung von Gremels als Dekan in Kap.IV.2.1.

228 Emil von Behring-Bibliothek für Geschichte und Ethik der Medizin, Fakultätsbuch. Fakultätssitzung vom 13.1.1942.

229 StAM 307c, Acc, 1969/33, Nr.321. Thema der ersten Probevorlesung: Grundsätzliche Fragen in der heutigen Kriegschirurgie. Thema der zweiten Probevorlesung: Blutersatz in der modernen Chirurgie.

Mondrys Habilitation war eine klare Niederlage der Parteiaktivisten, obwohl mit allen Mitteln versucht worden war, diese zu verhindern. Dafür hatten sie es geschafft, den mißliebigen Dekan aus dem Amt zu drängen. Dies ist ein weiteres Beispiel für die Machtkämpfe, die in den Kriegsjahren zwischen den beiden Lagern in der Fakultät teils unterschwellig, teils offen ausgefochten wurden. Es handelte sich, wie Kurator von Hülsen später urteilte, „nicht nur um eine Personalfrage, sondern zugleich um einen Kampf von weittragender Bedeutung für die Universität selbst".[230] Die Person Mondrys und seine politischen Überzeugungen waren im Endeffekt nicht so wichtig, er war nur das Opfer, auf dessen Rücken die Querelen ausgetragen wurden. Nachdem ihm durch Gremels Einsatz zur Habilitation verholfen worden war, verdankte er die Dozentur letztendlich seinen überzeugenden fachlichen Qualitäten.

Ein weiteres Beispiel für die ständigen Versuche der „Naziclique" der Fakultät, die Oberhand bei allen Entscheidungen zu behalten, war die verhinderte Ernennung des Internisten Habs zum außerordentlichen Professor. Herbert Habs hatte sich bereits 1936 unter seinem Chef Klewitz an der Marburger Medizinischen Poliklinik habilitiert und davor, wie vorgeschrieben, Arbeitslager und Dozentenakademie durchlaufen. Er war Mitglied der SA und des NSD, hatte sich jedoch erst 1940 dazu entschlossen, als Anwärter der NSDAP beizutreten,[231] und war politisch nicht aktiv hervorgetreten. Auf der Fakultätssitzung im Juni 1943 brachte Klewitz seinen Oberarzt für die Beförderung zum außerordentlichen Professor in Vorschlag, da sechs Jahre seit seiner Habilitation vergangen waren.[232] Der Vertreter des NSD, Kestermann, der selbst gerade erst außerordentlicher Professor geworden war, erhob dagegen den Einwand, daß Habs wissenschaftliche Leistungen angeblich nicht ausreichten. Klewitz als fachliche Autorität und auch sein Kollege Gremels hielten dies für unbegründet und unterstrichen, daß Habs Leistungen in vollem Umfang den Anforderungen entsprachen. Der Gynäkologe Winkler[233] schloß sich jedoch dem Votum Kestermanns an und schlug als Kompromiß vor, Habs erst nach Veröffentlichung einer weiteren größeren Arbeit zu befördern. Durch den Dekan Bach wurde daraufhin eine Bewährungszeit verfügt, der die übrigen Fakultätsmitglieder nicht widersprechen konnten. Das Verfahren zur Ernennung von Habs konnte erst nach

---

230 HHStAW 520, Ma-B 1289, Spruchkammerakte Gremels. Eidesstattliche Äußerung von Hülsens über Gremels, 25.9.1947.

231 BA Berlin (ehemals BDC), NSDAP-Kartei und Ärztekartei Habs.

232 Emil von Behring-Bibliothek für Geschichte und Ethik der Medizin, Fakultätsbuch. Fakultätssitzung vom 17.6.1943.

233 Winkler war ebenfalls Vertreter des NSD und seit 1941 Leiter des Auslandsamts der Dozentenschaft, das durch Ferienkurse und Tagungen den ausländischen Gästen „das wissenschaftliche, politische und kulturelle Leben des neuen Deutschland" näherbringen sollte. Allerdings hielten sich seit Ausbruch des Krieges kaum ausländische Wissenschaftler in Marburg auf (StAM 310, Acc. 1983/15, Nr.4258a. BA Berlin [ehemals BDC], NSD-Ordner 225, Reichstätigkeitsbericht des Akademischen Auslandsamts 1940).

dem Krieg wieder aufgenommen und durch Befürwortung von Gremels zu Ende geführt werden.[234]

Aus den Aussagen in den Spruchkammerakten geht hervor, daß nach Einschätzung der meisten Fakultätsmitglieder die Ablehnung der Ernennung von Habs durch drei Vertreter der Parteiaktivisten der Fakultät nicht in seiner mangelhaften wissenschaftlichen Leistung, sondern in seinen fehlenden politischen Aktivitäten begründet lag. Es war ungewöhnlich, daß die jungen Fakultätsmitglieder Kestermann und Winkler, von denen man in einer solchen Situation eher Zurückhaltung erwartete, sich gegen das Votum der älteren Fachvertreter stellten. Der Verdacht liegt also nahe, daß der Antrag aus politischen Gründen nicht unterstützt werden sollte.

Habs war wie fast alle anderen Habilitanden und ao. Professoren bei seiner Ernennung Mitglied der NSDAP. Tatsächlich waren in den Kriegsjahren 15 der 16 frischgebackenen Privatdozenten und alle neu ernannten ao. Professoren Parteimitglieder, besonders die älteren waren auch in der SA (sechs) und zwei gehörten der SS an. Trotzdem gab es Schwierigkeiten wie bei Mondry und Habs, die auf fehlende politisch-weltanschauliche Aktivitäten der Kandidaten zurückzuführen waren. Dies zeigt einmal mehr, wie vorsichtig mit dem Kriterium Parteimitgliedschaft umzugehen ist. Die Feststellung: „Er war Parteimitglied" sagt wenig aus über die wirkliche politische Überzeugung, wenn man im Einzelfall den Zeitpunkt des Eintritts und das offensichtliche oder aber fehlende Engagement für den Nationalsozialismus nicht mit einbezieht. Deutlich wird jedenfalls, daß es in den Kriegsjahren kaum möglich war, ohne Parteibuch eine Universitätskarriere zu beginnen.

---

234 HHStAW 520, Ma/1098, Spruchkammerakte Winkler. Zeugenaussage Gremels zum Protokoll vom 28.10.1946, Bl.96. Ebd. Spruchkammerverfahren Winkler, Begründung des Spruchs vom 28.10.1946, Bl.112-113. Ebd. Spruchkammerverfahren Winkler, Begründung des Spruchs vom 6.1.1948, Bl.271-272. HHStAW 520, Ma-B 1296, Spruchkammerakte Habs. Gutachten Schwenkenbecher, 23.4.1947, Bl.15.

IV.3 Die Krankenversorgung

3.1 Ärztemangel und die Auswirkungen auf die medizinische Versorgung

Esther Krähwinkel

Im Rahmen der Kriegsvorbereitungen erfolgten bereits ab Sommer 1935 immer wieder Erhebungen über die Krankenanstalten im Reich, ihre Bettenzahlen und ihre Ausstattung.[1] Zur Sicherstellung einer ausreichenden Anzahl an ärztlichem und krankenpflegerischem Personal sowohl für die Wehrmacht als auch für zivile Einrichtungen wurden genaue Personalaufstellungen gefordert, wie sie das örtliche Arbeitsamt 1938 auch von den Marburger Kliniken verlangte. Die „Ist-Stärke" der Beschäftigten betrug nach der „Nachweisung über die zur Aufrechterhaltung des Klinikbetriebs im Ernstfall notwendigen und bereits vorhandenen Ärzte und Angestellten der Kliniken" 1938 69 Ärzte (Direktoren, Oberärzte, Assistenten, wissenschaftliche Hilfskräfte, Volontärassistenten), 28 Pfleger, 107 Schwestern, 39 Büroangestellte und acht technische Assistenten. Hinzu kamen noch zahlreiche Angestellte und Lohnempfänger, die in der Küche, der Wäscherei, als Hausmeister usw. ihren Dienst taten, sowie 15 wissenschaftlich arbeitende Ärzte an den nicht direkt an der Krankenversorgung beteiligten theoretischen Instituten.[2]

Die Ausstattung der Marburger Kliniken mit Personal war damit keineswegs befriedigend, es fehlte insbesondere an Assistentenstellen. Ende 1938 konnte der Kurator dem RMWEV nachweisen, daß an keinem Institut mehr Assistenten als unbedingt notwendig vorhanden und wegen ständiger Überbelegung der Kliniken und der wachsenden Zahl der Medizinstudenten alle Kräfte unentbehrlich waren.[3] Trotzdem hoffte der Kurator, diese Besetzung auch im Kriegsfall annähernd beibehalten zu können, was ihm von der Wehrersatzinspektion zunächst auch zugesagt wurde.[4]

Zumindest zu Kriegsbeginn erfüllten sich seine Hoffnungen. Ende September 1939 teilte er dem medizinischen Hochschulreferenten, Bach, das Ergebnis seiner Verhandlungen mit der Wehrersatzinspektion mit. Von Hülsen hatte erreichen können, daß die Kliniksdirektoren nicht als Militärärzte außerhalb Marburgs verwendet wurden, sondern sowohl die militärärztlichen als auch die zivilen Abteilungen der Universitätskli-

1 Ein guter Überblick in BA Berlin R 18, Nr. 3809.

2 StAM 310, Acc. 1975/42, Nr.874. Universitätsinspektor an Arbeitsamt, 3.8.1938, und Nachweisungen A und B. In der Aufstellung des Kurators fehlten das Institut für Anatomie, Physiologie, Pharmakologie und Gerichtsmedizin. Die dort tätigen Wissenschaftler wurden im Personalverzeichnis WiSe 1938 ausgezählt.

3 BA Berlin R 4901 Nr.2020. Kurator an RMWEV, 10.11.1938, Bl.77.

4 StAM 310, Acc. 1975/42, Nr.874. Wehrersatzinspektion Kassel an Kurator, 29.9.1938.

niken leiten sollten.[5] Dadurch war der klinische Bereich der Medizinischen Fakultät zu Beginn des Krieges personell völlig intakt. In der ersten Nachweisung der ärztlichen Besetzung der Kliniken von Ende 1939 sind 51 Ärzte verzeichnet, von denen 14 gleichzeitig als Militärärzte an den drei den Universitätskliniken angegliederten Reservelazaretten arbeiteten. Außerdem waren noch elf Ärzte an den vier theoretischen Instituten tätig.[6] Bezogen auf die „Ist-Stärke" von 1938 (69 Ärzte in den Kliniken plus 15 Ärzte in den theoretischen Instituten), waren damit Ende 1939 immerhin noch 74% aller Mediziner an den Marburger Kliniken und Instituten tätig, etwa ein Viertel war für den Angriff auf Polen eingezogen worden. Als besonders schlecht erwies sich allerdings die Personalsituation bei den Jungärzten. Infolge ihrer Einberufung waren viele Medizinalpraktikantenstellen vakant, so daß die verbliebenen Jungärzte freie Kost und Logis erhalten sollten, damit sie nicht auch noch von der Hochschule abwanderten.[7]

Nachdem im Anschluß an den Überfall auf Polen einige Ärzte Anfang 1940 wieder kurzfristig aus der Wehrmacht entlassen worden waren, verminderte sich ihre Zahl in den Kliniken und Instituten in den folgenden Jahren stetig.[8] Sie erreichte ihren Tiefstand im Sommer 1943 (62% der Vorkriegsbesetzung), nachdem der Kurator angekündigt hatte, daß „im Rahmen der durch den Totalen Krieg bedingten Maßnahmen auch die gegenwärtig noch bei den Kliniken und Instituten der hiesigen Universität beschäftigten Ärzte, soweit sie jüngeren Geburtsjahrgängen (1901 und jünger) angehören und unter die militärische Tauglichkeit kv [kriegsverwendungsfähig, E.K.] fallen, mit ihrer Einberufung zum Wehrdienst zu rechnen haben".[9]

Allerdings waren die Marburger Verhältnisse im Vergleich zum Reichsdurchschnitt noch relativ gut:[10] Universitätskliniken allgemein hatten als Ausbildungsstätte für Studierende und Pflegepersonal, als Forschungsinstitution und als medizinische Versorgungseinrichtung sowie als Lazarettstandort eine deutlich privilegiertere Stellung als andere Krankenanstalten.[11]

5 StAM 310, Acc. 1975/42, Nr.715. Kurator an Bach, RMWEV, 19.9.1939, Bl.4. Ebenso StAM 307c, Acc. 1969/33, Nr.357. Rektor i.V. Becher an Bach, 26.9.1939.

6 StAM 310, Acc. 1975/42, Nr.715. Nachweisung der ärztlichen Besetzung der Kliniken, 15.12.1939, Bl.82. Es handelt sich hier nicht nur um die Professoren und Dozenten mit Lehrbefugnis, sondern um sämtliches ärztliches Personal mit Approbation.

7 BA Berlin R 4901, Nr.2020. Kurator an RMWEV, 22.11.1939, Bl.118.

8 Anfang 1941 beschwerte sich der medizinische Referent im RMWEV, de Crinis, bei der Heeressanitätsinspektion über die verstärkte Einberufung von Assistenzärzten der Universitätskliniken. Der Arztbestand an den Kliniken sei bereits derart gering, daß die ärztliche Versorgung der Zivilbevölkerung nicht mehr gewährleistet sei. Eine weitere Abgabe von Dozenten und Ärzten könne nur erfolgen, wenn gleichzeitig Ersatz gestellt werde. Vgl. BA Berlin R 4901 (alt R 21), Nr.484. Vermerk de Crinis, 23.1.1941. Vermerk Oberregierungsrat Scheer, UK-Stellung von Ärzten, 7.2.1941.

9 StAM 310, Acc. 1975/42, Nr. 718. Kurator an die Direktoren der 8 Universitätskliniken, 12.4.1943.

10 Nach einer Statistik des RMWEV standen am 1.1.1943 48,6% aller Hochschulmediziner im Wehrdienst. Vgl. StAM 305a, Acc. 1975/79, Nr.149. Statistik des RMWEV zu Entwicklung und Besuch der wissenschaftlichen Hochschulen im Altreich, 16.8.1943.

11 Vgl. die erschreckenden Versorgungskapazitäten der Krankenanstalten in Großdeutschland 1943 bei Zimmermann 2000, S. 132-133.

Tab. 17: Ärztliches Personal an den Marburger Kliniken und Instituten 1938 – 1945[12]

Stand	Gesamt	Kliniken	Institute	Davon			
				Res. Laz.	Frauen	Prof.	übrig. Lehrk.
03.08.1938[13]	84	69	15	-	4	17	23
15.12.1939[14]	62	51	11	14	6	17	17
April 1940[15]	71	60	11	21	10	17	20
01.05.1941[16]	58	44	14	kA	9	16	17
05.01.1942[17]	65	48	17	16	17	17	18
01.04.1943[18]	52	37	15	18	14	14	13
01.04.1944[19]	53	39	14	19	17	14	12
01.01.1945[20]	63	47	16	22	20	15	12

12 Die Zahlen ergeben sich aus den in den folgenden Fußnoten angegebenen Listen des Kurators. Die dort fehlenden Angaben wurden den Personal- und Vorlesungsverzeichnissen entnommen, wobei jeweils geprüft wurde, ob uk-Stellungen vorlagen. Die Angaben in der Spalte „davon" ergeben zusammengerechnet nicht die Angaben unter „insgesamt", da hier die Assistentinnen und Assistenten mit eingerechnet wurden und zudem Doppelzählungen erfolgt sind (Prof. oder übriger Lehrkörper und Reservelazarett).

13 StAM 310, Acc. 1975/42, Nr.874. Universitätsinspektor an Arbeitsamt, 3.8.1938, Nachweisung A und Personalverzeichnis WiSe 1938 für Anatomie, Physiologie, Pharmakologie, Gerichtsmedizin.

14 StAM 310, Acc. 1975/42, Nr.715. Nachweisung der ärztlichen Besetzung, 15.12.1939, Bl.82, und Personalverzeichnis WiSe 1939 für Anatomie, Physiologie, Pharmakologie, Gerichtsmedizin.

15 StAM 310, Acc. 1975/42, Nr.715. Nachweisung der ärztlichen Besetzung, April 1940, Bl.132, und Personalverzeichnis 1.Trimester 1940 für Anatomie, Physiologie, Pharmakologie, Gerichtsmedizin.

16 StAM 310, Acc. 1975/42, Nr.873. Nachweisung der bei den Kliniken beschäftigten Ärzte, 1.5.1941, Bl.11.

17 Ebd. Nachweisung der bei den Kliniken beschäftigten Ärzte, 5.1.1942, Bl. 181.

18 StAM 310, Acc. 1975/42, Nr. 718. Namentliche Liste der Ärzte an Kliniken und Instituten, welche der Medizinischen Fakultät der Universität Marburg angehören, 1.4.1943, Bl.41-43. In der Liste fehlen sieben Institutsdirektoren (Schwenkenbecher, Klapp, Bach, Uffenorde, Fliege, Pfannenstiel, Kretschmer), die als Sanitätsoffiziere der Reserve 1943 in Marburg arbeiteten. Sie wurden zum verfügbaren Personal hinzugerechnet.

19 StAM 307c, Acc. 1969/33, Nr.668. Namentliche Liste der Ärzte an Kliniken und Instituten, welche der Medizinischen Fakultät der Universität Marburg angehören, 1.4.1944. In der Liste fehlen vier Institutsdirektoren (Schwenkenbecher, Wiedhopf, Uffenorde, Kretschmer), die als Sanitätsoffiziere der Reserve 1944 in Marburg arbeiteten. Sie wurden zum verfügbaren Personal hinzugerechnet.

20 Ebd. Namentliche Liste der Ärzte an Kliniken und Instituten, welche der Medizinischen Fakultät der Universität Marburg angehören, 1.1.1945. In der Liste fehlen vier Institutsdirektoren (Wiedhopf, Uffenorde, Kretschmer, Fliege), die als Sanitätsoffiziere der Reserve Anfang 1945 in Marburg arbeiteten. Sie wurden zum verfügbaren Personal hinzugerechnet.

Entsprechend ihrem Status können bei den in Marburg verbliebenen Medizinern zwei Gruppen unterschieden werden. Es gab die zwar einberufenen, aber in den Marburger Reservelazaretten arbeitenden Militärärzte, die jederzeit an die Front abrufbar waren, und die Zivilärzte. Letztere waren entweder aus Alters- oder anderen Gründen nicht kriegsverwendungsfähig (kv) oder als versehrt ausgemustert worden. Hauptsächlich zur Gruppe der Zivilärzte gehörten die für Lehre und Forschung unabkömmlich (uk) gestellten Mediziner, jedoch konnte sich dieser Status bei jedem einzelnen je nach Bedarf an Sanitätsoffizieren bei der Wehrmacht schnell ändern.

Während die in geringerer Zahl in Marburg verbliebenen Dozenten hauptsächlich der ersten Gruppe angehörten, waren die meisten Professoren uk gestellt. Die Direktoren jener Kliniken, denen Lazarette angegliedert waren, blieben als Sanitätsoffiziere der Reserve in Marburg; fünf weitere Professoren waren zu alt oder zu krank, um noch für den Wehrdienst in Frage zu kommen.[21] Im September 1943 wurde zwar die militärische Verwendung der Jahrgänge 1884 und älter diskutiert, dann aber doch nicht durchgeführt.[22]

Von den übrigen Professoren waren nur einige für kurze Zeit durch Einsätze bei der Wehrmacht und der Waffen-SS von Marburg abwesend. Der Pharmakologe Gremels wurde zwar sofort nach Kriegsbeginn als Sonderführer an die pharmakologisch-toxikologische Abteilung der Militärärztlichen Akademie in Berlin abgeordnet, konnte seine Forschungsarbeiten jedoch zum größten Teil in Marburg durchführen.[23] Der Gynäkologe Bach war als Oberstabsarzt der Luftwaffe für die Betreuung der zum Studium nach Marburg kommandierten Angehörigen der Luftwaffe zuständig.[24] Der Pädiater Becker gehörte zur Reserve der Waffen-SS und blieb in Marburg, da er als Sonderführer die Aufsicht über sämtliche Kinderheime des Vereins Lebensborn e.V. hatte.[25] Der Zahnmediziner Fliege, der zunächst als Truppenzahnarzt der Waffen-SS vorgesehen war, erwies sich dafür als ungeeignet und übernahm die Leitung des der Chirurgischen Klinik angeschlossenen Reservelazaretts für Kieferverletzungen in Marburg. Er wurde nur 1944 für einige Wochen zu Lehrgängen abkommandiert und Anfang 1945 für einen Monat als Armeearzt in Oslo eingesetzt.[26] Der Hygieniker Pfannenstiel, der schon vor Kriegsbeginn beim Obergruppenführer der SS, Erbprinz Josias zu Waldeck, tätig gewesen war, wurde beratender Hygieniker bei der Sanitätsinspektion der Waffen-SS. Er konnte seine Inspektionsreisen, die ihn auch in mehrere Konzentrationslager führten, so einrichten, daß er meist nur in den

21 Es handelte sich um die Professoren Benninghoff, Dittler, Jacobshagen, Klewitz, Versé.

22 StAM 307c, Acc. 1969/33, Nr.640. Erlaß RMWEV RV 460/43, 18.9.1943. Betroffen wären gewesen: Benninghoff, Klewitz, Jacobshagen. Ebd. Wehrbezirkskommando Marburg an Kurator, 8.3.1944. Die genannten Professoren wurden aus der Wehrmacht entlassen.

23 BA Berlin R 4901, Nr.1980/4. Kurator an RMWEV, 20.10.41. Vgl. Kap. IV.4.2.

24 StAM 310, Acc. 1978/15, Nr.2266. Kurator an Sanitätsinspektion der Luftwaffe, 9.11.1939.

25 BA Berlin (ehemals BDC) Josef Becker, Akte SSO. SS-Brigadeführer an SS-Personalhauptamt, 8.12.1942.

26 BA Berlin (ehemals BDC) Hans Fliege, Akte SSO. SS-Karteikarte.

Semesterferien von Marburg abwesend war.[27] Nur im Sommer 1940 war er für einige Monate nach Berlin abkommandiert worden und ab November 1944 als Hygieniker der neu aufgestellten ersten SS-Armee an den letzten Kämpfen beteiligt, bis er in Kriegsgefangenschaft geriet.[28]

Neben diesen wegen exponierter Stellungen veranlaßten Einstufungen als unabkömmlich (uk) gab es weitere Begründungen für diesen Status wie die Aufrechterhaltung der ärztlichen Versorgung oder der Lehre. Der Kurator machte Dutzende von Eingaben an den Kommandeur des Wehrbezirks Marburg, um die Kliniksärzte für die verschiedensten Aufgaben in Marburg zu halten. Der Röntgenologe du Mesnil de Rochement wurde beispielsweise dringend für den Aufbau des neuen Röntgeninstituts und die Krankenbehandlung in den Reservelazaretten gebraucht.[29] Der Assistent der Kinderklinik, Ruland, mußte den abwesenden Oberarzt ersetzen und war für die Poliklinik, Mütterberatung und Durchführung von Massenschutzimpfungen zuständig,[30] und der Anatom Becher war für den Lehrbetrieb unentbehrlich, da er die anatomischen Vorlesungen für über 700 Medizinstudenten übernommen hatte.[31]

In den ersten Kriegsjahren wurden uk-Stellungen meist noch bewilligt, wenn dies mit entsprechendem Nachdruck gefordert wurde.[32] So konnte der Direktor der Universitätsfrauenklinik, Bach, erreichen, daß sein Oberarzt Winkler uk gestellt wurde, nachdem er die Situation in der Frauenklinik sehr drastisch geschildert hatte: seit der Einberufung von acht Fachärzten könne er keine Ablösung im Dienst mehr eintreten lassen, sondern sei gezwungen, „ununterbrochen Tag und Nacht, in jeder Minute erreichbar, für die Geburtshilfe und die Operationen zur Verfügung zu stehen." Septische und aseptische Fälle müßten gleichzeitig behandelt werden, so daß er jede Verantwortung für täglich mögliche Infektionen und das Leben von Müttern und Kindern ablehne.[33] Im Verlauf des Krieges wurde es jedoch immer schwieriger, uk-Stellungen erfolgreich zu beantragen.

Der ständige Bedarf der Wehrmacht an Ärzten und ihre Rekrutierungspraxis ohne Rücksicht auf die zivilärztliche Versorgung führten schließlich zu immer größeren Engpässen.[34] Um diesen abzuhelfen, verabredeten die Wehrmacht und die Führer der zentralen Gesundheitsverwaltung 1942 ein Abkommen, nach dem der zu die-

---

27 StAM 307c, Acc. 1969/33, Nr.640. Wehrersatzinspektion Kassel an SS-Führungshauptamt, 26.9.1941.

28 StAM 307c, Acc. 1969/33, Nr.273, und StAM 305a, Acc. 1992/55, Nr.4377. Vgl. Kap. III.2.1.

29 StAM 310, Acc. 1975/42, Nr.716. Kurator an Kommandeur des Wehrbezirks Marburg, 30.1.1940.

30 Ebd. Becker an Kurator, 2.3.1940.

31 Ebd. Kurator an Wehrkreisarzt IX A.K. in Kassel, 23.3.1940.

32 Vgl. Kater 1989, S. 16-17.

33 StAM 310, Acc. 1975/42, Nr.803. Bach an Kurator, 16.9.1940, und Wehrkreis IX an Kurator, 20.9.1940.

34 Dazu Kater 1989, S. 16-19.

sem Zeitpunkt bestehende Verteilungsschlüssel eingefroren wurde. Das hieß in der Praxis nichts anderes, als daß für jeden an die Front eingezogenen Arzt im Gegenzug ein Kollege nach Hause zurückkehren sollte,[35] was sich allerdings bis zum Ende des Krieges nicht als definitive Regelung erwies. Ab 1944 sollten sich die Zuweisungsprobleme angesichts des extremen Ärztemangels noch verstärken. In diesem Jahr gab das RMWEV Richtzahlen für die Anzahl der einzusetzenden Assistenten vor.[36]

Bereits im April 1943 erläuterte der Beauftragte für die ärztliche Planwirtschaft beim Reichsgesundheitsführer, Bernhardt, diese auf der Dekan-Versammlung der Medizinischen Fakultäten im Reichserziehungsministerium. An den Universitätskliniken sollte zukünftig pro 50 belegbaren Betten und je 100 poliklinischen Behandlungen täglich ein Assistent eingestellt werden, an allgemeinen Krankenhäusern betrug der Quotient 1:100 Betten. Eingerechnet werden mußte allerdings jede ärztliche Hilfskraft, jeder Wehrmachtsarzt und jeder ausländische Kollege.[37] In der sich nach Bernhardts Vortrag anschließenden Diskussion votierte die Mehrheit der anwesenden Dekane für eine niedrigere Verhältniszahl und ihre flexiblere Handhabung. Gerade im Hinblick auf die an den Kliniken durchgeführten Forschungsprojekte hielten sie die Maßgaben für unzureichend. Ihre Einwände liefen allerdings ins Leere, da die genannten Zahlen von der Wehrmacht vorgegeben und nach Bernhardts Auskunft nicht mehr zu ändern waren.[38]

Ob die Wehrmacht mit dieser Regelung ihr Ziel, weitere Ärzte zu mobilisieren, erreicht hat, kann bezweifelt werden: Es gab kaum noch wehrfähige Ärzte, die dafür in Frage kamen, das medizinische Personal an den Universitäten war bereits bis an die möglichen Kapazitätsgrenzen eingezogen worden. Obwohl in Marburg die Situation offensichtlich besser als in anderen Städten war,[39] hatte selbst hier die genannte Bestimmung keine Auswirkungen. Die Zahl der noch beschäftigten Ärzte entsprach im Hinblick auf Bettenzahl und ambulante Behandlungen in etwa der vorgeschriebenen Relation. So arbeiteten im April 1944 27 Assistentinnen und Assistenten im weitesten Sinn (Verwalter einer wissenschaftlichen Stelle, Volontärsassistent, wissenschaftliche Hilfskraft) an den medizinischen Kliniken der

---

35 Ebd., S. 17.

36 BA Berlin R 4901 (alt R 21), Nr. 10826. RMWEV an die nachgeordneten Reichs- und preußischen Dienststellen der Wissenschaftsverwaltung, Erlaß WA 69/44, 12.2.1944.

37 Ebd. Auszug aus dem Vortrage des Beauftragten für ärztliche Planwirtschaft beim Reichsgesundheitsführer, Oberfeldarzt Bernhardt, in der Dekan-Versammlung der Medizinischen Fakultäten im Reichserziehungsministerium am 13.4.1943.

38 BA Berlin R 4901 (alt R 21), Nr. 476. Auszug aus dem Protokoll über die Dekanbesprechung am 13. und 14.4.1943, S. 129265-129266.

39 Vgl. die bereits seit 1940 immer wieder in den SD-Berichten angeführte Mangelversorgung der Zivilbevölkerung mit Ärzten in Boberach 1984, Bd.4, S. 1039-1040; Bd.8, S. 2831-2833, Bd.13, S. 5279-5280.

Universität Marburg, was gegenüber 1943 nur einer zusätzlichen Kraft entsprach.[40]

Angesichts des vorgeschriebenen Verhältnisses von 1:50 stellt sich allerdings die Frage, wie die medizinische Versorgung, zudem unter Kriegsbedingungen, noch annähernd ausreichend gewährleistet werden konnte. Sie stellt sich um so mehr bei der genaueren Betrachtung des Ausbildungsstandes der an den Kliniken eingesetzten Assistenten. Ein großer Teil von ihnen war erst wenige Jahre fachärztlich ausgebildet: allein 15 von ihnen maximal drei Jahre. Die einzigen, die über mehr Erfahrung verfügten, waren die Kliniksdirektoren, da die Oberärzte meist eingezogen waren.

Doch so wie es denkbar ist, daß die Assistentinnen und Assistenten wegen ihrer geringen Erfahrung vielfach mit der medizinischen Versorgung unter Kriegsbedingungen überfordert waren, so ist das auch für die Kliniksdirektoren wegen ihres hohen Alters anzunehmen. Fünf der insgesamt 10 Marburger Kliniksleiter waren über 60, drei von ihnen über 50 und zwei über 40 Jahre alt, wobei der Leiter der Chirurgischen Klinik, Klapp, mit 70 Jahren der älteste und Becker, Direktor der Kinderklinik, mit 44 Jahren der jüngste war.[41] Die Marburger Verhältnisse unterschieden sich nicht von denen des Reiches, so daß der Sicherheitsdienst der SS den hohen Altersdurchschnitt der an der „Heimatfront" verbleibenden Ärzte als großes Problem einstufte.[42]

Allerdings gab es auch Ärzte, die ihre Arbeit bis ins hohe Alter selbst unter den erschwerten Bedingungen des Kriegs nicht als Belastung, sondern als Ansporn auffaßten. In Marburg sollte 1943 der fast 70jährige Chirurg Klapp emeritiert werden, wogegen er sich allerdings sträubte. Ihm schien der Gedanke unerträglich, „im weiteren Verlaufe des totalen Krieges untätig beiseite treten zu müssen", und er fürchtete, „dass dann in meinen kriegschirurgischen Arbeiten, in denen ich z.Z. die Führung habe, ein Stillstand eintreten wird".[43] Klapps Spezialgebiet, auf das er hier anspielte, betraf die plastische Chirurgie, insbesondere das Gebiet der plastischen Operationen der Extremitäten und des Gesichts-Kieferbereichs. Seine chirurgischen Fähigkeiten sah er offensichtlich durch die schweren Schußverletzungen und Erfrierungen der von ihm behandelten Soldaten geradezu herausgefordert, hatte er doch nach eigener Einschätzung „noch einige Eisen im Feuer", die er gerne noch schmieden wollte.[44]

40 Ausgezählt in StAM 310, Acc. 1975/42, Nr. 718. Namentliche Liste der Ärzte an Kliniken und Instituten, welche der Medizinischen Fakultät der Universität Marburg angehören, Stand 1.4.1943. StAM 307c, Acc. 1969/33, Nr. 668. Namentliche Liste der Ärzte an Kliniken und Instituten, welche der Medizinischen Fakultät der Universität Marburg angehören, Stand 1.4.1944.

41 Ebd.

42 Vgl. Boberach 1984, Bd.4, S. 1040; Bd.8, S. 2831-2832, und BA Berlin R 4901, Nr. 809. Der Altersunterschied der Professoren der medizinischen Fakultät, o.D. (nach Aktenablage wahrscheinlich 1944) Bl.448. Danach waren ca. 20% aller Marburger Professoren über 65 Jahre und weitere 20% zwischen 60 und 65 Jahre alt. Im Gesamtdurchschnitt aller 30 aufgeführten Medizinischen Fakultäten waren ca. 27% der Professoren über 60 Jahre alt. Zu den unerfahrenen Assistenzärzten vgl. Zimmermann 2000, S. 135-136.

43 BA Berlin (ehemals BDC), Akte REM A 57 Klapp. Stellungnahme Klapp o.D., Bl. 1251.

44 Ebd.

Mit einem Durchschnittsalter von 30 Jahren gerade halb so alt wie die Professoren waren die Assistenten. Insbesondere ihr Gruppenprofil wandelte sich in den Kriegsjahren mit dem vermehrten Einsatz von Frauen und Ausländern in der medizinischen Versorgung deutlich. Von den 1943 an den Kliniken beschäftigten 34 Assistenten (26 an den Kliniken und acht an den theoretischen Instituten) im weitesten Sinne[45] kamen fünf aus dem Ausland – freiwillig oder „dienstverpflichtet“ aus Japan, Luxemburg und den Niederlanden –, und 14 waren Frauen.[46] Diese grundlegende Änderung in der Sozialstruktur des ärztlichen Klinikspersonals schlug sich aber nicht in der Stellenhierarchie nieder. Entsprechend einem Erlaß des RMWEV[47] wurde keine Ärztin als Assistentin eingestellt, sondern ausschließlich als Verwalterin einer Assistentenstelle, Volontärsassistentin oder wissenschaftliche Hilfskraft.

Aufgrund des sich immer stärker abzeichnenden Ärztemangels wurden im Verlauf des Krieges schließlich auch vermehrt Frauen einbezogen, um den Gesundheitsdienst an der „Heimatfront“ aufrechtzuerhalten. Nach zeitgenössischem Eindruck war ab Frühjahr 1944 jede verfügbare Medizinerin in den „nationalen Gesundheitsapparat“ eingeschaltet. Entgegen der Mutterschaftsideologie der Vorkriegszeit wurden nun auch Ärztinnen mit Kleinkindern gedrängt, ihren Beruf zumindest auf Teilzeitbasis auszuüben.[48] Im Marburger Hygieneinstitut sowie dem angegliederten Medizinaluntersuchungsamt war in den Jahren 1943 bis 1945 nur eine Assistentin beschäftigt, die zwei Kleinkinder hatte und im Oktober 1944 ein drittes Kind bekam.[49] Ihr Chef Pfannenstiel war noch in den letzten Kriegsmonaten zur Waffen-SS eingezogen worden,[50] so daß sie die gesamten anfallenden Arbeiten allein übernehmen mußte. Auch sie hatte keine feste Anstellung, sondern war nur die „Vertreterin auf einer Assistentenstelle“, die für einen eventuell von der Front heimkehrenden Kollegen freigehalten werden mußte.

45 Assistenten, Verwalter einer wissenschaftlichen Stelle, Volontärsassistenten, wissenschaftliche Hilfskräfte.

46 StAM 310, Acc. 1975/42, Nr. 718. Namentliche Liste der Ärzte an Kliniken und Instituten, welche der Medizinischen Fakultät der Universität Marburg angehören, Stand 1.4.1943. (Ohne die vier Oberärzte der Chirurgischen Klinik, Frauenklinik, Nervenklinik und Zahnklinik). Mindestens einer der ausländischen Ärzte war „dienstverpflichtet“, vgl. HHStAW 520 Ma, 1451 Eigler. Stellungnahme Prüssen, 12.4.1947. Vgl. dazu auch Kater 1989, S. 18-19, zu Ärztinnen S. 89-110.

47 StAM 310, Acc. 1983/15, Nr.4372. Erlaß RMWEV WA 1600/39, 29.8.1939. Danach mußten planmäßige Assistentenstellen allein Männern vorbehalten sein, da nur sie für eine Hochschullehrerlaufbahn in Frage kamen. In begründeten Ausnahmefällen konnte bei Ärztinnen von diesem Grundsatz abgewichen werden. Einzig in der Psychiatrischen und Nervenklinik Marburg war eine Assistentin angestellt.

48 Kater 1987, S. 317-325, und Kater 1989, S. 18-19. In Kurhessen waren 1942 10% aller approbierten Mediziner weiblichen Geschlechts (Reichsdurchschnitt 12,4%). In absoluten Zahlen waren das 103 Ärztinnen von 1034 hessischen Ärzten insgesamt. Vgl. Kann 1942, S. 303.

49 StAM 307c, Acc. 1969/33, Nr.668. Ärztelisten 1.4.1944, 1.10.1944. Es handelt sich um Johanna Schuller.

50 StAM 307c, Acc. 1969/33, Nr.273.

Trotz des immer deutlicher erkennbaren Mangels an ärztlichem Personal erfolgte die Einstellung von Frauen auch im Krieg nicht ohne Widerstand. Nachdem der Kurator die Direktoren darauf hingewiesen hatte, daß „der Heranziehung weiblicher Ärzte erhöhte Aufmerksamkeit zuzuwenden" sei, wehrten sich einige dagegen mit der Befürchtung, daß ihnen beim Einsatz von Ärztinnen auch noch der letzte männliche Assistent abgezogen werden würde. Die Ärztinnen stellten nach Meinung der Kliniksdirektoren keinen Ersatz dar, da, wie der Ophthalmologe Grüter anmerkte, „ein in Kriegszeiten besonders schwieriger und umfangreicher Einzelposten nur durch einen durch jahrelange Ausbildung geübten, operativ selbständigen und mit den Verhältnissen absolut vertrauten Arzt" ausgefüllt werden könne, der „nicht durch eine beliebige weibliche Hilfskraft zu ersetzen" sei.[51] Der Pädiater Becker ging sogar so weit zu behaupten, daß seine Assistentinnen – alle verheiratet – „ständig für längere Zeit wegen Schwangerschaft ihre Stellen aufgeben" müßten.[52]

Die ablehnende Haltung Ärztinnen gegenüber hatte bereits am Ende der Weimarer Republik dazu geführt, daß viele ausgebildete, überwiegend verheiratete Medizinerinnen ihren Beruf nicht ausübten. Nach 1933 fand diese Haltung ihre Entsprechung im „Kampf" gegen das Frauenstudium und Kampagnen gegen das Doppelverdienertum. So wurden viele Ärztinnen entweder durch explizite Bestimmungen wie die Frauenquote (von 1933 bis 1935 durften nur 10 % aller neuimmatrikulierten Mediziner weiblich sein) oder aber durch informelle Barrieren an ihrem Fortkommen behindert und von ihrem Beruf ferngehalten. Dementsprechend brachten viele von ihnen nach ihrem Studium wenig praktische Erfahrung mit, was den Kliniksdirektoren ein willkommenes und allgemein auf alle weiblichen Ärzte übertragenes Argument lieferte.[53]

Dem Trend entsprechend gab es Mitte der dreißiger Jahre auch an den Marburger Kliniken nur wenige Assistentinnen.[54] Die Anstellung einer Assistentin für Kinderheilkunde hatte der Pädiater Freudenberg trotz eines die Männer bevorzugenden Ministererlasses[55] 1933 durchgesetzt, indem er auf die Notwendigkeit der „seelische[n] Beeinflussung von Mädchen im Pubertätsalter" verwies. Da er zudem eine akademische Laufbahn für sie von vornherein ausschloß, und sie damit keine Konkurrenz für ihre Kollegen darstellte, wurde eine Ausnahme gestattet.[56] Allerdings waren Frauen

51 StAM 310, Acc. 1975/42, Nr. 718. Grüter an Kurator, 30.3.1943. Schreiben mit ähnlichem Tenor: Bach an Kurator, 25.3.1943; Schwenkenbecher an Kurator, 6.4.1943.

52 StAM 310, Acc. 1975/42, Nr.719. Becker an Kurator, 25.2.1944.

53 Vgl. Zu den Ausschlußmechanismen und strukturellen Entwicklungen sowie zum Sozialprofil deutscher Ärztinnen Kater 1989, S. 89-110. Kater 1987, S. 317-325. Huerkamp 1996, S. 229-273. Zum Aspekt der Verantwortung von Ärztinnen für die nationalsozialistischen Vebrechen sowie zur Verfolgung und Emigration von Ärztinnen zudem Bleker 1993, S. 126-139.

54 1932 und 1934 waren jeweils drei Frauen an den Instituten und Kliniken beschäftigt. Reichsmedizinialkalender 1933, S. 228-229; 1935, S. 223-224 (für 1933 war im November 1932, für 1935 im Februar 1935 Aufnahmeschluß).

55 Erlaß PrMWKV U I 1800, 7.8.1933.

56 BA Berlin R 4901, Nr.1994. Freudenberg an Kurator, 10.8.1933. Die genannte Kinderärztin war von 1933-1935 an der Kinderklinik tätig.

im Vergleich zu anderen fachlichen Spezialisierungen auf dem Gebiet der Kinderheilkunde deutlich überrepräsentiert, da ihnen eine Berufsausübung auf diesem Feld qua Geschlecht am ehesten zugestanden wurde und für einige Frauen wahrscheinlich auch ihrem Selbstbild entsprechend am ehesten in Frage kam. Erst mit Beginn der Kriegsvorbereitungen 1936 wurden die Einstellungsbeschränkungen für Frauen aufgehoben, um eine weibliche Reserve für die an der Front benötigten Ärzte aufzubauen, und auch in Marburg gab es nun mehr Ärztinnen an den Kliniken.[57] Vordergründig schienen die formalen Voraussetzungen Frauen nun den Einstieg in den Arztberuf zu erleichtern. Als schwieriger zu überwinden und viel langfristiger in der Wirkung erwiesen sich jedoch mentale Einstellungen u.a. der Medizinprofessoren, die nach wie vor von Vorurteilen gegen ihre Kolleginnen geprägt waren.

Die Medizinische Versorgung der Zivilbevölkerung

Die schlechte Personalsituation blieb genauso wie die zusätzliche Arbeit in den Reservelazaretten nicht ohne Auswirkungen auf die medizinische Versorgung. 1942 sorgten an den Kliniken durchschnittlich 25, einschließlich der Medizinischen Poliklinik 27 Ärztinnen und Ärzte für die medizinische Betreuung der Zivilbevölkerung, obwohl an allen Kliniken (ohne Zahnklinik) zusammen 40 Mediziner ihren Dienst versahen. Sie mußten durchschnittlich – neben ihrer poliklinischen Arbeit und Lehrtätigkeit – 39 Patienten täglich stationär behandeln.[58] Damit hatte sich die Betreuungsrelation gegenüber der Vorkriegszeit mehr als verdoppelt, denn 1938 betrug das Verhältnis zwischen ärztlichem Personal und Patienten 1:15.[59]

Die Bandbreite zwischen den einzelnen Kliniken war 1942 allerdings sehr groß. Schlußlicht mit weitem Abstand war die Universitätsfrauenklinik, in der – kaum vorstellbar – 73 Patientinnen auf einen Arzt oder eine Ärztin entfielen. Im Anschluß daran folgte die Medizinische Klinik mit einer immer noch ausgesprochen schlechten Relation von 44:1. Die beste Quote wurde in der Hautklinik erreicht. Dort hatte das ärztliche Personal im Schnitt 1942 18 Patientinnen und Patienten pro Tag zu betreuen.[60]

57 1936 waren insgesamt acht Assistentinnen an den Kliniken angestellt. Reichsmedizinalkalender 1937, S. 352-353 (Aufnahmeschluß April 1937). Die Steigerung gegenüber 1933 und 1935 kann allerdings zu einem Teil auch auf die genauere Aufnahme im Rahmen der Kriegsplanungen zurückgeführt werden, vgl. zu den Erhebungen für den Reichsmedizinalkalenders Huerkamp 1996, S. 230.

58 StAM 310, Acc. 1975/42, Nr. 872. Ärztliche Versorgung der Zivilbevölkerung Stand 5.7.1942, 5.9.1942, 5.11.1942, 5.12.1942. Der Unterschied zu dem in Tabelle 18 für 1942 genannten Wert von 48 Kliniksärzten ergibt sich zum einen durch das nicht berücksichtigte ärztliche Personal der Zahnklinik, zum anderen dadurch, daß die Direktoren der Kliniken in die an dieser Stelle ausgewerteten Aufstellungen nicht mit einbezogen wurden. Da sie die Leiter der Rervelazarette waren, ist in der Berechnung analog verfahren worden.

59 Laut Chronik der Philipps-Universität für 1938 waren an den Kliniken insgesamt 50 Assistenten beschäftigt. Den Angaben von 1942 entsprechend wurden auch 1938 die Direktoren der Kliniken nicht in die Rechnung mit einbezogen. Die Belegungszahl (Verpflegungstage insgesamt / 365) betrug im Durchschnitt aller Kliniken 745 Patienten täglich.

60 Berechnet nach StAM 310, Acc. 1975/42, Nr. 872. Ärztliche Versorgung der Zivilbevölkerung Stand 5.7.1942, 5.9.1942, 5.11.1942, 5.12.1942.

Unter welchen Belastungen die an den Kliniken verbliebenen Ärzte, aber auch die sie aufsuchenden Patienten standen, geht aus den Unabkömmlichkeitsanträgen der Direktoren hervor. Selbst unter der Annahme, daß in diesen übertrieben wurde, um die Dringlichkeit des Antrages zu untermalen, zeigen sie die tagtägliche Überforderung deutlich.

Die Zustände an der Medizinischen Poliklinik beschrieb Direktor Klewitz 1944 drastisch, indem er die ärztliche Versorgung der Zivilbevölkerung ohne seine eingezogenen Assistenten als undurchführbar einstufte. Er sei „gezwungen an manchen Tagen die poliklinische Sprechstunde ab 9.00 oder 9.30 zu schließen, während sie sonst bis 13.00 Uhr geöffnet ist. Dieser Ausfall wird besonders von den zahlreich von auswärts kommenden Kranken als schmerzlich empfunden, genauso von den einweisenden Ärzten. Die Einschränkung der Poliklinik hat zwangsläufig eine Einschränkung der Krankenzahl zur Folge gehabt. In den Vorkriegs- und auch in den ersten Kriegsjahren wurden in der Zeit vom 1.4. – 31.3. gegen 14000 Kranke untersucht (1940). Im Zeitabschnitt vom 1.4.43 – 31.3.44 wird nur ein Bruchteil der Krankenzahlen erreicht werden. Benötigt wird eine in der Inneren Medizin ausgebildete Hilfskraft, die auch die Röntgendiagnostik völlig beherrscht.“[61]

Ein weiterer Indikator für die stetig wachsende Belastung ist die Belegung der Kliniksbetten, die bei gleichbleibender Ärztezahl permanent stieg. 1939 wurden durchschnittlich 722 Patienten am Tag stationär versorgt, was sich 1940 kaum nennenswert auf 794 Personen steigerte. 1942 waren im Durchschnitt 970 Betten belegt. Mangels Material ist die Tagesbelegung der folgenden Jahre nur noch lückenhaft zu rekonstruieren. Im September 1943 bewegte sich die Belegung bei 882 Zivilisten täglich, erreichte im Januar 1944 mit 1024 ihren Höhepunkt und verringerte sich im Mai 1944 um nicht ganz ein Viertel auf eine Tagesbelegung von 807 Personen.[62]

Der Rückgang der stationär versorgten Kranken ab 1944 spiegelt die steigenden Schwierigkeiten der ärztlichen Versorgung wider. Am 22. Februar 1944 wurde das Marburger Bahnhofsviertel bombardiert und u.a. die Chirurgische und Medizinische Klinik sowie die Augenklinik stark zerstört.[63] Infolgedessen reduzierte sich die Bettenzahl in der am stärksten betroffenen Chirurgischen Klinik von 230 Zivilbetten

61 StAM 310, Acc. 1975/42, Nr. 716. Direktor Medizinische Poliklinik an den Dekan, 19.2.1944.

62 Die Angaben für 1939 und 1940 sind der Chronik der Philipps-Universität für die beiden betreffenden Jahre entnommen. Zahlenmaterial für 1942 findet sich in StAM 310, Acc. 1975/42, Nr.872. Ärztliche Versorgung der Zivilbevölkerung Stand 5.7.1942, 5.9.1942, 5.10.1942, 5.11.1942, 5.12.1942. Die Angabe für 1943 entstammt StAM 310, Acc. 1975/42 Nr. 661. Zivilbettenstand, 5.9.1943. Die Angaben für 1944 aus StAM 310, Acc. 1975/42 Nr. 660. Bettenzahlen der Kliniken Stand 1.1.1944 und 5.5.1944.

63 Zu den Schäden vgl. StAM 305a, Acc. 1975/79 und 1976/19, Nr. 935. Der Rektor der Philipps-Universität an die Herren Direktoren der Kliniken und Institute, 23.2.1944 und die Antworten der Kliniks- und Institutsdirektoren. Die Benachrichtigung Speers über die Schäden ist abgedruckt in Nagel 2000, Dokument 259, S. 482-483.

Anfang Februar 1944 um die Hälfte auf nur mehr 120 Betten.[64] Deswegen und auch wegen der durch den Luftkrieg ständig zunehmenden Gefahren wurden die Medizinische und die Chirurgische Klinik sowie die Augen-, Frauen- und Psychiatrische und Nervenklinik 1944 in und rund um Marburg ausgelagert.

Medizinische Klinik	Schlosserstraße; Kinderverschickungslager Neuhöfe (4 km von Marburg)[65]
Chirurgische Klinik	Baracke in der Robert-Koch-Straße; Gymnasium Philippinum; Haus der Akademischen Turnervereinigung, Kaffweg; Hilfskrankenhaus Wehrda (3 km von Marburg); Poliklinik im Elisabethenhaus, Kaffweg[66]
Augenklinik	Haushaltsschule des Diakonieverbandes in Wehrda (3 km von Marburg)[67]
Frauenklinik	Geburtshilfliche Abteilung in Herzhausen am Edersee (45 km von Marburg)[68]
Psychiatrische u. Nervenklinik	Landesheilanstalt in Cappel; Volksschule in Cappel (4 km von Marburg)[69]

Zudem waren noch vorgesehen für die[70]

Chirurgische Klinik	Wehrertüchtigungslager und Volksschule Wetter (11 km von Marburg)
Frauenklinik	Evangelisches Schwesternhaus in Rauischholzhausen (12 km von Marburg)
Kinderklinik	Germershausen bei Weimar (11 km von Marburg)
Hautklinik	Volkshalle in Erdhausen bei Gladenbach (23 km von Marburg)
HNO-Klinik	Schule in Fronhausen (16 km von Marburg)

64 StAM 310, Acc. 1975/42, Nr. 660. Die Zahl der in den Universitätskliniken vorhandenen Zivilbetten und die der belegten Betten, Stand 5.5.1944, 5.6.1944, 5.7.1944 und 5.11.1944.

65 Chronik April 1941 bis 15. September 1947, S. 97. Nach den Angaben hier wurde der Betrieb „durch Verlegung der Kranken in andere unzerstörte Anstalten aufrechterhalten". Für die Medizinische Klinik war seit 1943 das Kinderverschickungslager Neuhöfe vorgesehen, so daß im folgenden davon ausgegangen wird, daß die Medizinische Klinik auch tatsächlich dorthin ausgelagert wurde. Vgl. StAM 310, Acc. 1975/42, Nr. 661. Kurator an Direktor der Medizinischen Klinik, 30.9.1943.

66 Chronik April 1941 bis 15. September 1947, S. 117 und StAM 305a, Acc. 1975/79 und 1976/19, Nr. 935. Der Direktor der Chirurgischen Klinik an Rektor, 24.2.1944.

67 Chronik April 1941 bis 15. September 1947, S. 122.

68 Ebd., S. 125.

69 Ebd. S. 134.

70 StAM 310, Acc. 1975/42, Nr. 661. Vorgesehene Ausweichunterkünfte für Marburger Universitätskliniken in den Landkreisen Marburg und Biedenkopf. Allerdings wurden die Ausweichstellen der Chirurgischen Klinik (Wehrertüchtigungslager) und der Kinderklinik wohl nicht mehr benutzt, da erst im Februar 1945 die notwendigen Umbaumaßnahmen erfolgten, vgl. StAM 310, Acc. 1983/15, Nr. 4309 Bd.IV. Vorstand des Preußischen Staatsbauamtes I an Kurator, 2.3.1945.

Die Ausweichlager waren für die Bedürfnisse einer Klinik oft nur unzureichend ausgestattet. Auch die zusätzlichen Wege, die wegen der dezentralen Lage der einzelnen Klinken nun notwendig waren, erschwerten die medizinische Versorgung zusätzlich. Für die HNO-Klinik ergaben sich „ungewöhnliche Erschwerungen [...] dadurch [...], daß diese Haushaltsschule in keiner Weise für eine Klinik eingerichtet ist und viele für den Unterricht und Kranke erforderliche Maßnahmen nicht durchgeführt werden können. [...] Zur Beseitigung der Verkehrsschwierigkeiten wurde ein Personenauto beschafft."[71]

Zur Instandsetzung der zerstörten Kliniken wurden Zwangsarbeiter und Kriegsgefangene eingesetzt. Im März 1944 verfügte der Kasseler Regierungspräsident, daß der Stadt Marburg insgesamt 100 italienische Kriegsgefangene für die Dauer von zwei Monaten zur Verfügung gestellt wurden. Davon waren 70 für die Universität vorgesehen, die in einem Saal der Medizinischen Klinik untergebracht und durch die Küche der Chirurgischen Klinik verpflegt werden sollten. Nachdem der Kurator beim Regierungspräsidium um eine Verlängerung der Zuweisung ersucht hatte, sicherte der Polizeipräsident in Kassel der Universität für weitere zwei Monate 50 Kriegsgefangene aus Italien zu. Der Regierungspräsident faßte das in seinem Bestätigungsschreiben an den Kurator als besonders dankenswertes Entgegenkommen des Polizeipräsidenten auf und bat, „durch schärfste Aufsicht der Italiener unbedingt sicherzustellen, daß ihre Arbeitskraft wirklich restlos ausgenutzt wird."[72] Der Kurator schaffte es, daß die Universität auch in den folgenden Monaten über durchschnittlich 50 italienische Zwangsarbeiter, nun aber nach geändertem Status Zivilgefangene, verfügen konnte. Sie wurden bei den Instandsetzungs- und Luftschutzmaßnahmen, zu Aufräum- und Erdarbeiten, als Bauhilfs- und Facharbeiter eingesetzt.[73]

Nicht nur die Zahl der stationären, auch die der ambulanten Behandlungen stieg während der Kriegsjahre stetig an. Von 1939 bis 1944 verdoppelte sie sich von 48.934 auf 102.308.[74] Zum einen spiegeln sich in diesen rasant ansteigenden Zahlen sicherlich die immer schlechter werdenden Lebensbedingungen und das dadurch stetig wachsende Krankheitspotential. Zum anderen wurde Marburg vermehrt Eva-

71 Chronik April 1941 bis 15. September 1947, S. 122.

72 StAM 310, Acc. 1983/15, Nr. 4309 Bd II. Vorstand Preußisches Staatshochbauamt I an Kurator, 5.5.1944 und der RP an Kurator, 23.5.1944. Darüber, wie sie tatsächlich an der Universität behandelt wurden, lassen sich keine Aussagen treffen.

73 Ebd. Bd.IV. Vorstand des Preußischen Staatsbauamtes I an Kurator, 2.3.1945.

74 Berechnet nach den Angaben aus den Chroniken 1939 bis 1945. Die Zahlen für die Psychiatrische und Nervenklinik fehlen in den Chroniken. Da die Angabemodi der einzelnen Kliniken in bezug auf Neuzugänge und behandelte Kranke schwanken sowie bei der Medizinischen Poliklinik nicht deutlich wird, ob sie Wehrmachtsangehörige in ihre Angaben mit einbezogen hat, konnte weniger der absolute Krankenstand als vielmehr seine Entwicklung verdeutlicht werden.

kuierungsstadt für Flüchtlinge aus dem Westen und Nordwesten des Reiches.[75] Seit Ende 1944 war die Philippina Aufnahmehochschule für die Universität Köln. Infolgedessen zogen neben 14 Kölner Professoren der Wirtschafts- und Sozialwissenschaftlichen und der Rechts- und Staatswissenschaftlichen Fakultät auch Kölner Studierende in das bereits stark überfüllte Marburg.[76]

Weiter ist denkbar, daß sich im zunehmenden Umfang der ambulanten Behandlungen auch die Grenzen der stationären Versorgung abbildeten. Der Mangel an Betten, Verbandsmaterial, Heizstoffen, Nahrungsmitteln, Medikamenten, kurz gesagt, an fast allem, was für eine hinreichende medizinische Versorgung notwendig war,[77] verlagerte die Behandlung eines Teils vormals eher stationär behandelter Kranker in den ambulanten Bereich. Auch wenn insgesamt die Frage nach den Auswirkungen auf die Alltagsmedizin und ihre Therapiekonzepte im Nationalsozialismus und im Krieg schwer zu beantworten ist,[78] belegt die Begründung für ein Forschungsvorhaben am Strahleninstitut der Universität eindrucksvoll, wie der Mangel Therapieentscheidungen diktierte. Der Institutsleiter du Mesnil de Rochemont erläuterte 1944, daß in der Krebsbehandlung inzwischen dazu übergegangen worden sei, die bis dahin bevorzugte Methode der unterteilten Bestrahlung mit vielen kleinen Dosen über einen Zeitraum von drei bis vier Wochen und mehr auszusetzen. Mangels Betten und Pflegepersonal sowie wegen der zunehmenden Reiseschwierigkeiten bevorzugten viele Institute nun eine kürzere Bestrahlungszeit mit wenigen, entsprechend hohen Einzeldosen. Der Heilungserfolg dieser Methode war allerdings nach Einschätzung du Mesnil de Rochements umstritten, so daß er seine Forschungen auf diese Frage hin ausrichteten wollte.[79]

Die Reservelazarette

Neben den quantitativen und qualitativen Änderungen in der Personalstruktur bedeutete insbesondere die zivile und militärische Doppelfunktion der Kliniken ab Kriegsbeginn einen tiefen Einschnitt für die Versorgung der (deutschen) Marburger

75 Die 1944 ihren Höhepunkt erreichenden Luftangriffe der Alliierten trafen in erster Linie die nordwestlichen Gebiete des Reiches. Köln, Dortmund, Duisburg und Hamm verloren 60 bis 70% des zur Verfügung stehenden Wohnraumes. Aufgrund der relativen Nähe zu den zerstörten Gebieten und der insgesamt geringen Zerstörung wurde Marburg zur Flüchtlingsstadt. 1939 vor dem Krieg hatte Marburg 26764 Einwohner, 1946 46134. Vgl. allgemein Broszat 1989, S. 77. Zu Marburg Dettmering 1998, S. 10.

76 Chronik 1941-1947, S. 3. Zu den Evakuierungen der Hochschulen vgl. Hammerstein 1999, S. 500-502. Zur Aufnahme der Universität Köln in Marburg vgl. Lemberg 2000. Nach Marburg wurden darüber hinaus auch Angehörige und Institute der Universitäten Gießen, Aachen, Königsberg, Riga, Breslau, Posen, Darmstadt, Freiburg und Bonn, allerdings in weit geringerem Umfang als aus Köln, evakuiert. Vgl. Prüß 1999.

77 Vgl. zu den Mangelerscheinungen die Berichte des Sicherheitsdienstes der SS 1943 in Boberach 1984, Bd. 15, S. 5895-5898 und 6055-6058.

78 Zur Frage nach der „Alltagsmedizin" im Nationalsozialismus vgl. Kudlien 1991, S. 100-111.

79 StAM 310, Acc. 1975/42, Nr. 719. Der Direktor des Strahleninstituts an Kurator, 7.2.1944.

Bevölkerung.[80] Ab dem 26. August 1939 nahm die Heeresstandortverwaltung neben einer Reihe von anderen Einrichtungen wie den Verbindungshäusern, den Stadtsälen und dem Kriegsblindenheim die Kliniken zur Einrichtung von Lazaretten in Anspruch. Die benötigten Kapazitäten wurden durch Entlassungen von Patienten geschaffen. Welche Kriterien dabei ausschlaggebend waren, ist unbekannt.[81]

Folgende Kliniken stellten Betten zur Verfügung:[82]

Für das Reservelazarett I (mit insgesamt 630 Betten): - die Chirurgische Klinik bis zum 1. Februar 1940 150 Betten, dann 180 Betten.
Für das Reservelazarett II (mit insgesamt 285 Betten): - die Medizinische Klinik 100 Betten.
Für das Reservelazarett III (mit insgesamt 433 Betten): - die Psychiatrische und Nervenklinik 35 Betten, - die Augenklinik 25 Betten, - die HNO-Klinik 25 Betten, - die Hautklinik 55 Betten ab 1. November 1939.

Die psychiatrische Abteilung des Lazaretts III verfügte unter der Leitung Kretschmers über eine gesonderte Abteilung für Hirnverletzte. Untergebracht war sie im sogenannten Jägerheim, einem ehemaligen Heim für Kriegsversehrte des Ersten Weltkrieges gleich gegenüber der Psychiatrischen und Nervenklinik. Die entsprechende Abteilung im 1943 eingerichteten Lazarett IV in der Landesheilanstalt Cappel – vorher gehörte sie als Unterabteilung zum Reservelazarett III – übernahm der Oberarzt der Universitätsnervenklinik Conrad.[83] Die Augenklinik war zudem zusammen mit der Marburger Blindenstudienanstalt (Blista) dafür zuständig, kriegsblinde Soldaten zu beraten, zu betreuen, zu schulen und für ihre Unterbringung zu sorgen. Damit kam

80 Zu den Bettenkapazitäten für die Wehrmacht und die Zivilbevölkerung vgl. allgemein Kater 1989, S. 43-44.

81 Die Chronik gibt z.B. für die Chirurgische Klinik nur an, daß ein Großteil der Betten zu Beginn des Krieges geräumt werden mußte. Nachdem in den vorherigen Jahren die durchschnittliche Tagesbelegung 210 Patienten betrug, verringerte sie sich 1939 auf durchschnittlich 177. Daß der Rückgang der Patientenzahl nicht größer ausfiel, wird wahrscheinlich auf den Umbau der Chirurgischen Klinik und ihre zwei neuen großen Krankengebäude (Inbetriebnahme: Januar 1940) zurückzuführen sein. Vgl. Chronik April 1939 bis März 1940, S. 42.

82 GStAPK Rep. 151 Dahlem Nr. 961. Der Vertrag wurde erst nachträglich, nämlich am 20.3.1940 zwischen der Universität und der Heeresstandortverwaltung abgeschlossen. Vgl. auch BA Berlin R 4901, Nr.949. Ministerialblatt RMdI 1939, Nr.43, 21.10.1939, Inanspruchnahme ziviler Anstalten zur Einrichtung von Reservelazaretten, Bl.270.

83 StAM 307c, Acc. 1969/33, Nr. 294. Personalfragebogen für Hochschulbeamte 1945. Vgl. auch BA MA Freiburg RH 53-9, Nr. 85 Ärztebesetzung Heeres-Sanitätsstaffel Marburg 1.3.1945.

diesen beiden Einrichtungen die Funktion eines Blindensammellazaretts zu, in dem kriegsblinde Offiziere sowie bereits ausbildete und zukünftige Akademiker aus dem ganzen Reich erfaßt wurden.[84]

Wie viele Soldaten in den Marburger Reservelazaretten behandelt wurden, ließ sich nicht herausfinden.[85] Daß ihre Zahl aber im Verlauf des Krieges stieg, legen die beanspruchten Kapazitäten nahe. Entgegen den 1940 vertraglich zugesicherten 420 Betten betrug der Umfang drei Jahre später 150 Betten mehr. Der stärkste Zuwachs entfiel dabei mit 100 zusätzlichen Betten auf die Chirurgische Klinik.[86]

Dies blieb nicht ohne Auswirkung auf die Zivilbevölkerung. 1943 verfügten die Lazarette über 38% des gesamten Bettenbestandes an den Medizinischen Kliniken. Nur bezogen auf die Bettenzahl jener Kliniken, an denen Lazarette eingerichtet wurden, stieg der Umfang mit 48% sogar auf fast die Hälfte.

Für die Marburger Bevölkerung ergab sich als Konsequenz eine eingeschränkte medizinische Versorgung durch die Universitätskliniken.[87] Bis 1938 hatten die Chirurgische und die Medizinische Klinik die Funktion von Landeskrankenhäusern, d.h. sie versorgten hilfsbedürftige Kranke aus dem Gebiet des ehemaligen Kurhessen. Der diesem zugrundeliegende, noch unter kurhessischer Herrschaft abgeschlossene Vertrag war zwar 1938 aufgehoben, doch durch eine Vergünstigungsregelung ersetzt worden. Bis 1942 wurden der Stadt Marburg ebenso wie den Kreisen Marburg, Frankenberg und Ziegenhain verbilligte Verpflegungssätze für ihre Stadtarmen eingeräumt. Mit der Errichtung der Lazarette allerdings stand für diese Aufgaben keine hinreichende Bettenzahl mehr zur Verfügung, so daß der Kreis Marburg sich gezwungen sah, auf eigene Kosten ein Hilfskrankenhaus zu errichten. Vor der gleichen Überlegung stand 1941 auch die Stadt Marburg. Sie sah sich jedoch außerstande, die notwendigen finanziellen Mittel dafür aufzubringen, und wollte erst einmal abwarten, wie sich in Zukunft die Beziehung zwischen Universität und Stadt entwickeln würde.[88] Trotzdem baute die Stadt auch in den folgenden Jahren kein eigenes Aushilfskrankenhaus, so daß sich die medizinische Versorgung der Stadtarmen eher verschlechtert als verbessert haben dürfte.

---

84 StAM 310, Acc. 1975/42, Nr. 2080. Strehl an Kurator, 21.9.1939 und StAM 305a, Acc. 1975/79 und 1976/19, Nr. 937. Vertrauensmann der Kriegsblinden in Kurhessen an Rektor, 2.5.1947.

85 Im Marburg fanden sich nur wenige Akten zu den Reservelazaretten und auch das Freiburger Militärarchiv verfügt über keine Unterlagen aus dem ehemaligen Wehrkreis IX.

86 StAM 310, Acc. 1975/42 Nr. 661. Bettenzahl in den Universitätskliniken Marburg, Stand 22.10.1943.

87 Auch an dieser Stelle muß noch einmal betont werden, daß es sich nach den rassistischen Kriterien des „Dritten Reichs" allein um „arische" Patientinnen und Patienten handelte. Die Situation der jüdischen Bevölkerung war zu diesem Zeitpunkt gekennzeichnet von weitreichender Verelendung, Ghettoisierung, Zwangsarbeit und schließlich den Transport in die Konzentrationslager.

88 BA Berlin R 36, Nr. 881. Ergebnis der Rundfrage vom 28.3.1941 betr. Universitäten und Gemeinden.

Im August 1944 gab es im Wehrkreis IX (Kassel) insgesamt 96 Reservelazarette, davon 13 für Kriegsgefangene. Auch das Wehrkreiskommando war sich der Einschränkungen in der zivilärztlichen Versorgung bewußt und fürchtete, daß angesichts der vielen Verwundeten keine Platzreserve für die Zivilbevölkerung mehr vorhanden sein werde.[89]

Wie schlecht die Versorgungssituation am Ende des Krieges in Marburg schließlich auch für die Patienten der Reservelazarette war, zeigt ein Schreiben des Kurators Anfang 1945. Permanente Überbelegung des Reservelazaretts I, ständig neu ankommende schwerverletzte Soldaten und eine unzureichende Zahl von Luftschutzräumen ließen die medizinische Versorgung der Wehrmachtsangehörigen in Marburg an ihre Grenzen stoßen.[90] Dazu kam noch eine völlig unzureichende räumliche Situation. Nach den schweren Bombenschäden der Chirurgischen Klinik im Februar 1944 mußte das dort untergebrachte Reservelazarett I auf zwei Baracken auf dem Gelände des Sanatoriums Sonnenblick ausweichen.[91]

Insgesamt zeigt sich für die Kriegszeit, daß die ärztliche Versorgung der Marburger Bevölkerung durch die Universitätskliniken stark eingeschränkt war. 1942 mußte ein Arzt oder eine Ärztin doppelt so viele Kranke wie vor dem Krieg versorgen. Diese quantitativ bedenkliche Versorgungssituation konnte auch nicht durch das Qualifikationsprofil der für die zivilärztliche Versorgung eingesetzten Mediziner aufgefangen werden. Über die Hälfte von ihnen war erst kurze Zeit fachärztlich ausgebildet. Längere ärztliche Erfahrungen konnten fast nur die in Marburg verbliebenen Leiter der einzelnen Kliniken aufweisen. Charakteristisch für diese Gruppe war allerdings ihr hohes Alter, so daß kaum vorstellbar ist, wie die einzelnen Ordinarien die Dauerbelastungen unter Kriegsbedingungen bewältigen konnten.

Allerdings war die ärztliche Versorgung an der Grenze des Machbaren nicht nur ein Marburger Charakteristikum. „Auf Grund ständiger Klagen der Kliniksinstitute über den zunehmenden Mangel an geeigneten Fachkräften (Dozenten und Fachärzte) für die Lehre und Forschung aber auch für die Bewältigung des Kliniksbetriebs" sah sich der Münchener Dozentenführer 1944 veranlaßt, sich „ein Bild über das tatsächliche Kräfteverhältnis und den derzeitigen Leistungsstand an den Hochschulinstituten der Münchener Medizinischen Fakultät zu verschaffen."[92] Die Frage, ob die Klinikchefs an der Münchener Medizinischen Fakultät noch in der Lage seien, die zivilärztliche Versorgung der Bevölkerung zu gewährleisten, beantwortete er mit dem Fazit, „daß ein ausgesprochener Mangel an wirklich voll ausgebildeten Fachärzten besteht. Der Personalbestand an Ärzten reicht jedoch im Augenblick bei

89 Fischer 1985, S. 3132.

90 StAM 310, Acc. 1983/15, Nr. 4309 Bd.1. Kurator an den stellvertretenden Standortarzt Langelüddeke, 15.1.1945.

91 Ebd.

92 BA Berlin R 4901 (alt R 21), Nr. 476. Forschung, Lehre und Krankenversorgung im 4. Kriegsjahr am Beispiel der größten medizinischen Fakultäten Deutschlands (Medizinische Fakultät der Universität München), o.D., S. 128991-129005, hier S. 128991.

stärkster Anspannung noch aus, die ärztliche Versorgung der Zivilbevölkerung sicherzustellen. Die Verantwortung kann jedoch nicht mehr übernommen werden, falls noch eine weitere Einberufung von ausgesprochenen Fachkräften erfolgt."[93]

Dieses Mißverhältnis zwischen Ärzten und Patienten wurde zunehmend als Bedrohung der „Heimatfront" wahrgenommen. Der Sicherheitsdienst der SS berichtete in seinen geheimen Lageberichten 1943 von gereizten Patienten, die mangels einer ausreichenden Zahl von Ärzten stundenlange Wartezeiten in Kauf nehmen mußten. Der Verfasser des Berichts sah deswegen nicht nur die Gesundheit der Wartenden, sondern auch ihre propagandistische Beeinflussbarkeit gefährdet. Im übertragenen Sinn fürchtete er die Ansteckung mit dem „Gerüchtevirus", der sich in den Augen des Berichterstatters gerade in den großen Menschenansammlungen im Wartezimmer hervorragend epidemisch verbreiten könne.[94]

3.2 Das Pflegepersonal im Krieg

Esther Krähwinkel

Wie gezeigt, war bereits in der Vorkriegszeit die Ausstattung der Marburger Kliniken mit Pflegepersonal schlechter als an anderen Universitätskliniken.[95] Trotz des allgemein auf Reichsebene beklagten Schwesternmangels kritisierten die Marburger Professoren die Situation vor Ort mit keiner Silbe. Um so heftiger reagierten sie 1939, als mit Kriegsbeginn auch aus Marburg DRK-Schwestern abgezogen wurden. Sie protestierten in solch scharfer Form, daß der Marburger DRK-Oberin von Trotha „bereits Unannehmlichkeiten entstanden".[96] Allerdings wurde nicht nur in Marburg die zuständige DRK-Oberin dafür verantwortlich gemacht, sondern ebenso in Berlin und Greifswald. Das Präsidium des DRK bat daraufhin den RMWEV klarzustellen, daß sich das DRK vertraglich verpflichtet habe, Schwestern für den Sanitätsdienst der Wehrmacht freizustellen, und dem nur nachkomme.[97] Im Februar 1940 entsprach das RMWEV diesem Anliegen und verwies den Kurator auf den entsprechenden Passus in den zwischen den Universitäten und dem DRK abgeschlossenen Musterverträgen.[98] Nach diesem war das Mutterhaus befugt, im Falle eines Aufrufs zum Kriegs- oder Sanitätsdienst 50% der ausgebildeten Schwestern zurückzubeordern und durch Ersatzkräfte zu ersetzen.

Abgesehen von den Klagen der Kliniksdirektoren über den Abzug der Krankenschwestern ist aus dem heute zur Verfügung stehenden Material nicht ersichtlich,

93 Ebd., S. 129003.
94 Boberach 1984, Bd. 13, S. 5279.
95 Vgl. Kap. III.8.1.
96 StAM 310, Acc. 1975/42, Nr. 968. Präsidium DRK an Kurator, 27.1.1940.
97 BA Berlin R 4901, Nr. 758. Präsidium DRK an RMWEV, 20.2.1940.
98 Ebd. RMWEV an Kurator, 29.2.1940.

daß sich der Bestand an Pflegepersonal insgesamt in den ersten Kriegsjahren reduzierte. Ganz im Gegenteil stieg er in Marburg zwischen 1938 und 1941 von insgesamt 194 Schwestern, Schülerinnen und Pflegern auf 226 an. Entsprechend der zeitgenössischen Maßgabe, Schülerinnen nur als halbe Kräfte zu rechnen, entsprach das 153 ganzen Kräften für das Jahr 1938 gegenüber 178 1941.

Tab. 18: Pflegekraft-Patienten-Relationen 1935-1944[99]

Jahr	1935	1936	1937	1938	1941	1.1.1944	5.5.1944
Pflegepersonal insgesamt	137	136	152,5	194	226	186	186
Pflegepersonal ganze Kräfte	117	107	120	153	178 (118)	146	146
durchschnittl. Belegung / Tag	726	735	704	745	621	1026	807
Pflegekraft-Patienten-Relation	6,2	6,9	5,9	4,9	5,3	7	5,5

Damit zeigte sich wohl auch in Marburg der Erfolg der enormen Anstrengungen, die Zahl der Krankenschwestern zu steigern: Seit 1936 liefen umfangreiche Werbekampagnen, die Ausbildung wurde vereinheitlicht, im Krieg wurden die Ausbildungszeiten verkürzt und Berufswechsel verboten, stellte Heirat keinen Ausscheidungsgrund mehr dar und durften ab 1942 auch wieder „Mischlinge zweiten Grades" zur Krankenpflegeprüfung zugelassen werden.[100]

Allerdings entsprach die Steigerung des Pflegepersonals nicht der Zunahme der Patientenzahl. So mußte bei einer durchschnittlichen Tagesbelegung aller acht Kliniken von 745 (zivilen) Patientinnen und Patienten eine Pflegekraft 1938 durchschnittlich 4,9, 1941 aber schon 5,3 Kranke pro Tag versorgen. Das entsprach allerdings noch immer einer besseren Relation als vor 1938. In den folgenden Kriegsjahren verschlechterte sich das Niveau weiter und lag schließlich unter dem Mitte der dreißiger Jahre. 1944 konnten an den Marburger Kliniken nur noch 186 Schwestern, Schülerinnen und Pfleger gezählt werden oder 146 ganze Kräfte. Aufgrund steigender Patientenzahlen mußte eine Pflegeperson nun schon durchschnittlich sieben Patienten versorgen. Nach der teilweisen Zerstörung der Kliniken im Februar 1944 verbesserte

99 Die Angaben zu 1935 bis 1937 aus: StAM 310, Acc. 1983/15 Nr. 4370, und StAM 310 Acc. 1985/15, Nr. 4372. Übersicht über den Stand der Krankheiten in den Preußischen Universitätskliniken in den Kalenderjahren 1935, 1936 und 1937. Die Belegung ist den Chroniken der Universität 1935, 1936 und 1937 entnommen. Der Unterschied zu der in Kap. III.8.1 für 1935/36 genannten Relation von 7,4 erklärt sich durch die dort erfolgte Extrazählung des Pflegepersonals der Psychiatrischen und Nervenklinik. Zu 1938 und 1941: StAM 310, Acc. 1985/15, Nr. 4372. Übersicht über den Stand der Krankheiten in den Preußischen Universitätskliniken im Kalenderjahr 1938 und 1941. Belegungszahlen aus den Chroniken 1938 und 1941-1947. Da für 1941 die Angaben zur Belegung in der Augen-, Frauen-, und Nervenklinik fehlen, ist hier für die Berechnung der Pflegekraft-Patientenrelation auch das Pflegepersonal dieser Kliniken nicht mit einbezogen worden. Das Pflegepersonal ohne die genannten Klinik umfasste 118 ganze Kräfte. Zu 1944: GStAPK I. HA. Rep. 76 Dahlem Nr. 957. Angestellte 1944. StAM 310, Acc. 1975/42 Nr. 660. Danach betrug die Tagesbelegung mit Zivilisten am 1.1.1944 1026 und am 5.5.1944 807 Patientinnen und Patienten.

100 Duesterberg 1993, S. 122-127.

sich die Relation aufgrund der eingeschränkten Bettenkapazitäten. Bei einer Tagesbelegung von 807 Patienten betrug sie im Mai 1944 1:5,5. Daß das allerdings allein aufgrund der zerstörten medizinischen Infrastruktur keine Arbeitserleichterung bedeuten mußte, wurde bereits oben erwähnt.

Insgesamt entsprach der Umfang des Marburger Pflegepersonals 1944 den Vorgaben des RMdI. Um den Bedarf der Wehrmacht an Krankenschwestern sicherzustellen, hatte es 1943 im Einvernehmen mit dem RMWEV und dem Chef des Wehrmachtssanitätswesens die noch gültigen Relationen von 1:4-5 auf 1:7 in der zivilen stationären Versorgung hochgesetzt.[101]

Allein aus der Anzahl des Pflegepersonals läßt sich jedoch nur eingeschränkt auf die pflegerische Versorgung schließen. Obwohl es für Marburg nicht zu belegen ist, kann sicherlich auch hier vermutet werden, daß die Zusammensetzung des eingesetzten Pflegepersonals nicht dem der Vorkriegszeit entsprach. Überalterung und gesundheitliche Probleme konnten beispielsweise wie in Düsseldorf die Situation der Krankenschwestern und Pfleger zusätzlich erschweren.[102] Zudem wird sich angesichts der kriegsbedingten Lebensumstände die Versorgung der Patienten sowie die Belastung des Personals stärker verschlechtert haben als es die Relation von 1:7 auf den ersten Blick aufzeigt. Bereits 1940 verwies der Chirurg Klapp darauf, daß das „Zivilkrankengut sich aus schwereren Fällen als im Frieden zusammen [setzt], da leichtere Kranke wegen der zusätzlichen Einweisung von Saar- und Pfalzrückgeführten aus unserem Zuzugsgebiet hier nicht mehr aufgenommen werden können."[103] Je länger der Krieg dauerte und je mehr die „Heimatfront" die Folgen des Bombenkrieges zu spüren bekam, desto schwerer waren die Verletzungen der in den Kliniken behandelten Zivilpatienten insbesondere an Extremitäten und Augen.

Auch die Organisation des Arbeitsalltags gestaltete sich infolge umfassender Materialknappheit und zunehmender Luftangriffe immer schwieriger. Allein die Aufgabe der Schwestern und Pfleger, Patienten in die – nicht ausreichenden – Luftschutzkeller zu bringen, kostete sie viel Zeit und insbesondere Kraft. Nachdem nach den Bombentreffern vom Februar 1944 zudem deutlich wurde, daß die Kliniken über keinen ausreichenden Schutz verfügten, wurden sie, wie schon erwähnt, z.T. dezentral ausgelagert. Dabei erschwerten der wenig vorbereitete und zu spät in Angriff genommene Umzug und die schlecht für die Bedürfnisse einer Klinik ausgestatteten Ausweichunterkünfte die krankenpflegerische Versorgung zusätzlich.[104]

---

101 Reichsgesundheitsblatt 18 (1943), S. 403, Runderlaß des RMdI betr. die Richtzahlen für die Besetzung von zivilen Krankenanstalten mit Krankenpflegepersonal.

102 Blum-Geenen 1997, S. 136-137.

103 StAM 310, Acc. 1975/42, Nr. 716. Direktor der Chirurgischen Universitätsklinik an Kurator, 27.5.1940.

104 Vgl. für die Situation im Reich Kater 1989, S. 45-47.

Um dem Mangel an ausgebildetem Pflegepersonal abzuhelfen bzw. seine Überforderung zu mindern, konnten Hilfskräfte für nichtpflegerische Aufgaben eingestellt werden. Nach einem Erlaß des Generalbevollmächtigten für den Arbeitseinsatz, Sauckel, vom 27. November 1942 war es den Kliniken möglich, dafür auch „Ostarbeiterinnen" heranzuziehen.[105] An der Philippina waren sie nachweisbar in der Küche und Wäscherei der Chirurgischen Klinik eingesetzt. Ende November 1942 kamen insgesamt zehn Frauen – fünf von der Krim und fünf aus dem ukrainischen Bezirk Poltawa – in Marburg an, die als Wäschereihilfsarbeiterinnen für die Klinische Waschanstalt an der Chirurgischen Klinik bestimmt waren.[106] Drei weitere Frauen, die als „Ostarbeiterinnen" ohne weitere Herkunftsbezeichnung aufgeführt wurden, finden sich in den Opferlisten, die nach dem Bombenangriff im Februar 1944 angelegt wurden. Eine von ihnen starb dabei, die beiden anderen wurden leicht verletzt.[107] Ihr Einsatz und der der italienischen Zwangsarbeiter für den Wiederaufbau der zerbombten Kliniken macht deutlich, daß die Aufrechterhaltung der medizinischen Versorgung zu einem Großteil auch den vielen ausländischen Zwangsarbeiterinnen und -arbeitern zu verdanken ist, deren millionenfacher Einsatz und oft unmenschliche Behandlung die nationalsozialistische Kriegswirtschaft kennzeichnete.[108]

Zusammengefaßt zeigt sich für Marburg allein bei quantitativer Betrachtung im Kriegsverlauf eine Verschlechterung der Versorgungsrelation zwischen Pflegepersonal und Patientinnen und Patienten. Doch im Unterschied zur ärztlichen Versorgung war die pflegerische Betreuungsrelation bis 1941 besser und danach nicht sehr viel schlechter als in der Vorkriegszeit. Mit diesem überraschenden Ergebnis ist allerdings nicht der Schluß nahelegt, die Marburger Pflegepersonalausstattung zwischen 1939 und 1945 sei gut gewesen. Angesichts der im Vergleich zu anderen Universitätskliniken schlechten Personallage der Vorkriegszeit verdeutlicht der Kriegsbefund vielleicht eher den Pflegekräftemangel vor 1939.

Auch wenn für Marburg aussagekräftige Quellen fehlen, ist zumindest zu vermuteten, daß sich ähnlich der Entwicklung in der Ärzteschaft die Struktur des Pflegepersonals bezogen auf Ausbildungsstand und Alter veränderte. Dadurch relativiert sich die insbesondere auch im Vergleich zur Vorkriegszeit quantitativ gute Relation zwischen Pflegepersonal und Patienten.

---

105 Reichsgesundheitsblatt 18 (1943), S. 274, Runderlaß des RMdI betr. Entlastung von Krankenschwestern durch Einsatz hauswirtschaftlicher Ostarbeiterinnen.

106 StAM 336,1, Nr. 152. Liste der am 26.11.1942 eingetroffenen zehn Ostarbeiterinnen, die bei der Chirurgischen Klinik (Klinische Waschanstalt) als Wäschereihilfsarbeiterinnen eingesetzt wurden.

107 StAM 310, Acc. 1975/42, Nr. 717. Liste der Gefallenen und Verwundeten, Stand 28.2.1944.

108 Allgemein zum Einsatz von Zwangsarbeiterinnen und Zwangsarbeitern und den Kontinuitätslinien zur Ausländerbeschäftigung vor 1933 vgl. Herbert 1985.

3.3 Die Behandlung von Zwangsarbeitern

Esther Krähwinkel

Der Einsatz ausländischer Zwangsarbeiterinnen und -arbeiter und die rücksichtslose Ausbeutung ihrer Arbeitskraft durch das nationalsozialistische Deutschland war sowohl quantitativ als auch durch die Art der Behandlung ein neues Element kriegerischer Auseinandersetzung. Im Herbst 1944 waren auf dem Gebiet des Großdeutschen Reichs 7.906.760 Zwangsarbeiter aus 26 Nationen im Einsatz. Zu dieser Gruppe, die verschleppte Zivilisten und Kriegsgefangene umfaßte, addierten sich zusätzlich 400000 Häftlinge aus den verschiedenen Konzentrationslagern. Damit gehörte jede dritte in der deutschen Wirtschaft beschäftigte Arbeitskraft zu einer dieser drei genannten Gruppen.[109]

Im Kreis Marburg leisteten zwischen 1939 und 1945 insgesamt 10500 Ausländer und Ausländerinnen Zwangsarbeit.[110] Wie überall im Reich arbeiteten sie auch hier in der Industrie, in der Landwirtschaft, in Haushalten und, wie gezeigt, an der Marburger Universität.

Obwohl die Ausbeutung ihrer Arbeitskraft vor dem Ziel, die Kriegsproduktion und Nahrungsmittelversorgung aufrechtzuerhalten, an erster Stelle stand, unterlag ihre Behandlung rassistischen Prinzipien. Die Lebens- und Arbeitsbedingungen waren für jede einzelne Gruppe ausländischer Arbeitskräfte strikt festgelegt. Sowohl Grund als auch Ergebnis der einzelnen Reglementierungen war eine rassistische Hierarchie der einzelnen Nationalitäten und verschiedenen Gruppen von Zwangsarbeitern untereinander. Die oberste Position nahmen Angehörige nordwesteuropäischer Staaten ein, gefolgt von jenen aus Ländern in Süd- und Südosteuropa. Mit weitem Abstand folgten Polen und Russen. An letzter Stelle schließlich fanden sich Juden wieder, deren Vernichtung erklärtes Ziel nationalsozialistischer Politik war.[111]

Deutlich wurde das rassistische Prinzip auch in der Frage der gesundheitlichen Versorgung der Zwangsarbeiter. Es ging nicht um ihre um jeden Preis aufrechtzuerhaltende oder auch wiederherzustellende Gesundheit mit dem Ziel, dadurch wieder volle Arbeitsleistung zu erhalten. Vielmehr bestimmte eine reine Kosten-Nutzen-Kalkulation die Frage der Aufwendungen für Zwangsarbeiter im Vergleich zu denen für

109 Herbert 1991, S. 7. Zur Periodisierung der unterschiedlichen Phasen der Zwangsarbeit vgl. Herbert 1985, S. 346-358. Neben Kriegsgefangenen und KZ-Häftlingen mußten auch Strafgefangene Zwangsarbeit leisten, die aber in der Aufstellung von Herbert nicht erwähnt werden.

110 StAM 180 Marburg, Nr. 4942. Aufstellung über Kriegsgefangene und Zwangsverschleppte im Landkreis Marburg o.D. Die Stadt Marburg hat im Sommer 2000 die Geschichtswerkstatt Marburg zusammen mit dem Marburger Stadtarchiv beauftragt, den Zwangsarbeitereinsatz in Marburg zu erforschen. Nach Aussage von Wolfgang Form konnte die Arbeitsgruppe bis zum 1.8.2000 1300 Zwangsarbeiter und 400 Zwangsarbeiterinnen namentlich nachweisen. Nach Schätzung der AG-Mitglieder entspricht das etwa einem Anteil von 60% aller zwischen 1939 und 1945 in Marburg eingesetzten Zwangsarbeiter.

111 Herbert 1985, 353-355.

deutsche „Volksgenossen". So wurden schwer Erkrankte und Schwangere bis 1942 – dann wurden sie in sogenannten Geburtenlagern interniert[112] – ohne medizinische Hilfe einfach in ihre Heimatländer abgeschoben. Eine Krankenhausbehandlung war nur unter drei Gesichtspunkten vorgesehen: im Falle eines nach ärztlichem Ermessen notwendigen stationären Aufenthaltes, wenn ärztliche Maßnahmen allein im Krankenhaus sachgemäß durchgeführt werden konnten oder aber aus gesundheitspolizeilichen Erwägungen, um die Ausbreitung einer Krankheit zu verhindern. Grundsätzliche Entscheidungsleitlinie bei allen drei genannten Fällen mußte die ärztliche Abwägung sein, ob nach einem maximal dreiwöchigen Krankenhausaufenthalt die Arbeitsfähigkeit des betreffenden Patienten voraussichtlich für längere Zeit wiederhergestellt oder aber der Rücktransport in die Heimat aus gesundheitlichen Gründen ohnehin unmöglich war.[113] Im Dezember 1941 erfolgte darüber hinaus die Anordnung, daß die medizinische Versorgung mangels Krankenhausbetten zum großen Teil in den Lagern zu erfolgen habe. Und 1942 wurde schließlich die ärztliche Betreuung polnischer und russischer Zwangsarbeiter aus dem Arbeitsfeld deutscher Ärzte größtenteils ausgegliedert. Begründet mit dem Ärztemangel waren nun sogenannte „Ostärzte" für die Versorgung ihrer Landsleute zuständig, soweit man angesichts fehlender Ausstattung und Medikamente überhaupt von ärztlicher Behandlung sprechen kann.[114]

Vor dem Hintergrund dieser Strukturen stellt sich die Frage, welche Auswirkungen der immense Einsatz „fremdvölkischer Arbeitskräfte" auf die Arbeit in den Universitätskliniken hatte.

Leider lassen sich keine umfassenden Aussagen darüber treffen, wieviele Zwangsarbeiterinnen und -arbeiter in den Kriegsjahren in den Universitätskliniken behandelt wurden. Anzunehmen ist aber sicherlich, daß sich durch ihren Einsatz nicht nur die Zusammensetzung der Arbeiterschaft der deutschen Wirtschaft, sondern auch die Patientenstruktur in den Kliniken änderte. Die Marburger Chirurgische Poliklinik beispielsweise behandelte von 1944 bis zum Kriegsende insgesamt 608 Zwangsarbeiter. Ihr relativer Anteil an allen behandelten Patienten im genannten Zeitraum betrug 1,9%.[115] Damit stammte etwa jeder 50. Patient aus der Sowjetunion, Frankreich, Italien, Polen oder den Niederlanden. Sie kamen aus den Lagern rund um Marburg wie dem sogenannten „Russen- und Italienerlager" bei Allendorf, von ortsansässi-

---

112 Für die Arbeitsamtbezirke Rhein-Main und Kurhessen übernahm das Durchgangs-, Kranken-, Abtreibungs- und Geburtenlager Pfaffenwald diese Funktion, was aber, nach der Zahl der Todesfälle und der nicht gewährten medizinischen Hilfe zu urteilen, eher als Sterbelager fungierte. Vgl. Hohlmann 1984, S. 78-99. Zur Rückführung Schwangerer vgl. Herbert 1985, S. 245-250. Zu polnischen Zwangsarbeiterinnen und -arbeitern vgl. Decker 1991.

113 Reichsarbeitsblatt I 1941, S. 460-462. Einsatz ausländischer Arbeitskräfte, hier Krankenhaus- und Anstaltskosten.

114 Sparing 1997, S. 277-278.

115 StAM 401.15 Nr. 212. Aufstellungen der Chirurgischen Poliklinik 1944 und 1945. Insgesamt wurden etwa 2000 Patientinnen- und Patienten pro Monat behandelt und damit einschließlich April 1945 32.000 Kranke. Vgl. Chronik April 1941 bis 15. September 1947, Marburg 1954, S. 116.

gen Firmen wie den Behringwerken, der Marburger Tapetenfabrik oder Buderus und von Bauernhöfen aus den naheliegenden Dörfern.[116]

Entsprechend dem umfassenden Repressionssystem, mit dem das Spannungsverhältnis zwischen den beiden Polen eines effektiv organisierten Arbeitseinsatzes und der ideologischen Prämisse vom „Untermenschen" teilweise kompensiert werden sollte,[117] legten staatliche Stellen größten Wert darauf, sowjetische Zivilarbeiter und Kriegsgefangene nicht zusammen mit Deutschen medizinisch behandeln zu lassen. Für sie sollten gesonderte Baracken aufgestellt werden, damit sie, wie 1942 von Vertretern des Landesarbeitsamtes Hessen, des Arbeitsamtes Marburg, der Universität und vom Marburger Amtsarzt Bräuler formuliert wurde, nicht Betten der Universitätskliniken zu Lasten der deutschen Zivilbevölkerung beanspruchten. Zudem sollten aus Angst vor Epidemien, deren Ausbruch man insbesondere unter den Zwangsarbeitern fürchtete, von vornherein Isolierungsmöglichkeiten gewährleistet sein. Wieviele Baracken schließlich in Marburg errichtet wurden, ist unklar. Nachweisen läßt sich bisher nur eine nahe der Medizinischen Klinik.[118]

Daß diese anvisierte Trennung nicht immer durchgängig praktiziert wurde, zeigen Beschwerden aus Göttingen, Düsseldorf und Marburg. Noch Anfang 1944 gingen bei der Marburger Kreisfrauenwalterin der DAF Beschwerden ein, daß in der Universitätsfrauenklinik deutsche und ausländische Frauen zusammen behandelt würden.[119] Bereits einige Tage zuvor hatte Bach als Leiter der Klinik dem Kurator gegenüber die Praxis in seiner Klinik erläutert. Sowohl in der ambulanten als auch der stationären Behandlung befänden sich deutsche und ausländische Frauen in einem Warte-, in einem Behandlungs- und in einem Krankenzimmer. Als Begründung verwies er auf die dauernde Überbelegung und die infolge der Luftangriffe erschwerten Bedingungen der Isolierung. Neben diesen rein technischen Argumenten führte er aber auch medizinische Erfordernisse an. Viele der die Frauenklinik aufsuchenden „Ostarbeiterinnen" benötigten nach seiner Einschätzung eine operative Behandlung, die nur in der Klinik durchgeführt werden könne. Damit äußerte er auf der einen Seite sein ärztliches Aufgabenverständnis, eine notwendige medizinische Versorgung grundsätzlich nicht zu verweigern, eine Haltung, die durchaus zu Schwierigkeiten führen konnte.[120] Auf der anderen Seite bedeutete die Umsetzung seines ärztlichen

---

116 StAM 401.15, Nr. 212. Liste der Chirurgischen Poliklinik.

117 Herbert 1985, S. 350.

118 StAM 336,1, Nr. 152. Aktenvermerk über die Besprechung beim Arbeitsamt Marburg, 1.10.1942, und Schreiben ohne Unterschrift an den Oberbürgermeister der Stadt Marburg und den Leiter des Arbeitsamtes Marburg, 6.8.1942. Zur Baracke StAM 310, Acc. 1983/15, Nr. 4309 Bd.IV. Vorstand des Preußischen Staatshochbauamtes I an Oberbürgermeister Marburg, 14.3.1945. Wann die Baracke bei der Medizinischen Klinik eingerichtet wurde, ist unklar.

119 StAM 310, Acc. 1983/15, Nr. 4310 Bd.1. Kurator an das Arbeitsamt Marburg, 11.2.1944. Zu Beschwerden ähnlicher Art in Göttingen vgl. Beushausen; Dahms; Koch; Massing; Obermann 1998, S. 231-232. Zu Düsseldorf vgl. Sparing 1997, S. 279-280.

120 So war beispielsweise ein Hersfelder Arzt wegen der Behandlung einer schwangeren Russin 1943 vorläufig suspendiert worden und mußte sich dafür vor dem Landrat und der Ärztekammer verantworten. Hohlmann 1984, S. 97-99.

Ethos aber für Bach keine Hinterfragung der rassistischen Politik, sondern war von den nicht vorhandenen Rahmenbedingungen abhängig: Falls er die notwendigen räumlichen Möglichkeiten erhalte, nämlich zwei Baracken im Botanischen Garten, garantiere er für „eine absolut einwandfreie räumliche Trennung" zwischen deutschen und russischen oder polnischen Frauen.[121]

Auch andere Mediziner der Marburger Kliniken behandelten während des Krieges Zwangsarbeiter oder Kriegsgefangene. Doch ist ihre Arbeit und ihr Verhalten nur aus den Spruchkammerakten ersichtlich, was aus zweierlei Gründen problematisch ist. Zum einen sind die meisten dort zu findenden Zeugnisse späteren Datums, d.h. aus der Rückschau geschrieben und kein wie im Falle Bach aktuelles Zeugnis. Zum anderen sind es überwiegend von den zu Entnazifizierenden selbst beigebrachte Zeugenaussagen mit dem Ziel, die eigene Person zu entlasten. Dementsprechend finden sich positive Einschätzungen über die gute Behandlung inhaftierter Ausländer bedeutend häufiger als das Gegenteil. Um diesem besonderen Aktencharakter Rechnung zu tragen, wurden hier wie schon bei der Beurteilung des oppositionellen Verhaltens von Ärzten der Medizinischen Fakultät[122] nur Aussagen der Verfolgten selbst herangezogen.

So attestierte ein französischer Kriegsgefangener dem Oberarzt der Chirurgischen Klinik, Mondry, 1941, ihn „nicht wie einen Gefangenen, sondern wie einen empfindenden und denkenden Menschen" behandelt zu haben.[123] Mondry hatte offensichtlich vor, seinen französischen Patienten vollkommen arbeitsuntauglich zu schreiben. Wahrscheinlich hatte Mondrys Entscheidung fundierte medizinische Gründe, gleichwohl setzte sich sein Verhalten offensichtlich von dem ab, was der betreffende französische Kriegsgefangene bis dahin kennengelernt hatte. In seinem ausgesprochen offenen Brief an Mondry verhehlte er nicht, daß er ihm ewig dankbar sein werde, wenn Mondry ihm die Rückkehr nach Frankreich „verschaffe".[124] Seinen Dank bekräftigte er, indem er die Einladung an Mondry erneuerte, ihn nach dem Krieg in Paris zu besuchen.

Der Otologe Eigler, ab 1943 als Oberarzt an die Hals-Nasen-Ohrenklinik kommandiert, nahm eine politische Strafgefangene wegen einer geringen Halsentzündung in die Klinik auf, zögerte ihre Entlassung mehrere Monate bis zum Kriegsende hinaus und konnte sie so vor der Verschleppung ins Konzentrationslager schützen.[125] Auch Kriegsgefangene und Zwangsarbeiter, vor allen Dingen Russen, behielt er nach Aussage eines während des Krieges dienstverpflichteten luxemburgischen HNO-Arztes bei geringem Krankheitsbefund zur stationären Behandlung in der Klinik.[126]

---

121 StAM 310, Acc. 1983/15, Nr. 4310 Bd.1. Bach an Kurator, 27.1.1944.

122 Vgl. Kap. III.3.2.

123 HHStAW 520, W-11381 Mondry. Spruchkammerverfahren 25.11.1946, Brief des französischen Kriegsgefangenen J. B., 1941, Bl.9.

124 Ebd., Bl. 8-9.

125 HHStAW 520, Ma-1451 Eigler. Aussage M. F.-B., 12.4.1947.

126 Ebd. Aussage R. P., 12.4.1947.

Der Internist Böttner schrieb während seiner Tätigkeit im Isolierhaus der Medizinischen Klinik eine Reihe von zwangsverschleppten Ausländern und Kriegsgefangenen insbesondere für den Dienst in den Munitionswerken dienstuntauglich. Mit dem Verweis auf die zu erhaltende Gesundheit forderte er für seine Patienten leichtere Arbeit bzw. die Verwendung in ihrem erlernten Beruf. Nach seiner Einstellung, die er vor dem Leiter des Marburger Arbeitsamtes kundtat, sah er seine Aufgabe als Arzt darin, Menschenleben zu retten und nicht für den Bedarf der Rüstungsindustrie zugrunde gehen zu lassen.[127]

Von der offiziellen Politik des Nationalsozialismus ausgehend verstießen alle drei Genannten mit ihren ärztlichen Handlungen zumindest partiell gegen den staatlich verordneten Rassismus. Daß das ein Ahndungsgrund sein konnte, zeigt die Verwarnung von Mondry durch die DAF aufgrund des Vorwurfes, er behandelte Fremdarbeiter besser als Deutsche.[128] Damit wird deutlich, daß sich trotz des Anspruches die staatliche Kontrolle nicht in allen gesellschaftlichen Bereichen so durchsetzte, daß keine Möglichkeit mehr zu partieller Kritik oder Verweigerung bestand.[129] Gleichzeitig müssen diese Verstöße aber nicht automatisch intentional gegen das Regime gerichtet gewesen sein. Allein ärztliches Selbstverständnis, wie es Böttner formulierte, ist nicht eo ipso mit motivierter Opposition und Widerstand identisch. Allerdings konnten die Übergänge zwischen medizinischem Ethos und politischem Handeln durchaus fließend sein, wenn Patienten vorsätzlich mit dem Ziel, die Rüstungsindustrie zu behindern, krankgeschrieben wurden.[130]

Die dargestellten Beispiele sind Einzelfälle – wie die Marburger Mediziner darüber hinaus die vielen übrigen, heute namenlosen „zwangsverpflichteten" Patientinnen und Patienten behandelten, ist unbekannt – und sicherlich schwer zu verallgemeinern. Gleichwohl wird deutlich, daß Spielräume bei der medizinischen Versorgung von Zwangsarbeitern bestanden, in denen manche Ärzte offenbar nach „unverändert [...] bewahrten Werten der traditionellen kurativen Medizin" handelten.[131] Wie aber ein auf „rassischen" Zuschreibungen begründetes Menschenbild zu einer Erosion von Werthaltungen im Klinksalltag führen konnte, zeigt ein Streit zwischen den Leitern der Landesheilanstalt, Langelüddeke, und der Universitätshautklinik, Ruete. Der Psychiater Langelüddeke beschwerte sich im Herbst 1943 bei dem Dermatologen Ruete über eine Schwester der Hautklinik. Diese sollte eine bei ihm in der Klinik beschäftigte ukrainische Zwangsarbeiterin geschlagen haben, als sie zusammen mit einer Landsmännin gegen Krätze behandelt wurde. In dem auf die Beschwerde Langelüddekes einsetzenden umfangreichen Briefwechsel zwischen der LHA, der Hautkli-

127 HHStAW 520, Ma-B 404 Böttner. Aussage K. B., 6.1.1949, Bl.40.

128 HHStAW 520 W-11381 Mondry. Spruchkammerverfahren 25.11.1946, S. 2.

129 Zu den einzelnen Konzepten von „Widerstand" vgl. Broszat 1981, S. 691-709. Paul 1994, S. 197-202. Steinbach 1994, S. 597-622.

130 Vgl. zu diesem Verhalten, das wir für Marburger Ärzte nicht nachweisen konnten, die Ausführungen von Kudlien 1985, S. 235.

131 Kudlien 1991, S. 110. Allerdings bezieht Kudlien sich auf die Behandlung der „nach NS-Maßstäben akzeptable[n] Mehrheit der ‚Volksgenossen'" (S. 99).

nik, dem DRK und der DAF kristallisierten sich insbesondere die unterschiedlichen Standpunkte von Langelüddeke und Ruete heraus. Ersterer vertrat die Position, die Schwester habe sich einer deutlichen Pflichtverletzung schuldig gemacht, die auf keinen Fall durch, wie von der beschuldigten Schwester vorgebracht, freche Bemerkungen zu rechtfertigen sei. Erst recht könne dieser Vorfall nicht damit entschuldigt werden, „dass es sich bei den beiden Mädchen um ‚Russenweiber' handelt. Beide Mädchen sind nach Deutschland gekommen, um hier für Deutschland zu arbeiten".[132] Langelüddeke sah sich damit offensichtlich als „Arbeitsgeber" der beiden Ukrainerinnen in einer gewissen Fürsorgepflicht. Zum anderen erwartete er eine allen Patienten gleichermaßen zustehende Erfüllung der Krankenschwesternpflichten. Dem gegenüber stand die Position Ruetes, der nach eigenen Aussagen einer deutschen Schwester mehr glaubte als den russischen Patientinnen. Auch hätten seine Erkundigungen ergeben, daß die geohrfeigte Ukrainerin frech geworden sei und auf Deutschland geschimpft habe, so daß die Reaktion der beschuldigten Schwester nur erklärlich sei. Ruete unterschied damit in seiner Argumentation nicht mehr allgemein nach Patienten und Schwestern, sondern nach „fremdrassig" und „deutsch". Auf dieser Basis bedeutete für ihn das Verhalten der Schwester auch keine Pflichtverletzung.[133]

3.4 Die Rolle der Universitätsnervenklinik und der Landesheilanstalt in den Kriegsjahren

Helmut Remschmidt, Gerhard Aumüller und Peter Wehmeier

Kriegsbedingte Änderungen in der Struktur, Organisation und Aufgabenstellung der Kliniken (G.A.)

Im Unterschied zu den übrigen Universitätskliniken, die in Marburg die Funktion von Spezialabteilungen eines Stadtkrankenhauses ausübten, hatte die Nervenklinik in der Landesheilanstalt Marburg eine wesentlich größere Partnerin, die sich als regionale bzw. kommunalständische Institution der Anstaltspsychiatrie allerdings vorwiegend mit der langfristigen Behandlung von Geisteskranken bzw. geistig Behinderten befaßte.[134] Die ständigen Konflikte zwischen der Medizinischen Fakultät und den kommunalständischen Aufsichtsbehörden wegen der Einbeziehung der Patienten in die klinische Lehre und der Personalunion des Anstaltsleiters mit dem Psychiatrie-Ordinariat hatte nach langen Kämpfen um den Ausbau der Nervenklinik am Ortenberg schließlich 1920 zur Etablierung der Nervenklinik als Universitätsklinik für Psychiatrie und Neurologie und der Aufnahme ihrer Arbeit in Forschung, Lehre und Krankenversorgung geführt. Die Koexistenz der Nervenklinik mit der Landesheilanstalt machte Absprachen und Funktionsteilungen notwendig, die vor allem im

132 HHStAW 520, FuZ-1252 Langelüddeke. Bericht Langelüddeke 25.11.1943.
133 Ebd. Ruete an Langelüddeke, 21.10.1943.
134 Zur Geschichte beider Kliniken vgl. Pause 1989 und Kap. I.6.

Zusammenhang mit den Problemen der „eugenischen“ Maßnahmen von Partei und Staat und der Einrichtung der Reservelazarette auftraten und denen sich der ab 1937 als Leiter der Landesheilanstalt berufene Psychiater Albrecht Langelüddeke zu stellen hatte. Die unterschiedliche Größe beider Einrichtungen um die Mitte der vierziger Jahre beleuchten die Bettenzahlen: 102 Betten standen in der Nervenklinik zur Verfügung, 900 Betten in der Landesheilanstalt.[135]

Mit Ernst Kretschmer stand von 1926 bis 1946 ein Psychiater von internationalem Ansehen an der Spitze der Nervenklinik, dessen ärztliche Fähigkeiten und Forschungsinteressen die gesamte Bandbreite neurologisch-psychiatrischer Krankheiten erfaßte.[136] Dadurch erhielt die Klinik ein universitär geprägtes Profil mit einer Reihe von jüngeren, aufstrebenden Oberärzten und wissenschaftlich orientierten Assistenten, die sich am Ausbau der von Kretschmer entwickelten Lehre der Konstitutionstypologie beteiligten.

Bauliche Entwicklung

In den Jahren 1940 und 1941 wurde der Mittelbau der Klinik fertiggestellt, in dessen Erdgeschoß sämtliche Klinikslaboratorien untergebracht waren. Die Labore waren in drei Räume für Stoffwechsel- und klinisch-diagnostische Untersuchungen, ein größeres psychologisches Laboratorium, zwei Arbeitsräume und eine Dunkelkammer unterteilt. Im ersten Stock wurden zwei größere Krankensäle mit je zwölf Betten für neurologische Patienten, zwei größere Tagesräume, eine Badeabteilung und Anrichten eingerichtet.

Auch die älteren Klinikgebäude wurden in wesentlichen Teilen umgestaltet. Im Unterrichtsgebäude wurde ein großer Bibliotheksraum, ein neues Ärztekasino und im Erdgeschoß eine Anzahl von Krankenzimmern eingerichtet. In dem Ende der zwanziger Jahre errichteten oberen Krankengebäude wurden durch kurze rückwärtige Querflügel die Krankensäle beträchtlich erweitert und ausgedehnte Kellerräume eingebaut. Außerdem wurde ein geeigneter Raum für die Krankengymnastik geschaffen.

Nach den ersten größeren Bombardierungen Marburgs mußte im Herbst 1944 die Schule in Cappel als Ausweichstelle für die Klinik herhalten. Am 22. Februar 1944, exakt ein Jahr später am 22. Februar 1945 und am 12. März 1945 erlitt die Klinik bei Bombenangriffen ausgedehnte leichtere Gebäudeschäden, die notdürftig behoben wurden, ohne daß der Kliniksbetrieb ganz unterbrochen werden mußte. Allerdings wurde bereits im Dezember 1944 der größte Teil der Patienten der Klinik in die Räume der Landesheilanstalt Marburg und in die Ausweichstelle Cappel verlegt. Am 7. März 1945 erhielt das Schulgebäude in Cappel einen Volltreffer und nahm dabei schweren Schaden. Patienten oder Klinikspersonal scheinen dabei jedoch nicht betroffen gewesen zu sein.[137]

135 StAM 401.15, Nr. 83. Krankenhäuser 1945-49.

136 Zur Biographie Kretschmers vgl. Mauz 1965; ferner ausführlich Winkler 1977. Zu den wissenschaftlichen Aktivitäten Kretschmers vgl. Kap. III.7.3.

137 Chronik der Philipps-Universität Marburg 1941-1947, S. 134-135. Vgl. Kap. IV.3.1.

Einrichtung des Reservelazaretts III

Am 20. März 1940 wurde zwischen der Universität und der Heeresstandortverwaltung ein Vertrag über die Einrichtung von Reservelazaretten in den Universitätkliniken geschlossen.[138] Faktisch bestand aber bereits seit dem 26. August 1939 in der Nervenklinik das Reservelazarett III, für das 35 Betten zur Verfügung gestellt worden waren.[139] In der Chirurgischen Klinik war das Reservelazarett I mit 150, später (1940) 180 Betten und in der Medizinischen Klinik das Reservelazarett II (100 Betten) untergebracht.

Das unter der Leitung Kretschmers stehende Reservelazarett III befand sich in dem der Nervenklinik unmittelbar benachbarten „Jägerheim", einem früheren Heim für Kriegsversehrte des Ersten Weltkrieges, und verfügte über eine besondere Abteilung für Hirnverletzte. Ihr Leiter war ab 1943 Oberarzt Conrad von der Nervenklinik.[140] Das „Jägerheim" beherbergte überdies die „Nervenambulanz" für den Kreis Marburg. Bei dem Bombenangriff vom 22. Februar 1945 erlitt die Hirnverletztenabteilung „Jägerheim" so schwere Beschädigungen, daß diese Lazarettabteilung nicht mehr weitergeführt werden konnte.[141]

In der Landesheilanstalt, die zunächst ein Teillazarett des Reservelazaretts III gewesen war,[142] wurde ab dem 1. September 1942 das Reservelazarett IV eingerichtet. Es war erheblich größer als das Reservelazarett III: 1943 hatte die Landesheilanstalt eine Gesamtbettenzahl von 840, davon waren 12 Betten für Evakuierte und 480 als Lazarettbetten vorgesehen.[143] 1942 hatte dort die Lazarett-Bettenzahl bei 535 gelegen.[144] Albrecht Langelüddeke, der Leiter der Landesheilanstalt, bezifferte 1942 die Belegung mit 300 „Zivilkranken", 450 „Lazarettkranken" und etwa 500 Kriegsgefangenen, sie lag damit wesentlich höher als die der Nervenklinik.[145] Mitte 1944 waren sieben Ärzte im Reservelazarett IV tätig, erheblich mehr als je für die Betreuung von Zivilpatienten zur Verfügung standen.[146]

---

138 BA Berlin R 4901, Nr.949. Ministerialblatt RMdI 1939, Nr. 43, 21.10.1939.

139 GStAPK I HA Rep. 151 Dahlem, Nr.961. Universität Marburg, Klinische Anstalten allgemein 1929-Okt. 1944. Ausführliche, allerdings einseitig ideologisierte Darstellung bei Müller 1993, S. 117-127. Vgl. auch Kap. IV.3.1.

140 StAM 307c, Acc. 1969/33, Nr.294. Personalfragebogen für Hochschulbeamte 1945. Conrad, der sich 1937 dezidiert zu den ideologischen Zielen des Nationalsozialismus bekannt hatte, versuchte durch soziologische Aspekte eugenische Maßnahmen auszuweiten. Vgl. Müller 1993, S. 114-115.

141 Chronik der Philipps-Universität Marburg 1941-1947, S. 134.

142 Müller 1993, S. 118-119. Am 26. August 1939 kamen zunächst 60 Betten der Landesheilanstalt, ab dem 1. Dezember 1939 90 Betten als Teillazarett hinzu.

143 BA Berlin R 96/1, Nr. 6. Bl. 127785 (8).

144 Ebd., Bl. 126519. Müller 1993, S. 119; dort auch Angaben zu den Konsequenzen der Überbelegung für die zivilen Patienten (S. 121-125). Vgl. auch Hauer 1997, S. 86-109, die ein etwas differenzierteres Bild als Müller zeichnet.

145 Müller 1993, S. 119.

146 Ebd., S. 124.

Personalstruktur

Unter Kretschmers Leitung arbeiteten in der Nervenklinik mehrere Oberärzte. Von 1927 bis 1936 war dies zunächst Friedrich Mauz, der sich 1928 habilitierte,[147] ab 1939/40 dann Klaus Conrad.[148] Mit Kretschmer und Mauz war 1926 auch Willi Enke aus Tübingen nach Marburg gekommen, der nach seiner Habilitation 1929 bis zu seinem Wechsel nach Bernburg (Saale) ebenfalls Oberarztfunktionen erfüllte.[149] Von 1927 bis 1936 war Kurt Westphal, der sich 1934 habilitiert hatte,[150] Assistenzarzt und ab 1938 (bis 1946) Gerhard Mall, der bei E. Abderhalden in Halle grundlegende biochemische Methoden erlernt hatte und sich 1942 habilitierte.[151] Als letzter habilitierter Assistent Kretschmers war Walter Winkler (1914-1984) von 1942 bis 1946 als Oberarzt tätig.

Die Einrichtung der Reservelazarette ging zunächst nicht mit einer Verstärkung des ärztlichen und Pflegepersonals einher, vielmehr kam es kriegsbedingt zu einer zeitweise deutlichen Verschlechterung der Personalsituation im Reservelazarett III. Die Oberärzte Conrad und Mall wurden 1941 zur Wehrmacht eingezogen, beide aber bald uk gestellt. Gleichzeitig wurden die Assistenten Hans Joachim Schlunck und Walter Winkler uk gestellt.[152] Schlunck war von April 1941 bis Herbst 1942, Winkler ab Herbst 1942 stellvertretender Oberarzt. Zur gleichen Zeit schieden die beiden Assistentinnen Siems und Hofmann aus, die zwischenzeitlich die eingezogenen Kollegen ersetzt hatten.[153]

1944 umfaßte das ärztliche Personal neben Kretschmer und seinem Oberarzt Conrad acht Assistenten (H. Fröhlich, E. Hildebrand, E. Köhler, G. Mall, U. Schleifer, H.-J. Schlunk, H. Viefhues, W. Winkler).[154] Da die Kliniken insgesamt wegen der seit 1939 zur Wehrmacht eingezogenen Ärzte ohnehin personell unterbesetzt waren, kann man von einer besonders hohen Belastung des ärztlichen und Pflegepersonals ausgehen. Kretschmer war überdies als beratender Psychiater häufig (mindestens einmal im Monat) außerhalb Marburgs konsiliarisch bzw. bei Schulungen und Inspektionen tätig, so daß das Hauptgewicht der Arbeit auf Oberarzt Conrad gelegen haben dürfte.[155]

Die Pflegedichte der Nervenklinik lag Ende der dreißiger Jahre mit 3,1 Patienten pro Schwester/Pfleger noch im günstigen Bereich (Reichsdurchschnitt der Psychia-

---

147 Auerbach 1979, S. 316. Tölle 1980. Vgl. zu Mauz und den anderen habilitierten Psychiatern den biographischen Index.

148 Auerbach 1979, S. 215. Zutt 1962.

149 Auerbach 1979, S. 227. Zu Enkes möglicher Rolle bei der Kindereuthansasie vgl. Klee 1986, S. 171-173; ferner Krähwinkel 1999, S. 190-191.

150 Auerbach 1979, S. 415.

151 Ebd., S. 311.

152 StAM 307c, Acc. 1969/33, Nr.218. StAM 310, Acc. 1978/15, Nr.2451.

153 Chronik der Philipps-Universität Marburg 1941-1947, S. 133.

154 GStAPK I.HA Rep. 76 Dahlem, Nr. 934. Personal, 1.9.1944.

155 Zur Biographie Conrads vgl. Zutt 1962. Eine kritische Auseinandersetzung findet sich bei Müller 1993, S. 114-115.

trischen Kliniken: 7,4 Patienten pro Pflegeperson).[156] 1944 waren in der Nervenklinik eine Oberschwester, acht Schwestern, eine Halbschwester, 13 Pfleger, sieben Pflegerinnen und zwei Laborantinnen beschäftigt.[157] Die Anzahl der Pfleger, die 1938 noch etwa 28 für sämtliche Kliniken zusammen betragen hatte, war damit besonders hoch.[158] Hinzu kamen mindestens noch eine Sekretärin und ein Verwalter.[159]

Kretschmers Tätigkeit als beratender Psychiater des Sanitätswesens

Von den insgesamt 62 Ärzten der Universitäts-Kliniken und Institute waren zu Kriegsbeginn 14 militärisch eingesetzt. Sieben Mitglieder der Medizinischen Fakultät fungierten während des Krieges als „Beratende Ärzte"[160] und waren damit ihren leitenden Sanitätsoffizieren (die zumeist am gleichen Ort untergebracht waren) verantwortlich; dem Stab der leitenden Sanitätsoffiziere gehörten sie demnach nicht an. Die Aufgabe der „Beratenden Ärzte" bestand darin, „daß sie alle dem Krieg eigentümlichen Gefahren für Gesundheit und Leben der Truppe durch Anwendung der derzeit besten ärztlichen Vor- und Fürsorge auf das geringstmögliche Maß herabzusetzen" sich bemühten. Die hierfür notwendige Tätigkeit sei – so der Erlaß – eine ermittelnde, auswertende, überwachende, belehrende, sammelnde und ordnende. Hinzu kamen Sonderaufgaben wie die Bearbeitung von Stellungnahmen, Richtlinien, Merkblättern, Dienstanweisungen und Obergutachten sowie die Auswertung der jeweiligen Fachliteratur auf wehrmedizinische Erkenntnisse und die Bewertung von zur Veröffentlichung vorgelegten Arbeiten. Über ihre Tätigkeit hatten sie vierteljährlich, ab Januar 1941 monatlich einen schriftlichen Bericht an den leitenden Sanitätsoffizier, die Heeres-Sanitätsinspektion und die Militärärztliche Akademie – Lehrgruppe C (Forschungsgruppe) – in Berlin abzuliefern.[161]

Eine zentrale Aufgabe der beratenden Psychiater war die Begutachtung kriegsrelevanter psychiatrischer Krankheitsbilder wie psychogene Reaktionen, „Psychopathie", „Schwachsinn", Psychosen und die Bewertung von Suizidfällen, was zumeist auf dem Begutachtungswege erfolgte. Standortbesuche in Reservelazaretten und anderen militärischen Einrichtungen dienten der neurologischen Spezialuntersuchung bzw. differentialdiagnostischen Konsiliarmaßnahmen, insbesondere bei sog. „Kriegsneurotikern".[162]

Die beratenden Psychiater des deutschen Heeres stellten eine Gruppe von etwa 60 Ärzten dar, bevorzugt waren es die Ordinarien für Psychiatrie der Universitäten des

156 Vgl. Tab. 15 in Kap. III.8.1.
157 GStAPK I. HA Rep. 76 Dahlem, Nr 957.
158 StAM 310, Acc. 1975/42, Nr. 968.
159 Chronik der Philipps-Universität Marburg 1941-1947, S. 134.
160 Es handelte sich um die Professoren Schwenkenbecher, Klapp, Bach, Uffenorde, Fliege, Pfannenstiel und Kretschmer (StAM 310, Acc. 1975/42, Nr. 718. Bl. 41-43).
161 BA-MA Freiburg RH 12-23 (vorher H 20), Nr. 262/15. Aufgaben der Beratenden Ärzte. Leven 1990, S. 25-33.
162 Umfassend dazu Riedesser; Verderber 1985 sowie Riedesser; Verderber 1996.

Reichs. Sie wurden als Reserveoffiziere eingezogen, um die leitenden Sanitätsoffiziere an der Front und in der Heimat in psychiatrischen, neurologischen und psychologischen Fragen fachlich zu beraten. Nach einer Studie von Berger[163] waren die meisten von ihnen zwischen 1877 und 1911 geboren und hatten größtenteils am Ersten Weltkrieg teilgenommen. Zwei Drittel von ihnen waren NSDAP-Mitglieder, drei gehörten der SS an und fünf waren Euthanasie-Gutachter.

Im Wehrkreis IX (Kassel), Sanitätsabteilung Gießen, waren die folgenden Psychiater und Neurologen eingesetzt: Stabsarzt d.R. Dr. Walter Frederking (Res. Lazarett Gießen), Kriegsarzt Prof. Dr. Heinrich Boening (Nervenklinik Gießen), Oberarzt d.R. Dr. Friedrich Becker (Nervenklinik Gießen), Oberarzt d.R. Dr. Richard Kraemer (Nervenklinik Gießen), Stabsarzt d.R. Dr. Erich Zeiss (Chefarzt Haina), Oberstabsarzt d.R. Dr. Paul Schiese (Res. Lazarett II Herborn), Kriegsarzt Dr. Hermann Giese (Res. Lazarett III, Landesheilanstalt Marburg), Oberstabsarzt d.R. Prof. Dr. Ernst Kretschmer (Res. Lazarett III, Nervenklinik Marburg), Oberstabsarzt d.R. Prof. Dr. Albrecht Langelüddeke (Res. Lazarett III, Landesheilanstalt Marburg), Oberarzt d.R. Dr. Ernst Witzleb (Res. Lazarett III, Landesheilanstalt Marburg) und Oberarzt d.R. Dr. Otto Stockelbusch (Res. Lazarett IV, Bad Nauheim).[164]

Viele der primär somatisch orientierten Neuropsychiater verwendeten das seit dem Ersten Weltkrieg etablierte Arsenal der verschiedenen Schocktherapien, allerdings scheint zeitweise auch ein eher behutsames Vorgehen mit tiefenpsychologischen Mitteln, wie es die um den Neffen des Reichsmarschalls Göring, Matthias Heinrich Göring gescharte Fraktion anwendete, durchaus akzeptiert worden zu sein. In jedem Fall waren Diagnostik und therapeutische Konsequenzen für die Patienten der Reservelazarette stark von Einstellungen und Präferenzen des jeweiligen beratenden Psychiaters abhängig.[165] In einem Fachlazarett-Überblick des Wehrkreises IX ist das Reservelazarett III unter den vier Larazetten aufgeführt, in denen u.a. auch das Elektroschock-Verfahren als Behandlungsmethode bei „Kriegsneurotikern" durchgeführt wurde. Die besonders brutale Methode des „Pansens" (nach dem später in Düsseldorf wirkenden Psychiater F. Panse benanntes Behandlungsverfahren mit hohen Gleichstromstärken[166]) wurde aber offenbar bei „Kriegsneurotikern" nicht verwendet.[167]

---

163 Berger 1998, S. 245. Vgl. auch Guth 1990.

164 BA-MA Freiburg RH 12-23, Nr. 473. Schreiben Oberstabsarzt Prof. Dr. Kleist, Frankfurt, 9.10.1942.

165 Vgl. Hauer 1997, S. 50-83. Hauer weist darauf hin, daß das Schicksal der psychiatrisch behandelten Soldaten zunächst immer eher von den Entscheidungen der Truppenärzte abhängig war.

166 Vgl. Riedesser; Verderber 1996, S. 127-129.

167 Müller 1993 S. 126. Das hier beschriebene Elektroschockverfahren ist nicht zu verwechseln mit der Elektrokrampfbehandlung, die bei bestimmten psychotischen Zustandsbildern angewandt wurde und für die es auch heute noch Indikationen gibt.

Kretschmers Theorie der Behandlung von „Kriegsneurotikern"

Kretschmer hatte bereits im Ersten Weltkrieg 1916 beim Aufbau eines Nervenlazaretts mitgewirkt und zusammen mit anderen „gleichstrebenden" Psychiatern wie Kehrer, Kleist und Nonne an der theoretischen Konzeption der Entstehung und Behandlung von „Kriegsneurosen" mitgewirkt. Er wurde damals zum „überlegenen Theoretiker" der Willens- und Wunschbedingtheit der „Kriegsneurosen" und vertrat die Notwendigkeit einer Wunsch- und Willenstherapie bei der Behandlung dieser Erkrankungen.[168] Sein theoretischer Ausgangspunkt war die Differenzierung „hysterischer" Erscheinungen in hysterische Erkrankungen, hysterische Gewöhnung und hysterischer Vortäuschung. Die Grenzen zwischen diesen Formen waren fließend und in einen vierstufigen Prozeß eingebunden, in dem die körperlichen Manifestationen der Hysterie entstehen sollten: einem „akuten Affektreflex", einer „willkürlichen Reflexverstärkung" bis hin zur Simulation (hysterische Vortäuschung), „chronischer Reflexeinschleifung im Sinne einer hysterischen Gewöhnung" und schließlich der weder subjektiv noch objektiv erfaßbaren „Objektivierung" als „hysterische Erkrankung". Kretschmer kam damit zu der Einschätzung, daß „der Ausdruck Hysterie im Sprachgebrauch der Therapie und Begutachtung grundsätzlich nichts mehr mit Krankheit zu tun haben" sollte.[169] Nach Riedesser und Verderber hatte Kretschmer damit ein Raster geschaffen, das es ermöglichte, einem Großteil der „Kriegsneurotiker" nicht nur den Krankenstatus, sondern gleichzeitig auch alle Rentenansprüche abzusprechen und aufgrund des „schlechten Gesundungswillens des Patienten" diesem eine Schuld zuzuweisen, die auch die Anwendung von Zwangsmaßnahmen legitimierte.[170]

Kretschmer hatte bereits 1918 seinen Kollegen eine „durchfahrende Pädagogik" in der Kriegs- und Unfallneurosentherapie empfohlen und selbst dabei die (laut Riedesser keineswegs harmlose)[171] Methode der „Isolierung im Dunkelzimmer" angewandt. Seinen „pädagogischen" Ansatz der Willensumkehr bzw. Umerziehung des Patienten hat er – als „Protreptik" bezeichnet – auch noch nach dem Zweiten Weltkrieg durch die Behandlung mit elektrischem Strom in der Tradition der „Kaufmann-Kur" weiter verfolgt.[172] Die auf Aristoteles zurückgehende Bezeichnung „Protreptik", eigentlich „Überzeugungslehre", stellt demnach eine Pseudoverwissenschaftlichung des Sachverhalts und einen massiven Eingriff in die Patientenautonomie dar, der dem später als „Gehirnwäsche" bezeichneten Verfahren bedenklich nahekommt.[173]

168 Riedesser; Verderber 1996, S. 39. Zitate in Anführungszeichen dort passim.

169 Zitiert nach Riedesser; Verderber 1996, S. 41.

170 Ebd., S. 42.

171 Ebd., S. 216.

172 Ebd., S. 217.

173 Zur ethischen Perspektive der Tätigkeit der Beratenden Psychiater vgl. Riedesser 1990, S. 209-223.

Kretschmers Tätigkeitsberichte als Beratender Psychiater im Zweiten Weltkrieg

Im Militärarchiv Freiburg sind die monatlichen Berichte Kretschmers vom September 1943 bis Mai 1944 erhalten und umfassen im wesentlichen Angaben über Überprüfungen von Gutachten zu Selbstmordfällen (insgesamt ca. 75), Erstellung von Gerichts- und Versorgungsgutachten und Meldungen über durchgeführte ambulante Beratungen, Untersuchungen und Inspektionen der Reservelazarette. Durchschnittlich einmal pro Monat war Kretschmer in dieser Funktion außerhalb Marburgs unterwegs und besuchte die Lazarette in Fulda, Gersfeld (Rhön), Gelnhausen, Biedenkopf, Bad Nauheim, Eschwege, Merxhausen, Fritzlar, Wildungen und Kassel.

Einen interessanten Einblick in die Verquickung bzw. Instrumentalisierung der Beratungsfunktion mit seinen aktuellen wissenschaftlichen Interessen ergeben die Berichte Kretschmers vom 20. September 1943 und 13. Oktober 1943, in denen er „der Diagnostik und flotten therapeutischen Aufarbeitung der sog. Kriegsneurotiker weiterhin besondere Aufmerksamkeit" schenkte. Er habe „die hier zuständigen Einheiten und Lazarette immer mehr daran gewöhnt, nicht nur Neurotiker, sondern jede Art von unklaren Fällen durch unsere Ambulanz laufen zu lassen. Als nutzbringend erwies sich vor allem die Bearbeitung von fraglichen Erschöpfungszuständen, postinfektiösen Restfolgen und von sonstigen Schwankungen der allgemeinen vitalen Energie und Widerstandskraft ohne grobe internistische Organbefunde".[174]

Durch die Anwendung stoffwechselphysiologischer Bestimmungsmethoden, die der biochemisch geschulte Assistent Mall etabliert hatte,[175] seien die militärarztliche Diagnostik und Begutachtung und therapeutischen Aufgaben zu verbessern, vor allem im Hinblick auf erstens die Psychopathenbeurteilung, zweitens die Identifikation von „funktionellen Störungen" ohne internistischen Befund und drittens die Indikation einer „Eiweißreizkörpertherapie".

Bezüglich der „Psychopathenbeurteilung" schreibt Kretschmer: „Schon die subtile Auswertung der Körperbaustigmen lässt viele psychopathische Reaktionen auf der Basis endokriner Abortivvarianten klar erfassen. Nimmt man die neuen quantitativ-endokrinen Testmethoden hinzu, so läßt sich besonders bei Reizversuchen die Frage der Stabilität oder Labilität, der Kompensierung oder Dekompensierung und des Grades der affektiven körperlichen Belastungsfähigkeiten weiter fördern. Man kann so schrittweise an verschiedenen Punkten über das diffuse Allgemeinurteil "Psychopathie", „Nervosität" und dergl. hinauskommen und das militärärztliche Urteil auch mit körperlichen Unterlagen genauer substanziieren, spezialisieren, und nach Grad und Wertigkeit ausbauen." Es bestehe „ein dringendes militärisches Bedürfnis, die große Masse von Beschwerden und Störungen, die unter Kriegbelastung entstehen, weiter zu sichten und auf die Glaubwürdigkeit, vitale Widerstandskraft und Belastungsfähigkeit ihrer Träger, wie auf den Fortgang ihrer Wiederherstel-

174 BA-MA Freiburg RH 12-23, Nr.501b. Schreiben Kretschmers an Wehrkreisarzt IX, Kassel, 13.10.1943, S. 1.

175 Vgl. Kap. IV.4.2. Zu Malls Verstrickung in die Tötung seines Bruders Georg in Grafeneck vgl. auch Lang 1997.

lungsfähigkeit exakt zu prüfen. Die Aussiebung einerseits der Willensschwachen, Schlechtwilligen und Aggravanten – andererseits der hinter ganz unscheinbaren äusseren Symptomen sich versteckenden schweren Erschöpfungen, Dekompensationen und Vitalverluste ist dem Truppen- und Lazarettarzt häufig nicht möglich. – Hier scheinen die in der Beilage skizzierten neuen Untersuchungen zur Kontrolle des Eiweisstoffwechsels öfters wichtige Einsatzpunkte zu bieten. [...] Ich berichte über all dies absichtlich nur vorläufig, keineswegs mit der Absicht, langsam reifende Forschungsresultate vorwegzunehmen, sondern mit Rücksicht auf die Dringlichkeit der militärärztlichen Belange. Es ist weder möglich, noch erwünscht, dass diese vorläufigen Resultate popularisiert oder dem allgemeinen Lazarett- und Truppenarzt als laufende Untersuchungsmethoden schon jetzt an die Hand gegeben werden. Vielmehr soll dieser Bericht nur zur Orientierung der massgebenden militärischen Stellen und Fachautoritäten dienen."[176]

In der Ambivalenz der Aussage ist dieser Brief als Versuch Kretschmers zu werten, einerseits seinen militärärztlichen Pflichten vordergründig nachzukommen, andererseits aber die Wichtigkeit seiner Forschung zu unterstreichen und sich dadurch weitere Handlungsspielräume zu schaffen.

Die Rolle von Nervenklinik und Landesheilanstalt bei der Euthanasie

Die oben angesprochene Funktionsteilung zwischen Landesheilanstalt und Nervenklinik ist am drastischsten anhand der Beteiligung an Maßnahmen zur Durchführung der "Euthanasie" von Patienten abzulesen. In keiner der durchgesehenen Akten waren Patienten der Nervenklinik als Opfer der „Euthanasie" nachweisbar, während dies für die Landesheilanstalt eindeutig zu belegen ist.[177]

Durch die Tötung der Behinderten wurden in den Heil- und Pflegeanstalten Betten für militärärztliche Zwecke „freigemacht". In einer Liste der deutschen Anstalten für Geisteskranke und Schwachsinnige mit Angaben über Träger, Bettenzahl und anderweitig verwendete Betten werden für den Bezirk Kassel die folgenden Institutionen genannt:[178]

176 BA-MA Freiburg RH 12-23, Nr.501b. Brief Kretschmers an Wehrkreisarzt IX, Kassel, 13.10 1943, S. 3-4.

177 Ausführliche Darstellung bei Klüppel 1983, S. 321-348. Ferner Roer; Henkel, 1986. Vgl. auch HHStAW 520, FuZ-1252. Spruchkammerakte Langelüddeke.

178 BA Berlin R 96/I, Nr. 6. Bl. 125321/1 und 125321/2. Die Angaben dienten zur Erfassung von Betten psychiatrischer Patienten, die für andere Zwecke wie Reservelazarette, Kriegsgefangenen-, Rüstungsarbeiter-, und Umsiedler-Krankenhäuser verwendet werden sollten. Reichsweit wurden so insgesamt 93521 Betten „freigemacht" (ebd. Bl.126512).

Tab.19: Verwendung der Betten in den Anstalten für Geisteskranke und Schwachsinnige im Bezirk Kassel 1941-1943

Bezeichnung	**Ort**	**Träger**	**Bettenzahl**	**Davon anderweitig verw. Betten**
Hessisches Siechenhaus	Hofgeismar Gesundbrunnen	Innere Mission	457	-
Bathildisheim	Arolsen	Ver. Waldeck. Krüppelhilfe e.V.	Friedenszeit: 90 Kriegszeit: 75	30
Haus Waldfrieden	Neu-Berich bei Arolsen	Ver. Waldeck. Krüppelhilfe e.V.	65	65
Landeshospital	Flechtdorf bei Korbach	Milde Stiftung Arolsen	70	32
Städtisches Altersheim	Korbach	Stadt Korbach	55	10
Hospital	Korbach	Stiftung Hospital	20	-
Christl. Anstalt für Schwachsinnige	Aue bei Schmalkalden	Stiftung Nächstenliebe Stuttgart	150	143
Bürgerhospital	Hünfeld	Öff.rechtl.Stiftg.	80	-
St. Antoniusheim	Fulda	GmbH	235	188
Kreisruheheim	Gelnhausen	Kreisverwaltung	40	3
Altersheim	Meerholz b. Gelnhausen	Stiftung	15	-
Anstalt Hephata	Treysa	Innere Mission	Männer: 142 Frauen: 80	128
Landesheilanstalt Haina	Haina b.Frankenberg	Provinzialverb. Hessen-Nassau	1200	1090
Landesheilanstalt Merxhausen	Merxhausen bei Wolfhagen	Oberpräsident Hessen-Nassau	1180	961
Landesheilanstalt Marburg	Marburg	Oberpräsident Hessen-Nassau	700	585

Zwar war – wie dargestellt – in der Landesheilanstalt wie der Nervenklinik je ein Reservelazarett untergebracht, die Nervenklinik wurde aber im Gegensatz zur Landesheilanstalt offenbar in ihrer universitären Funktion von der „Freistellung“ von Betten für psychiatrische Patienten ausgenommen.

Aus der Landesheilanstalt wurden zwischen 1940 bis 1944 226 Patienten über die Zwischenstationen Weilmünster, Scheuern und Herborn in die Tötungsanstalt Hadamar verlegt,[179] während eine Überweisung von Patienten aus der Nervenklinik bisher in keinem Fall nachgewiesen ist. Unklar sind die weiteren Schicksale einzelner von der Nervenklinik in die Landesheilanstalt verlegter Patienten.

Daß die Bevölkerung von der „T4-Aktion" wußte, zeigt ein Bericht des Leiters der Landesheilanstalt, Albrecht Langelüddeke, an den Reichsminister des Innern vom 20. Januar 1942. Hier wird festgestellt, es sei für den Nachweis einer „Scheu vor Anstaltsaufnahme" notwendig geworden, Vergleichszeiten und -zahlen der Anstaltsaufnahme heranzuziehen, vor allem aus den Jahren des Ersten Weltkrieges, um die Kriegsbedingtheit des Absinkens der Aufnahmezahlen gegen andere Faktoren wie die Einstellung der Erbgesundheits-Gerichtsverfahren abzugrenzen. Zahlen habe bisher nur die Anstalt in Marburg beigebracht, bei der 1915-1916 ein Absinken gegenüber den Vorjahren um 20% stattgefunden habe, was damit dem Wert von 23% in den Jahren 1940-1941 gleichkomme.[180] In Marburg sei ein starkes Mißtrauen gegenüber der Aufnahme in die Landesheilanstalt festzustellen, „zumal dem Volke die Ziele der Verlegung genau bekannt" seien.[181] Die Angst der Bevölkerung vor einem Aufenthalt in der Landesheilanstalt lag nach Langelüddeke nicht in der Mordaktion an sich, sondern in ihrer „ungesetzlichen Durchführung" begründet. So führte er aus, als besonders belastend werde die Pflicht der Geheimhaltung durch die Ärzte, d.h. die Pflicht, die Unwahrheit zu sagen und die gewünschte Aufklärung zu verweigern, empfunden. Das Fehlen der gesetzlichen Grundlage habe mehr Schuld an dem Mißtrauen als die Maßnahmen selbst. Als direkte Maßnahme zu Überwindung der Verlegungsscheu schlage der Leiter der Landesheilanstalt Marburg daher vor, die Verlegung so lange zu unterlassen, „bis psychologisch die Möglichkeit gegeben ist, in offener Weise ein entsprechendes Gesetz zu erlassen und durchzuführen".[182]

Diagnose- und Krankheitsspektrum von in der Nervenklinik behandelten SS- und Wehrmachtsangehörigen

Über die Ambulanz der Nervenklinik bzw. des Reservelazaretts III und die Verteilung verschiedener neuropsychiatrischer Krankheiten während der Jahre 1939 bis 1944 berichtet die unter Mall angefertigte Dissertation von Ewald Schröder.[183] Die Untersuchung basiert auf einer Gesamtzahl von 5081 Patienten, die zwischen dem 1. Oktober 1939 und dem 31. Dezember 1944 in der Nervenklinik ambulant untersucht bzw. behandelt wurden. Dabei stiegen im Verlauf des Krieges die Patientenzahlen

179 HHStAW 520, FuZ-1252, Spruchkammerakte Langelüddeke. Bericht Langelüddekes an den Vorsitzenden der Spruchkammer II, 5.9.1947 (10 Anlage:44 II).
180 Ebd. Anlage 13, Bl.10.
181 Ebd.
182 Ebd.
183 Schröder 1945.

deutlich an, besonders drastisch mit Beginn des Rußlandfeldzuges 1941. Über die einzelnen Jahre verteilte sich die Patientenzahl folgendermaßen:

1939	1940	1941	1942	1943	1944
100	368	346	716	1079	2472

Bei 109 (=2,1%) der insgesamt 5081 Patienten ergab sich kein Befund, d.h. sie waren entweder genesen oder hatten eine nicht zu verifizierende Verdachtsdiagnose. In 118 Fällen (=2,3%) wurde nur eine Verdachtsdiagnose ausgesprochen; ihre Zahl wurde im Verlaufe des Krieges immer geringer. Den weitaus überwiegenden Anteil machten Patienten mit traumatischen Läsionen peripherer Nerven (31,4%) bzw. akuten Hirnverletzungen bzw. hirntraumatischen Folgezuständen aus (19,9%). Beide Gruppen stellten über die Hälfte der Patienten und spiegeln damit den Spezialcharakter der Klinik für traumatische Nerven- und Hirnverletzungen wider. Entsprechend nehmen die Prozentzahlen der Patienten mit traumatischen Nervenläsionen von 1939 (5%) bis 1944 (43,3%) massiv zu, und auch bei den Hirntraumatisierten ist eine Verdopplung im gleichen Zeitraum (1939: 10,9%, 1944: 23,9%) und eine Verschiebung im Schweregrad in Richtung Hirnkontusionen und penetrierende Hirnverletzungen über die Jahre festzustellen. Ebenfalls eine große Gruppe stellten die „Neuropathen“[184] (10,2%) und die Patienten mit abnormen seelischen Reaktionen auf Kriegsereignisse (10,6%) dar.

Schröder stellte im Längsschnitt eine deutliche Abnahme der Zahl der „Neuropathen“ fest (von ca. 20% 1939-1942 auf 4,65% 1944) und vermutet, der Rückgang sei so zu erklären, „dass bei der Truppe, als der Krieg in ein ernsteres Stadium getreten war, auf diese Patienten nur noch wenig Rücksicht genommen wurde und man sie nicht mehr in gleichem Umfang zur fachärztlichen Untersuchung schickte“.[185] Im gleichen Zeitraum habe die Zahl der hirntraumatischen Patienten zugenommen. Eine Abnahme im Verlauf des Krieges habe es bei der Gruppe der Schwachsinnigen (einschließlich der Beschränkten) gegeben (von maximal 7,3% im Jahre 1940 auf 1,2% im Jahre 1944). Die Patienten dieser Gruppe seien hauptsächlich Angehörige des Reichsarbeitsdienstes und Frischeingezogene gewesen. Insgesamt fällt bei Schröders Darstellung der moderate Ton und die wertfreie Feststellung der Diagnosen auf, der sich damit erheblich von den Anklage- und Schuldzuweisungstendenzen der Militärpsychiater unterscheidet.[186]

184 Der Begriff „(zerebrocardiale) Neuropathie“ wurde von M. Krishaber 1873 geprägt und ist eine inzwischen überholte Bezeichnung für eine Neuroseform, die mit Angstzuständen, Herzklopfen, Schwindel, Schlaflosigkeit und Albträumen einhergeht.

185 Schröder 1945, S. 12.

186 Vgl. Riedesser; Verderber 1996, S. 175-195.

Bei einer Untersuchung von 88 mit der Diagnose „Psychopathie“[187] eingelieferten und unterschiedlich lang (3 bis 299 Tage) in der Nervenklinik behandelten Soldaten fanden wir folgenden Verteilung der Behandlung im Zeitraum 1939 bis 1945:[188]

1939	1940	1941	1942	1943	1944	1945
8	30	14	10	9	14	3

Tendenziell zeigt sich also ein Anstieg zu Kriegsbeginn und eine drastische Abnahme am Kriegsende. Bezogen auf die Dienstränge handelte es sich bei 48 Patienten um einfache Soldaten sowie neun Obersoldaten, 14 Gefreite und fünf Obergefreite, die übrigen waren nicht eindeutig zu klassifizieren. Interessanterweise fand sich nicht ein einziger Offizier mit der Diagnose „Psychopathie“. Dies könnte im besten Falle bedeuten, daß Offiziere tatsächlich weniger zu psychopathischen Reaktionen neigten; wahrscheinlicher ist, daß man bei dieser Klientel mit der Diagnose sehr viel vorsichtiger war, da sie offenbar eine soziale Stigmatisierung darstellte.

Retrospektive Analyse des Alters-, Berufs- und Morbiditätsprofils der männlichen psychiatrischen Patienten 1939-1945 (H.R. und P.W.)

Kretschmer hat als Kliniksleiter der Universitätsnervenklinik in mehreren Fällen gezielt psychiatrische Diagnosen so extensiv ausgelegt, daß gefährdete Personen durch einen ausgedehnten Kliniksaufenthalt dem Zugriff der Gestapo oder der Militärgerichtsbarkeit entzogen wurden.[189] Dieser Befund wurde unter anderem zum Anlaß genommen, eine von uns auf der Grundlage der Aufnahmebücher der Jahre 1930 bis 1945 angelegte Datenbank mit Stammdaten aller aufgenommenen Patienten in diesem Zeitraum auszuwerten und das Zahlenmaterial, klassifiziert in aktuell gültige psychiatrische Diagnosen, mit einem speziellen statistischen Verfahren auf Auffälligkeiten hinsichtlich der Belegungsdauer zu untersuchen.[190] Bisher konnte nur ein Teil des sehr umfangreichen Datensatzes analysiert werden, der im Hinblick auf die Wehrpsychiatrie nur die männlichen Patienten, unterteilt in Zivilisten und Soldaten, umfaßt. Zusätzlich zu den quantitativen Untersuchungen wurden qualitative Untersuchungen (Psychopathie bei Soldaten, Schizophrenie, kinderpsychiatrische Fälle) durchgeführt, bei denen die nahezu komplett erhaltenen Krankenblätter mit einem

187 Psychopathie (heute Persönlichkeitsstörung) ist eine aufgrund genetischer Einflüsse entstandene und lebensgeschichtlich geprägte Auffälligkeit der emotional-charakterlichen Eigenschaften der Persönlichkeit und wird nicht als psychiatrische Erkrankung im eigentlichen Sinne angesehen. Der Heidelberger Psychiater Kurt Schneider war prägend für den Psychopathiebegriff, den er synonym mit „abnormen Persönlichkeiten“ gebrauchte.

188 Die Angaben wurden von cand. med. Katrin Steinmetz zusammengestellt. Einzelheiten in deren Dissertation (in Vorbereitung, voraussichtlich 2001).

189 Vgl. Kapitel III.3.2, die Fälle Ritter und Krauss.

190 Die Datenbank liegt als MS Access-Datenbank mit einer Reihe von Excel-Tabellen vor, die mit der klinikseigenen Version der SAS-Software statistisch ausgewertet wurde. Herrn Dr. Chr. Gutenbrunner sei an dieser Stelle für seine Hilfe gedankt.

über 50 Items umfassenden Analyseraster ausgewertet wurden.[191] Eine ausführliche Darstellung dieser in mehreren Dissertationen bearbeiteten Problemfelder muß einer späteren Veröffentlichung vorbehalten bleiben.

Klassifikationsproblematik

Um eine retrospektive statistische Auswertung der psychiatrischen Fälle durchführen zu können, war es erforderlich, alle Diagnosen zunächst im Klartext zu erfassen und sie einer bestimmten klinischen Fachrichtung zuzuordnen.[192] Nach Eingabe der Klartextdiagnosen aus den Aufnahmebüchern in eine (relationale) Datenbank wurden alle Diagnosen zunächst in vier übergeordnete Kategorien eingeteilt:

1) psychiatrische Diagnosen,
2) neurologische Diagnosen,
3) andere somatische Diagnosen und
4) nicht klassifizierbare Fälle.

Um die psychiatrischen Fälle näher aufzuschlüsseln, wurde für jede psychiatrische Diagnose eine Diagnoseziffer nach ICD-10 vergeben.[193] In der überwiegenden Mehrzahl der Fälle ließ sich die Diagnose in eine der zehn Kategorien des Diagnoseschlüssels einordnen.[194] Bei uneindeutig beschriebenen Auffälligkeiten bzw. komplexen Syndromen erfolgte die Einordnung zunächst danach, ob die jeweilige Störung am ehesten als „organisch", „schizophren-psychotisch", „affektiv" oder „reaktiv-neurotisch" aufgefaßt werden kann. Diagnosen, die sich auf besondere Persönlichkeits-

191 Zur Diskussion quantitativer Verfahren bei der medizinhistorischen Analyse der Psychiatrie vgl. die gründliche Darstellung von Dörries 1999a, hier insbesondere S. 212-213.

192 Eine erhebliche methodische Schwierigkeit bereitete das verwendete Klassifikationssystem der psychiatrischen Erkrankungen. Die von Kretschmer verwendete Klassifikation der Klartext-Diagnosen ist in vieler Hinsicht denen des sog. Würzburger Schlüssels von 1933 verwandt, weicht aber in einigen Bereichen deutlich davon ab (vgl. Eitner 1940, S. 8-10). Aus Gründen der retrospektiven Vergleichbarkeit haben wir uns deshalb für die heute aktuelle Klassifikation nach dem ICD-10 System entschieden; zur Problematik dieser Klassifikation vgl. Dörries 1999, hier S. 199, ferner Dörries; Vollmann 1997. Entgegen der ursprünglichen Konzeption konnten im vorliegenden Kapitel die Krankheitsfälle der Patientinnen nicht mit ausgewertet werden, weil zum einen die Angaben über die aufgenommenen Frauen nicht vollständig zu rekonstruieren waren, zum anderen aus technischen Gründen eine komplette Analyse des Patientenspektrums bisher noch aussteht.

193 Das Kapitel V (F) der ICD-10 umfaßt „Psychische und Verhaltensstörungen" und ist in zehn Hauptkategorien aufgeteilt: organische und symptomatische psychische Störungen (F0), durch psychotrope Substanzen bedingte Störungen (F1), Schizophrenie, schizotype und wahnhafte Störungen (F2), affektive Störungen (F3), neurotische, Belastungs- und somatoforme Störungen (F4), Verhaltensauffälligkeiten mit körperlichen Faktoren (F5), Persönlichkeitsstörungen (F6), Intelligenzminderung (F7), Entwicklungsstörungen (F8), sowie Verhaltens- und emotionale Störungen mit Beginn in Kindheit und Jugend (F9).

194 In manchen Fällen war die Diagnose allerdings nicht ohne weitere Überlegung klassifizierbar. Unsicherheiten in der Klassifikation traten vornehmlich dann auf, wenn in den Aufnahmebüchern heute ungebräuchliche Begriffe oder unscharfe Kategorien verwendet wurden oder uneindeutige bzw. widersprüchliche Diagnosen gestellt worden waren. In aller Regel ließ sich jedoch zumindest die grobe diagnostische Kategorie festlegen, beispielsweise bei der Frage, ob es sich in einem Fall eines Erregungszustands um eine organisch bedingte Störung handelt oder eine Reaktion auf eine schwere psychische Belastung.

merkmale oder auf als gestört beschriebene Persönlichkeiten beziehen, wurden als Persönlichkeitsstörung (F60) klassifiziert. Das schließt auch solche Diagnosen ein, die ethisch-moralische Wertungen enthalten (z.B. „Psychopathie"). Wenn die Diagnose aus einer Reihe mehrerer Symptome bestand, wurde der Versuch unternommen, die zugrundeliegende Störung zu identifizieren. In Zweifelsfällen wurde grundsätzlich die psychische Störung klassifiziert, auf der das klinische Bild nach heutiger Einschätzung am wahrscheinlichsten basiert. Uneindeutige Diagnosen wurden von zwei Fachärzten im Konsens der nächstliegenden diagnostischen Kategorie zugeordnet. Unspezifische oder nicht näher bezeichnete Störungen wurden schließlich in Restkategorien eingeordnet, von denen die ICD-10 in jedem Abschnitt genügend bietet. Damit war insgesamt gesehen jede psychiatrische Diagnose klassifizierbar.

Deskriptive Statistik der stationären Aufnahmen

Im Zeitraum von 1940 bis 1945 wurden 4482 männliche Patienten in die Nervenklinik aufgenommen. Davon waren 2803 Zivilisten und 1679 Soldaten. Die Altersverteilung der Gesamtstichprobe sowie der Zivilisten und der Soldaten geht aus Tabelle 20 hervor.

Unter den Soldaten überwiegen naturgemäß die jüngeren Altersgruppen. Rund 49% der Soldaten waren zwischen 18 und 29 Jahre alt, rund 46% zwischen 30 und 50, und nur 2,2% über 50 Jahre. Die entsprechenden Zahlen für die Zivilisten lauten 15,8%, 48,4% und 25,8%.

In allen Altersgruppen, mit Ausnahme der 18- bis 29-jährigen (dritte Zeile der Tabelle), überwiegen unter den stationären Aufnahmen insgesamt die Zivilisten über die Soldaten. Dies deutet darauf hin, daß die Funktion der Klinik als Reservelazarett nicht zu einer Minderversorgung der Zivilbevölkerung führte, da die Universitätsklinik im Gegensatz zur Landesheilanstalt nur einen Bruchteil ihrer Betten für Soldaten bereitstellen mußte.

Im Sechsjahreszeitraum zwischen 1940 bis 1945 zeigte die Gesamtzahl der Aufnahmen eine relative Konstanz in den meisten Altersgruppen. Eine Zunahme in der Gesamtstichprobe ist lediglich bei den unter 18-jährigen feststellbar, deren Zahl sich von 1940 bis 1945 verdoppelt und eine zahlenmäßige Abnahme in den Altersgruppe der 18- bis 29-jährigen. Vergleicht man die Zivilisten mit den Soldaten, so sind folgende Trends im Zeitraum von 1940 bis 1945 festzustellen: Die Zahl der unter 18-jährigen Soldaten nimmt erheblich zu: während 1940 nur zwei unter 18-jährige aufgenommen waren, waren es 1945 bereits 36, was einem Prozentsatz von 3,5 % bei den Soldaten entspricht. Dies liegt wohl in der verstärkten Einziehung Jugendlicher in den Wehrdienst gegen Ende des Krieges begründet.

Auch bei der Altersgruppe der 30- bis 50-jährigen Soldaten ist gegen Kriegsende eine Zunahme zu verzeichnen, was für die Zivilisten nicht zutrifft, während bei den 18- bis 29-jährigen Soldaten ein Abnahmetrend festzustellen ist. Hierbei dürfte sich die erhöhte Belastung älterer Männer durch Rekrutierung zum „Volkssturm" einerseits und die verminderte Krankschreibung aktiver Soldaten andererseits ausgewirkt haben.

Tab.20: Übersicht über die stationären Aufnahmen der Männer in die Universitätsnervenklinik im Zeitraum von 1940-1945.

Altersgruppe	Status	Jahr der Aufnahme												Zusammen	
		1940		1941		1942		1943		1944		1945			
		N	%	N	%	N	%	N	%	N	%	N	%	N	%
Unter 18	Zivilisten	33	7.67	51	9.79	58	10.92	58	11.22	46	10.29	33	9.24	279	9.95
	Soldaten	2	0.59	4	1.65	2	0.92	4	1.57	10	3.76	36	9.97	58	3.45
	Zusammen	35	4.56	55	7.21	60	8.01	62	8.04	56	7.85	69	9.61	337	7.52
18-29	Zivilisten	75	17.44	105	20.15	84	15.82	64	12.38	58	12.98	57	15.97	443	15.80
	Soldaten	199	58.88	121	50.00	117	53.67	123	48.43	115	43.23	141	39.06	816	48.60
	Zusammen	274	35.68	226	29.62	201	26.84	187	24.25	173	24.26	198	27.58	1259	28.09
30-50	Zivilisten	224	52.09	235	45.11	242	45.57	265	51.26	221	49.44	170	47.62	1357	48.41
	Soldaten	137	40.53	108	44.63	96	44.04	123	48.43	133	50.00	171	47.37	768	45.74
	Zusammen	361	47.01	343	44.95	338	45.13	388	50.32	354	49.65	341	47.49	2125	47.41
Über 50	Zivilisten	98	22.79	130	24.95	147	27.68	130	25.15	122	27.29	97	27.17	724	25.83
	Soldaten	–	–	9	3.72	3	1.38	4	1.57	8	3.01	13	3.60	37	2.20
	Zusammen	98	12.76	139	18.22	150	20.03	134	17.38	130	18.23	110	15.32	761	16.98
Zusammen	Zivilisten	430	100.00	521	100.00	31	100.00	517	100.00	447	100.00	357	100.00	2803	100.00
	Soldaten	338	100.00	242	100.00	218	100.00	254	100.00	266	100.00	361	100.00	1679	100.00
	Zusammen	768	100.00	763	100.00	749	100.00	771	100.00	713	100.00	718	100.00	4482	100.00

Diagnosenspektrum

Einen Vergleichsmaßstab für die kriegsbedingten Änderungen des Belegungsprofils bietet die in der Dissertation von Eitner wiedergegebene relativ einfache Diagnosen-Statistik der Nervenklinik während des Zeitraums vom 1. April 1938 bis zum 31. März 1939.[195] Entsprechend dem in der Kretschmerschen Klinik üblichen Diagnoseschlüssel werden drei große Krankheitsgruppen unterschieden:

A) psychiatrische Erkrankungen,

B) neurologische Erkrankungen,

C) somatische Erkrankungen (wie z. B. Myopathien).

Die psychiatrischen Erkrankungen werden entsprechend Kretschmers mehrdimensionalem Prinzip der Konstitutionstypologie und der Reaktionsformen in

1) psychopathische Anlagen, Reaktionen, Einstellungen und Entwicklungen,

2) endogene Psychosen und

3) organisch-psychische Krankheitszustände

eingeteilt. Die Zusammenfassung von Schizophrenie und „manisch-depressivem Irresein“ zu endogenen Psychosen weicht von dem auf Bumke zurückgehenden Schema ab und orientiert sich an Kretschmers Auffassung.[196] Die neurologischen Krankheitsfälle im engeren Sinne werden nach dem anatomischen Lokalisationsprinzip in zerebrale, spinale und periphere Erkrankungen eingeteilt, denen Störungen des Vegetativums und des Endokriniums nachgeordnet werden.

Die im Vorkriegsjahr insgesamt 996 aufgenommenen Patienten verteilten sich laut Eitner auf knapp 62% Männer und 38% Frauen. Bei den Männern standen 57% psychiatrischen 43% neurologische Aufnahmen gegenüber. Dem entsprachen bei den Frauen 73% psychiatrische, aber nur 27% neurologische Fälle. Die relativ höhere Zahl neurologischer Fälle bei den Männern wird mit der Begutachtungsproblematik begründet. Die drei Hauptformen psychiatrischer Fälle verteilen sich auf 21% der Diagnose-Gruppe 1 (psychopathische Anlagen etc.), 15,5% der Gruppe 2 (endogene Psychosen) und 24% der Gruppe 3 (organisch-psychische Erkrankungen), davon knapp 8% Epilepsien. Bei den neurologischen Patienten stehen mit rund 80% der Fälle die hirnorganisch Erkrankten weit im Vordergrund.

Vergleicht man Eitners Ergebnisse des Vorkriegsjahres mit denen der Kriegsjahre, so nehmen die psychiatrischen Diagnosen im Verlauf des Krieges ab. Die Häufigkeiten der vier übergeordneten diagnostischen Kategorien für den Zeitraum 1940 bis 1945 gehen aus Graphik XI hervor. Wie ersichtlich machen die neurologischen Diagnosen (bei Kriegsverletzungen) mit Ausnahme des Jahres 1945 über 50% aller stationären Aufnahmen aus. Andere somatische Diagnosen (z. B. innere Erkrankungen oder Erkrankungen aus anderen Fachgebieten) liegen konstant für den gesamten Berichtszeitraum bei 10%, ebenso die neurotischen Belastungs- und somatoformen Störungen.

195 Eitner 1940, S. 8-10.

196 Kretschmer 1930.

Graphik XI: Häufigkeit der vier übergeordneten psychiatrischen Diagnosekategorien (1940 – 1945)

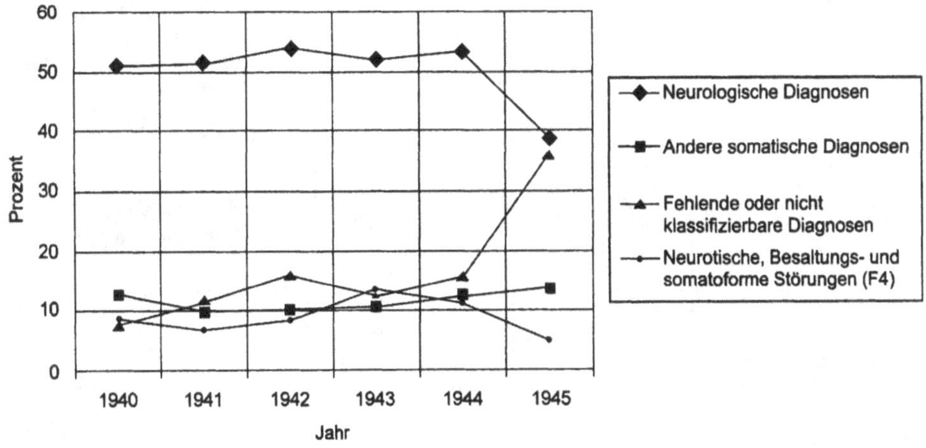

Auffällig ist, daß im Jahr 1945 die Zahl der fehlenden oder nicht klassifizierbaren Diagnosen erheblich ansteigt, was durch strukturelle Veränderungen und Personalprobleme infolge des Kriegsendes bedingt gewesen sein könnte.[197] Der Rückgang neurologischer Diagnosen dürfte damit zusammenhängen, daß nach Ende des Krieges (erfaßt wurde der gesamte Jahrgang 1945) Kriegsverletzungen seltener geworden waren.

Der Häufigkeitsverlauf der wichtigsten psychiatrischen Diagnosen über den Sechsjahreszeitraum geht aus Graphik XII hervor. Mit Ausnahme der affektiven Störungen (zu denen depressive Erkrankungen, bipolare Erkrankungen und manische Episoden gehören) ist für alle anderen diagnostischen Kategorien von 1940 bis 1945 ein Abwärtstrend festzustellen. Dies trifft sowohl auf die schizophrenen Erkrankungen als auch auf die organisch bedingten psychischen Störungen sowie auf die Intelligenzminderungen zu. Keinerlei Häufigkeitsunterschiede ergaben sich im Sechsjahreszeitraum bezüglich der Suizidversuche und Suizide. Sie liegen konstant um oder unter 1% der stationären Aufnahmen.

Ein Vergleich des Diagnoseprofils von Zivilisten und Soldaten zwischen 1940 bis 1945 läßt folgende Interpretation zu:

Der Anteil der affektiven Störungen nimmt von 1940 bis 1945 bei den Soldaten kontinuierlich ab, während er ab 1942 bei den Zivilisten statistisch signifikant zunimmt (Graphik XIII a).

Bei den schizophrenen Erkrankungen, deren Anteil sowohl bei Zivilisten als auch bei den Soldaten während des Untersuchungszeitraums zum Teil erhebliche Schwankungen aufweist, läßt sich kein signifikanter Unterschied feststellen (Graphik XIII b).

---

197 Vgl. dazu Kap. IV.3.1 und IV.3.2. Nicht berücksichtigt bei den Zahlenangaben in Graphik XI sind die Verlegungen von Patienten in das Reservelazarett in Cappel.

Graphik XII: Häufigkeit der wichtigsten psychiatrischen Diagnosen (1940- 1945)

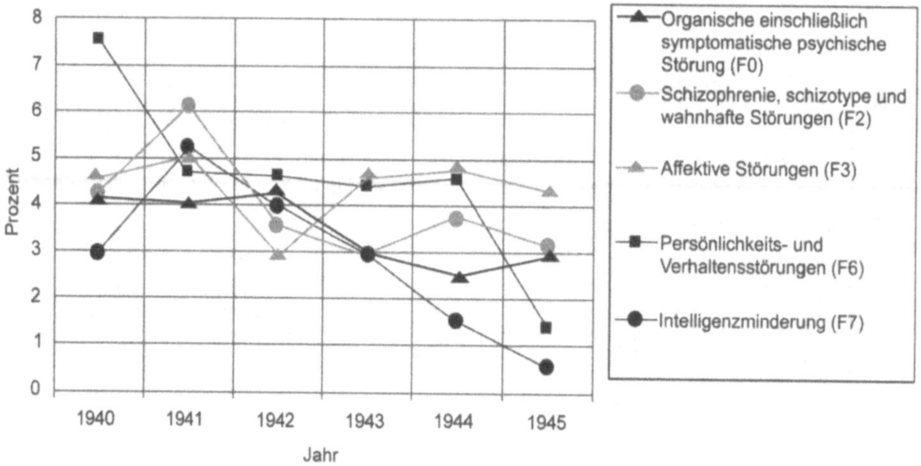

Der Anteil der somatischen Diagnosen ist ab 1941 bei den Soldaten signifikant häufiger als bei den Zivilisten. Er liegt bei den Soldaten ab 1941 bei rund 17% und steigt im Jahr 1945 auf 20% an, während er bei den Zivilisten mit Ausnahme des Jahres 1940 maximal 10% beträgt (Graphik XIII c).

Der Anteil der neurotischen Belastungs- und somatoformen Störungen ist im Zeitraum von 1940 bis 1943 bei den Soldaten signifikant häufiger als bei den Zivilisten und zeigt im Jahr 1944/1945 einen steilen Abfall, was nicht im gleichen Maße auf die Zivilisten zutrifft (Graphik XIII d).

Graphik XIII: Vergleich des Diagnoseprofils von Zivilisten und Soldaten bei

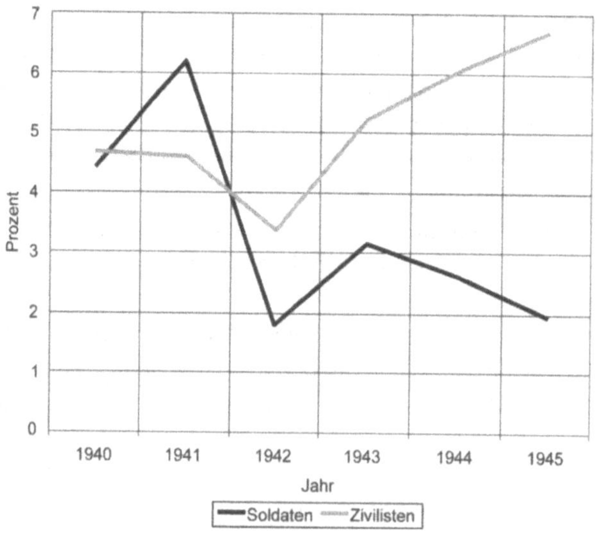

a) affektiven Störungen (XIIIa)

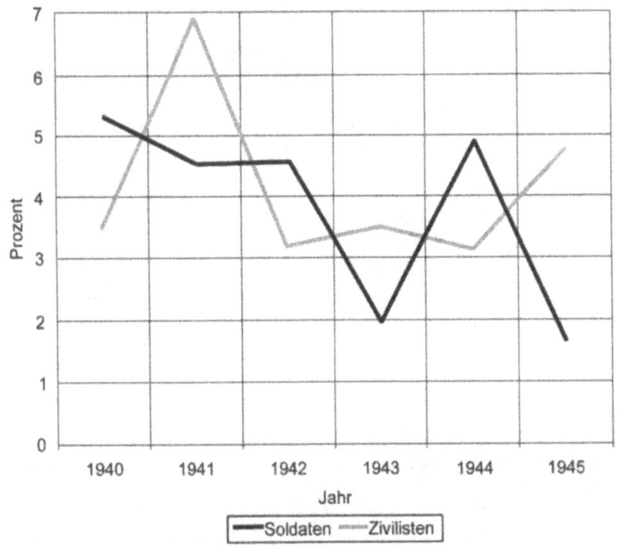

b) schizophrenen Erkrankungen (XIIIb)

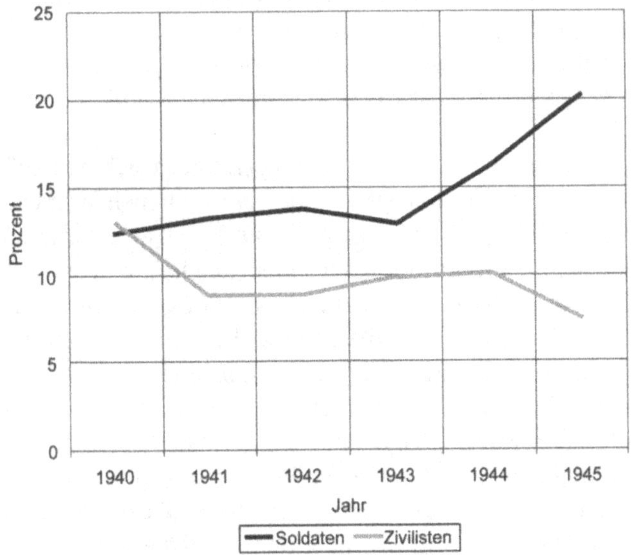

c) somatischen Diagnosen (XIIIc)

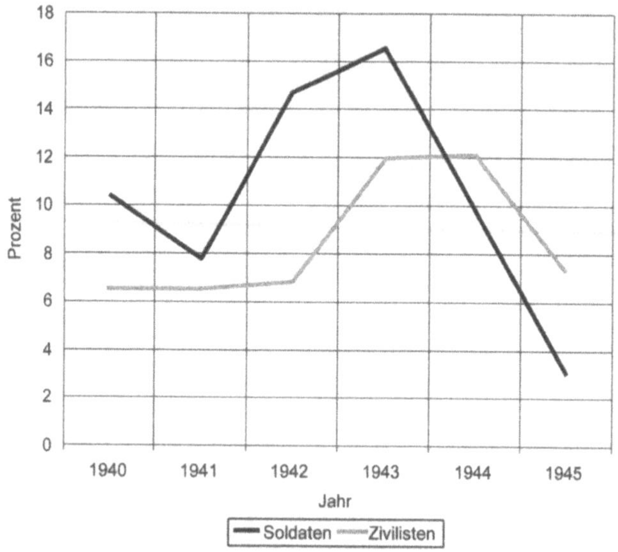

d) neurotischen, Belastungs- und somatoformen Störungen (XIIId)

Schlußfolgerungen

Zusammenfassend zeigt sich für die Längsschnittuntersuchung der Diagnosen der 4482 aufgenommenen männlichen Patienten im Sechsjahreszeitraum zwischen 1940 und 1945 eine relative Konstanz bei den vier häufigsten diagnostischen Kategorien (neurologische Erkrankungen, andere somatische Erkrankungen, neurotische, Belastungs- und somatoforme Störungen). Besondere Hinweise auf Patienten mit ungewöhnlich langen Krankenhausaufenthalten bei eher geringfügigen psychiatrischen Krankheitsbildern haben sich dabei allerdings nicht ergeben. Immerhin lassen die Zeitverläufe der verschiedenen Diagnosevergaben bei Soldaten und Zivilisten einige Aussagen über das Belegungsprofil der Klinik während des Krieges zu.

Bei einigen wichtigen diagnostischen Kategorien zeigt sich im erfaßten Zeitraum ein Abwärtstrend. Dies trifft sowohl auf die schizophrenen Erkrankungen zu als auch auf die Persönlichkeits- und Verhaltensstörungen sowie auf Intelligenzminderungen, während die affektiven Störungen einen gleichbleibenden Anteil zeigen.

Beim Vergleich der Diagnosenvergabe zwischen Zivilisten und Soldaten überwiegen bei den Soldaten seit 1941 die somatischen Diagnosen, während sich bei den schizophrenen Erkrankungen keine wesentlichen Unterschiede zeigen. Hingegen ergeben sich sehr klare Unterschiede zwischen Zivilisten und Soldaten hinsichtlich der affektiven Störungen, die bei den Zivilisten deutlich häufiger diagnostiziert werden, sowie bei den neurotischen Belastungs- und somatoformen Störungen, die in den Jahren 1941 bis 1943 bei den Soldaten häufiger sind und in den letzten beiden Jahren (1944, 1945) gegenüber den Zivilisten einen Häufigkeitsabfall zeigen.

Daß die somatischen Diagnosen bei den Soldaten häufiger sind als bei den Zivilisten, ist aufgrund der kriegsbedingt gehäuften Hirnverletzungen einleuchtend (Graphik XIII c). Von der Schizophrenie ist bekannt, daß sie eher einen konstanten Verlauf nimmt und durch wirtschaftliche Nöte oder Kriegsereignisse weniger beeinflußt wird (Graphik XIII b). Da ein Vergleich zwischen männlichen und weiblichen Schizophreniekranken nicht durchgeführt werden konnte, ist nicht zu sagen, ob auch in der Marburger Klinik ein längerer Krankenhausaufenthalt weiblicher Schizophrener vorlag, wie dies von Giel für die Schizophrenen in den Wittenauer Heilstätten in Berlin nachgewiesen wurde.[198]

Über die Ursachen weiterer im Untersuchungszeitraum feststellbarer Schwankungen läßt sich nur spekulieren. Im Hinblick auf die Häufigkeitsverteilung der affektiven Störungen (Graphik XIII a) im Sechsjahreszeitraum könnten sowohl ein Altersfaktor als auch ein Selektionseffekt bedeutsam sein: ersterer, weil die Soldaten überwiegend den jüngeren Jahrgängen angehörten und ein Großteil der affektiven Störungen erst jenseits des 30. Lebensjahres manifest wird, letzterer, weil jüngere Patienten mit bekannten psychiatrischen Erkrankungen nicht zur Wehrmacht eingezogen wurden. Diese Feststellung ist allerdings auf alle psychiatrischen Diagnosen übertragbar.

Schließlich ist auffällig, daß die neurotischen Belastungs- und somatoformen Störungen in den ersten Kriegsjahren (1940 – 1943) bei den Soldaten prozentual häufiger vorkommen als bei den Zivilisten. Dies dürfte auf die spezifischen Belastungen zurückzuführen sein, mit denen die Soldaten konfrontiert waren. Weshalb es allerdings in den letzten beiden Kriegsjahren[199] zu einem starken Häufigkeitsabfall kam, kann nur vermutet werden. Möglicherweise hatten sich in diesem Zeitraum die Zuweisungsmodalitäten für die Reservelazarette geändert, wofür wir allerdings keine Anhaltspunkte gefunden haben.

Ein Vergleich der hier dargestellten Diagnoseverläufe mit denen anderer Kliniken fällt wegen der ungleichen Voraussetzungen bei der Bettenbelegung mit Patienten schwer. Dörries hat für die Diagnosezuweisungen in den Wittenauer Heilstätten in Berlin zwischen 1919 und 1960 gezeigt, daß die bei weitem größte Anzahl der Patienten aufgrund altersbedingter psychischer Störungen aufgenommen wurde, gefolgt von Schizophrenien, Alkoholismus, progressiver Paralyse und reaktiven Störungen. Dabei fielen besonders die hohen Aufnahmezahlen der altersbedingten Störungen im und nach dem Ende des Zweiten Weltkrieges auf. Außerdem blieb das durchschnittliche Aufnahmealter bei den einzelnen Diagnosekategorien z.B. bei altersbedingten psychischen Störungen und Schizophrenien über den gesamten Untersuchungszeitraum erstaunlich konstant. Auch fand sich ein hoher Anteil an Suizidversuchen, der besonders ausgeprägt bei der Diagnose „Psychopathie" (einschließlich Jugendlicher), den manisch-depressiven Psychosen und den reaktiven Störun-

198 Giel 1999, S. 431.
199 Vgl. Graphik XIII d.

gen war. Ältere Patienten mit psychischen Störungen und Schizophrene begingen in Berlin deutlich weniger Suizidversuche.[200]

Die abweichenden Verhältnisse an der Marburger Nervenklinik deuten – neben möglichen Verwerfungen durch das relativ kleine untersuchte Kollektiv von Diagnosen – auf eine grundlegend andere Rolle der Klinik hin, die in ihrer Funktion als Reservelazarett und Krankenhaus der Erstversorgung gelegen haben dürfte, während Fälle, wie sie für die Wittenauer Heilstätten typisch waren, eher in die Landesheilanstalt gelangten.

200 Dörries 1999b, S. 395-396.

IV.4 Kriegswichtige Forschung

Kornelia Grundmann

4.1 Veränderung der Forschungsthemen und Förderung der Forschung

Die Frage „Was ist kriegswichtig?" beantwortete der Marburger Hygieniker Pfannenstiel 1944 in einem Artikel über die Verpflichtung der Gesundheitswissenschaften in Kriegszeiten folgendermaßen: „Kriegswichtig ist, was dem Kriege dient. [...] Kriegsunwichtig ist das Private und ist jeder Eigennutz. Das gilt auch für unsere Hochschulen, das gilt für die gesamte deutsche Wissenschaft schlechthin. [...] Wenn auch der Krieg auf der einen Seite individuelle, sich in Friedenszeiten oft über lange Zeiträume erstreckende wissenschaftliche Einzelarbeiten von sicherlich oft großer Bedeutung verzögert oder gar unterbricht, so hat er doch auf der anderen Seite vielen wehrwichtigen Forschungsaufgaben einen gewaltigen Auftrieb gegeben. Ohne ihn wäre so manche wissenschaftliche Erkenntnis nicht erworben, so manches wirksame Mittel zur Krankheitsverhütung nicht entdeckt, aber auch so manche gesundheitstechnische Erfindung nicht gemacht worden."[1]

Nach Ansicht Pfannenstiels waren die wissenschaftlichen Anstrengungen in der Medizin durch die Anforderungen des Krieges also intensiviert worden. Diese Wahrnehmung kann aus heutiger Sicht nicht bejaht werden; sie könnte, wenn überhaupt, dann längst nicht für alle, sondern nur für spezifisch kriegswichtige medizinische Gebiete wie z. B. die Hygiene und die Chirurgie zutreffen. Er hatte jedoch sicherlich Recht mit der Feststellung, daß die medizinische Forschung an den Hochschulen des Reiches im Zweiten Weltkrieg trotz Personalmangels und Materialknappheit keineswegs zum Erliegen gekommen war. Allerdings mußten Forschungsvorhaben offiziell als kriegswichtig anerkannt sein, um durch finanzielle Mittel oder uk-Stellungen von Wissenschaftlern unterstützt zu werden. War dies nicht der Fall, so war es in den Kriegsjahren besonders in der experimentellen Medizin und den Naturwissenschaften kaum möglich, Geräte und Chemikalien für wissenschaftliche Untersuchungen zu beschaffen und erfahrene Forscher vom Kriegsdienst freistellen zu lassen. An der Marburger Medizinischen Fakultät war die Situation dementsprechend, so daß in dem hier betrachteten Zeitraum in den Kliniken und Instituten kaum noch durch Eigenmittel der Universität finanzierte Forschungsvorhaben durchgeführt werden konnten, weil das noch vorhandene, nicht eingezogene Personal durch Lehraufgaben und Krankenversorgung völlig überlastet war. Die vorliegende Analyse konzentriert sich demnach auf die von außen geförderten Forschungsprojekte, die an der Fakultät zwischen 1939 und 1945 durchgeführt wurden.

1 Pfannenstiel 1944, S. 94 und 95.

Die reichsweite Förderung der Forschung wurde bereits einige Jahre vor dem Krieg deutlich verstärkt. Nachdem Adolf Hitler auf dem Reichsparteitag im September 1936 den Vierjahresplan mit dem Ziel proklamiert hatte, Deutschland vom Ausland unabhängig und die deutsche Wirtschaft kriegsfähig zu machen, führte der NSD Anfang 1937 eine Großkundgebung in Berlin durch, die unter dem Motto „Wissenschaft und Vierjahresplan" stand. Hier bekräftigten verschiedene Vertreter des RMWEV, daß die Umsetzung des Vierjahresplans auch Sache der Hochschulen sei und jeder Wissenschaftler sich zur Mitarbeit aufgerufen fühlen müsse.[2] Als Reaktion von offizieller Seite gründete Reichswissenschaftsminister Rust zwei Monate später den Reichsforschungsrat (RFR), um „alle verfügbaren Kräfte auf dem Gebiet der Forschung, die dieser Aufgabe dienen, einheitlich zusammenzufassen und planmäßig einzusetzen".[3] Rust betonte sowohl in dem Erlaß als auch in seiner Eröffnungsrede, daß er die Freiheit der Wissenschaft nicht antasten wolle, da diese für ihn „nicht in der Willkür der Aufgabenstellung, sondern in der Selbständigkeit ihres Verfahrens" bestände![4]

Zum Präsidenten des RFR ernannte er den General der Artillerie und Professor an der Wehrtechnischen Fakultät der Technischen Hochschule Berlin, Karl Becker, ein geschickter Schachzug, der die Wehrmacht als Entscheidungsinstanz mit einbezog.[5] Die Existenz der Deutschen Forschungsgemeinschaft (DFG), die seit Ende 1936 unter der Präsidentschaft von Rudolf Mentzel[6] stand, wurde durch die Gründung des RFR nicht berührt; dieser war organisatorisch und juristisch in die DFG eingebunden, und die bereitgestellten finanziellen Mittel wurden dort mit verwaltet. Die Forschungsförderung auf dem Gebiet der Natur- und Technikwissenschaften und der Medizin ging jedoch in den Aufgabenbereich des RFR über, alle anderen Fachgebiete blieben bei der DFG. Es war das vordringliche Ziel der neuen Organisation, mit wichtigen deutschen Forschungsstätten in ständigem Kontakt zu bleiben und durch Bereitstellung von Mitteln die Forschungsleistung zu beleben und zu steigern. Als Leiter von insgesamt 16 Fachsparten wurden führende Wissenschaftler berufen, die nach dem Führerprinzip über alle Anträge zu entscheiden hatten.

---

2 NSD-Dozentenbund Berlin 1937. Aufruf zur Mitarbeit der Mediziner bei Matthes 1937.

3 BA Berlin, R 43 II, Nr.12326. Erlaß RMWEV WN 612, 16.3.1937. Vgl. dazu ausführlicher Zierold 1968, S. 213-272. Hammerstein 1999, S. 203-234. Deichmann 1992, S. 56-81.

4 OZ 26.5.1937, S. 9, Eröffnung des Reichsforschungsrates.

5 Die enge Verbindung zwischen RFR und Wehrmacht, um neue Forschungsergebnisse auf schnellstem Wege der praktischen Anwendung zuzuführen, betonte auch der Chef der Forschungsabteilung im Oberkommando des Heeres und Chef der Abteilung Wissenschaft im Oberkommando der Wehrmacht, Erich Schumann. Vgl. Schumann 1938. Finanzielle Verbindungen zwischen RFR und Wehrmachtsdienststellen, sog. „Wehrmachtsaufträge", gab es aber anscheinend erst ab 1942, als der RFR in den Aufgabenbereich des Rüstungsministers Albert Speer überführt wurde.

6 Rudolf Mentzel, geb. 1900, war Referent für Naturwissenschaften im RMWEV und SS-Sturmbannführer. Er übernahm im November 1936 die Führung der DFG und arbeitete gleichzeitig in der Abteilung Forschung des Amtes für Wissenschaft des RMWEV weiter. 1939 wurde er dort Amtschef und Ministerialdirektor.

Leiter der Fachgliederung Medizin[7] war der Berliner Chirurg Ferdinand Sauerbruch.[8] Die Reichszuschüsse an die DFG und damit auch an den RFR steigerten sich ab 1937 beträchtlich. Die Fachsparte Medizin stand mit einem Etat von fast 900 000 RM (1937), der sich in den folgenden Jahren bis auf eine Million RM steigerte, an zweiter Stelle hinter den Landbauwissenschaften und der Allgemeinen Biologie (zwei Millionen RM).[9] Unter der Federführung von Sauerbruch wurden sowohl ältere Forschungsprojekte aus dem Bereich der Berufs- und Volkskrankheiten und der Ernährung weitergeführt, als auch zunehmend Erb- und Rassenforschung, Bevölkerungspolitik, Kolonialmedizin und Krebsforschung gefördert.[10] Nach Einschätzung des Historikers Hammerstein folgte die überwiegende Mehrzahl der geförderten medizinischen Projekte gewohnten Bahnen, und ein zeittypisch-ideologischer Ansatz ist bei den wenigsten Themen zu erkennen. Allerdings wurden auf praktische Anwendung in Kriegszeiten orientierte Forschungsvorhaben, bei denen nebenbei noch wichtige Ergebnisse für die Allgemeinmedizin gewonnen wurden, deutlich bevorzugt.[11]

Mit Beginn des Krieges verschärften sich die Kriterien der Mittelzuweisung, nun war in den Anträgen die Kriegswichtigkeit des Forschungsvorhabens zu definieren. Im Hause des RFR wurde eine Kriegwirtschaftsstelle eingerichtet, die die jetzt generell nicht mehr frei zugänglichen Materialien für die Wissenschaft verwaltete und den Forschungsvorhaben Dringlichkeitsstufen zuteilte. Nachdem Hermann Göring 1942 die Leitung des RFR übernommen hatte und eine enge Zusammenarbeit mit dem Rüstungsministerium Speers vereinbart worden war, ging man zum Einstufungsmodus dieses Ministeriums über. Es gab die Dringlichkeitsstufen S und übergeordnet SS. Die Aufnahme in die Sonderstufe DE (von höchster Wichtigkeit) war von der Zustimmung Speers abhängig. Von der Einstufung des „Wehrmachtsauftrags" in die entsprechende Dringlichkeitsstufe hing dementsprechend die Materialzuteilung und uk-Stellung von Mitarbeitern ab.[12]

An der Marburger Medizinischen Fakultät wurden im Zeitraum zwischen 1937 und 1945 an neun von achtzehn Kliniken und Instituten Forschungsvorhaben vom RFR gefördert; der folgende Überblick gibt Aufschluß über deren Themen und die Höhe der Zuschüsse.[13]

---

7 Der Bereich „Bevölkerungspolitische Erbbiologie und Rassenpflege" wurde in späteren Jahren als eigenständige Fachsparte ausgegliedert und stand unter der Leitung von Kurt Blome, seit 1939 stellvertretender Reichsgesundheitsführer. Die Sparte „Wehrmedizin" leitete Professor Wilhelm Richter, Greifswald.

8 Zu Sauerbruchs Stellung zum Nationalsozialismus, leider jedoch ohne Erwähnung seiner Tätigkeit als Fachspartenleiter des RFR, vgl. Kudlien 1980.

9 Vgl. die Übersichten bei Zierold 1968, S. 233, und van den Bussche 1989, S. 167.

10 Hammerstein 1999, S. 308.

11 Ebd. S. 352-354.

12 Zierold 1968, S. 246. Hammerstein 1999, S. 322.

13 Vgl. Tab.21. Die Themen konnten aus der Kartei des RFR entnommen werden, die im Bundesarchiv Berlin (ehemals BDC) lagert. Anträge und Forschungsberichte, leider nicht immer vollständig, waren im Bundesarchiv Koblenz im Bestand R 73 (DFG) zu finden.

Tab. 21: Drittmittelforschung an der Marburger Medizinischen Fakultät 1937-1945

a. Förderung durch DFG/RFR

Institut/ Wissenschaftler	**Zeitraum**	**Summe (RM)**	**Forschungsthema**
1. Anatomie/ Krantz[14]	1944	5000	Einfluß der Narkose auf den Zellkern in der Gewebekultur
2. Chirurgie/ Lauber[15]	1937-39	5800	Beziehungen der Vitamine zur Chirurgie (mit Bersin)
3. Gynäkologie/ Winkler[16]	1939-45	16240	Sexualhormone
4. Dermatologie/ Albus[17]	1938-39	500	Histaminase- und Cholinesterase-Aktivität beim latenten Allergiker
5. Hygiene/ Pfannenstiel[18]	1936	300	Tbc-Befall der Dörfer Ginseldorf und Schönbach
	1937-38	2600	Gesundheitsverhältnisse auf dem Dorfe; Ernährungslage im kurhessischen Raum
	1937 und 1940	2500	Konservierung von Brot
	1939	200	Vergleichende Bevölkerungs- und erbbiologische Untersuchungen
	1943	500	Verbreitung von Seuchen in Kurhessen
	1944	6000	Resistenz-Untersuchungen
6. Pharmakologie/ Gremels[19]	1938	3000	Wirkung von Acetylcholin und Adrenalin
	1940-41	5450	Zur pathologischen Physiologie des traumatischen Wundschocks
	1942-44	12500	Die Natur der Kampfstoffwirkungen und des Wundschocks; vegetative Stoffwechselsteuerung durch Energetika

14 BA Koblenz, R 73, Nr.12368. Die Summe zur Einrichtung eines Labors für Gewebekulturen war bewilligt worden, kam jedoch nicht mehr zur Auszahlung.

15 BA Koblenz, R 73, Nr.12601. BA Berlin (ehemals BDC), Karte RFR Lauber.

16 BA Koblenz, R 73, Nr.15738. BA Berlin (ehemals BDC), Karte RFR Winkler.

17 BA Koblenz, R 73, Nr.10037. Bericht in StAM 305a, Acc. 1975/79, Nr.612. Überblick über die vom RFR geförderten wissenschaftlichen Arbeiten, Heft IV, 1938/39.

18 BA Koblenz, R 73, Nr.13599. BA Berlin (ehemals BDC), Karte RFR Pfannenstiel. Von 1937 bis 1939 wurden Pfannenstiels Projekte von der Reichsarbeitsgemeinschaft für Agrarpolitik und Betriebslehre unterstützt.

19 BA Koblenz, R 73, Nr.11323 und Nr.315. BA-MA Freiburg, H 12-23, Nr.262/1 und Nr.661. BA Berlin R 4901, Nr.1980/4. Bewilligungsschreiben des RFR, 13.1.1942, 17.2.1942, 7.5.1942.

Institut/ Wissenschaftler	Zeitraum	Summe (RM)	Forschungsthema
7. Physiolog. Chemie / Bersin[20]	1938-39	4500	Beziehungen der Vitamine zur Chirurgie (mit Lauber)
	1943-45	?	Geheimer Wehrmachtsauftrag „Biokampf“
	1944	?	Klinisch-diagnostische Verwertbarkeit von Abwehrfermenten (mit Kretschmer)
8. Psychiatrie/ Kretschmer[21]	1941	3700	Fermentchemische Studien zur klinischen und konstitutionellen Korrelationsforschung. Klinisch-diagnostische Verwertbarkeit von sog. spezifischen Abwehrfermenten
	1942	14000	
	1943	12600	
	1944	13000	
9. Strahlenklinik/ Luther[22]	1944	1500	Abwehrfermente und Krebs (mit Kretschmer)

b. Förderung durch die Bose- und Zehnter-Stiftung[23]

	Bose (RM)	Zehnter (RM)
1937	7844	800
1938	7885	-
1939	5250	-
1940	4270	-
1941	5330	-
1942	4100	1700
1943	5340	-
1944	4350	600

Im gesamten Zeitraum wurden Marburger Forschungsprojekte, soweit aus der Aktenlage ersichtlich, vom RFR durch etwa 110 000 RM finanziert. Mit der höchsten Summe wurde der wissenschaftlich renommierte Psychiater Kretschmer unterstützt. Relativ hohe Zuschüsse erhielt auch der Pharmakologe Gremels, der eng mit der Forschungsabteilung der Militärakademie in Berlin zusammenarbeitete. Nachdem der Gynäkologe Winkler, Oberarzt bei Ernst Bach, bei Kriegsbeginn erfolgreich gegen die Streichung seiner Sachbeihilfe argumentiert hatte, erhielt er in den nächsten Jahren mehrmals Mittel für seine Forschungen über Follikelhormone. Diese am stärksten geförderten Projekte sollen im folgenden näher beleuchtet werden.

---

20 BA Koblenz, R 73, Nr.10273. BA Berlin (ehemals BDC), Karte RFR Bersin.

21 BA Koblenz , R 73, Nr.12408. BA Berlin (ehemals BDC), Karte RFR Kretschmer.

22 BA Koblenz, R 73, Nr.12823. StAM 310, Acc. 1975/42, Nr.719. Direktor des Strahleninstituts, du Mesnil, an Kurator, 4.5.1944.

23 StAM 307c, Acc. 1969/33, Nr.578. Summen errechnet aus den Listen der Mittelverteilung aus der Bose- und Zehnter-Stiftung 1937-1944.

Über die vom RFR unterstützten Arbeiten Pfannenstiels, der als einziger mehrmals Gelder auch für die Durchführung von Doktorarbeiten beantragte, wurde schon in Kapitel III.7 berichtet. Aus der relativ hohen Mittelzuweisung für Pfannenstiel (insgesamt etwa 12 000 RM) ist nicht unbedingt abzuleiten, daß die Förderung aufgrund seiner Nähe zum nationalsozialistischen Regime erfolgte. Dagegen spricht, daß der bekanntermaßen dem Regime abwartend gegenüberstehende Kretschmer sehr viel höhere Summen erhielt. Pfannenstiel war jedoch einer der wenigen an der Marburger Fakultät, der die Möglichkeiten der Förderung von Anfang an richtig erkannte und auch nutzte. Auffällig ist, daß neben Pfannenstiels bevölkerungspolitischen Themen hauptsächlich physiologisch-chemische Forschungsvorhaben unterstützt wurden und nicht, wie vielleicht zu erwarten, Themen aus der (Kriegs-)Chirurgie. Man muß davon ausgehen, daß abgesehen von der Regimetreue weitere Kriterien für die Förderungswürdigkeit ausschlaggebend waren: einerseits die Kriegswichtigkeit, andererseits die wissenschaftliche Tragweite des Themas, aber auch die Rührigkeit und der Bekanntheitsgrad des Antragstellers.

Abgelehnte Anträge wurden in unsere Liste der durch Drittmittel geförderten Projekte nicht mit aufgenommen. So hatte der Gynäkologe Kehrer 1939 einen Druckkostenzuschuß für die Herausgabe seines Buches „Moderne konservative und operative Geburtsleitung“, den krönenden Abschluß seiner Universitätslaufbahn, beantragt, der mit der Begründung abgelehnt wurde, daß das Thema nicht als kriegswichtig einzustufen sei. Kehrer führte als Gegenargument ins Feld, daß das Problem der Sorge für eine quantitativ und qualitativ hochwertige Nachkommenschaft und Förderung der Gesundheit von Mutter und Kind für den Staat langfristig sehr wohl ein vorrangiges Problem sein müsse, bekam aber trotzdem kein Geld.[24] Ein weiterer Antrag des schon in der Vitaminforschung erfolgreich zusammenarbeitenden Teams Lauber (Chirurgie) und Bersin (Physiologische Chemie) wurde von Sauerbruch persönlich abschlägig beschieden.[25] Der von beiden Forschern vorgeschlagene „Experimentelle Beitrag zur Blutkonservierung“ befaßte sich mit der Verbesserung der Konservierungsmaßnahmen von Blut, um eine Haltbarkeit von mindestens vier Wochen zu erreichen.[26] Er scheiterte nicht an der fehlenden Kriegswichtigkeit, sondern wurde von Sauerbruch als nicht neu abgelehnt.

Neben der Förderung durch den RFR konnten die Marburger Mediziner auf Mittel aus der Stiftung der Gräfin Louise Bose, der Tochter des Landgrafen Wilhelm II. von Hessen, zurückgreifen. Diese hatte der Universität Marburg bei ihrem Ableben 1883 ein Legat von 700 000 RM vermacht, dessen Erträge zur Häfte für die Unterstützung medizinischer Studien verwendet werden sollten. Darunter fielen Stipendien für wissenschaftliche Arbeiten von Studierenden und Dozenten, die Unterstützung der Lehre

24 BA Koblenz, R 73, Nr.12070. Kehrer an DFG, 28.12.1939.

25 BA Koblenz, R 73, Nr.12607. Sauerbruch an DFG, 10.3.1940.

26 BA Koblenz, R 73, Nr.10273. Antrag Theodor Bersin; Hans Joachim Lauber: Experimenteller Beitrag zur Frage der Blutkonservierung, o.D. (wahrscheinlich Ende 1939).

und wissenschaftliche Reisen.[27] Durch die Inflation war das Stiftungsvermögen 1932 auf 166000 RM zusammengeschmolzen, konnte jedoch durch die Anstrengungen des Kurators von Hülsen bis 1940 wieder auf 240 000 RM aufgestockt werden. Die Erträge wurden zusätzlich Anfang des Krieges durch die Veranlagung des Vermögens zur Körperschaftssteuer dezimiert, die von von Hülsen nicht umgangen werden konnte.[28]

Kleinere Teile der jährlich zur Verfügung stehenden Gesamtsumme der Bose-Stiftung wurden für Unterrichtszwecke, die Ergänzung von Institutsbibliotheken und die Unterstützung der Doktorarbeiten von Assistenten sowie für die Deckung von Reisekosten verwendet. Ab und an gingen auch Anträge zur Bezuschussung von Geräten zur medizinischen Forschung ein, so wurde z.B. ein Mikroskop für den Physiologen Dittler oder ein Thermostat für den Anatomen Benninghoff angeschafft. Die Anträge wurden von einer aus drei Ordinarien der Fakultät bestehenden Kommission unter Vorsitz des Prodekans begutachtet.[29] Auffällig ist auch hier, daß der Hygieniker Pfannenstiel fast jedes Jahr mit höheren Beträgen auf der Förderungsliste zu finden war, wobei offen bleiben muß, ob Pfannenstiels Tüchtigkeit bei der Mitteleinwerbung oder seine guten Verbindungen zum NS-Regime dafür ausschlaggebend waren. Die auch durch den RFR bezuschußte Vitaminforschung von Lauber und Bersin wurde mehrmals mit über 1000 RM bedacht. Ebenso bekamen der Pharmakologe Gremels und Kretschmers Oberarzt Mall größere Summen zusätzlich zu den ausgeschütteten Summen des RFR. Anscheinend erleichterte es die Entscheidung der Kommission, wenn ein Projekt schon von anderer Seite als förderungswürdig eingestuft worden war.[30]

Weitere Förderungsmittel wurden der Stiftung von Julius Zehnter aus Madison, Wisconsin, entnommen, der der Medizinischen Fakultät Marburg im Jahre 1927 25000 Dollar vermacht hatte, deren Erträge von etwa 10 000 RM zur Hälfte angelegt, zur anderen Hälfte gemeinsam mit denen der Bose-Stiftung ausgeschüttet wurden. Die Überlieferung über die Verteilung dieser Mittel ist nur unvollständig.[31]

4.2 Beispiele durch Drittmittel geförderter Forschungsvorhaben

Untersuchungen über die klinische Verwertbarkeit der sogenannten Abwehrfermente

Von 1941 bis 1944 wurden in der Klinik für Psychiatrie und Neurologie „Fermentchemische Studien zur klinischen und konstitutionellen Korrelationsforschung“, federführend geleitet von Ernst Kretschmer und durchgeführt von seinen Mitarbeitern

27 Emil von Behring-Bibliothek für Geschichte und Ethik der Medizin, Nachlaß Rosemann. Statuten der Stiftung der Gräfin Louise Bose, geb. Gräfin von Reichenbach-Lessonitz.

28 Vgl. dazu ausführlich Lemberg 1998, S. 138-147.

29 StAM 307c, Acc. 1969/33, Nr.577. Anträge auf Fördermittel aus den Jahren 1940-1944.

30 StAM 307c, Acc. 1969/33, Nr.578. Liste der verteilten Mittel aus der Gräfin-Bose-Stiftung 1937-1944.

31 StAM 307c, Acc. 1969/33, Nr.577. Testament von Julius Zehnter 1923.

Gerhart Mall und Walter Winkler sowie dem Physiologen Bersin und dem Krebsforscher Luther, durch hohe Summen des RFR gefördert.[32]

Winkler war dafür seit 1941 als Kretschmers Assistent uk gestellt; Mall war seit September 1938 in Marburg tätig und hatte vorher als Assistent des berühmten Proteinchemikers Emil Abderhalden am Physiologischen Institut in Halle an der Saale gearbeitet. Er wurde Anfang 1941 eingezogen, kehrte jedoch schon am Ende des Jahres nach einer überstandenen Polyneuritis nach Marburg zurück und konnte sich 1942 bei Kretschmer habilitieren.[33] Das Thema seiner Habilitationsschrift über Methoden der Isolierung kristallisierter spezifischer Proteinasen aus dem Harn, eine Fortentwicklung der Methode Abderhaldens zum Nachweis sogenannter Abwehrfermente, weist darauf hin, daß er als treibende Kraft die Untersuchungen über die klinisch-diagnostische Verwertbarkeit der Abwehrfermente initiierte, für die dann unter Kretschmers Federführung Fördermittel beim RFR beantragt wurden.

Emil Abderhalden (1877-1950), ein Schüler des Berliner Chemikers Emil Fischer [34] und bekannt durch seine Forschungen zu Fragen der Eiweißstruktur und der proteinspaltenden Enzyme (Proteasen), trat kurz vor dem Ersten Weltkrieg durch die vermeintliche Entdeckung sogenannter Abwehrfermente im Blut hervor.[35] Diese sollten die Fähigkeit haben, artfremdes Eiweiß zu erkennen und es zu Peptiden abzubauen, die dann im Serum des Probanden nachweisbar waren. Davon ausgehend etablierte er die nach ihm benannte Abderhalden-Reaktion, die die Möglichkeit der Serodiagnostik verschiedener Organfunktionen und Erkrankungen eröffnen sollte. Er hoffte, mittels dieser Fermente, die er nur anhand der entstehenden Abbauprodukte nachweisen konnte, ein aussagekräftiges diagnostisches Instrument zur Schwangerschaftsdiagnose, zur Beurteilung von Krebskrankheiten, aber auch endokriner Störungen, Geisteskrankheiten und Infektionskrankheiten in der Hand zu haben. Abderhaldens Methode wurde in den folgenden Jahren von vielen Klinikern zur Klärung der unterschiedlichsten Fragestellungen übernommen, war aber von Anfang an umstritten.[36]

Seitdem um die Jahrhundertwende von Ilja Metschnikoff, Emil von Behring und Paul Ehrlich die Grundlagen für die moderne Immunologie gelegt worden waren, gab es zwei unterschiedliche Theorien über die Abwehr von Krankheitserregern und körperfremden Stoffen: Die Anhänger der Zellulartheorie waren davon überzeugt, daß die Fähigkeit zur Immunantwort vom Vorhandensein bestimmter Körperzellen abhängig war, während die Anhänger der Humoraltheorie der Ansicht waren, daß nur im Blut gelöste Substrate die Krankheitserreger inaktivieren. Das Zusammen-

32 Vgl. die Summen in der Übersicht, Positionen a.7, a.8 und a.9.

33 StAM 307c, Acc. 1969/33, Nr. 218.

34 Emil Fischer (1852-1919) erhielt für seine proteinchemischen Forschungen 1902 den Nobelpreis. Vgl. zur Entwicklung der Proteinchemie und Enzymologie Lieben 1970, S. 336-459.

35 Abderhalden 1912.

36 So kritisierte schon Paul Ehrlich, daß die von ihm entdeckten Antikörper keine Fermente seien. Vgl. zur Problematik der Abwehrfermente Kaasch 1999. Zu Abderhaldens Leben und Werk Kaasch 1995. Wir bedanken uns bei Michael Kaasch, Halle, für zusätzliche Hinweise.

spiel beider Systeme war zunächst nicht bekannt, und diese Tatsache erklärt vielleicht, daß die Abwehrfermente als humorale Abwehrstoffe angesehen und mit Abderhaldens Methode unkritisch umgegangen wurde. Besonders in Medizinerkreisen, die jede klinisch verwertbare diagnostische Methode begierig aufgriffen, konnte sie sich durchsetzen. Die Abwehrfermente lassen sich jedoch in die heute allgemein anerkannten Vorstellungen von der körpereigenen Immunabwehr[37] nicht einordnen und müssen aus der aktuellen Kenntnis heraus als nicht existent betrachtet werden.[38] Abderhalden hielt aber trotz aller berechtigter Kritik bis zu seinem Tode an seinem Konzept fest und stellte 1944 in der siebenten Auflage seines Buches über die Abwehrfermente die verschiedenen Anwendungsmöglichkeiten für seine Reaktion erneut zusammen. Er erwähnte hier im Zusammenhang mit der Diagnostik psychiatrischer Fälle und der kristallinen Darstellung des Abwehrferments auch die Forschungen der Marburger Wissenschaftler um Kretschmer: Mall, Winkler und Bersin.[39]

Mall brachte als Schüler Abderhaldens die inzwischen verfeinerte Mikromethode zum Nachweis der Abwehrfermente im Harn nach Marburg und konnte augenscheinlich seinen Chef Kretschmer davon überzeugen, daß diese ein probates Mittel zur Beurteilung von psychiatrischen und neurologischen Krankheitsbildern sowie zur fermentchemischen Differenzierung der Kretschmer'schen Konstitutionstypen sei. Anhand der vorliegenden Berichte Kretschmers an die DFG[40] und einiger Veröffentlichungen aus den Kriegsjahren[41] können die Marburger Forschungsanstrengungen auf diesem Gebiet nachvollzogen werden. Die seit 1941 vom RFR geförderten Versuche bezogen sich zunächst auf die Vervollkommnung der Methode zur Darstellung kristallisierter Abwehrfermente aus Blut und Urin (Mall, Bersin) sowie die Weiterentwicklung und Standardisierung der Mikromethode zum Nachweis von Abwehrproteinasen. Bersin isolierte proteolytische, aber relativ unspezifische Enzyme aus dem Harn von Gesunden, Schizophrenen und Manisch-Depressiven und konnte verschiedene Formen von Fermentkristallen darstellen. Mall und Winkler entwickelten eine quantitative Bestimmungsmethode für Proteinasen und wiesen erhöhte Aktivitäten bei verschiedenen Krankheiten wie Schizophrenie und progressiver Pa-

37 Die heute anerkannte Theorie der Immunabwehr unterscheidet zwischen einer spezifischen Abwehr durch Makrophagen, humorale Antikörper und verschiedene Typen von Lymphozyten sowie unspezifischer Abwehr durch gelöste Stoffe (Lysozym, Komplement, Interleukine) und Phagozyten.

38 Ob man so weit gehen sollte wie Deichmann und Müller-Hill, die Abderhalden bewußten Betrug vorwerfen und seine Ergebnisse in Beziehung zu Fälschungen im gegenwärtigen Forschungssystem setzen, bleibt einer genauen Untersuchung der Geschichte der Abwehrfermente vorbehalten, wie sie von Kaasch an der Deutschen Akademie der Naturforscher Leopoldina in Halle vorbereitet wird. Vgl. Deichmann; Müller-Hill 1998.

39 Abderhalden 1944, S. 20 und S. 72-75.

40 BA Koblenz, R 73, Nr.12408. Arbeitsberichte vom 13.12.1941, 9.3.1942, 2.12.1942, 15.4.1943, 11.12.1943, 24.4.1944, 24.11.1944.

41 Mall; Winkler 1942, Mall; Bersin 1941 und andere. Vgl. die Übersichten der Veröffentlichungen aus der Psychiatrischen Klinik in den Chroniken der Philipps-Universität Marburg 1940 und 1941-1945.

ralyse nach. Sie meinten, durch ihre Forschungsergebnisse den endgültigen Nachweis der Existenz der Abwehrfermente erbracht zu haben. Die an der Marburger Nervenklinik erarbeiteten Kenntnisse der Gesamtkonstitution, wie sie sich durch die Körperbautypen Kretschmers aufzeigen ließen, wurden nun mit den fermentchemischen Studien korreliert.[42] Konstitutionelle Reaktionsversuche bei Gesunden mit dem quantitativen Abwehrfermentverfahren sollten eine Korrelation zwischen Körperbaustigmen und fermentativer Reaktionsbereitschaft untermauern.

In späteren Arbeiten versuchten Mall und Winkler, durch Gabe von spezifischen Serum-Proteinasen den Insulinspiegel zu beeinflussen, um das im Krieg knapp werdende Insulin einzusparen. Nach Aussage Kretschmers war hier die praktische Bedeutung der Insulinersparnis wichtiger als die vollständige theoretische Klärung der komplexen Vorgänge.[43] In den letzten Kriegsjahren wurde bei aus dem Osten zurückkehrenden Soldaten mit Erschöpfungszuständen die vermeintliche Unfähigkeit der Bildung von Abwehrfermenten beobachtet. Durch Gaben von Trypsin als „Reizkörper“ und damit Erhöhung der „Bakterizidie“ des Blutes sollte die intermediäre Proteolyse beschleunigt werden. Die damit erreichte günstige Beeinflussung der Stoffwechseldekompensation der erschöpften Frontsoldaten hielt Kretschmer für geeignet als Umstimmungstherapie zur Verstärkung der humoralen Abwehrfunktion. Einen Teil der praktischen Ergebnisse wollte er in einem nahegelegenen SS-Lazarett an Patienten überprüfen lassen.[44]

In seiner Funktion als beratender Psychiater des Wehrkreises IX ließ Kretschmer in den Lazaretten bei unklaren Fällen von Erschöpfungszuständen den intermediären Eiweißstoffwechsel prüfen und die Abwehrfermente bestimmen. Zusammen mit seiner differenzierten Körperbaudiagnostik sollten die physiologisch-chemischen Werte darüber Auskunft geben, ob es sich um Kranke mit versteckten endokrinen Störungen handelte, „die sich manchmal hinter psychopathischen Reaktionen und militärischen Versagern verstecken“, oder um Kriegsneurotiker, deren Leiden rein psychisch bedingt war.[45] Er wollte so über das „diffuse Allgemeinurteil Psychopathie hinauskommen“ und mit quantitativen Testmethoden „das dringende militärärztliche Bedürfnis“ befriedigen, psychische Beschwerden, die unter Kriegsbelastungen entstanden waren, einzuordnen.[46]

Mit vorsichtigen Worten umschrieb er in seinen Berichten die Tatsache, daß viele seiner Patienten mit dem zur Verfügung stehenden Nahrungseiweiß nicht auskamen,

---

42 Kretschmer; Mall 1941. Vegetative, endokrine und Stoffwechselreaktionen der Konstitutionstypen im Experiment in Kretschmer 1944, S. 88-97.

43 BA Koblenz, R 73, Nr.12408. Arbeitsbericht vom 2.12.1942. Vgl. zur Verknappung von Insulin im Zweiten Weltkrieg Knödler 1989.

44 BA Koblenz, R 73, Nr.12408. Arbeitsbericht vom 24.4.1944.

45 BA-MA Freiburg, RH 12-23 (vorher H 20), Nr.468/1. Bericht Kretschmer, 25.1.1944.

46 BA-MA Freiburg, RH 12-23, Nr. 501b. Bericht Kretschmer an die Sanitätssabteilung Gießen, 20.9.1943. Vierteljahresberichte des beratenden Psychiaters beim Wehrkreis IX, Kretschmer, an die Heeressanitätsinspektion, 13.10.1943, 25.1.1944, 22.4.1944. Vgl. zu Kretschmers Tätigkeit als beratender Psychiater auch Kap. IV.3.4.

also hungerten, und ihre physische und psychische Leistungsfähigkeit rapide abnahm. Soldaten auf Heimaturlaub klagten über Impotenz und Mädchen im RAD über Amenorrhoe (Ausbleiben der monatlichen Regel), Störungen, die nach Kretschmers Meinung mit dem niedrigen Eiweißangebot zusammenhingen. Mit der Beeinflussung der Proteolyse von körpereigenem Eiweiß wollte Kretschmer erreichen, daß der intermediäre Eiweißstoffwechsel auf äußerste Sparsamkeit geschaltet und der Energiebedarf optimal aus Fetten und Kohlehydraten gedeckt werden konnte. Wie dies zu bewerkstelligen sei, sollte einem noch folgenden Bericht zu entnehmen sein, der in den Akten allerdings nicht mehr dokumentiert ist.[47]

Kretschmer und seine Mitarbeiter bemühten sich offensichtlich, die in der Psychiatrie als kriegswichtig eingeschätzten Fragen mit Hilfe der Abderhalden'schen Theorie der Abwehrfermente zu klären. Es drängt sich besonders bei den letzten Forschungsberichten vor Kriegsende der Eindruck auf, daß ohne große Kenntnis der theoretischen physiologischen Hintergründe herumexperimentiert wurde, um zur Lösung der drängenden Probleme wie Hunger und Arzneimittelknappheit beizutragen. Es muß offen bleiben, ob abgesehen von der Initiative seines Mitarbeiters Mall auch die Aussicht auf immerhin beträchtliche finanzielle Forschungsmittel und Geräte Kretschmer dazu veranlaßte, seinem eigentlichen psychiatrisch-neurologischen Fachgebiet untreu zu werden und seine Mitarbeiter intensiv an den für die damalige Psychiatrie eher ungewöhnlichen Fragestellungen arbeiten zu lassen. Wahrscheinlich reizte ihn die Vorstellung, seine Untersuchungen zur Differenzierung der Körperbautypen[48] durch einen weiteren physiologisch-chemischen Aspekt zu bereichern und damit neue Einsichten in die physische Konstitution zu gewinnen. Sein Versuch, die Abwehrfermente und die Kontrolle des Eiweißstoffwechsels in seine Diagnostik zur Aufspürung von Kriegsneurotikern zu integrieren, zeigt deutlich, daß jede Möglichkeit genutzt wurde, um die dringenden Probleme, die im militärärztlichen Alltag auftraten, zu lösen.

In seinem Nachkriegsbericht für die amerikanische Besatzungsmacht über die Entwicklungen in der deutschen Psychiatrie im „Dritten Reich“ erwähnt Kretschmer die hier beschriebenen Marburger Forschungsvorhaben aus der Kriegszeit nur am Rande.[49] Titel, die auf eine Weiterführung der Versuche mit Abwehrfermenten nach dem Krieg in Tübingen, seiner neuen Wirkungsstätte, hinweisen, sind der Bibliographie seiner Veröffentlichungen nicht zu entnehmen.[50] 1947 wurde jedoch in Tübingen ein Workshop unter Vorsitz des Chemikers Butenandt abgehalten, bei dem die Arbeitsgruppe um Kretschmer ihre vermeintlichen spezifischen Abwehrfermente erneut vorstellte.[51] Die Hoffnung auf einen diagnostischen Durchbruch überwog hier wohl die exakte Prüfung experimenteller Ergebnisse, die sich langfristig als nicht reproduzier-

47 BA Koblenz, R 73, Nr.12408. Arbeitsbericht vom 24.11.1944.
48 Vgl. dazu auch Kap. III.7.
49 Kretschmer 1947, S. 8.
50 Langen 1965, S. 51-52.
51 Deichmann; Müller-Hill 1998, S. 110.

bar erwiesen. Erstaunlich ist nur, daß Kretschmer, Mall und Bersin so lange daran festhielten, obwohl der Erfolgsdruck der Kriegsjahre nun nicht mehr gegeben war. Die Lehre von den Abwehrfermenten war bald nach dem Zweiten Weltkrieg durch die neuen Erkenntnisse in der Biochemie überholt und geriet in Vergessenheit.[52]

Untersuchungen über Sexualhormone

An der Marburger Frauenklinik beschäftigte sich Hellmut Winkler, Oberarzt von Erwin Kehrer und seinem Nachfolger Ernst Bach, während der Kriegsjahre mit Untersuchungen über die Wirkung von Sexualhormonen. Seine Forschungen wurden erstmals Anfang 1939 vom RFR finanziell unterstützt, und Winkler erhielt kontinuierlich bis zum Kriegsende Gelder für die Bezahlung einer technischen Assistentin. Die Förderung sollte zunächst bei Kriegsbeginn wegen fehlender Kriegswichtigkeit des Vorhabens eingestellt werden, Winkler stellte jedoch sein Thema so um, daß er nicht nur eine theoretische, sondern auch erhebliche praktische Bedeutung nachweisen konnte. Während der Antrag im Dezember 1938 grundlegenden Untersuchungen zur Klärung der Zusammenhänge zwischen Nebennierenrinde, Hypophyse und Ovar galt, wollte er sich nun mit den Beziehungen zwischen Follikelhormon (Östrogen) und Geburtseintritt beschäftigen, d.h. er versuchte bei Frauen mit Wehenschwäche durch Zufuhr dieses Hormons die Geburt zum normalen Zeitpunkt einzuleiten, um ihnen so einen operativen Eingriff zu ersparen und in vielen Fällen das Leben der Kinder zu retten.[53]

Ebenso wie die Vitaminforschung, die schon mehrfach angesprochen wurde, war die Hormonforschung ein relativ junges Forschungsgebiet.[54] Nachdem schon im 19. Jahrhundert darüber spekuliert worden war, ob einzelne Organe spezifische Substanzen ins Blut sezernieren und damit in entfernt liegenden Organen Wirkungen auslösen können, griffen William Maddock Bayliss (1860-1924) und Ernest Starling (1866-1927) diese Sekretionstheorie auf und konnten 1902 eine Substanz in der Darmschleimhaut nachweisen, der sie den Namen Sekretin gaben. Für die Gesamtheit der neuen Stoffgruppe führten sie den Namen „Hormone“ (griech.: erwecken, erregen) ein. Nachdem es nach der Isolierung des Insulins aus der Bauchspeicheldrüse Anfang der zwanziger Jahre relativ schnell möglich geworden war, den bisher tödlich verlaufenden Diabetes mellitus wirksam zu therapieren, war die Klinische Chemie bald ebenso erfolgreich in der Erforschung der Sexualhormone. Zwischen 1929 und 1935 gelang es, die wichtigsten Geschlechtshormone zu isolieren und ihre Struktur aufzuklären.[55]

---

52 Mit Hilfe der neu entwickelten Papierchromatographie konnte 1951 nachgewiesen werden, daß durch die sogenannten Abwehrproteinasen kein spezifischer Abbau der eingesetzten Substrate erfolgt. Vgl. Bahner; Wies 1951.

53 BA Koblenz, R 73, Nr.15738. Winkler an DFG, 14.2.1940.

54 Vgl. ausführlicher zur Entwicklung der Hormonforschung Lieben 1970, S. 655-711; außerdem Eckart 1994, S. 302 und 334.

55 An der Isolierung und Aufklärung der Struktur der Geschlechtshormone waren verschiedene Forschergruppen aus Deutschland (Gruppe um Adolf Butenandt), der Schweiz und den USA

Winklers Versuche, durch Zufuhr von Östrogen den Geburtseintritt zu beschleunigen, schlugen zunächst fehl. In Anbetracht der Kriegslage, in der es seiner Ansicht nach in erster Linie darauf ankam, praktisch unmittelbar verwertbare Therapien auszuarbeiten, änderte er sein Forschungsthema und beschäftigte sich mit den Beziehungen zwischen dem als Fruchtbarkeitsvitamin bezeichneten Vitamin E[56] und den Hormonen des Ovars. Er folgte mit seinen Therapieversuchen einer Fragestellung, die der Reichsvollkornbrotausschuß 1941 als Preisaufgabe gestellt hatte: „Hat das E-Vitamin auch für den Menschen Bedeutung als Fruchtbarkeitsvitamin?" Winkler griff dabei auf Ergebnisse anderer Autoren zurück, die bewiesen hatten, daß der Entzug von Vitamin E im Tierversuch zur Sterilität führt. Andere hatten Frauen mit drohendem Abort mit Vitamin E behandelt und bei 80% die Fehlgeburt verhindern können. Durch Vitamin E-Gaben sollte der Gelbkörper (Corpus luteum) aktiviert und zu erhöhter Progesteron-Ausschüttung angeregt werden, um die Schwangerschaft zu erhalten. Dies gelang Winkler bei Frauen mit Abortneigung unklarer Genese, jedoch nicht bei Frauen mit hochgradigem Infantilismus (zurückgebliebener Entwicklung der Geschlechtsorgane).[57]

Auch nach Vitamin E-Gaben an Nichtschwangere konnte er eine erhebliche Steigerung der Funktion des Gelbkörpers nachweisen, ebenso wie eine stimulierende Wirkung auf die gesamte Ovarialfunktion. Gleichzeitig untersuchte er die Möglichkeit einer Hypervitaminose, d.h. Schädigung durch zu hohe Dosen von Vitamin E.[58] Das Gelbkörperhormon Progesteron definierte Winkler als Schwangerschaftsschutzhormon: bei einer Herabsetzung des Hormonspiegels, ausgelöst durch eine Störung des Hypophysenvorderlappens, könne es zu Frühaborten oder Sterilität kommen.[59] Durch das Testen verschiedener Applikationsformen des schwangerschaftserhaltenden Hormons versuchte er die zu einer Therapie notwendigen Dosen so weit zu senken, daß eine weitere Sicherstellung der Hormonbehandlung auch bei Materialverknappung im Kriege gewährleistet war.[60]

Follikel- und Gelbkörperhormone in Kombination mit Vitamin E benutzte Winkler bevorzugt zur Behandlung der sekundären Amenorrhoe (Ausbleiben der monatlichen Regelblutung) und hatte mit seiner Substitutionstherapie besonders bei jungen

---

beteiligt. 1938 wurde die chemische Synthese des Progesterons aus Cholesterol möglich, ein wichtiger Schritt, um die Steroidhormone industriell herstellen zu können. Zeitgenössisch zur Chemie der Steroidhormone Butenandt 1940.

56 Das Vitamin E (Tocopherol) ist ein fettlösliches Vitamin und kommt hauptsächlich in Weizenkeimöl vor. Im Tierversuch lassen sich Wirkungen auf Fruchtbarkeit, Blutbild und Muskulatur nachweisen. Beim Menschen ist kein Mangelsymptom bekannt. Gesichert ist die Wirkung als Oxidationsschutz bei Hormonen, Vitaminen und Lipiden.

57 BA Koblenz, R 73, Nr.15738. Arbeitsbericht vom 12.2.1941. Winkler 1942a.

58 Winkler 1942 und weitere Veröffentlichungen. Vgl. die Liste der Veröffentlichungen in der Chronik der Philipps-Universität Marburg von 1941, S. 126-127. BA Koblenz, R 73, Nr.15738. Arbeitsberichte vom 8.11.1941, 1.12.1942, 10.2.1943.

59 Ebd. Arbeitsbericht vom 23.12.1943.

60 Ebd. Arbeitsbericht vom 14.2.1944 und 23.12.1944.

Frauen gute Erfolge.[61] Seine Patientinnen waren Mädchen, die zum Arbeitsdienst eingezogen worden waren und auf die Kasernierung und harten Arbeitsanforderungen mit Periodenstörungen reagierten. Diese „Arbeitsdienstamenorrhoe“[62] trat in den Kriegsjahren sehr häufig auf und konnte zur dauernden Sterilität führen. Winkler soll in den Jahren 1939 bis 1945 in etwa 120 Fällen junge Frauen als untauglich für den Arbeitsdienst beurteilt haben. Eine Eingabe bei den örtlichen Dienststellen des RAD in Wiesbaden, wo er auf die katastrophalen Folgen für die weibliche Fruchtbarkeit hinwies und um Befreiung aller „Arbeitsmaiden“ mit entsprechenden Störungen bat, wurde abgelehnt, da die Organisation um den Arbeitseinsatz der weiblichen Bevölkerung fürchtete. Er konnte wenigstens erreichen, daß Mädchen, bei denen Periodenstörungen nachweislich bereits vorher bestanden hatten, vom RAD zurückgestellt wurden und ein Haushaltsjahr ableisten durften. In seinen Vorlesungen soll er jedoch mit seiner Meinung nicht hinter dem Berg gehalten haben, was ihm eine scharfe Rüge der zuständigen obersten Gauärztin des RAD einbrachte. Bereits 1941 hatte der Stellvertreter des Reichsärzteführers, Kurt Blome, bei einer Tagung der Gesellschaft für Geburtshilfe und Gynäkologie in Wien jede Publikation über die „Arbeitsdienstamenorrhoe“ verboten, um nicht eine Lawine von Freistellungen ins Rollen zu bringen. Winkler versuchte, seine Aktivitäten auf diesem Gebiet nach dem Krieg als Beweis dafür darzustellen, daß er immer im Gegensatz zu den Doktrinen der NSDAP gestanden habe, und erreichte damit, daß er, obwohl als Mitglied der „Naziclique“ der Fakultät belastet, in zweiter Instanz in die Gruppe IV der Mitläufer eingereiht wurde.[63]

Winklers Forschungen über die Anwendung von Steroidhormonen sind sowohl vom damaligen als auch vom heutigen Standpunkt aus als innovativ und zukunftsweisend einzustufen. Er griff die neuesten Entwicklungen in der Steroidchemie und in der Hormonforschung auf und setzte sie in die klinische Praxis um. Die von ihm als neuartige Therapie propagierte Hormonsubstitution mit Östrogen und Gestagen war erst nach der industriellen Synthese dieser Substanzen Ende der dreißiger Jahre möglich, da nun entsprechende Mengen der Hormone verfügbar waren. Sie wird auch heute in der Menopause und bei verschiedenen anderen Erkrankungen angewandt, u.a. auch bei bestimmten Formen der Amenorrhoe. Der Einfluß von Vitamin E als Fruchtbarkeitsvitamin sowie seine sonstigen biologischen Wirkungsmechanismen waren dagegen schon damals umstritten, wie eine Diskussion der widersprüchlichen Ergebnisse in dem für die amerikanische Besatzungsmacht zusammengefaßten Forschungsüberblick kurz nach Kriegsende zeigt.[64] Winklers Forschungsergebnisse werden dort mehrfach erwähnt.

---

61 Winkler 1944.

62 Im „Dritten Reich“ benutzte Bezeichnung, heute „Notstandsamenorrhoe“.

63 Vgl. die Aussagen verschiedener Mitarbeiter der Frauenklinik in Winklers Spruchkammerakte. HHStAW 520 Ma/1098. Spruchkammerverfahren 6.1.1948, S. 6-10 und S. 12-13. Zu Winklers Einstellung zum Nationalsozialismus vgl. auch Kap. III.3.2.

64 Scheunert 1948, S. 49-53. Gierhake 1949, S. 98-99.

Prüfung von Energetika zur Stoffwechselsteuerung und Vermeidung des Wundschocks

Die Pharmakologie war eine der medizinischen Forschungsrichtungen, die am häufigsten für kriegswichtige Fragestellungen eingesetzt wurde. Neben Aktivitäten auf dem Gebiet der Kampfstofforschung[65] ging es um die Prüfung von potentiellen Arzneimitteln zur Behandlung von Infektionskrankheiten und anderen epidemischen Erkrankungen, die im Felde vermehrt auftraten. Zwei Drittel aller Pharmakologischen Institute des Reichs waren dementsprechend in den Kriegsjahren für die Wehrmacht tätig, darunter auch die Mitarbeiter des Pharmakologischen Instituts der Universität Marburg.[66]

Direktor des Marburger Instituts war seit dem SoSe 1937 der Pharmakologe Hans Gremels, ein Schüler von Walter Straub[67] in München. Er hatte den Marburger Lehrstuhl nach dem plötzlichen Tod seines Vorgängers Baur übernommen. Die Berufung von Gremels war wegen seines wissenschaftlichen Renommees gegen den Widerstand des RMWEV von der Fakultät durchgesetzt worden.[68] In seiner neuen Stellung in Marburg führte Gremels seine bereits in München begonnenen Forschungen über die Wirkung der Überträgerstoffe des vegetativen Nervensystems[69] auf den Stoffwechsel fort und versuchte, diese an isolierten Organen (Herz-Lungen-Präparat) durch Pharmaka zu beeinflussen.[70] Seit 1938 wurden die Arbeiten durch Gelder aus dem Rochefond des RFR unterstützt, die Gremels für die Anschaffung von Apparaten, Chemikalien und Versuchstieren benutzte.[71]

Einige Tage nach Kriegsbeginn wurde er zur Wehrmacht einberufen und der Pharmakologisch-toxikologischen (gastherapeutischen) Abteilung der Militärärztlichen Akademie in Berlin zugeteilt, die der Heeressanitätsinspektion unterstand.[72] Die Abteilung unter Leitung von Oberfeldarzt Prof. Wirth war eine Unterabteilung der Lehrgruppe C (Forschungsgruppe) der Akademie, die Abteilungen A und B waren der Ausbildung von Sanitätsoffizieren vorbehalten. Gremels wurde als beratender Pharmakologe eingesetzt, also nicht einer der Arbeitsgruppen in Berlin zugeordnet. Er konnte sich für seine Vorlesungen von der Wehrmacht beurlauben lassen

65 Vgl. weiter unten in diesem Kapitel. Überblick zur wehrmedizinischen Forschung beim Heer in BA-MA Freiburg, R 12-23, Nr.837.

66 Vgl. Kästner 1994. BA-MA Freiburg, R 12-23, Nr.262/15. Kriegseinsatz der deutschen Pharmakologen, 1.7.1944.

67 Walter Straub, geb. 1874, o. Prof. der Pharmakologie in München.

68 Vgl. Kap. III.4.

69 Das vegetative Nervensystem bezeichnet die Gesamtheit aller nicht dem Bewußtsein und dem Einfluß des Willens untergeordneten Nerven und regelt die Vitalfunktionen wie Atmung, Verdauung und Stoffwechsel. Adrenalin und Acetylcholin waren in den vierziger Jahren als Überträgerstoffe des vegetativen Nervensystems bekannt. Gremels' Lehrer Straub hatte diese als „Potentialstoffe" bezeichnet.

70 Gremels 1937. Gremels 1940.

71 BA Koblenz, R 73, Nr.11323. DFG an Gremels, 1.6.1938.

72 Vgl. zum Aufbau der Militärärztlichen Akademie Fischer 1985, S. 3212-3305. Klee 1997, S. 194-205.

und seine wissenschaftlichen Untersuchungen auch weiterhin in Marburg durchführen.[73]

Unter Aufsicht der Militärakademie richtete Gremels sein Forschungsgebiet ganz auf die vom ihm erwartete anwendungsorientierte Forschung aus. Zahlreichen Berichten und Anträgen, die er beim RFR stellte, ist zu entnehmen, daß die Finanzierung der Wehrmachtsaufträge ohne Schwierigkeiten bewilligt wurde, besonders da es sich in den letzten Kriegsjahren um Aufträge der Dringlichkeitsstufe S handelte. Auch aus der universitätsinternen Bosestiftung wurden zusätzliche Gelder bereitgestellt. Alle Ergebnisse dieser Wehrmachtsaufträge mußten geheimgehalten, durften also nicht in den einschlägigen Fachzeitschriften veröffentlicht werden.

Ausgehend von seinen Untersuchungen über die Überträgerstoffe des vegetativen Nervensystems beschäftigte sich Gremels zunächst mit der Steuerungsfunktion dieses Systems auf Kreislauf und Stoffwechsel, insbesondere auf dessen energetische Beziehungen zum Kohlehydratstoffwechsel. Dieses Grundlagenwissen zu Fragen der Energetik nutzte Gremels, um seine Erkenntnisse vom Zusammenwirken des Adrenalins mit energetisch wirksamen Substanzen bei der Behandlung des traumatischen Wundschocks einzusetzen.[74] Er hoffte, die beim Wundschock nach schweren Verletzungen auftretenden Erschöpfungszustände[75] mit Hilfe der Unterstützung der Sympathikusfunktion durch ihren Überträgerstoff Adrenalin behandeln zu können. Dabei griff er auf die verfügbaren synthetischen Sympathomimetika[76] Sympatol und Adrianol als Adrenalinersatz zurück. Zusätzlich propagierte er die Energiezufuhr durch sofort resorbierbare Nahrungsstoffe in Form von Alkohol (Sekt!), der direkt verstoffwechselt wird, und Zuckergemische (Invertzucker), die die Glykogenreserven wieder auffüllen sollten. Gremels machte Angaben zur Zusammensetzung und Dosierung der zuzuführenden energetisch wirksamen Substanzen sowie zum richtigen Zeitpunkt der Applikation.[77] Das von ihm entwickelte „Energetikum" sollte tier-

73 StAM 307c, Acc. 1969/33, Nr.253. Gremels an Dekan, 27.9.1939, 5.10.1939.

74 BA-MA Freiburg, R 12-23, Nr.661. Bericht Gremels an die Militärärztliche Akademie, 3.10.1941: Zur pathologischen Physiologie des traumatischen Wundschocks und der sich daraus ergebenden therapeutischen Möglichkeiten.

75 Der sog. Wundschock wird durch plötzliche traumatische Einwirkung z.B. durch Projektile ausgelöst, Gremels nannte ihn deshalb „Hochgeschwindigkeitsschock". Damit verbunden ist die Zerstörung von größeren Gewebeteilen mit folgendem hohen Blutverlust (hypovolämischer Schock). Diese körperliche Ausnahmesituation führt (nach der Theorie von Gremels) zu einer erhöhten Erregbarkeit des Sympathikus (Sympathikotonie) und Ausschüttung von Adrenalin bis zur Erschöpfung der Adrenalinreserven. Da Adrenalin steuernden Einfluß auf den Kohlehydratstoffwechsel, speziell den Abbau der Energiereserve Glykogen, hat, kann bei einem Defizit keine Energiereserve in Form von Zucker mehr aktiviert werden. Der Soldat fällt in einen schweren Erschöpfungszustand mit Kreislaufversagen.

76 Sympathomimetika: Dem Adrenalin ähnliche Substanzen, die eine Erregung des Sympathikus auslösen.

77 BA-MA Freiburg, RH 12-23, Nr.262/1. Bericht Gremels ohne Angabe des Empfängers, 1.9.1941.

experimentell geprüft werden und dann für den Einsatz der Chirurgensondergruppe des OKH bereitstehen.[78]

Nach seiner Entlassung aus der aktiven Wehrmacht aus gesundheitlichen Gründen intensivierte Gremels seine Forschungen und konnte Anfang 1944 einen Bericht vorlegen, der die physiologischen Grundlagen des Energiestoffwechsels bei Erschöpfungszuständen nach schwersten körperlichen Anstrengungen und ihre Überwindung durch das vom ihm konzipierte „Brennstoffgemisch“ der Energetika verdeutlichte.[79] Die Zusammensetzung des Energetikums, hergestellt von der Firma Boehringer und Sohn in Ingelheim, beschränkte sich nun auf Alkohol, Fruktose und Dextrose ohne Zusatz von Adrenalin oder anderen Sympathomimetika. Nach Gremels‘ neueren Untersuchungen waren die Substrate selbst zur Stoffwechselsteuerung ausreichend und konnten durch unterschiedlich schnelle Aufnahme in den Organismus eine lang andauernde Wirkung gewährleisten. Die therapeutische Anwendung hatte er im Selbstversuch nach einem sechsstündigen Marsch durch die Marburger Wälder und an Patienten der Chirurgischen Klinik getestet und dort gute Erfolge bei der Behandlung von schwerer Sepsis nach Schußverletzungen, bei infektiösen Lebererkrankungen, Morbus Basedow und Unterernährung erzielt.

Besonderen Wert legte Gremels – wie aus dem Vorhergehenden ersichtlich – auf die Möglichkeit der Anwendung bei der gesundheitlichen Wiederherstellung Schwerverwundeter, die jedoch in jedem Fall von ärztlichem Personal zu überwachen war. Daneben machte er auf die Fronttauglichkeit der Energetika durch unbegrenzte Haltbarkeit auch bei extremsten Temperaturen aufmerksam, propagierte sie als Nahrungsersatz in Notfällen und wies letztendlich auf die Möglichkeit der Leistungssteigerung bei gesunden Soldaten im Kriegseinsatz hin: „Die quantitative Leistungssteigerung durch Energeticum ist unsere augenblickliche Aufgabe. Dazu ist zu sagen, daß unserer Ansicht nach vor allem U-Bootbesatzungen, Ostfrontkämpfer und Flieger durch geeignete Energeticum-Verabreichung leistungsfähiger werden, d.h. auch in kürzeren Erholungsfristen wieder einsatzbereit sind. Die Sympathicus-Erregungsmittel Benzedrin und Pervitin werden nach Auffüllung der akut verfügbaren Energiereserven, die unmittelbar nur durch Energeticum möglich ist, wirksam und vor allen Dingen ungefährlich. Die durch sie erzeugte starke Sympathicotonie verdrängt die natürliche gegenregulatorische Schutzreaktion der Ermüdung und kann durch die hiermit verbundene Erschöpfung der Brennstoffvorräte das Leben ernstlich gefährden. Gefüllte Brennstoffspeicher sind die unerlässliche Vorbedingung jeder Leistungs- und Widerstandfähigkeit des Körpers.“[80]

---

78 Ebd. Der Beratende Chirurg beim Heeres-Sanitätsinspekteur an den Beratenden Pharmakologen der Militärärztlichen Akademie, Wirth, 17.4.1942. Wirth an Gremels, 19.6.1942.

79 BA Koblenz, R 73, Nr.315. Gremels, Bericht über die Energetica, Wehrmachtsauftragsnummer S 4891-5177(1258/10)-III 43, 10.2.1944.

80 Ebd. Anschreiben zu Gremels‘ Bericht, 10.2.1944, Bl.2. Unterstreichungen im Original.

Pervitin und andere Ephedrin-Abkömmlinge,[81] die stimulierend und enthemmend wirken, waren als Aufputschmittel im Zweiten Weltkrieg von immenser Bedeutung. Versuche an Wehrmachtssoldaten erbrachten, daß damit das Schlafbedürfnis bei gesteigerter körperlicher und geistiger Arbeitsfähigkeit bis zu 24 Stunden aufgehoben werden konnte. Wegen der Suchtgefahr und nach einigen Fällen von Kreislaufkollaps infolge wiederholter Pervitingaben gerieten die Stimulantien in Verruf, wurden jedoch nicht aus dem Verkehr gezogen.[82] Gremels‘ Energetika sollten dazu dienen, den Gegenmechanismus der durch Pervitin künstlich enthemmten Adrenalinausschüttung zu stabilisieren, den beschleunigten Energieverbrauch auszugleichen und so den Zusammenbruch von extrem belasteten Soldaten zu verhindern.

1944 wurde Gremels erlaubt, seine Forschungsergebnisse zur vegetativ-hormonalen Stoffwechselsteuerung zu veröffentlichen; auf die spezifischen Anwendungsmöglichkeiten an der Front, die er in seinen Berichten an den RFR aufgeführt hatte, ging er dort nicht ein.[83] Erst in Veröffentlichungen aus der Nachkriegszeit wies er auf die therapeutische Anwendbarkeit seiner Energetika bei der Behandlung von Tuberkulose und Infektionskrankheiten hin.[84]

Nach dem Krieg verfaßte Gremels zur Verteidigung vor der Spruchkammer für den Dekan der Fakultät einen Bericht über seine Tätigkeiten in der Wehrmacht.[85] Hier bekundete er sein völliges Desinteresse an militärischen Fragen. Sein „wehrwissenschaftlicher“ Einsatz für die Militärakademie habe es ihm ermöglicht, Mitarbeiter uk stellen zu lassen und vor dem Parteizugriff zu schützen. Seine Veröffentlichung über die Grundprinzipien der Stoffwechselsteuerung aus dem Jahre 1944[86] zeige, daß er keine geheimen militärischen Arbeiten durchgeführt habe. Die Entwicklung der Energetika stellte Gremels als von der Militärakademie unbeachtet hin, von ihnen sei kein offizieller Gebrauch gemacht, nur in der Marburger Chirurgischen Klinik seien Schwerverwundete damit erfolgreich behandelt worden.

Die uns vorliegenden Berichte an den RFR zeigen, daß Gremels‘ Aussage nicht der Wahrheit entsprach; er hatte seine Arbeitskraft sehr wohl in den Dienst der Kriegsmaschinerie gestellt. Vom wissenschaftlichen Standpunkt aus waren seine Forschungen über die Verbindungen zwischen vegetativem Nervensystem, Energiestoffwechsel und Hormonsystem sowie seine Erklärungsversuche der Dekompensation von Schockzuständen anerkennenswert und brachten ihm einen gewissen Bekanntheitsgrad in der Fachwelt ein. Da Gremels aufgrund seines Verhaltens als

81 Ephedrine: Sympathomimetika der Phenylpropylamingruppe, sog. Weckamine, chemisch und in ihrer pharmakologischen Wirkung verwandt mit Adrenalin.

82 Vgl. zum Pervitinproblem Baader 1991 und Roth 1982; zu Gremels‘ Energetika ebd., S. 214-215.

83 Gremels 1944.

84 Gremels 1948. Gremels 1948a.

85 HHStAW 520, Ma-B 1289 Spruchkammerakte Gremels. Gremels an den Dekan der Medizinischen Fakultät, 23.7.1947.

86 Gremels 1944.

Dekan der Fakultät[87] nicht der Gruppe der überzeugten Nationalsozialisten zuzurechnen ist, wird er seine Arbeit wohl als patriotische Pflicht angesehen haben, um verwundeten Soldaten zu helfen. Sein vehementer Einsatz für Energetika als Zusatz zu den umstrittenen Pervitingaben war allerdings vom ärztlichen Standpunkt aus unverantwortlich, da die Gefährlichkeit dieses Aufputschmittels schon damals bekannt war. Die Weiterentwicklung seines Zucker-Alkohol-Gemisches, das nach dem Kriege als Aufbaunahrung für akut und chronisch Kranke genutzt wurde, bis zu den heutigen Energiedrinks hat er nicht mehr erlebt, er starb im März 1949.

Kampfstofforschung an der Marburger Medizinischen Fakultät

Die Kampfstofforschung hatte im Zweiten Weltkrieg höchste Priorität;[88] die Pharmakologisch-toxikologische Abteilung der Militärakademie beschäftigte sich hauptsächlich mit Fragestellungen dieses Gebiets.[89] Auch die pharmakologischen Institute der Universitäten waren an den Forschungen beteiligt; Labors mit dieser Aufgabenstellung sind für die Universitäten Münster[90], Leipzig[91] und Hamburg[92] nachgewiesen.

Es gibt mehrere Hinweise in den Akten, daß sich auch Mitarbeiter des Marburger Pharmakologischen Instituts mit der Erforschung chemischer Kampfstoffe befaßten. Da es sich dabei um streng geheime Aufträge handelte, sind heute weder Berichte noch Veröffentlichungen oder Dissertationen zu finden, die dies direkt bestätigen. Der Direktor des Pharmakologischen Instituts, Gremels, hatte ebenso wie sein Vorgänger Baur bereits vor dem Krieg Vorlesungen über chemische Kampfstoffe angeboten.[93] Die ihm vom RFR gewährten Sachbeihilfen waren nicht nur für Untersuchungen über den Wundschock, sondern auch für Forschungen „über die Natur der Kampfstoffwirkungen" bestimmt.[94] Allerdings findet sich in den Akten der Heeressanitätsinspektion nur ein Bericht aus dem Jahre 1941, der als Anhaltspunkt für Gremels' Aktivitäten auf diesem Gebiet dienen könnte: Er machte einen „Vorschlag zur prophylaktischen Augenpflege bei Staub- und Kampfstoffeinwirkungen".[95] Einen Hinweis auf die Entwicklung entsprechender Substanzen in seinem Forschungslabor gibt es in diesem Bericht jedoch nicht. Auch in den noch erhaltenen Akten der Heeressanitätsinspektion, in denen Versuche mit Kampfstoffen beschrieben sind, tauchten die Namen von Gremels und seinen Mitarbeitern nicht auf.[96] In einem Bericht über seine Tätigkeit bei der Wehrmacht beteuerte Gremels nach dem Krieg, sich nie

87 Vgl. Kap. IV.2.1.
88 Vgl. den Überblick zur wehrmedizinischen Forschung beim Heer in BA-MA Freiburg, R 12-23, Nr.837.
89 Kästner 1994, S. 140. BA-MA Freiburg, R 12-23, Nr.558,7; Nr.253; Nr. 254-262.
90 Vieten 1982, S. 295.
91 Kästner 1991, S. 67.
92 Van den Bussche 1989, S. 257-259.
93 Vgl. dazu Kap.III.5.2.
94 BA Berlin R 4901, Nr.1980/4. RFR an Gremels, 17.2.1942.
95 BA-MA Freiburg, R 12-23, Nr.262/1. Bericht Gremels, 12.7.1941.
96 Ebd. Nr. 253.

im Auftrag der Militärakademie oder aus eigenem Antrieb damit befaßt zu haben.[97] In einer Liste, die im alliierten Auftrag erstellt wurde und alle medizinischen Institute aufführt, die mit vordringlichen kriegswichtigen Aufgaben befaßt waren, werden jedoch als Gremels' Arbeitsgebiete „Kampfstoffe, Wundschock, Leistungssteigerung" angegeben.[98] Die Aktenlage ist also zu undurchsichtig, als daß eindeutige Aussagen zu Gremels' Beteiligung an entsprechenden Forschungsvorhaben möglich wären.

Schon im Sommer 1939 wies Gremels den Kurator darauf hin, daß sein Assistent Fritz Heim dringend in der Pharmakologie benötigt werde, da er die Eignung besitze, selbständige Arbeiten auf dem Gebiet der Kampfstofforschung durchzuführen.[99] Dies ist augenscheinlich als ein Versuch zu werten, diesen vor der Einberufung zu schützen. In einem geheimen Gestapobericht aus Kassel, der sich in den Akten der National Archives of Washington fand, scheint jedoch eben dieses vermeintliche Aufgabengebiet Heims in den letzten Kriegsjahren realisiert worden zu sein: „Dr. Heim bearbeitet unter Steuerung durch den Kommandeur der militär-ärztlichen Akademie Oberstarzt Prof. Wirth Fragen der Kampfstoffwirkung. Sein Arbeitsraum ist klein und übersichtlich. Mitarbeiter sind einige technische Assistentinnen, die auf Geheimhaltung verpflichtet sind. Schriftwechsel geheimer Art ist kaum vorhanden. Die Abwehrunterlagen und der bisher angefallene geheime Schriftverkehr sind im Panzerschrank vorschriftsmäßig untergebracht."[100]

Heim war 1944 von der Wehrmacht uk gestellt und als beratender Pharmakologe dem Wehrkreisarzt des Wehrkreises IX zugeordnet worden.[101] Es ist also möglich, daß er in Marburg ein Kampfstofflabor leitete, und er wird seine Forschungen natürlich nicht ohne Wissen seines Chefs Gremels durchgeführt haben. Leider ist es uns nicht gelungen, weiteres Aktenmaterial zu finden, das die kurze Notiz der Gestapo untermauert. Wahrscheinlich wurde sämtliches belastende Material vor dem Einmarsch der Amerikaner vernichtet, und es drang wegen der absoluten Geheimhaltung auch sonst nichts an die Öffentlichkeit. Gremels, Heim und allen anderen Mitarbeitern des Pharmakologischen Instituts wurde bereits im Juli 1946 gemäß Kontrollratsgesetz Nr. 25 von der amerikanischen Militärregierung gestattet, ihre Forschungen zur Wirkung von Arzneimitteln und der Regulation des vegetativen Nervensystems wiederaufzunehmen.[102] Es war demnach gelungen, etwaige belastende Aktivitäten erfolgreich zu verschleiern.

---

97 HHStAW 520, Ma-B 1289. Gremels, Bericht über die Tätigkeit bei der Wehrmacht, 23.7.1947, S. 4. Gremels wurde laut Entscheidung der Spruchkammer in die Gruppe V der Entlasteten eingereiht.

98 BA Berlin R 26/III, Nr.107. Forschungsaufträge auf medizinischem Gebiet, Recherche Nr.31 im alliierten Auftrag, 4.6.1945, Nr.8. Vgl. auch Klee 1997, S. 265.

99 StAM 310, Acc. 1975/42, Nr.310. Gremels an Kurator, 24.5.1939.

100 NAW T-77, roll 206, p.942641. Bericht der Gestapo in Kassel, 31.8.1944. Das Dokument wird mit falscher Signatur erwähnt bei Willertz 1969, S. 491.

101 BA-MA Freiburg, R 12-23, Nr.262/15. Liste beratender Pharmakologen bei den Wehrkreisärzten, 28.7.1944.

102 StAM 310, ohne Acc., Nr.4995. Übersicht betr. die Regelung und Überwachung der wissenschaftlichen Forschung nach dem Gesetz Nr.25 des alliierten Kontrollrats, Juli 1946.

Noch undurchsichtiger ist eine Notiz, die darauf hinweist, daß auch Forschungen zu biologischen Waffen an der Marburger Universität durchgeführt wurden. Der Leiter des Physiologisch-chemischen Instituts, Theodor Bersin, bekam in den Jahren 1943 und 1944 Gelder vom RFR für die Durchführung eines Projekts mit dem Namen „Biokampf", das der höchsten Dringlichkeitsstufe SS unterlag.[103] Ein Arbeitsplan sollte wegen der absoluten Geheimhaltungsstufe nicht vorgelegt werden, und auch Berichte über die Forschungsarbeiten waren in den Akten der DFG nicht aufzufinden. Einziger zusätzlicher Hinweis, der sich jedoch nicht zwingend auf dieses Projekt beziehen muß, ist ein Befehl des Wehrmachtsoberkommandos in seiner Personalakte, daß er ab SoSe 1943 „zur Auswertung seiner in den besetzten Ostgebieten gesammelten wissenschaftlichen Erfahrungen" bis auf weiteres in Marburg stationiert sei.[104] Im Gegensatz zur Entwicklung chemischer Waffen waren Forschungen an biologischen Waffen in Deutschland erst in den Kriegsjahren angelaufen, da von Hitler jegliche offensive biologische Kriegsforschung verboten worden war. Erst nach Bekanntwerden von entsprechenden Aktivitäten der Kriegsgegner etablierte sich eine Arbeitsgemeinschaft der Wehrmacht mit dem Namen „Blitzableiter", die sich mit dem Masseneinsatz von Bakterien beschäftigte, und später wurde unter dem Deckmantel der Krebsforschung ein Institut in Posen unter der Leitung des stellvertretenden Reichsärzteführers Kurt Blome gegründet.[105] Eventuelle Kontakte Bersins zu diesen Gruppen sind nicht bekannt.

4.3 Beratertätigkeit bei der Zentrale für Ostforschung

Die Forschungsbegutachtung war der Schwerpunkt der beratenden Tätigkeit des Physiologen Theodor Bersin, der Anfang 1943 die ehrenamtliche Leitung der Fachgruppe „Organische und physiologische Chemie" in der Zentrale für Ostforschung übernahm. Man hatte ihn dafür ausgewählt, weil er – aus Riga gebürtig – sich in den besetzten Ostgebieten auskannte und die polnische Sprache beherrschte.[106] In derselben Organisation engagierte sich der Deutschbalte Alexander Freiherr von Engelhardt, Mitarbeiter der Behringwerke und Lehrbeauftragter der Fakultät für Geschichte der Medizin,[107] der die Fachgruppe „Medizin und Pharmazie" der Zentrale zu betreuen hatte.[108]

Durch einen Erlaß des Reichsministers für die besetzten Ostgebiete, Alfred Rosenberg, war Ende 1942 die Errichtung einer „Zentrale für Ostforschung" angeregt worden, die eng mit dem RFR zusammenarbeiten sollte. Diese hatte die Aufgabe, die wis-

103 BA Berlin (ehemals BDC), Karte RFR Bersin. Forschungsauftrag „Biokampf", SS 4891-0193(643/6)II43, Juni 1943-März 1945.

104 StAM 310, Acc. 1992/55, Nr.6118. Befehl OKW für Kriegsverwaltungsrat Bersin, 4.5.1943.

105 Vgl. dazu Deichmann 1992, S. 211-224.

106 StAM 307d, Acc. 1966/10, Nr.81. Bersin wurde wegen seiner Sprachkenntnisse 1941 in eine Dolmetscher-Kompanie einberufen.

107 StAM 310, Acc. 1978/15, Nr.2541. Personalakte v. Engelhardt.

108 BA Berlin R 6, Nr.33. Tätigkeitsbericht der Zentrale für Ostforschung 1943, Bl.27.

senschaftliche Erforschung des Ostraums und das fachwissenschaftliche Potential der Forschungseinrichtungen in den besetzten Ostgebieten zu koordinieren und vom RFR erteilte Aufträge an die noch arbeitsfähigen Universitäten zu vermitteln. Die Leitung dieser Organisation übernahm Professor von zur Mühlen, die Geschäftsstelle befand sich in Riga. Als Aufsichtsbehörde konstituierte sich ein wissenschaftlicher Beirat, dem wiederum 18 Fachgruppenleiter der Naturwissenschaften und elf der Geisteswissenschaften unterstanden. Die Aufgabe der Fachgruppenleiter, unter ihnen Bersin und von Engelhardt, war es, die reichsdeutschen, polnischen und russischen Wissenschaftler an den Universitäten der besetzten Ostgebiete zu überwachen und deren laufende Forschungsarbeiten zu begutachten. Die einzelnen Vorhaben wurden je nach Kriegswichtigkeit eingestuft und finanzielle Mittel dementsprechend vergeben. Insgesamt wurden etwa 1000 Forschungsvorhaben gefördert; die Aktivitäten mußten jedoch aufgrund der Kriegslage im Frühjahr 1944 eingestellt werden.[109]

Unter Bersins Namen wurde in der Liste dieser Forschungsaufträge ein Projekt mit dem Titel „Torf und Melasse“ aufgeführt. Er wollte sich mit der Darstellung hochwertiger organischer Stoffe aus dem im Ostland reichlich vorkommenden Torf beschäftigen, um diese dann zu technischen Produkten zu verarbeiten. Außerdem war die Ausnutzung von Kohlehydraten der Melasse als Wasserstoffdonatoren für die katalytische Hydrierung von Carboxylverbindungen vorgesehen.[110] Über die Ergebnisse dieser Untersuchungen können keine Angaben gemacht werden, es bleibt auch unklar, warum Bersin sowohl als Aufsichtsperson im Auftrag der Zentrale als auch als Empfänger von Fördermitteln auftrat.

In seiner Funktion als Fachgruppenleiter besuchte Bersin im März und im September 1943 die Universitäten Riga, Reval, Dorpat, Wilna und Kauen. Ein Bericht über seine zweite Reise ist in den Akten des Reichskommissars für das Ostland enthalten.[111] Er beschreibt dort die Situation der wissenschaftlichen Forschung in den Ostgebieten als schwierig, denn die Wissenschaftler waren trotz schlechter Ausstattung gezwungen, möglichst schnell verwendbare kriegswichtige Beiträge zu liefern, um so der Umsetzung in fachfremde Berufe, in denen es an Arbeitskräften mangelte, oder der Deportation als Zwangsarbeiter ins Reich zu entgehen. Bersin sollte die wissenschaftliche Qualität der Arbeiten beurteilen und den Grad der Dringlichkeit des Vorhabens feststellen. Seine Aufstellung der zur Fachgruppe „Organische und physiologische Chemie“ gehörenden Forschungsthemen zeigt, daß die Untersuchungen zu verschiedenen Kampfstoffen (z.B. Lost) oberste Priorität genossen. Besonders hervorgehoben wurde vom ihm, der selbst schon vor dem Krieg mit der Vitamin C-Forschung befaßt gewesen war,[112] die Entwicklung einer Anlage zur Erzeugung von Vitamin C aus Kie-

109 Ebd. und BA Berlin R 90, Nr.358. Einen Einblick in die auf dem Gebiet der Gesundheits- und Wissenschaftspolitik in den besetzten Ostgebieten verfolgten Ziele gibt der Aufsatz von Thom 1994.

110 BA Berlin R 6, Nr.33. Forschungsauftrag Prof. Bersin.

111 BA Berlin R 90, Nr.352. Reisebericht Bersin, 12.10.1943.

112 Vgl. Kap. III.7.5.

fernnadeln. Durch die Bereitstellung großer Mengen dieses Vitaminextrakts sollte die Versorgung der Fronttruppen sichergestellt werden. Ob die Versuche befriedigende Ergebnisse brachten, ist wegen fehlender Abschlußberichte nicht nachvollziehbar.

Leider können über die Aktivitäten des Fachgruppenleiters für Medizin, von Engelhardt, keine Angaben gemacht werden. In den einschlägigen Akten sind keine Berichte über seine Tätigkeit auffindbar, und auch in seiner Personalakte sind keine Reisen in die besetzten Ostgebiete vermerkt.[113] Obwohl keine Berichte vorliegen, ist davon auszugehen, daß die medizinische Forschung an den Universitäten der Ostgebiete vorübergehend wieder in Gang kam, da auch die Ausbildung von Ärzten an den Universitäten Wilna, Dorpat und Riga von 1942 bis 1944 möglich war.[114]

4.4 Zusammenarbeit mit der SS

Untersuchungen zur Beeinflussung der Höhenfestigkeit

Wie aus den vorangegangenen Kapiteln ersichtlich, war es hauptsächlich der Hygieniker Pfannenstiel, der mit der SS kooperierte,[115] so auch bei seinen Forschungsvorhaben. Aus seinem Interesse für Fragen der Luftfahrtmedizin ergab sich in den Kriegsjahren eine Zusammenarbeit mit dem Institut für Wehrwissenschaftliche Zweckforschung der SS, das der Forschungs- und Lehrgemeinschaft „Das Ahnenerbe" zugeordnet war. Pfannenstiels Aktivitäten auf dem Gebiet der Luftfahrtmedizin waren – wie im folgenden deutlich wird – nicht spektakulär, sehr viel renommierter waren das Luftfahrtmedizinische Forschungsinstitut des Reichsluftfahrtministeriums in Berlin,[116] das Institut für Luftfahrtmedizin in Hamburg[117] und auch die Abteilung für Luftfahrtphysiologie am Göttinger Physiologischen Institut.[118]

Als ehemaliger Fliegeroffizier im Ersten Weltkrieg bot Pfannenstiel ab SoSe 1937 eine Vorlesung über Luftfahrtmedizin an.[119] Ausgehend von seinen Forschungen über die Wirkungsweise von Vitaminen[120] begann er gleichzeitig mit Tierversuchen über die Vitaminbeeinflußbarkeit der Höhenfestigkeit, zu denen er auf einer Tagung für Luftfahrtmedizinische Forschung angeregt worden war.[121] Dort hatte ein Kollege über die starke Abnahme des Glutathion-Gehalts im Blut bei Sauerstoffmangel in großen Höhen berichtet. Den Verlust von Glutathion, einem Peptid, das als biologisches Re-

113 Einziger auffindbarer Hinweis auf seine Tätigkeit war ein Artikel im Deutschen Ärzteblatt über die Bedeutung der deutschen Medizin für den Osten. Vgl. von Engelhardt 1943.

114 Vgl. Thom 1994, S. 67.

115 Vgl. Kap. III.2.1.

116 Dieses stand unter Leitung von Heinrich Strughold und war dem Chef des Sanitätswesens der Luftwaffe zugeordnet. Vgl. Klee 1997, S. 212.

117 Vgl. van den Bussche 1989, S. 259-264.

118 Unter der Leitung von Hermann Rein wurden hier ebenfalls Versuche zur Höhenfestigkeit durchgeführt. Vgl. Beushausen; Dahms; Koch; Massing; Obermann 1998, S. 236-241.

119 Vgl. Kap. III.5.2.

120 Vgl. Kap. III.7.5.

121 Pfannenstiel 1937.

doxsystem im Stoffwechsel der roten Blutkörperchen fungiert, wollte Pfannenstiel durch Ascorbinsäure (Vitamin C), ein weiteres Redoxsystem des Körpers, ersetzen und dadurch die Höhenfestigkeit steigern. In einer selbstgebauten Unterdruckkammer beobachtete er Kaninchen, die vorher mit Ascorbinsäure behandelt worden waren und nun vermindertem Luftdruck ausgesetzt wurden, und erzielte positive Ergebnisse: behandelte Tiere schienen die simulierten Höhen besser zu kompensieren. Diese Versuche wurden von Pfannenstiels Mitarbeitern ausgebaut, und er vergab mehrere Doktorarbeiten zu ähnlichen Themen. So untersuchte u.a. Karl-Heinz Büsing den Einfluß einer Kombination von Kreislaufmitteln (Cardiazol), Vitaminen und Traubenzucker auf die Höhenfestigkeit und betreute später eine weitere entsprechende Doktorarbeit.[122] Bis 1944 erschienen eine Reihe von Veröffentlichungen über ähnliche Fragestellungen, für die ebenfalls Kaninchen als Versuchstiere benutzt worden waren.

Die luftfahrtmedizinischen Forschungen Pfannenstiels, die im übrigen zu keiner Zeit durch den RFR unterstützt wurden, schienen bei der SS nicht unbeachtet geblieben zu sein. Man hielt ihn jedenfalls als hochrangiges SS-Mitglied mit Erfahrungen in dieser Sparte für geeignet, die Habilitation des SS-Hauptsturmführers Sigmund Rascher, der mit Höhenfestigkeitsversuchen an Häftlingen des Konzentrationslagers Dachau beauftragt war, zu betreuen.[123] Wie bereits berichtet war Pfannenstiel, der Ende 1942 über Raschers häufig tödlich endende Versuche informiert wurde, von Anfang an zur Zusammenarbeit bereit. Er forderte Rascher auf, nach Marburg zu kommen, besonders weil sich inzwischen die Möglichkeit eröffnet hatte, vor Ort mit Flugzeugen des Instituts für Leibesübungen experimentell zu arbeiten.[124] Ein Bericht der Abteilung für Luftfahrt des Marburger Hochschulinstituts für Leibesübungen gibt darüber Aufschluß, daß Pfannenstiel plante, seine Versuche zur Vitaminbeeinflussung der Höhenfestigkeit auf den Menschen auszudehnen.[125] Es war vorgesehen, in Reihenuntersuchungen eine Anzahl von Studenten im Flugzeug den Höheneinwirkungen auszusetzen. Gleichzeitig sollten Flugzeuge für einen Geheimauftrag zur Durchführung einer fliegerischen Versuchsreihe für Rascher bereitgestellt werden.[126] Pfannenstiel versuchte außerdem, Rascher davon zu überzeugen, die von ihm begonnenen Vitaminversuche in Dachau an Häftlingen fortzuführen.[127]

122 Büsing 1939. Forster 1940. Vgl. weitere Veröffentlichungen und Dissertationen zum Thema in der Zusammenstellung der Veröffentlichungen des Instituts für Hygiene in den Chroniken der Philipps-Universität Marburg der Jahre 1937-1945.

123 Vgl. dazu ausführlich Kap. IV.2.3.

124 BA Berlin, NS 21, Nr.914, Pfannenstiel an Rascher, 16.12.1942.

125 StAM 310, Acc. 1983/15, Nr.4290, Bd.3. Institut für Leibesübungen, Abteilung Luftfahrt an RMWEV, 16.12.1942. Nicht nur Pfannenstiel und seine Mitarbeiter arbeiteten mit dem Institut für Leibesübungen, Abt. Luftfahrt zusammen. Von Gremels und Heim wurden Medikamentengaben gegen Erbrechen bei starker Böigkeit und verschiedener Ernährung getestet. Gert Heinz Fischer führte Untersuchungen über Veränderungen der Raumwahrnehmung und des räumlichen Sehens bei Höhen bis zu 3000 m durch. Vgl. ebd., Hochschulinstitut für Leibesübungen, Abt. Luftfahrt an RMWEV, 1.7.1943.

126 BA Berlin NS 21, Nr.914. Pfannenstiel an Sievers, 24.12.1942.

127 BA Berlin NS 21, Nr.915. Pfannenstiel an Rascher, 2.12.1943.

Wie im Zusammenhang mit Raschers Habilitationsversuch berichtet, kam diese und damit auch die Zusammenarbeit auf luftfahrtmedizinischem Gebiet an der Marburger Medizinischen Fakultät letztendlich nicht zustande. Trotzdem scheinen Menschenversuche zu diesem Thema in Marburg durchgeführt worden zu sein, wenn auch nicht mit Flugzeugen des Instituts für Leibesübungen, was aus einer kurz vor Kriegsende fertiggestellten Doktorarbeit unter Pfannenstiels Aufsicht ersichtlich ist. Der Doktorand Karl Brandenstein arbeitete über die Vitamin-C-Ausscheidung im Urin bei Höhenversuchen am Menschen. Er führte seine Versuche an Soldaten der Luftwaffe durch und beatmete diese mit einem Sauerstoff-Stickstoff-Gemisch, das einer Nennhöhe von 6700 Metern entsprach.[128] Damit schloß man sich auch in Marburg der Auffassung führender Luftfahrtmediziner des „Dritten Reiches" an, daß für die Luftfahrt in erster Linie nur die am Menschen gewonnenen Forschungsergebnisse praktischen Wert hätten.[129] Wie die Soldaten für die Versuche gewonnen wurden, geht aus der Dissertation nicht hervor, wahrscheinlich wurden sie von ihrer Einheit dazu abkommandiert. Ein Vergleich mit den Methoden Raschers ist in diesem Fall nicht zulässig. Sicher ist jedoch, daß Pfannenstiel genau über Raschers Forschungen orientiert war, diese von Anfang an begrüßte und den Versuch nicht scheute, seine eigenen Forschungsvorhaben im Konzentrationslager Dachau zu verwirklichen.

Nach dem Krieg wurde im Marburger Medizinaluntersuchungsamt ein Film des Reichsluftfahrtministeriums über die „Unterbrechung der Sauerstoffatmung in verschiedenen Höhen" sichergestellt. Es handelte sich dabei um einen Lehrfilm für die Vorlesung Luftfahrtmedizin, der die Belastbarkeit von Fliegern in großen Höhen demonstrieren sollte.[130] Er war jedoch nicht mit einem von Rascher gedrehten Film identisch, der dessen menschenverachtenden Versuche zum Thema hatte und den man auch Himmler vorgeführt hatte.[131]

4.5 Institutionelle und personelle Verflechtungen mit den Behringwerken

„Der 4. Dezember 1940 war für Marburg ein großer Festtag. Die Philipps-Universität hatte zu einer Feier anläßlich des 50. Jahrestages der entscheidenden Veröffentlichung über die Entdeckung der Serumtherapie durch Emil von Behring geladen. Aus aller Welt waren Männer der Wissenschaft erschienen, über 20 Staaten aus drei Erdteilen hatten Vertreter entsandt. An der Spitze der Ehrengäste standen Reichsminister für Wissenschaft, Erziehung und Volksbildung Dr. h. c. Bernhard Rust, Reichsgesundheitsführer Staatssekretär Dr. L. Conti, Gauleiter Staatsrat Karl Weinrich, die

128 StAM 307c, Acc. 1960/14, Nr.1107. Dissertation Karl Brandenstein 1945.
129 Ruff; Strughold 1957, S. 35.
130 StAM 310, Acc. 1975/79, Nr.720. Medizinaluntersuchungsamt an Rektor, 5.10.1946.
131 Klee 1997, S. 227.

obersten Sanitätsinspekteure der drei Wehrmachtsteile, der Präsident des Reichsgesundheitsamtes und zahlreiche Vertreter von Partei, Staat und Wehrmacht. Die Rektoren aller deutschen Universitäten und tierärztlichen Hochschulen waren zur Feier gekommen. Der Tag der Behringfeier war aber nicht nur ein Festtag für die Stadt Marburg und die Philipps-Universität. Es war auch ein Festtag der deutschen wissenschaftlichen Forschung und ein Ehrentag der medizinischen Wissenschaft."[132]

So beschrieb der Marburger Rektor Theodor Mayer das herausragende Ereignis des Jahres 1940, das von Universität und Stadt mit großem Aufwand begangen wurde. Im Mittelpunkt stand die Ehrung Emil von Behrings (1854-1917)[133], von 1895 bis 1917 Ordinarius für Hygiene der Medizinischen Fakultät Marburg, dessen epochemachende Arbeit „Über das Zustandekommen der Diphtherie-Immunität und der Tetanus-Immunität bei Thieren" am 4. Dezember 1890 in der Deutschen Medizinischen Wochenschrift erschienen war.[134]

Die mehrtätige Feier wurde durch die Reden der oben genannten Honoratioren eingeleitet. Rektor Mayer wies in einem kurzen, allgemein gehaltenen Beitrag darauf hin, daß es wichtig sei, die wissenschaftliche Forschung an den Universitäten durchzuführen, da nur hier interdisziplinäres Arbeiten möglich sei. Minister Rust skizzierte den Aufstieg Behrings, aufbauend auf den Entdeckungen Virchows und Kochs. Reichsgesundheitsführer Conti ging auf Behrings Verdienste als „Retter der Kinder" im Kampf gegen die Diphtherie ein, der Dekan der Fakultät, Becher, beschrieb sein Wirken an der Marburger Fakultät. Der Präsident des Reichsgesundheitsamtes, Reiter, befaßte sich näher mit Behrings wissenschaftlicher Bedeutung in der Immunitätsforschung und sein Mitstreiter an der Marburger Fakultät, der Internist Ludolph Brauer, stellte die Persönlichkeit Behrings aus eigener Anschauung dar. Zum Schluß kam noch der Kasseler Gauleiter Weinrich zu Wort, bevor der Lehrkörper aus der Alten Aula der Universität auszog, um zusammen mit der Marburger Bevölkerung und allen geladenen Gästen der Enthüllung des Behring-Denkmals an der Elisabethkirche beizuwohnen.[135]

Natürlich nahmen auch Vertreter der Behringwerke, Tocher der IG Farben Aktiengesellschaft, an der Feier teil und kamen nicht mit leeren Händen. Der Frankfurter Vorstandsvorsitzende Lautenschläger kündigte durch Übergabe einer Stiftungsurkunde an, daß als Nachfolgeeinrichtung des von Behring 1898 gegründeten Instituts für Experimentelle Therapie ein neues „Forschungsinstitut für Experimentelle

132 Mayer 1942.

133 Emil von Behring war als Assistent Robert Kochs am Hygienischen Institut der Universität Berlin tätig, als er seine Entdeckung machte. 1895 wurde er aufgrund seiner wissenschaftlichen Verdienste um die Serumtherapie auf den Lehrstuhl für Hygiene der Universität Marburg berufen und rief 1898 in Marburg ein Institut für Experimentelle Therapie ins Leben. 1901 erhielt er als erster Mediziner den Nobelpreis, 1904 gründete er in Marbach, einem Dorf nahe bei Marburg, die Behringwerke. Vgl. von Engelhardt 1940.

134 Behring; Kitasato 1890.

135 Reden im Wortlaut in Philipps-Universität Marburg 1942, S. 3-38. Vgl. zum Ablauf der Feier auch Weindling 2000, S. 237-240.

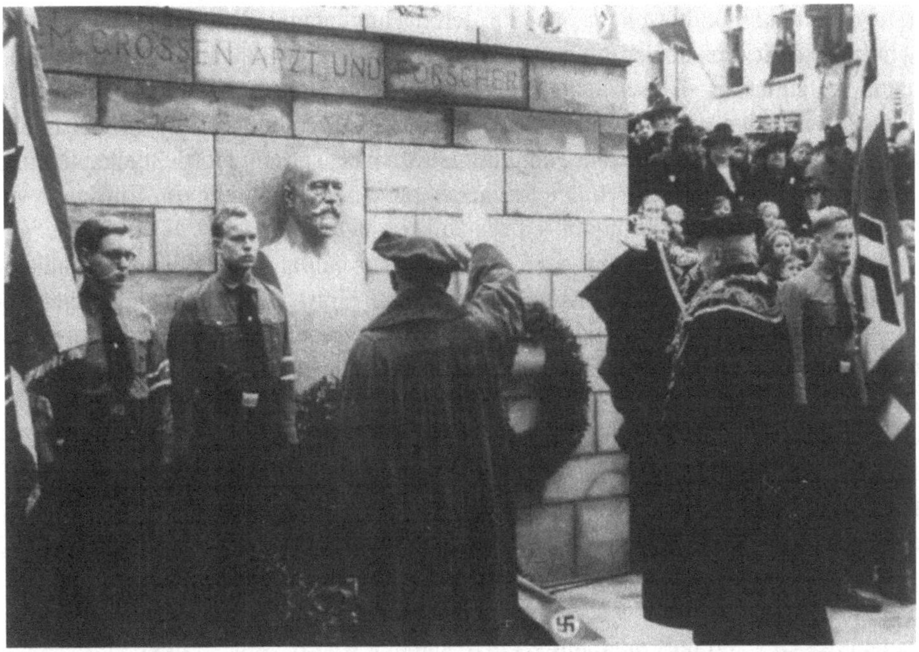

Abb. 26: Die Einweihung des Behring-Denkmals im Rahmen der Behring-Feiern 1940. Dekan Becher (links) und Rektor Mayer (rechts) in „Hitler-Gruß"-Pose (Original: Bildarchiv Foto-Marburg, Nr.416.347).

Therapie Emil von Behring" auf dem Gelände der Behringwerke gebaut werden solle, um dessen wissenschaftliches Werk fortzusetzen. Die Kosten von etwa 2 Millionen RM für den Neubau sowie die jährlichen Betriebskosten von mehr als 600 000 RM wollte die IG Farben AG übernehmen. Die Philipps-Universität sollte insofern daran Anteil haben, als in den beratenden Ausschuß jeweils drei Mitglieder der Universität und des Aufsichtsrats der Behringwerke zu entsenden waren. Die Forschungsstätte sollte Wissenschaftlern aus aller Welt offenstehen, wobei zwei von sechs Arbeitsplätzen von der Philipps-Universität zu besetzen waren. Durch Bereitstellung von Arbeitsmöglichkeiten und Stipendien war besonders die Förderung junger Forscher auf dem Gebiet der Immunologie und der Infektionskrankheiten geplant.[136]

Die Stiftungsurkunde war in Zusammenarbeit von Vertretern der Behringwerke und dem Kurator von Hülsen entworfen worden und brachte der Universität, wie von Hülsen dem RMWEV gegenüber richtig bemerkte, „keinerlei Verpflichtungen, sondern vielmehr nur große Rechte".[137] Trotzdem hatte es im Vorfeld Querelen zwischen Kurator und Rektor gegeben, da Mayer sich bei der Planung übergangen fühlte. Von Hülsen machte unmißverständlich klar, daß es sich um eine reine Institutsan-

136 Philipps-Universität Marburg 1942, S. 16-17.

137 BA Berlin R 4901 (alt R 21), Nr.11061 und StAM 305a, Acc. 1975/79, Nr.463. Von Hülsen an RMWEV, 19.11.1940, Bl.2.

gelegenheit auf Fakultätsebene handele, deren Handhabung nicht Sache des Rektors sei. Es sei nicht Absicht der IG Farben gewesen, ein Universitätsinstitut zu stiften, da dann die laufenden Kosten hätten aus Staatsmitteln bestritten werden müssen. Es blieb also nur die Konstruktion, das neue Institut als Eigentum der IG Farben zu führen, während die Medizinische Fakultät den Rechtsanspruch auf weitgehende Forschungsmöglichkeiten erhielt. Die Einmischung des Rektors hielt von Hülsen – wie auch in einigen anderen Punkten – für unzulässig.[138]

Aus den Presseberichten ist – wie stets in diesen Jahren – zu entnehmen, daß die Gedenkfeier insgesamt einen erfreulichen Verlauf nahm,[139] am Rande gab es jedoch auch Mißtöne. Einer der Ehrengäste, Staatsrat Conti, beschwerte sich im nachhinein, von einigen der anwesenden Honoratioren nicht genügend beachtet worden zu sein. Die viermalige Nichtbeachtung seiner Anwesenheit hätte er nicht mehr als Versehen übergehen können, da es auf die zahlreichen Ausländer einen ausnehmend schlechten Eindruck gemacht habe, daß er als Reichsgesundheitsführer geschnitten worden sei. Dieser Schaden ließe sich nicht wiedergutmachen, so Conti höchst beleidigt in einem Brief an den Dekan der Medizinischen Fakultät.[140]

Aus der Autobiographie des Bonner Dermatologen Erich Hoffmann, der bei den Feierlichkeiten anwesend war, geht ebenfalls hervor, daß nicht alle Gäste mit dem Ablauf des Gedenktages rückhaltlos einverstanden waren. Neben einigen mokanten Bemerkungen über die schulmeisterhafte Rede Rusts und sein Auftreten in einem von den Damen besonders beachteten feudalen Ledermantel kritisiert Hoffmann vor allem die völlige Nichtbeachtung des jüdischen Bakteriologen Paul Ehrlich, der wesentlich an von Behrings wissenschaftlichen Erfolgen beteiligt gewesen war. Ehrlich hatte die richtige Dosierung des Behringschen Heilserums gefunden und war der Schöpfer der modernen Chemotherapie, blieb jedoch wegen seiner jüdischen Abstammung während der gesamten Feier unerwähnt.[141] Hoffmann spricht von „nationalsozialistischer Vergewaltigung und Entstellung der Wahrheit“, wenn 1933 zunächst von Behrings Name nicht genannt werden durfte, weil seine Frau Else Spinola jüdische Vorfahren hatte, nun nach deren Tod jedoch von Behring als Aushängeschild nationalsozialistischer „deutscher“ Wissenschaft und Forschung gefeiert wurde. Auch ein bei der Feier anwesender Sohn von Behrings wurde, da er „Vierteljude“ war, von den Rednern mit keinem Wort begrüßt.[142]

138 StAM 310, Acc. 1983/15, Nr.4179. Kurator an Rektor, 14.2.1941. Vgl. zur Machtprobe zwischen Rektor und Kurator auch Nagel 2000, S. 430-450, Dok. 236-240.

139 OZ 4.12.1940, S. 5-8; OZ 5.12.1940, S. 5-8; OZ 6.12.1940, S. 8; OZ 7.12.1940, S. 7; DÄ 70 (1940), S. 517-519, S. 534-538; Ärzteblatt für Hessen-Nassau und Kurhessen 25 (1940), S. 351-352. Mitteilungen des Universitätsbundes Marburg an der Lahn 21 (1941) Heft 1, S. 1-4. Chronik der Philipps-Universität Marburg 1940/41, S. 9-13.

140 Zwischenarchiv im Lichtbildarchiv der Philipps-Universität Marburg, I A 20 Behringfeier 1940. Staatsrat Conti an den Dekan der Medizinischen Fakultät, 21.12.1940.

141 Paul Ehrlich (1854-1915) wurde 1899 Direktor des Instituts für Experimentelle Therapie in Frankfurt am Main. Er erhielt 1908 den Nobelpreis für Medizin. 1909 entdeckte er mit seinem Mitarbeiter Hata das Syphilisheilmittel Salvarsan.

142 Hoffmann 1949, Bd.II, S. 233-234.

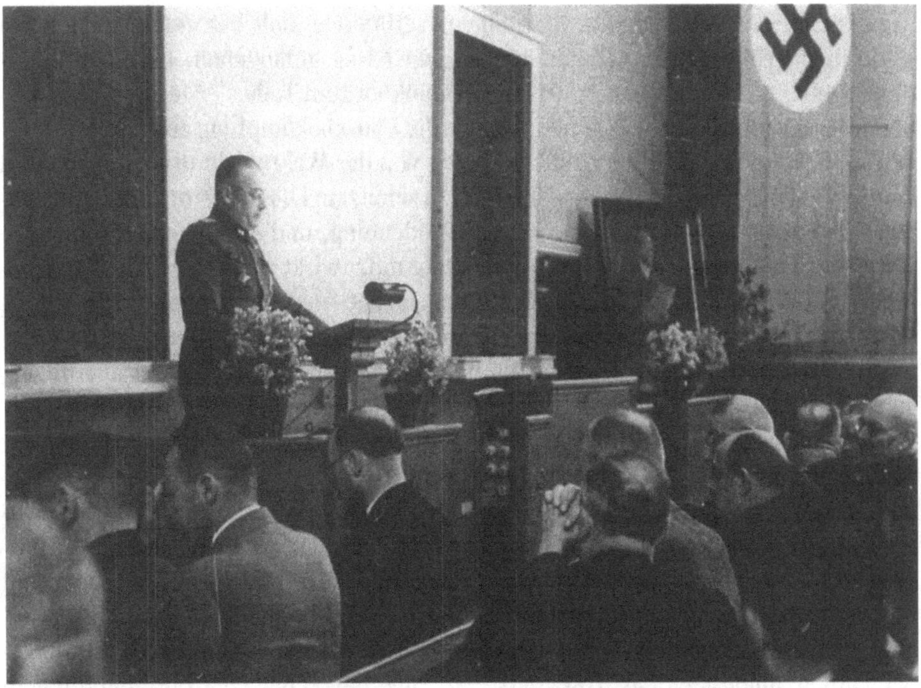

Abb. 27: Der Hygieniker Prof. W. Pfannenstiel in SS-Uniform bei der Behring-Festvorlesung 1940 im Hörsaal des Hygiene-Instituts. Unter der Hakenkreuz-Flagge das Portrait Emil von Behrings (Original: Bildarchiv Foto Marburg, Nr.416.340).

Im Anschluß an den Festakt wurde ein wissenschaftlicher Kongreß durchgeführt. In den Vorträgen wird der Stand der Immmunitätsforschung und der Bekämpfung der Infektionskrankheiten im Jahre 1940 deutlich. Nach einer kurzen Eröffnung durch den örtlichen Hygieniker Pfannenstiel kamen namhafte Wissenschaftler wie der Kinderarzt Georg Bessau (Berlin) und der Pathologe und Bakteriologe Gerhard Domagk (Bayer AG Elberfeld) zu Wort. Auch zwei Vertreter des Instituts für Experimentelle Therapie der Behringwerke waren als Redner beteiligt: Hans Schmidt, der dieses Institut seit 1923 leitete und daneben seit 1929 zunächst als ao. Prof., dann als Honorarprofessor an der Marburger Medizinischen Fakultät lehrte, faßte das zeitgenössische Wissen über Antigene und Antikörper in seinem Vortrag zusammen und brachte dabei viele eigene Erkenntnisse mit ein. Der ärztliche Leiter der Serum- und Impfstoffabteilung der Behringwerke, Richard Bieling, ebenfalls seit 1937 als ao. Prof. an der Fakultät tätig, sprach über sein Spezialgebiet, die Erforschung der Immunität gegen Viruserkrankungen und die Entwicklung von Impfstoffen gegen diese Erreger.[143]

In seinem Vortrag wies Bieling u.a. auf die Dringlichkeit der Entwicklung von Impfstoffen gegen das Fleckfieber hin, dessen Erreger, die Rickettsien, nicht im strengen Sinne als Viren angesehen werden können. Diese Erkrankung (Typhus

143 Alle Vorträge im Wortlaut in Philipps-Universität Marburg 1942, S. 75-85 und S. 86-112.

exanthematicus), durch Läuse übertragen, verbreitete sich besonders schnell bei schlechten hygienischen Verhältnissen in den Kriegsgefangenen- und Konzentrationslagern und führt bei bis zu 80% der Erkrankten zum Tode.[144] Sie konnte bis dato nur durch prophylaktische Maßnahmen wie die Läusebekämpfung eingedämmt werden, so daß ein Impfstoff in großen Mengen von der Wehrmacht dringend benötigt wurde, um bevorzugt die eigenen Soldaten zu schützen. Die Impfstoffproduktion gegen Fleckfieber war von kriegswichtiger Bedeutung, und auch die Behringwerke waren dazu aufgefordert, bei der Entwicklung mitzuwirken. Der ärztliche Betriebsleiter der Behringwerke, Bieling, wußte aus eigener Anschauung um die Probleme, da er der Wehrmacht als Berater für hygienische Fragen zur Verfügung stand.[145]

Im Herbst 1941 trat das Fleckfieber, durch russische Zwangsarbeiter übertragen, auch im Reichsgebiet auf und zwang die NS-Gesundheitsführung zum Handeln. Ernst Klee hat detailliert beschrieben, wie im Dezember 1941 beim Referenten für Seuchenbekämpfung des RMdI die Lage diskutiert wurde.[146] Es standen verschiedene Impfstoffe, darunter ein von den Behringwerken hergestelltes Präparat, zur Verfügung, die aber noch wenig am Menschen erprobt worden waren.[147] Durch Vermittlung des obersten Hygienikers der SS, Mrugowsky, wurden 1942 Versuche mit Fleckfieberimpfstoffen an eigens dafür infizierten Häftlingen des Konzentrationslagers Buchenwald unter der Aufsicht des SS-Arztes Dr. Erwin Ding durchgeführt. Dabei wurden mindestens fünf Tote registriert, einer davon nach der Impfung mit dem Behringimpfstoff. Klee konnte anhand verschiedener Quellen beweisen, daß die leitenden Mitarbeiter der Behringwerke, darunter der Betriebsführer Albert Demnitz, wußten, daß die Impfstoffe in ein Konzentrationslager geliefert und dort getestet wurden. Es war ihnen allerdings weder kurz nach dem Krieg noch später nachzuweisen, ob sie darüber informiert waren, daß die Versuchspersonen dort mit lebendem Krankheitsmaterial infiziert worden waren und daß dies ohne deren Zustimmung geschah. Dementsprechend wurde keiner der Verantwortlichen nach 1945 verurteilt.[148]

Die Mitwisserschaft der leitenden Mitarbeiter der Behringwerke an KZ-Versuchen wurde erstmals öffentlich diskutiert,[149] nachdem Eugen Kogon kurz nach dem Krieg sein Buch „Der SS-Staat“[150] veröffentlicht hatte. Bieling und Schmidt beteuer-

144 Schmidt 1940. BA Berlin, R 18, Nr.3646. Wissenschaftliche Forschungen über Fleckfieber.

145 Vgl. die Erfahrungsberichte über Fleckfieber an der Front von Richard Bieling in BA-MA Freiburg, R 12-23, Nr.518. StAM 307c, Acc. 1969/33, Nr.373. Vorschlagsliste für die Wiederbesetzung des Lehrstuhls für Hygiene 1946, Lebenslauf von Bieling. Auch Schmidt war als beratender Hygieniker bei der Wehrmacht eingesetzt. Vgl. von Engelhardt 1952.

146 Klee 1997, S. 287-300, Tagebuch der Abteilung für Fleckfieber- und Virusforschung am Hygiene-Institut der Waffen-SS, Dr. Ding, S. 322-341.

147 Vgl. über die Impfstoffproduktion der Behringwerke auch BA Berlin, R 18, Nr. 3644 und Nr.3731.

148 Klee 1997, S. 341-345. Vgl. zu den Fleckfieberversuchen auch Schneider; Stein 1986. Homburger 1993, S. 115-120. Ausführlich in der soeben erschienenen Studie von Weindling 2000, S. 323-363.

149 Marburger Presse 26.11.1947, S. 1. Erprobung von Impfstoffen in KZ-Lagern.

150 Kogon 1995, S. 191-198.

ten in schriftlichen Stellungnahmen, daß sie nichts von der Art der Versuche gewußt hätten, sondern von klinischen Tests an erkrankten Personen ausgegangen seien.[151] Aus den Spruchkammerurteilen ist ersichtlich, daß man ihnen damals glaubte: Bieling wurde, da er nie Parteimitglied gewesen war, als „nicht betroffen" eingestuft.[152] Schmidt, ebenfalls kein Parteimitglied, wurde als förderndes Mitglied der SS zunächst in die Gruppe der Mitläufer, dann bei Wiederaufnahme des Verfahrens nach seinem Einspruch in die Gruppe der Entlasteten eingereiht.[153] Zumindest Bielings Aussage scheint aus heutiger Sicht fraglich, da er in den Kriegsjahren als beratender Hygieniker und Fachmann für Impfstoffe an mehreren Tagungen der beratenden Wehrmachtsärzte teilgenommen hatte, wo offen über Versuche an Insassen der Konzentrationslager gesprochen worden war.[154] Klee konnte außerdem nachweisen, daß Bieling über Versuche zur chemotherapeutischen Fleckfieberbekämpfung mit dem Höchster Akridin-Präparat 3582 in den Konzentrationslagern Auschwitz und Buchenwald informiert gewesen war.[155]

Ein weiterer Mitarbeiter des Instituts für Experimentelle Therapie, Richard Haas, hatte sich Anfang 1942 im Fachgebiet Hygiene und Bakteriologie habilitiert und wurde wenig später zum Dozenten der Marburger Medizinischen Fakultät ernannt.[156] Sein Chef Schmidt hatte auf reibungslose Abwicklung des Verfahrens gedrungen, da Haas die wissenschaftliche Leitung des soeben gegründeten neuen Instituts der Behringwerke in Lemberg übernehmen und der dortigen Medizinischen Akademie gleichzeitig als Lehrkraft zur Verfügung stehen sollte. Die Behringwerke hatten von der Regierung des Generalgouvernements den Auftrag erhalten, nach der Besetzung der Ostgebiete in Lemberg, wo bereits eine entsprechende polnische Forschungsstätte existiert hatte, ein Institut zur Herstellung großer Mengen von Fleckfieberimpfstoff zu errichten. Nach Anlaufen der Impfstoffproduktion konnten dort monatlich etwa 30 000 Impfportionen für den Bedarf der Wehrmacht produziert werden. Bis zur Schließung des Instituts wegen der nachrückenden Front im Februar 1944 waren 50 deutsche Mitarbeiter und über 1000 Polen dort beschäftigt.[157]

---

151 Emil von Behring-Bibliothek für Geschichte und Ethik der Medizin der Philipps-Universität Marburg, Behring-Archiv. Demnitz, Albert; Schmidt, Hans: Stellungnahme zu dem Buch von Eugen Kogon „Der SS-Staat", 15.1.1947. Ebd. Stellungnahme Richard Bieling, o.D. Bieling bezog sich auf einen Artikel von Erwin Ding in der Zeitschrift für Hygiene (Ding 1943), in dem dieser betonte, daß die Impfungen mit dem Einverständnis der Betroffenen stattgefunden hatten. Bieling wollte den wahren Hintergrund der Versuche erst durch Eugen Kogons Bericht erfahren haben.

152 HHStAW 520, M-St 6527. Spruchkammerurteil Bieling vom 17.5.1947.

153 HHStAW 520, Ma-B 1237 (M-St). Spruchkammerurteile Schmidt vom 7.2.1947 und 28.3.1947.

154 Vgl. Klee 1997, S. 198 und 205.

155 Ebd. S. 299, 307 und 310.

156 StAM 307c, Acc. 1969/33, Nr.303.

157 Klee 1997, S. 290 und 295-296. Emil von Behring-Bibliothek für Geschichte und Ethik der Medizin, Behring-Archiv. Berichte über die Tätigkeit der Behring-Institute im Jahre 1942 und 1943. BA Berlin, R 18, Nr.3644. Münchner Neueste Nachrichten 351, 17.12.1942: Das

Haas, der während des Krieges für Produktions- und Forschungsaufgaben in den Behringwerken uk gestellt war, trat vor seiner Abreise nach Lemberg der Waffen-SS bei, angeblich um einem Einberufungsbefehl zur Wehrmacht zu entgehen. Er leistete zwei Übungen ab, blieb aber ansonsten Zivilist. Nach dem Krieg war er wegen seiner SS-Zugehörigkeit einige Zeit im Lager Darmstadt der amerikanischen Besatzungsmacht interniert, wo er Ende 1946 in einem Spruchkammerverfahren als Mitläufer eingestuft und dann entlassen wurde.[158]

Wie bereits in Kap. III.3.2 diskutiert, soll Haas in Lemberg jüdische und polnische Mitarbeiter vor der Gestapo und der Einlieferung ins Konzentrationslager geschützt haben. Dies ist den Aussagen von einigen nach Lemberg versetzten Mitarbeitern der Behringwerke, aber auch von Betroffenen zu entnehmen. Andererseits hatte Haas nachweislich gute Kontakte zum Konzentrationslager Buchenwald und kannte den SS-Arzt Ding persönlich.[159] Er ließ Ende 1942 dort eine Fleckfieberimpfstoffversuchsreihe vornehmen, um die Reaktion von geimpften Personen, die mit infizierten Läusen in Berührung kamen, zu testen. Die Versuche wurden relativ schnell abgebrochen, da die für die Versuche benutzten infizierten Läuse eine Gefährdung des Bewachungspersonals darstellten.[160]

Nicht nur mit den SS-Außenstellen in den Konzentrationslagern arbeiteten die Behringwerke zusammen, auch mit Ärzten der Marburger Kliniken gab es Absprachen zur Testung von neuentwickelten Impfstoffen. Der Internist Kestermann, Oberarzt in der Medizinischen Klinik, beschäftigte sich mit der aktiven Immunisierung gegen Tetanus, nachdem festgestellt worden war, daß die Tetanusprophylaxe mit Serum (passive Immunisierung) nur etwa vierzehn Tage lang wirksam war. Zum Schutz der kämpfenden Truppe war man bei den Behringwerken bemüht, einen länger wirksamen und höher konzentrierten Impfstoff zu entwickeln. Kestermann stellte in seinen Versuchen, die an SA-Männern der Marburger Jägerstandarte 11 durchgeführt wurden, Impfstoffe von zwei verschiedenen deutschen Firmen gegenüber und ermittelte die optimale Dosierung und den günstigsten zeitlichen Abstand der Applikation. Er erzielte die besten Ergebnisse mit dem Tetanusimpfstoff der Behringwerke, der einen jahrelang anhaltenden Schutz versprach.[161] Weniger befriedigend waren die Ergebnisse einer Schutzimpfung gegen Gasbrand,[162]

Fleckfieber wird bekämpft. Aus der Arbeit des Behring-Instituts in Lemberg. Weindling 2000, S. 345-352.

158 HHStAW 520, M-St 23. Spruchkammerakte Haas.

159 Ding hatte an einer wissenschaftlichen Tagung anläßlich der Eröffnung des Lemberger Instituts im Dezember 1942 teilgenommen, Vgl. Klee 1997, S. 326, und Weindling 2000, S. 349.

160 Ebd., S. 297 und 326. Genaue Schilderung der Versuche bei Schneider; Stein 1986, S. 45-46.

161 Kestermann; Schleining; Vogt 1939. Die Versuche wurden auch von Kestermanns Chef Schwenkenbecher, der als beratender Internist beim Wehrkreisarzt tätig war, erwähnt, vgl. BA-MA Freiburg, R 12-23, Nr.v.99. Bericht Schwenkenbecher an den Korpsarzt des stellvertretenden Generalkommandos, 26.10.39.

162 Kestermann; Vogt 1940.

während sich durch einen neuentwickelten aktiven Impfstoff gegen Ruhr ein wirksamer Impfschutz auslösen ließ.[163]

Insgesamt gesehen gab es also zwischen den Behringwerken und der Medizinischen Fakultät vielfältige Verflechtungen personeller und institutioneller Art. Die Universität unterstützte durch die pompösen Feierlichkeiten im Jahre 1940 die Instrumentalisierung des Namens von Behrings für nationalsozialistische Zwecke.[164] Die leitenden Mitarbeiter des Marburger Industrieunternehmens waren ausgewiesene Wissenschaftler und führend in ihren Fachgebieten, so daß sie als Dozenten an der Medizinischen Fakultät gern gesehen waren. Hans Schmidt übernahm nach dem Krieg vertretungsweise den Lehrstuhl für Hygiene und wurde in Anerkennung seiner Verdienste 1949, ein Jahr vor seiner Emeritierung, zum ordentlichen Professor ernannt.[165] Die generöse Ankündigung auf der Behringfeier, die Medizinische Fakultät an der Realisierung eines neuen Instituts für Experimentelle Therapie zu beteiligen, wurde allerdings auf die Nachkriegszeit verschoben und dann nicht mehr in die Tat umgesetzt.

Überschauen wir die medizinische Forschung an der Marburger Fakultät während des Zweiten Weltkrieges, so wird die Politisierung und Militarisierung eines großen Teils der Forschungsthemen deutlich. An den meisten Kliniken und Instituten wurden die Forschungsaktivitäten aus finanziellen und personellen Gründen stark zurückgeschraubt. Es war nur noch mit Unterstützung von außen, d.h. mit zusätzlichen Mitteln des RFR möglich, laufende Projekte weiterzuführen oder neue Projekte zu initiieren. Bereits in den Vorkriegsjahren machte es sich bemerkbar, daß hauptsächlich kriegsvorbereitende Themen gefördert wurden. Dies verschärfte sich nach Beginn des Krieges, als für reine Grundlagenforschung nur Mittel zur Verfügung standen, wenn die schnelle Umsetzung in die Praxis zu erwarten war. Allen Anträgen auf Fördermittel ist zu entnehmen, daß das Thema bereits bei Antragstellung so formuliert wurde, daß die „Kriegswichtigkeit" des Unternehmens außer Zweifel stand.

Insgesamt gesehen waren die für Marburger Wissenschaftler ausgeschütteten Förderungssummen mit insgesamt 110 000 RM nicht sehr hoch. Es war etwa die Hälfte der Mittelzuweisungen, die der RFR für Institute der Hamburger Universität bereitstellte.[166] Dies lag unter Umständen daran, daß in Marburg kleinere Beträge im allgemeinen von der lokalen Bose-Stiftung abgedeckt wurden und man nur bei größeren Vorhaben an den RFR herantrat. Die von diesem geförderten Projekte waren recht unterschiedlicher Natur; die höchsten Summen wurden für physiologisch-chemische Forschungsvorhaben vergeben. Die Energetikaforschung von Gremels hatte den kriegswichtigsten Bezug: die Rettung Schwerverwundeter und die Leistungssteigerung der Soldaten lagen der Wehrmacht natürlich am Herzen.

---

163 Kestermann; Vogt 1940a.

164 Zum nationalsozialistischen „Behring-Kult" vgl. Weindling 2000, S. 240-244.

165 StAM 307c, Acc. 1969/33, Nr.373.

166 Vgl. van den Bussche 1989, S. 168.

Kretschmer mußte es schwerer fallen, Argumente für die Förderung seiner Forschung über Abwehrfermente zu finden. Es überrascht aus heutiger Sicht, daß diese schon damals umstrittene Methode bei den Verantwortlichen des RFR so viel Unterstützung fand. Dies ist nur damit zu erklären, daß der Name Kretschmers für Qualität bürgte. Kretschmer selbst saß als Nichtfachmann diesem Artefakt auf, was wohl der Überzeugungskraft seines Mitarbeiters Mall zu verdanken ist, der die Methode mit nach Marburg brachte. Weniger verständlich ist die Tatsache, daß der Physiologe Bersin sich von Ergebnissen blenden ließ, die später nicht mehr reproduzierbar waren.

Neben den kleineren Projekten Pfannenstiels waren es die Forschungen Winklers über Sexualhormone, bei denen der bevölkerungspolitische Aspekt offensichtlich zum Tragen kam. Er betonte in seinen Anträgen immer wieder, daß der Schutz von problematischen Schwangerschaften durch Hormongaben eine Erhöhung der Geburtenziffer bedeute und damit für den Staat von größtem Nutzen sei. Bei Winkler wird besonders deutlich, wie er seine Grundlagenforschung sofort nach Beginn des Krieges den Erfordernissen anpaßte und durch die Ausrichtung an Zielen der Nationalsozialisten sein eigenes Fortkommen sicherte.

Nach Prüfung der wegen der Geheimhaltungspflicht recht spärlichen Quellen über die Marburger Kampfstofforschung ist davon auszugehen, daß es diese in den späten Kriegsjahren am Pharmakologischen Institut (Heim, Gremels) und wahrscheinlich auch in der Physiologischen Chemie (Bersin) gab. Nähere Angaben können trotz intensiver Quellensuche nicht gemacht werden, und so bleibt dieses Kapitel der Marburger Forschungsgeschichte undurchsichtig.

Die Zusammenarbeit Pfannenstiels mit der SS auf dem Gebiet der Luftfahrtmedizin überrascht in Kenntnis seiner sonstigen nationalsozialistisch motivierten Aktivitäten nicht. Erschreckend ist jedoch, wie er, der nachweislich von den Versuchen Raschers bis ins Detail informiert war, ohne Zögern eine Zusammenarbeit befürwortete und keinen Gedanken an die gequälten Versuchspersonen verwandte.

Kommen wir auf das Eingangszitat dieses Kapitels und Pfannenstiels dort getroffene Feststellung zurück, daß der Krieg der medizinischen Forschung wichtige Impulse gegeben habe. Wenn man die Marburger Forschungsvorhaben von Gremels und Winkler zugrunde legt, so möchte man diese Frage nicht ohne weiteres verneinen, da es sich bei beiden Projekten um innovative und qualitativ gute Forschung handelte. Es erhebt sich die Frage, ob diese Forschungsvorhaben so auch in Friedenszeiten hätten durchgeführt werden können.

Auf einem Symposium des Arbeitskreises Marburger Wissenschaftler für Friedens- und Abrüstungsforschung unter dem Motto „Wissenschaft im Krieg – Krieg in der Wissenschaft" äußerte sich der Biochemiker und Physiologe Rapoport ablehnend zur These der Forschungsförderung durch den Krieg: „Die Vielfalt der Wissenschaften ist nur aufgrund ihrer arbeitsteiligen Differenzierung zu verstehen. Daraus ergeben sich qualitative Unterschiede in ihren Beziehungen zum Krieg. Man kann sich vorstellen, daß Militarisierung und Kriegswirtschaft die Entwicklung der Physik und der Ingenieurwissenschaften zwar in ihren Zielsetzungen deformieren, aber doch auch fördern. Für die Medizin gilt das nicht mehr. Es galt vielleicht noch im

19. Jahrhundert, in dem ein Teil der Fortschritte der Chirurgie auf Militärchirurgie beruhte. Man kann aber keinen einzigen medizinisch-biologischen Fortschritt im 20. Jahrhundert mit Kriegsvorbereitung oder Krieg in Verbindung bringen. Daraus ergibt sich eine grundsätzliche Schlußfolgerung: Medizinisch-biologischer Fortschritt und Krieg sind unvereinbar. Damit ergibt sich die weitere Schlußfolgerung, daß jede Aktivität von Medizinern zur Förderung des Krieges, etwa durch Entwicklung biologischer oder chemischer Waffen eine gegen die Entwicklung ihrer Wissenschaft gerichtete Aktivität ist. Insofern ist die medizinische Wissenschaft grundsätzlich antimilitaristisch."[167]

Folgt man den Gedankengängen Rapoports, so ist jede medizinische Forschung, die sich den Kriegserfordernissen anpaßte, zu verurteilen, und in diese Kategorie fallen mehr oder weniger alle Marburger Forschungsvorhaben des Zweiten Weltkrieges. Es ist offensichtlich, daß sich die Marburger Mediziner mit ihren Forschungsthemen weitgehend den Zielen der Kriegsführung unterordneten. Die Gründe dafür waren vielfältig: neben der nationalsozialistischen Überzeugung (z. B. bei Pfannenstiel) war es wohl in erster Linie der Wille zur Unterstützung des Vaterlandes, der eine Rolle spielte. Daneben ist der finanzielle Aspekt und die Möglichkeit, trotz der schlechten wirtschaftlichen Bedingungen Wissenschaft betreiben zu können, nicht zu unterschätzen. Die Erfordernisse des Krieges führten allerdings auch in Marburg dazu, daß einige Ärzte an die Grenzen der ärztlichen Ethik stießen. So propagierte Gremels trotz der bekannten Nebenwirkungen eine Kombination seines Energetikums mit Pervitin zur Leistungssteigerung gesunder Soldaten, und Kretschmer wollte die Bestimmung der Abwehrfermente zur Identifizierung von Kriegsneurotikern nutzen. An diesen Beispielen wird deutlich, wie schnell sich auch Marburger Ärzte in der Ausnahmesituation Krieg von den Grundlagen der ärztlichen Ethik entfernten: der Bewahrung des menschlichen Lebens und der Hilfeleistung bei jedem einzelnen Kranken.

167 Rapoport 1990, S. 428.

V. Zusammenbruch und Neubeginn – ein Ausblick

Kornelia Grundmann

Am 28. März 1945 besetzten die amerikanischen Truppen Marburg, die Stadt wurde kampflos übergeben und war demzufolge nur wenig zerstört. Die deutsche Regierungsgewalt wurde auf allen Ebenen außer Kraft gesetzt und von den Alliierten übernommen.[1] Durch die Proklamation Nr. 1 des amerikanischen Oberbefehlshabers, General Eisenhower, wurde die Schließung von sämtlichen Unterrichts- und Erziehungsanstalten, also auch der Universitäten, verfügt.[2] Alle Universitätsangestellten hatten sich zur Verfügung der Amerikaner zu halten, die Lehrveranstaltungen wurden jedoch zunächst ausgesetzt. Da keine Landesregierung mehr vorhanden war, sorgte die Militärregierung dafür, daß die Mittel für die Bezahlung aller Personal- und Sachkosten durch ein vorübergehendes Darlehen der Stadt bereitgestellt wurden. Insbesondere für die Aufrechterhaltung des Klinikbetriebes war dies nötig, um die medizinische Versorgung der Zivilbevölkerung und der Kranken in den Lazaretten zu gewährleisten. An eine Wiederaufnahme des Lehr- und Forschungsbetriebes war zunächst nicht zu denken. Man mußte damit rechnen, daß dieser Zustand mehrere Jahre dauern würde, denn als Voraussetzung für die Öffnung wurde von der amerikanischen Regierung eine gründliche Entnazifizierung und Demokratisierung aller universitären Institutionen gefordert.[3]

Im Mai 1945 kam der amerikanische Nachrichten- und Presseoffizier Edward Hartshorne nach Marburg. Er gehörte der Education and Religious Affairs Division an, die in kirchlichen und Erziehungsfragen beratend und beaufsichtigend in der deutschen Bevölkerung tätig werden sollte. Dazu gehörte auch der Kontakt zu den Verwaltungen und dem Lehrkörper der Universitäten, die vom Higher Education Branch dieser Division übernommen worden waren, um die demokratrische Veränderung auch im Hochschulbereich zu initiieren. Hartshorne, ein junger Soziologe aus Harvard, galt als Spezialist für die deutschen Universitäten, denn er hatte bereits 1937 seine Dissertation über die deutschen Universitäten im Nationalsozialismus verfaßt.[4] Daß er dem deutschen Hochschulwesen durchaus positiv gegenüberstand, wird an seinem vehementen Einsatz für die Wiedereröffnung der Universitäten des amerikanischen Besatzungsgebiets deutlich, die nach seiner Einschätzung auf der Grundlage der deutschen Traditionen, aber natürlich unter strenger amerikanischer Kontrolle möglichst bald erfolgen sollte.[5]

Hartshorne fand in Marburg eine relativ unzerstörte Universität vor, nur die Kliniken hatten einige Beschädigungen davongetragen. Er traf hier auch mit einer Gruppe von Professoren um den Philosophen Julius Ebbinghaus zusammen, der u.a. der Psychiater Kretschmer angehörte. Der Initiative dieser Herren war es zu verdanken,

1 Vgl. zur Geschichte Marburgs bei Kriegsende: Gimbel 1980. Gimbel 1964.
2 Kropat 1979, S. 14. Proklamation Nr. 1, Artikel III.
3 Krüger-Bulcke 1997.
4 Hartshorne 1937.
5 Zu Hartshorne vgl. Krüger-Bulcke 1997, S. 22. Hammerstein 1989, S. 593. Tent 1996, S. 53-74. Einen sehr guten Einblick in Hartshornes Arbeit in Deutschland gibt sein Tagebuch der Jahre 1945-1946. Vgl. Tent 1998.

daß man mit Hartshorne ins Gespräch kam und die Dringlichkeit der baldigen Wiedereröffnung der Marburger Hochschule zur Sprache bringen konnte. Bevorzugt wurde dabei zunächst die Wiedereröffnung der Medizinischen Fakultät erwogen, denn es war schon nach den ersten Monaten der amerikanischen Besetzung Deutschlands klar, daß die medizinische Versorgung der Bevölkerung in den von Flüchtlingen und Evakuierten überfüllten Städten absolute Priorität hatte. Durch den Ausbruch von Seuchen konnten auch die amerikanischen Truppen gefährdet werden, so daß der Chefmediziner und Leiter der Abteilung Public Health der Militärregierung, General Stayer, ebenfalls für die Erhaltung und Verbesserung der medizinischen Einrichtungen plädierte. In diesem Zusammenhang ordnete er Ende Juni 1945 die Wiedereröffnung der Medizinischen Fakultäten an, um dem Ärztemangel abzuhelfen. Heidelberg und Marburg als am wenigsten zerstörte Universitäten sollten zuerst geöffnet werden.[6]

Die Umsetzung der Pläne der amerikanischen Militärregierung und die Eröffnungsvorbereitungen wurden durch einen Planungsausschuß überwacht, der aus politisch nicht vorbelasteten Professoren der Universität bestand: Ebbinghaus (Philosophie), Bultmann (Neues Testament), Reidemeister (Mathematik), Jost (Physikalische Chemie), Kretschmer (Psychiatrie), von Hippel (Bürgerliches Recht) und später auch Benninghoff (Anatomie) agierten unter Aufsicht von Hartshorne. Diese machten sich zunächst daran, einen Überblick über den Zustand der Universität und den Personalbestand zu gewinnen, wobei besonderes Augenmerk auf die Medizinische Fakultät gerichtet wurde.[7]

Hauptvoraussetzung für die Eröffnung war der Ausschluß von Nationalsozialisten aus dem Lehrpersonal. Nachdem in den ersten Besatzungswochen nationalsozialistische Funktionsträger relativ willkürlich verhaftet worden waren, regelte die amerikanische Direktive zur Entnazifizierung vom 7. Juli 1945 die weitere Praxis.[8] Anhand eines Fragebogens, den Inhaber von definierten Schlüsselpositionen auszufüllen hatten, wurden politisch Belastete identifiziert. Zu ihnen gehörten Mitglieder der NSDAP, die vor dem 1. Mai 1937 in die Partei eingetreten waren, ferner Offiziere der SS, SA und anderer Parteiorganisationen. Entlassungpflichtig war außerdem die führende Verwaltungsschicht im öffentlichen Dienst unabhängig von ihrer politischen Zugehörigkeit, wovon automatisch der noch amtierende Marburger Rektor Rudolf Reinhardt und der Kurator von Hülsen betroffen waren.[9] Dies führte dazu, daß vor der Wiedereröffnung der Universität eine Rektorenwahl durchgeführt werden mußte. Nachdem der zunächst gewählte Theologe Frick wegen gesundheitlicher Probleme das Amt zur Verfügung gestellt hatte, ernannte die Militär-

6 Krüger-Bulcke 1997, S. 21. Tent 1983, S. 57-69.
7 StAM 305a, Acc. 1975/79, Nr.27. Kurator an Rektor, 7.7.1945, 14.7.1945.
8 Vollnhals 1991, S. 9-10.
9 Zur Entnazifizierung Reinhardts und von Hülsens sowie zur Handhabung der Entnazifizierungsgesetzgebung in Marburg vgl. Form 1998, S. 117-118.

regierung Julius Ebbinghaus zum acting rector, ohne daß eine neue Wahl stattgefunden hatte.[10] Das Amt des Kurators wurde durch das eines Verwaltungsdirektors ersetzt.

Die Überprüfung des Hochschulpersonals sollte durch einen zusätzlichen Fragebogen gewährleistet werden, den jeder Hochschulbeamte auszufüllen hatte. Dieser enthielt neben den Fragen zur Person und zur Mitgliedschaft in politischen Organisationen auch die Aufforderung zu einem Aufsatz über „Die soziale und politische Verantwortung der deutschen Hochschule". Der Fragebogen mußte bis Anfang August 1945 beim Universitätsoffizier eingereicht werden und diente als Grundlage für die Entscheidung über die Weiterbeschäftigung.[11] Ende August wurde dann von der Militärregierung mitgeteilt, daß von 55 Mitgliedern des Marburger Medizinischen Lehrkörpers nur fünf uneingeschränkt akzeptiert wurden (unconditionally acceptable). Das waren die Professoren, die nicht in nationalsozialistische Organisationen eingetreten waren. Immerhin 16 wurden eingeschränkt akzeptiert (conditionally acceptable), 13 wurden zunächst mit dem Vermerk „conditionally rejected" bedingt abgelehnt und zehn sollten unwiderruflich nicht mehr an die Fakultät zurückkehren (unconditionally rejected). Die übrigen elf konnten noch nicht überprüft werden, weil sie sich nicht in Marburg aufhielten.[12] Diese Relegationsliste änderte sich noch mehrmals, aber zur offiziellen Eröffnung der Universität am 25. September 1945[13] waren nach wie vor nur 21 von 52 medizinischen Hochschullehrern im Amt bestätigt.[14]

Diese Zahlen sagen nichts über die endgültige Anzahl der entlassenen Personen aus, denn viele Hochschullehrer wurden auf Antrag der Fakultät vorläufig weiterbeschäftigt, weil jeder Arzt in den Kliniken gebraucht wurde. In den Quellen werden je nach Zeitpunkt der Bestandsaufnahme unterschiedliche Angaben gemacht. Sicher ist jedoch, daß die Entlassungsquote der Medizinischen Fakultät mit zunächst über 50% die höchste im Vergleich mit den anderen Marburger Fakultäten war.[15] Damit wird keine Aussage über die besondere Belastung der Mediziner gemacht, die Quote spiegelt jedoch deren hohen Organisationsgrad in der NSDAP und ihren Organisationen wider, der zunächst als Entlassungskriterium herangezogen wurde.

Die erste Entnazifizierungsetappe unter Kontrolle der amerikanischen Militärregierung sollte nur noch bis zum Frühjahr 1946 dauern. Das Gesetz zur Befreiung

---

10 Chronik der Philipps-Universität Marburg 1941-1947, S. 6.

11 StAM 307c, Acc. 1969/66, Nr.911. Fragebogen für Hochschullehrer.

12 Ebd. Report of screening faculty of medicine university of Marburg, 28.8.1945.

13 Über die Eröffnungsfeier: Marburger Presse 30.9.1945, S. 3, Der Auftrag unserer Hochschule.

14 StAM 307c, Acc. 1969/66, Nr.911. Report 24.9.1945.

15 Beumann 1949, S. 487. In dieser Quelle werden 56,8% (29 von 51) entlassene Mediziner genannt; nach eigenen Berechnungen sind es Ende September 1945 sogar 59,6% (31 von 52) gewesen. Die Entlassenen an den anderen Fakultäten: Theologische Fakultät 1 von 13 (7,5%); Rechts- und Staatswissenschaftliche Fakultät 9 von 20 (45%); Philosophische Fakultät 21 von 79 (26,5%); Universität Marburg insgesamt 60 von 163 (36,8%). Vgl. Krüger-Bulcke 1997, S. 26.

vom Nationalsozialismus und Militarismus vom 5. März 1946 überantwortete die weitere Entnazifizierung den inzwischen etablierten Länderregierungen der Besatzungszone (Bayern, Württemberg-Baden und Großhessen). Diese überpüften das politische Vorleben sämtlicher Einwohner nochmals durch eine Fragebogenaktion (sog. Meldebögen). Einer gerichtlichen Untersuchung, den Spruchkammerverfahren, mußten sich alle Betroffenen stellen, die sich durch Mitgliedschaft in der Partei oder einer ihrer Organisationen in irgendeiner Form zum NS-Regime bekannt hatten. Erst nach Einstufung in eine der fünf Belastungskategorien[16] wurde über die weitere Beschäftigung als Hochschullehrer endgültig entschieden. Belastete der Gruppen I bis III schieden automatisch aus dem öffentlichen Dienst aus, Mitläufer wurden nur mit Ausnahmegenehmigung eingestellt. Die Spruchkammerverfahren zogen sich oft über mehrere Jahre hin und wurden mehrmals aufgerollt, wobei bemerkenswert ist, daß sich die Einstufungen im zweiten und dritten Verfahren immer verbesserten. Sie fanden ihren Abschluß mit dem Gesetz über den Abschluß der politischen Befreiung in Hessen vom 30. November 1949.

Die endgültige Entlassungsquote (nach Abschluß der Entnazifizierung und Beurteilung des Lebenslaufs jedes einzelnen) kann hier nur für die Mediziner angegeben werden: sieben Professoren kehrten wegen ihrer politischen Belastung nicht wieder an die Marburger Fakultät zurück. Es waren der Hygieniker Pfannenstiel[17], der Zahnmediziner Fliege[18], der Physiologe Bersin[19], der Pädiater Becker[20], der Anatom Jacobshagen[21], der Gynäkologe Naujoks[22] und der Internist Kestermann[23]. Aus heutiger Sicht ist die Entlassung all dieser Protagonisten des NS-Regimes, vielleicht mit Ausnahme von Jacobshagen und Naujoks, als gerechtfertigt anzusehen.

Bereits vor der Wiedereröffnung der Medizinischen Fakultät ergaben sich durch die zahlreichen Entlassungen große Lücken im Lehrkörper, die zunächst durch Vertretungen geschlossen wurden. Zum Beispiel übernahm der Gießener Anatom Wagenseil anstelle von Jacobshagen die Durchführung des histologischen Kurses, da sein Institut vollständig zerstört und die Gießener Universität geschlossen war.[24] Bei eini-

16 I. Hauptschuldige; II. Belastete, Aktivisten; III. Minderbelastete; IV. Mitläufer; V. Entlastete.

17 SS-Offizier.

18 SS-Offizier.

19 Dozentenbundsführer.

20 SS-Offizier.

21 Bei Jacobshagen war es weniger seine besondere politische Belastung als sein hohes Alter und die schleppende Abwicklung seines Spruchkammerverfahrens mit nur geringer Unterstützung der Kollegen, die zu seiner endgültigen Relegation führten. Vgl. StAM 305a, Acc. 1975/79, Nr.1768.

22 Der Lehrstuhl für Frauenheilkunde war schon wieder besetzt, als Naujoks, für die Fakultät anscheinend überraschend, von der Spruchkammer entlastet wurde und um seine Weiterbeschäftigung nachsuchte. Vgl. HHStAW 520, W 28072. Spruch vom 26.10.1946. Vgl. auch Kap. IV.2.2.

23 Stellv. Dozentenbundsführer, geheimes Mitglied des SD. Vgl. StAM 305a, Acc. 1975/79, Nr.1766. Spruchkammerverfahren Habs, Erklärung Habs 3.5.1947.

24 StAM 307c, Acc. 1969/33, Nr.282.

gen Vakanzen war es von vornherein abzusehen, daß der bisherige Lehrstuhlinhaber nicht nach Marburg zurückkehren würde. So standen Berufungsfragen schon Anfang 1946 auf der Tagesordnung der Fakultätssitzungen, die von Dekan Kretschmer geleitet wurden, der nach der Eröffnung im Amt bestätigt worden war.[25]

Vakant waren im März 1946 die Lehrstühle für Gynäkologie (Nachfolge Naujoks), Pädiatrie (Nachfolge Becker), Zahnheilkunde (Nachfolge Fliege), Hals-Nasen-Ohrenheilkunde (Nachfolge Uffenorde), Gerichtsmedizin (Nachfolge Förster), Hygiene (Nachfolge Pfannenstiel) und Physiologische Chemie (Nachfolge Bersin).[26] Besonders dringend war die Wiederbesetzung des Lehrstuhls für Kinderheilkunde, was Kretschmer veranlaßte, schon im August 1945 beim einzigen in Marburg von den Nationalsozialisten entlassenen Mediziner Freudenberg in Basel anzufragen, ob dieser sich eine Rückkehr vorstellen könne. Freudenberg lehnte jedoch nach reiflicher Überlegung ab.[27]

Im SoSe 1946 wurde auch der Lehrstuhl für Psychiatrie frei, denn Kretschmer hatte einen Ruf nach Tübingen angenommen. Dieses Marburger Ordinariat war das erste, das nach Kriegsende wieder besetzt wurde. Die Fakultätsmitglieder hatten Werner Villinger an erster Stelle auf die Berufungsliste gesetzt,[28] obwohl gleich nach Kriegsende Zweifel an seinem politischen Vorleben laut wurden,[29] die auch in den folgenden Jahren nicht verstummen sollten. Ihm wurde Beteiligung an Sterilisationen und „Euthanasie“ in seiner Funktion als Anstaltsarzt in Bethel vorgeworfen, außerdem seine Gutachtertätigkeit für das Kriegsgericht als Ordinarius in Breslau. Da Villinger jedoch erst 1937 Parteimitglied geworden war und außerdem die Anschuldigungen durch Vorlage verschiedener Gutachten entkräften konnte, stand die Fakultät zu ihrer Wahl und seine Berufung wurde durch den Universitätsoffizier Hartshorne genehmigt. Er übernahm den Lehrstuhl zum SoSe 1946 zunächst kommissarisch und wurde einige Monate später zum ordentlichen Professor ernannt.[30]

Die Besetzung der anderen Lehrstühle ließ sich nicht so schnell realisieren, da es an nach damaligen Kriterien politisch nicht vorbelasteten Bewerbern fehlte. In Hessen verschärfte sich die Lage noch zusätzlich, als im September 1947 durch einen Kabinettsbeschluß der hessischen Regierung verfügt wurde, daß für jeden freien Lehrstuhl drei Vorschläge einzureichen seien. Der Kultusminister sollte erst nach Zustimmung des Kabinetts befugt sein, Berufungsverhandlungen zu führen. Das bedeutete, daß der zuständige Fachminister nicht selbst Entscheidungsbefugnis hatte, sondern daß politische Überlegungen den Ausschlag geben konnten. Außerdem soll-

---

25 Die erste Fakultätssitzung fand am 28.11.1945 statt. Vgl. Emil von Behring-Bibliothek für Geschichte und Ethik der Medizin der Philipps-Universität Marburg, Fakultätsbuch.

26 Ebd. Fakultätssitzung vom 30.1.1946.

27 StAM 305a, Acc. 1975/79, Nr.13. Dekan Kretschmer an Rektor, 18.1.1946.

28 StAM 307c, Acc. 1969/33, Nr.364.

29 StAM 310, Acc. 1992/92, Nr.6480. Werner Krauss an Rektor, 12.4.1946.

30 Zu Villinger vgl. Schäfer 1991. Schmuhl 1998, S. 80-86. Holtkamp 1998. Van den Bussche 1989, S. 431. Klee 1986, S. 170-171.

ten hessische Professoren nur nach einer fünfjährigen Bewährungszeit als Beamte auf Lebenszeit berufen werden können und nicht mehr emeritiert, sondern nur noch pensioniert werden. Durch diesen Alleingang der hessischen Regierung drohten die meisten Berufungsverfahren aus Mangel an Bewerbern zu scheitern, da es die aussichtsreichsten Kandidaten vorzogen, Berufungen an Hochschulen anderer Länder anzunehmen. Der Kultusminister, die Rektoren und der amerikanische Hochschuloffizier forderten das Kabinett auf, seinen Beschluß zurückzunehmen, das Gesetz wurde jedoch erst 1956 wieder abgeschafft und erschwerte die Berufungspraxis in Hessen in den Nachkriegsjahren beträchtlich.[31]

Dementsprechend war 1948 der Stand der Berufungsverfahren an der Marburger Fakultät nach wie vor sehr unbefriedigend. Der Dekan, inzwischen der Anatom Benninghoff, mußte dem Ministerium melden, daß fünf Lehrstühle nur kommissarisch besetzt waren und in fünf weiteren Fächern überhaupt kein Unterricht stattfinden konnte. Die Fakultät erwog die Einstellung des gesamten Unterrichts, da ein ordnungsgemäßes Studium nicht mehr durchführbar war.[32] Nur im Interesse der Studenten nahm man davon Abstand, zum SoSe 1949 mußten jedoch vier noch im Amt befindliche Professoren emeritiert werden, die das fünfundsechzigste Lebensjahr bereits weit überschritten hatten. Nun waren nur noch fünf von 18 Ordinariaten regulär besetzt, die Verhältnisse also nicht mehr tragbar.[33] Eine Resolution des Allgemeinen Studentenausschusses der Marburger Universität machte auch in der Presse auf den Notstand aufmerksam,[34] was den Ministerpräsidenten endlich zu einer Stellungnahme zwang. Der Schwarze Peter wurde der Fakultät zugeschoben, die sich angeblich nicht rechtzeitig um Vorschläge für die vakanten Lehrstühle gekümmert hatte.[35] Außerdem erschwerte ein neuer Erlaß die Berufungen, der künftig die Einstellung von Mitläufern nur noch mit Ausnahmegenehmigung gestattete, was den Bewerberkreis nochmals einengte.[36] Der Kultusminister Stein stellte sich in einem Schreiben an den Ministerpräsidenten und die Universitätsrektoren zwar hinter die Marburger Fakultät und wandte sich gegen die unhaltbaren Zustände an den Hessischen Universitäten,[37] konnte das Kabinett jedoch nicht zum Einlenken bewegen. Es sollte bis 1952 dauern, bis alle Lehrstühle zur Zufriedenheit der Marburger Medizinischen Fakultät mit qualifizierten Bewerbern besetzt waren. Bezogen auf die politische Belastung der neuen Kollegen machte sich bei den Stellenbesetzungen sowohl die rigide Berufungspolitik der Hessischen Landesregierung als auch die im Vergleich zu den anderen Zonen scharfe Entnazifizierungspolitik in der amerikanischen Besatzungszone

31 Hammerstein 1989, S. 721-725. HHStAW 502, Nr.507. Kultusminister Stein an den Ministerpräsidenten, 13.11.1947. Kultusminister Stein an den Direktor des Landespersonalamtes Hessen, 14.6.1949.

32 StAM 307c, Acc. 1969/33, Nr.679. Dekan an Kultusministerium, 12.4.1948.

33 StAM 307c, Acc. 1969/33, Nr.678. Dekan an Kultusministerium, 31.3.1949.

34 Ebd. Resolution des Marburger Studentenausschusses in der Marburger Presse, 25.5.1949.

35 Ebd. Ministerpräsident an Vorsitzenden des Studentenausschusses, 19.7.1949.

36 Ebd. Erlaß Erlaß Hess. Min. Kultus und Unterricht IX/S/Berufungen, 1.7.1949.

37 Ebd. Kultusminister Stein an Ministerpräsident, 31.7.1949.

zunächst positiv bemerkbar: ausgewiesene ehemalige Nationalsozialisten konnten nicht eingestellt werden. Erst Anfang der fünfziger Jahre wurden die formalen Voraussetzungen gelockert, so daß 1952 immerhin zwei ehemalige SS-Angehörige zum Lehrkörper gehörten.[38]

Ein weiteres Problem, das bei der Wiedereröffnung auf die Fakultät zukam, war die Zulassung der Studenten, deren Zahl durch Wohnungsnot und beschränkte Unterrichtsmöglichkeiten von vornherein reglementiert war. Für Kriegsteilnehmer wurden sechswöchige Vorbereitungskurse, für Notabiturienten des letzten Kriegsjahres fünfmonatige Vorsemester durchgeführt, in denen durch Unterricht in den allgemeinbildenden Fächern eine Auffrischung des Schulwissens und die Vorbereitung auf das Studium erfolgen sollte.[39] Die Zahl der Bewerber zu den Vorkursen überstieg die Kapazitäten der Fakultät bei weitem, und der Andrang zur Zulassung für das WiSe 1945/46 machte es unumgänglich, den Zugang zum Medizinstudium einzuschränken. Davon waren an erster Stelle Studienanfängerinnen und Studentinnen in den vorklinischen Semestern betroffen. 3000-4000 Medizinstudenten hatten sich gemeldet, und nur etwa 1400 konnten zugelassen werden. Man bemühte sich, wenigstens diejenigen aufzunehmen, die auch im vorigen Semester in Marburg studiert hatten und kurz vor dem Abschluß ihres Studiums standen, außerdem ältere Studenten, die durch den Krieg große Zeitverluste erlitten hatten und natürlich Kriegsversehrte und rassisch und politisch Verfolgte.[40] Die politische Beurteilung der Studenten – nur 10% der früheren Mitglieder der NSDAP und ihrer Organisationen sollten zugelassen werden – konnte erst nach Beginn des Semesters stattfinden, was zu Ungerechtigkeiten und Beschwerden führte. Im SoSe 1946 wurde daraufhin ein Ausschuß gebildet, dem in jeder Fakultät zwei Professoren und ein Student angehörten, der eine gerechte Auswahl der Zuzulassenden sicherstellen sollte. Ein Jahr später wurde die Zulassung vom Kultusministerium durch Einführung eines Punktesystems an allen hessischen Universitäten geregelt.[41]

Im SoSe 1946 wurde die Neuimmatrikulation für Medizinstudenten in Marburg gesperrt, und in den folgenden Semestern erhöhte sich die Zulassungsquote von 30 auf 50 und schließlich auf 80 Erstsemester, nur ein Bruchteil der über 1000 Studienbewerber pro Semester wurde also aufgenommen. Durch die geringen Immatrikulationszahlen sank die Anzahl der Marburger Medizinstudenten bis 1950 wieder etwa auf Vorkriegsniveau.[42]

---

38 Der Physiologe Kurt Kramer und der Ophthalmologe Werner Kyrieleis hatten in den dreißiger Jahren der SS angehört, waren jedoch von der Spruchkammer entlastet bzw. als Mitläufer eingestuft worden. Zu den Mitgliedschaften in der SS vgl. BA Berlin (ehemals BDC), Ärztekartei Kurt Kramer; BA Berlin (ehemals BDC), Akte RS Kyrieleis.

39 StAM 305a, Acc, 1975/79, Nr.37.

40 StAM 307c, Acc. 1969/33, Nr.554, Studienangelegenheiten, Zulassungen, Vorsemester (Nachlaß Prof. Versé).

41 StAM 307c, Acc. 1969/33, Nr.555 und 556, Zulassungsangelegenheiten 1945-1950.

42 Vgl. Graphik Vd in Kap. III.6.

Zugelassen wurde nur, wer eine Wohnmöglichkeit in Marburg, das von Flüchtlingen völlig überfüllt war, nachweisen konnte. Da auch die Ernährungslage und die Versorgung mit den einfachsten Dingen des täglichen Bedarfs desolat war, waren viele Studenten auf die Hilfe des Studentenwerks angewiesen. Im November 1945 ordnete der Hochschuloffizier Hartshorne an, daß die örtliche Universitätsverwaltung die bis dahin als Verein geführte Organisation zur Unterstützung der Studenten übernahm.[43] Schon ein paar Tage später wurde die Mensa in der Reitgasse wiedereröffnet, die Marburger Bürger stifteten Tassen und Teller, und man gab pro Tag über 1000 Essen aus. Von den erwirtschafteten Geldern wurden Stipendien und Freitische an die bedürftigsten Studenten vergeben, da von Seiten des Staates zunächst nur geringe Beträge zur Unterstützung flossen. Die Studentenheime der Marburger Studentenschaft (Bettinahaus, Carl-Duisberg-Haus, Forsthof) sowie einige ehemalige Verbindungshäuser, die nicht durch Lazarette belegt waren, wurden als Wohnheime für etwa 400 Studenten genutzt. Im Sommer 1947 fanden durch Initiative des Studentenwerks die ersten Internationalen Ferienkurse statt, um die Kontakte zwischen ausländischen und deutschen Studenten zu fördern.[44]

Die studentische Selbstverwaltung kam nur langsam wieder in Gang. Nachdem einige Studierende Anfang 1946 an den Rektor herangetreten waren und um die Genehmigung der Gründung einer „Studentischen Arbeitsgemeinschaft Marburg" gebeten hatten, gab der Hochschuloffizier sein Einverständnis zu einem vorläufigen Studentenausschuß, der die Belange der Stundentenschaft vertreten sollte. Er umfaßte zunächst 21 Mitglieder unter Vorsitz des Medizinstudenten Clemens de Boor und kümmerte sich um Kulturveranstaltungen, politische Aufklärungsarbeit, Kriegsversehrtenfürsorge und nicht zuletzt um die neue studentische Verfassung. Im WiSe 1946/47 fanden erstmalig wieder Studentenschaftswahlen statt, der gewählte AStA hatte fünf Mediziner in seinen Reihen.[45] Studentische Vereinigungen mit politischem Hintergrund (z.B. Junge Union) wurden relativ schnell wieder zugelassen, während man das Verbindungsleben in den ersten Nachkriegsjahren nicht in alter Form wiederaufleben lassen wollte. Das Farbentragen und das Mensurfechten wurde von den Rektoren der westdeutschen Hochschulen in einer Resolution abgelehnt, was von den meisten der sich neu formierenden Vereinigungen akzeptiert wurde. 1950 gehörten immerhin 30% aller Marburger Studierenden wieder einer studentischen Vereinigung an, die sich größtenteils an die Altherrenschaften der Corps und Burschenschaften anlehnten.[46]

Der Kliniksbetrieb lief auch nach der vorübergehenden Schließung der Universität im Sommer 1945 uneingeschränkt weiter. Die 1400 verfügbaren Betten der Kliniken (etwa 1000 Zivilbetten und 400 Betten der Reservelazarette) waren bis auf den letz-

43 Vgl. den Beitrag von Christine Brückner in Studentenwerk Marburg 1996, S. 63-81.

44 StAM 310, Acc. 1983/15, Nr.4381, Bd.3. HHStAW 504, Nr.298b. Studentenwerk Marburg 1948, Bl.8-16.

45 StAM 305a, Acc. 1975/79, Nr.1373. StAM 305a, Acc. 1975/79, Nr.1367.

46 HHStAW 504, Nr.1063a.

ten Platz belegt, was sich auch in den nächsten Jahren nicht ändern sollte.[47] Bereits Ende 1945 konstatierte der Leiter des Marburger Gesundheitsamtes, daß 300 bis 400 Betten fehlten, um die entlassenen, aber noch kranken Soldaten, die aus der russischen Zone kamen, behandeln zu können.[48] Auf Befehl der Militärregierung war die Chirurgische Klinik sofort nach Einmarsch der Amerikaner von den Besatzungstruppen als Militärkrankenhaus mit Beschlag belegt worden. Dadurch war die Zivilbevölkerung ohne jede Möglichkeit der chirurgischen Versorgung. Der Kliniksdirektor Wiedhopf bemühte sich in Verhandlungen um die Bereitstellung von Ausweichquartieren.[49] Diese wurden in den Schulen der Stadt, in der Deutschhausklinik und in mehreren Verbindungshäusern gefunden, durch die räumlich getrennte Lage war es jedoch schwierig, eine adäquate Krankenversorgung zu gewährleisten.

Im März 1946 wurden die im Bezirk Kassel noch vorhandenen Lazarette der Wehrmacht von der amerikanischen Militärregierung an die deutsche Zivilverwaltung übergeben. Marburg blieb als Lazarettzentrum bestehen, um alle noch behandlungsbedürftigen ehemaligen Wehrmachtssoldaten aufzunehmen. Die Universitätskliniken stellten der Lazarettverwaltung Betten und medizinisches Material für die verwundeten und kranken Soldaten zur Verfügung, was jedoch auf Kosten der Bettenkapazität für die Zivilbevölkerung ging.[50]

Die allgemeine Versorgung der Kranken mit Nahrungsmitteln und Verbandsmaterial war nach Kriegsende völlig unzureichend, es fehlte an Kohle zum Heizen, und plötzliche Stromsperren erschwerten das Arbeiten zusätzlich. Die einfachsten Dinge, wie Wolldecken und Windeln für die Neugeborenen, waren Mangelware.[51] Die Versorgung besserte sich zwar in den darauffolgenden Jahren, die Kliniken konnten wegen zu geringer Einnahmen jedoch ihre Rechnungen nicht mehr bezahlen. Um die Defizite aufzufangen, wurde 1948 die Verwaltung der Kliniken zusammengefaßt: eine gemeinschaftliche Personalabteilung und die zentrale Einrichtung von Einkauf und Küche sollten nun die Aufrechterhaltung des Betriebes garantieren.[52]

Das Personal wurde zunächst bei geringfügiger politischer Belastung in seinen Stellungen belassen, bis eine endgültige Entscheidung der Militärregierung vorlag. Mindestens ein Drittel der vorhandenen Ärzte waren bis Oktober 1945 eigentlich entlassen, durften aber wegen des Personalmangels vorerst weiterarbeiten.[53] Insgesamt war die Situation an den Marburger Kliniken durch zahlreiche Gastärzte, die al-

47 StAM 310, Acc. 1983/15, Nr.4310, Bd.1. Aufstellung der belegbaren und belegten Betten, 19.7.1945, Bl.288.

48 StAM 180 Marburg, Nr.3617, Bd.2. Amtsarzt Schenk an Oberbürgermeister der Stadt Marburg, 10.11.1945.

49 StadtAM D, Nr.1017. Institutsdirektor Wiedhopf: Bericht über die Lage der chirurgischen Versorgung der Zivilbevölkerung, 27.4.1945.

50 StAM 401.15, Nr.193, Bd.7. Vertrag der Lazarettbereichsverwaltung Marburg mit der Universitätsverwaltung, 20.5.1946.

51 StAM 401.15, Nr.186. Beschwerden verschiedener Kliniken.

52 StAM 307c, Acc. 1969/33, Nr.686. Verwaltungsdirektor Ranft an Dekan, 6.11.1948.

53 StAM 310, Acc. 1975/42, Nr.659. Ärzteliste 10.10.1945.

lerdings sehr schlecht oder überhaupt nicht bezahlt werden konnten, immer noch besser als anderswo, wo 100 Patienten pro Assistenzarzt keine Seltenheit darstellten.

Spezielle Aufgaben der Krankenversorgung wurden von den Universitätskliniken bei der Bekämpfung der Geschlechtskrankheiten, der Tuberkulose und der Infektionskrankheiten wie Typhus, Diphterie und Scharlach übernommen. Diese Kranken wurden isoliert untergebracht, wozu einige Ausweichlazarette genutzt wurden. Für Tbc-Kranke wurde zum Beispiel ein ehemaliges Offiziersheim in der Lutherstraße und das Hessen-Nassauer-Haus freigemacht, eine geschlossene Geschlechtskrankenstation gab es im Teillazarett des Verbindungshauses Germania.[54]

Die Chirurgische Klinik, 1894 erbaut und 1935-1939 unter Rudolf Klapp mit hohem Kostenaufwand modernisiert und erweitert, war Anfang 1944 zum Teil zerstört worden.[55] Der Wiederaufbau der Klinik, deren Frauentrakt, Operationstrakt und Poliklinik zerstört waren, wurde schon im Sommer 1945 begonnen, und es gelang, sie bis 1949 wieder in betriebsfähigen Zustand zu versetzen. Der Aufbau der vollständig zerstörten Augenklinik brauchte etwas länger: hier fand Ende 1949 zunächst das Richtfest statt. Als Ausweichstelle diente bis in die fünfziger Jahre eine Haushaltungsschule des Diakonieverbandes in Wehrda.[56]

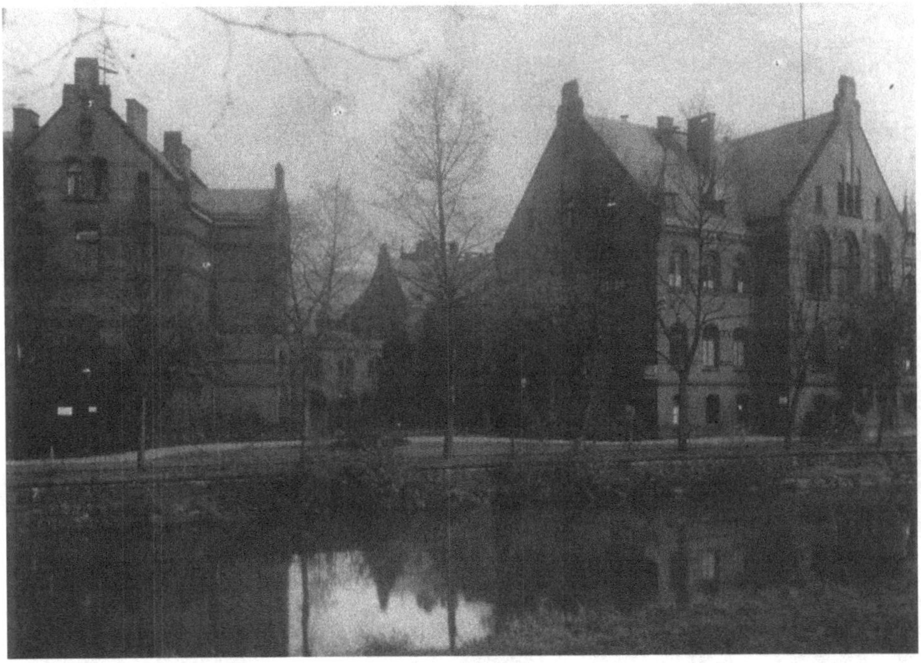

Abb. 28: Die Chirurgische Klinik zu Beginn der Tätigkeit von Prof. R. Klapp von der Uferstraße aus gesehen (Original: Bildarchiv Foto Marburg Nr. 14765).

54 StAM 401.15, Nr.103. StAM 401.15, Nr.94. StAM 401.15, Nr.99.

55 Vgl Kap IV.3.1.

56 Chroniken der Philipps-Universität Marburg 1945-1950.

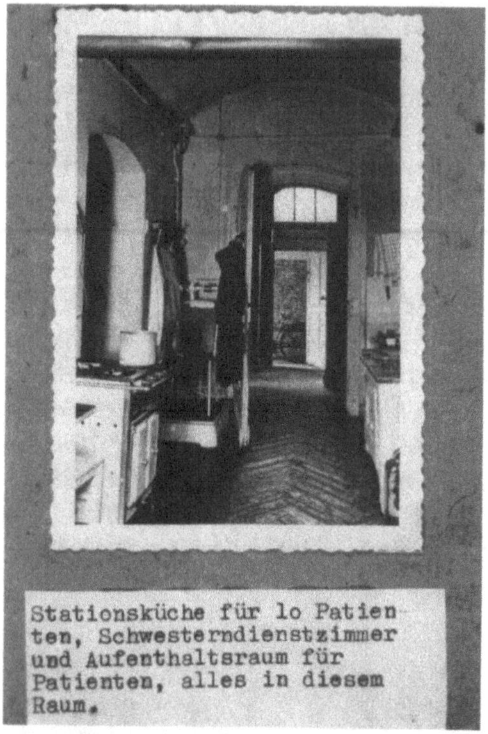

Abb. 29: Dokumentation zum baulichen Zustand der Chirurgischen Klinik vor 1937; Stationsküche, Dienstzimmer und Patientenraum (Original: Emil von Behring-Bibliothek für Geschichte und Ethik der Medizin).

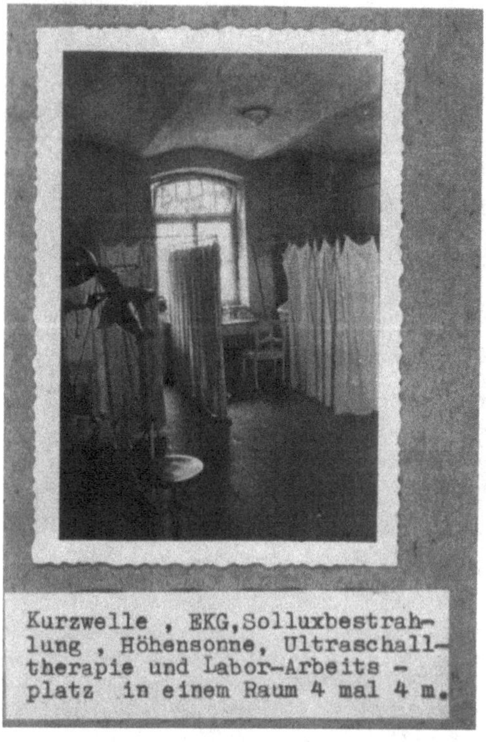

Abb. 30: Dokumentation der räumlichen Enge in der Chirurgischen Klinik vor dem Umbau (Original: Emil von Behring-Bibliothek für Geschichte und Ethik der Medizin).

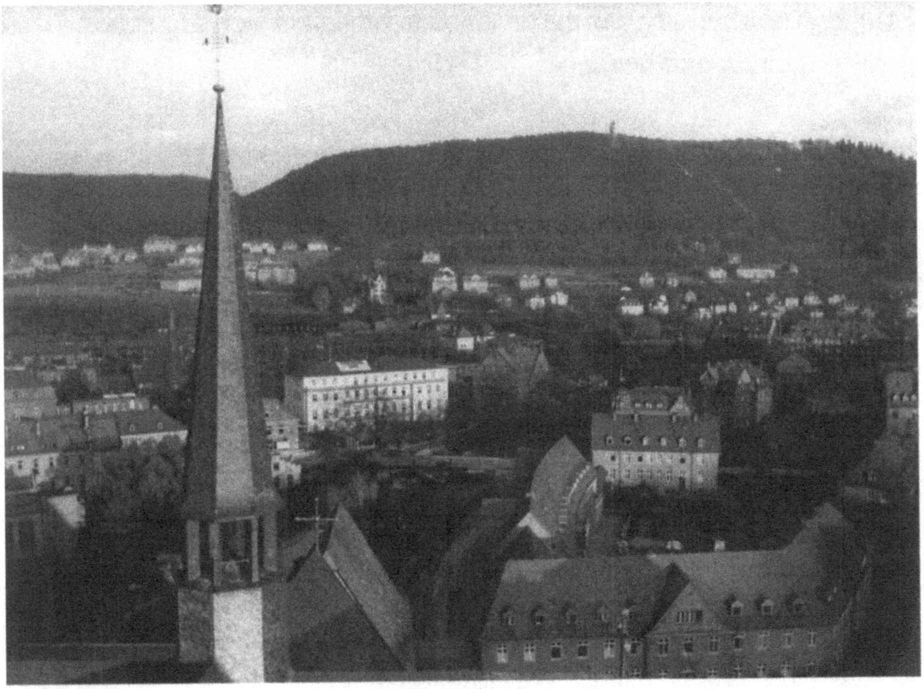

Abb. 31: Das Klinikviertel um 1940 vom Turm der Elisabethkirche aus; die umgebaute Chirurgie ist mit einem Kreuz auf dem Dach markiert (Original: Bildarchiv Foto Marburg, Nr.LA854/19).

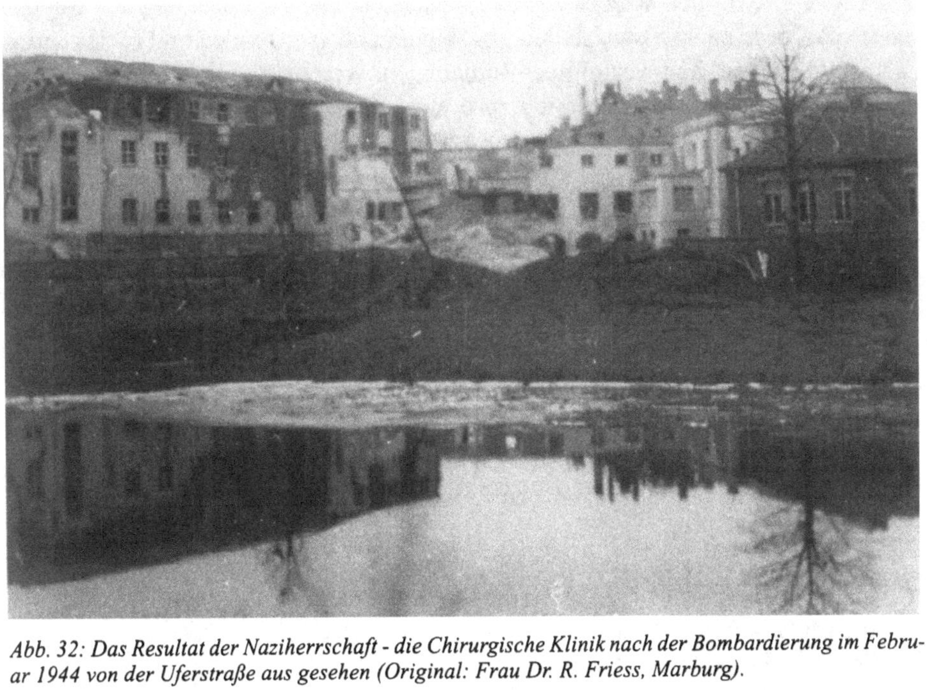

Abb. 32: Das Resultat der Naziherrschaft - die Chirurgische Klinik nach der Bombardierung im Februar 1944 von der Uferstraße aus gesehen (Original: Frau Dr. R. Friess, Marburg).

Epilog: Aufarbeitung der nationalsozialistischen Vergangenheit damals und heute

In den Reden zur Wiedereröffnung der Universität im September 1945 klang an, was man sich in der Universitätsleitung für die nächsten Jahre vorgenommen hatte. Der von der Militärregierung eingesetzte Rektor Ebbinghaus betonte, daß man hauptsächlich vorwärts blicken und beim Wiederaufbau helfen wolle. Die Aufgabe der Wissenschaft und damit auch der Universität sah er darin, „die Menschen aufzuklären", wollte aber vorher „Irrtümer, die allen Fortschritt der Erkenntnis verhindern, aus dem Weg geräumt" sehen. Er begriff die Freiheit der Wissenschaft als Recht, aber auch als Verpflichtung, „nämlich nichts zu tun, was dieser Freiheit widerspricht, und alles zu tun, um die Wissenschaft zur Wirksamkeit zu bringen". Der Dekan der Medizinischen Fakultät, Kretschmer, wollte außer der Freiheit des Geistes auch die Gesetze der Menschlichkeit gewahrt sehen. Auch er schien ungern zurückzublicken: „Nicht grollende Auflehnung gegen das Schicksal, nicht Wühlen in Schuld und Irrtum, sondern klare Ziele, ehrlicher friedensbereiter Wille und ruhige zuverlässige Arbeit" sollten in den kommenden Jahren vorherrschend sein. Die neue Universität war aufgerufen, mit den „Werken des Geistes die Ehre des deutschen Namens wiederherzustellen zum Wohle der Menschheit und zum Frieden der Völker".[57]

Also auf zu neuen Ufern, ohne einen Blick zurückzuwerfen? Wenigstens die Gruppe der Professoren des Planungsausschusses um Rektor Ebbinghaus war mit den besten Vorsätzen angetreten, das Universitätsleben demokratisch zu gestalten und alle Kräfte für den Wiederaufbau einzusetzen. Die Umerziehung der Studentenschaft wurde beispielsweise dem im Widerstand arbeitenden und in der nationalsozialistischen Zeit verfolgten Romanisten Werner Krauss übertragen, der nach Kriegsende an die Universität zurückgekehrt war. Für medizinische Vorsemester las dieser „Über den nationalsozialistischen Zusammenbruch Deutschlands und die deutsche Verpflichtung zur Welt", eine Vorlesung, die ebenso wie einige Diskussionsveranstaltungen zu diesem Thema als Pflichtkurs für die Studierenden aller Fakultäten durchgeführt wurde.[58] Daraus entwickelten sich öffentliche Vortragsreihen zu allgemeinen politischen und wissenschaftlichen Themen, die das Recht zur freien Meinungsäußerung und die zwölf Jahre lang unterdrückte Diskussionskultur wiederbeleben sollten. Ein Höhepunkt der Erneuerungsbemühungen waren die Marburger Hochschulgespräche, zu denen bekannte Persönlichkeiten aus dem In- und Ausland eingeladen wurden. Sie fanden bereits im Juni 1946 zum ersten Mal statt und wurden genutzt, um über die Neugestaltung des Hochschulwesens in freier Atmosphäre zu diskutieren.[59] Die Wiederbelebung des

57 Marburger Presse 30.9.1945, S. 3, Der Auftrag der Hochschule. StAM 305a, Acc. 1975/79, Nr. 27.

58 StAM 305a, Acc. 1975/79, Nr. 37.

59 Näheres bei Krüger-Bulcke 1997, S. 33-35.

traditionellen Selbstverwaltungsgedankens an der Marburger Hochschule wurde im Entwurf der neuen Universitätsverfassung deutlich, die, von einer Kommission des Planungsausschusses ausgearbeitet, eine Revision der Satzung von 1930 darstellte.[60]

Natürlich konnte man die Augen vor dem Unrecht und der Zerstörung der Karrieren derer, die unter dem nationalsozialistischen Regime gelitten hatten, nicht verschließen. 1947 gedachte der Rektor in einer Rede anläßlich einer Gedenkfeier für die Opfer des Faschismus der an der Marburger Universität aus rassischen oder politischen Gründen entlassenen und verfolgten Hochschullehrer.[61] Schon vorher hatte man durch private Initiative versucht, einzelne Emigranten an die Universität zurückzuholen. Die Angehörigen der Marburger Medizinischen Fakultät wurden im Oktober 1946 ebenso wie die breite Öffentlichkeit mit den Nürnberger Ärzteprozessen[62] konfrontiert und unterzeichneten eine Resolution aller deutschen Medizinischen Fakultäten, in der man sich von den „Verbrechen gegen die Menschlichkeit" distanzierte, aber auch gegen eine „Kollektivschuld" wandte. Die Resolution wurde nie veröffentlicht, da keine Einmütigkeit über den Text unter den Dekanen der medizinischen Fakultäten aller Besatzungszonen erzielt werden konnte.[63]

Häufig kam erst im Zuge der Entnazifizierungsverfahren und in späteren Gerichtsverfahren ans Licht, daß viele Universitätsmediziner an Zwangsterilisationen und „Euthanasie" beteiligt, einige auch in Menschenversuche in den Konzentrationslagern verstrickt gewesen waren. An der Marburger Fakultät waren nur wenige Professoren durch ihre Mitwirkung als Ärzte im nationalsozialistischen System so belastet, daß sie von den amerikanischen Militärbehörden in Lagern interniert wurden.[64] Obwohl durch die gerichtlichen Untersuchungen im nachhinein einige Vorgänge klarer wurden, die bis dahin nur Eingeweihten bekannt gewesen waren, wurden nachweisliche Anhänger des Nazi-Regimes durch Gutachten ihrer Kollegen, sog. Persilscheine, mit der Begründung entlastet, daß auch die „Täter" für die Zukunft noch eine Chance bekommen müßten.[65] Aus den Aussagen in den Spruchkammerakten ist in mehreren Fällen zu entnehmen, daß die Einschätzung von Schuld

---

60 HHStAW 504, Nr.7565.

61 StAM 305a, Acc. 1975/79, Nr.213.

62 Mitscherlich; Mielke 1949/1960. Peter 1994.

63 StAM 307c, Acc. 1969/33, Nr.642. Resolution o.D. im Wortlaut: „Die Medizinischen Fakultäten Deutschlands als die berufenen Erzieher des ärztlichen Nachwuchses und als die Vertreter der medizinischen Wissenschaft erklären zu dem in Nürnberg gefällten Urteil: Wir lehnen die in diesem Prozess aufgedeckten Verbrechen einmütig ab. Sie haben nichts mit der Wissenschaft zu tun und sind nicht aus den Anschauungen erwachsen, die wir von jeher vertreten haben. Wir betonen vor aller Welt, daß die in Nürnberg verurteilten Ärzte einen verschwindend kleinen Teil der deutschen Ärzteschaft darstellen. Die Welt hat sich inzwischen überzeugen können, daß deutsche Ärzte nicht anders denken, empfinden und handeln als die Ärzte anderer Kulturstaaten."

64 Pfannenstiel, Fliege, Becker, Reinhardt, Benzing.

65 Vgl. den Fall des Kieler Dozentenbundsführers Freerksen, der durch Benninghoffs Aussage entlastet wurde, in Grundmann; Aumüller 1996, S. 347.

oder Unschuld in den ersten Nachkriegsjahren, vielleicht bedingt durch die Nähe zum gerade Erlebten, oft eine ganz andere war als sie es heute ist.

Auch bei der Überprüfung des politischen Vorlebens der für die Berufungslisten ausgewählten Kandidaten nahm man es nicht immer so genau wie es nötig gewesen wäre; im großen und ganzen verließ man sich auf die Einstufung bei den Spruchkammerverfahren und hinterfragte das Urteil nicht. Nur so ist es zu erklären, daß der Pädiater Werner Catel, der sich intensiv um den freien Marburger Lehrstuhl für Kinderheilkunde bemüht hatte und als Entlasteter eingestuft worden war, trotz seiner inzwischen bekanntgewordenen Verstrickung in die „Kindereuthanasie" von der Fakultät an erster Stelle auf die Berufungsliste gesetzt wurde. Das hessische Kultusministerium stellte die Berufung jedoch nach Einsichtnahme in die Prozeßakten zurück und entschied sich gegen ihn, so daß die Fakultät eines endgültigen Votums enthoben wurde.[66] Der Fall Catel ist nur ein Beispiel dafür, daß die Fragen der Aufarbeitung des Nationalsozialismus durch die Fakultät in den ersten Nachkriegsjahren und nach der Einführung demokratischer Strukturen in Forschung, Lehre und Krankenversorgung bisher noch unzureichend bearbeitet worden sind.

Hier wurden nur einige ausgewählte Schlaglichter zum Verhalten der Medizinischen Fakultät in den ersten Nachkriegsjahren angeführt, die bei einer ersten Durchsicht der Quellen ins Auge fielen. Doch wie hat sich das Bewußtsein für die Erinnerung an die NS-Gewaltherrschaft an der Philipps-Universität bis heute entwickelt? Diese Frage stellte der damalige Vizepräsident der Philipps-Universität Theo Schiller 50 Jahre nach Kriegsende auf der Gedenkveranstaltung der Universität zum 8. Mai 1945.[67] Er mußte konstatieren, daß die Aufarbeitung der Marburger Universitätsgeschichte des Nationalsozialismus bis 1995 weitgehend ein Forschungsdesiderat geblieben war. Weder eine Gesamtuntersuchung noch eine Analyse der einzelnen Fakultäten war vorgelegt worden, wenn man von einigen Einzelinitiativen der letzten Jahre absieht.[68] Einerseits lassen die Selbstdarstellungen der Universität zu Jubiläen nur auf ein fragmentarisches Bewußtsein schließen, andererseits mangelt es neben der in Ansätzen vorhandenen universitätsgeschichtlichen Forschung an der Übernahme von politischer und moralischer Verantwortung für die Ereignisse nach 1933, wenn beispielsweise als Erinnerung an die entlassenen Hochschullehrer bisher nicht einmal eine vollständige Liste der Relegierten existiert.

Auf Betreiben des Vizepräsidenten wurde noch im Jubiläumsjahr 1995 ein „Arbeitskreis für Universitätsgeschichte im Nationalsozialismus" initiiert, der alle

66 StAM 307c, Acc. 1969/33, Nr.378b. Zu Catel vgl. Schultz 1985. Catels Bewerbung um den Hamburger Lehrstuhl für Pädiatrie bei van den Bussche 1989, S. 433-434. Über die Kindereuthanasie vgl. Klee 1985, S. 294-344; Klee 1986, S. 139-143.

67 Schiller 1996.

68 Hier ist insbesondere die Forschungsstelle Universitätsgeschichte am Fachbereich Neuere Geschichte unter Leitung von Prof. Krüger zu nennen, die im Frühjahr 2000 eine Quellenedition zur Geschichte der Marburger Universität im Dritten Reich herausgegeben hat. Vgl. Nagel 2000.

Gruppen, die über dieses Thema bereits arbeiteten, zusammenfaßte. Bis zum Jahre 2002, dem 475jährigen Jubiläum der Philipps-Universität, soll eine umfassende Aufarbeitung der nationalsozialistischen Vergangenheit aller Fachgebiete erfolgt sein. Der fruchtbare Gedankenaustausch und die Diskussion von Forschungsergebnissen lassen darauf hoffen, daß man sich bald ein Bild von der Geschichte der Marburger Universität im „Dritten Reich" machen kann.

Quellen- und Literaturverzeichnis

Archivalien:

Bundesarchiv Berlin (BA Berlin)

R 6: Reichsministerium für die besetzten Ostgebiete

R 1501: Reichsministerium des Innern

R 18: Reichsministerium des Innern

R 26 III: Reichsforschungsrat

R 36: Deutscher Gemeindetag

R 43: Reichskanzlei

R 4901: Reichsministerium für Wissenschaft, Erziehung und Volksbildung

R 4901 (alt R 21): Reichsministerium für Wissenschaft, Erziehung und Volksbildung

R 90: Reichskommissariat für das Ostland

R 96 I: Reichsarbeitsgemeinschaft Heil- und Pflegeanstalten

R 96 II: Reichstuberkuloseausschuß im Reichsausschuß für Volksgesundheit

Bundesarchiv Berlin (BA Berlin, ehemals BDC)

NSDAP-Kartei

Kartei der Reichsärztekammer (Ärztekartei)

Kartei der SS-Offiziere (SSO)

Kartei des RMWEV (REM)

Kartei des Reichsforschungsrats (RFR)

Kartei Research (RS)

Kartei SA

Kartei Wissenschaftler (WI)

Parteikorrespondenz (PK)

Ordner 225 (NSD)

Ordner 639 (SS)

Ordner SL 17, 48, 225

Der Großdeutsche Reichstag

Verschiedene Unterlagen von namentlich abgefragten Professoren

NS 15: Amt Rosenberg

NS 19: Reichsführer SS

NS 21: Ahnenerbe

Bundesarchiv Außenstelle Dahlwitz-Hoppegarten (BA Dahlwitz)

Personalunterlagen von verschiedenen Professoren in den Unterlagen des Staatsicherheitsdienstes der ehemaligen DDR:

ZA V

ZB II

Bundesarchiv Koblenz (BA Koblenz)

R 73: Deutsche Forschungsgemeinschaft

R 128: Gemeinschaft studentischer Verbände Januar 1935-1936

Bundesarchiv-Militärarchiv Freiburg (BA MA Freiburg)

R 12-23 (alt H 20): Heeressanitätsinspektion

Geheimes Staatsarchiv Preußischer Kulturbesitz (GStPK)

I. HA. Rep. 76 Dahlem: Reichsministerium für Wissenschaft, Erziehung und Volksbildung

I.HA. Rep. 76 Va Merseburg: Reichsministerium für Wissenschaft, Erziehung und Volksbildung

I.HA. Rep. 151 Dahlem: Finanzministerium

I. HA. Rep. 151 I C Merseburg: Finanzministerium Einzelressorts

I. HA. Rep. 151 IV Merseburg: Finanzministerium Hochbauabteilung

Hessisches Hauptstaatsarchiv Wiesbaden (HHStAW)

483: NSDAP Hessen-Nassau

502: Hessische Staatskanzlei

504: Hessisches Ministerium für Wissenschaft, Kunst und Volksbildung

520: Spruchkammerakten

Hessisches Staatsarchiv Marburg (StAM)

180 Marburg: Landratsamt Marburg

190a Marburg: Bauamt Marburg

274 Marburg: Staatsanwaltschaft Marburg

279: Erbgesundheitsgericht Marburg

305a: Universitätsarchiv, Rektorat und Senat

307c: Medizinische Fakultät

307d: Philosophische Fakultät

310: Unversitätsverwaltung, Kurator

327/1: NSDAP

327/2 Fulda-Werra: SS-Oberabschnitt Fulda-Werra

336/1: Gesundheitsamt Marburg

401.15: Regierung Kassel, Gesundheitswesen

P II: Karten und Pläne

Stadtarchiv Marburg (StadtAM)

C: Akten der Stadt Marburg 1805-1969 (mit Vorakten 1611)

D: Akten der Stadt Marburg 20. Jahrhundert (Mischbestand)

E: Wohlfahrts- und Jugendamt

Staatsarchiv Würzburg (StAWü)

RSF Reichsstudentenführung:

I. DSt und NSDStB

II. NSDStB

National Archives of Washington (NAW)

T-81: Records of the national socialist German labor party

T-77: Records of the headquarters of the German armed forces high command

Institut für Zeitgeschichte (IfZG) München

MA-227

Nordrhein-Westfälisches Hauptstaatsarchiv Düsseldorf (NWHStDü)

NW Spruchkammerakten

Internationaler Suchdienst (ISD) Arolsen

Lebensbornbestand

Archiv und Dokumentationsstelle der Blindenstudienanstalt Marburg (AIDOS)

Unterlagen der Blindenstudienanstalt

Nachlässe

Benninghoff: Universitätsbibliothek Marburg

Rosemann: Emil von Behring-Bibliothek für Geschichte und Ethik der Medizin der Philipps-Universität Marburg

Akten im Dekanat des Fachbereich Medizin der Philipps-Universität Marburg

Krankenakten

Promotionsbuch

Liste aller in der Medizinischen Fakultät Marburg angefertigten Doktorarbeiten

Akten im Medizinischen Zentrum für Nervenheilkunde der Philipps-Universität Marburg

Krankenakten

Aufnahmebücher

Zwischenarchiv im Lichtbildarchiv der Philipps-Universität Marburg

Akten des Anatomischen Instituts

Leichenbücher Anatomie 1930-1945

Eingangsjournal der Universitätsverwaltung

Emil von Behring-Bibliothek für Geschichte und Ethik der Medizin der Philipps-Universität Marburg

Fakultätsbuch (Protokolle der Fakultätssitzungen)

Annalen der Medizinischen Fakultät 1846-1933

Behring-Archiv

Interviews

15.11.1996: mit Frau Dr. Ada Rambeau, Marburg

19.3.1996: mit Frau Kornmann, Marburg

27.6.1997: mit Herrn Dr. E., Marburg

23.3.1998: mit Frau Dr. Ursula Seemann, Marburg

Zeitschriften, Periodica, Statistiken, Gesetzesblätter

Ärzteblatt für Hessen

Ärzteblatt für Hessen-Nassau und Kurhessen

Biographisch-bibliographisches Kirchenlexikon

Chronik der Königlich Preußischen Universität Marburg, später: Chronik der Preußischen Universität Marburg, später: Chronik der Philipps-Universität Marburg

Der Amtsarzt

Der deutsche Student, Zeitschrift der Deutschen Studentenschaft

Der Jungarzt (JA)

Deutsche Allgemeine Zeitung (DAZ)

Deutsches Ärzteblatt (DÄ)

Evangelischer Gemeindebote der Stadt Marburg

Handbuch für den Gau Kurhessen der NSDAP, Kassel 1934

Hessisches Tageblatt (HT)

Hochschulverwaltungen (Hrsg.): Deutsche Hochschulstatistik. Mit einer textlichen Darstellung, Bd. 4-14, 1929-WiSe 1934/35

Kassenarzt

Kurhessische Landeszeitung

Länderrat des amerikanischen Besatzungsgebiets (Hrsg.): Statistisches Handbuch von Deutschland 1928-1944, München 1949

Marburger Einwohnerbuch

Marburger Presse

Marburger Universitätsführer 1935/36

Minsterialblatt der preußischen inneren Verwaltung

Mitteilungen des Universitätsbundes Marburg

Oberhessische Zeitung (OZ)

Personal- und Vorlesungsverzeichnisse der Philipps-Universität Marburg

Praemedicus. Beilage der Deutschen Medizinischen Wochenschrift

Preußische Gesetzessammlung

Reichsarbeitsblatt

Reichsgesetzblatt (RGBl)

Reichsgesundheitsblatt

Reichs-Medizinal-Kalender für Deutschland

Reichsminsterialblatt für die innere Verwaltung (RMBliV)

Reichsorganisationsleiter der NSDAP (Hrsg.): Parteistatistik 1935, Stand 1. Januar 1935, Bd. I, Parteimitglieder, Berlin 1935

Statistisches Bundesamt Wiesbaden (Hrsg.): Statistik der BRD, Bd.130, Heft 1 (Hochschulen), Stuttgart 1955

Statistisches Reichsamt (Hrsg.): Statistisches Jahrbuch für das Deutsche Reich

Völkischer Beobachter (VB)

Westdeutsche Akademische Rundschau (WAR)

Westdeutsche Ärztezeitung

Literatur vor 1945

Abderhalden, Emil: Abwehrfermente. Das Auftreten blutfremder Substrate und Fermente im tierischen Organismus unter experimentellen, physiologischen und pathologischen Bedingungen, Berlin 1912.

Abderhalden, Emil: Abwehrfermente. Die Abderhaldensche Reaktion, Dresden 1944.

Ackermann, Dankwart: Friedrich Kutscher zum siebzigsten Geburtstag. Klinische Wochenschrift 15 (1936), S. 1151.

Adam, Curt: Ein Querschnitt durch die neueste Medizin (dargestellt von ihren Schöpfern), Jena 1940.

Arbeiten aus der Staatlichen Forschungsabteilung für Kurortwissenschaften und medizinische Klimatologie beim Hygienischen Institut der Universität Marburg, 1934-1944.

Bach, Ernst: Das Studium der Medizin, Studienführer Gruppe IV Medizin und Pharmazie, Heidelberg 1943.

Baldus, Ulrich: Zur Physiologie der Samenblasen und Spermatozoen, Med. Diss. Marburg 1934.

Baur, Erwin: Fischer, Eugen; Lenz, Fritz: Der Grundriß der menschlichen Erblichkeitslehre und Rassenhygiene, Bd. I und II, München 1921.

Baur, Max: Bedeutung und Grundlagen der Pharmakologie. Mitteilungen Universitätsbund, Marburg 1934, Heft 1, S. 1-10.

Behring, Emil; Kitasato, Shibasaburo: Über das Zustandekommen der Diphtherie-Immunität und der Tetanus-Immunität bei Thieren. Deutsche Medizinische Wochenschrift 16 (1890), S. 1113-1114.

Bekenntnis der Professoren an den deutschen Universitäten und Hochschulen zu Adolf Hitler und dem nationalsozialistischen Staat, Dresden 1934.

Benninghoff, Alfred: Lehrbuch der Anatomie des Menschen. Dargestellt unter Bevorzugung funktioneller Zusammenhänge, Bd.1, Teil 1 und 2, Bd.2, Teil 1, Berlin 1939/1940/1942.

Bersin, Theodor: Chemische Grundlagen. Klinische Wochenschrift 14 (1935), S. 1701-1702.

Bersin, Theodor: Unsere biochemischen Kenntnisse von Vitaminen, Hormonen und Blutgruppen. Mitteilungen Universitätsbund Marburg (1936), Heft 2, S. 21-31.

Bersin, Theodor; Lauber, Hans-Joachim; Nafziger, Helmut: Der Einfluß von Narkose und Operation auf den Vitamin C-Haushalt. Klinische Wochenschrift 16 (1937), S. 1272-1274.

Bestimmungen über die Übernahme des Heilverfahrens vom 30.9.1927, Kassel o.D.

Bier, August: Rudolf Klapp zum 70. Geburtstage. Zentralblatt für Chirurgie 70 (1943), S. 228-230.

Binding, Kurt; Hoche, Alfred: Die Freigabe der Vernichtung lebensunwerten Lebens. Ihr Maß und ihre Form, Leipzig 1920.

Blome, Kurt: Gesundheitsführung und Wissenschaft, in: Adam, Curt: Ein Querschnitt durch die neueste Medizin (dargestellt von ihren Schöpfern), Jena 1940, S. 5-11.

Boeminghaus, Hans; Naujoks, Hans: Die Technik der Sterilisierung und Kastration, Stuttgart 1934.

Boeminghaus, Hans: Nochmals zur Sterilisation des Mannes, Zentralblatt für Chirurgie 61 (1934), S. 996-999.

Boeminghaus, Hans: Zur Sterilisationsoperation. Zentralblatt für Chirurgie 62 (1935), S. 9-20.

Boeminghaus, Hans: Die Sterilisierung des Mannes. Zeitschrift für Urologie 31 (1937), S. 84-89.

Bommer, Sigwald: Volksernährung. Deutsche Medizinische Wochenschrift 5 (1936), S. 184-187.

Bommer, Sigwald: Arzt und Vollkornbrot. Deutsches Ärzteblatt 70 (1940), S. 109-112.

Bonhoff, Heinrich: Die Marburger Medizinische Fakultät seit 1866. Deutsche Medizinische Wochenschrift 53 (1927), S. 1291-1294.

Borst, Max: Krebsforschung und Krebsbekämpfung, in: Deutsche Wissenschaft. Arbeit und Aufgabe, Leipzig 1939, S. 118-120.

Böttner, Heinrich: Das Ligamentum iliopectineum, Med. Diss. Marburg 1935.

Bräuler, Richard: Der Einfluss verschiedener Labmengen und verschiedener Temperaturen auf die Gerinnung der Milch und die mikroskopische Struktur der Kasein- und Fibringerinnsel, Med. Diss. Tübingen 1910.

Brugsch, Theodor (Hrsg.): Einheitsbestrebungen in der Medizin. Kongreß zur Förderung medizinischer Synthese und ärztlicher Weltanschauung, Bd. 1 und 2, Dresden und Leipzig 1933/1935.

Brugsch, Theodor: Ganzheitsproblematik in der Medizin, zugleich eine Einführung in die medizinische Erkenntnislehre, Berlin 1936.

Büsing, Karl-Heinz: Der Einfluß von Kreislaufmitteln, Vitaminen und Traubenzucker auf die Höhenfestigkeit. Luftfahrtmedizinische Abhandlungen Bd.III, Heft 1/2 (1939), S. 42-47.

Bumke, Otto (Hrsg.): Handbuch der Neurologie, Bd.6, Berlin 1936.

Busch, Wilhelm: Die Vierhundertjahrfeier der Philipps-Universität Marburg 1927, Marburg 1928.

Butenandt, Adolf: Fortschritte in der Biochemie der Steroide, insbesondere der Sexualhormone, in: Adam, Curt: Ein Querschnitt durch die neueste Medizin (dargestellt von ihren Schöpfern), Jena 1940, S. 46-64.

Dege, Hans Albert: Zur Frage der Nachbehandlung Sterilisierter. Zentralblatt für Chirurgie 62 (1935), S. 1006-1008.

Denecke, Gerhard: Geschichte der medizinischen Institute, in: Hermelink, Heinrich; Kaehler, Siegfried A.: Die Philipps-Universität zu Marburg 1527-1927, 5 Kapitel aus ihrer Geschichte (1527-1866) – Die Universität Marburg seit 1866 in Einzeldarstellungen, Marburg 1927, S. 579-680.

Denecke, Gerhard: 400 Jahre Medizin in Marburg. Münchener Medizinische Wochenschrift 42 (1927a), S. 1213.

Dern, Dietrich: 1923-1925-1935 NSDAP Marburg. Festschrift zum 10 (12) jährigen Bestehen der NSDAP in Marburg, verbunden mit Aufmarsch aller Gliederungen im Kreis Marburg und Einweihung des Heinrich-Abel-Hauses, Marburg 1935.

Dieringshofen, Hans-Jürgen von: Klima und Witterung der Jahre 1932-1934 und deren Einfluß auf die gesundheitlichen Verhältnisse in Marburg a. d. Lahn. Eine bioklimatisch-meteoropathologische Studie, Med. Diss. Marburg 1934.

Ding, Erwin: Über die Schutzwirkung verschiedener Fleckfieberimpfstoffe beim Menschen und den Fleckfieberverlauf nach Schutzimpfung. Zeitschrift für Hygiene 124 (1943), S. 670-682.

Donnevert, Richard: Wehrmacht und Partei, Leipzig 1938.

Dötzer, Walter; Schuller, A.: Erfahrungen bei Ruhrseuchenausbrüchen in Lagern. Der deutsche Militärarzt 6, Heft 2 (1941), S. 95-97 und S. 160-164.

Düning, Hans-Joachim: Der SA-Student im Kampf um die Hochschule (1925-1935). Ein Beitrag zur Geschichte der deutschen Universitäten im 20. Jahrhundert, Weimar 1936.

Eckardt, E.; Flohn, H.; Jusatz, Joachim: Ausbreitung und Verlauf der Grippeepidemie 1933 in Abhängigkeit von meteorologischen und geographischen Faktoren. Eine geomedizinische Untersuchung. Zeitschrift für Hygiene und Infektionskrankheiten 118 (1936), S. 64-91.

Eimer, Karl: Rohkost als Heilnahrung. Die Medizinische Welt 5 (1931), S. 181-183 und S. 219-222.

Eimer, Karl: Rohkost als Ernährungs- und Diätproblem. Sitzungsberichte der Gesellschaft zur Beförderung der gesamten Naturwissenschaften zu Marburg 69 (1934), S. 1-24.

Eitner, Siegfried: Zur Diagnosen-Statistk der psychiatrisch-neurologischen Klinikaufnahmen, Med. Diss. Marburg 1940.

Enderlen, Eugen: Emil Gasser. Deutsche Medizinische Wochenschrift 24 (1919), S. 663.

Engelhardt, Alexander von: Emil von Behring. Chronik seiner Forschungsarbeiten und seines Instituts für Experimentelle Therapie. Behringwerke Mitteilungen 10 (1940).

Engelhardt, Alexander von: Die Bedeutung der deutschen Medizin für den Osten. Deutsches Ärzteblatt 73 (1943), S. 84-89.

Euler, Rudolf: Zur Frage der jüdischen Durchsetzung innerhalb der ländlichen Bezirke Kurhessens, Med. Diss. Marburg 1935.

Euler, Rudolf: Zur Frage der jüdischen Durchsetzung innerhalb der ländlichen Bezirke Kurhessens. Archiv für Rassen- und Gesellschaftsbiologie 29 (1935a), S. 9-10.

Fabricius, Hans; Stamm, Kurt (Hrsg.): Bewegung, Staat und Volk in ihren Organisationen. Führer-Kalender, Berlin 1935.

Feickert, Andreas: Studenten greifen an. Nationalsozialistische Hochschulrevolution, Hamburg 1935.

Filling, Erwin: Versuche über Brotkonservierung, II.Teil, Med. Diss. Marburg 1940.

Forster, Hertha: Die Steigerung der Höhenfestigkeit durch Kreislaufmittel und Vitamine, Med. Diss. Marburg 1940.

Freudenberg, Ernst; György, Paul: Zur Pathogenese der Tetanie. Jahrbuch für Kinderheilkunde 96 (1921), S. 5-18.

Freudenberg, Ernst: Wege und Ziele der neueren Rachitisforschung. Klinische Wochenschrift 28 (1922), S. 1422-1425.

Freudenberg, Ernst: Die Fermentforschung in der Kinderheilkunde und den Grenzgebieten. Jahresberichte über die gesamte Kinderheilkunde 1923, S. 1-10.

Freudenberg, Ernst: Die Überlegenheit der artspezifischen Milch in der Säuglingsernährung. Sitzungsberichte der Gesellschaft zur Beförderung der gesamten Naturwissenschaften zu Marburg 1924, S. 1-18.

Freudenberg, Ernst: Die neue Kinderklinik, in: Elster, Ernst (Hrsg.): Festzeitung der Philipps-Universität Marburg, Marburg 1927, S. 1294-1295.

Freudenberg, Ernst: Der Neubau der Universitäts-Kinderklinik in Marburg a.d. Lahn. Deutsche Medizinische Wochenschrift 53 (1927a), S. 1294-1295.

Freudenberg, Ernst: Physiologie und Pathologie der Verdauung im Säuglingsalter, Berlin 1929.

Freudenberg, Ernst: Rachitis und Tetanie, in: Pfaundler, Meinhard von; Schlossmann, Arthur (Hrsg.): Handbuch der Kinderheilkunde, Bd.I, Berlin 1931, S. 727-810.

Göppert, Ernst: Emil Gasser. Anatomischer Anzeiger 54 (1921), S. 150 -157.

Gremels, Hans: Zur Physiologie und Pharmakologie des Vaguszentrums. Naunyn-Schmiedebergs Archiv der experimentellen Pathologie und Pharmakologie 188 (1937), S. 1-20.

Gremels, Hans: Über die Beziehungen des Kohlehydratstoffwechsels zur Physiologie und Pharmakologie der Herzenergetik. Naunyn-Schmiedebergs Archiv der experimentellen Pathologie und Pharmakologie 194 (1940), S. 629-690.

Gremels, Hans: Über die Grundprinzipien der vegetativ-hormonalen Stoffwechselsteuerung und ihre Hauptregulatoren. Naunyn-Schmiedebergs Archiv der experimentellen Pathologie und Pharmakologie 203 (1944), S. 225-263.

Grote, Louis: Neue Deutsche Heilkunde, in: Adam, Curt: Ein Querschnitt durch die neueste Medizin (dargestellt von ihren Schöpfern), Jena 1940, S. 295-304.

Grotjahn, Alfred: Die hygienische Forderung, Königstein/T., o.J. (etwa 1920).

Grüter, Wilhelm: Experimentelle und klinische Untersuchungen über den sogenannten Herpes corneae. Berichte der Deutschen Ophthalmologischen Gesellschaft 42 (1920), S. 162-167.

Grüter, Wilhelm: Die Viruserkrankungen des Auges. Klinische Wochenschrift 17 (1938), S. 1671.

Gumbel, E.J.: Freie Wissenschaft – Ein Sammelbuch aus der deutschen Emigration, Straßburg 1938.

Gundlach, Franz: Catalogus professorum academiae Marburgensis. Die akademischen Lehrer der Philipps-Universität in Marburg (1527-1910), Marburg 1927.

Gütt, Arthur; Rüdin, Ernst; Ruttke, Falk: Gesetz zur Verhütung erbkranken Nachwuchses vom 14. Juli 1933 nebst Ausführungsverordnungen, München 1934, 2. Auflage 1936.

Hadrich, Julius: Die Ärztekammern Hessen-Nassau und Kurhessen in der Statistik. Ärzteblatt für Hessen-Nassau und Kurhessen Heft 7 (1937), S. 101, und Heft 8 (1937a), S. 115.

Hamburger Urteil zu Sterilisation und Schwangerschaftsunterbrechung aus eugenischer Indikation (16. März 1934), Zeitschrift für Medizinalbeamte 47 (1934), S. 454-465.

Hartshorne, Edward Yarnall Jr.: The German Universities and National Socialism, London 1937.

Heer, Georg: Marburger Studentenleben 1827 bis 1927, Marburg 1927.

Hermelink, Heinrich; Kaehler, Siegfried August (Hrsg.): Die Philipps-Universität Marburg (1527-1927), 5 Kapitel aus ihrer Geschichte (1527-1866) – Die Universität Marburg seit 1866 in Einzeldarstellungen, Marburg 1927.

Hilgenfeld, Otto: Menschliche und technische Fragen zur gesetzlichen Sterilisierung, Zentralblatt für Chirurgie 62 (1935), S. 559-568.

Hitler, Adolf: Mein Kampf. 40. Aufl., München 1936.

Hofmann, Franz-Bruno: Friedrich Schenck († 16.Februar 1916). Chronik der Königlich Preussischen Universität Marburg 29 (1916), S. 6-8.

Huber, Hans: Der Aufbau des deutschen Hochschulwesens, Berlin 1939.

Hülsmeyer, Ernst: Kurhessen. Die deutschen Gaue seit der Machtergreifung, Berlin 1940.

Jaensch, Paul A.: Beiträge zur Geschichte des anatomischen Unterrichtes an der Universität Marburg. Ergebnisse der Anatomie und Entwicklungsgeschichte 25 (1924) S. 772-820.

Jahrmärker, Maximilian: Fünfundzwanzig Jahre Landesheilanstalt Marburg, Düsseldorf 1931.

Jusatz, Hans Joachim: Die Bedeutung der Vitamine für die Widerstandskraft des Organismus. Klinische Wochenschrift 14 (1935), S. 1701-1702.

Kann, Edmund van: Die Zahl der Ärzte 1942 und ein Rückblick bis 1937. Deutsches Ärzteblatt 72 (1942), S. 300-303.

Kasper, Gerhard; Huber, Hans; Kaebsch, Karl; Senger, Franz: Die deutsche Hochschulverwaltung, Bd. I/II, Berlin 1942/43.

Kestermann, Ewald; Schleining, Theodor; Vogt, K.: Aktive Immunisierung gegen Tetanus. Klinische Wochenschrift 18 (1939), S. 1553-1554.

Kestermann, Ewald; Vogt, K.: Zur Frage der aktiven Schutzimpfung gegen Gasödem und Tetanus. Klinische Wochenschrift 19 (1940), S. 1009-1010.

Kestermann, Ewald; Vogt, K.: Beitrag zur Frage der aktiven Immunisierung gegen Dysenterie. Klinische Wochenschrift 19 (1940a), S. 1061-1062.

Klapp, Rudolf: Funktionelle Behandlung der Skoliose nebst einem Beitrag zur Kenntnis einiger orthogenetisch-degenerativer Krankheiten, Jena 1907.

Klapp, Rudolf: Besondere Formen der Extension. Zentralblatt für Chirurgie 29 (1914), S. 1209-1212.

Klapp, Rudolf; Schröder, Hermann: Die Unterkieferschussbrüche und ihre Behandlung, Berlin 1917.

Klapp, Rudolf: Über die Technik der Wundbehandlung, Berlin 1925.

Klapp, Rudolf; Block, Werner: Die Knochenbruchbehandlung mit Drahtzügen, Berlin 1930.

Klapp, Rudolf: Biologische Betrachtungsweise in der Chirurgie. Medizinische Welt 36 (1934), S. 1271-1272.

Klapp, Rudolf; Rückert, Wolfgang: Die Drahtextension, Stuttgart 1937.

Klapp, Rudolf: Mein Beitrag zur Kriegschirurgie. Zentralblatt für Chirurgie 2 (1940), S. 51-78.

Klapp, Rudolf; Rückert, Wolfgang: Die Drahtextension in der Friedens- und Kriegschirurgie, Stuttgart 1944.

Klein, Franz: Die Aufgaben der Tuberkulosefürsorge und die hierbei erforderliche Zusammenarbeit der Gesundheitsämter mit den praktischen Ärzten, Heilstätten und Parteidienststellen. Veröffentlichungen aus dem Gebiete des Volksgesundheitsdienstes, Bd. 50, Berlin 1938, S. 593-622.

Klewitz, Felix: Praktische Diätküche, Stuttgart 1932.

Klewitz, Felix: Naturheilkunde und Schulmedizin. Der Jungarzt 5 (1936), S. 251-253.

Klewitz, Felix: Ernährungslehre für Jedermann, Stuttgart 1937.

Klewitz, Felix: Ernährung bei allergischen Erkrankungen. Vortrag, gehalten auf dem Reichsärztelehrgang für Krankenernährung in Kassel am 27./28.11.1937. Ärzteblatt für Hessen-Nassau und Kurhessen (1938), Heft 4, S. 58.

Kötschau, Karl: Antrittsrede zum neuerrichteten Lehrstuhl für „Biologische Medizin" an der Universität Jena, 2.6.1934, in: Ders.: Zum nationalsozialistischen Umbruch in der Medizin, Stuttgart 1936, S. 38-48.

Krämer, Rudolf: Kritik der Eugenik vom Standpunkt des Betroffenen, Berlin 1933.

Kretschmer, Ernst: Der sensitive Beziehungswahn, Berlin 1918.

Kretschmer, Ernst: Körperbau und Charakter, Berlin 1921.

Kretschmer, Ernst: Medizinische Psychologie, Stuttgart 1922.

Kretschmer, Ernst: Zur Weiterentwicklung der psychotherapeutischen Technik, speziell der Psychoanalyse. Deutsche Medizinische Wochenschrift 54 (1928), S. 599-601.

Kretschmer, Ernst: Geniale Menschen. Berlin 1929.

Kretschmer, Ernst: Psychotherapie der Schizophrenie und ihrer Grenzzustände. Zeitschrift für die gesamte Neurologie und Psychiatrie 121 (1929a), S. 211-223.

Kretschmer, Ernst: Medizinische Psychologie, Leipzig 1930.

Kretschmer, Ernst: Genie und Rasse, in: Weidenreich, Franz; Peter, W.; Kretschmer, Ernst; Goetz, Walter (Hrsg.): Rasse und Geist. Vier Vorträge gehalten in der Senckenbergischen Naturforschenden Gesellschaft in Frankfurt am Main 1930/31, Leipzig 1932, S. 58-71.

Kretschmer, Ernst: Konstitutionslehre und Rassenhygiene, in: Rüdin, Ernst (Hrsg.): Erblehre und Rassenhygiene im völkischen Staat, München 1934, S. 184-193.

Kretschmer, Ernst; Enke, Werner: Die Persönlichkeit des Athletikers, Stuttgart 1936.

Kretschmer, Ernst: Körperbau und Konstitution, in: Bumke, Otto; Foerster, Otto (Hrsg.): Handbuch der Neurologie, Bd.6, Berlin 1936a, S. 1077-1100.

Kretschmer, Ernst: Das apallische Syndrom. Zeitschrift für die gesamte Neurologie und Psychiatrie 169 (1940), S. 576-579.

Kretschmer, Ernst; Mall, Gerhart: Fermentchemische Studien zur klinischen und konstitutionellen Korrelationsforschung, Berlin 1941.

Kretschmer, Ernst: Geniale Menschen, Berlin 1929, 2. Auflage 1931, 3. Auflage 1942.

Kretschmer, Ernst: Körperbau und Charakter. Untersuchungen zum Konstitutionsproblem und zur Lehre von den Temperamenten, Berlin 1944.

Krieck, Ernst: Der Neubau der Universität, in: Die Deutsche Hochschule, Heft 1, Marburg 1933.

Kubach, Fritz: Studenten bauen auf! 2., 3. und 4. Reichsberufswettkampf der Deutschen Studenten 1936/37, 1937/38, 1938/39. Ein Rechenschaftsbericht, Berlin 1939.

Kubach, Fritz: Studentische Organisation und Arbeit, in: Bach, Ernst: Das Studium der Medizin, Studienführer Gruppe IV, Heidelberg 1943.

Kühnau, Joachim; Stepp, Wilhelm: Vitamine und Hormone. Ihre genetischen, synergistischen und antagonistischen Beziehungen. Münchener Medizinische Wochenschrift 80 (1933), S. 87-92.

Lange, Wilhelm: Oskar Wagener zum Gedächtnis. Zeitschrift für Hals-Nasen-Ohrenheilkunde 48 (1943), S. 265-266.

Lauber, Hans Joachim: Über die Bedeutung der Vitamine für die Chirurgie. Klinische Wochenschrift 14 (1935), S. 1701-1702.

Lauber, Hans Joachim: Vitamintherapie bei chirurgischen Erkrankungen. Die Medizinische Welt 11 (1937), S. 415-420.

Lauber, Hans Joachim; Bersin, Theodor; Nafziger, Helmut: Der Ascorbinsäurebedarf bei chirurgischen Infektionen. Klinische Wochenschrift 16 (1937), S. 1274-1276.

Lauber, Hans Joachim; Nafziger, Helmut; Bersin, Theodor: Frakturen und Vitamin C-Haushalt. Klinische Wochenschrift 16 (1937), S. 1313-1315.

Lauber, Hans Joachim; Schocke, H.; Bersin, Theodor: Experimentelle Untersuchungen zur Frage der Karzinombeeinflussung durch wasserlösliche Vitamine. Münchener Medizinische Wochenschrift 85 (1938), S. 1741-1743.

Lauber, Hans Joachim: Vitamintherapie bei chirurgischen Erkrankungen. Ärzteblatt für Hessen-Nassau und Kurhessen (1938), S. 42-43.

Lenzner, Rudolf: Wann muß man als Arzt die Tetanus-Antitoxin-Einspritzung prophylaktisch anwenden? Med. Diss. Marburg 1936.

Lexer, Erich: Die Eingriffe zur Unfruchtbarmachung des Mannes und zur Entmannung, in: Gütt, Arthur; Rüdin, Ernst; Ruttke, Falk: Gesetz zur Verhütung erbkranken Nachwuchses vom 14. Juli 1934 nebst Ausführungsverordnungen, 2. Aufl. München 1936, S. 319-326.

Lindner, Gottfried: Eugenische Gesetzgebung und moralischer Schwachsinn anhand einer hessischen Sippe, Med. Diss. Marburg 1938.

Lorenz, Charlotte: Zehnjahresstatistik des Hochschulbesuchs und der Abschlußprüfungen, Bd. 1 und 2, Berlin 1943.

Mack, Karl: Untersuchungen des Kerngehaltes der Außen-, Atem- und Pneumothoraxluft. Eine bioklimatisch-hygienische Studie, Med. Diss. Marburg 1937.

Mall, Gerhart; Bersin, Theodor: Die Darstellung kristallisierter „Abwehrproteinasen“ aus Harn und Serum. Hoppe-Seyler's Zeitschrift für physiologische Chemie 268 (1941), S. 129-162.

Mall, Gerhart; Winkler, Walter: Die klinische Bedeutung unseres neuen quantitativen Abwehrferment-Titrationsverfahrens. Münchener Medizinische Wochenschrift 89 (1942), S. 717-720.

Mangold, Ernst: Das Lebenswerk von F.B. Hofmann. Pflügers Archiv für die gesamte Physiologie (1927), S. 281-299.

Mannhardt, Johann Wilhelm: Hochschulrevolution, Hamburg 1933.

Marburger Studentenschaft und Studentenwerk (Hrsg.): Studentischer Führer für die Universität Marburg 1941/42, Marburg 1941.

Matthes, H.G.: Heilkunde und Vierjahresplan, Ziel und Weg 7 (1937), S. 336-338.

Mauz, Friedrich: Das biologische Denken in der Psychiatrie. Medizinische Welt 37 (1934), S. 1303-1304.

Mayer, Theodor: Zum Geleit, in: Philipps-Universität Marburg (Hrsg.): Behring zum Gedächtnis. Reden und wissenschaftliche Vorträge anlässlich der Behring-Erinnerungsfeier Marburg an der Lahn 4. bis 6. Dezember 1940, Berlin 1942.

Meyer, Hans: Strahlentherapie. Über den Unterricht in der Röntgenologie in Deutschland. Strahlentherapie 62 (1938), S. 1-5.

Nauck, Theodor: Der Organismus als Gegenstand der Anatomie. Sitzungsberichte der Gesellschaft zur Beförderung der gesamten Naturwissenschaften zu Marburg 69 (1934), S. 223-236.

Naujoks, Hans: Röntgenologische Indikation zur Schwangerschaftsunterbrechung, Archiv für Gynäkologie 144 (1931), S. 333-334.

Naujoks, Hans: Gynäkologische Eingriffe aus eugenischer Indikation. Die Medizinische Welt 8 (1934), S. 738-739.

Naujoks, Hans: Zur Legalisierung der Schwangerschaftsunterbrechung aus eugenischer Indikation. Deutsche Medizinische Wochenschrift 60 (1934a), S. 549-552.

Naujoks, Hans: Zur Frage der Strahlenanwendung bei der Sterilisierung aus eugenischen Gründen, Monatsschrift für Geburtshilfe und Gynäkologie 101 (1936), S. 1-4.

Notgemeinschaft deutscher Wissenschaftler im Ausland (Hrsg.): List of Displaced German Scholars, London 1936.

NSD-Dozentenbund Berlin (Hrsg.): Wissenschaft und Vierjahresplan. Reden anläßlich der Kundgebung des NSD-Dozentenbundes Gau Groß-Berlin am 18. Januar 1937, Berlin 1937.

Oehlecker, Franz: Zur Unfruchtbarmachung des Mannes. Zentralblatt für Chirurgie 61 (1934), S. 2882-2889.

Ostmann, Paul: Die Universitäts-Poliklinik für Ohren-, Nasen- und Halskrankheiten zu Marburg an der Lahn. Archiv Ohrenheilkunde 70 (1907), S. 121-126.

Pernice, Wolfgang: Experimentelle Studien zur Frage nach der Art der im Diphtherie-Heilserum wirksamen Antikörper mit besonderer Berücksichtigung der Rolle des Komplements bei der experimentellen Diphtherie-Erkrankung, Med. Diss. Marburg 1933.

Petersen, Walter: Ueber die Bedeutung von Guido Fischer und Hans Seidel für die örtliche Betäubung in der Zahnheilkunde, Med. Diss. Marburg 1937.

Pfannenstiel, Wilhelm: Die Wirkung gesteigerter Zufuhr von Vitaminen bzw. Vitaminkombinationen auf experimentelle Infektionen (Lungentuberkulose, Staphylomykose der Haut). Münchener Medizinische Wochenschrift 77 (1930), S. 619-622.

Pfannenstiel, Wilhelm: Rassenhygienische Betrachtungen der Frage des Knabengeburtenüberschusses und die willkürliche Geschlechtsbeeinflussung beim Menschen. Münchener Medizinische Wochenschrift 78 (1931), S. 446-447.

Pfannenstiel, Wilhelm: Leben und Sterben des deutschen Volkes. Westdeutsche Akademische Rundschau 2, Nr.20 (1932), S. 3.

Pfannenstiel, Wilhelm: Einwirkungen verschiedenartiger Vitaminzufuhr auf den Gesundheitszustand. Sitzungsberichte der Gesellschaft zur Beförderung der gesamten Naturwissenschaften zu Marburg 67 (1932a), S. 71-88.

Pfannenstiel, Wilhelm: Die Bedeutung der Vitamine für die menschliche Gesundheit. Die Medizinische Welt 7 (1933), S. 945-948.

Pfannenstiel, Wilhelm: Blindheit und Eugenik vom Standpunkt der Volkshygiene. Beiträge zum Blindenbildungswesen 4 (1933a), S. 106-115.

Pfannenstiel, Wilhelm: Staatliche Forschungsabteilung für Kurortwissenschaft und medizinische Klimatologie beim Hygienischen Institut der Universität Marburg. Deutsche Medizinische Wochenschrift 60 (1934), S. 371-372.

Pfannenstiel, Wilhelm: Organisation der Klimaforschung. Die Staatliche Forschungsabteilung für Kurortwissenschaften und medizinische Klimatologie beim Hygienischen Institut der Universität Marburg. Die Medizinische Welt 16 (1934a), S. 564-565.

Pfannenstiel, Wilhelm: Die Aufgabe des Hygienikers im Kurort. Der Balneologe 1 (1934b), S. 269-273.

Pfannenstiel, Wilhelm: Bevölkerungspolitische Entwicklung und Rassenhygiene im nationalsozialistischen Staat. Vergangenheit und Gegenwart 24 (1934c), S. 95-109.

Pfannenstiel, Wilhelm: Rassenhygiene im nationalsozialistischen Staat. Vortrag auf der Sitzung des Ärztlichen Vereins zu Marburg, 10.1.1934. Münchener Medizinische Wochenschrift 81 (1934d), S. 268.

Pfannenstiel, Wilhelm: Der Aufgabenkreis der hygienischen Institute in der Volksgesundheitspflege. Der öffentliche Gesundheitsdienst 1 (1935), S. 313-322.

Pfannenstiel, Wilhelm: Das Erbbewußtsein des deutschen Menschen. Westdeutsche Akademische Rundschau 5, Heft 14 (1935a), S. 2-4.

Pfannenstiel, Wilhelm: Deutscher Glaube und Erbbewußtsein. Deutscher Glaube, Heft 5 und 7 (1935b), S. 211-215, S. 308-314.

Pfannenstiel, Wilhelm: Gedanken über das Wertproblem in der Medizin. Ziel und Weg 5 (1935c), S. 122-128.

Pfannenstiel, Wilhelm: Vitamine als Heilstoffe. Klinische Wochenschrift 14 (1935d), S. 1701-1702.

Pfannenstiel, Wilhelm: Forderungen des Rasse- und Erbbewußtseins im Hochschulunterricht, in: Marburger Universitätsführer. Studienführer der Universität Marburg 1935/36, S. 26-32.

Pfannenstiel, Wilhelm; Jusatz, Joachim: Die Prüfung von Vollkornbrot (Knäckebrot) im Wachstumsversuch. Ein Beitrag zur Brotfrage. Archiv für Hygiene 115 (1936), S. 205.

Pfannenstiel, Wilhelm: Rassen-, Erbgesundheitspflege und Bevölkerungspolitik als Grundlage des nationalsozialistischen Staates unter besonderer Berücksichtigung der blinden Volksgenossen. Beiträge zum Blindenbildungswesen 1 (1936a).

Pfannenstiel, Wilhelm: Tierversuche über die Vitaminbeeinflußbarkeit der Höhenfestigkeit. Luftfahrtmedizinische Abhandlungen Bd.II, Heft 3/4 (1937), S. 234-239.

Pfannenstiel, Wilhelm: Die Sicherstellung der Ernährung des deutschen Volkes im Vierjahresplan. Der öffentliche Gesundheitsdienst im Deutschen Reich 22 (1939), S. 913-916.

Pfannenstiel, Wilhelm; Salomon, Werner: Versuche über Brotkonservierung, I.Teil. Die Ernährung 4 (1939a), S. 97-109.

Pfannenstiel, Wilhelm: Kurzer Überblick über die Entwicklung des Hygienischen Instituts Marburg innerhalb der letzten zehn Jahre 1930-1940 mit Schriftenverzeichnis, Marburg 1940.

Pfannenstiel, Wilhelm: Der Einfluß Emil von Behrings auf die Entwicklung der Immunologie. Deutsche Ärzteblatt 72 (1942), S. 185-191.

Pfannenstiel, Wilhelm: Die Verpflichtung der deutschen Gesundheitswissenschaft im Kriege. Die Gesundheitsführung, Ziel und Weg 5 (1944), S. 94-100.

Pfaundler, Meinhard von; Schlossmann, Arthur (Hsrg.): Handbuch der Kinderheilkunde, Bd.I, Berlin 1931.

Philipps-Universität Marburg (Hrsg.): Behring zum Gedächtnis. Reden und wissenschaftliche Vorträge anlässlich der Behring-Erinnerungsfeier Marburg an der Lahn 4. bis 6. Dezember 1940, Berlin 1942.

Poppe, Karl: Die Geschichte der Kurhessischen SA, Kassel 1935.

Poppinga, Erna: Die postinfektiösen Psychosen, ihr Verlauf und ihre eugische Bedeutung, Med. Diss. Marburg 1939.

Rantzau, Otto Graf zu: Das Reichsministerium für Wissenschaft, Erziehung und Volksbildung, Berlin 1939.

Reichsgesundheitsdienst, Pressestelle: Reichsvollkornbrotausschuß und Reichsgesundheits-, Prüfungs- und Beratungsdienst. Die Gesundheitsführung, Ziel und Weg 3 (1941), S. 104-105.

Rieke, H. G.: Die Ohren-, Nasen- und Halsklinik, in: Hermelink, Heinrich; Kaehler, Siegfried August (Hrsg.): Die Philipps-Universität Marburg (1527-1927), 5 Kapitel aus ihrer Geschichte (1527-1866) – Die Universität Marburg seit 1866 in Einzeldarstellungen, Marburg 1927, S. 668-674.

Roemer, Hans: Die Durchführung und weitere Ausgestaltung des Sterilisierungsgesetzes. Zeitschrift für psychische Hygiene 8 (1935), S. 131-141.

Ruthsatz, Karl Heinz: Chronik des Zahnärztlichen Instituts der Universität Marburg. Deutsche Zahnärztliche Wochenschrift 36 (1933), S. 1057-1060.

Salge, Bruno: Die Entwicklung der Kinderheilkunde an den deutschen Universitäten im letzten Jahrzehnt, in: Rott, Fritz (Hrsg.): Beiträge zur sozialen Hygiene des Säuglings- und Kleinkindesalters, Berlin 1920, S. 192-198.

Schairer, Reinhold: Die akademische Berufsnot. Tatsachen und Auswege. Jena o.J. (vermutlich 1932).

Schedtler, Otto: Über die Verwendbarkeit des Heliums zur Pneumothoraxfüllung. Klinische Wochenschrift 17 (1938), S. 1153-1154.

Scheunert, Arthur: Fortschritte auf dem Gebiet der Vitamine. Bedeutung der Vitamine für die Ernährung, in: Adam, Curt: Ein Querschnitt durch die neueste Medizin (dargestellt von ihren Schöpfern), Jena 1940, S. 31-45.

Schievelbein, Uwe: Die Erfahrungen mit der Sterilisierung in der Provinzialheilanstalt Lauenburg und ihre zu erwartenden Auswirkungen für die Volksgesundheit, Med. Diss. Marburg 1937.

Schmidt, Hans: Die kriegswichtigen Impfstoffe, Vaccinen zur Seuchenbekämpfung (II. Teil). Behringwerke Merkblätter Nr.9c (1940), S. 1-4.

Schönhals, Rudolf: Die Auswirkungen der nationalsozialistischen Gesundheitspolititk in der Universitätsstadt Marburg. Archiv für Rassen- und Gesellschaftsbiologie einschließlich Rassen- und Gesellschaftshygiene 33 (1939), S. 41-78.

Schröder, Ewald: Statistische Auswertung der Behandlungs- und Untersuchungsfälle der Nervenambulanz und des Reservelazaretts III, Marburg, während des Krieges. Mit besonderer Berücksichtigung der Häufigkeitskurven der Kriegsneurosen und -hysterien, Folgezustände nach Rickettsiosen und Encephalomyelitiden, Med. Diss. Marburg 1945.

Schüller, Josef: Zur Frage der Sterilisierungsoperation beim Manne. Zentralblatt für Chirurgie 61 (1934) S. 2360-2361.

Schumann, Erich: Wehrmacht und Forschung, in: Donnevert, Richard: Wehrmacht und Partei, Leipzig 1938, S. 111-129.

Schütz, Otto: Wert und Ergebnisse der Sippenerfassung bei Schwachsinn, Epilepsie und Schizophrenie in zwei benachbarten Landkreisen, dem Kreis Twiste und Wolfshagen, Med. Diss. Marburg 1938.

Schwenkenbecher, Alfred: Kohlensäurebäder bei Störungen des peripheren Kreislaufs. Der Balneologe 1 (1934), S. 468-470.

Schwenkenbecher, Alfred: Diätbehandlung bei chronischen Infektionskrankheiten. Der Balneologe 2 (1935), S. 111-117.

Schwenkenbecher, Alfred: Indikationsstellung für Klimakuren insbesondere in Deutschland. Verhandlungen der Deutschen Gesellschaft für Innere Medizin, 47. Kongreß, Wiesbaden 1935a.

Schwenkenbecher, Alfred: Eröffnungsrede; Wagner, Gerhard: Begrüßungsansprache; Kötschau, Karl: Vorsorge und Fürsorge im Rahmen einer Neuen Deutschen Heilkunde; Blome, Kurt: Neue Deutsche Heilkunde, Arzt und Fortbildung; Grote, Louis: Die Arbeit im Rudolf-Heß-Krankenhaus; Brauchle, Alfred: Die Naturheilkunde im Rahmen der Gesamtmedizin. Reden gehalten auf der gemeinsamen Tagung der Deutschen Gesellschaft für Innere Medizin und der Reichsarbeitsgemeinschaft für eine Neue Deutsche Heilkunde in Wiesbaden, 20.4.1936. Ziel und Weg 9 (1936), S. 230-265.

Schwenkenbecher, Alfred: Veränderungen des Körpergewichts unter dem Einfluß verschiedener Bäder. Der Balneologe 3 (1936a), S. 65-69.

Seidel, Hans: Das Zahnärzliche Institut, in: Hermelink, Heinrich; Kaehler, Siegfried August (Hrsg.): Die Philipps-Universität Marburg (1527-1927), 5 Kapitel aus ihrer Geschichte (1527-1866) – Die Universität Marburg seit 1866 in Einzeldarstellungen, Marburg 1927, S. 674-676.

Sitzungsberichte aus chirurgischen Gesellschaften, XI. Tagung der Vereinigung Nordostdeutscher Chirurgen zu Johannisburg am 1. Juni 1935. Zentralblatt für Chirurgie 62 (1935), S. 2072-2085.

Six, Alfred: Studenten bauen auf! Der erste Reichsleistungskampf 1935/36, Marburg 1937.

Steinmann, Fritz: Eine neue Extensionsmethode in der Frakturenbehandlung. Zentralblatt für Chirurgie 34 (1907), S. 938-942.

Strehl, Carl: Die Blindenstudienanstalt, in: Hermelink, Heinrich; Kaehler, Siegfried August (Hrsg.): Die Philipps-Universität Marburg (1527-1927), 5 Kapitel aus ihrer Geschichte (1527-1866) – Die Universität Marburg seit 1866 in Einzeldarstellungen, Marburg 1927, S. 658-660.

Suabedissen, Hans: Die geschichtliche Entwicklung der Frakturbehandlung der Extremitäten in ihren Grundzügen, Med. Diss. Marburg 1935.

Thomalla, Curt: Gesund sein – Gesund bleiben. Ein volkstümliches Hausbuch für den gesunden und kranken Menschen, Berlin o.J. (etwa 1936).

Tiedeken, Horst: Die studentischen Pflichtuntersuchungen an der Philipps-Universität Marburg und ihre Ergebnisse, Med. Diss. Marburg 1944.

Tonndorf, Woldemar: Oskar Wagener zum Gedächtnis. Archiv für Ohrenheilkunde 151 (1942), S. 1-3.

Uffelmann, Kurt: Die konservative und operative Knochenbruchbehandlung an der Marburger Chirurgischen Klinik unter besonderer Berücksichtigung der wichtigsten Frakturen der Extremitäten, Med. Diss. Marburg 1935.

Uffenorde, Walther: Der neuen Klinik für Ohren-, Nasen- und Halskranke in Marburg zum Geleit. Deutsche Medizinische Wochenschrift 53 (1927), S. 1295-1299.

Verschuer, Otto Frh. von: Vererbungslehre und Rassenhygiene, in: Bach, Ernst: Das Studium der Medizin, Studienführer Gruppe IV Medizin und Pharmazie, Heidelberg 1943, S. 43-46.

Wagner, Gerhard: Begrüßungsansprache des Reichsärzteführers auf der gemeinsamen Tagung der „Deutschen Gesellschaft für Innere Medizin" und der „Reichsarbeitsgemeinschaft für eine Neue Deutsche Heilkunde", 20.4.1936. Ziel und Weg 9 (1936), S. 238-240.

Wahl, Franz August: Ärztlicher Verein zu Marburg. Sitzungsbericht vom 28. Februar 1934. Münchener Medizinische Wochenschrift 81 (1934), S. 620.

Walz, Gustav Adolf: Der Rektor als Führer der Universität. Deutsches Recht 5 (1935), S. 6-8.

Weidenreich, Franz; Peter, W.; Kretschmer, Ernst; Goetz, Walter (Hrsg.): Rasse und Geist. Vier Vorträge gehalten in der Senckenbergischen Naturforschenden Gesellschaft in Frankfurt am Main 1930/31, Leipzig 1932.

Westphal, Kurt: Zu den gegenwärtigen Aufgaben der biologischen Psychiatrie. Zeitschrift für psychische Hygiene 8 (1935), S. 33-39.

Winkler, Hellmut: Die Beeinflussung der Corpus-luteum-Funktion durch Alpha-Tocopherol (Vitamin E) im normalen Cyclus. Klinische Wochenschrift 21 (1942), S. 105-108.

Winkler, Hellmut: Der Einfluß des Vitamin E auf das Corpus luteum graviditatis. Klinische Wochenschrift 21 (1942a), S. 669-671.

Winkler, Hellmut: Klinische Erfolge einer neuen kombinierten Hormonbehandlung bei sekundärer Amenorrhoe. Deutsche Medizinische Wochenschrift 70 (1944), S. 496-498.

Wollenberg, Franz Robert: Erinnerungen eines alten Psychiaters, Stuttgart 1931.

Literatur nach 1945

Abendroth, Lisa; Abendroth Wolfgang: Der Weg der Universität zum Nationalsozialismus, in: Schneider, Ulrich: Hessen vor 50 Jahren, Frankfurt am Main 1983, S. 102-113.

Abendroth, Wolfgang: Fruchtloser Heroismus? – Kampf für die Humanität! Studentischer Widerstand im Dritten Reich. Marburger Blätter, November 1965.

Ackermann, Dankwart: Streiflichter der Erinnerung. Hippokrates 34 (1963), S. 287-293.

Adam, Uwe Dietrich: Hochschule und Nationalsozialismus. Die Universität Tübingen im Dritten Reich, Tübingen 1977.

Ärztekammer Berlin (Hrsg.): Der Wert des Menschen. Medizin in Deutschland 1918-1945, Berlin 1989.

Albrecht, Helmuth; Hermann, Arnim: Die KWG im Dritten Reich (1933-1945), in: Vierhaus, Rudolf; Brocke, Bernhard vom: Forschung im Spannungsfeld von Politik und Gesellschaft. Geschichte und Struktur der Kaiser-Wilhelm-/Max-Planck-Gesellschaft, Stuttgart 1990, S. 356-406.

Aly, Götz (Hrsg.): Aktion T4, 1939-1945. Die „Euthanasie"-Zentrale in der Tiergartenstraße 4, Berlin 1989.

Aly, Götz: Tuberkulose und „Euthanasie", in: Peiffer, Jürgen (Hrsg.): Menschenverachtung und Opportunismus. Zur Medizin im Dritten Reich, Tübingen 1992, S. 131-146.

Aly, Götz: „Endlösung". Völkerverschiebung und der Mord an den europäischen Juden, 2. Auflage, Frankfurt am Main 1996.

André, Gustav: Richard Hamann, Kunsthistoriker, in: Schnack, Ingeborg (Hrsg.): Marburger Gelehrte in der ersten Hälfte des 20. Jahrhunderts. Lebensbilder aus Hessen, Bd. 1, Marburg 1977, S. 124-143.

Arminger, Gerhard: Involvement of German Students in NS Organisations based on the Archives of the Reichsstudentenwerk. Historical Social Research 30 (1984), S. 3-34.

Ash, Mitchell G.; Geuter, Ulfried: NSDAP-Mitgliedschaften und Universitätskarrieren in der Psychologie, in: Graumann, Carl F. (Hrsg.): Psychologie im Nationalsozialismus, Berlin 1985, S. 263-278.

Ash, Mitchell G.: Wissenschaftswandel in Zeiten politischer Umwälzungen: Entwicklungen, Verwicklungen, Abwicklungen. NTM, Internationale Zeitschrift für Geschichte und Ethik der Naturwissenschaften, Technik und Medizin 3 (1995), S. 1-21.

Auerbach, Inge: Catalogus professorum academiae Marburgensis, Bd.II, Marburg 1979.

Aumüller, Gerhard: Benedikt Stillings (1810-1879) Untersuchungen über das Rückenmark – ein Wendepunkt in der neuroanatomischen Forschung. Medizinhistorisches Journal 19 (1984), S. 53-69.

Aumüller, Gerhard; Lauer, Hans H.; Remschmidt, Helmut (Hrsg.): Kontinuität und Neuanfang in der Hochschulmedizin nach 1945, Marburg 1997.

Aumüller, Gerhard: Der Chirurg Rudolf Klapp – Von der Kriegschirurgie zur klinischen Traumatologie, in: Menk, Gerhard (Hrsg.): Die Universität Marburg in den zwanziger Jahren, München voraussichtlich 2001.

Ayaß, Wolfgang: Das Arbeitshaus Breitenau. Bettler, Landstreicher, Prostituierte, Zuhälter und Fürsorgeempfänger in der Korrektions- und Landesarmenanstalt Breitenau (1874-1949), Kassel 1992.

Baader, Gerhard: Menschenversuche in der deutschen Wehrmacht – das Beispiel Pervitin, in: Fahrenbach, Sabine; Thom, Achim (Hrsg.): Der Arzt als „Gesundheitsführer". Ärztliches Wirken zwischen Ressourcenerschließung und humanitärer Hilfe im 2. Weltkrieg, Frankfurt am Main 1991, S. 51-60.

Bahner, Friedrich; Wies, Hanns: Papierchromatographie und Abwehrproteinasen. Biochemische Zeitschrift 321 (1951), S. 410-413.

Bajohr, Frank; Johe, Werner; Lohalm, Uwe (Hrsg.): Zivilisation und Barbarei. Die widersprüchlichen Potentiale der Moderne, Hamburg 1991 (Hamburger Beiträge zur Sozial- und Zeitgeschichte, Bd. 27).

Bambay, Hartwig (Hrsg.): Heimatvertriebene Nachbarn. Bd.1, Schwalmstadt-Treysa 1993.

Bannasch, Hermann; Lachmann, Hans-Peter: Aus Geschichte und ihren Hilfswissenschaften. Festschrift für Walter Heinemeyer zum 65. Geburtstag, Marburg 1979.

Becker, Heinrich; Dahms, Hans-Joachim; Wegeler, Cornelia: Die Universität Göttingen unter dem Nationalsozialismus. 2. erweiterte Ausgabe, München 1998.

Becker, Jens: Doktorarbeit und klinisches Studium. Eine empirische Untersuchung zum Umgang Marburger Medizinstudierender und HochschullehrerInnen mit der Doktorarbeit, Med. Diss. Marburg 1995.

Becker, Peter Emil: Zur Geschichte der Rassenhygiene. Wege ins Dritte Reich, Bd.1 und 2, Stuttgart 1988.

Beddies, Thomas, Dörries, Andrea (Hrsg.): Die Patienten der Wittenauer Heilstätten in Berlin 1919-1960, Husum 1999. (Abhandlungen zur Geschichte der Medizin und der Naturwissenschaften, Heft 91).

Bengeser, Gerhard: Doktorpromotion in Deutschland. Begriff, Geschichte, gegenwärtige Gestalt, Bonn 1965.

Benninghoff, Alfred: Ernst Göppert †. Anatomischer Anzeiger 98 (1951/52), S. 410-420.

Bensch, Udo: StuKoMa – oder die unrühmliche Rolle der Marburger Korporationen in den politischen Auseinandersetzungen zu Beginn der Weimarer Republik, in: Kramer, Dieter; Vanja, Christina (Hrsg.): Universität und demokratische Bewegung. Ein Lesebuch zur 450-Jahrfeier der Philipps-Universität Marburg, Marburg 1977, S. 187-218.

Benz, Wolfgang: Vom freiwilligen Arbeitsdienst zur Arbeitsdienstpflicht. Vierteljahreshefte für Zeitgeschichte 4 (1968), S. 317-346.

Benz, Wolfgang (Hrsg.): Die Juden in Deutschland 1933-1945. Leben unter nationalsozialistischer Herrschaft, München 1988.

Benz, Wolfgang: Dr. med. Sigmund Rascher – Eine Karriere. Dachauer Hefte 4: Medizin im NS-Staat. Täter, Opfer, Handlanger, München 1993.

Benz, Wolfgang; Buchheim, Hans; Mommsen, Hans: Der Nationalsozialismus. Studien zur Ideologie und Herrschaft, Frankfurt am Main 1993.

Benz, Wolfgang; Pehle, Walther (Hrsg.): Lexikon des deutschen Widerstandes, Frankfurt am Main 1994.

Benz, Wolfgang (Hrsg.): Antisemitismus in Deutschland. Zur Aktualität eines Vorurteils, München 1995.

Berger, Eva: Rentabilität im Krankenhaus in den 20er Jahren und die Realisierungen in der Weimarer Zeit bzw. im Nationalsozialismus, in: Meinel, Christoph; Voswinckel, Peter: (Hrsg.): Medizin, Naturwissenschaft und Technik im Nationalsozialismus. Kontinuitäten und Diskontinuitäten, Stuttgart 1994, S. 71-82.

Berger, Georg: Die Beratenden Psychiater des deutschen Heeres 1939 bis 1945, Frankfurt 1998.

Bergmann, Gustav von: Rückschau auf mein Leben. Autobiographie. 2. Aufl., München 1963.

Bergmeyer, Vera: Abbrüche medizinischer Doktorarbeiten – immanenter Bestandteil der medizinischen Promotion, Med. Diss. Marburg 1998.

Bernhardt, Markus: Gießener Professoren zwischen Drittem Reich und Bundesrepublik. Ein Beitrag zur hessischen Hochschulgeschichte 1945-1957, Gießen 1990.

Bernhardt, Markus: Rezension zu Chroust, Peter: Gießener Universität und Faschismus, Münster 1994. Hessisches Jahrbuch für Landesgeschichte 46 (1996), S. 376-378.

Bernhard, Michael: Der Pädiater Ernst Freudenberg (1884-1967), Med. Diss. Marburg 2000.

Berthold, Luise: Erlebtes und Erkämpftes. Ein Rückblick, Marburg 1969.

Beumann, Helmuth: Bericht der Universität Marburg. Studium Generale 2 (1949), S. 486-492.

Beushausen, Ulrich; Dahms, Hans-Joachim; Koch, Thomas; Massing, Almuth; Obermann, Konrad: Die Medizinische Fakultät im Dritten Reich, in: Becker, Heinrich; Dahms, Hans-Joachim; Wegeler, Cornelia: Die Universität Göttingen unter dem Nationalsozialismus. 2. erweiterte Ausgabe, München 1998, S. 183-286.

Beyerchen, Alan: What we know about Nazism and Science. Social Research 59 (1992), S. 615-641.

Bleker, Johanna: Anerkennung durch Unterordnung? Ärztinnen und Nationalsozialismus, in: Brinkschulte, Eva (Hrsg.): Weibliche Ärzte. Die Durchsetzung des Berufsbildes in Deutschland, Berlin 1993, S. 126-136.

Bleker, Johanna; Jachertz, Norbert: Medizin im Dritten Reich, Köln 1993.

Blum-Geenen, Sabine: „Gerade aus dem Mund der Krankenschwestern dringt ein freudiges ‚Heil Hitler' so stark zu Herzen unserer Volksgenossen". Krankenpflege in den Städtischen Krankenanstalten während des Nationalsozialismus, in: Esch, Michael G.; Griese, Kerstin; Sparing, Frank; Woelk, Wolfgang (Hrsg.): Die Medizinische Akademie Düsseldorf im Nationalsozialismus, Essen 1997, S. 113-138.

Boberach, Heinz (Hrsg.): Meldungen aus dem Reich 1938 – 1945. Die geheimen Lageberichte des Sicherheitsdienstes der SS, Bd. 1-17, Herrsching 1984.

Boberach, Heinz; Thommes, Rolf; Weiß, Hermann: Ämter, Abkürzungen, Aktionen des NS-Staates. Im Auftrag des Instituts für Zeitgeschichte, München 1997.

Bock, Gisela: Zwangssterilisation im Nationalsozialismus. Studien zur Rassenpolitik und Frauenpolitik, Opladen 1986.

Bock, Gisela: Krankenmord, Judenmord und nationalsozialistische Rassenpolitik: Überlegungen zu neueren Forschungshypothesen, in: Bajohr, Frank; Johe, Werner; Lohalm, Uwe (Hrsg.): Zivilisation und Barbarei. Die widersprüchlichen Potentiale der Moderne, Hamburg 1991 (Hamburger Beiträge zur Sozial- und Zeitgeschichte, Bd. 27), S. 285-306.

Böhm, Franz: Wilhelm Röpke, Nationalökonom, in: Schnack, Ingeborg (Hrsg.): Marburger Gelehrte in der ersten Hälfte des 20. Jahrhunderts. Lebensbilder aus Hessen, Bd. 1, Marburg 1977, S. 419-440.

Böhm, Helmut: Von der Selbstverwaltung zum Führerprinzip. Die Universität München in den ersten Jahren des Dritten Reichs (1933-1936), Berlin 1995.

Böttcher, Helmuth: Das Vitaminbuch. Die Geschichte der Vitaminforschung, Köln 1965.

Bollmus, Reinhard: Zum Projekt einer nationalsozialistischen Alternativuniversität: Alfred Rosenbergs „Hohe Schule", in: Heinemann, Manfred: Erziehung und Schulung im Dritten Reich, Teil 2, Stuttgart 1980, S. 125-152.

Bothe, Detlef: Neue Deutsche Heilkunde. Dargestellt anhand der Zeitschrift „Hippokrates" und der Entwicklung der volkskundlichen Laienbewegung, Husum 1991.

Bracher, Karl-Dietrich: Die deutsche Diktatur. Entstehung, Struktur, Folgen des Nationalsozialismus, Köln/Berlin 1976.

Bracher, Karl-Dietrich; Funke, Manfred; Jacobsen, Hans Adolf (Hrsg.): Nationalsozialistische Diktatur 1933-1945. Eine Bilanz, Bonn 1986.

Bracher, Karl-Dietrich; Funke, Manfred; Jacobsen, Hans Adolf (Hrsg.): Deutschland 1933-45, Bonn 1992 (Neue Studien zur nationalsozialistischen Herrschaft. Studien zur Geschichte und Politik Bd. 314).

Bracht, Edgar; Brinkmann-Frisch, Fritz; Form, Wolfgang; May, Karin; Roth, Jürgen (Hrsg.): Berichte der Arbeitsgruppe zur Aufarbeitung der Geschichte Allendorfs 1933-45, Stadtallendorf 1989.

Braun, Hermann-Josef: Widerstand aus den Reihen der katholischen Kirche, in: Knigge-Tesche, Renate; Ulrich, Axel (Hrsg.): Verfolgung und Widerstand 1933-45 in Hessen, Frankfurt am Main 1996, S. 269-289.

Bredow, Wilfried von: 450 Jahre Philipps-Universität Marburg. Das Gründungsjubiläum 1977, Marburg 1979.

Breiding, Birgit: Die Braunen Schwestern: Ideologie, Struktur, Funktion einer nationalsozialistischen Elite, Stuttgart 1998 (Diss. Freiburg 1997).

Brinkmann, Manfred; Franz, Michael: Nachtschatten im weißen Land: Betrachtungen zu alten und neuen Heilsystemen, Berlin 1982.

Brinkschulte, Eva (Hrsg.): Weibliche Ärzte. Die Durchsetzung des Berufsbildes in Deutschland, Berlin 1993.

Brocke, Bernhard vom: Marburg im Kaiserreich 1866-1918. Geschichte und Gesellschaft, Parteien und Wahlen einer Universitätsstadt im wirtschaftlichen und sozialen Wandel der industriellen Revolution, in: Dettmering, Erhart; Grenz, Rudolf (Hrsg.): Marburger Geschichte. Rückblick auf die Stadtgeschichte in Einzelbeiträgen, Marburg 1980, S. 367-540.

Brockmeier, Nick: Medizinstudenten in Marburg 1925-1945, Med. Diss. Marburg, voraussichtlich 2001.

Bromberger, Barbara; Mausbach, Hans; Thomann, Klaus-Dieter: Medizin, Faschismus und Widerstand, Köln 1985.

Broszat, Martin: Resistenz und Widerstand, in: Broszat, Martin; Fröhlich, Elke; Grossmann, Anton (Hrsg.): Bayern in der NS-Zeit, Bd. 4 , München 1981, S. 691-709.

Broszat, Martin; Fröhlich, Elke; Grossmann, Anton (Hrsg.): Bayern in der NS-Zeit, Bd. 4 , München 1981.

Broszat, Martin; Frei, Norbert (Hrsg.): Das Dritte Reich im Überblick. Chronik, Ereignisse, Zusammenhänge, München 1989.

Browder, George: Problems and potentials of the Berlin Document Center. Central European History 5 (1972), S. 362-380.

Bruch, Rüdiger vom (Hrsg.): Jahrbuch für Universitätsgeschichte, Bd. I, Stuttgart 1998.

Brücks, Andrea; Rothmaler, Christiane: „In dubio pro Volksgemeinschaft". Das „Gesetz zur Verhütung erbkranken Nachwuchses" in Hamburg, in: Ebbinghaus, Angelika; Kaupen-Haas, Heidrun; Roth, Karl Heinz (Hrsg.): Heilen und Vernichten im Mustergau Hamburg, Hamburg 1984, S. 30-36.

Buchheim, Hans: Das Dritte Reich. Grundlagen und politische Entwicklung, München 1955.

Buchheim, Hans: Mitgliedschaft bei der NSDAP, in: Institut für Zeitgeschichte (Hrsg.): Gutachten des Instituts für Zeitgeschichte, Bd. 1, München 1958, S. 313-323.

Buchheim, Hans: Gliederungen und angeschlossene Verbände der NSDAP, in: Institut für Zeitgeschichte (Hrsg.): Gutachten des Instituts für Zeitgeschichte, Bd. 1, München 1958a, S. 326-328.

Buchheim, Hans: Die Eingliederung des Stahlhelm in die SA, in: Institut für Zeitgeschichte (Hrsg.): Gutachten des Instituts für Zeitgeschichte, Bd. 1, München 1958b, S. 370-377.

Buchheim, Hans: SS-Bewerber, in: Institut für Zeitgeschichte (Hrsg.): Gutachten des Instituts für Zeitgeschichte, Bd. 1, München 1958c, S. 339-351.

Buchs, Samuel: Ernst Freudenberg (1884-1967) / Professor der Kinderheilkunde, in: Schnack, Ingeborg (Hrsg.): Marburger Gelehrte in der ersten Hälfte des 20. Jahrhunderts. Lebensbilder aus Hessen, Bd. 1, Marburg 1977, S. 64-74.

Buelthoff, Jonny: Fritz König (1866-1952). Zur Geschichte der Chirurgie, Med. Diss. Marburg 1981.

Busch, Alexander: Die Geschichte der Privatdozenten. Eine soziologische Studie zur großbetrieblichen Entwicklung der deutschen Universität, Stuttgart 1959.

Bussche, Hendrik van den (Hrsg.): Medizinische Wissenschaft im „Dritten Reich". Kontinuität, Anpassung und Opposition an der Hamburger Medizinischen Fakultät, Berlin 1989.

Bussche, Hendrik van den: Im Dienste der „Volksgemeinschaft". Studienreform im Nationalsozialismus am Beispiel der ärztlichen Ausbildung, Berlin 1989a.

Bussche, Hendrik van den: Ärztliche Ausbildung unter dem Hakenkreuz. Die medizinische Studienreform im Nationalsozialismus, in: Heesch, Eckhard (Hrsg.): Heilkunst in unheilvoller Zeit, Frankfurt am Main 1993, S. 19-39.

Bussche, Hendrik van den: Personalpolitik und akademische Karrieren an der Hamburger Medizinischen Fakultät im „Dritten Reich", in: Grau, Günter; Schneck, Peter: Akademische Karrieren im „Dritten Reich". Beiträge zur Personal- und Berufungspolitik an Medizinischen Fakultäten, Berlin 1993a, S. 19-38.

Büttner, Ursula (Hrsg.): Die Deutschen und die Judenverfolgung im Dritten Reich, Hamburg 1992.

Carmon, Arye: The Diverse and Changing Fortunes of the University of Heidelberg under National Socialism. Minerva 16 (1978), S. 516-544.

Castell-Rüdenhausen, Adelheid Gräfin zu: Kommunale Gesundheitspolitik in der Zwischenkriegszeit. Sozialhygiene und Rassenhygiene am Beispiel Gelsenkirchens, in: Frei, Norbert (Hrsg.): Medizin und Gesundheitspolitik in der NS-Zeit, München 1991, S. 67-81.

Chroust, Peter: Karrieren in der Provinz. Zur sozialen Situation und politischen Orientierung der Professoren an der Medizinischen Fakultät Gießen 1918-1945, in: Heesch, Eckard (Hrsg.): Heilkunst in unheilvoller Zeit. Beiträge zur Geschichte der Medizin im Nationalsozialismus, Frankfurt am Main 1993, S. 119-138.

Chroust, Peter: Gießener Universität und Faschismus. Studenten und Hochschullehrer 1918-1945. Band 1 und 2, Münster 1994.

Cocks, Geoffrey: Psychotherapie in the Third Reich. The Göring Institute, New York, Oxford 1985.

Czarnowski, Gabriele: Das kontrollierte Paar. Ehe- und Sexualpolitik im Nationalsozialismus, Weinheim 1991.

Daum, Monika; Deppe, Hans-Ulrich: Zwangssterilisation in Frankfurt am Main 1933-1945, Frankfurt am Main 1991.

Daum, Monika: Zwangssterilisation in Frankfurt am Main, in: Knigge-Tesche, Renate; Ulrich, Axel (Hrsg.): Verfolgung und Widerstand 1933-1945 in Hessen, Frankfurt am Main 1996, S. 415-423.

De Boor, Lisa: Tagebuchblätter, München 1963.

Decker, Natalija: Zur medizinischen Versorgung polnischer Zwangsarbeiter in Deutschland, in: Fahrenbach, Sabine; Thom, Achim (Hrsg.): Der Arzt als „Gesundheitsführer". Ärztliches Wirken zwischen Ressourcenerschließung und humanitärer Hilfe im 2. Weltkrieg, Frankfurt am Main 1991, S. 99-107.

Deichmann, Ute: Biologen unter Hitler. Vertreibung, Karrieren, Forschung, Frankfurt am Main 1992.

Deichmann, Ute; Müller-Hill, Benno: The fraud of Abderhalden's enzymes. Nature 393 (1998), S. 109-111.

Demandt, Karl E.: Geschichte des Landes Hessen. 2.Aufl., Kassel 1980.

Deppe, Frank; Füllberth, Georg; Rilling, Rainer: Antifaschismus. Festschrift für Reinhard Kühnl, Heilbronn 1996.

Dettmering, Erhart; Grenz, Rudolf (Hrsg.): Marburger Geschichte. Rückblick auf die Stadtgeschichte in Einzelbeiträgen. Marburg 1980.

Dettmering, Erhart: Das Jahr 1946: Kommunales, Lokales, Privates, in: Hafenegger, Benno; Schäfer, Wolfram (Hrsg.): Marburg in den Nachkriegsjahren, Marburg 1998, (Marburger Stadtschriften zur Geschichte und Kultur Bd. 65), S. 9-40.

Dickel, Horst: „Die sind ja doch alle unheilbar." Zwangssterilisationen und Tötung der „Minderwertigen" im Rheingau 1934-1945 (Materialien zum Unterricht, Sekundarstufe I – Heft 77, Projekt „Hessen im Nationalsozialismus"), o.J.

Dickinson, John K.: German and Jew. The Life and Death of Siegmund Stein, Chicago 1967.

Dickmann, Friedrich; Schmitt, Hanno: Kirche und Schule im nationalsozialistischen Marburg, Marburg 1985 (Marburger Stadtschriften zur Geschichte und Kultur Bd. 18).

Dienel, Christiane: Das 20. Jahrhundert (I). Frauenbewegung, Klassenjustiz und das Recht auf Selbstbestimmung der Frau, in: Jütte, Robert (Hrsg.): Geschichte der Abtreibung. Von der Antike bis zur Gegenwart, München 1993, S. 140-168.

Dinkler, Erich: Hans Freiherr von Soden, Neutestamentler und Kirchenhistoriker, in: Schnack, Ingeborg (Hrsg.): Marburger Gelehrte in der ersten Hälfte des 20. Jahrhunderts. Lebensbilder aus Hessen, Bd. 1, Marburg 1977, S. 501-522.

Dinkler, Erich: Hans von Soden, Theologie und Kirche im Wirken Hans von Sodens. Briefe und Dokumente aus der Zeit des Kirchenkampfes 1933-1945, Göttingen 1984.

Dithfurth, Hoimar von: Innenansichten eines Artgenossen, Düsseldorf 1989.

Dörries, Andrea; Vollmann, J.: Medizinische und ethische Probleme der Klassifikation psychischer Störungen. Fortschritte der Neurologie und Psychiatrie 65 (1997), S. 550-554.

Dörries, Andrea: Der „Würzburger Schlüssel" von 1933 – Diskussionen um die Entwicklung einer Klassifikation psychischer Störungen, in: Thomas Beddies; Andrea Dörries (Hrsg.): Die Patienten der Wittenauer Heilstätten in Berlin 1919-1960, Husum 1999, S. 188-205.

Dörries, Andrea: Akten und Computer: Methodik einer computergestützten Analyse historischer Krankenakten, in: Beddies, Thomas; Dörries, Andrea (Hrsg.): Die Patienten der Wittenauer Heilstätten in Berlin 1919-1960, Husum 1999a, S. 206-235.

Dörries, Andrea: Medizinische Informationen, in: Beddies, Thomas; Dörries, Andrea (Hrsg.): Die Patienten der Wittenauer Heilstätten in Berlin 1919-1960, Husum 1999b, S. 341-398.

Duesterberg, Daniela: Pflege im Zweiten Weltkrieg, in: Steppe, Hilde (Hrsg.): Krankenpflege im Nationalsozialismus, 7. Aufl., Frankfurt am Main 1993, S. 119-135.

Ebbinghaus, Angelika; Kaupen-Haas, Heidrun; Roth, Karl Heinz (Hrsg.): Heilen und Vernichten im Mustergau Hamburg, Hamburg 1984.

Eckart, Wolfgang: Geschichte der Medizin, 2. Aufl., Berlin 1994 und 3. Aufl., Berlin 1998.

Eggers, Philipp: Bildungswesen, in: Jeserich, Kurt; Pohl, Hans; von Unruh, Georg-Christoph (Hrsg.): Deutsche Verwaltungsgeschichte, Bd. IV, § 16: Das Reich als Republik und in der Zeit des Nationalsozialismus, Stuttgart 1985, S. 966-987.

Ehlers, Eckart; Leib, Jürgen: Marburg – Stadt und Universität, in: von Bredow, Wilfried: 450 Jahre Philipps-Universität Marburg. Das Gründungsjubiläum 1977, Marburg 1979, S. 101-125.

Eichholtz, Fritz (Hrsg.): Pharmakologie und Toxikologie, Teil I, Bd. 61 der FIAT Review of German Science, Wiesbaden 1948.

Elkeles, Barbara: Die schweigsame Welt von Arzt und Patient. Einwilligung und Aufklärung in der Arzt-Patienten-Beziehung des 19. und frühen 20. Jahrhunderts. Medizin, Gesellschaft und Geschichte 8 (1989), S. 63-91.

Elkeles, Barbara: Der moralische Diskurs über das medizinische Menschenexperiment im 19. Jahrhundert, Stuttgart 1996.

Elm, Ludwig; Heither, Dietrich; Schäfer, Gerhard (Hrsg.): Füxe, Burschen, Alte Herren. Studentische Korporationen vom Wartburgfest bis heute, Köln 1992.

Engbring-Romang, Udo: Marburg, Auschwitz. Zur Verfolgung der Sinti in Marburg und Umgebung, Marburg 1998.

Engelhardt, Alexander von: Prof. Dr. med. Hans Schmidt zum 70. Geburtstag. Behringwerke Mitteilungen 26 (1952), S. 8-15.

Erdmann, Karl-Dietrich: Deutschland unter der Herrschaft des Nationalsozialismus. 1933-39 und der Zweite Weltkrieg, München 1980.

Erger, Johannes: Lehrer und Nationalsozialismus, in: Heinemann, Manfred (Hrsg.): Erziehung und Schulung im Dritten Reich, Stuttgart 1980, S. 206-231.

Ernst, Anna-Sabine: „Die beste Prophylaxe ist der Sozialismus". Ärzte und medizinische Hochschullehrer in der SBZ/DDR 1945-1961, Münster 1997.

Esch, Michael: Die Umsetzung des „Gesetzes zur Verhütung erbkranken Nachwuchses" in Düsseldorf und die Rolle der „Medizinischen Akademie", in: Esch, Michael; Griese, Kerstin; Sparing, Frank; Woelk, Wolfgang (Hrsg.): Die Medizinische Akademie Düsseldorf im Nationalsozialismus, Essen 1997, S. 199-227 (Düsseldorfer Schriften zur Neueren Landesgeschichte und zur Geschichte Nordrhein-Westfahlens, Bd.47).

Esch, Michael; Griese, Kerstin; Sparing, Frank; Woelk, Wolfgang (Hrsg.): Die Medizinische Akademie Düsseldorf im Nationalsozialismus, Essen 1997 (Düsseldorfer Schriften zur Neueren Landesgeschichte und zur Geschichte Nordrhein-Westfahlens, Bd.47).

Eulner, Hans Heinz: Die Entwicklung der medizinischen Spezialfächer an den Universitäten des deutschen Sprachgebiets, Stuttgart 1970.

Eulner, Hans Heinz: Fritz König (Chirurg), in: Neue Deutsche Biographie Bd. 12 (1979), S. 331-332.

Evangelische Akademie Bad Boll (Hrsg.): Medizin im Nationalsozialismus, Protokoll der Tagung vom 30.4.-2.5.1982, Bad Boll 1982.

Ewald, Klaus: Ernst von Hülsen (1875-1950), in: Schnack, Ingeborg (Hrsg.): Marburger Gelehrte in der ersten Hälfte des 20. Jahrhunderts. Lebensbilder aus Hessen, Bd. 1, Marburg 1977, S. 210-218.

Fachschaft Medizin der Philipps-Universität Marburg (Hrsg.): „Bis endlich der langersehnte Umschwung kam...“. Von der Verantwortung der Medizin unter dem Nationalsozialismus, Marburg 1991.

Fachschaft Physik (Hrsg.): Das Physikalische Institut von 1933-1945, Marburg 1996.

Fahrenbach, Sabine; Thom, Achim (Hrsg.): Der Arzt als „Gesundheitsführer“. Ärztliches Wirken zwischen Ressourcenerschließung und humanitärer Hilfe im 2. Weltkrieg, Frankfurt am Main 1991.

Falk, Paul: Walther Uffenorde (1879-1947), in: Schnack, Ingeborg (Hrsg.): Marburger Gelehrte in der ersten Hälfte des 20. Jahrhunderts. Lebensbilder aus Hessen, Bd. 1, Marburg 1977, S. 582-585.

Faulstich, Heinz: Von der Irrenfürsorge zur „Euthanasie“. Geschichte der badischen Psychiatrie bis 1945, Sankt Katharinen 1993.

Faust, Anselm: Der Nationalsozialistische Deutsche Studentenbund, Studenten und Nationalsozialismus in der Weimarer Republik, Bd. 1 und 2, Düsseldorf 1973.

Felber, Michael: Zur Lage der Studierenden an der Medizinischen Akademie Düsseldorf im Nationalsozialismus, in: Esch, Michael; Griese Kerstin; Sparing, Frank; Woelk, Wolfgang (Hrsg.): Die Medizinische Akademie Düsseldorf im Nationalsozialismus, Essen 1997 (Düsseldorfer Schriften zur Neueren Landesgeschichte und zur Geschichte Nordrhein-Westfahlens, Bd.47), S. 86-112.

Ferber: Christian von: Die Entwicklung des Lehrkörpers der deutschen Universitäten und Hochschulen 1864-1954, in: Plessner, Hellmuth: Untersuchungen zur Lage der deutschen Hochschullehrer, Bd. III, Göttingen 1956.

Fischer, I. (Hrsg.): Biographisches Lexikon der hervorragenden Ärzte der letzten 50 Jahre, 2. u. 3. Aufl., Bd. 1-2, München/Berlin 1962.

Fischer, Hubert: Der deutsche Sanitätsdienst 1921-1945. Organisation, Dokumente und persönliche Erfahrungen, Bd. 3, Osnabrück 1984, und Bd.4, Osnabrück 1985.

Fischer, Klaus: Die Emigration von Wissenschaftlern nach 1933. Möglichkeiten und Grenzen einer Bilanzierung. Vierteljahreshefte für Zeitgeschichte 39 (1991), S. 535-549.

Fischer, Wolfram; Hierholzer, Klaus; Hubenstorf, Michael; Walther, Peter Th.; Winau, Rolf: Exodus von Wissenschaften aus Berlin. Fragestellungen – Ergebnisse – Desiderate, Entwicklungen vor und nach 1933, Berlin 1994 (Forschungsbericht 7 der Akademie der Wissenschaften zu Berlin).

Form, Wolfgang: Das Gesetz zur Verhütung erbkranken Nachwuchses und seine Entwicklung nach 1945 in Hessen, in: Aumüller, Gerhard; Lauer, Hans H.; Remschmidt Helmut (Hrsg.): Kontinuität und Neuanfang in der Hochschulmedizin nach 1945, Marburg 1997, S. 84-102.

Form, Wolfgang; König, Oliver: „wholesale whitewash“ oder „Entnazifizierung – scharf aber gerecht!“ Erste Ergebnisse zur Entnazifizierung in Marburg im Spiegel der Presseberichterstattung, in: Hafenegger, Benno; Schäfer, Wolfram: Marburg in den Nachkriegsjahren, Marburg 1998, S. 87-137.

Frankhauser, Pascal: Geschichte der Vitaminforschung im 19. und 20. Jahrhundert, Med. Diss. Heidelberg 1997.

Franze, Manfred: Die Erlanger Studentenschaft 1918-1945, Würzburg 1972.

Frei, Norbert (Hrsg.): Medizin und Gesundheitspolitik in der NS-Zeit, München 1991 (Schriftenreihe der Vierteljahreshefte für Zeitgeschichte, Sondernummer).

Freisberg, Andrea; Trostmann, Kerstin: „Schützt das Weib gegen den Intellectualismus“. Frauen an der Universität Marburg, in: DGB Kreis Marburg-Biedenkopf (Hrsg.): Frauen in Marburg Bd. 2, Marburg 1993.

Friedländer, Henry: Der Weg zum NS-Genozid. Von der Euthanasie zur Endlösung, Berlin 1997.

Gadamer, Hans-Georg: Gerhard Krüger, Professor der Philosophie, in: Schnack, Ingeborg (Hrsg.): Marburger Gelehrte in der ersten Hälfte des 20. Jahrhunderts. Lebensbilder aus Hessen, Bd. 1, Marburg 1977, S. 299-307.

Ganss, Erika: Die Entwicklung des Frauenmedizinstudiums an deutschen Universitäten unter besonderer Berücksichtigung der Philipps-Universität in Marburg, Med. Diss. Marburg 1983.

Garn, Michaela: Zwangsabtreibung und Abtreibungsverbot. Zur Gutachterstelle der Hamburger Ärztekammer, in: Ebbinghaus, Angelika; Kaupen-Haas, Heidrun; Roth, Karl Heinz (Hrsg.): Heilen und Vernichten im Mustergau Hamburg, Hamburg 1984.

Gerstengrabe, Sybille: Die erste Entlassungswelle von Hochschullehrern deutscher Hochschulen aufgrund des Gesetzes zur Wiederherstellung des Berufsbeamtentums vom 7.4.1933, Berichte zur Wissenschaftsgeschichte 17 (1994), S. 17-35.

Geuter, Ulfried: Die Professionalisierung der deutschen Psychologie im Nationalsozialismus, Frankfurt am Main 1988.

Giel, Robert: Schizophreniepatienten in den Wittenauer Heilstätten (1920-1960) – ein Überblick, in: Beddies, Thomas; Dörries, Andrea (Hrsg.): Die Patienten der Wittenauer Heilstätten in Berlin 1919-1960, Husum 1999, S. 399-434.

Gierhake, E: Ergebnisse der Vitaminforschung für Geburtshilfe und Gynäkologie, in: Martius, Heinrich: Obstetrics and Gynaecology, Bd. 21, Part II der FIAT Review of German Science, Wiesbaden 1949, S. 79-108.

Giles, Geoffrey J.: Die Idee der politischen Universität. Hochschulreform nach der Machtergreifung, in: Heinemann, Manfred (Hrsg.): Erziehung und Schulung im Dritten Reich, Bd. II, Stuttgart 1980, S. 50-60.

Giles, Geoffrey J.: German Students and the Higher Education Policy in the Second World War. Central European History 17 (1984), S. 330-354.

Giles, Geoffrey J.: Students and National Socialism in Germany, Princeton 1985.

Giles, Geoffrey J.: Professor und Partei: Der Hamburger Lehrkörper und der Nationalsozialismus, in: Krause, Eckardt (Hrsg.): Hochschulalltag im „Dritten Reich“, Berlin, Hamburg 1991, S. 113-124.

Giles, Geoffrey J.: Die Tätigkeit der Hamburger Hochschullehrer in der NS-Bewegung, in: Grau, Günter; Schneck, Peter: Akademische Karrieren im „Dritten Reich“. Beiträge zur Personal- und Berufungspolitik an Medizinischen Fakultäten, Berlin 1993, S. 83-88.

Gimbel, John: Eine deutsche Stadt unter amerikanischer Besatzung. Marburg 1945-1952, Köln 1964.

Gimbel, John: Marburg nach dem Zusammenbruch des NS-Regimes, in: Dettmering, Erhart; Grenz, Rudolf (Hrsg.): Marburger Geschichte. Rückblick auf die Stadtgeschichte in Einzelbeiträgen, Marburg 1980, S. 655-676.

Giovannini, Norbert: Zwischen Republik und Faschismus. Heidelberger Studentinnen und Studenten 1918-1945, Weinheim 1990.

Golczewski, Frank: Kölner Universitätslehrer und der Nationalsozialismus, Köln 1988.

Goldammer, Kurt: Friedrich Heiler, Theologe und Rechtshistoriker, in: Schnack, Ingeborg (Hrsg.): Marburger Gelehrte in der ersten Hälfte des 20. Jahrhunderts. Lebensbilder aus Hessen, Bd. 1, Marburg 1977, S. 153-168.

Goldstein, Avram: Otto Krayer, October 22, 1899 – March 18, 1982. Biographical Memories, National Academy of Sciences 57 (1987), S. 151-225.

Götz von Olenhusen, Albrecht: Die „nichtarischen“ Studenten an den deutschen Hochschulen. Zur nationalsozialistischen Rassenpolitik 1933-45. Vierteljahreshefte für Zeitgeschichte 14 (1966), S. 175-206.

Graml, Hermann: Zur politisch-kulturellen Tradition des Antisemitismus in Deutschland, in: Benz, Wolfgang (Hrsg.): Antisemitismus in Deutschland. Zur Aktualität eines Vorurteils, München 1995, S. 15-24.

Grau, Günter; Schneck, Peter: Akademische Karrieren im „Dritten Reich“, Beiträge zur Personal- und Berufungspolitik an Medizinischen Fakultäten, Berlin 1993.

Graumann, Carl F. (Hrsg.): Psychologie im Nationalsozialismus, Berlin 1985.

Gremels, Hans: Zur Substratsteuerung des Stoffwechsels und ihrer therapeutischen Anwendung am Menschen. Naunyn-Schmiedebergs Archiv der experimentellen Pathologie und Pharmakologie 205 (1948), S. 57-97.

Gremels, Hans: Die vegetativ-hormonale Stoffwechselsteuerung und ihre Bedeutung für die Pharmakologie, Bau und Betriebsstoffwechsel, 1. Teil, in: Eichholtz, Fritz (Hrsg.): Pharmakologie und Toxikologie, Teil I, Bd. 61 der FIAT Review of German Science, Wiesbaden 1948a, S. 1-12.

Grenville, John: Juden, „Nichtarier“ und „Deutsche Ärzte“. Die Anpassung der Ärzte im Dritten Reich, in: Büttner, Ursula (Hrsg.): Die Deutschen und die Judenverfolgung im Dritten Reich, Hamburg 1992, S. 191-206.

Großmann, Dieter: Bau- und Kunstgeschichte der Stadt Marburg – ein Überblick, in: Dettmering, Erhart; Grenz, Rudolf (Hrsg.): Marburger Geschichte. Rückblick auf die Stadtgeschichte in Einzelbeiträgen, Marburg 1980, S. 775-880.

Grundmann, Kornelia; Aumüller Gerhard: Das Marburger Museum Anatomicum. Geschichte und Ausstellungsgegenstände, Marburg 1992 (Marburger Stadtschriften zur Geschichte und Kultur 42).

Grundmann, Kornelia; Aumüller, Gerhard: Anatomen in der NS-Zeit – Parteigenossen oder Karteigenossen? Das Marburger Anatomische Institut im Dritten Reich. Medizinhistorisches Journal 31 (1996), S. 322-357.

Grundmann, Kornelia: Ernst Freudenberg und die Entwicklung der Pädiatrie in Marburg, in: Menk, Gerhard (Hrsg.): Die Universität Marburg in den zwanziger Jahren, München, voraussichtlich 2001.

Grüttner, Michael: Studenten im Dritten Reich, Paderborn 1995.

Guggenbichler, Norbert: Zahnmedizin unter dem Hakenkreuz, in: Kirchhoff, Wolfgang (Hrsg.): Zahnmedizin und Faschismus, Marburg 1987, S. 77-84.

Günther, Maria: Die Institutionalisierung der Rassenhygiene an den deutschen Hochschulen, Med. Diss. Mainz 1982.

Güse, Hans-Georg; Schmacke, Norbert: Zwangssterilisiert – verleugnet – vergessen? Zur Geschichte der nationalsozialistischen Rassenhygiene am Beispiel Bremen, Bremen 1984.

Guth, Ekkehart: Der Sanitätsdienst der Wehrmacht im Zweiten Weltkrieg, in: Guth, Ekkehart (Hrsg.): Sanitätswesen im Zweiten Weltkrieg, Herford 1990, S. 11-24.

Hafenegger, Benno; Schäfer, Wolfram (Hrsg.): Marburg in den Nachkriegsjahren, Marburg 1998, (Marburger Stadtschriften zur Geschichte und Kultur 65).

Hahn, Susanne: Ethische Grundlagen der faschistischen Medizin, dargestellt am Beispiel der Tuberkulosebekämpfung, in: Thom, Achim; Spaar, Horst (Hrsg.): Medizin im Faschismus, Berlin 1985, S. 122-131.

Hahn, Susanne: Von 1918 bis 1933, in: Kästner, Ingrid; Thom, Achim (Hrsg.): 575 Jahre Medizinische Fakultät der Universität Leipzig, Leipzig 1990, S. 118-161.

Hahn, Susanne: „Der Lübecker Totentanz“. Zur rechtlichen und ethischen Problematik der Katastrophe bei der Erprobung der Tuberkuloseimpfung 1930 in Deutschland. Medizinhistorisches Journal 30 (1995), S. 61-79.

Hähner-Rombach, Sylvelyn: Von der Aufklärung zur Ausgrenzung. Folgen der bakteriologischen Krankheitsaufklärung am Beispiel der Tuberkulose, in: Roeßiger, Susanne; Merk, Heidrun (Hrsg.): Hauptsache gesund! Gesundheitsaufklärung zwischen Disziplinierung und Emanzipation, Marburg 1998, S. 59-76.

Hammerstein, Notker: Die Johann Wolfgang Goethe Universität Frankfurt am Main. Von der Stiftungsuniversität zur staatlichen Hochschule, Band I 1914-1950, Neuwied 1989.

Hammerstein, Notker: Die Deutsche Forschungsgemeinschaft in der Weimarer Republik und im Dritten Reich. Wissenschaftspolitik in Republik und Diktatur, München 1999.

Händler-Lachmann, Barbara: „Unbekannt verzogen“ oder „weggemacht“. Schicksale der Juden im alten Landkreis Marburg 1933-1945, Marburg 1992.

Händler-Lachmann, Barbara; Werther, Thomas: Vergessene Geschäfte – verlorene Geschichte: Jüdisches Geschäftsleben in Marburg und seine Vernichtung vom Nationalsozialismus, Marburg 1992.

Händler-Lachmann, Barbara: Dina Lucas – geboren 1866 in Marburg, ermordet 1942 in Maly Trostinec/Minsk, in: DGB (Hrsg.): Frauen in Marburg, Marburg 1993, S. 164-171.

Händler-Lachmann, Barbara: Purim, Purim, ihr liebe Leut, wißt Ihr, was Purim bedeut? Jüdisches Leben im Landkreis Marburg im 20. Jahrhundert, Marburg 1995.

Hansen, Eckhard: Wohlfahrtspolitik im NS-Staat. Motivation, Konflikte und Machtstrukturen im „Sozialismus der Tat“ des Dritten Reichs, Augsburg 1991 (Beiträge zur Sozialpolitik-Forschung Bd.6).

Häntsch, Ulrich: Das Eppendorfer Krankenhaus im Spiegel der Statistik, in: Weisser, Ursula (Hrsg.): 100 Jahre Universitätskrankenhaus Eppendorf (1889-1989), Tübingen 1989, S. 536-567.

Hartwich, Hans-Hermann; Berg, Gunnar: Bedeutende Gelehrte der Universität zu Halle seit ihrer Gründung im Jahr 1694, Opladen 1995.

Hauer, Nadine: Gefangene Psychiatrie. Soldaten und Kriegstrauma, Wien 1997.

Haug, Alfred: Neue deutsche Heilkunde, in: Evangelische Akademie Bad Boll (Hrsg.): Medizin im Nationalsozialismus, Protokoll der Tagung vom 30.4.-2.5.1982, Bad Boll 1982, S. 90-116.

Haug, Alfred: Die Synthese von Schulmedizin und Naturheilkunde im Nationalsozialismus, in: Brinkmann, Manfred; Franz, Michael: Nachtschatten im weißen Land: Betrachtungen zu alten und neuen Heilsystemen, Berlin 1982a, S. 115-126.

Haug, Alfred: Die Reichsarbeitsgemeinschaft für Neue Deutsche Heilkunde. Ein Beitrag zum Verhältnis von Schulmedizin, Naturheilkunde und Nationalsozialismus (1935/36), Husum 1985, (Abhandlungen zur Geschichte der Medizin und der Naturwissenschaften Heft 50).

Heesch, Eckhard (Hrsg.): Heilkunst in unheilvoller Zeit, Frankfurt am Main 1993.

Hehl, Ulrich von: Die Kirchen in der NS-Diktatur. Zwischen Anpassung, Selbstbehauptung und Widerstand, in: Bracher, Karl Dietrich; Funke, Manfred; Jacobsen, Hans Adolf (Hrsg.): Deutschland 1933-45. Neue Studien zur nationalsozialistischen Herrschaft, Bonn 1992 (Studien zur Geschichte und Politik Bd. 314), S. 153-181.

Heiber, Helmut: Universität unterm Hakenkreuz. Der Professor im Dritten Reich. Bilder aus der akademischen Provinz, Teil I, München 1991.

Heiber, Helmut: Universität unterm Hakenkreuz. Die Kapitulation der Hohen Schulen, Das Jahr 1933 und seine Themen, Teil II, Bd.1, München 1992 und Teil II, Bd.2, München 1994.

Heinemann, Manfred (Hrsg.): Erziehung und Schulung im Dritten Reich, Band 1 und 2, Stuttgart 1980.

Heinemeyer, Walter; Klein, Thomas; Seier, Hellmut: Academia Marburgensis Bd. 1. Beiträge zur Geschichte der Philipps-Universität Marburg, Marburg 1977.

Heinemeyer, Walter, Pünder, Tilman (Hrsg.): 450 Jahre Psychiatrie in Hessen, Veröffentlichungen der Historischen Kommission für Hessen in Verbindung mit dem Landeswohlfahrtsverband Hessen 47, Marburg 1983.

Heiny, Michael; Methner, Amelie; Fülberth, Susanne: Der Hauch der Geschichte weht durch diese Stadt. Marburg im Nationalsozialismus, Bd. I und II. Materialien für eine zeitgeschichtliche Stadterkundung, Fuldatal und Marburg 1997.

Heither, Dietrich; Lemling, Michael: Marburg, O Marburg... ein antikorporierter Stadtrundgang, Marburger Beiträge zur Geschichte und Gegenwart studentischer Verbindungen Bd.3, Marburg 1996.

Heither, Dietrich; Gehler, Michael; Kurth, Alexandra; Schäfer, Gerhard: Blut und Paukboden. Eine Geschichte der Burschenschaften, Frankfurt am Main 1997.

Hennig, Eike: Hessen unterm Hakenkreuz. Studien zur Durchsetzung der NSDAP in Hessen, Frankfurt am Main 1983.

Hensel, Herbert: Laudatio für Ernst Freudenberg. Alma mater philippina WiSe 1965/66, S. 28-29.

Herbert, Ulrich: Fremdarbeiter. Politik und Praxis des „Ausländer-Einsatzes" in der Kriegswirtschaft des Dritten Reiches, Bonn 1985.

Herbert, Ulrich (Hrsg.): Europa und der Reichseinsatz, Essen 1991.

Herbert, Ulrich: Best. Biographische Studien über Radikalismus, Weltanschauung und Vernunft, 1903-1989, Bonn 1996.

Hering, Rainer: Der „unpolitische" Professor? Parteimitgliedschaften Hamburger Hochschullehrer in der Weimarer Republik und im „Dritten Reich", in: Krause, Eckardt (Hrsg.): Hochschulalltag im „Dritten Reich", Berlin 1991, S. 85-111.

Herold-Schmidt, Hedwig: Ärztliche Interessenvertretung im Kaiserreich 1871-1914, in: Jütte, Robert (Hrsg.): Geschichte der deutschen Ärzteschaft, Köln 1997, S. 43-95.

Heß, Jürgen; Lehmann, Hartmut; Sellin, Volker: Heidelberg 1945, Stuttgart 1996.

Heuser, Hans: Festschrift zur Einweihung der neuen Klinik und Poliklinik für Zahn-, Mund- und Kieferkrankheiten der Philipps-Universität Marburg/L. am 30.5.1964. Heidelberg 1964.

Hilberg, Raul: Die Vernichtung der europäischen Juden. Die Gesamtgeschichte des Holocaust, Berlin 1982.

Hilberg, Raul: Täter, Opfer, Zuschauer. Die Vernichtung der Juden, Frankfurt am Main 1992.

Hildebrand, Klaus: Das Dritte Reich, München 1987.

Hilder, Dagmar: Zwangssterilisation im Nationalsozialismus. Die Umsetzung des „Gesetzes zur Verhütung erbkranken Nachwuchses" in der Landesheilanstalt Marburg, Marburg 1996 (Med. Diss. Marburg 1995).

Historische Kommission für Hessen (Hrsg.): Hundert Jahre Historische Kommission für Hessen 1897-1997, Marburg 1997.

Hoffmann, Erich: Ringen um Vollendung. Lebenserinnerungen aus einer Wendezeit der Heilkunde 1933-1946, Bd. II, Hannover 1949.

Hohlmann, Susanne: Pfaffenwald. Sterbe- und Geburtenlager 1942-1945, Kassel 1984 (Nationalsozialismus in Nordhessen – Schriften zur regionalen Zeitgeschichte, Heft 2).

Holtkamp, Martin: Werner Villinger (1887-1961). Die Kontinuität des Minderwertigkeitsgedankens in der Jugend- und Sozialpsychiatrie, Med. Diss. Berlin 1998.

Homburger, Froben: Die Behringwerke von 1929 bis 1945 – eine Fallstudie zum Verhältnis von Industrie und Staat im Nationalsozialismus. Diplomarbeit im FB Politikwissenschaften der Philipps-Universität Marburg, 1993.

Höpfner, Hans-Paul: Die Universität Bonn im Dritten Reich. Akademische Biographien unter nationalsozialistischer Herrschaft, Bonn 1999.

Höroldt, Dietrich: Zur wirtschaftlichen Bedeutung der Universitäten für ihre Städte, in: Maschke, Erich; Sydow, Jürgen (Hrsg.): Stadt und Hochschule im 19. und 20. Jahrhundert, Sigmaringen 1979, S. 25-77.

Hottinger, Adolf; Hauser, Fritz: Moderne Probleme der Pädiatrie. Ernst Freudenberg zum 70. Geburtstag, Basel 1954.

Hubenstorf, Michael; Walther, Peter Th.: Politische Bedingungen und allgemeine Veränderungen des Berliner Wissenschaftsbetriebes 1925-1950, in: Fischer, Wolfram; Hierholzer, Klaus; Hubenstorf, Michael; Walther, Peter; Winau, Rolf (Hrsg.): Exodus von Wissenschaften aus Berlin. Fragestellungen – Ergebnisse – Desiderate. Entwicklungen vor und nach 1933, Berlin 1994, (Forschungsbericht 7 der Akademie der Wissenschaften zu Berlin), S. 5-100.

Hubenstorf, Michael: „Aber es kommt mir doch so vor, als ob Sie dabei nichts verloren hätten". Zum Exodus von Wissenschaftlern aus den staatlichen Forschungsinstituten Berlins im Bereich des öffentlichen Gesundheitswesens, in: Fischer, Wolfram; Hierholzer, Klaus; Hubenstorf, Michael; Walther, Peter Th.; Winau, Rolf (Hrsg.): Exodus von Wissenschaften aus Berlin, Berlin/New York 1994, (Forschungsbericht 7 der Akademie der Wissenschaften zu Berlin), S. 355-461.

Hubenstorf, Michael: Ende einer Tradition und Fortsetzung als Provinz. Die Medizinischen Fakultäten der Universität Berlin und Wien 1925-1950, in: Meinel, Christoph; Voswinckel, Peter (Hrsg.): Medizin, Naturwissenschaft, Technik und Nationalsozialismus. Kontinuitäten und Diskontinuitäten, Stuttgart 1994a, S. 33-53.

Huerkamp, Claudia: Bildungsbürgerinnen. Frauen im Studium und in akademischen Berufen 1900-1945, Göttingen 1996.

Hussong, Ulrich: Die Verwaltung der Stadt Marburg in der nationalsozialistischen Zeit, in: Historische Kommission für Hessen (Hrsg.): Hundert Jahre Historische Kommission für Hessen 1897-1997, Marburg 1997, S. 1017-1066.

Ingenhoff, Ulrich: Die Entwicklung des medizinischen Spezialfachs Hals-Nasen-Ohrenheilkunde in Marburg, Med. Diss. Marburg 1990.

Institut für Zeitgeschichte (Hrsg.): Gutachten des Instituts für Zeitgeschichte, Bd. 1, München 1958.

Jäckel, Eberhard: Hitlers Weltanschauung. Entwurf einer Herrschaft, Stuttgart 1981.

Jäckel, Eberhard; Rohwer, Jürgen (Hrsg.): Der Mord an den Juden im Zweiten Weltkrieg, Stuttgart 1985.

Jäckle, Renate: Die Ärzte und die Politik 1930 bis heute, München 1988.

Jacobi, Helga; Chroust, Peter; Hamann, Matthias: Aeskulap und Hakenkreuz. Zur Geschichte der Medizinischen Fakultät in Gießen zwischen 1933 und 1945, Frankfurt am Main 1989.

Jahrmärker, Maximilian: Franz Tuczek (1852-1925), Professor für Psychiatrie und Direktor der Landesheilanstalt Marburg, in: Schnack, Ingeborg (Hrsg.): Lebensbilder aus Kurhessen und Waldeck 1830-1930, Bd. 1, Marburg 1955, S. 266-270.

Jansen, Christian: Professoren und Politik. Politisches Denken und Handeln der Heidelberger Hochschullehrer 1914-1935, Göttingen 1992.

Jarausch, Konrad H.: Deutsche Studenten 1800-1970, Frankfurt am Main 1984.

Jarausch, Konrad H.: Die Vertreibung der jüdischen Studenten und Professoren von der Berliner Universität unter dem NS-Regime, in: Bruch, Rüdiger vom (Hrsg.): Jahrbuch für Universitätsgeschichte, Bd. I, Stuttgart 1998, S. 112-133.

Jasper, Hinrich: Max de Crinis, Husum 1991.

Jaspert, Bernd: Heinrich Hermelink, Kirchenhistoriker, in: Schnack, Ingeborg: Marburger Gelehrte in der ersten Hälfte des 20. Jahrhunderts. Lebensbilder aus Hessen, Bd. 1, Marburg 1977, S. 194-209.

Jeserich, Kurt; Pohl, Hans; von Unruh, Georg-Christoph (Hrsg.): Deutsche Verwaltungsgeschichte, Bd. IV, §16: Das Reich als Republik und in der Zeit des Nationalsozialismus, Stuttgart 1985, S. 966-987.

John, Eckhard; Martin, Bernd; Mück, Marc; Ott, Hugo: Die Freiburger Universität in der Zeit des Nationalsozialismus, Freiburg 1991.

Jütte, Robert (Hrsg.): Geschichte der deutschen Ärzteschaft, Köln 1997.

Jurczek, Franz; Hoffmann-Halbach, Elisabeth (Hrsg.): Geschichte der Blindenbildungsanstalten Deutschlands 1806-1956, Berlin 1957.

Kaasch, Michael: „Gelingt es mir jedoch, auch nur da und dort Hilfe zu bringen, dann habe ich nicht umsonst gelebt." – Der Wissenschaftler und Arzt Emil Abderhalden (1877-1950) in Halle, in: Hartwich, Hans-Hermann; Berg, Gunnar: Bedeutende Gelehrte der Universität zu Halle seit ihrer Gründung im Jahr 1694, Opladen 1995, S. 143-188.

Kaasch, Michael: „...daß die Natur sich nicht irrt" – Emil Abderhalden und seine Abwehrfermente. Vortrag auf der 82. Jahrestagung der Gesellschaft für Geschichte der Medizin, Naturwissenschaft und Technik, 26.9.1999.

Kaiser, Jochen-Christoph; Nowak, Kurt; Schwartz, Michael: Eugenik, Sterilisation, „Euthanasie". Politische Biologie in Deutschland 1895-1945, Halle 1992.

Kaiser, Jochen-Christoph; Lippmann, Andreas; Schindel, Martin (Hrsg.): Marburger Theologie im Nationalsozialismus. Texte zur Geschichte der Evangelisch-Theologischen Fakultät im Dritten Reich, Neukirchen-Vluyn 1998.

Kammer, Hilde; Bartsch, Elisabeth: Nationalsozialismus. Begriffe aus der Zeit der Gewaltherrschaft 1933-1945, Reinbek 1992.

Kästner, Ingrid; Thom, Achim (Hrsg.): 575 Jahre Medizinische Fakultät der Universität Leipzig, Leipzig 1990.

Kästner, Ingrid: Die Einbeziehung des Forschungspotentials der Leipziger Medizinischen Fakultät in die Kriegsvorbereitungen während der Zeit des Faschismus, in: Fahrenbach, Sabine; Thom, Achim (Hrsg.): Der Arzt als „Gesundheitsführer". Ärztliches Wirken zwischen Ressourcenerschließung und humanitärer Hilfe im 2. Weltkrieg, Frankfurt am Main 1991, S. 61-68.

Kästner, Ingrid: Die Auswirkungen der nationalsozialistischen Personalpolitik auf die Medizinische Fakultät der Leipziger Universität, in: Grau, Günter; Schneck, Peter (Hrsg.): Akademische Karrieren im „Dritten Reich". Beiträge zur Personal- und Berufungspolitik an Medizinischen Fakultäten, Berlin 1993, S. 39-50.

Kästner, Ingrid: Pharmakologische Forschung in Deutschland 1939-1945, in: Meinel, Christoph; Voswinckel, Peter (Hrsg.): Medizin, Naturwissenschaft, Technik und Nationalsozialismus. Kontinuitäten und Diskontinuitäten, Stuttgart 1994, S. 136-141.

Kater, Michael: Krisis des Frauenstudiums in der Weimarer Republik. Vierteljahresschrift für Sozial- und Wirtschaftsgeschichte 59 (1972), S. 207-255.

Kater, Michael: Das Ahnenerbe der SS 1935-1945, Stuttgart 1974.

Kater, Michael: The Reich Vocational Contest and Students of Higher Learning in Nazi Germany. Central European History 7 (1974a), S. 225-261.

Kater, Michael: Studentenschaft und Rechtsradikalismus in Deutschland 1918-1935. Eine sozialgeschichtliche Studie zur Bildungskrise in der Weimarer Republik, Hamburg 1975.

Kater, Michael: Quantifizierung und NS-Geschichte. Geschichte und Gesellschaft 3 (1977), S. 451-484.

Kater, Michael: Hitlerjugend und Schule im Dritten Reich. Historische Zeitschrift 228 (1979), S. 572-623.

Kater, Michael: Die nationalsozialistische Machtergreifung an den deutschen Hochschulen. Zum politischen Verhalten akademischer Lehrer bis 1939, in: Vogel, Hans Jochen; Simon, Helmut; Podlech, Adalbert: Die Freiheit des Anderen, Festschrift für Martin Hirsch, Baden-Baden 1981, S. 49-75.

Kater, Michael: Die „Gesundheitsführung" des Deutschen Volkes. Medizinhistorisches Journal 18 (1983), S. 349-375.

Kater, Michael: Die Studenten auf dem Weg in den Nationalsozialismus, in: Tröger, Jörg: Hochschule und Wissenschaft im Dritten Reich, Frankfurt am Main 1984, S. 26-37.

Kater, Michael: Medizinische Fakultäten und Medizinstudenten. Eine Skizze, in: Kudlien, Fridolf: Ärzte im Nationalsozialismus, Köln 1985, S. 82-104.

Kater, Michael: The Nazi Party. A social profile of members and leaders 1919-1945, Cambridge 1985a.

Kater, Michael: Physicians in Crisis at the End of the Weimar Republic, in: Stachura, Peter: Unemployment and the Great Depression in Weimar Germany, London 1986, S. 49-77.

Kater, Michael: Medizin und Mediziner im Dritten Reich. Historische Zeitschrift 244 (1987), S. 299-352.

Kater, Michael: Doctors under Hitler, Chapel Hill, London 1989.

Kater, Michael: Die unbewältigte Medizingeschichte. Beiträge zur NS-Zeit aus Marburg, Tübingen und Göttingen. Historische Zeitschrift 257 (1993), S. 401-416.

Kater, Michael: Probleme der Ärzte im Dritten Reich: Der Antisemitismus gegen die jüdischen Kollegen, in: Kolb, Stephan; Seithe, Horst (Hrsg.): Medizin und Gewissen. 50 Jahre nach dem Nürnberger Ärzteprozeß, Kongreßdokumentation, Frankfurt am Main 1998, S. 68-77.

Kater, Michael: Ärzte als Hitlers Helfer, Hamburg 2000.

Katscher, Lieselotte: Krankenpflege und Drittes Reich 1933-1939. Der Weg der Schwesternschaft des Evangelischen Diakonievereins, Stuttgart 1990.

Katscher, Lieselotte: Die Krankenpflege, in: Röper, Ursula; Jüllig, Carola (Hrsg.): Die Macht der Nächstenliebe. Einhundertfünfzig Jahre Innere Mission und Diakonie 1848-1998, Berlin 1998, S. 152-161.

Kaupen-Haas, Heidrun: Der Griff nach der Bevölkerung: Aktualität und Kontinuität nationalsozialistischer Bevölkerungspolitik, Nördlingen 1986.

Kehl, Hermann: Emil Gasser, in: Vaupel, Rudolf; Schmidt, Fritz Adolf; Wolf, Karl (Hrsg.): Nassauische Lebenbilder. Bd.1-6. Wiesbaden 1940-1961; Bd.6 (1961) S. 277-283.

Keim, Wolfgang: Erziehung unter der Nazi-Diktatur, Bd.I: Antidemokratische Potentiale, Machtantritt und Machtdurchsetzung, Darmstadt 1995.

Kelly, Reece Conn: National Socialism and German University Teachers: the NSDAP's Efforts to Create a National Socialist Professoriate and Scholarship, Diss. phil. University of Washington 1973.

Kelly, Reece Conn: Die gescheiterte nationalsozialistische Personalpolitik und die mißlungene Entwicklung der nationalsozialistischen Hochschulen, in: Heinemann, Manfred (Hrsg.): Erziehung und Schulung im Dritten Reich, Bd. II, Stuttgart 1980, S. 61-76.

Kelting, Kristin: Das Tuberkuloseproblem im Nationalsozialismus, Med. Diss. Kiel 1974.

Kershaw, Ian: Der NS-Staat. Geschichtsinterpretationen und Kontroversen im Überblick, Reinbek 1994 (Die deutsche Ausgabe folgt der 3. Auflage, London 1993; Originalausgabe: The Nazi Dictatorship: Problems and Perspectives of Interpretation, London 1985).

Kersting, Hans-Werner: Anstaltsärzte zwischen Kaiserreich und Bundesrepublik, Paderborn 1996.

Kessler, Wilhelm: Geschichte der Universitätsstadt Marburg in Daten und Stichworten, Marburg 1984 (Marburger Stadtschriften zur Geschichte und Kultur 15).

Kirchhoff, Wolfgang (Hrsg.): Zahnmedizin und Faschismus, Marburg 1987.

Kirchhoff, Wolfgang: Über Widerstand und Verfolgung von Medizinerinnen und Medizinern in Hessen 1933-1945, in: Deppe, Frank; Füllberth, Georg; Rilling, Rainer (Hrsg.): Antifaschismus, Festschrift für Reinhard Kühnl, Heilbronn 1996, S. 176-183.

Klapp, Bernhard: Rudolf Klapp (1873-1949) / Chirurg, in: Schnack, Ingeborg (Hrsg.): Marburger Gelehrte in der ersten Hälfte des 20. Jahrhunderts. Lebensbilder aus Hessen, Bd. 1, Marburg 1977, S. 259-270.

Klaus, Martin: Mädchenerziehung zur Zeit der faschistischen Herrschaft in Deutschland. Der Bund deutscher Mädel, Bd.1 und 2, Frankfurt am Main 1983.

Klee, Ernst: „Euthanasie" im NS-Staat. Die „Vernichtung lebensunwerten Lebens", Taschenbuchausgabe, Frankfurt am Main 1985.

Klee, Ernst: Was sie taten – Was sie wurden. Ärzte, Juristen und andere Beteiligte am Kranken- und Judenmord, Frankfurt am Main 1986.

Klee, Ernst; Dressen, Willi; Riess, Volker: Schöne Zeiten. Judenmord aus der Sicht der Täter und Gaffer, Frankfurt am Main 1988.

Klee, Ernst: Auschwitz, die NS-Medizin und ihre Opfer, Frankfurt am Main 1997.

Klein, Thomas: Marburg-Stadt und Marburg-Land in der amtlichen Berichterstattung 1933-1936, in: Malettke, Klaus (Hrsg.): Der Nationalsozialismus an der Macht. Aspekte nationalsozialistischer Politik und Herrschaft, Göttingen 1984, S. 110-142.

Klein, Thomas (Hrsg.): Der Regierungsbezirk Kassel 1933-1936. Die Berichte des Regierungspräsidenten und der Landräte, Teil 1 und 2, Darmstadt 1985 (Quellen und Forschungen zur hessischen Geschichte 64).

Klein, Thomas: Provinz Hessen-Nassau und Fürstentum/Freistaat Waldeck-Pyrmont 1866-1965, in: Heinemeyer, Walter (Hrsg.): Das Werden Hessens, Marburg 1986.

Klein, Thomas: Die Hessen als Reichstagswähler. Tabellenwerk der politischen Landesgeschichte 1867-1933. Provinz Hessen-Nassau und Waldeck-Pyrmont 1919-1933, Marburg 1992.

Kleinberger, Aharon: Gab es eine nationalsozialistische Hochschulpolitik?, in: Heinemann, Manfred (Hrsg.): Erziehung und Schulung im Dritten Reich, Bd. II, Stuttgart 1980, S. 9-30.

Kleinschmidt, Hans: Die Anfänge der Kinderheilkunde in Marburg. Alma mater philippina WiSe 1965/66, S. 24-27.

Klüppel, Manfred: ‚Euthanasie' und Lebensvernichtung 1933-1945 – Auswirkungen auf die Landesheilanstalten Haina und Merxhausen, in: Heinemeyer, Walter, Pünder, Tilman (Hrsg.): 450 Jahre Psychiatrie in Hessen, Veröffentlichungen der Historischen Kommission für Hessen in Verbindung mit dem Landeswohlfahrtsverband Hessen 47, Marburg 1983, S. 321-348.

Knigge-Tesche, Renate; Ulrich, Axel (Hrsg.): Verfolgung und Widerstand in Hessen 1933-45, Frankfurt am Main 1996.

Knigge-Tesche, Renate (Hrsg.): Berater der braunen Macht. Wissenschaft und Wissenschaftler im NS-Staat, Frankfurt am Main 1999.

Knödler, Ulrich: Das Insulinproblem. Eine Studie zum Zusammenbruch der Arzneimittelversorgung der Zivilbevölkerung im Zweiten Weltkrieg, in: Ärztekammer Berlin (Hrsg.): Der Wert des Menschen. Medizin in Deutschland 1918-1945, Berlin 1989, S. 250-260.

Knödler, Ulrich: Von der Reform zum Raubbau. Arbeitsmedizin, Leistungsmedizin, Kontrollmedizin, in: Frei, Norbert (Hrsg.): Medizin und Gesundheitspolitik in der NS-Zeit, München 1991 (Schriftenreihe der Vierteljahreshefte für Zeitgeschichte, Sondernummer), S. 113-137.

Koch, Gerhard: Die Gesellschaft für Konstitutionsforschung. Anfang und Ende 1942-1965, Erlangen 1985.

Koch, Thomas: Zwangssterilisation im Dritten Reich. Das Beispiel der Universitätskliniken Göttingen, Frankfurt am Main 1994 (Med. Diss. Göttingen 1994).

Koerner, Herbert: Leben und Werk des Chirurgieprofessors Fritz König, Med. Diss. München TU 1980.

Kogon, Eugen: Der SS-Staat. Das System der deutschen Konzentrationslager, 7. Auflage München 1995.

Kolb, Stephan; Seithe, Horst (Hrsg.): Medizin und Gewissen. 50 Jahre nach dem Nürnberger Ärzteprozeß, Kongreßdokumentation, Frankfurt am Main 1998.

Kolle, Kurt: Große Nervenärzte. 2. Aufl., Bd.1, Stuttgart 1970.

Konvent der Philipps-Universität Marburg (Hrsg.): Die Philipps-Universität Marburg im Nationalsozialismus. Veranstaltung der Universität zum 50. Jahrestag des Kriegsendes 8. Mai 1995, Marburg 1996.

Koshar, Rudy John: Social Life, Local Politics and Nazism. Marburg 1880-1935, Chapel Hill 1986.

Kossack, Georg: Gero Merhart von Bernegg, Vorgeschichtler, in: Schnack, Ingeborg (Hrsg.): Marburger Gelehrte in der ersten Hälfte des 20. Jahrhunderts. Lebensbilder aus Hessen, Bd. 1, Marburg 1977, S. 332-356.

Krafft, Fritz: Einstein – und manche der Folgen. Zur fünfzigjährigen Wiederkehr des Zusammenbruchs des Dritten Reichs aus der Sicht der Wissenschaft, in: Konvent der Philipps-Universität Marburg (Hrsg.): Die Philipps-Universität Marburg im Nationalsozialismus. Veranstaltungen der Universität zum 50. Jahrestag des Kriegsendes 8. Mai 1995, Marburg 1996, S. 175-201.

Krähwinkel, Esther: Formen der Umsetzung des „Gesetzes zur Verhütung erbkranken Nachwuchses" an der Marburger Medizinischen Fakultät. Medizinhistorisches Journal 34 (1999), 159-209.

Kramer, Dieter; Vanja, Christina (Hrsg.): Universität und demokratische Bewegung. Ein Lesebuch zur 450-Jahrfeier der Philipps-Universität Marburg, Marburg 1977.

Krause, Eckardt; Huber, Ludwig; Fischer, Holger (Hrsg.): Hochschulalltag im „Dritten Reich", Berlin Hamburg 1991.

Krause-Vilmar, Dietfried; Rügheimer, Marie; Wicke, Christian: Das KZ Breitenau bei Kassel 1933-1934, in: Schneider, Ulrich (Hrsg.): Hessen vor 50 Jahren – 1933, Frankfurt am Main 1983, S. 68-77.

Krauss, Werner: Marburg unter dem Naziregime. Sinn und Form, Beiträge zur Literatur 35 (1983), S. 941-945.

Kretschmer, Ernst: Psychiatrie. Bd. 83 der FIAT Reviews of German Science. Naturforschung und Medizin in Deutschland 1939-1946, Wiesbaden 1947.

Kretschmer, Ernst: Gestalten und Gedanken – Erlebnisse von Ernst Kretschmer, Stuttgart 1963.

Kretschmer, Ernst: Konstitution und Rasse, in: Ders.: Mensch und Lebensgrund. Gesammelte Aufsätze, Tübingen 1966, S. 85-94.

Kretschmer, Ernst: Mensch und Lebensgrund. Gesammelte Aufsätze, Tübingen 1966a.

Kröner, Hans-Peter: Die Emigration deutschsprachiger Mediziner im Nationalsozialismus. Berichte zur Wissenschaftsgeschichte 12 (1989), Sonderheft.

Kröner, Hans-Peter: Von der Eugenik zur NS-Rassenhygiene: Zur politischen Schuld der Medizin im „Dritten Reich", in: Knigge-Tesche, Renate (Hrsg.): Berater der braunen Macht. Wissenschaft und Wissenschaftler im NS-Staat, Frankfurt am Main 1999, S. 111-132.

Krönig, Waldemar; Müller, Klaus-Dieter: Nachkriegssemester. Studium in Kriegs- und Nachkriegszeit, Stuttgart 1990.

Kropat, Wolf-Arno: Hessen in der Stunde Null 1945/47. Politik, Wirtschaft und Bildungswesen in Dokumenten, Wiesbaden 1979.

Krug, Hans-Peter: "Die Marburger Anatomenfamilie". (Wagener, Lieberkühn, Gasser, Strahl, Zumstein), Med. Diss. Marburg 1992.

Krüger, Peter; Nagel, Anne: Mechterstädt – 25.3.1920. Skandal und Krise in der Frühphase der Weimarer Republik, Münster 1997.

Krüger-Bulcke, Ingrid: Universität im Zwielicht. Der Zustand der Universität Marburg und ihre Erneuerungsbemühungen unter amerikanischem Einfluß 1945/46, in: Aumüller, Gerhard; Lauer, Hans; Remschmidt, Helmut (Hrsg.): Kontinuität und Neuanfang in der Hochschulmedizin nach 1945. Symposium zur Hochschulmedizin am 5. und 6. Juli 1996 in der Philipps-Universität Marburg, Marburg 1997, S. 13-36.

Kudlien, Fridolf: Sauerbruch und der Nationalsozialismus. Medizinhistorisches Journal 15 (1980), S. 201-222.

Kudlien, Fridolf (Hrsg.): Ärzte im Nationalsozialismus, Köln 1985.

Kudlien, Fridolf: Fürsorge und Rigorismus. Überlegungen zur ärztlichen Normaltätigkeit im Dritten Reich, in: Frei, Norbert (Hrsg.): Medizin und Gesundheitspolitik in der NS-Zeit, München 1991, S. 99-111.

Kühl, Stefan: Die Internationale der Rassisten. Aufstieg und Niedergang der internationalen Bewegung für Eugenik und Rassenhygiene im 20. Jahrhundert, Köln 1997.

Kuhn, Helmut (Hrsg.): Die deutsche Universität im Dritten Reich. Eine Vortragsreihe der Universität München, München 1966.

Kümmel, Werner: Die Ausschaltung rassisch und politisch mißliebiger Ärzte, in: Kudlien, Fridolf (Hrsg.): Ärzte im Nationalsozialismus, Köln 1985, S. 56-81.

Kümmel, Werner: Antisemitismus und Medizin im 19./20. Jahrhundert, in: Peiffer, Jürgen (Hrsg.): Menschenverachtung und Opportunismus. Zur Medizin im Dritten Reich, Tübingen 1992, S. 44-67.

Kümmel, Werner: Im Dienst „nationalpolitischer Erziehung"? Die Medizingeschichte im Dritten Reich, in: Meinel, Christoph; Voswinckel, Peter (Hrsg.): Medizin, Naturwissenschaft, Technik und Nationalsozialismus. Kontinuitäten und Diskontinuitäten, Stuttgart 1994, S. 295-319.

Kurth, Alexandra; Schlich, Jürgen: Studentische Korporationen gestern und heute, Dokumentation einer Konferenz in Marburg am 19.-21. Juni 1992, Marburg 1992.

Kyrieleis, Werner: Geschichte der Augenheilkunde und der Universitätsaugenklinik in Marburg a.d. Lahn, Marburg 1958.

Labisch, Alfons; Tennstedt, Florian: Der Weg zum „Gesetz über die Vereinheitlichung des Gesundheitswesens" vom 3. Juli 1934. Entwicklungslinien und -momente des staatlichen und kommunalen Gesundheitswesens in Deutschland, Teil 1, Düsseldorf 1985 (Schriftenreihe der Akademie für öffentliches Gesundheitswesen in Düsseldorf, Bd. 13,1).

Labisch, Alfons (unter Mitarbeit von Florian Tennstedt): Gesellschaftliche Bedingungen öffentlicher Gesundheitsvorsorge. Problemsichten und Problemlösungsmuster kommunaler und staatlicher Formen der Gesundheitsvorsorge, Frankfurt am Main 1988 (Schriftenreihe der Deutschen Zentrale für Volksgesundheitspflege, Bd.49).

Labisch, Alfons; Tennstedt, Florian: Gesundheitsamt oder Amt für Volksgesundheit? Zur Entwicklung des öffentlichen Gesundheitswesens seit 1933, in: Frei, Norbert (Hrsg.): Medizin und Gesundheitspolitik in der NS-Zeit, München 1991 (Schriftenreihe der Vierteljahreshefte für Zeitgeschichte, Sondernummer), S. 35-67.

Labisch, Alfons: Homo Hygienicus. Gesundheit und Medizin in der Neuzeit, Frankfurt am Main/New York 1992.

Labisch, Alfons: „Planwirtschaft im Krankenhaus". Zur Kontinuität/Diskontinuität im öffentlichen Krankenhauswesen in der Frühphase des NS-Regimes, in: Meinel, Christoph; Voswinckel, Peter (Hrsg.): Medizin, Naturwissenschaft und Technik im Nationalsozialismus. Kontinuitäten und Diskontinuitäten, Stuttgart 1994, S. 83-91.

Labisch, Alfons; Spree, Reinhard (Hrsg.): „Einem jeden Kranken in einem Hospitale sein eigenes Bett": Zur Sozialgeschichte des Allgemeinen Krankenhauses in Deutschland im 19. Jahrhundert, Frankfurt am Main, New York 1996.

Labisch, Alfons: Heilkunde als Erhaltungslehre, Heilkunde als Vernichtungslehre. Gedanken zur Medizin im Nationalsozialismus, in: Esch, Michael; Griese, Kerstin; Sparing, Frank; Woelk, Wolfgang (Hrsg.): Die Medizinische Akademie Düsseldorf im Nationalsozialismus, Essen 1997 (Düsseldorfer Schriften zur Neueren Landesgeschichte und zur Geschichte Nordrhein-Westfalens Bd. 47), S. 28-54.

Lampert, Udo: Zur Situation der Pathologischen Anatomie an den deutschen Hochschulen während des Zweiten Weltkrieges, in: Fahrenbach, Sabine; Thom, Achim (Hrsg.): Der Arzt als „Gesundheitsführer". Ärztliches Wirken zwischen Ressourcenerschließung und humanitärer Hilfe im 2. Weltkrieg, Frankfurt am Main 1991, S. 143-150.

Lang, Hans-Joachim: Den Bruder töten, in: taz-Magazin Nr. 11, 6./7. Dezember 1997, I-IV.

Langbein, Hermann: Menschen in Auschwitz, Wien 1987.

Langbein, Hermann: Der Auschwitzprozeß, Frankfurt am Main 1995.

Langen, D. (Hrsg.): In memoriam Ernst Kretschmer. Wiedergabe der Nachrufe aus Zeitschrift für Psychotherapie und medizinische Psychologie 15, (1965), Stuttgart 1965.

Langewiesche, Dieter; Tenorth, Heinz-Elmar (Hrsg.): Handbuch der deutschen Bildungsgeschichte, Bd. V 1918-1945, Die Weimarer Republik und die nationalsozialistische Diktatur, München 1989.

Lauber, Hans Joachim: Zum Gedenken. Die Bedeutung Rudolf Klapps für die moderne Chirurgie. Arzt und Patient 62 (1949), S. 76-78.

Lauer, Hans H.: Das Hygiene-Institut in Marburg – Ein Rückblick auf hundert Jahre seiner Geschichte. Forum-Städte-Hygiene 37 (1986), S. 5-14.

Lauer, Hans H.: Zur Geschichte der Klinik für Zahn-, Mund- und Kieferkrankheiten der Universität Marburg, in: Deutscher Zahnärztekalender 1991, München, Wien 1991.

Lauer, Hans H.: Die Medizin in Marburg während der Zeit des Nationalsozialismus, in: Fachschaft Medizin der Philipps-Universität Marburg (Hrsg.): „Bis endlich der langersehnte Umschwung kam...". Von der Verantwortung der Medizin unter dem Nationalsozialismus, Marburg 1991a, S. 147-177.

Lauer, Hans H.: Von der Materia medica zur experimentellen Pharmakologie. Zur Geschichte des Marburger Pharmakologischen Institutes, in: Legrum, Wolfgang; Al-Toma, Adnan; Netter, Karl (Hrsg.): 125 Jahre Pharmakologisches Institut der Philipps-Universität Marburg. Fachbereich Humanmedizin, Marburg 1992, S. 1-86.

Lauer, Hans H.: Die Medizinische Poliklinik in Marburg und die Anfänge ihrer Selbständigkeit, Marburg 1994.

Lauer, Hans H.: Abschlußbetrachtungen, in: Aumüller, Gerhard; Lauer, Hans H.; Remschmidt, Helmut (Hrsg.): Kontinuität und Neuanfang in der Hochschulmedizin nach 1945, Marburg 1997, S. 118-124.

Lauterer, Heide Marie: Liebestätigkeit für die Volksgemeinschaft. Der Kaiserswerther Verband deutscher Diakonissenmutterhäuser in den ersten Jahren des NS-Regimes, Göttingen 1994.

Legrum, Wolfgang; Al-Toma, Adnan; Netter, Karl (Hrsg.): 125 Jahre Pharmakologisches Institut der Philipps-Universität Marburg, Fachbereich Humanmedizin, Marburg 1992.

Lemberg, Margret: Es begann vor hundert Jahren. Die ersten Frauen an der Universität Marburg und die Studentinnenvereinigungen bis zur „Gleichschaltung" im Jahre 1934. Katalog zu einer Ausstellung der Universitätsbibliothek Marburg vom 21. Januar bis 23. Februar 1997, Marburg 1997.

Lemberg, Margret: Gräfin Louise Bose und das Schicksal ihrer Stiftungen und Vermächtnisse, Marburg 1998.

Lemberg, Margret: Die Universität zu Köln in Marburg. Marburger Unijournal, Nr. 6, Juni 2000, S. 19-20.

Leonhardt, Martin: Hermann F. Hoffmann (1891-1944). Die Tübinger Psychiatrie auf dem Weg in den Nationalsozialismus, Sigmaringen 1996 (Contubernium. Tübinger Beiträge zur Universitäts- und Wissenschaftsgeschichte Bd. 45).

Leske, Monika: Philosophen im Dritten Reich. Studie zu Hochschul- und Philosophiebetrieb im faschistischen Deutschland, Berlin 1990.

Leven, Karl-Heinz: Quellen zur Geschichte des Sanitätswesens der deutschen Wehrmacht im Bundesarchiv-Militärarchiv Freiburg, in Guth, Ekkehart (Hrsg.): Sanitätswesen im Zweiten Weltkrieg, Herford-Bonn 1990, S. 25-33.

Lieben, Fritz: Geschichte der Physiologischen Chemie, Hildesheim 1970.

Liebing, Heinz: Die Marburger Theologen und der Arierparagraph in der Kirche. Eine Sammlung von Texten aus den Jahren 1933 und 1934, Marburg 1977.

Lifton, Robert Jay: Ärzte im Dritten Reich, Stuttgart 1988.

Lilienthal, Georg: Rassenhygiene im Dritten Reich. Krise und Wende. Medizinhistorisches Journal 14 (1979), S. 114-134.

Lilienthal, Georg: Zum Anteil der Anthropologie an der NS-Rassenpolitik. Medizinhistorisches Journal 19 (1984), S. 148-160.

Lilienthal, Georg: Arzt und Rassenpolitik: Der Lebenborn e.V., in: Kudlien, Fridolf (Hrsg.): Ärzte im Nationalsozialismus, Köln 1985, S. 153-166.

Lilienthal, Georg: Der Nationalsozialistische Deutsche Ärztebund (1929-1943/1945): Wege zur Gleichschaltung und Führung der deutschen Ärzteschaft, in: Kudlien, Fridolf (Hrsg.): Ärzte im Nationalsozialismus, Köln 1985a, S. 105-122.

Lilienthal, Georg: Der Lebensborn e.V. Ein Instrument nationalsozialistischer Rassenpolitik, Stuttgart 1985b.

Lingens-Reiner, Ella: Eine Frau im Konzentrationslager. Monographien zur Zeitgeschichte, Wien 1966.

Lippmann, Andreas: Die Marburger Theologische Fakultät im Nationalsozialismus. Diss. theol. Marburg 1999.

Lorenz, Charlotte: Hochschullehrer in der Statistik. Deutsche Universitätszeitung 7, Heft 9 (1952), S. 8-10, und Heft 10 (1952), S. 6-9.

Lösch, Niels: Rasse als Konstrukt. Leben und Werk Eugen Fischers, Frankfurt am Main 1997 (Europäische Hochschulschriften, Reihe III, Bd.737).

Losemann, Volker: Darstellungsformen der Universitäts- und Wissenschaftsgeschichte. Hessisches Jahrbuch für Landesgeschichte 29 (1979), S. 162-208.

Losemann, Volker: Zur Konzeption der NS-Dozentenlager, in: Heinemann, Manfred: Erziehung und Schulung im Dritten Reich, Teil 2, Hochschule, Erwachsenenbildung, Stuttgart 1980, S. 87-109.

Losemann, Volker: Auf dem Weg zur „Alternativ – Universität". Die „Hohe Schule" Alfred Rosenbergs und die „Wissenschaftsarbeit" der NSV in Marburg, in: Speitkamp, Winfried (Hrsg.): Staat, Gesellschaft, Wissenschaft. Beiträge zur modernen hessischen Geschichte, Marburg 1994 (Veröffentlichungen der Historischen Kommission für Hessen 55), S. 365-386.

Löwith, Karl: Mein Leben in Deutschland vor und nach 1933, Stuttgart 1986.

Lundgreen, Peter: Hochschulpolitik und Wissenschaft im Dritten Reich, in: Ders. (Hrsg.): Wissenschaft im Dritten Reich, Frankfurt am Main 1985, S. 9-30.

Lundgreen, Peter (Hrsg.): Wissenschaft im Dritten Reich, Frankfurt am Main 1985a.

Lundgreen, Peter: Staatliche hochschulfreie Forschung in Berlin und die NS-Wissenschaftspolitik, in: Fischer, Wolfram; Hierholzer, Klaus; Hubenstorf, Michael; Walter, Peter Th.; Winau, Rolf (Hrsg.): Exodus von Wissenschaften aus Berlin. Fragestellungen – Ergebnisse – Deriderate, Entwicklungen vor und nach 1933, Berlin/New York 1994 (Forschungsbericht 7 der Akademie der Wissenschaften zu Berlin), S. 116-126.

Mai, Gunther: Der Marburger Arbeiter- und Soldatenrat 1918/20. Hessisches Jahrbuch für Landesgeschichte 26 (1976), S. 149-199.

Maier, Hans: Nationalsozialistische Hochschulpolitik, in: Kuhn, Helmut (Hrsg.): Die deutsche Universität im Dritten Reich. Eine Vortragsreihe der Universität München, München 1966, S. 71-102.

Maier-Metz, Harald: Hermann Jacobsohn – sein Leben, in: Konvent der Philipps-Universität Marburg (Hrsg.): Die Philipps-Universität Marburg im Nationalsozialismus. Veranstaltung der Universität zum 50. Jahrestag des Kriegsendes 8. Mai 1995, Marburg 1996, S. 161-168.

Malettke, Klaus (Hrsg.): Der Nationalsozialismus an der Macht. Aspekte nationalsozialistischer Politik und Herrschaft, Göttingen 1984.

Mann, Rosemarie: Entstehen und Entwicklung der NSDAP in Marburg bis 1933. Hessisches Jahrbuch für Landesgeschichte 22 (1972), S. 254-342.

Manns, Haide: Frauen für den Nationalsozialismus. Nationalsozialistische Studentinnen und Akademikerinnen in der Weimarer Republik und im Dritten Reich, Opladen 1997.

Manz, F.; Manz, I.; Lennert, Thomas: Zur Geschichte der ärztlichen Stillempfehlungen in Deutschland. Monatsschrift Kinderheilkunde 145 (1997), S. 272-287.

Martin, Bernd: Die Entlassung der jüdischen Lehrkräfte an der Freiburger Universität und die Bemühung um ihre Wiedereingliederung nach 1945. Freiburger Universitätsblätter 34 (1995), S. 7-46.

Martius, Heinrich: Obstetrics and Gynaecology, Bd. 21, Part II der FIAT Review of German Science, Wiesbaden 1949.

Marz, Ilona: Zielstellungen nationalsozialistischer Personalpolitik und deren Realisierung am Zahnärztlichen Institut der Berliner Universität, in: Grau, Günter; Schneck, Peter (Hrsg.): Akademische Karrieren im „Dritten Reich". Beiträge zur Personal- und Berufungspolitik an Medizinischen Fakultäten, Berlin 1993, S. 77-81.

Maschke, Erich; Sydow, Jürgen (Hrsg.): Stadt und Hochschule im 19. und 20. Jahrhundert, Sigmaringen 1979.

Matheis, Lothar: Der NS-Studentenbund in Marburg bis zum Frühjahr 1933. Diplomarbeit Politikwissenschaften Marburg 1985.

Mauz, Friedrich: In memoriam Ernst Kretschmer (1888-1964). Nervenarzt 36 (1965), S. 237-238.

Mehrtens, Herbert: Wissenschaftspolitik im NS-Staat. Strukturen und regionalgeschichtliche Aspekte, in: Fischer, Wolfram; Hierholzer, Klaus; Hubenstorf, Michael; Walther, Peter Th.; Winau, Rolf (Hrsg.): Exodus von Wissenschaften aus Berlin. Fragestellungen – Ergebnisse – Desiderate, Entwicklungen vor und nach 1933, Berlin 1994, (Forschungsbericht 7 der Akademie der Wissenschaften zu Berlin), S. 245-266.

Meinel, Christoph; Voswinckel, Peter (Hrsg.): Medizin, Naturwissenschaft, Technik und Nationalsozialismus. Kontinuitäten und Diskontinuitäten, Stuttgart 1994.

Meister, Hans: Die Entwicklung der Dermatologie und Venerologie in Marburg/Lahn von ihren Anfängen bis zum Jahre 1967, Med. Diss. Marburg 1970.

Mersmann, Ingrid: Medizinische Ausbildung im Dritten Reich, Med. Diss. München 1978.

Mertens, Lothar: Die Entwicklung des Frauenstudiums in Deutschland bis 1945. Aus Politik und Zeitgeschichte, Beilage zur Wochenzeitung Das Parlament B 28/29 (1989), S. 3-21.

Mertens, Lothar: Forschungsförderung im Dritten Reich. Zeitschrift für Geschichtswissenschaften 44 (1996), S. 119-125.

Michel, Ingeborg: Die Geschichte des Zahnärztlichen Instituts der Philipps-Universität Marburg an der Lahn, Med. Diss. Marburg 1959.

Mitscherlich, Alexander; Mielke, Fred: Medizin ohne Menschlichkeit. Dokumente der Nürnberger Ärzteprozesse, Frankfurt am Main 1949/1960.

Moeller, Gabriel B.: Die Endlösung der Judenfrage in Stadt- und Landkreis Marburg/Lahn, Marburg 1978.

Möller, Horst: Nationalsozialistische Wissenschaftsideologie, in: Tröger, Jörg (Hrsg.): Hochschule und Wissenschaft im Dritten Reich, Frankfurt am Main 1984, S. 65-76.

Mommsen, Hans: Nationalsozialismus als vorgetäuschte Modernisierung, in: Pehle, Walter (Hrsg.): Der historische Ort des Nationalsozialismus: Annäherungen, Frankfurt am Main 1990, S. 31-46.

Müller, Christine-Ruth; Siemen, Hans-Ludwig: Warum sie sterben mußten. Leidensweg und Vernichtung von Behinderten aus den Neuendettelsauer Anstalten im „Dritten Reich", Neustadt an der Aisch 1991, 2. Auflage 1992.

Müller, Roland, Militärpsychiatrie im Zweiten Weltkrieg unter Berücksichtigung der Marburger Reservelazarette III und IV, Magisterarbeit Politologie Marburg 1993.

Müller, Thomas: Die historische Entwicklung der lokalen Schmerzausschaltung in der Zahnheilkunde unter besonderer Berücksichtigung des Lebens und Wirkens von Guido Fischer, Med. Diss. Greifswald 1972.

Murken, Axel Hinrich: Vom Armenhospital zum Großklinikum: Die Geschichte des Krankenhauses vom 18. Jahrhundert bis zur Gegenwart, Köln 1988.

Mussgnug, Dorothee: Die vertriebenen Heidelberger Dozenten. Zur Geschichte der Ruprecht-Karls-Universität nach 1933, Heidelberg 1988.

Nagel, Anne: Zwischen Führertum und Selbstverwaltung. Theodor Mayer als Rektor der Marburger Universität 1939-1942, in: Speitkamp, Winfried (Hrsg.): Staat, Gesellschaft, Wissenschaft. Beiträge zur modernen hessischen Geschichte, Marburg 1994, S. 343-364.

Nagel, Anne: Martin Rade – Theologe und Politiker des Sozialen Liberalismus. Eine politische Biographie, Gütersloh 1996.

Nagel, Anne: Vortrag zum 8. Mai 1945, in: Konvent der Philipps-Universität Marburg (Hrsg.): Die Philipps-Universität Marburg im Nationalsozialismus. Veranstaltung der Universität zum 50. Jahrestag des Kriegsendes, 8. Mai 1995, Marburg 1996a, S. 35-38.

Nagel, Anne: Die Philosophische Fakultät an der Marburger Philipps-Universität im „Dritten Reich", in: Konvent der Philipps-Universität Marburg (Hrsg.): Die Philipps-Universität Marburg im Nationalsozialismus. Veranstaltung der Universität zum 50. Jahrestag des Kriegsendes, 8. Mai 1995, Marburg 1996b, S. 51-56.

Nagel, Anne (Hrsg.), bearbeitet von Ulrich Sieg: Die Philipps-Universität Marburg im Nationalsozialismus. Dokumente zu ihrer Geschichte, Stuttgart 2000.

Neubauer, Hellmuth: Wilhelm Grüter (1882-1963) / Ophthalmologe, in: Schnack, Ingeborg (Hrsg.): Marburger Gelehrte in der ersten Hälfte des 20. Jahrhunderts. Lebensbilder aus Hessen, Bd. 1, Marburg 1977, S. 114-123.

Neumann, Franz: Behemoth. Struktur und Praxis des Nationalsozialismus 1933-44, Übersetzung der ersten Auflage 1942. Frankfurt am Main 1993.

Neumann, Josef: Das Postulat von der Ganzheit des Menschen in der Krisendiskussion der Medizin zur Zeit der Weimarer Republik. NTM Internationale Zeitschrift für Geschichte und Ethik der Naturwissenschaften, Technik und Medizin 2 (1993a), S. 101-109.

Niethammer, Lutz: Die Mitläuferfabrik. Die Entnazifizierung am Beispiel Bayerns, Frankfurt am Main 1982.

Nissen, Rudolf: Helle Blätter – dunkle Blätter. Erinnerungen eines Chirurgen, Stuttgart 1969.

Nonnweiler, Hans Jürgen: Hans Seidel (1886-1933), Med. Diss. Marburg 1987.

Norpoth, Leo: Alfred Bielschowsky, in: Neue Deutsche Biographie, Bd.2, 1977, S. 227.

Obermann, Konrad: Ärzte, Alltags- und Universitätsmedizin in Göttingen 1933-1945, Med. Diss. Göttingen 1990.

Opel, Helmut: Die Medizinische Dissertation als Prozess wissenschaftlichen Lernens – eine empirische Untersuchung über Erfahrungen von Doktoranden der Medizin in Hamburg und Hannover, Med. Diss. Hannover 1976.

Oppitz, Ulrich-Dieter: Einleitung, in: Frewer, Andreas; Wiesemann, Claudia (Hrsg.): Medizinverbrechen vor Gericht. Das Urteil im Nürnberger Ärzteprozeß gegen Karl Brandt und andere sowie aus dem Prozeß gegen Generalfeldmarschall Milch, Erlangen 1999, S. 25-109.

Ortmann, Rolf: Die jüngere Geschichte des Anatomischen Instituts der Universität zu Köln 1919-1984. 65 Jahre in bewegter Zeit, in: Senatskommission für die Geschichte der Universität zu Köln (Hrsg.): Studien zur Geschichte der Universität zu Köln, Bd.3, Köln 1986.

Ottermann, Bernd: Benedict Stilling (1810-1879) und seine physiologischen, pathologischen und medicinisch-practischen Untersuchungen über die Spinalirritation, Med. Diss. Marburg 1984.

Paul, Gerhard: Dissens und Verweigerung im Alltag, in: Benz, Wolfgang; Pehle, Walter H. (Hrsg.): Lexikon des deutschen Widerstandes, Frankfurt am Main 1994, S. 197-202.

Pause, Editha: Der Übergang von der Anstalts- zur Universitätspsychiatrie und der Bau der Nervenklinik unter Franz Tuczek in Marburg, Med. Diss. Marburg 1989.

Pauwels, Jacques: Women, Nazis and Universities, Westport 1984.

Pehle, Walter (Hrsg.): Der historische Ort des Nationalsozialismus: Annäherungen, Frankfurt am Main 1990.

Peppas, Dimitra: Der Anatom Eduard Jacobshagen. Med. dent. Diss. Marburg 2001.

Peter, Jürgen: Der Nürnberger Ärzteprozeß, Frankfurt am Main 1994.

Peyre, Henri: Erich Auerbach, Romanist, in: Schnack, Ingeborg: Marburger Gelehrte in der ersten Hälfte des 20. Jahrhunderts. Lebensbilder aus Hessen, Bd. 1, Marburg 1977, S. 10-21.

Peiffer, Jürgen (Hrsg.): Menschenverachtung und Opportunismus. Zur Medizin im Dritten Reich, Tübingen 1992.

Pflanzl, Katrin: Die Geschichte der Pädiatrie in Marburg von den Anfängen bis zu dem Bau der Universitäts-Kinderklinik, Med. Diss. Marburg 1982.

Plessner, Hellmuth: Untersuchungen zur Lage der deutschen Hochschullehrer, Göttingen 1956.

Plum, Günther: Wirtschaft und Erwerbsleben, in: Benz, Wolfgang (Hrsg.): Die Juden in Deutschland. Leben unter nationalsozialistischer Herrschaft 1933-1945, München 1988, S. 268-314.

Pommerin, Reiner: „Sterilisierung der Rheinlandbastarde“: Das Schicksal einer farbigen deutschen Minderheit, 1918-1937, Düsseldorf 1979.

Proctor, Robert N.: The Nazi War on Cancer, Princeton 1999.

Projektgruppe Breitenau, Gesamthochschule Kassel (Hrsg.): Erinnern an Breitenau 1933-1945. Eine Ausstellung historischer Dokumente, Kassel 1982.

Prüß, Karsten: Ausgelagerte Universitäten in Marburg zum Ende des Zweiten Weltkrieges (nach dem Eingangs-Journal des Kurators Jg. 1945 im Zwischenarchiv der Philipps-Universität), maschinenschriftl. Manuskript, Marburg 1999.

Puvogel, Ulrike (Hrsg.): Gedenkstätten für die Opfer des Nationalsozialismus, Bonn 1987 (Schriftenreihe der Bundeszentrale für politische Bildung Bd.245).

Quecke, Kurt: Die Geschichte der Medizinischen Fakultät Marburg, in: Land Hessen (Hrsg.): Das Gesundheitswesen in Hessen. Trautheim/Mainz 1962, S. 221-238.

Rapoport, Samuel M.: Stellungnahme, in: Tschirner, Martina; Göbel, Heinz-Werner (Hrsg.): Wissenschaft im Krieg – Krieg in der Wissenschaft. Ein Symposium an der Philipps-Universität Marburg, 50 Jahre nach Beginn des II. Weltkrieges, Marburg 1990, S. 428-435.

Rebentisch, Dieter: Persönlichkeitsprofil und Karriereverlauf der nationalsozialistischen Führungskader in Hessen 1928-1945. Hessisches Jahrbuch für Landesgeschichte 33 (1983), S. 293-331.

Rebentisch, Dieter: Innere Verwaltung, in: Jeserich, Kurt; Pohl, Hans; von Unruh, Georg Christoph (Hrsg.): Deutsche Verwaltungsgeschichte Bd. 4. Das Reich als Republik und in der Zeit des Nationalsozialismus, Teil 2, IV: Die Behörden, ihre Aufgaben und ihr Verhältnis zur NSDAP, §2, Stuttgart 1985, S. 732-773.

Rebentisch, Dieter: Persönlichkeitsprofil und Karriereverlauf der nationalsozialistischen Führungskader in Hessen 1928-1945, in: Wolf, Werner; Peter, Antonio (Hrsg.): Als es mit der Freiheit zu Ende ging. Studien zur Machtergreifung der NSDAP in Hessen, Wiesbaden 1990, S. 161-210.

Rehmann, Wilhelm: Leopold Eichelberg (1804-1879), Privatdozent der Medizin und Politiker, in: Schnack, Ingeborg (Hrsg.): Lebensbilder aus Kurhessen und Waldeck 1830-1930. Bd.5, Marburg 1955, S. 61-67.

Rehme, Günther; Haase Konstantin: ...mit Rumpf und Stumpf ausrotten... Zur Geschichte der Juden in Marburg und Umgebung nach 1933, Marburg 1982 (Marburger Stadtschriften zur Geschichte und Kultur Bd.6).

Reimann, Bruno: Zum politischen Bewußtsein von Hochschullehrern in der Weimarer Republik und 1933, in: Siegele-Wenschkewitz, Leonore; Stuchlik, Gerda (Hrsg.): Hochschule und Nationalsozialismus. Wissenschaftsgeschichte und Wissenschaftsbetrieb als Thema der Zeitgeschichte, Frankfurt am Main 1990, S. 22-48.

Reinhardt, Rudolf: Die Universität Marburg in der Zeit von 1940-1945. Alma mater philippina SoSe 1977, S. 6-8.

Renneberg, Monika; Walker, Mark: Scientists, Engineers and National Socialism, in: Dies. (Hrsg.): Science, Technology and National Socialism, Cambridge N.Y. 1994, S. 1-29.

Renneberg, Monika; Walker, Mark (Hrsg.): Science, Technology and National Socialism, Cambridge N.Y. 1994a.

Richarz, Monika: Der Eintritt der Juden in die akademischen Berufe, Tübingen 1974 (Schriftenreihe wissenschaftlicher Abhandlungen des Leo Baeck Instituts Bd.28).

Riedesser, Peter; Verderber, Axel: Aufrüstung der Seelen. Militärpsychiatrie und Militärpsychologie in Deutschland und Amerika, Freiburg im Breisgau 1985.

Riedesser, Peter: Ethische Dimensionen und psychologische Gegebenheiten der militärarztlichen Arbeit im Zweiten Weltkrieg, in: Guth, Ekkehart (Hrsg.): Sanitätswesen im Zweiten Weltkrieg, Herford-Bonn 1990, S. 209-223.

Riedesser, Peter; Verderber, Axel: „Maschinengewehre" hinter der Front. Zur Geschichte der deutschen Militärpsychiatrie. Frankfurt am Main 1996.

Rintelen, Friedrich: Geschichte der Medizinischen Fakultät in Basel 1900-1945, Basel 1980.

Ritter, Karl Bernhard: Aus einem Pfarrerleben. Ev. Gemeindebote Marburg 4 (1960), S. 7.

Roegele, Otto: Student im Dritten Reich. Aus Politik und Zeitgeschichte B 38 (1966), S. 3-20.

Rohde, Henning; Pelzl, Herbert; Troidl, Hans: Die Chirurgische Klinik der Philipps-Universität in historischer Sicht, Frankfurt am Main 1971.

Röper, Ursula; Jüllig, Carola (Hrsg.): Die Macht der Nächstenliebe. Einhundertfünfzig Jahre Innere Mission und Diakonie 1848-1998, Berlin 1998.

Röpke, Wilhelm: Marburger Dozenten- und Professorenjahre 1922-1933. Alma mater philippina WiSe 1965/66, S. 18-23.

Roer, Dorothee; Henkel, Dieter (Hrsg.): Psychiatrie im Faschismus: Die Anstalt Hadamar 1933-1945, Bonn 1986.

Roeßiger, Susanne; Merk, Heidrun (Hrsg.): Hauptsache gesund! Gesundheitsaufklärung zwischen Disziplinierung und Emanzipation, Marburg 1998.

Roquette, Peter: Kurt Hensel, Mathematiker, in: Schnack, Ingeborg (Hrsg.): Marburger Gelehrte in der ersten Hälfte des 20. Jahrhunderts. Lebensbilder aus Hessen, Bd. 1, Marburg 1977, S. 184-193.

Roth, Karl Heinz: Pervitin und „Leistungsgemeinschaft". Pharmakologische Versuche zur Stimulierung der Arbeitsleistung unter dem Nationalsozialismus (1938-1945), in: Evangelische Akademie Bad Boll (Hrsg.): Medizin im Nationalsozialismus. Tagung vom 30.4. bis 2.5.1982 in Bad Boll, Bad Boll 1982, S. 200-226.

Roth, Karl Heinz: Schöner neuer Mensch: Der Paradigmenwechsel der klassischen Genetik und seine Auswirkungen auf die Bevölkerungsbiologie des „Dritten Reiches", in: Kaupen-Haas, Heidrun: Der Griff nach der Bevölkerung: Aktualität und Kontinuität nationalsozialistischer Bevölkerungspolitik, Nördlingen 1986, S. 11-63.

Rothfels, Hans: Augenzeugenbericht zu den Massenvergasungen. Vierteljahreshefte für Zeitgeschichte 1 (1953), S. 177-194.

Rothmaler, Christiane: Sterilisationen nach dem „Gesetz zur Verhütung erbkranken Nachwuchses" vom 14. Juli 1933: eine Untersuchung zur Tätigkeit des Erbgesundheitsgerichts und zur Durchführung des Gesetzes in Hamburg in der Zeit zwischen 1934 und 1944, Hamburg 1991.

Rüther, Martin: Ärztliches Standeswesen im Nationalsozialismus 1933-1945, in: Jütte, Robert (Hrsg.): Geschichte der deutschen Ärzteschaft, Köln 1997, S. 143-193.

Ruff, Siegfried; Strughold, Heinrich: Grundriß der Luftfahrtmedizin, München 1957.

Sachße, Christoph; Tennstedt, Florian: Der Wohlfahrtsstaat im Nationalsozialismus, Stuttgart 1992 (Geschichte der Armenfürsorge Bd. 3).

Schadewaldt, Hans (Hrsg.): Von der Medizinischen Akademie zur Universität Düsseldorf 1923-1973, Berlin 1973.

Schäfer, Wolfram: „Bis endlich der langersehnte Umschwung kam..." – Anmerkungen zur Rolle des Marburger Psychiaters Werner Villinger in der NS- und Nachkriegszeit, in: Fachschaft Medizin der Philipps-Universität Marburg (Hrsg.): „Bis endlich der langersehnte Umschwung kam...". Von der Verantwortung der Medizin unter dem Nationalsozialismus, Marburg 1991, S. 178-283.

Scheel, Heinrich: Der Gelehrte Werner Krauss und sein Widerstand gegen den Nationalsozialismus, in: Knigge-Tesche, Renate; Ulrich, Axel (Hrsg.): Verfolgung und Widerstand in Hessen 1933-45, Frankfurt am Main 1996, S. 498-507.

Schefold, Karl: Paul Jacobsthal, Archäologe, in: Schnack, Ingeborg (Hrsg.): Marburger Gelehrte in der ersten Hälfte des 20. Jahrhunderts. Lebensbilder aus Hessen, Bd. 1, Marburg 1977, S. 228-239.

Scheunert, Arthur: Vitamine, in: Eichholtz, Fritz (Hrsg.): Pharmakologie und Toxikologie, Bd. 61, Teil I der FIAT Review of German Science, Wiesbaden 1948, S. 17-137.

Schiller, Theo; Winter, Thomas von (Hrsg.): Politische Kultur im nördlichen Hessen, Marburg 1993.

Schiller, Theo: Philipps-Universität Marburg nach 1945. Die vergessene Erinnerung, in: Konvent der Philipps-Universität (Hrsg.): Die Philipps-Universität im Nationalsozialismus. Veranstaltung der Philipps-Universität zum 50. Jahrestag des Kriegsendes 8. Mai 1995, Marburg 1996, S. 57-65.

Schindel, Martin: Eingangsvotum für die Podiumsdiskussion „Die Philipps-Universität im Nationalsozialismus", in: Konvent der Philipps-Universität Marburg (Hrsg.): Die Philipps-Universität Marburg im Nationalsozialismus. Veranstaltung der Universität zum 50. Jahrestag des Kriegsendes, 8. Mai 1995, Marburg 1996, S. 39-43.

Schlerath, Bernfried: Hermann Jacobsohn, Sprachwissenschaftler, in: Schnack, Ingeborg: Marburger Gelehrte in der ersten Hälfte des 20. Jahrhunderts. Lebensbilder aus Hessen, Bd. 1, Marburg 1977, S. 219-227.

Schlich, Thomas: Marburger Jüdische Medizin- und Chirurgiestudenten 1800-1832, Marburg 1990 (Academia Marburgensis Bd.6).

Schmeiser, Martin: Akademischer Hasard. Das Berufsschicksal des Professors und das Schicksal der deutschen Universität 1870-1920, Stuttgart 1994.

Schmeling, Anke: Josias Erbprinz zu Waldeck und Pyrmont. Der politische Weg eines hohen SS-Führers, Kassel 1993 (Nationalsozialismus in Nordhessen, Schriften zur regionalen Zeitgeschichte, Heft 16).

Schmidt, Ilse: Die Mitläuferin. Erinnerungen einer Wehrmachtsangehörigen, Berlin 1999.

Schmidt, Robert F.; Thews, Gerhard (Hrsg.): Physiologie des Menschen, Heidelberg 1987.

Schmidt, Werner: Leben an Grenzen. Autobiographischer Bericht eines Mediziners aus dunkler Zeit, Zürich 1989.

Schmuhl, Hans-Walter: Rassenhygiene, Nationalsozialismus, Euthanasie. Von der Verhütung zur Vernichtung 'lebensunwerten Lebens', 1890-1945, Göttingen 1987 (Kritische Studien zur Geschichtswissenschaft Bd.75).

Schmuhl, Hans-Walter: Eugenik und „Euthanasie" – Zwei Paar Schuhe? Eine Antwort auf Michael Schwartz, Westfälische Forschungen 47 (1997), S. 757-762.

Schmuhl, Hans-Walter: Ärzte in der Anstalt Bethel 1870-1945, Bielefeld 1998.

Schnack, Ingeborg (Hrsg.): Lebensbilder aus Kurhessen und Waldeck 1830-1930, Marburg 1955.

Schnack, Ingeborg: Marburg. Bild einer alten Stadt. Impressionen und Profile, Hanau 1974.

Schnack, Ingeborg (Hrsg.): Marburger Gelehrte in der ersten Hälfte des 20. Jahrhunderts. Lebensbilder aus Hessen, Bd. 1, Marburg 1977.

Schnack, Ingeborg: Marburg. Eine illustrierte Stadtgeschichte – Wirtschaft und Kultur, Armseliges und Herrschaftliches, Torheit und Gelehrsamkeit aus 850 Jahren – mit einem Rundgang durch die Stadt. Mit Beiträgen von Eberhard Dähne, Ilina Fach, Wolfgang Form, Angus Fowler, Georg Fülberth, Ulrich Klein, Gert Meyer, Ulrich Schneider, Marburg 1985.

Schneck, Peter: Zur Geschichte der sozialgynäkologischen Projekte und Institutionen in Deutschland während des ersten Drittel des 20. Jahrhunderts, Med. Diss. Berlin 1983.

Schneck, Peter: Zur Frage des Exils von Wissenschaftlern deutscher medizinischer Fakultäten in der Zeit des Faschismus. Zeitschrift für die gesamte Hygiene 31 (1985), S. 306-309.

Schneck, Peter: Die Berufungs- und Personalpolitik an der Greifswalder Medizinischen Fakultät zwischen 1933 und 1945, in: Grau, Günter; Schneck, Peter (Hrsg.): Akademische Karrieren im „Dritten Reich“. Beiträge zur Personal- und Berufungspolitik an Medizinischen Fakultäten, Berlin 1993, S. 51-62.

Schneck, Peter: „Wider den biologischen Hochverrat“: Frauenheilkunde und Rassenhygiene im Nationalsozialismus, in: Meinel, Christoph; Voswinckel, Peter (Hrsg.): Medizin, Naturwissenschaft, Technik und Nationalsozialismus, Stuttgart 1994, S. 120-129.

Schneider, Ulrich: Widerstand und Verfolgung an der Marburger Universität 1933-1945, in: Kramer, Dieter; Vanja, Christina: Universität und demokratische Bewegung. Ein Lesebuch zur 450-Jahrfeier der Philipps-Universität Marburg, Marburg 1977, S. 219-256.

Schneider, Ulrich: Marburg 1933-1945. Arbeiterbewegung und Bekennende Kirche gegen den Faschismus, Frankfurt am Main 1980.

Schneider, Ulrich (Hrsg.): Hessen vor 50 Jahren – 1933, Frankfurt am Main 1983.

Schneider, Ulrich; Stein, Harry: IG Farben, Abt. Behringwerke. Marburg – KZ Buchenwald. Menschenversuche, Kassel 1986.

Schön, Eberhart: Die Entstehung des Nationalsozialismus in Hessen, Meisenheim 1972 (Mannheimer sozialwissenschaftliche Studien 7).

Schröter, Peter: Frauenklinik und Hebammenlehranstalt der Philipps-Universität Marburg 1792-1967, Med. Diss. Marburg 1969.

Schullze, Erich (Hrsg.): Gesetz zur Befreiung von Nationalismus und Militarismus mit Ausführungsvorschriften und Formularen, München 1947.

Schulte, Kai-Kristian: Geschichte des Lehrstuhls und des Institutes für gerichtliche Medizin (Rechtsmedizin) an der Universität Marburg, Med. Diss. Marburg 1973.

Schultz, Ulrich: Dichtkunst, Heilkunst, Forschung: Der Kinderarzt Werner Catel, in: Verein zur Erforschung der nationalsozialistischen Gesundheits- und Sozialpolitik (Hrsg.): Reform und Gewissen. „Euthanasie“ im Dienst des Fortschritts, Berlin 1985, S. 107-124 (Beiträge zur nationalsozialistischen Gesundheits- und Sozialpolitik 2).

Schwartz, Michael: „Rassenhygiene, Nationalsozialismus, Euthanasie?“ Kritische Anfragen an eine These Hans-Walter Schmuhls, Westfälische Forschungen 46 (1996), S. 604-622.

Schwarz, Jürgen: Studenten in der Weimarer Republik. Die Deutsche Studentenschaft in der Zeit von 1918-1923 und ihre Stellung zur Politik, Berlin 1970.

Seidler, Eduard: Die Medizinische Fakultät der Albert-Ludwig-Universität Freiburg im Breisgau. Grundlagen und Entwicklungen, Berlin 1991.

Seidler, Eduard: Die Medizinische Fakultät zwischen 1926 und 1948, in: John, Eckhard; Martin, Bernd; Mück, Marc; Ott, Hugo (Hrsg.): Die Freiburger Universität in der Zeit des Nationalsozialismus, Freiburg 1991a, S. 73-89.

Seidler, Eduard: Alltag an der Peripherie – Die Medizinische Fakultät der Universität Freiburg im Winter 1932/33, in: Bleker, Johanna; Jachertz, Norbert (Hrsg.): Medizin im Dritten Reich, Köln 1993, S. 109-116.

Seidler, Eduard: Die akademische Elite und der neue Staat. Acta historica Leopoldina 22 (1995), S. 15-30.

Seidler, Eduard: Kinderärzte 1933-1945, entrechtet – geflohen – ermordet, Bonn 2000.

Seier, Hellmut: Der Rektor als Führer. Vierteljahreshefte für Zeitgeschichte 12 (1964), S. 105-146.

Seier, Hellmut: Niveaukritik und partielle Opposition. Zur Lage an den deutschen Hochschulen 1939/40. Archiv für Kulturgeschichte 58 (1976), S. 227-246.

Seier, Hellmut: Radikalisierung und Reform als Probleme der Universität Marburg 1918-1933, in: Heinemeyer, Walter; Klein, Thomas; Seier, Hellmut: Academia Marburgensis Bd.1, Beiträge zur Geschichte der Philipps-Universität Marburg, Marburg 1977, S. 303-352.

Seier, Hellmut: Wahl und Amt des Rektors der Universität Marburg 1918-1935, in: Bannasch, Hermann; Lachmann, Hans-Peter: Aus Geschichte und ihren Hilfswissenschaften. Festschrift für Walter Heinemeyer zum 65. Geburtstag, Marburg 1979, S. 757-779.

Seier, Hellmut: Marburg in der Weimarer Republik 1918-1933, in: Dettmering, Erhart; Grenz, Rudolf (Hrsg.): Marburger Stadtgeschichte. Rückblick auf die Stadtgeschichte in Einzelbeiträgen, Marburg 1980, S. 559-592.

Seier, Hellmut: Universität und Hochschulpolitik im nationalsozialistischen Staat, in: Malettke, Klaus (Hrsg.): Der Nationalsozialismus an der Macht. Aspekte nationalsozialistischer Politik und Herrschaft, Göttingen 1984, S. 143-165.

Seier, Hellmut: Zum Verhältnis von Universität und Stadt in Marburg 1785-1945. Hessisches Jahrbuch für Landesgeschichte 38 (1988), S. 171-201.

Seier, Hellmut: Nationalsozialistisches Wissenschaftsverständnis und Hochschulpolitik, in: Siegele-Wenschkewitz, Leonore; Stuchlik, Gerda (Hrsg.): Hochschule und Nationalsozialismus. Wissenschaftsgeschichte und Wissenschaftsbetrieb als Themen der Zeitgeschichte, Frankfurt am Main 1990, S. 5-21.

Seier, Hellmut: Rezension zu Heiber, Helmut: Universität unterm Hakenkreuz, Teil II, Bd.2., München 1994. Hessisches Jahrbuch für Landesgeschichte 45 (1995), S. 365-367.

Seithe, Horst; Hagemann, Frauke: Das Deutsche Rote Kreuz im Dritten Reich (1933-1939). Mit einem Abriß seiner Geschichte in der Weimarer Republik, Frankfurt am Main 1993.

Sieg, Ulrich: Die Geschichte der Philosophie an der Philipps-Universität Marburg von 1527 bis 1970, Marburg 1988.

Sieg, Ulrich: Die Marburger Universitätsgeschichte, Probleme und Perspektiven ihrer Erforschung. Hessisches Jahrbuch für Landesgeschichte 38 (1988a), S. 203-226.

Sieg, Ulrich: Aufstieg und Niedergang des Marburger Neukantianismus. Die Geschichte einer philosophischen Schulgemeinschaft. Studien und Materialien zum Neukantianismus 4, Würzburg 1994.

Sieg, Ulrich: Psychologie als Wirklichkeitswissenschaft. Erich Jaenschs Auseinandersetzung mit der „Marburger Schule“, in: Speitkamp, Winfried (Hrsg.): Staat, Gesellschaft, Wissenschaft. Beiträge zur modernen hessischen Geschichte, Marburg 1994a, S. 313-342.

Sieg, Ulrich: Bekenntnis zu nationalen und universalen Werten. Jüdische Philosophen im Deutschen Kaiserreich. Historische Zeitschrift 263 (1996), S. 609-639.

Sieg, Ulrich: Das Testament von Hermann und Martha Cohen. Stiftungen und Stipendien für jüdische Einrichtungen. Zeitschrift für neuere Theologiegeschichte 4 (1997), S. 251-264.

Siegele-Wenschkewitz, Leonore; Stuchlik, Gerda (Hrsg.): Hochschule und Nationalsozialismus, Wissenschaftsgeschichte und Wissenschaftsbetrieb als Thema der Zeitgeschichte, Frankfurt am Main 1990.

Siegele-Wenschkewitz, Leonore; Nicolaisen, Carsten (Hrsg.): Theologische Fakultäten im Nationalsozialismus, Göttingen 1993.

Siegenthaler, Walter (Hrsg.): Klinische Pathophysiologie, Stuttgart 1987.

Siemen, Hans Ludwig: Reform und Radikalisierung: Veränderungen der Psychiatrie in der Weltwirtschaftskrise, in: Frei, Norbert (Hrsg.): Medizin und Gesundheitspolitik in der NS-Zeit, München 1991, S. 191-200.

Sievert, Lars Endrik: Naturheilkunde und Medizinethik im Nationalsozialismus, Frankfurt am Main 1996.

Sparing, Frank: Die medizinische Behandlung von Zwangsarbeitern und Zwangsarbeiterinnen in Düsseldorf und die städtischen Krankenanstalten, in: Esch, Michael G.; Griese, Kerstin; Sparing, Frank; Woelk, Wolfgang (Hrsg.): Die Medizinische Akademie Düsseldorf im Nationalsozialismus, Essen

1997, S. 266-294, (Düsseldorfer Schriften zur Neueren Landesgeschichte und zur Geschichte Nordrhein-Westfalens Bd.47).

Speitkamp, Winfried (Hrsg.): Staat, Gesellschaft, Wissenschaft, Beiträge zur modernen hessischen Geschichte, Marburg 1994 (Veröffentlichung der Historischen Kommission für Hessen 55).

Spitznagel, Peter: Studentenschaft und Nationalsozialismus in Würzburg 1927-1933. Phil. Diss. Würzburg 1974.

Spree, Reinhard: Quantitative Aspekte der Entwicklung im Krankenhauswesen, in: Labisch, Alfons; Spree, Reinhard (Hrsg.): „Einem jeden Kranken in einem Hospitale sein eigenes Bett“: Zur Sozialgeschichte des Allgemeinen Krankenhauses in Deutschland im 19. Jahrhundert, Frankfurt am Main 1996, S. 51-90.

Stachura, Peter: Das Dritte Reich und Jugenderziehung: Die Rolle der Hitlerjugend 1933-1939, in: Heinemann, Manfred (Hrsg.): Erziehung und Schulung im Dritten Reich, Bd.1, Stuttgart 1980, S. 90-112.

Stachura, Peter: Unemployment and the Great Depression in Weimar Germany, London 1986.

Staets, Andreas: Die „Dozentenschaft der Universität Marburg“ in der Phase nationalsozialistischer Machtdurchsetzung an der Philipps-Universität. Magisterarbeit am Fachbereich Geschichte und Kulturwissenschaften, Marburg 1999.

Steinbach, Peter: Widerstandsforschung im politischen Spannungsfeld, in: Steinbach, Peter; Tuchel, Johannes (Hrsg.): Widerstand gegen den Nationalsozialismus Bonn 1994, S. 597-622.

Steinbach, Peter; Tuchel, Johannes (Hrsg.): Widerstand gegen den Nationalsozialismus, Bonn 1994a.

Steiner, Günther: Waldecks Weg ins Dritte Reich. Gesellschaftliche und politische Strukturen eines ländlichen Raumes während der Weimarer Republik und zu Beginn des Dritten Reiches, Kassel 1990.

Steinmetz, Kathrin: Das Patientenprofil der Universitätsnervenklinik Marburg im Dritten Reich, Med. Diss. Marburg, voraussichtlich 2001.

Stemberger, Günther: Das klassische Judentum. Kultur und Geschichte der rabbinischen Zeit, München 1979.

Stephenson, Jill: „Verantwortungsbewußtsein“: Politische Schulung durch die Frauenorganisationen im Dritten Reich, in: Heinemann, Manfred (Hrsg.): Erziehung und Schulung im Dritten Reich, Teil 2, Stuttgart 1980, S. 194-205.

Steppe, Hilde: Krankenpflege im Nationalsozialismus, 7.Aufl., Frankfurt am Main 1993.

Steppe, Hilde: Krankenpflege bis 1933, in: Steppe, Hilde (Hrsg.): Krankenpflege im Nationalsozialismus, 7. Aufl., Frankfurt am Main 1993a, S. 33-55.

Steppe, Hilde: Krankenpflege ab 1933, in: Steppe, Hilde (Hrsg.): Krankenpflege im Nationalsozialismus, 7. Aufl., Frankfurt am Main 1993b, S. 61-84.

Steppe, Hilde: „...den Kranken zum Troste und dem Judenthum zur Ehre...“. Zur Geschichte der jüdischen Krankenpflege in Deutschland, Frankfurt am Main 1997.

Steppe, Hilde: Krankenpflege im Nationalsozialismus und nach 1945, in: Aumüller, Gerhard; Lauer, Hans H.; Remschmidt, Helmut (Hrsg.): Kontinuität und Neuanfang in der Hochschulmedizin nach 1945, Marburg 1997a, S. 67-84.

Stern, Frank: Im Anfang war Auschwitz. Antisemitismus und Philosemitismus im deutschen Nachkrieg, Gerlingen 1991 (Schriftenreihe des Instituts für Deutsche Geschichte Universität Tel Aviv Bd.14).

Stöckel, Sigrid: Sozialhygiene und Rassenhygiene am Beispiel der Medizinalstatistik in Berlin, in: Fischer, Wolfram; Hierholzer, Klaus; Hubenstorf, Michael; Walther Peter Th.; Winau, Rolf (Hrsg.): Exodus von Wissenschaften aus Berlin. Fragestellungen, Ergebnisse, Desiderate. Entwicklungen vor und nach 1933, Berlin 1994, (Forschungsbericht 7 der Akademie der Wissenschaften zu Berlin), S. 472-493.

Stoeckel, Walter: Erinnerungen eines Frauenarztes, herausgegeben von H. Borgelt, München 1966.

Strätz, Hans-Wolfgang: Die studentische „Aktion wider den undeutschen Geist“ im Frühjahr 1933. Vierteljahreshefte für Zeitgeschichte 16 (1968), S. 347-372.

Strätz, Hans-Wolfgang: Die geistige SA rückt ein. Die studentische „Aktion wider den undeutschen Geist“ im Frühjahr 1933, in: Walberer, Ulrich (Hrsg.): 10. Mai 1933. Bücherverbrennung in Deutschland und die Folgen, Frankfurt am Main 1983, S. 84-114.

Strehl, Carl: Die Blindenstudienanstalt in Marburg, in: Jurczek, Franz; Hoffmann-Halbach, Elisabeth (Hrsg.): Geschichte der Blindenbildungsanstalten Deutschlands 1806-1956, Berlin 1957, S. 90-95.

Ströhler-Bühler, Heike: Studentischer Antisemitismus in der Weimarer Republik. Eine Analyse der Burschenschaftlichen Blätter 1918-1933, in: Kurth, Alexandra; Schlicher, Jürgen (Hrsg.): Studentische Korporationen gestern und heute, Dokumentation einer Konferenz in Marburg am 19.-21. Juni 1992, Marburg 1992, S. 38-45.

Stuchlik, Gerda: Goethe im Braunhemd. Universität Frankfurt 1933-1945, Frankfurt am Main 1984.

Stuchlik, Gerda: Funktionäre, Mitläufer, Außenseiter und Ausgestoßene. Studentenschaft im Nationalsozialismus, in: Siegele-Wenschkewitz, Leonore; Stuchlik, Gerda (Hrsg.): Hochschule und Nationalsozialismus, Wissenschaftsgeschichte und Wissenschaftsbetrieb als Thema der Zeitgeschichte, Frankfurt am Main 1990, S. 49-89.

Studentenwerk Marburg (Hrsg.): Unser Nahziel waren Kartoffelpuffer mit Apfelmus, Marburg 1996.

Tent, James: Mission on the Rhine, Chicago 1983.

Tent, James: Edward Yarnell Hartshorne and the Reopening of the Ruprecht-Karls-Universität in Heidelberg, 1945: His Personal Account, in: Heß, Jürgen; Lehmann, Hartmut; Sellin, Volker (Hrsg.): Heidelberg 1945, Stuttgart 1996, S. 53-74.

Tent, James (Hrsg.): Academic Proconsul. Harvard Sociologist Edward Y. Hartshorne and the Reopening of German Universities 1945-1946. His Personal Account, Trier 1998.

Thom, Achim; Spaar, Horst (Hrsg.): Medizin im Faschismus, Berlin 1985.

Thom, Achim: Von 1933-1945, in: Kästner, Ingrid; Thom, Achim (Hrsg.): 575 Jahre Medizinische Fakultät der Universität Leipzig, Leipzig 1990, S. 162-202.

Thom, Achim: Die nationalsozialistische Hochschul- und Wissenschaftspolitik in der Medizin. Intentionen – Instrumente – Wirkungen, in: Grau, Günter; Schneck, Peter (Hrsg.): Akademische Karrieren im „Dritten Reich". Beiträge zur Personal- und Berufungspolitik an Medizinischen Fakultäten, Berlin 1993, S. 1-17.

Thom, Achim: „Aufbauarbeit im Osten". Zur Tätigkeit deutscher Ärzte in den Gesundheitsverwaltungsbehörden und Ostforschungsinstitutionen in den besetzten Territorien Polens und der UdSSR während der Jahre von 1939 bis 1945, in: Meinel, Christoph; Voswinckel, Peter (Hrsg.): Medizin, Naturwissenschaft, Technik und Nationalsozialismus. Kontinuitäten und Diskontinuitäten, Stuttgart 1994, S. 62-70.

Titze, Hartmut: Die zyklische Überproduktion von Akademikern im 19. und 20. Jahrhundert. Geschichte und Gesellschaft 10 (1984), S. 92-121.

Titze, Hartmut: Das Hochschulstudium in Preußen und Deutschland 1820-1944. Datenhandbuch zur Deutschen Bildungsgeschichte, Band I, Hochschulen, 1. Teil, Göttingen 1987.

Titze, Hartmut: Hochschulen, in: Langewiesche, Dieter; Tenorth, Heinz-Elmar (Hrsg.): Handbuch der deutschen Bildungsgeschichte, Bd. V, 1918-1945, Die Weimarer Republik und die nationalsozialistische Diktatur, München 1989, S. 209-240.

Titze, Hartmut: Wachstum und Differenzierung der deutschen Universitäten 1830-1945. Datenhandbuch zur deutschen Bildungsgeschichte, Band I, 2. Teil, Göttingen 1995.

Tölle, Rainer: In memoriam Friedrich Mauz 1.5.1900 – 7.7.1979. Nervenarzt 51 (1980), S. 503-504.

Tröger, Jörg (Hrsg.): Hochschule und Wissenschaft im Dritten Reich, Frankfurt am Main 1984.

Troppens, Barbara; Troppens, Detlef: Die Bedeutung des Hygiene-Instituts der Berliner Universität für das Gesundheitswesen der Stadt Berlin von der Gründung des Instituts 1885 bis zu dessen Umprofilierung 1958/59, Med. Diss. Berlin 1988.

Tschimer, Martina; Göbel, Heinz-Werner (Hrsg.): Wissenschaft im Krieg – Krieg in der Wissenschaft. Ein Symposium an der Philipps-Universität Marburg, 50 Jahre nach Beginn des II. Weltkrieges, Marburg 1990.

Uhlhorn, Friedrich: Student nach dem ersten Weltkrieg. Alma mater philippina WiSe 1965/66, S. 9-12.

Uhlhorn, Friedrich: Carl Justi, in: Schnack, Ingeborg (Hrsg.): Marburger Gelehrte in der ersten Hälfte des 20. Jahrhunderts, Marburg 1977 (Veröffentlichungen der Historischen Kommission für Hessen 35, Lebensbilder aus Hessen Bd.1), S. 253-258.

Uhte, Oliver: Zur Geschichte der Rechts- und Staatswissenschaftlichen Fakultät Marburg im Nationalsozialismus (1933-1940). Magisterarbeit am FB Geschichte und Kulturwissenschaften der Philipps-Universität Marburg 2000.

Usborne, Cornelie: Frauenkörper – Volkskörper. Geburtenkontrolle und Bevölkerungspolitik in der Weimarer Republik, Münster 1994 (Theorie und Geschichte der bürgerlichen Gesellschaft Bd.7).

Vater-Dargel, Doris: Die Tätigkeit des Amtsarztes im Nationalsozialismus am Beispiel des Staatlichen Gesundheitsamtes Kassel, Med. Diss. Göttingen 1991.

Verein zur Erforschung der nationalsozialistischen Gesundheits- und Sozialpolitik (Hrsg.): Reform und Gewissen. „Euthanasie" im Dienst des Fortschritts, Beiträge zur nationalsozialistischen Gesundheits- und Sozialpolitik 2, Berlin 1985.

Vezina, Birgit: „Die Gleichschaltung" der Universität Heidelberg im Zuge der nationalsozialistischen Machtergreifung, Heidelberg 1982.

Vialon, Martin: „Gruß aus dem Unbestimmten": Kommentar zu Werner Krauss' Gedicht „Dezember 1942. Nach dem Todesurteil", in: Konvent der Philipps-Universität Marburg (Hrsg.): Die Philipps-Universität Marburg im Nationalsozialismus. Veranstaltung der Universität zum 50. Jahrestag des Kriegsendes 8. Mai 1995, Marburg 1996, S. 129-156.

Vierhaus, Rudolf; Brocke, Bernhard vom: Forschung im Spannungsfeld von Politik und Gesellschaft. Geschichte und Struktur der Kaiser-Wilhelm-/Max-Planck-Gesellschaft, Stuttgart 1990.

Vieten, Bernward: Medizinstudenten in Münster. Universität, Studentenschaft und Medizin 1905-1945, Köln 1982.

Vogel, Hans-Jochen; Simon, Helmut; Podlech, Adalbert (Hrsg.): Die Freiheit des Anderen. Festschrift für Martin Hirsch, Baden Baden 1981.

Vollnhals, Clemens (Hrsg.): Entnazifizierung. Politische Säuberung und Rehabilitierung in den vier Besatzungszonen 1945-49, München 1991.

Vondra, Hana: Malariaexperimente in Konzentrationslagern und Heilanstalten während der Zeit des Nationalsozialismus, Med. Diss. Hannover 1990.

Vorländer, Herwart: Die NSV. Darstellung und Dokumentation einer nationalsozialistischen Organisation, Boppard am Rhein 1988 (Schriften des Bundesarchivs 35).

Walberer, Ulrich (Hrsg.): 10. Mai 1933. Bücherverbrennung in Deutschland und die Folgen, Frankfurt am Main 1983.

Wallis, Hedwig: Medizinstudentin im Nationalsozialismus, in: Weisser, Ursula (Hrsg.): 100 Jahre Universitätskrankenhaus Eppendorf 1889-1989, Tübingen 1989, S. 399-404.

Walter, Bernd: Psychiatrie und Gesellschaft in der Moderne. Geisteskrankenfürsorge in der Provinz Westfalen zwischen Kaiserreich und NS-Regime, Paderborn 1996.

Weber, R.G.S. : The German Student Corps in the Third Reich, London 1986.

Weidemann, Thomas: Politischer Antisemitismus im Deutschen Kaiserreich. Der Reichstagsabgeordnete Max Liebermann von Sonnenberg und der nordhessische Wahlkreis Fritzlar-Homberg-Ziegenhain, in: Bambay, Hartwig (Hrsg.): Heimatvertriebene Nachbarn. Bd.1, Schwalmstadt-Treysa 1993, S. 113-183.

Weindling, Paul: Epidemics and Genocide in Eastern Europe, 1890-1945, Oxford 2000.

Weingart, Peter; Kroll, Jürgen; Bayertz, Kurt: Rasse, Blut und Gene. Geschichte der Eugenik und Rassenhygiene in Deutschland, Taschenbuchaufl., Frankfurt am Main 1992.

Weisbrod-Frey, Herbert: Krankenpflegeausbildung im Dritten Reich, in: Steppe, Hilde (Hrsg.): Krankenpflege im Nationalsozialismus, 7. Aufl., Frankfurt am Main 1993, S. 87-109.

Weißer, Christoph: Die Knochenbruchbehandlung bei Martin Kirschner und die Entwicklung des „Kirschnerdrahtes". Anmerkungen zu einer genialen Idee in der Chirurgie. Würzburger Medizinhistorische Mitteilungen 12 (1994), S. 5-18.

Weisser, Ursula (Hrsg.): 100 Jahre Universitätskrankenhaus Eppendorf 1889-1989, Tübingen 1989.

Wendt, Bernd Jürgen: Deutschland 1933-1945. Das „Dritte Reich", Handbuch zur Geschichte, Hannover 1995.

Westphal, Gudrun: Die jüdischen Schülerinnen der Elisabethschule. In: Experiment – Zeitung der Elisabethschule. Sonderheft, November 1990, S. 4-23, Marburg 1990.

Willertz, John Richard: National Socialism in a German City and County. Marburg 1933 to 1945. Phil. Diss. University of Michigan 1969.

Willertz, John Richard: Marburg unter dem Nationalsozialismus (1933-1945), in: Dettmering, Erhart; Grenz, Rudolf (Hrsg.): Marburger Geschichte. Rückblick auf die Stadtgeschichte in Einzelbeiträgen, Marburg 1980, S. 593-653.

Winau, Rolf: Aufstieg und Krise der modernen Medizin, 1900-1945, in: Schott, Heinz (Hrsg.): Die Chronik der Medizin, Dortmund 1993, S. 340-341.

Winau, Rolf: Berliner Medizin. Kontinuitäten und Brüche, in: Fischer, Wolfram; Hierholzer, Klaus; Hubenstorf, Michael; Walther, Peter Th.; Winau, Rolf (Hrsg.): Exodus von Wissenschaften aus Berlin, Fragestellungen – Ergebnisse – Desiderate, Entwicklungen vor und nach 1933, Berlin/New York 1994, (Forschungsbericht 7 der Akademie der Wissenschaften zu Berlin), S. 343-354.

Winau, Rolf: Versuche mit Menschen. Ärztliche Praxis und rechtliche Regelungen vor 1933, in: Kolb, Stephan; Seithe, Horst (Hrsg.): 50 Jahre nach dem Nürnberger Ärztekongreß, Frankfurt am Main 1998, S. 29-39.

Winkler, Walter Theodor: Ernst Kretschmer (1888-1964), Psychiater und Neurologe, in: Schnack, Ingeborg (Hrsg.): Marburger Gelehrte in der ersten Hälfte des 20. Jahrhunderts. Lebensbilder aus Hessen, Bd. 1, Marburg 1977, S. 288-298.

Winter, Thomas: Dimensionen der politischen Kultur im nördlichen Hessen, in: Schiller, Theo; Winter, Thomas (Hrsg.): Politische Kultur im nördlichen Hessen, Marburg 1993, S. 9-19.

Wistrich, Robert: Wer ist wer im Dritten Reich? Ein biographisches Lexikon, Frankfurt am Main 1987.

Wobbe, Theresa (Hrsg.): Nach Osten. Verdeckte Spuren nationalsozialistischer Verbrechen, Frankfurt am Main 1992.

Wolf, Manfred: Guido Fischer (1877-1959). Materialien zu einer Biographie, Med. Diss. Marburg 1981.

Wolf, Werner; Peter, Antonio (Hrsg.): Als es mit der Freiheit zu Ende ging. Studien zur Machtergreifung der NSDAP in Hessen, Wiesbaden 1990.

Wulf, Joseph: Literatur und Dichtung im Dritten Reich. Eine Dokumentation, Gütersloh 1963.

Wunder, Michael: Euthanasie in den letzten Kriegsjahren. Die Jahre 1944 bis 1945 in der Heil- und Pflegeanstalt Hamburg-Langenhorn, Husum 1992.

Wuttke-Groneberg, Walter: Medizin im Nationalsozialismus. Ein Arbeitsbuch, Tübingen 1980.

Wuttke-Groneberg, Walter: Heilpraktiker im Nationalsozialismus, in: Brinkmann, Manfred; Franz, Michael (Hrsg.): Nachtschatten im weissen Land. Betrachtungen zu alten und neuen Heilsystemen, Berlin 1982, S. 127-147.

Zierold, Kurt: Forschungsförderung in drei Epochen. Deutsche Forschungsgemeinschaft. Geschichte, Arbeitsweise, Kommentar, Wiesbaden 1968.

Zimmer, Bernd Joachim: Deckname Arthur. Das KZ-Außenkommando in der SS-Führerschule Arolsen, Kassel 1994 (Nationalsozialismus in Nordhessen, Schriften zur regionalen Zeitgeschichte, Heft 17).

Zimmermann, Michael: Rassenhygiene und Genozid. Die nationalsozialistische "Lösung der Zigeunerfrage", Hamburg 1996 (Hamburger Beiträge zur Sozial- und Zeitgeschichte Bd.33).

Zimmermann, Susanne: Die Medizinische Fakultät der Universität Jena während der Zeit des Nationalsozialismus, Berlin 2000.

Zneimer, Richard: The Nazis and the Professors: Social Origin, Professional Mobility and Political Involvement of the Frankfurt University Faculty, 1933-1939. Journal of Social History 12 (1978), S. 147-158.

Zutt, Jörg: Klaus Conrad 1905-1961. Nervenarzt 33 (1962), S. 241-242.

Abkürzungen

Abb.	Abbildung
AG	Arbeitsgemeinschaft
Acc.	Accession
AfVG	Amt für Volksgesundheit
AIDOS	Archiv und Dokumentationsstelle der Blindenstudienanstalt Marburg
AMSt	Allgemeine Marburger Studentenschaft
ANSt	Arbeitsgemeinschaft Nationalsozialistischer Studentinnen
ao. Prof.	außerordentlicher Professor (beamtet)
apl. Prof.	außerplanmäßiger Professor
AStA	Allgemeiner Studentenausschuß
ATV	Akademische Turnervereinigung
BA Berlin	Bundesarchiv Berlin
BA Berlin (ehemals BDC)	Bundesarchiv Berlin (ehemals Berlin Document Center)
BA Dahlwitz	Bundesarchiv Berlin, Außenstelle Dahlwitz
BA Koblenz	Bundesarchiv Koblenz
BA-MA Freiburg	Bundesarchiv-Militärarchiv Freiburg
BBG	Berufsbeamtengesetz
BDM	Bund Deutscher Mädchen
betr.	betrifft
Blista	Blindenstudienanstalt
BOÄ	Bestallungsordnung für Ärzte
bzw.	beziehungsweise
DAAV	Deutscher Akademischer Assistentenverband
DÄ	Deutsches Ärzteblatt
DAF	Deutsche Arbeitsfront
DAZ	Deutsche Allgemeine Zeitung
DDP	Deutsche Demokratische Partei
DDR	Deutsche Demokratische Republik
DFG	Deutsche Forschungsgemeinschaft
d.h.	das heißt
DHR	Deutscher Hochschulring
DMW	Deutsche Medizinische Wochenschrift
Dok.	Dokument
DNVP	Deutsch-Nationale Volkspartei
DRK	Deutsches Rotes Kreuz
DSt	Deutsche Studentenschaft
DVP	Deutsche Volkspartei
em.	emeritiert
FM	Förderndes Mitglied
GMR	Geheimer Medizinalrat
GStPK	Geheimes Staatsarchiv Preußischer Kulturbesitz, Berlin Dahlem
GStV	Gemeinschaft Studentischer Verbände
GVG	Gesetz zur Vereinheitlichung des Gesundheitswesens

GzVeN	Gesetz zur Verhütung erbkranken Nachwuchses
GzWdB	Gesetz zur Wiederherstellung des Berufsbeamtentums
HDA	Hochschulring Deutscher Art
HHStAW	Hessisches Hauptstaatsarchiv Wiesbaden
HJ	Hitlerjugend
Hon.Prof.	Honorarprofessor
HNO	Hals-Nasen-Ohren(krankheiten)
Hrsg.	Herausgeber
HT	Hessisches Tageblatt
ICD-10	International Classification of Diseases – 10. Fassung
IfZG	Institut für Zeitgeschichte
ISD Arolsen	Internationaler Suchdienst Arolsen
JA	Der Jungarzt, Zeitschrift des NSÄB
kA	keine Angabe
KPD	Kommunistische Partei Deutschlands
kv	kriegsverwendungsfähig
KVD	Kassenärztliche Vereinigung Deutschlands
KWI	Kaiser-Wilhelm-Institut
LHA	Landesheilanstalt
LK	Lehrkörper
LVA	Landesversicherungsanstalt
m	männlich
MSt	Marburger Studentenschaft
MZ	Medizinisches Zentrum
NAW	National Archives of Washington
nbao. Prof.	nicht beamteter außerordentlicher Professor
Nr.	Nummer
NS	Nationalsozialistische/r
NSÄB	Nationalsozialistischer Ärztebund
NSAK	Nationalsozialistisches Automobilkorps
NSBO	Nationalsozialistische Betriebszellenorganisation
NSD	Nationalsozialistischer Deutscher Dozentenbund
NSDAP	Nationalsozialistische Deutsche Arbeiterpartei
NSDStB	Nationalsozialistischer Deutscher Studentenbund
NSFK	Nationalsozialistisches Fliegerkorps
NSF	Nationalsozialistische Frauenschaft
NSKB	Nationalsozialistischer Kulturbund
NSKK	Nationalsozialistisches Kraftfahrerkorps
NSLB	Nationalsozialistischer Deutscher Lehrerbund
NSV	Nationalsozialistische Volkswohlfahrt
NWHStDü	Nordrheinwestfälisches Hauptstaatsarchiv Düsseldorf
OB	Oberbürgermeister
o.D.	ohne Datum
o.J.	ohne Jahr(gang)
OKH	Oberkommando des Heeres
OKW	Oberkommando der Wehrmacht
OZ	Oberhessische Zeitung

p.	page
PD	Privatdozent
PK	Parteikorrespondenz (BDC)
POÄ	Prüfungsordnung für Ärzte
PrMdI	Preußischer Minister des Innern
PrMWKV	Preußisches Ministerium für Wissenschaft, Kunst und Volksbildung
Prof.	ordentlicher Professor
RAD	Reichsarbeitsdienst
RÄK	Reichsärztekammer
RBWK	Reichsberufswettkampf
REM	Kartei des RMWEV (BDC)
RFR	Reichsforschungsrat
RGBl	Reichsgesetzblatt
RM	Reichsmark
RMWEV	Reichsministerium für Wissenschaft, Erziehung und Volksbildung
RMBliV	Reichsministerialblatt für die innere Verwaltung
RMdF	Reichsfinanzministerium
RMdI	Reichsministerium des Innern
RP	Regierungspräsident
RS	Kartei Research (BDC)
RSF	Reichsstudentenführung
RStGB	Reichsstrafgesetzbuch
RuPrMWEV	Reichs- und Preußisches Ministerium für Wissenschaft, Erziehung und Volksbildung
SA	Sturmabteilung
SBZ	Sowjetisch besetzte Zone
SD	Sicherheitsdienst des Reichsführers SS
SoSe	Sommersemester
SPD	Sozialdemokratische Partei Deutschlands
SS	Schutzstaffel
SSO	Kartei der SS-Offiziere (BDC)
StadtAM	Stadtarchiv Marburg
Stalag	Kriegsgefangenen-Stammlager
StAM	Hessisches Staatsarchiv Marburg
StaAWü	Staatsarchiv Würzburg
StHm	Stahlhelm
StO	Studienordnung
Tab.	Tabelle
u.a.	unter anderem
uk	unabkömmlich
VB	Völkischer Beobachter
Vbdg	Verbindung(en)
VDM	Verband Deutscher Medizinerschaften
VDSt	Verein Deutscher Studenten
w	weiblich
WAR	Westdeutsche Akademische Rundschau
WiSe	Wintersemester
WU	Wiederholungsuntersuchung

Verzeichnis der Abbildungen, Tabellen und Graphiken

Abbildungen

Kap. IV: Die Medizinische Fakultät während des Krieges

Kap.V: Zusammenbruch und Neubeginn – ein Ausblick

Tabellen

Graphiken

Biographischer Index [1]

Albus, Günther (geb.1910), 1937-1944 PD Dermatologie.
NSDAP seit 1931, Mitgliedsnr. 854819, SA, NSD, NSÄB seit 1939.

Arndt, Hans-Joachim (1900-1932), 1927-1932 PD Pathologie.

Bach, Ernst (1899-1944), 1939-1944 Prof. Gynäkologie.
1920 Freicorps Epp, 1922/23 Schwarze Reichswehr, 1924/25 Völkischer Offiziersbund, NSDAP von 1922-1924, erneut 1931, Mitgliedsnr. 771397, SA seit 1933 (1939 Oberführer), NSÄB Gauobmann München, seit 1933 Leiter AfVG München.

Baumann, Johannes (1899-1976), 1933-1939 PD, 1939-1942 ao. Prof. Chirurgie.
NSDAP seit 1937, Mitgliedsnr. 5160284, FM der SS, SA seit 1933 (Oberscharführer), NSD, NSLB, NSV, Mitglied der Deutschen Gesellschaft für Rassenhygiene, Reichsluftschutzbund, Reichskolonialbund, Marinestabsarzt der Reserve.

Baur, Max (1893-1936), 1931-1936 Prof. Pharmakologie, 1933-1936 Rektor der Universität.
NSDAP seit 1933, Mitgliedsnr. 2828177, SS seit 1933, NSLB.

Becher, Hellmuth (1896-1976), 1936-1940 Prof. Anatomie.
NSDAP seit 1937, Mitgliedsnr. 5160286, SS (Standartenführer), SA seit 1934 (Obersturmführer), NSD seit 1938, NSLB, NSV seit 1933, NSKK 1933/34, NSÄB seit 1935.

Becker, Alfred (geb. 1912), 1949-1955 PD HNO.
NSDAP seit 1937, Mitgliedsnr. 5627080, SA, AfVG, NSKK, NSÄB seit 1939, NSD, NSV.

Becker, Herrmann (geb.1910), 1951-1953 PD Psychiatrie.
NSDAP seit 1931, Mitgliedsnr. 624395, SA.

Becker, Josef (1895-1966), 1939-1940 ao. Prof., 1940-1945 o. Prof. Pädiatrie.
NSDAP seit 1933, Mitgliedsnr. 3144656, SS seit 1933 (Standartenführer), NSD seit 1940, NSV seit 1934, NSÄB seit 1933, AfVG, Gauberater „Mutter und Kind" der NSV Weser-Ems, seit 1940 beratender Facharzt von „Lebensborn e.V.".

Benninghoff, Alfred (1890-1953), 1941-1953 Prof. Anatomie.
NSDAP seit 1941, Mitgliedsnr. 8843728, NSD seit 1941, AfVG seit 1940, NSV seit 1938, NSÄB seit 1940, FM NSFK.

Benzing, Richard (1892-1947), 1942-1943 Hon.Prof. Volksgesundheitspflege.
NSDAP seit 1932, Nr.947255, SA seit 1932 (Sturmbannarzt), NSV, NSÄB, seit 1934 Leiter des Amtes für Volkswohlfahrt Gau Kurhessen, seit 1938 Beiratsmitglied des Vereins für öffentliche und private Fürsorge, Mitglied Reichskolonialbund, Goldenes Ehrenzeichen der NSDAP.

---

1 Bei den Medizinern handelt es sich, wenn nicht anders vermerkt, um die Mitglieder der Medizinischen Fakultät Marburg, ihren Status und ihre Lehrtätigkeit in Marburg. Die persönlichen Daten der hier lehrenden Professoren wurden den Personalakten im StAM Best. 307c, Auerbach 1979, Nagel 2000, Tent 1998, Vorlesungsverzeichnissen und Chroniken entnommen. Weiterführende eigene Recherchen bezüglich der Sterbedaten brachten in einigen Fällen kein Ergebnis.
Zu den NS-Funktionsträgern und Beamten der Wissenschaftsverwaltung (Deutsches Reich) vgl. van den Bussche 1889, Nagel 2000, Grüttner 1995, Wistrich 1987.
Zu den NS-Funktionsträgern in Marburg und Hessen vgl. Nagel 2000, Labisch;Tennstedt 1985, Uhlhorn 1977, Jacobi; Chroust; Hamann 1989, BA Berlin (ehemals BDC) Ärztekartei der RÄK, HHStAW 520/Fü-Z 1527 Spruchkammerakte Bräuler, Hilder 1996, Rebentisch 1983.
Zur Quellenrecherche der Mitgliedschaften in der NSDAP und ihren Organisationen vgl. Kap. III.2. Sie wurde ausschließlich für die Mitglieder der Medizinischen Fakultät durchgeführt. Wenn bei diesen keine Mitgliedschaften vermerkt sind, waren keine Unterlagen über den Betreffenden in den Archiven zu finden. Weitere Mitgliedschaften von Angehörigen der Philipps-Universität Marburg bei Nagel 2000 im Anhang.

Bersin, Theodor (1902-1967), 1936-1938 PD, 1938-1945 nbao. Prof. Physiologische Chemie.
NSDAP seit 1933, Mitgliedsnr. 2828193, SA seit 1933 (Scharführer), NSD, Marburger Dozentenbundsführer stellv. 1937/38 und komm. 1940.

Berthold, Luise (1893-1981), ao. Prof. für Deutsche Philologie, Leiterin des Hessisch-Nassauischen Wörterbuchs.

Bieling, Richard (1888-1967), 1937-1951 nbao. Prof. Hygiene.
NSV, beratender Hygieniker der Wehrmacht.

Blome, Kurt (geb. 1894), ab 1939 Reichsärzteführer, Stellvertreter des Reichsgesundheitsführers Conti, stellvertretender Leiter der Reichsärztekammer, im Nürnberger Ärzteprozeß freigesprochen.

Bock, Hans Erhard (geb. 1903), 1949-1962 Prof. Innere Medizin.
Die Mitgliedschaften werden aus datenschutzrechtlichen Gründen nicht aufgeführt.

Boeminghaus, Hans (geb. 1893), 1929-1939 nbao. Prof. Chirurgie.
NSDAP seit 1933, Mitgliedsnr. 3217824, SS seit 1933 (Oberscharführer), AfVG.

Böttner, Heinrich (1910-1982), 1943-1945 und 1946-1949 PD, 1950-1953 apl. Prof. Innere Medizin.
NSDAP seit 1937, Mitgliedsnr. 5580172, SA seit 1933, NSÄB seit 1939, NSV, NSD.

Bohnstedt, Rudolf (1900-1970), 1948-1949 PD, 1949-1950 apl. Prof. Dermatologie.
SA seit 1934.

Bosch, Carl (geb. 1874), Chemiker, Vorsitzender des Aufsichtsrats der IG Farben, seit 1936 Präsident der KWG.

Bräuler, Richard (geb. 1886), Mediziner, ab 1935 Leiter des Staatlichen Gesundheitsamtes in Marburg.

Brandt, Karl (1904-1947), Reichskommissar für das Sanitäts- und Gesundheitswesen ab 1942, Begleitarzt Hitlers, im Nürnberger Ärzteprozeß zum Tode verurteilt.

Brobeil, Alfred (1915-1955), 1948-1953 PD, 1954-1955 apl. Prof. Psychiatrie.
NSDAP seit 1933, Mitgliedsnr. 3236926, SA seit 1933.

Brobmann, Franz, cand. med., 1939 Studentenführer in Marburg.

Brock, Joachim (1891-1969), 1927-1933 PD, 1933-1936 nbao. Prof. Pädiatrie.
NSDAP seit 1937, Mitgliedsnr. 5056645, SA seit 1933 (Scharführer), AfVG, NSLB, NSÄB seit 1939, Stahlhelm.

Bücher, Theodor (geb. 1914), 1953-1963 Prof. Physiologische Chemie.

Büsing, Karl Heinrich (1911-1985), 1943-1945 PD, 1950-1977 apl. Prof. Hygiene.
NSDAP seit 1940, Mitgliedsnr. 8134672, SS seit 1938, SA seit 1933, NSD.

Burckhardt, Hans (1879-1965), 1919-1933 nbao. Prof. Chirurgie.
NSDAP seit 1933, Mitgliedsnr. 2207088, SA.

Conrad, Claus (1905-1961), 1939-1945 PD, 1947-1948 apl. Prof. Psychiatrie.
NSDAP seit 1940, Mitgliedsnr. 8134791, NSD seit 1940, NSÄB seit 1939, NSV, HJ-Führer, Vertrauensmann des NSD in München.

Conti, Leonardo (1900-1945), 1933 Ministerialrat in der Medizinalabteilung des PrMdI, 1934 Gauamtsleiter des Amtes für Volksgesundheit der NSDAP, 1936 Stadtmedizinalrat von Berlin, 1939 Reichsärzteführer, Reichsgesundheitsführer und Staatsrat des RMdI, Selbstmord 1945.

Crinis, Max de (1889-1945), 1938 bis 1945 Direktor der Psychiatrischen Abteilung der Berliner Charité, ab 1939 Referent für medizinische Fragen im RMWEV als Nachfolger von Ernst Bach, beratender Heerespsychiater, Selbstmord 1945.

Dabelow, Adolf (1899-1984), 1929-1935 PD, 1935 nbao. Prof. Anatomie.
NSDAP seit 1937, Mitgliedsnr. 5024440, FM SS, SA seit 1933, NSD, NSLB, NSV, Stahlhelm 1919-1920.

Derichsweiler, Albert (geb. 1909), 1933 Führer der Studentenschaft in Münster, 1934-1936 Reichsführer des NSDStB, Karriere in der DAF.

Dimroth, Karl (1910-1995), 1949-1950 ao. Prof., 1951-1952 Prof. Physiologische Chemie.
NSDAP seit 1937, Mitgliedsnr. 5692717, NSD seit 1939, NSLB, NSV, NSFK seit 1937 (Rottenführer), Mitglied im NS-Altherrenbund, NS-Luftschutzbund.

Dittler, Rudolf (1881-1959), 1922-1949 Prof. Physiologie.
FM SS 1934, NSLB.

Dötzer, Walter (geb. 1911), 1944-1945 PD Hygiene.
NSDAP seit 1937, Mitgliedsnr. 4627291, SS seit 1933 (Sturmbannführer), NSD seit 1938, NSÄB seit 1939, 1943 Stellvertreter des Amtschefs Amt XVI Führungshauptamt, Sanitätsinspektion der Waffen-SS.

Düring, Kurt (1898-1945), PD für Geographie, 1934-1935 Führer der Marburger Dozentenschaft, 1935-1937 Marburger und Gaudozentenbundsführer, 1945 in Gefangenschaft verstorben.

Du Mesnil de Rochemont, René (1901-1984), 1939-1945 ao. Prof., 1950-1969 Prof. Radiologie.
NSDAP seit 1937, Mitgliedsnr. 5224230, SA seit 1933 (Oberscharführer), NSV.

Ebbinghaus, Julius (1885-1981), seit 1940 Prof. für Philosophie in Marburg, 1941-1945 Dekan der Philosophischen Fakultät, im Oktober 1945 von der amerikanischen Besatzungsmacht zum „Acting rector" ernannt.

Eigler, Gerhard (1900-1975), 1944-1945 ao. Prof., 1946-1948 apl. Prof. HNO.
NSDAP seit 1937, Mitgliedsnr. 4926111, AfVG, NSLB, NSKK (Sturmarzt), NSÄB, NSV.

Eimer, Karl (1983-1948), 1927-1933 PD, 1933-1935 nbao. Prof. Innere Medizin.
NSDAP seit 1933, Mitgliedsnr. 2828283, SA seit 1933 (Sanitätshauptsturmführer), NSLB, NSÄB, Erbgesundheitsrichter.

Elbrecht, August (1892-1944), 1935-1944 Hon.Prof. Zahnmedizin.
NSDAP seit 1933, Mitgliedsnr. 2461469.

Engelhardt, Alexander von (1885-1960), 1941-1945 und 1951-1960 Hon.Prof. Geschichte der Medizin.
NSDAP seit 1937 (angeblich bis 1.7.1944), Mitgliedsnr. 4195343, SA seit 1933 (Sturmführer), NSV seit 1936, NSÄB seit 1938, DAF, NS-Altherrenbund.

Enke, Willi Werner (1895-1974), 1929-1935 PD, 1935-1937 nbao. Prof. Psychiatrie.
NSDAP seit 1933, Mitgliedsnr. 2828291, FM SS, NSD seit 1934, AfVG, NSLB, NSV, NSKK (Sturmarzt), NSÄB seit 1934, Gauschulungsredner im Rassepolitischen Amt, Erbgesundheitsrichter.

Erbprinz zu Waldeck und Pyrmont, Josias (1896-1967), 1936 SS-Obergruppenführer des Oberabschnitts Rhein (Fulda-Werra), 1939 SS- und Polizeiführer im Wehrkreis IX, 1947 zu lebenslanger Haft verurteilt, 1950 aus gesundheitlichen Gründen entlassen.

Falk, Paul (geb. 1906), 1939-1944 PD HNO.
NSDAP seit 1937, Mitgliedsnr. 4341014, SA seit 1933, NSLB, NSÄB seit 1935.

Feickert, Andreas (geb. 1910), 1931 Hochschulgruppenführer des NSDStB in Hamburg, 1934-1936 Reichsschaftsführer der Studierenden an den deutschen Hochschulen und Reichsführer der DSt, wegen Trunkenheit am Steuer 1936 amtsenthoben.

Feneis, Heinz (geb. 1908), 1943-1949 PD Anatomie.
Die Mitgliedschaften werden aus datenschutzrechtlichen Gründen nicht aufgeführt.

Fischer, Gert Heinz (1909-1993), 1935-1939 Heerespsychologe, seit 1940 ao. Prof. für Psychologie und Pädagogik in Marburg, Nachfolger des 1940 verstorbenen Erich Jaensch als Leiter des Instituts für psychologische Anthropologie.

Fischer, Wilhelm (geb. 1874), 1945-1947 Hon.Prof. Gerichtsmedizin. Marburger Stadtrat.

Fliege, Hans (1890-1976), 1931-1934 PD, 1934-1945 Prof. Zahnmedizin.
NSDAP seit 1929-1930, 1934, Mitgliedsnr. 169105, SS seit 1939 (Obersturmbannführer), SA seit 1930, NSD seit 1933, NSLB, NSÄB, NSV, Personalreferent im Stab der SS Oberabschnitt Fulda-Werra.

Flößner, Otto (1895-1948), 1927-1932 PD Physiologie.
NSDAP seit 1933, Mitgliedsnr. 2022720, NSD, NSLB, NSV, NSFK, ab 1936 Direktor des Reichsgesundheitsamts.

Förster, Augustin (1895-1963), 1937 nbao Prof., 1937-1945 Prof., 1949-1950 ao. Prof., 1950-1963 Prof. Gerichtsmedizin.
NSDAP seit 1933, Mitgliedsnr. 2162907, SA seit 1933, NSD seit 1933, NSLB, NSKK, NSÄB, Erbgesundheitsobergericht.

Frank, Walter (1905-1945), Historiker, 1934 Referent im Stab Heß, ab 1935 Leiter des „Reichsinstituts für Geschichte des neuen Deutschlands", Selbstmord 1945.

Freerksen, Enno (geb. 1910), 1939-1940 vertretungsweise PD Anatomie.
NSDAP seit 1932, Mitgliedsnr. 1092860, SS seit 1938 (Hauptsturmführer), SA seit 1933, NSD, Führer des NSDStB Rostock, Gaudozentenbundsführer in Gießen und Kiel.

Freudenberg, Ernst (1884-1967), 1922-1937 Prof. Pädiatrie.

Gerland, Karl (1905-1945), Maschinenbauer, Gaupropagandaleiter Hessen-Nassau Nord, ab 1934 Leiter der Landesstelle Kurhessen des Reichsministeriums für Volksaufklärung und Propaganda, 1944 Gauleiter und Oberpräsident von Kurhessen.

Gessner, Otto (1895-1968), 1926-1932 PD, 1933-1936 nbao. Prof. Pharmakologie.
NSDAP seit 1933, Mitgliedsnr. 2828327, SA seit 1934 (Sanitätstruppführer), AfVG, NSLB, NSV, NSÄB.

Göppert, Ernst (1866-1945), 1919-1934 Prof. Anatomie.

Grawitz, Ernst Robert (geb. 1899), oberster Reichsarzt SS und Polizei, gleichzeitig Präsident des Deutschen Roten Kreuzes.

Gremels, Hans (1896-1949), 1938-1949 Prof. Pharmakologie.
NSDAP seit 1937, Mitgliedsnr. 5152024, SA, NSD, NSV.

Grüter, Wilhelm (1882-1963), 1927-1949 Prof. Augenheilkunde.
NSLB, NSV.

Gürber, August (1864-1937), 1908 ao. Prof., 1910-1930 Prof. Pharmakologie, 1918/19 Rektor der Universität.

Gütt, Arthur (1891-1949), Ministerialdirektor im RMdI, bis 1938 führend beteiligt am Aufbau eines staatsorientierten Gesundheitswesens, Initiator des GVG.

Haas, Richard (geb. 1910), 1942-1945 PD Hygiene.
NSDAP seit 1937, Mitgliedsnr. 5401668, SS seit 1943, SA seit 1933, NSV, NSÄB, NS-Bund Deutscher Technik.

Habs, Herbert (geb. 1900), 1936-1948 PD, 1948-1952 apl. Prof. Innere Medizin.
NSDAP seit 1940, Mitgliedsnr. 7905442, FM SS, SA, NSD, NSLB, NSV, NSÄB.

Hamperl, Herwig (1899-1976), 1949-1954 Prof. Pathologie.
NSDAP seit 1937, Mitgliedsnr. 5438049, SA.

Handloser, Siegfried (geb. 1885), Generaloberstabsarzt, ab 1942 Chef des Wehrmachts-Sanitätswesens und Heeres-Sanitätsinspekteur, im Nürnberger Ärzteprozeß zu lebenslanger Haft verurteilt.

Harrfeldt, Hans Heinrich, Gauobmann des NSÄB Gau Kurhessen und des Amts für Volksgesundheit.

Hartshorne, Edward Yarnall (1912-1946), Soziologe, Dissertation über die Deutschen Universitäten im Nationalsozialismus, seit 1945 als amerikanischer Besatzungsoffizier zunächst zuständig für die Reorganisation der deutschen Presse, dann als Mitglied der Abteilung Education and Religious Affairs zuständig für die Wiedereröffnung der Universitäten in der amerikanischen Besatzungszone, kam 1946 bei einem Autounfall ums Leben.

Hegemann, Gerd (geb. 1912), 1948-1953 PD, 1954-1955 apl. Prof. Chirurgie.
NSDAP seit 1937, Mitgliedsnr. 5412451, SA.

Heidegger, Martin (1889-1976), 1923-1928 Prof. Philosophie in Marburg, 1928 o. Prof. in Freiburg, 1933-1934 Rektor der Universität Freiburg.

Heim, Fritz (geb. 1910), 1941-1948 PD, 1948-1952 apl. Prof. Pharmakologie.
NSDAP seit 1937, Mitgliedsnr. 5438049, NSD, NSV.

Heinz, Curt (geb. 1904). 1940-1945, 1948-1952 PD Innere Medizin.
NSDAP seit 1937, Mitgliedsnr. 5160425, SA seit 1933 (Sturmbannarzt), NSLB, NSÄB, NSV.

Hempel, Curt (1890-1948), 1938-1948 PD Chirurgie.
NSDAP seit 1933, Mitgliedsnr. 2828384, FM SS, SA, NSD, AfVG, NSLB, NSÄB seit 1932, 1935 Bezirksobmann der KVD, Vertrauensmann der Reichsgesellschaft Deutscher Röntgenärzte, Kolonnenarzt DRK.

Henkel, Johannes (geb. 1900), seit 1928 niedergelassener praktischer Arzt in Rauschenberg bei Marburg, Schulungsredner im Rassenpolitischen Amt, Bezirksleiter der KVD und der RÄK, Kreisobmann des NSÄB und des Amts für Volksgesundheit Marburg ab 1936.

Hermann, Wilhelm (geb. 1892), praktischer Arzt in Lohra bei Marburg, NSDAP-Ortsgruppenleiter, 1933-1936 Bezirksleiter KVD und RÄK, Kreisobmann des NSÄB und des Amts für Volksgesundheit.

Hertel, Engelhard (geb. 1894), 1940-1945 ao. Prof. Chirurgie.
NSDAP seit 1933, Mitgliedsnr. 2473741, NSD, AfVG, NSLB, NSFK, NSÄB, NSV.

Herzberg, Kurt (1896-1976), 1951-1956 Prof. Hygiene.
SA seit 1933 (Sanitätsobersturmführer),

AfVG, NSLB, NSÄB, beratender Hygieniker der Wehrmacht.

Heß, Rudolf (1894-1987), seit 1920 Mitglied der NSDAP, Teilnahme am Hitlerputsch, Hitlers Privatsekretär, ab 1933 Stellvertreter des Führers, Minister ohne Geschäftsbereich; flog 1941 allein nach Schottland, um die Engländer von Hitlers guten Absichten zu überzeugen, und wurde dort gefangengenommen; war bis zu seinem Tode inhaftiert.

Heuser, Hans (1907-1973), 1938-1951 PD, 1951-1952 apl. Prof., ab 1952 Prof. Zahnheilkunde.
NSDAP seit 1937, Mitgliedsnr. 4627865, SA, NSD, NSLB, NSV.

Hildebrand, Heinrich (1866-1940), 1921-1934 Prof. Gerichtsmedizin.
1934 FM SS, Erbgesundheitsrichter.

Hilgenfeldt, Erich (geb. 1897), Hauptamtsleiter der NSV.

Hornung, Heinrich (geb. 1900), 1945-1960 Hon.Prof. Öffentliches Gesundheitswesen.

Huber, Hans, Oberregierungsrat, Referent im RMWEV.

Hübner, Curt, cand. jur., 1932/33 Führer der AMSt.

Hülsen, Ernst von (1875-1950), Jurist, 1920-1932 Kurator der Universität Marburg, Oktober 1932 bis Juni 1933 Oberpräsident der Provinz Hessen-Nassau, seit Sommer 1933 erneut Universitätskurator in Marburg, 1945 entlassen, 1946 rehabilitiert und in den Ruhestand versetzt.

Jacobshagen, Eduard (1886-1968), 1926-1945 Prof. Anatomie.
NSDAP seit 1933, Mitgliedsnr. 2828442, NSD, NSLB, NSÄB, NSV.

Jahrmärker, Maximilian (1872-1943), 1921-1937 nbao. Prof. Psychiatrie, 1914-1937 Leiter der Landesheilanstalt Marburg.
NSLB, Erbgesundheitsobergericht.

Jansen, Werner (1890-1943), Ordinarius für natürliche Heil- und Lebensweise in Berlin, Referent für Medizin im RMWEV bis 1936 und Vizepräsident der DFG bis 1937.

Jusatz, Helmut (geb. 1907), 1936-1937 PD Hygiene.
SA, NSLB, NSÄB, Kyffhäuserverband.

Justi, Carl (1873-1949), PD der Medizin, nach dem Ersten Weltkrieg Praxis in Marburg, Vorsitzender des Ärztlichen Berufsvereins e.V., Ortsgruppe des Hartmannbundes.

Kalkoff, Karl (geb. 1909), 1950 ao. Prof., 1951-1960 Prof. Dermatologie.
NSDAP seit 1941, Mitgliedsnr. 8990704.

Kaufmann, Carl (geb. 1900), 1946-1954 Prof. Gynäkologie.
SA seit 1933, NSKK.

Kehrer, Erwin (1874-1959), 1925-1939 Prof. Gynäkologie.
NSLB, NSÄB, AfVG.

Kestermann, Ewald (1902-1972), 1935-1941 PD, 1941-1945 nbao. Prof. Innere Medizin.
NSDAP seit 1933, Mitgliedsnr. 2828472, SA seit 1934 (Sturmführer), NSD, NSLB, NSV, NSÄB seit 1932, 1941 Dozentenbundsvertreter in der Fakultät, Mitarbeiter beim SD.

Kiese, Manfred (geb. 1910), 1950-1956 Prof. Pharmakologie.
NSDAP seit 1939, Mitgliedsnr. 7311881, SA.

Klapp, Rudolf (1873-1949), 1928-1944 Prof. Chirurgie.
FM SS, AfVG, NSLB, NSÄB.

Klewitz, Felix (1884-1963), 1929-1945 und 1948-1950 Prof. Innere Medizin (Poliklinik).
NSDAP seit 1937, Mitgliedsnr. 4627924, FM SS, NSLB, NSKK, NSÄB, NSD.

Klingelhöfer, Paul, Jurist, 1932 bis 1933 Universitätskurator in Marburg, im Zweiten Weltkrieg Referent im RMWEV.

Kluge, Rudolf, stud. theol., 1933-1934 Studentenführer in Marburg.

Kokott, Kreiswalter NSV, keine persönlichen Daten verfügbar.

Kramer, Kurt (geb. 1906), 1950-1955 Prof. Physiologie.
SS 1934-1937.

Kranz, Heinrich Wilhelm (1897-1945), augenärztliche Praxis in Gießen, gründete 1934 ein Institut für Erb-und Rassenpflege, das 1936 als Rassenpolitisches Amt der NSDAP Gau Hessen-Nassau anerkannt wurde, 1938 Institutsanbindung an die Universität Gießen, 1942 Direktor des Instituts für Erb- und Rassenhygiene in Frankfurt am Main (Nachfolge Verschuer), Unterkommissar der ärztlichen Spitzenverbände für Oberhessen und Leiter der KVD Bezirksstelle Gießen.

Krauss, Werner (1900-1976), seit 1932 PD Romanistik in Marburg, 1942 apl. Prof., Mitglied der Widerstandsorganisation „Rote Kapelle" in Berlin, 1943 wegen Beihilfe zum Hochverrat zum Tode verurteilt, Todesstrafe wurde ausgesetzt, 1945 aus der Haft entlassen, 1946 Prof. in Marburg, 1947 Prof. in Leipzig.

Krawielitzki, Hans (geb. 1900), Jurist, ab 1927 Vorsitzender der NSDAP Ortsgruppe Marburg, 1932 Kreisleiter Marburg Stadt und Land, 1934-35 komm. Verwalter des Landratsamts Kurhessen, 1936 Landrat, 1937 Rücktritt als Kreisleiter, 1945 als Landrat abgesetzt.

Kretschmer, Ernst (1888-1964), 1926-1946 Prof. Psychiatrie.
Erbgesundheitsobergericht, beratender Psychiater der Wehrmacht.

Krieck, Ernst (geb. 1882), ursprünglich Volksschullehrer, 1933 Berufung an die Universität Frankfurt auf den Lehrstuhl für Philosophie und Pädagogik, 1933 Rektor der Universität Frankfurt, ab 1934 in Heidelberg, Verfechter der Idee einer völkisch-politischen Universität.

Krümmel, Heinrich (1901-1976), 1946 PD Augenheilkunde.

Küppers, Rolf, 1942/43 Studentenführer in Marburg, 1943/44 stellv. Gaustudentenführer in Kurhessen.

Kunzendorf, Heinrich (1882-1942), 1938-1945 Hon.Prof. Zahnheilkunde.
NSDAP seit 1937, NSKK, NSÄB, NSV.

Kutscher, Friedrich (1866-1942), 1921-1934 Prof. Physiologische Chemie.

Kyrieleis, Werner (1898-1961), 1951-1961 Prof. Augenheilkunde.
NSDAP seit 1937, Mitgliedsnr. 4956427, SS 1933-1939, NSD, NSV, NSFK, NSÄB, Stahlhelm.

Langelüddeke, Albrecht (1889-1977), 1936-1945 ao. Prof., 1950-1954 apl. Prof. Psychiatrie, Leiter der Landesheilanstalt Marburg.
NSDAP seit 1933, Mitgliedsnr. 3003560, NSD, NSV, NSÄB, Erbgesundheitsobergericht.

Laubender, Walther (geb. 1898), 1936-1937 vertretungsweise Prof. Pharmakologie.
NSDAP seit 1941, Mitgliedsnr. 8397701.

Lauber, Hans-Joachim (1904-1949), 1936-1942 PD, 1942-1945 ao. Prof. Chirurgie.
NSDAP seit 1937, Mitgliedsnr. 4627950, SA seit 1933, NSD, NSLB, NSKK, NSÄB, NS-Kulturbund, Stahlhelm.

Linneweh, Friedrich (1908-1992), 1946-1949 PD, 1949-1950 apl. Prof. 1951-1975 Prof. Kinderheilkunde.
NSDAP seit 1937, Mitgliedsnr. 5851632, HJ.

Loebell, Helmut (1894-1964), 1926-1930 PD, 1930-1938 nbao. Prof. HNO.
NSDAP seit 1937, Mitgliedsnr. 5395290, SA seit 1933 (Sturmbannarzt), NSD, NSLB, NSÄB.

Luther, Wolfgang (1903-1967), 1942-1945 PD Radiologie.

Mall, Gerhart (geb. 1909), 1942-1946 PD Psychiatrie.
NSDAP seit 1937, Mitgliedsnr. 4254199, NSKK, HJ, Kreisjugendwalter der DAF.

Manigk, Alfred (1873-1942), seit 1927 Prof. Bürgerliches Recht in Marburg, 1934 zwangsweise emeritiert.

Mannhardt, Johann Wilhelm (1883-1969), seit 1925 PD, seit 1929 Prof. für Grenz- und Auslandskunde in Marburg.

Mauz, Friedrich (1900-1979), 1928-1934 PD, 1934-1939 nbao. Prof. Psychiatrie.
NSDAP seit 1937, Mitgliedsnr. 5395304, SA seit 1933 (Oberscharführer), NSD, AfVG, NSLB, NSÄB, NS-Kulturbund, Freicorps Epp, Erbgesundheitsobergericht.

Mayer, Theodor (1883-1972), seit 1938 Prof. für Geschichte in Marburg, 1939-1942 Rektor der Universität, ab 1942 Präsident des Reichsinstituts für Ältere Deutsche Geschichte.

Mentzel, Rudolf (1900-1987), Prof. für Wehrchemie, ab 1936 Präsident der DFG, ab 1939 Leiter des Amtes für Wissenschaft des RMWEV, ab 1939 stellv. Präsident des RFR.

Merk, Walther (1883-1937), seit 1920 Prof. für Bürgerliches Recht in Marburg, 1932-1933 Rektor der Universität, 1936 Wechsel nach Freiburg.

Meyer, Hans (1977-1964), 1946-1950 Hon Prof. Radiologie.
NSV.

Mittermaier, Richard (geb. 1897), 1947-1956 Prof. HNO.
NSDAP seit 1937, Mitgliedsnr. 4272384, SA seit 1933 (Sanitätsscharführer), NSV, NSÄB, Stahlhelm.

Mondry, Felix (1901-1958), 1942-1946 PD, 1947-1953 apl. Prof. Chirurgie.
NSDAP seit 1937, Mitgliedsnr. 5395321, 1934 FM SS, SA, NSD, NSLB, NSV, NSKK.

Mrugowsky, Joachim, (1905-1945), Oberster Hygieniker beim Reichsarzt SS, Chef des Hygieneinstituts der Waffen-SS in Berlin, im Nürnberger Ärzteprozeß zum Tode verurteilt.

Müller, Johannes (1880-1964), Oberbürgermeister der Stadt Marburg 1927-1933.

Nauck, Ernst (1896-1970), 1924-1929 PD, 1929-1934 nbao. Prof., 1934-1935 Prof. Anatomie.
NSDAP seit 1933, Mitgliedsnr. 3126230, SS seit 1940, NSLB, NSÄB.

Naujoks, Hans (1892-1959), 1929-1934 nbao. Prof., 1945-1946 Prof. Gynäkologie.
NSDAP seit 1933, Mitgliedsnr. 2828601, FM SS, SA, NSD, AfVG, NSLB, NSÄB, NSV, Mitarbeiter im Rassepolitischen Amt.

Neumann, Hans Otto (1891-1964), 1927-1933 PD, 1933-1937 nbao. Prof. Gynäkologie.
NSDAP seit 1933, Mitgliedsnr. 2828603, FM SS, SA seit 1933 (Sanitätssturmführer), NSD, NSLB, NSÄB, NSV.

Niessing, Klaus (1904-1962), 1950-1952 PD, 1953-1954 apl. Prof., 1954-1962 Prof. Anatomie.
NSDAP seit 1937, SA seit 1936 (Sturmführer), NSD, AfVG, NSV, NSÄB.

Pfannenstiel, Wilhelm (1890-1982), 1931-1945 Prof. Hygiene.
NSDAP seit 1933, Mitgliedsnr. 2828629, SS seit 1934 (Standartenführer), NSD, NSLB, NSÄB, NS-Kulturbund, Kreisbeauftragter für Rassenpolitik, Mitarbeiter beim Rassepolitischen Amt, Schulungsleiter beim SS-Rasse- und Siedlungshauptamt, Oberabschnittsarzt der SS Fulda-Werra, beratender Hygieniker der Waffen-SS.

Pieper, Karl (geb. 1886), Prof. der Zahnheilkunde in München, Referent für die Besetzung der zahnärztlichen Lehrstühle im „Braunen Haus" der NSDAP.

Planck, Max (1858-1947), Physiker an der Universität Berlin, Entdecker der Quantentheorie, 1918 Nobelpreis für Physik, seit 1930 Vorsitzender der KWG.

Prinz von Hessen, Philipp (1896-1980), seit 1933 Oberpräsident von Hessen in Kassel, Verbindungsmann des Führers zu Mussolini, Sonderbotschafter in Rom, nach dem Sturz Mussolinis kurzzeitig im KZ interniert.

Rascher, Sigmund (1909-1945), Dr. med., unternahm Menschenversuche im KZ Dachau, 1945 von den Nationalsozialisten hingerichtet.

Reckow, Joachim von (1898-1976), 1931-1938 PD, 1938-1940 nbao. Prof. Zahnheilkunde.
NSDAP seit 1937, Mitgliedsnr. 5395363, FM SS, SA seit 1933, NSLB, NSÄB, Stahlhelm, Alldeutscher Verband, Jungdeutscher Orden.

Reich, Fritz, cand.med., 1933 Leiter der Medizinischen Fachschaft.

Rein, Adolf, (geb. 1885), Kolonial- und Überseegeschichte, ab 1934 Rektor an der Universität Hamburg, NS-Wissenschaftsideologe.

Reinhardt, Heinrich (geb. 1884), 1942-1943 Hon.Prof. Ärztliche Rechts- und Standeskunde.
NSDAP seit 1923, Mitgliedsnr. 11874, SA seit 1927 (Oberführer), AfVG (Gauamtsleiter), NSÄB seit 1929 (Gauobmann), NSV, Leiter der Ärztekammer Kurhessen, 1942 Gaugesundheitsführer, Mitglied des Reichstags.

Reinhardt, Rudolf (1902-1976), ab 1940 Prof. für Bürgerliches Recht in Marburg, 1941-1942 Dekan der Rechts- und Staatswissenschaftlichen Fakultät, 1942-1945 Rektor der Universität.

Ritter, Karl Bernhard (1890-1968), 1924-1951 Pfarrer an der Marburger Universitätskirche, Mitglied der Bekennenden Kirche, 1940 verhaftet.

Ritter, Reinhold (geb. 1903), 1946-1947 apl. Prof. Zahnheilkunde.
NSDAP seit 1937, Mitgliedsnr. 4659089, SA seit 1934 (Sanitätsscharführer), NSD, NSLB.

Ritterbusch, Paul (1900-1945), ab 1933 Prof. für Verfassungskunde und Völkerrecht in Kiel, seit 1940 Referent im RMWEV, 1945 Selbstmord.

Rix, Erich (1900-1964), 1932-1938 PD, 1938-1942 nbao. Prof. Pathologie.
NSDAP seit 1937, Mitgliedsnr. 5160076, NSLB, NSKK, NSÄB.

Rohde, Werner (1904-1946), 1926-1929 Studium der Zahnmedizin, 1938-1942 Studium der Humanmedizin.
NSDAP seit 1923, SS seit 1936, beteiligt an Menschenversuchen in den Konzentrations-

lagern Auschwitz und Natzweiler, 1946 zum Tode verurteilt und hingerichtet.

Rolshoven, Ernst (1906-1967), 1938-1940 PD Anatomie.
NSDAP seit 1933, Mitgliedsnr. 2678297, SA seit 1933 (Sturmbannarzt), NSD, NSV, NSÄB.

Rosemann, Hans Ulrich (geb. 1904), 1935-1942 PD, 1942-1969 apl. Prof. Physiologie.
Die Mitgliedschaften werden aus datenschutzrechtlichen Gründen nicht aufgeführt.

Rosenberg, Alfred (1893-1946), seit 1923 Schriftleiter des Völkischen Beobachters, halboffizieller Parteiphilosoph, Hauptwerk: Der Mythos des 20. Jahrhunderts, 1933-1945 Leiter des Außenpolitischen Amtes der NSDAP, Beauftragter des Führers für die Überwachung der gesamten geistigen und weltanschaulichen Schulung und Erziehung der NSDAP, Direktor des Instituts zur Erforschung der Judenfrage in Frankfurt am Main, 1941 zuständig für die Plünderung der Kunstschätze in Frankreich, ab 1941 Minister für die besetzten Ostgebiete, im Nürnberger Ärzteprozeß zum Tode verurteilt.

Rostock, Paul (geb. 1892), Ordinarius an der Chirurgischen Universitätsklinik Berlin, ab 1942 Beauftragter für Wissenschaft und Forschung des Reichskommissars Brandt, im Nürnberger Ärzteprozeß freigesprochen.

Rüdin, Ernst (1974-1952), Prof. für Hygiene an der Universität München, ab 1928 Direktor des Instituts für Genealogie und Demographie in München, einer der Väter des GzVeN, Direktor der Forschungsanstalt für Psychiatrie in München, 1938 Direktor des Instituts für Rassenhygiene dortselbst.

Ruete, Alfred (1882-1951), 1922-1949 Prof. Dermatologie.
NSKK, NSD.

Rust, Bernhard (1883-1945), Studienrat, Angehöriger der NSDAP seit 1922, 1934-1945 Reichsminister für Wissenschaft, Erziehung und Volksbildung, beging 1945 Selbstmord.

Sauerbruch, Ferdinand (1875-1951), Direktor der Chirurgischen Klinik der Charité in Berlin, Leiter der Fachgliederung Medizin im RFR.

Schedtler, Otto (1903-1945), 1935-1941 PD, 1941-1945 ao. Prof. Innere Medizin, Leiter der Tuberkuloseklinik Sonnenblick.
NSDAP seit 1937, Mitgliedsnr. 5580496, SA, NSD, NSLB, NSÄB.

Scheel, Gustav Adolf (1907-1979), Mediziner, 1930-1935 Hochschulgruppenführer der Universität Heidelberg, 1936-1945 Reichsstudentenführer, seit 1938 Vorsitzender des Reichstudentenwerks und Führer des NS-Altherrenbundes, während des Krieges Gauleiter in Salzburg, nach Internierungshaft Arzt in Hamburg.

Scheller, Ernst (1899-1942), Historiker, seit 1925 Schriftleiter der OZ, seit 1934 Oberbürgermeister der Stadt Marburg.

Schenk, Paul (geb. 1887), 1921-1926 PD, 1926-1930 nbao. Prof. Innere Medizin, 1945-1946 ao. Prof. Gerichtsmedizin.
NSFK, NSV, Leiter von wissenschaftlichen Untersuchungen bei den Olympischen Spielen von 1936.

Schlegel, Bernhard (geb. 1913), 1945 und 1949-1953 PD, 1953-1959 apl. Prof. Innere Medizin.
NSDAP seit 1937, Mitgliedsnr. 5580503, AfVG, NSKK, NSÄB, Obertruppführer NSDStB.

Schmidt, Hans (1882-1975), 1929-1941 nbao. Prof., 1941-1949 Hon.Prof., 1949-1950 Prof. Hygiene. Leiter des Inst. für Experimentelle Therapie der Behringwerke.
FM SS und NSFK, AfVG, NSLB, beratender Hygieniker der Wehrmacht.

Schneider, Justus (1899-1954), 1939-1945 PD Chirurgie.
NSDAP seit 1937, Mitgliedsnr. 5442314, AfVG, NSKK, NSFK, NSÄB.

Schrader, Erwin (1899-1952), 1942-1944 PD, 1944-1945 ao. Prof. Chirurgie/Orthopädie.
NSDAP seit 1933, Mitgliedsnr. 3160085, SA seit 1933, NSV.

Schrader, Gerhard (1900-1949), 1934-1947 Prof. Gerichtsmedizin.
NSDAP seit 1933, Mitgliedsnr. 2117844, SA seit 1933 (Sturmarzt), AfVG, NSD, NSLB, NSKK, NSÄB, Mitglied Erbgesundheitsobergericht.

Schröder, Wilhelm (geb. 1911), 1944-1945 PD Pharmakologie.
SA seit 1933, NSD, HJ.

Schubert, Martin (geb. 1886), 1927-1933 PD, 1933-1934 nbao Prof. Dermatologie.
NSDAP seit 1932, Mitgliedsnr. 889701, SA seit 1933 (Sanitätsobersturmführer), AfVG, NSLB, NSÄB seit 1932, Vertrauensmann des NSÄB an der Marburger Fakultät bis 1934, stellv. Dozentenbundsführer in Frankfurt am Main.

Schuermann, Hans (1905-1962), 1945-1948 PD Dermatologie.

Schultze, Walter (1894-1979), Teilnehmer am Hitlerputsch, 1933 Staatskommissar für das Gesundheitswesen in Bayern, 1935 bis 1944 Reichsdozentenführer, 1960 zu vier Jahren Haft verurteilt.

Schwalm, Horst (1904-1977), 1947-1949 PD, 1949 apl. Prof. Gynäkologie.
NSDAP seit 1937, Mitgliedsnr. 4374365, SA seit 1933, NSD, AfVG, NSV, NSÄB, NSDStB.

Schwenkenbecher, Alfred (1875-1963), 1914-1949 Prof. Innere Medizin.
NSLB, beratender Internist der Wehrmacht.

Schwiegk, Herbert (geb. 1906), 1951-1952 apl. Prof., 1952-1956 Prof. Innere Medizin (Poliklinik).
NSDAP seit 1937, Mitgliedsnr. 4358895, SA seit 1933, NSD, NSLB, NSV.

Seidel, Hans (1886-1933), 1921-1933 Prof. Zahnmedizin.

Selbach, Helmut (geb. 1909), 1948-1949 PD, 1949 apl. Prof. Psychiatrie.
NSDAP seit 1937, Mitgliedsnr. 4981877, SA seit 1934, NSD, NSV, NSÄB.

Sievers, Wolfram (geb.1905), Generalsekretär der Gesellschaft Ahnenerbe (Forschungs- und Lehrgemeinschaft der SS), Direktor des Instituts für Wehrwissenschaftliche Zweckforschung, im Nürnberger Ärzteprozeß zum Tode verurteilt.

Stark, Johannes (1874-1951), Nobelpreis für Physik 1919, neben Philipp Lenard der Hauptvertreter der „Deutschen Physik", Präsident der DFG 1934-1936.

Stäbel, Oskar (1901-1977), Ingenieur, 1928-1930 Hochschulgruppenführer des NSDStB Karlsruhe, 1933-1934 Reichsführer des NSDStB und Führer der DSt, seit 1934 Direktor des Vereins Deutscher Ingenieure.

Stein, Erwin, ab 1947 Kultusminister in Hessen.

Stemmler, Wilhelm (geb. 1888), Leiter des Amts für Erb- und Rassenpflege in Wiesbaden, Leiter der Zentrale für die erbbiologische Bestandsaufnahme in den Heil- und Pflegeanstalten des Deutschen Gemeindetages, bis 1936 Landesobmann für die erbbiologische Bestandsaufnahme in den Heil- und Pflegeanstalten Hessen und Nassau.

Stöcker, Kreiswalter NSV, keine persönlichen Daten verfügbar.

Strehl, Carl (1880-1971), 1940-1961 Hon.Prof. Augenheilkunde, Blindenwesen und Fürsorge, Leiter der Blindenstudienanstalt Marburg.
FM SS und SA, NSV.

Studemeister, Alexander (geb. 1908), 1946-1947 PD Chirurgie.
NSDAP seit 1941, Mitgliedsnr. 8844666, NSD.

Stutte, Hermann (1909-1982), 1946-1950 PD, 1950-1954 apl. Prof., 1954-1963 ao. Prof., 1963-1974 Prof. Psychiatrie.
NSDAP seit 1937, Mitgliedsnr. 3972787, SA, AfVG, NSÄB, NSV.

Todenhöfer, Gerhard (geb. 1913), stud. jur., 1934-1935 Studentenführer in Marburg, 1937 Studenten- und Gaustudentenführer.

Tüscher, Heinz (geb. 1907), 1942-1943 PD, Gynäkologie.
NSDAP seit 1937, Mitgliedsnr. 5218186, NSD, NSFK.

Uffenorde, Walther (1879-1947), 1922-1945 Prof. HNO.
NSDAP seit 1933, Mitgliedsnr. 2828833, NSD, NSKK, NSÄB.

Vahlen, Theodor (1869-1945), NSDAP-Anhänger seit 1923, 1933 Prof. für Mathematik in Greifswald, ab 1934 Ministerialdirigent im RMWEV.

Versé, Max (1877-1947), 1923-1947 Prof. Pathologie.
1934 FM SS, NSLB, NSV.

Villinger, Werner (1887-1961), 1946-1961 Prof. Psychiatrie.
NSDAP seit 1937, Mitgliedsnr. 5137857, NSV, NSFK, NSÄB, Stahlhelm. Mitglied im Erbgesundheitsgericht Hamm.

Wacker, Otto (1899-1940), 1933-1934 badischer Justizminister, 1933-1940 badischer Kultusminister, 1937-1939 komm. Leiter des Amtes Wissenschaft des RMWEV.

Wagenseil, Ferdinand (1887-1967), 1945-1951 Hon.Prof. Anatomie.
FM SS, NSLB, NSD, NSÄB, NSV.

Wagner, Gerhard (1888-1939), 1929 Mitbegründer des NSÄB, seit 1932 erster Vorsitzender, 1933 Reichsärzteführer und Vertrauensmann des Stellvertreters des Führers für Fragen der Volksgesundheit, Begründer des Hauptamts für Volksgesundheit, nach seinem unerwarteten Tod 1939 wurde Conti sein Nachfolger.

Wahl, Friedrich August (geb. 1902), 1932-1934 PD, Gynäkologie.
NSDAP seit 1933, Mitgliedsnr. 2828850, FM SS, SA seit 1933, NSD, NSLB, NSÄB seit 1932, Obmann des NSD Köln.

Wegemer, Ernst (1906-1976), 1942-1943 PD Innere Medizin, Tuberkulosekrankenhaus Sonnenblick.
NSDAP seit 1941, Mitgliedsnr. 8844817, NSD, AfVG, NSÄB.

Weinrich, Karl (1887-1973), 1927-1943 Gauleiter Hessen-Nassau Nord, Ablösung 1943 nach dem Bombenangriff auf Kassel, 1949 Verurteilung zu zehnjähriger Lagerhaft.

Westphal, Kurt (1902-1937), 1934-1939 PD Psychiatrie.
NSDAP seit 1933, Mitgliedsnr. 2828880, FM SS, SA seit 1933 (Sturmbannarzt), NSD, NSLB.

Wiebel, Heinrich (geb. 1908), 1943-1945 PD Innere Medizin.
NSDAP seit 1937, Mitgliedsnr. 5700346, AfVG, NSD, NSFK, NSÄB.

Wiedhopf, Oskar (1889-1949), 1923-1927 PD, 1927-1934 nbao. Prof., 1945-1949 Prof. Chirurgie.
NSDAP seit 1937, Mitgliedsnr. 5695312, 1933 FM SS, AfVG, NSÄB, NSV.

Winkler, Hellmut (1906-1970), 1937-1942 PD, 1942-1945 ao. Prof. Gynäkologie.
NSDAP seit 1937, SA seit 1933, AfVG, NSD, NSÄB, NSV.

Wirth, Wolfgang (geb. 1898), Pharmakologe, Leiter des Pharmakologisch-toxikologischen Instituts der Lehrgruppe C der Militärärztlichen Akademie in Berlin.

Wirz, Franz (geb. 1889), Prof. für Haut- und Geschlechtskrankheiten in München, Reichshauptstellenleiter im Hauptamt für Volksgesundheit, Mitglied des Sachverständigenbeirats für Volksgesundheit.

Wiskott, Alfred (geb. 1898), 1937-1939 Prof. Kinderheilkunde.
NSDAP seit 1937, Mitgliedsnr. 5027890.

Zeiger, Karl (1895-1959), 1935-1936 Vertr. Prof. Anatomie.
NSDAP seit 1933, Mitgliedsnr. 2711560, NSD, NSLB; Gebietsarzt HJ.

Zenker, Rudolf (geb. 1903), 1951-1958 Prof. Chirurgie.
NSDAP seit 1937, Mitgliedsnr. 4273069, SA seit 1934, NSD, NSLB, NSFK, NSÄB.

Zimmerl, Leopold (1899-1945), seit 1934 Prof. für Strafrecht in Marburg, 1936-1937 Dekan der Rechts- und Staatswissenschaftlichen Fakultät, 1937-1938 Rektor der Universität.

Personenregister

FSC
www.fsc.org
MIX
Papier | Fördert
gute Waldnutzung
FSC® C083411

Kolibri 360 GmbH
Ferdinand-Jühlke-Straße 7
99095 Erfurt, Deutschland
produktsicherheit@kolibri360.de